# 超声检查与诊疗精要

（上）

潘虹霞等◎主编

吉林科学技术出版社

图书在版编目（CIP）数据

超声检查与诊疗精要/潘虹霞等主编. -- 长春 :
吉林科学技术出版社, 2016.4
ISBN 978-7-5578-0462-6

Ⅰ. ①超… Ⅱ. ①潘… Ⅲ. ①超声波诊断②超声波疗
法Ⅳ. ①R445.1②R454.3

中国版本图书馆CIP数据核字(2016) 第069625号

超声检查与诊疗精要
CHAOSHENG JIANCHA YU ZHENLIAO JINGYAO

主　　编　潘虹霞　姚　飞　屈登雅　薛丽丽　张兆志　黄　梅
副 主 编　朱冬梅　彭于东　郭志英　赵海涛
　　　　　李玉燕　穆　雨　王　慧（大）　刘春节
出 版 人　李　梁
责任编辑　张　凌　张　卓
封面设计　长春创意广告图文制作有限责任公司
制　　版　长春创意广告图文制作有限责任公司
开　　本　787mm×1092mm　1/16
字　　数　966千字
印　　张　39.5
版　　次　2016年4月第1版
印　　次　2017年6月第1版第2次印刷

出　　版　吉林科学技术出版社
发　　行　吉林科学技术出版社
地　　址　长春市人民大街4646号
邮　　编　130021
发行部电话/传真　0431-85635177　85651759　85651628
　　　　　　　　　85652585　85635176
储运部电话　0431-86059116
编辑部电话　0431-86037565
网　　址　www.jlstp.net
印　　刷　虎彩印艺股份有限公司

书　　号　ISBN 978-7-5578-0462-6
定　　价　155.00元
如有印装质量问题　可寄出版社调换
因本书作者较多，联系未果，如作者看到此声明，请尽快来电或来函与编辑部联系，以便商洽相应稿酬支付事宜。

## 主编简介

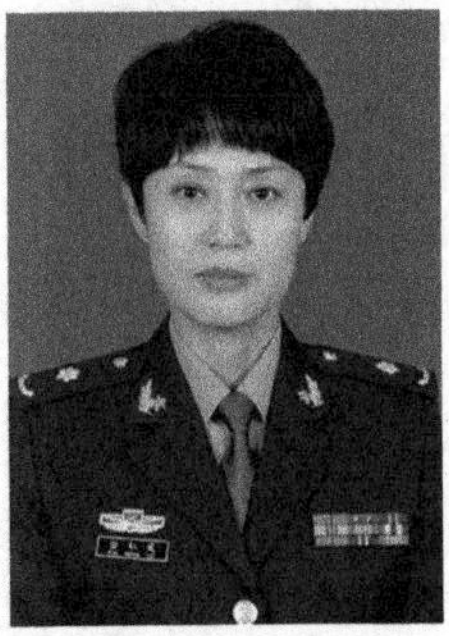

### 潘虹霞

1970年出生，解放军第251医院超声科，副主任医师，毕业于第四军医大学。长期从事一线超声工作，全科医生，尤其擅长妇科产科疾病的超声诊断，对介入超声技术有一定经验。在地方及军队核心期刊发表论文20余篇，参与科研课题3项，主编论著2部。

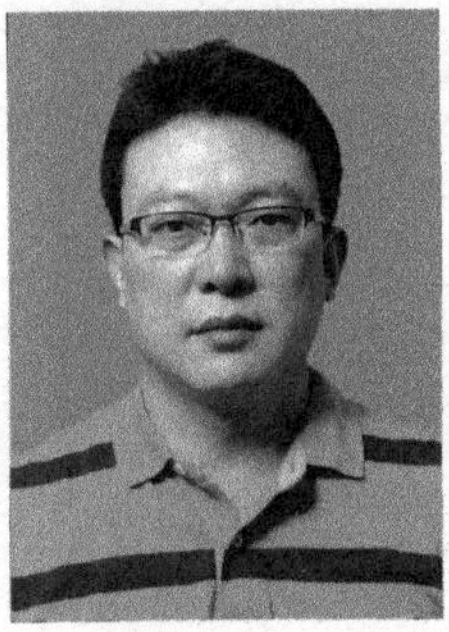

### 姚　飞

1981年出生，河北省邯郸钢铁有限责任公司职工医院，主治医师。2007年毕业于河北医科大学，从事超声诊断及介入超声工作近10年，对心脏、血管、妇产、腹部脏器及浅表器官等超声检查有着丰富的经验；对超声引导下肿物的穿刺活检、超声造影及肿物的消融有着丰富的经验。发表学术论文10余篇，参编著作1部，获得科技成果奖1项。

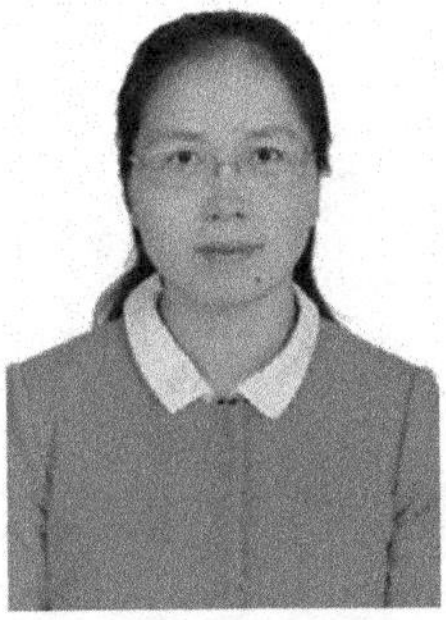

### 屈登雅

1979年出生，讲师，兰州大学第二医院超声中心主治医师，从事超声诊断，教学及科研工作近10年，先后参与省市级课题2项，发表论文4篇。主要研究方向为胎儿系统超声筛查及超声造影。

# 编 委 会

**主 编** 潘虹霞 姚 飞 屈登雅
薛丽丽 张兆志 黄 梅

**副主编** 朱冬梅 彭于东 郭志英 赵海涛
李玉燕 穆 雨 王 慧(大) 刘春节

**编 委** (按姓氏笔画排序)

王 慧(大) 长春中医药大学附属医院（妇科）
朱冬梅 郑州市中医院
刘春节 河南大学第一附属医院
李玉燕 平顶山市中医医院
张兆志 长春中医药大学附属医院
屈登雅 兰州大学第二医院
赵海涛 河南省唐河县人民医院
姚 飞 邯郸钢铁集团有限责任公司职工医院
徐鹏博 平顶山市中医医院
郭志英 内蒙古医科大学第二附属医院
黄 梅 河北省沧州中西医结合医院（超声科）
彭于东 湖北省荆州市第一人民医院
程 莉 长春中医药大学附属医院
潘虹霞 中国人民解放军第二五一医院
薛丽丽 兰州大学第一医院
穆 雨 开封市儿童医院

# 前　言

随着声学、电子学、计算机技术和图像处理技术等相关技术的进步，超声医学设备取得了迅速发展，超声检查的领域和内容都有了大幅的扩展和增加，出现了许多新知识、新技术、新方法和新观点。进入21世纪后，不仅在超声诊断方面而且在超声治疗方面也取得了令人瞩目的发展。

本书以临床实用为目的，以临床常见病和多发病为重点，系统阐述了超声检查的方法和内容以及各种疾病的超声影像学特征。覆盖范围包括头颈部超声（颅脑超声、头面部超声、颈部淋巴结超声、颈部血管超声、甲状腺及甲状旁腺超声）、胸部超声（乳腺超声、胸腔疾病超声、心脏、大血管超声）、腹部超声（胃肠超声、肝脏超声、胆道超声、胰腺超声、脾脏超声、肾、输尿管和膀胱超声、腹部大血管超声、腹部其他疾病超声）、妇产科疾病超声（妇科超声、产科超声）、男性生殖系超声（前列腺和精囊疾病超声、阴囊及其内容物疾病超声）。内容新颖、图文并茂，对比鲜明，简洁扼要，易于掌握，查阅方便，可供临床工作及教学参考。

本书参编人员均是国内超声医学领域临床实践经验丰富、技术水平较高的专业医务工作者，对各位同道的辛勤笔耕和认真校对深表感谢！由于写作时间和篇幅有限，如有不足之处，希望广大读者予以批评、指正，以便再版时修正。

编　者

2016年4月

# 目　录

## 第一篇　头颈部超声

**第一章　颅脑超声** …… 1
第一节　颅脑超声解剖 …… 1
第二节　超声探测方法和正常脑超声图像 …… 2
第三节　颅脑血管超声检查 …… 4
第四节　新生儿及小儿颅脑超声检查 …… 22
**第二章　头面部超声** …… 30
第一节　眼部超声 …… 30
第二节　涎腺超声 …… 40
**第三章　颈部淋巴结超声** …… 46
第一节　颈部淋巴结的超声解剖 …… 46
第二节　颈部淋巴结的检查方法 …… 50
第三节　颌面部及颈部淋巴结的评估指标 …… 51
第四节　超声造影在淋巴结的应用 …… 58
第五节　超声弹性成像在淋巴结的应用 …… 60
**第四章　颈部血管超声** …… 66
**第五章　甲状腺及甲状旁腺超声** …… 80
第一节　甲状腺超声检查方法与正常声像图 …… 80
第二节　甲状腺疾病超声诊断 …… 82
第三节　甲状旁腺超声检查 …… 88
第四节　甲状腺肿瘤微波消融治疗 …… 89

## 第二篇　胸部超声

**第六章　乳腺超声** …… 94
第一节　乳腺超声解剖、组织结构及生理 …… 94
第二节　乳腺超声检查方法 …… 98
第三节　乳腺炎 …… 107
第四节　乳腺结构不良及瘤样病变 …… 117

第五节　乳腺良性肿瘤………………………………………………………… 131
第六节　乳腺癌…………………………………………………………………… 141
第七节　副乳腺(多乳腺症) ………………………………………………… 161
**第七章　胸腔疾病超声**………………………………………………………… 165
第一节　正常声像图……………………………………………………………… 165
第二节　胸壁疾病的诊断………………………………………………………… 166
第三节　胸膜疾病………………………………………………………………… 169
第四节　肺部疾病………………………………………………………………… 172
第五节　纵隔疾病………………………………………………………………… 178
**第八章　心脏、大血管超声** ………………………………………………… 183
第一节　心脏正常超声检查……………………………………………………… 183
第二节　冠状动脉腔内超声检查………………………………………………… 200
第三节　冠状动脉疾病…………………………………………………………… 216
第四节　先天性心脏病…………………………………………………………… 229
第五节　感染性心内膜炎………………………………………………………… 239
第六节　心包炎和心包积液……………………………………………………… 243
第七节　乳头肌功能不全和乳头肌断裂………………………………………… 246
第八节　心脏瓣膜病……………………………………………………………… 250
第九节　心肌梗死………………………………………………………………… 257
第十节　心脏肿瘤………………………………………………………………… 264
第十一节　慢性肺源性心脏病…………………………………………………… 266
第十二节　常见先天性心脏病介入治疗的超声技术…………………………… 278

## 第三篇　腹部超声

**第九章　胃肠超声**……………………………………………………………… 289
第一节　胃肠道的超声检查和正常声像图……………………………………… 289
第二节　胃癌……………………………………………………………………… 291
第三节　胃间质瘤………………………………………………………………… 293
第四节　先天性肥厚性幽门狭窄………………………………………………… 294
第五节　急性阑尾炎……………………………………………………………… 295
第六节　肠梗阻…………………………………………………………………… 296
第七节　结肠、直肠癌 ………………………………………………………… 297
**第十章　肝脏超声**……………………………………………………………… 299
第一节　肝脏检查方法和正常声像图…………………………………………… 299
第二节　原发性肝癌……………………………………………………………… 305
第三节　转移性肝肿瘤…………………………………………………………… 308
第四节　肝血管瘤………………………………………………………………… 310
第五节　肝脓肿…………………………………………………………………… 313

第六节 脂肪肝……………………………………………………………………… 315
第七节 肝硬化、门静脉高压 ……………………………………………………… 317
**第十一章 胆道超声**……………………………………………………………… 323
第一节 胆道系统超声扫查技术…………………………………………………… 323
第二节 正常胆道系统声像图……………………………………………………… 325
第三节 胆石症……………………………………………………………………… 326
第四节 急性胆囊炎………………………………………………………………… 329
第五节 急性化脓性胆管炎………………………………………………………… 331
第六节 胆囊癌……………………………………………………………………… 332
**第十二章 胰腺超声**……………………………………………………………… 334
第一节 胰腺的检查方法…………………………………………………………… 334
第二节 胰腺正常声像图及正常值………………………………………………… 336
第三节 胰腺炎症性病变…………………………………………………………… 337
第四节 胰腺囊性病变……………………………………………………………… 344
第五节 胰腺实性占位性病变……………………………………………………… 351
第六节 胰腺的介入性超声………………………………………………………… 364
**第十三章 脾脏超声**……………………………………………………………… 366
第一节 超声检查方法和正常声像图……………………………………………… 366
第二节 脾超声测量和正常值……………………………………………………… 368
第三节 脾大的超声诊断…………………………………………………………… 369
第四节 脾良性局限性病变………………………………………………………… 370
第五节 脾良性肿瘤………………………………………………………………… 374
第六节 脾外伤……………………………………………………………………… 376
**第十四章 肾、输尿管和膀胱超声** ……………………………………………… 380
第一节 肾脏检查方法与正常声像图……………………………………………… 380
第二节 输尿管、膀胱检查方法与正常声像图 …………………………………… 382
第三节 多囊肾……………………………………………………………………… 384
第四节 肾囊肿……………………………………………………………………… 385
第五节 肾结石……………………………………………………………………… 388
第六节 肾肿瘤……………………………………………………………………… 389
第七节 肾外伤……………………………………………………………………… 394
第八节 输尿管疾病………………………………………………………………… 396
第九节 膀胱肿瘤…………………………………………………………………… 403
**第十五章 腹部大血管超声**……………………………………………………… 407
第一节 超声检查方法……………………………………………………………… 407
第二节 正常声像图及多普勒血流频谱曲线……………………………………… 407
第三节 腹部大血管疾病…………………………………………………………… 409
**第十六章 腹部其他疾病超声**…………………………………………………… 414
第一节 肾上腺疾病………………………………………………………………… 414

第二节　腹膜腔和腹膜后间隙疾病……423
第三节　腹膜后血管疾病……438

## 第四篇　妇产科疾病超声

**第十七章　妇科超声**……447
第一节　妇科检查方法与正常声像图……447
第二节　先天性子宫发育异常……452
第三节　子宫肌层病变……457
第四节　子宫内膜病变……463
第五节　子宫颈病变……468
第六节　卵巢疾病……470
第七节　输卵管疾病……495
第八节　盆腔疾病……498
**第十八章　产科超声**……502
第一节　产科检查方法……502
第二节　早期妊娠超声检查与声像图特征……503
第三节　中晚期妊娠超声检查与声像图特征……506
第四节　异常妊娠……517
第五节　胎儿生长发育的观测……523
第六节　胎盘、脐带、羊水异常……526
第七节　胎儿先天性心脏畸形……532
第八节　胎儿神经系统畸形……552
第九节　胎儿泌尿生殖系统畸形……568

## 第五篇　男性生殖系超声

**第十九章　前列腺和精囊疾病超声**……579
第一节　前列腺和精囊超声解剖……579
第二节　超声检查技术……581
第三节　前列腺疾病的超声诊断……583
第四节　精囊疾病的超声诊断……590
**第二十章　阴囊及其内容物疾病超声**……594
第一节　概述……594
第二节　超声检查技术……595
第三节　正常声像图……595
第四节　睾丸常见疾病超声诊断……597
**参考文献**……617

# 第一篇

# 头颈部超声

## 第一章　颅脑超声

1956 年 Lekseill 首先将 A 超应用于颅脑。1982 年 Aaslid 将脉冲多普勒超声与低频超声相结合，运用于临床检测脑底动脉血流速度。该项技术称为经颅多普勒超声（TCD）。我国在 1988 年开始应用 TCD 技术。颅脑超声包括 TCD 技术及二维灰阶超声与彩色多普勒相结合的经颅二维彩色多普勒超声技术（TCCS）。近 20 年来，由于高分辨率超声的发展与应用，颅脑超声在无创诊断研究颅脑占位性病变、脑血管病变、脑积水等疾病方面积累了丰富的经验。尤其是小儿颅脑超声的成熟应用，颅脑病变术中超声定位及术中病变超声造影技术等开拓了超声在颅脑病变诊断中应用的新天地。

### 第一节　颅脑超声解剖

颅脑由颅盖和颅底组成。颅盖含额骨、枕骨、顶骨、颞骨，以缝连接。新生儿和乳幼儿颅顶各骨之间仍以结缔组织连接，称为囟。前方为菱形的前囟（anterior fontanel），后方呈三角形的后囟。囟门可作超声检查的透声窗。颅底内面高低不平，由前至后分别为前、中、后颅窝。颅前窝两侧部分为眶顶，稍突向颅腔；颅中窝中央为垂体窝；颅后窝有小脑、脑干。

脑（brain）位于颅腔内。分大脑（cerebrum）、间脑、小脑（cerebellum）、脑干（brain stem），两个大脑半球（cerebral hemisphere）的腔称侧脑室（lateral ventricle）；间脑的脑室为第三脑室（third ventricules），两侧侧脑室间孔和第三脑室相连；桥脑、延髓和小脑围成第四脑室。第三脑室和第四脑室以大脑导水管（cerebralaqueduct）相连。大脑半球分四叶：额叶（lobus frontalis）、颞叶（lobus temporalis）、枕叶和顶叶（lobus parietalis）。随着脑半球的发育，其内侧的脑室形成前角（cornu anterius）、下角和后角，在中央部、下角和后角的交界处为三角区。侧脑室的中央部、三角区和下角区有脉络丛（choroid plexus）覆盖，而前角、后角无脉络丛。尾状核（caudate nucleus）头部位于侧脑室前角下外方，尾状核体部、尾部细小，诊断图像上难以观察到。丘脑位于侧脑室中央部的下方，三角区的前方。胼胝体（corus callosum）为联系两侧大脑半球的联合纤维束，分胼胝体干部，膝部和嘴部。

脑膜有三层：由外向里分别为硬脑膜（dura mater encephali）、蛛网膜（arachnoidea）和软脑膜（pia mater encephali）。硬脑膜的外层为骨膜，内层折叠成隔膜，深入脑的各部间隙，主要有大脑镰（falx cerebri）、小脑幕（tentorium cerebelli）。

脑的动脉：脑动脉供应来自颈内动脉和椎动脉，它们到大脑半球的分支在颅底形成大脑动脉环（Willis 环）后，再分成：

（1）皮质支：以营养皮质及其深面的髓质。

大脑前动脉：行于视神经上方，本干分支到额叶内侧面。终末分支为胼周动脉和胼缘动脉。

大脑中动脉：为颈内动脉的最大终末支，供应脑岛皮质，它出大脑外侧沟后分布于大脑的背外侧面，供应范围广，且大部分为重要的皮质功能定位区。

大脑后动脉：是基底动脉的终支。于脑桥上缘的脚间池发出，绕大脑脚后，沿小脑幕上方向后走，终末支为距状动脉和顶枕动脉。

（2）中央支：来自于大脑动脉环及大脑前、中、后动脉的起始段和脉络丛前动脉。深入脑实质供应基底核、内囊及间脑等。大脑前动脉、中动脉的中央支分布于颅底，大脑后动脉的中央支穿入脑实质，供应间脑等。

（穆　雨）

## 第二节　超声探测方法和正常脑超声图像

### 一、B 型超声检查方法

1. 探头的选择　接触面要小，扫查角度要大，一般可以用凸阵或扇形探头。对于观察脑的浅表结构如脑外间隙和顶部大脑皮质，也可以用线阵探头。探头频率范围在 3.5 ~ 7.5MHz，必要时可以选择 10MHz 及以上。

2. 常规颅脑超声检查的方法　以前囟作为透声窗，探头置于前囟，通过改变探头与皮肤的夹角，从前向后扫描获得一系列冠状切面的图像，检查过程中应保持声像图的左右对称，注意两脑半球的结构比较和颅中线的位置，然后将探头旋转 90°，从中线向各自两侧扫描，获得一系列矢状切面的图像。还可以将探头置于一侧颞部，获得相应的脑组织声像图和大脑中动脉的彩色多普勒频谱。

3. 脑室及脑半径测量

（1）冠状面测量侧脑室前角宽度：在脉络丛前方的 Monroe 孔水平，显示狭窄的羊角型或裂隙状。早产儿为 0 ~ 2.9mm，足月儿的正常值为 1.3 ~ 2.3mm。当测得内径宽度为 4 ~ 6mm 时为轻度扩张；7 ~ 10mm 为中度扩张；>10mm 为重度扩张。

（2）冠状面侧脑室比值：脑室前角的宽度（中线至脑室的强回声外侧壁）到同一水平的颅骨内板的比值，当其宽度 > 大脑半径的 1/3 时，考虑脑室扩张的存在。

（3）矢状位测量脑室后角、下角，从丘脑后方到枕角尖的距离，范围 1.5 ~ 15.0mm，正常新生儿 <2mm，数值偏大时，应予以随访。当侧脑室呈裂隙状时应结合脑沟裂的显示和脑实质的回声，除外是否有脑水肿的存在。

（4）脑半径的宽度则从大脑镰到颅骨内缘。

4. 脑血流的测定　采用彩色多普勒超声血流成像技术，实时采集脑血流动力学参数、图像，进行脑血流综合评价。目前主要观察测量的大动脉为大脑前动脉、中动脉、后动脉以及其交通支形成的 Willis 环。测量多为大脑后动脉。

（1）大脑前动脉：前囟为透声窗，正中矢状面更清晰，在大脑纵裂第三脑室前方可以显示大脑前动脉。下部为 Willis 环。

（2）大脑中动脉：侧囟为透声窗（颞窗），显示脑中央部位的 Willis 环，顺其向上、向下垂直发出，向脑外侧方向走行较粗大的血管。

（3）大脑后动脉：前囟为透声窗，冠状切可以显示，后颅窝内侧部的丘脑、小脑幕上方为大脑后动脉分布区。

大脑内主要动脉的血流频谱大多呈单峰状，当收缩峰圆钝伴有收缩期流速减慢提示有严重的窒息缺氧改变；当收缩峰呈双峰状，可见于部分早产儿或缺氧后改变；当收缩峰高尖，上升支陡直，血管阻力指数增高，提示血管处于痉挛状态，有颅高压可能；当舒张峰抬高，阻力指数降低，提示中重度的取样改变，随脑水肿加重更为明显。

## 二、超声颅脑断面图像

### （一）经前囟行冠状面检查

可见颅内从额叶到枕叶各个层面的图像（图 1-1）。

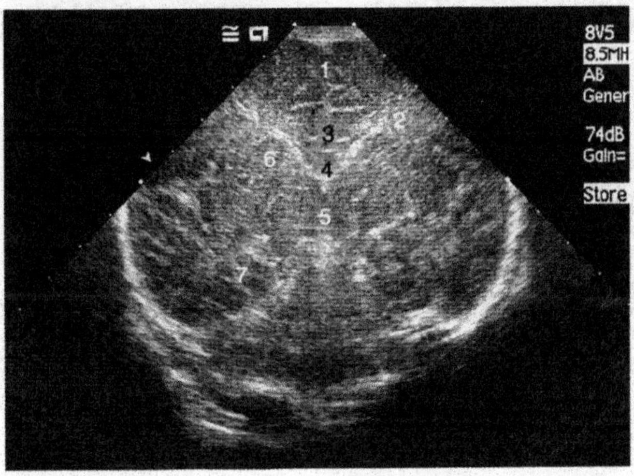


**图 1-1　经室间孔及第三脑室切面——此层面可以显示大脑纵裂、侧脑室前角和体部的交界区、透明隔腔、胼胝体、部分尾状核、部分丘脑、第三脑室以及颞叶组织**

1：纵裂额叶；2：额叶；3：胼胝体；4：透明隔腔；5：第三脑室；6：尾状核；7：颞叶

### （二）经前囟做矢状位检查

以脑正中线为基点，分别向两侧颞侧方向移动检查，可以分别观察大脑两叶的结构（图 1-2）。

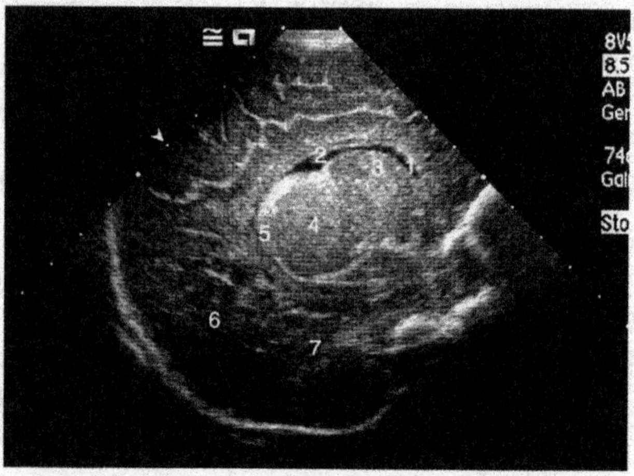


图 1-2 经左右侧脑室切面

1：侧脑室头部；2：侧脑室体部；3：尾状核；4：丘脑；5：侧脑室；6：枕叶；7：小脑

(三) 经侧囟检查

探头置于一侧颞部，外耳道至眼外眦连线所在平面作为参考平面，观测脑的横断面，脑中线、侧脑室，丘脑等脑结构。由于大脑中动脉沿大脑外侧沟走行，分支分布于脑半球外侧面大部，是脑部较粗大的血管。所以在侧囟处可以清晰检测到，并测量各种参数。

(四) 经后囟检查

探头置于后脑囟门处，可以观察脑后部的结构，一般较少用，当怀疑有小脑病变时此切面可以弥补经前囟观察的不足。

(五) 经乳突囟门检查

探头置于乳突的后方，做横切及纵切扫查。一般较少用。

(黄 梅)

## 第三节 颅脑血管超声检查

颅脑血管超声检查包括颈动脉彩色多普勒超声和经颅多普勒超声，可对颅内外颈动脉系统及椎-基底动脉系统进行无创性检查，能准确评估颅内外大血管狭窄程度、血流动力学特征、颅外斑块性质及稳定性等。由于颅脑血管超声检查具有无创性、操作简便、可重复检测、经济实惠等特点，特别是两者同步检测，能进一步提高对颅内外动脉疾患的阳性检出率，因而临床实践中应成为颅内外动脉疾患首选检测手段。

### 一、脑血管解剖学基础

熟练掌握颅内外脑血管解剖学及脑血流动力学的病理生理知识，是开展颅脑血管超声检查的重要理论基础，对超声检查结果的可靠性起决定性作用。

人脑的血液供应由颈内动脉系统及椎-基底动脉系统组成。以顶枕裂为界，前者为大脑半球前 2/3 供血，后者为大脑半球后 1/3 及脑干、小脑供血。

（一）颈内动脉系统

1. 颈内动脉颅外段　双侧颈内动脉均由颈总动脉分出，右侧颈总动脉起自无名动脉，左颈总动脉直接起自主动脉弓。双侧颈总动脉走行于胸锁乳突肌内侧缘，在甲状软骨上缘或第4颈椎水平分出颈内动脉和颈外动脉。颈外动脉向前内侧上行，颈内动脉向后外侧上行。颈内动脉起始部呈梭形膨大，称为颈动脉窦，是动脉粥样硬化好发部位。颈内动脉在颅外段无任何分支，由颈动脉孔入颅。

2. 颈内动脉颅内段及其分支　按其走行，将颈内动脉颅内段分为5段，即岩骨段（C5）、海绵窦段（C4）、膝段（C3）、床突上段（C2）及终末段（C1）。海绵窦段、膝段和床突上段合称颈动脉虹吸部（carotid siphon，CS），终末段发出后交通动脉、大脑前动脉（anterior cerebral artery，ACA）及大脑中动脉（middlecerebral artery，MCA），并参与颅底动脉环的组成。

颈内动脉颅内段主要分支：

（1）眼动脉：从颈内动脉虹吸部发出，与视神经一起经视神经孔出颅进入眼眶内。

（2）后交通动脉：从颈内动脉终末段发出，与大脑后动脉（posterior cerebral artery，PCA）前壁连接，是颈内动脉系统与椎-基底动脉系统重要交通通路。正常情况下，颈内动脉系统与椎-基底动脉系统压力均衡，后交通动脉无血液流动。

（3）大脑前动脉：是颈内动脉发出的较小终末分支，其主干又分出皮层支及深穿支，供应纹状体内侧及大脑半球穹窿面前2/3～3/5的区域。双侧大脑前动脉之间由前交通动脉连接，以前交通动脉为界，大脑前动脉近端称交通前段（A1段），远端称交通后段（A2段）。与后交通动脉一样，正常情况下，前交通动脉亦无血液流动。

（4）大脑中动脉：是颈内动脉的直接延续，也是其最大的分支。大脑中动脉沿外侧裂行走，分出上部皮质支和下部皮质支，并在沿途发出许多深穿支（豆纹动脉），供应额叶及顶叶大部分、颞叶前部及基底节区的区域。大脑中动脉不参与颅底动脉环的组成。

（二）椎-基底动脉系统

1. 椎动脉　双侧椎动脉（vertebral artery，VA）在颈部由双侧锁骨下动脉发出，穿行于第6至第1颈椎横突孔，于枕骨大孔处入颅，在脑桥下缘汇合成基底动脉。根据其行程，分为4段：

（1）颈段：从锁骨下动脉发出至进入第6颈椎横突孔之前的部分。

（2）椎骨段：穿行于第6至第1颈椎横突孔的椎动脉。

（3）枕段：第1颈椎横突孔至枕骨大孔的部分。

（4）颅内段：经枕骨大孔进入颅内的部分。

2. 基底动脉　基底动脉（basilar artery，BA）在脑桥下缘由双侧椎动脉汇合而成，沿脑桥腹侧正中沟上行，沿途发出脑桥支、小脑前下动脉、内听动脉、小脑上动脉，最后在与中脑交界处分出两支大脑后动脉。

3. 大脑后动脉　是基底动脉的终末支，从基底动脉分出后不久，即与后交通动脉吻合，最后到达枕叶。通常以大脑后动脉与后交通动脉汇合点为界，将大脑后动脉分为交通前段（P1段）和交通后段（P2段）。

### （三）脑动脉侧支循环

1. 颅底动脉环（Wills 动脉环）　正常情况下，在颅底由双侧颈内动脉终末段、双侧大脑前动脉 A1 段、双侧大脑后动脉 P1 段及前后交通动脉构成一个类似六边形的大动脉环，即颅底动脉环。因此，在双侧颈内动脉之间、颈内动脉系统与椎－基底动脉系统之间存在侧支循环通路，即使一侧颈内动脉发生严重狭窄甚至闭塞，也可能无任何临床症状。

2. 颈内动脉与颈外动脉间的吻合　颈内动脉的分支眼动脉与颈外动脉的分支上颌动脉、颞浅动脉及面动脉之间有广泛吻合；大脑中动脉与颈外动脉的分支脑膜中动脉之间也有吻合。

3. 椎－基底动脉与颈外动脉间的吻合　基底动脉的分支内听动脉与颈外动脉的分支茎突舌骨动脉之间，椎动脉肌支与颈外动脉的分支枕动脉、腭升动脉之间，与锁骨下动脉的分支颈深动脉之间有吻合。

4. 皮层支之间的吻合　大脑前、中、后动脉软脑膜支之间存在广泛的吻合。

## 二、颈部血管彩色多普勒超声

连续性多普勒超声（continuous wave doppler ultrasound，CW）探测人体周围血管，在 20 世纪 50 年代开始使用。由于不能显示血管的结构，应用受限。双功能超声仪将超声成像系统与多普勒技术结合，不仅可显示血管的结构，而且具有距离选通能力，为周围血管疾病的诊断开辟了新的途径。20 世纪 80 年代彩色多普勒（color doppler flow imaging，CDFI）的兴起，更形象化地显示血管内血流信号和充盈情况，提供了丰富的血流动力学信息，而成为诊断血管疾病和选择治疗方案的重要方法。

### （一）超声波的基本特性及仪器设置

1. 超声波的基本特性　将振动源与介质接触，引起介质中的粒子振动而产生声波。人类可听到的声波频率范围在 30～20 000Hz，超出这一范围以上的声波称为超声波。声波的基本参数有波长（A）、频率（F）、周期（T）及速度（C）。

$\gamma = C/F$ 或

$\gamma = C \times T$

声波传播速度取决于传播介质的性质，与频率及振幅无关。一般情况下，声波在固体中传播速度最快，液体次之，在气体中传播速度最慢。做超声检查时应用耦合剂的目的就在于减少空气阻力，聚集超声束。声波在传播过程中发生衰减、散射和反射，在界面产生回声。超声束在同一种媒体中以匀速传播，在遇到不同媒体表面时超声束会发生部分反射，其余部分继续传播。在媒体表面不规则且障碍物直径小于入射波波长时，超声束会发生散射现象。血液中主要是大量的红细胞，超声波波长远大于红细胞直径，因此红细胞被视为散射体，超声波与其相遇时将发生散射。多普勒超声正是通过处理红细胞散射信号来测定血流的。衰减指超声束在组织中传播时，其强度随传播距离增加而减弱。医用超声波的衰减是由于声波在两种不同密度的组织界面发生反射和散射，以及组织对超声能量的吸收引起的。

2. 仪器设置　超声波的发射和接收是根据压电效应原理（piezo－electric effect）设计的。压电效应是指当供应电压发生变化时，压电材料的形状或厚度随之发生改变。自然界的石英或人工压电陶瓷受到外力作用时，在对应的两个面上产生相反的电荷，此为正压电效应。反之，在对应面上给予一定的电压则晶体出现厚度改变，产生伸缩现象，形成振动，从而产生声波，称为逆压电效应。因此，超声探头中的换能器是利用晶体的逆压电效应，产生和发射超声波，并利用正压电效应接收回声声压并转变成电信号。颈动脉超声检测通常选用5.0~10.0MHz线阵式超宽频探头。

### （二）颈动脉超声检测

颈动脉超声检测包括实时灰阶图像（二维）、彩色血流、脉冲多普勒频谱和能量多普勒血流影像等4种方法。检测部位应包括颈总动脉、颈内动脉球部、颈内动脉近端及颈外动脉。

1. 实时灰阶图像　超声探头放于皮肤表面，并以某一固定频率连续发射短暂的脉冲波，此频率称为脉冲重复频率。每次发射脉冲信号后，探头等待声束路径上各界面返回的声波，将其放大并使用灰阶显示模式成像，即以回声不同的振幅等级，在声像图中用相应回声的黑白层次来反映灰度分层等级程度。如果回声的振幅大，即回波强度高，称为强回声；反之，称为弱回声。因此，此类超声显像技术称为灰阶超声（brightnessmodulation 或 grey scale）成像，B型超声中的B即是英文 brightness 的缩写。

颈动脉超声检测首先做实时灰阶图像，对颈动脉行纵断面和横断面扫查。实时灰阶图像显示血管壁结构，包括血管内膜、中膜及外膜。正常时，内膜超声表现为一细线样连续光滑的等回声光带；中膜层为低回声带；外膜为血管壁最外层，呈明亮光带，管腔内为无回声暗区。自内膜内缘至外膜内缘为测量管壁厚度的，称内中膜厚度（intima media thinkness，IMT）。操作时，应实时测量各检测部位血管内中膜厚度及管腔内径。对动脉硬化斑块在灰阶图像上的描述应包括：斑块形态、回声特征及其表面纤维帽结构回声的连续性或完整性。

2. 彩色多普勒显像　正常颈动脉血流表现为单一的中心亮带式红色（血流朝向探头）或蓝色（血流背离探头）层流影像。生理情况下，颈动脉球部由于血流切应力的作用，球部中心为相对高流速层流带，周边为低流速区域，形成涡流（生理性涡流），彩色血流显示为血流分离的特征。当颈动脉狭窄导致血流动力学发生改变时，血管内正常层流带血流消失，代之以涡流（病理性涡流）或湍流。彩色血流表现为“五彩交织”的紊乱血流影像特征。

3. 多普勒频谱显像

（1）多普勒效应：多普勒效应是波源和观察者有相对运动时，观察者接收到波的频率与波源发出的频率并不相同的现象：远方急驶过来的火车鸣笛声变得尖细（即频率变高，波长变短），而离我们而去的火车鸣笛声变得低沉（即频率变低，波长变长），就是多普勒效应的现象。这种变化可用多普勒频移描述，即发射频率与接受频率之间的差值。频率为f的波源向着发射波源运动时，接收频率 $f_1 > f$；频率为f的波源远离发射波源运动时，接收频率 $f_2 < f$。多普勒频移是超声检查仪能检测到血流速度和方向的基本原理，频移的大小取决于红细胞运动的速度，频移的正负值取决于红细胞与超声探头间的相对或相向运动。

（2）连续多普勒和脉冲波多普勒：按超声源在时域的工作状态，可以将多普勒系统分为连续和脉冲波多普勒。

连续式多普勒超声仪是由振荡器发出高频连续振荡，送至双片探头中的一片，被激励的晶片发出连续超声的。遇到活动目标（如红细胞），反射回来的超声已是改变了频率的连续超声，它被双片探头的另一片所接收并转为电信号。此信号与仪器的高频振荡器产生的信号混频以后，经高频放大器放大，然后解调取出差频信号。此差频信号含有活动目标速度的信息。连续波多普勒由于采用两个（或两组）晶片，由其中一组连续地发射超声，而由另一组连续地接收回波。它具有很高的速度分辨力，能够检测到很高速的血流，这是它的主要的优点。而其最主要的缺点是缺乏距离分辨能力。

脉冲式多普勒超声仪发射的是脉冲波，每秒发射超声脉冲的个数称脉冲重复频率（PRF），一般为5~10kHz。目前常用的距离选通式脉冲多普勒超声仪由换能器、高频脉冲发生器、主控振荡器、分频器、取样脉冲发生器、接收放大器、鉴相器、低通滤波器和f-v变换器等部件组成。换能器（探头）采用发、收分开型，发射压电晶体受持续时间极短的高频脉冲激励，发射超声脉冲。接收压电晶体收到由红细胞后散射的高频回波，经放大后输入鉴相器进行解调，低通滤波器滤去高载波，让不同深度的多普勒回波信号通过。调节取样脉冲与高频发射脉冲之间的延迟时间，就可以对来自某一深度的回波信号进行选通取样，从而检测到那一深度血管中的血流。按照取样定理，取样脉冲的重复频率必须大于最大多普勒频移的2倍。脉冲波多普勒是由同一个（或一组）晶片发射并接收超声波的。它用较少的时间发射，而用更多的时间接收。由于采用深度选通（或距离选通）技术，可进行定点血流测定，因而具有很高的距离分辨力，也可对喧点血流的性质做出准确的分析。由于脉冲波多普勒的最大显示频率受到脉冲重复频率的限制，在检测高速血流时容易出现混叠。

（3）多普勒频谱分析：包括：①峰值流速（peak systolicvelocity，PSV），心脏收缩期颈动脉血流速度的最高峰值；②舒张末期流速（end of diastolic velocity，EDV），心脏舒张末期颈动脉最低血流速度；③颈内动脉与颈总动脉远端峰值流速之间及舒张末期流速之间的比值（PSVICA/PSVCCA和EDVICA/EDVCCA），用于评价颈内动脉狭窄程度；④狭窄段与狭窄远端流速比值，对颈内动脉狭窄率的评价具有较高的准确性；⑤频谱宽度（spectral broadening，SB），指峰值流速与频窗顶点之间的流速之差。正常频谱宽度<40cm/s，血管狭窄时，SB增宽。

4. 能量多普勒血流显像　能量多普勒（power doppler，PW）是采用多普勒效应的反射回声信号所具有的能量信息进行成像的。能量多普勒成像特点包括：①血流成像不受超声束入射角度的影响，即对声波角度的非依赖性；②对低流速、低能量的血流信号相对敏感，因而小血管血流成像很清晰；③易受机体其他低频信号的影响，如呼吸或吞咽动作等均可形成彩色能量影像信号，干扰血流信号的观察；④不能反映血流方向及流速；⑤无法区分动脉或静脉血流影像。

### （三）颈部彩色多普勒超声检查步骤

1. 颈动脉

（1）通常患者取仰卧位，充分暴露颈部检查区，垫枕尽量放在肩部下方并放松颈肌。

（2）用灰阶成像以横断面从颈总动脉起始连续检查颈总动脉、颈内外动脉分叉、颈内动脉近中远段和颈外动脉主干及分支的位置、内中膜厚度、有无斑块和斑块所在位置等。横断面检查过程中对可疑病变区可随时加CDFI观察管腔内是否有充盈缺损，然后纵断面检查上述区域。测量颈总动脉中部、颈内动脉距窦部1cm处的血管内径。短轴测量颈总动脉、颈内动脉的内中膜厚度。根据横断面所发现的斑块位置纵向检查，测量大小、记录斑块所在位置、回声特点、斑块形状。观察有无血管迂曲、走行异常及起源变异等，并记录。

（3）注意事项：①检查颈动脉时，右侧追踪至无名动脉、左侧至主动脉弓起始处；②如果从颈前侧位检查病变显示不清或探头侧血管壁钙化可从颈后侧位检查或根据横断面定位选择纵向检查位置；③脉冲多普勒频谱采集时，声束与血流的夹角≤60度以减少流速测量误差，此项也适用于以下任何动脉血流速度的检查。

2. 椎动脉、锁骨下动脉　以颈总动脉为基准，探头转向前后位寻找椎动脉的椎间隙段，纵断面连续性检查椎动脉的颈段、椎间隙段和枕段。测量颈段、椎间隙段血管内径，重点观察开口处有无病变。CDFI 检查椎动脉充盈情况、血流方向和血管走行。脉冲多普勒检查峰值及舒张末期流速和搏动指数。

检查锁骨下动脉近端有无斑块和狭窄及与椎动脉开口的位置关系，血流充盈情况、血流频谱、血流速度测量。

（四）颈部彩色多普勒超声临床应用

1. 适应证　①卒中、TIA、一过性黑朦等神经功能缺损症状；②颈部血管杂音；③颈部搏动性肿物；④心血管外科手术前的评估；⑤已诊断颈动脉疾病的复查随诊；⑥血管外科术中监测；⑦颈动脉血运重建（包括支架）术后复查和随诊；⑧可疑锁骨下动脉盗血综合征；⑨有高血压、糖尿病、脂代谢紊乱、吸烟等动脉粥样硬化危险因素及高龄者。

2. 颈动脉内中膜增厚和斑块形成（图 1－3、图 1－4）

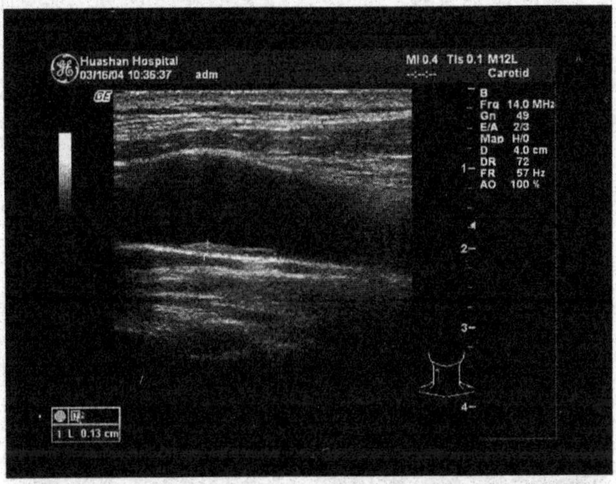


**图 1－3　颈动脉二维声像图示 IMT 增厚 >0.8mm**

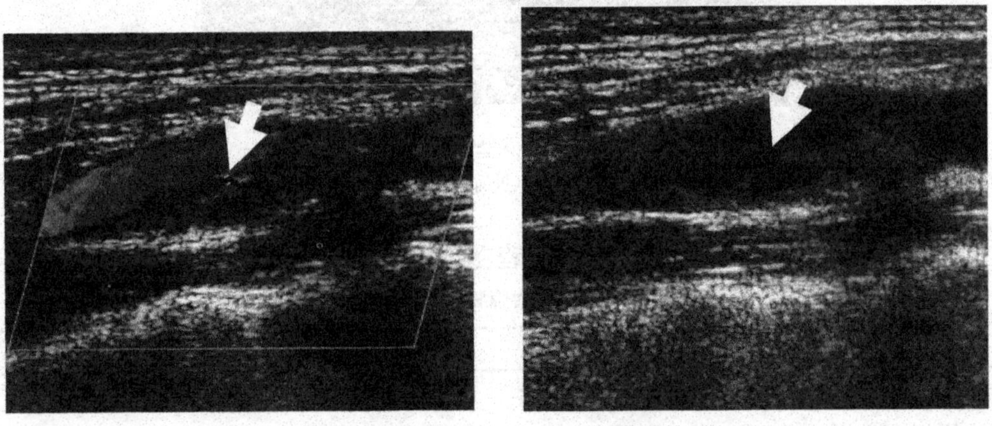

**图 1－4　颈动脉二维声像图及彩色多普勒示溃疡型斑块**
（箭头所指为溃疡口处血流信号）

（1）正常颈动脉：IMT＜1.0mm。

（2）内中膜增厚：IMT≥1.0mm。

（3）斑块形成：局限性 IMT≥1.5mm。

对有斑块形成的病变，描述斑块的部位、大小、形态、声学特征。注意有无活动性斑块（罕见）。用声学造影剂增强有助于提供是否易损斑块的信息。

1）部位：斑块所在动脉及所在近、中、远节段和内、外、前、后侧壁。

2）大小：斑块的长度和厚度，最大厚度从横断面确定。

3）形态：如扁平形、不规则形，表面是否有缺损、溃疡。

4）声学特征：均质回声（低回声、等回声、强回声）和不均质回声（内部包含两种或两种以上不同强度的回声）。

3. 颈动脉狭窄和闭塞

（1）导致狭窄的病变所在部位、大小、形态、声学特征。

（2）二维超声图像测量残余管径、原始管径和面积，计算内径和面积狭窄百分比。计算公式：狭窄程度（%）＝（D1－Ds）/D1×100%或（D2－Ds）/D2×100%

注：Ds 为狭窄处残腔内径；D1 为狭窄近端管腔内径；D2 为狭窄处原血管内径。

（3）频谱多普勒测量狭窄段、近端、远端的血流速度和比值，根据血流速度计算狭窄率（图 1－5）。

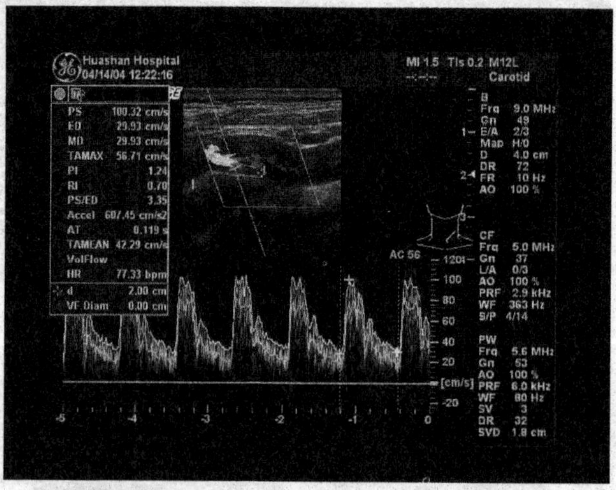


**图 1－5　颈动脉中度狭窄的彩色多普勒及频谱**

（血管腔内显示彩色明亮，狭窄处血流流速明显上升，波形高尖）

2003 年美国放射年会超声专家提出狭窄程度的诊断标准如（表 1－1）。

**表 1－1　颈动脉狭窄彩超诊断**

| 狭窄程度 | PSV（cm/s） | EDV（cm/s） | $PSV_{ICA}/PSV_{CCA}$ |
|---|---|---|---|
| 正常或＜50% | ＜125 | ＜40 | ＜2.0 |
| 50%～69% | 125～230 | 40～100 | 2.0～4.0 |
| 70%～99% | ＞230 | ＞100 | ＞4.0 |
| 闭塞 | 血流信号消失 | | |

(4) 彩色多普勒：斑块处显示彩色充盈缺损，中重度狭窄血管腔内显示彩色多色镶嵌，为明显湍流，轻度狭窄显示血流束变窄，完全闭塞者彩色血流中断。

(5) 测量同侧颈外动脉峰值、舒张末期血流速度及管径。

(6) 如有血管内支架，测量支架长度、支架近、中远段的内径，观察支架内有无内膜增厚、斑块形成，彩色血流充盈情况和最高流速。

(7) 注意事项：①<50%的狭窄，流速无明显变化，可用灰阶或CDFI判断狭窄程度，计算内径和面积狭窄百分比；而>50%的狭窄需要结合流速判断狭窄程度，但流速受多种因素影响，应注意排除全身因素或侧支代偿等原因引起的流速变化并结合其他参数全面评价确定。②对重度狭窄或可疑闭塞的血管用能量多普勒超声检测微弱血流信号或用CDFI调节至适合低速的标尺。应注意重度狭窄和闭塞的鉴别，因为可以影响到治疗策略。

4. 椎动脉狭窄和闭塞

(1) 二维声像图：在横突孔之间的椎动脉走行迂曲呈“八”形，局部受压管腔变窄。动脉硬化者，血管内膜粗糙，管壁回声增厚、增强，有小斑块形成。

(2) 频谱多普勒：狭窄>50%者，出现收缩期倒流，舒张期正向血流。在采用加压束臂试验后，转为全心动周期倒血。

(3) 彩色多普勒：狭窄>50%者可见局部五彩镶嵌的湍流血流。

目前，椎动脉狭窄尚无统一诊断标准，椎动脉起始段的狭窄可参考（表1-2）的标准。

**表1-2 椎动脉狭窄彩超诊断**

| 狭窄程度 | PSV（cm/s） | EDV（cm/s） | $PSV_{起始段}/PSV_{椎间隙段}$ |
|---|---|---|---|
| 正常或<50% | <170 | <434 | <2.5 |
| 50%~69% | 170~200 | 34~60 | 2.5~4.1 |
| 70%~99% | >200 | >60 | >4.1 |
| 闭塞 | 血流信号消失 | | |

5. 锁骨下动脉狭窄和闭塞　由于锁骨下动脉狭窄或闭塞引起椎动脉波形、流速的变化，将锁骨下动脉盗血分为：Ⅰ级（隐匿）盗血、Ⅱ级（部分）盗血、Ⅲ级（完全）盗血。狭窄程度判断如下。

(1) <50%：局部血流速度稍高于健侧，频谱形态正常。当狭窄率接近50%时，患侧椎动脉收缩期加速度时间延长，收缩峰出现小切迹频谱特征（Ⅰ级）。

(2) 狭窄50%~69%：狭窄段血流速度高于健侧，频谱改变。同侧椎动脉表现为收缩期达峰时间延长。伴切迹加深或低速逆转血流信号。健侧椎动脉血流速度相对升高（Ⅰ~Ⅱ级）。

(3) 狭窄70%~99%：狭窄段血流速度明显升高，频谱改变。患侧椎动脉出现典型的振荡型频谱。当狭窄≥90%时，患侧椎动脉以逆转的负向血流信号为主，舒张期正向血流信号微弱（Ⅱ~Ⅲ级）。

(4) 锁骨下动脉闭塞（开口处）：血管腔内充填均质或不均质回声，血流信号消失，开口以远探及低速低阻力类似颅内动脉血流信号。患侧椎动脉血流方向完全逆转（Ⅲ级）。

## 三、经颅多普勒超声

经颅多普勒超声（transcranial Doppler，TCD）是利用超声波检查颅内大血管血流速度的一种无创性技术。国外于1982年由挪威学者Aaslid等首创，国内于1988年陆续引进。由于TCD能无创伤地穿透颅骨，操作简便、重复性好，可以对患者进行连续、长期的动态观察，更重要的是它可以提供MRI、DSA、PET、SPECT等影像技术所测不到的重要血流动力学资料。因此，它在评价脑血管疾患以及鉴别诊断方面有着重要的意义。但目前经颅多普勒超声的应用还存在着一定的问题，如受操作者技术的影响，目前尚缺乏对正常和异常频谱形态统一的判定标准和命名，尚未建立各参数统一的正常值，而且经颅多普勒超声的失败率为2.7%～5%。其原因为老年人（尤其是妇女）颅骨增厚、动脉迂曲、动脉移位等。

### （一）适用范围

1. 成人　①诊断颅内Willis环的各支动脉以及椎－基底动脉系统血管狭窄或者闭塞，包括监测急性卒中溶栓治疗。②诊断Willis环各支动脉和椎－基底动脉狭窄或者闭塞。③诊断和监测蛛网膜下腔出血血管痉挛。④检测Willis环各支动脉和椎－基底动脉血管中栓子。⑤使用激活生理盐水检测右向左分流。⑥评估血管运动反应性。⑦诊断脑血流循环完全停止，帮助临床确诊脑死亡。⑧术中和围手术期间检测栓子、血栓、低灌注和高灌注。

2. 儿童　①诊断Willis环动脉和椎－基底动脉系统狭窄或者闭塞。②随诊Willis环动脉和椎基底动脉系统狭窄或者闭塞。③诊断颅内血管病，如moyamoya病。④评估动静脉畸形。⑤诊断6个月以上儿童脑血流循环完全停止，帮助临床确诊脑死亡。

### （二）检查规程

1. 检查体位　通常受试者取仰卧位。根据特殊检查目的，可以采用侧卧、坐位、立位，或者在检查过程中变换体位。

2. 检查部位　Willis环和椎－基底系统中各条动脉都应该进行取样检查，包括ACA、MCA、PCA、VA和BA。通常经过颞窗和枕窗检查。

颞窗位于头侧面颧骨之上的耳前区域。使用灰阶成像时（经颅彩超，TCCD），可以找到两侧大脑脚低回声的心型结构，以及基底池星型回声结构作为解剖标记。基底池之前的血管信号为大脑中动脉，应该进行彩色血流和频谱多普勒分析。无灰阶成像系统的单纯频谱多普勒，则主要根据解剖部位的方位定向、根据超声取样容积检测深度、血流方向判断血管。使用2MHz或者含2MHz的多频探头，检查大脑中动脉时，从大脑中动脉起始部（颈内动脉分叉成大脑前动脉和大脑中动脉）逐渐向浅处移行，仅隔2～5mm，直至颅骨内侧（30～35mm深度）。或者由浅至深，尽可能检查大脑中动脉的主干。然后，由颈内动脉颅内分出大脑前动脉段开始，逐渐向深部移行，检查大脑前动脉。

大脑后动脉就在大脑脚的心型低回声区前方，绕大脑脚向后行走。P1段血流方向向着探头，P2段血流方向离开探头。完成右侧检查后进行左侧检查。

枕窗用于检查颅内段的椎动脉和基底动脉。受试者身体转向侧卧，头前屈，下颌接近前胸。将2MHz探头放置在颈后上端和颅底交接处，枕骨粗隆正下方约5cm，探头方向正对两眼中间，或者根据超声灰阶显示延髓低回声区。检查深度在60～90mm。在彩超上，可以显示两侧椎动脉汇合成基底动脉。椎动脉和基底动脉血流方向都是离开探头，以2～5mm深度逐渐由浅至深沿椎动脉和基底动脉行程检查，直至基底动脉远端。

对于可疑颈动脉狭窄或者闭塞的受试者，可以用2MHz频谱多普勒探头，选择经眶窗检查眼动脉和颈动脉虹吸部，检查时将超声强度减弱至10%。对于蛛网膜下腔出血的受试者或者有血管痉挛症状时，可以选择下颌下窗，检查颈部颈内动脉远端的血流速度，计算颈内动脉和大脑中动脉比值，又称大脑半球比值，不需要进行角度校正。

另外还应该进行脑动脉的波形分析，包括时间平均最大血流速度、记录平均血流速度、峰值血流速度和搏动指数。沿血管走行每间隔2～5mm做一次记录。可以使用自动包络方法或者手工直接记录测量，不需要进行角度校正。

### （三）设备技术规范

TCD检查需要2～4MHz实时带多普勒功能的探头，或者使用无成像系统仅有2MHz脉冲多普勒的笔式探头。取样容积设定在4～6mm时，应该每间隔2mm留取多普勒图谱或者检测资料。取样容积设定在10～15mm时，可以每间隔5mm留取多普勒图谱或检测资料。对每一位受试者，都要采用彩色和多普勒频谱来定位颅内血管。应该尽量增大彩色增益，使高速血流能够显示出来。多普勒设定要适当调整，保证能够检测最高的血流速度。多普勒能量输出则尽量不要太高，只要获得满意信号即可。

### （四）仪器和参数

1. 探头选择　超声探头发射频率应该≤2MHz，监测探头的导线应该不短于4m。

在进行脑内动脉瘤和动静脉畸形手术中进行脑血流动力学监测，可以选择颅内的微血管探头。探头直径≤1.5mm，发射频率16～20MHz。通过柔软的垫棒或者硬的吸管放置在受检查的血管表面。检测深度0.6～1.2mm，角度<30°。

2. 探头固定　连续TCD监测，需要把探头固定在检测部位，探头的固定架应该能够防止探头移动，避免压迫颅脑和面部组织，可以检测重要的头部和颈部区域。

3. TCD监测设备选择　监测探头需要小巧，与常规诊断探头有所差别。但是在检测脑血管反应性、栓子定量和微气泡注射中栓子监测等功能两者有相同之处。监测探头还需要能够相对对抗射频干扰，声学静噪抑制应该能够衰减声音信号强度>110dB声音信号。TCD软件和硬件应该能够满足8h的连续记录脑血流速度趋势图和栓子信号。

4. 滤波设定　TCD信号需要高通滤波，以减少血管壁运动伪差的影响。滤波设定应该低于50Hz，以满足记录到术中出现的低速血流。有时甚至需要完全关闭滤波功能。

5. 血流速度测定　峰值血流速度容易记录，信噪比较好，用来做血流趋势图比较理想。但是，利用波幅（强度）平均血流速度记录也有重要意义，它更能够反映脑血流量。在心肺搭桥手术中，没有搏动性血流，峰值血流趋势图就不可靠了。

6. 血流方向协定　一定要非常明确地标记在基线上的血流方向是离开探头还是向着探头。

7. 安全性问题　超声暴露：超声可以加热组织。长期暴露在高强度超声下可能会使局部脑组织受到加热损伤。但是，至今没有统一规定TCD超声强度和暴露的时间限制。考虑到安全性问题，不建议使用眼窗进行术中监测和监护室监测。颞窗监测时也应该在开始时使用能找到理想信号的最小的能量。

（五）TCD 常用检测指标

TCD 主要检测血流速度、血流指数、频谱形态及音频性质等。

1. 血流速度　血流速度为最基本的检测参数，包括收缩期峰值流速（Vs）、代表左室收缩期内受检血管的最大流速；舒张期末流速（Vd）为舒张期末受检血管的最大流速；平均流速（Vm）为心动周期内受检血管平均血流速度。

搏动指数（PI）：PI =（Vs - Vd）/Vm

阻力指数（RI）：RI =（Vs - Vd）/Vs

2. 频谱形态　频谱形态可以反映血流状态。血流有三种流动状态，正常为层流，异常为湍流和涡流。当血流速度异常增快或血管腔突然发生改变时，即形成湍流或涡流。三种血流频谱形态特点为：层流频谱窄，速度梯度小，频窗存在，包络线清晰光滑；湍流频谱增宽，速度梯度大，频窗充填，频谱形态紊乱，包络线不光滑、粗糙呈毛刷状，重者呈双相血流频谱。

3. 音频性质　层流音频信号平滑、柔和，湍流或涡流音频信号粗糙、刺耳，有的呈乐性杂音，如海鸥鸣。

（六）正常血流频谱图

TCD 频谱包络线是被检测的脑动脉血流最高频移植的连线或称血流频谱轮廓曲线，随心动周期规律地波动。正常血流频谱图在心动周期开始首先出现一陡直上升的曲线称为上升支，达顶点形成频谱图最高峰为收缩峰。高峰后缓斜坡度下降形成下降支，约在下降支的上 2/3 处有一明显向下的切迹，切迹后下降支又再次上升形成一明显的小波峰，称为舒张峰或称重搏波。上升支起点至切迹间为收缩期，下降支切迹至下一个心动周期上升支起点为舒张期。健康人颅内各动脉的血流速度有差异。

正常脑动脉血流频谱图应符合以下条件：①脑动脉血流速度、血流指数等参数在正常范围内。②左右两侧相应脑动脉血流参数基本对称。③各脑动脉血流速度的快慢应符合正常顺序排列。④各脑动脉血流方向正常。⑤脑动脉血流频谱形态和音频信号正常。

（七）TCD 临床应用

1. 颅内动脉狭窄的 TCD 诊断　颅内动脉狭窄是指各种原因造成的颅内动脉管径缩小，使通过该部位的阻力增加但未造成血流中断，血管造影时可看到动脉狭窄，但血流能通过狭窄部位，远端动脉有不同程度显影。颅内动脉狭窄在发生频率上以 MCA 最高，其次是 SCA 或 TICA，然后为椎 - 基底动脉、PCA 和 ACA。造成颅内动脉狭窄的原因很多，最常见为动脉粥样硬化，少见的有烟雾病、放疗引起的动脉狭窄、免疫或其他原因引起的颅内动脉炎等。除烟雾病患者可检测到某些特殊的 TCD 表现外，其他不同原因引起的动脉狭窄在 TCD 上不能鉴别。

颅内血管狭窄诊断原则或标准：①血流速度增快，尤其是局限性血流速度增快；②血流频谱紊乱（频窗消失、涡流伴杂音）（图 1 - 6）。

（1）血流速度增快：血流速度增快是动脉狭窄部位最直接和最重要的改变，当管径狭窄程度小于 50% 时通常不出现血流动力学改变，只有当管径狭窄程度超过 50%，TCD 才可以检测到狭窄部位血流速度增快。换句话说，TCD 只能诊断管径减少超过 50% 的颅内血管狭窄。局限性血流速度增快具有非常重要的诊断价值，此种情况高度提示该部位血管有局限性狭窄，典型病例可出现狭窄段血流速度增快，狭窄近端和远端血流速度正常或相对减低，而任何其他病理生理状况如血管痉挛、代偿性血流增快、动静脉畸形供血动脉都不会出现局限性血流速度增快。在实际操作中要灵活分析所测得的血流速度值，以大脑中动脉为例，当平均血流速度 >120cm/s 或收缩期峰流速 >180cm/s 时，单凭这一血流速度指标即可诊断动脉狭窄，误诊较少。但当血流速度处于诊断的临界值时（平均血流速度 80～100cm/s，收缩期血流速度 140～160cm/s），参看两侧流这是否对称及是否有频谱紊乱将尤为重要（一侧局限性血流速度增快并高出对侧 30% 以上，同时伴有涡流频谱）（图 1－7）。

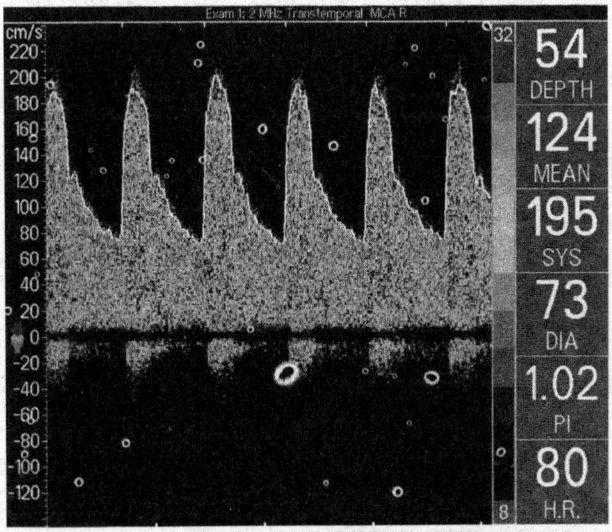


**图 1－6 TCD 测定左大脑中动脉（LMCA）收缩期流速（Vs）**

195cm/s，并有涡流形成，提示 LMCA 重度狭窄

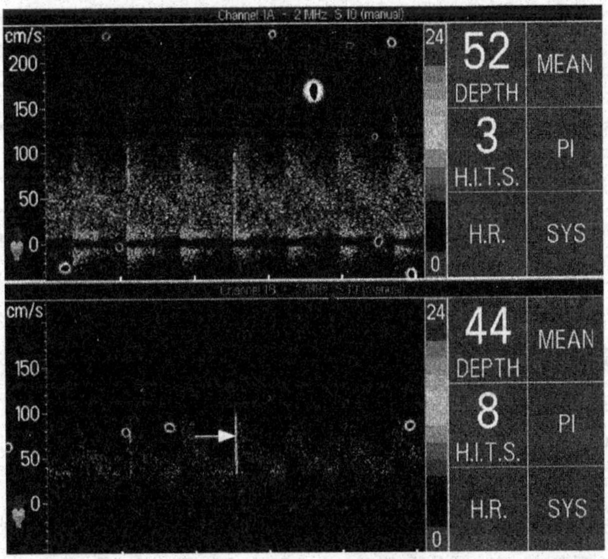


**图 1－7 TCD 于左大脑中动脉（LMCA）狭窄处监测微栓子信号（箭头所示）**

（2）血流频谱紊乱：由于狭窄段红细胞血流速度增快以及狭窄后段血管内径的复原或代偿性扩张，使处于边缘的红细胞形成一种涡漩的反流状态，或大量处于低流速的红细胞血流表现为多向性，TCD 表现为血流速度增快，蓝色频窗不明显或消失，基线两侧出现低频对称的局限性高强度红色信号。涡流的特点是出现在收缩期，有时可延长至舒张早期，而且通常在基线两侧对称出现，并可听到低调粗糙的类似靴子踩过雪地的杂音（嚓、嚓、嚓）。

狭窄的涡流频谱需要与生理性涡流鉴别，生理性涡流可以出现在大动脉分叉处，如 TICA 分叉为 MCA 和 ACA 处，经颞窗检测在 MCA 和 ACA 同时出现的深度，有时可以有生理性涡流出现，与病理性涡流最大的区别是不伴狭窄频谱紊乱的其他特征如血流速度增快和粗糙杂音。

从理论上来说，涡流发生在紧接狭窄后段，因此，TCD 检测到的涡流与最快血流速度应该不在同一位置出现，而应出现在最快血流速度之后。但血流速度增快与涡流的相继出现仅见于非常局限性的血管狭窄。由于以下三个原因使颅内血管狭窄血流速度增快与涡流常常同步出现在 TCD 频谱中：①TCD 探头有一定取样容积，通常 10～15mm，该取样容积已覆盖了 MCA 全长的 1/3～1/2，ACA 和 PCA 有更多弯曲，因此，在一个取样容积里常常已覆盖了狭窄与狭窄后段；②动脉粥样硬化表面凹凸不平也是造成狭窄处出现涡流的原因之一；③颅内血管狭窄近 1/3 呈弥漫性病变，没有狭窄段或狭窄后段之区别。

我国经颅多普勒超声操作规范及诊断标准指南提出颅内动脉狭窄（狭窄 >50%、年龄 >40 岁组）血流速度诊断标准如（表 1－3）。

**表 1－3　40 岁以上年龄组颅内血管狭窄 >50% 患者的血流速度参考值（cm/s）**

| 血管 | 临界值 | | 诊断值 | |
|---|---|---|---|---|
| | Vs | Vm | Vs | Vm |
| MCA | 140～160 | 80～100 | >160 | >100 |
| ACA | 100～120 | 60～80 | >120 | >80 |
| PCA | 80～100 | 50～70 | >100 | >70 |
| CS | 100～120 | 60～80 | >120 | >80 |
| VA 和 BA | 80～100 | 50～70 | >100 | >70 |

2. 颈内动脉颅外段、颈外和颈总动脉狭窄的 TCD 诊断

（1）颈内动脉颅外段是颅外颈动脉中动脉粥样硬化性狭窄好发部位：在 ICA 局限性狭窄超过 50% 时，TCD 可检测到：局限性血流速度增快伴涡流频谱及粗糙、高调、喷射样杂音。也可观察到从狭窄至狭窄后的系列改变。当 ICA 局部狭窄超过 75% 时，血流速度减慢，搏动指数增高，出现同侧颈总动脉血流速度减低，两侧颈总动脉血流速度不对称。此时，TCD 多数情况下还可检测到双侧椎动脉及基底动脉血流速度代偿性增快。如果 ICA 狭窄部位发生在颅内段，TCD 可通过检测到相应的同侧大脑中动脉低血流速度及低搏动指数，从而提供间接信息。

（2）颈外动脉狭窄时，TCD 可检测到局部血流速度增快（收缩期峰值 >120cm/s），低频增强，频谱紊乱伴粗糙杂音。严重狭窄时，耳前颞浅动脉搏动减弱，TCD 检查可发现颞浅或颌内动脉血流速度减慢，搏动指数减低。

（3）颈总动脉局限性狭窄时，TCD 可检测到局限性血流速度增快，狭窄后段血流低平，

同侧椎动脉血流速度代偿性增快。如颈总动脉闭塞，TCD 则可测到颈外动脉反流及同侧椎动脉血流速度明显代偿性增快。

3. 锁骨下动脉狭窄及闭塞引起盗血综合征的 TCD 诊断　锁骨下动脉起始部狭窄时，局部 TCD 可检测到血流速度增快、频谱紊乱、收缩期出现低频血流信号，舒张早期反流血流信号消失。当狭窄逐渐加重，造成狭窄后血管内压力降低，低于对侧或 Willis 动脉环的动脉内压力时，血流方向发生变化，狭窄侧的椎动脉血流方向逆转向锁骨下动脉远端供血，形成锁骨下动脉狭窄同侧椎动脉窃血，称锁骨下动脉窃血综合征。由于 TCD 对血流方向非常敏感，因此，可以根据 TCD 提供的椎动脉血流方向和频谱，来判断是否存在窃血现象及程度。狭窄同侧椎动脉窃血程度与锁骨下动脉狭窄的严重程度成正比，完全窃血则提示几乎或完全闭塞。并且 TCD 还可以应用在锁骨下动脉狭窄手术和介入治疗中。

4. 椎－基底动脉病变的 TCD 诊断　椎动脉行程长，而且变异多，将椎动脉的颅内段和颅外段结合在一起检查能增加对椎动脉病变的检出的准确性。①椎动脉颅内段狭窄：血流速度增快（Vs > 100cm/s），频谱紊乱，符合狭窄频谱改变。当动脉狭窄严重时血流速度增快及频谱紊乱的同时，狭窄近端及同侧椎动脉起始段、同侧寰枢段出现血流速度减慢，阻力增高，两侧明显不对称。②椎动脉颅内段闭塞：起始段呈高阻力小尖波，舒张期无血流频谱。寰枢段和颅内段很难检测到血流信号。对侧椎动脉血流代偿性增快。③椎动脉先天发育不良：两侧椎动脉很少发育对称，因此血流速度也很少完全对称，当两侧管径相差明显，细的一侧为发育不良。TCD 通过检测会发现一侧血流速度非常细小，甚至完全检测不到。在鉴别诊断时，血流频谱的形态和搏动指数起着很关键的作用。

5. TCD 在蛛网膜下腔出血（SAH）并发血管痉挛中的应用　血管痉挛是蛛网膜下腔出血后常见的严重并发症之一，常发生在 Willis 环主干动脉和蛛网膜下腔积血较厚的区域，表现为局限性、节段性或弥漫性痉挛。多数由载瘤动脉的近端向远端扩展，痉挛也以近端最为严重。TCD 在前循环的探测中，绝大多数的监测是观察 MCA 的血流状况，因为相对探测数据可靠，深度在 50～65cm 一段，平均血流速度在 120～200cm/s 可定为轻中度血管痉挛的下限，平均血流速度在 200cm/s 以上可定为严重血管痉挛。另外还常用 Lindegaard 指数（MCA 平均血流速度/ICA 平均血流速度）为辅助参考指标来判断血流速度增快是血管痉挛还是全脑充血，当指数大于 3 时属于血管痉挛发生，而小于 3 时则认为是全脑充血状态。

6. 颅内脑动静脉畸形的 TCD 改变　动静脉畸形由畸形成团的血管床、供血动脉、引流静脉三部分组成。在 TCD 上的表现特征为血流和直接压力的改变：①血容量增加导致的血流速度增快；②缺乏小动脉和毛细血管导致的低阻力所产生的搏动指数减低；③血液正常层流状态破坏带来的频谱紊乱、响亮粗糙血管杂音。AVM 特征性的高流速低搏动指数频谱可以在很接近畸形血管团的供血动脉中测到，在离畸形血管团一定距离的位置也可测到受影响血管相对高流速低搏动指数的频谱改变。

7. 颅内压增高的 TCD 改变　①随颅内压增加，脑动脉血流速度逐渐减低，初期以舒张末期血流速下降明显，平均血流速相对减低，晚期收缩期血流速也下降，舒张期血流速度接近基线水平；②随颅内压增高 PI 值呈进行性增加，PI 值越高，颅内压增高越明显；③颅内压增高时，TCD 血流频谱呈现高阻力型改变，收缩峰呈高尖状，S1 与 S2 峰融合，D 峰的特征表现为初期升高，晚期消失。

8. 脑死亡 TCD 诊断标准　任何原因导致的脑细胞功能不可逆性丧失，而脑以外的生命功能如心脏搏动、呼吸功能在药物或仪器的维持下尚存，此种状态即为脑死亡。TCD 对于脑死亡的判断具有重要的临床意义。

（1）适应证：各种原因引起的重症昏迷的患者。

（2）操作方法及程序：检测颅内所有动脉的血流信号，并检测颅外段动脉血流信号。

（3）诊断标准：①血流速度检测：动态观察收缩期血流速逐渐下降，舒张期血流信号消失、逆转、消失的动态变化，收缩期血流信号随呼吸节律（人工呼吸机节律）呈现高低不同改变的特征；②血流频谱变化：由单纯低流速性尖锐型收缩峰频谱，转变为舒张期位于基线下方的收缩－舒张“振荡型”频谱，继而出现单纯尖小的“钉子波型”，最后血流信号完全消失；③脑死亡血流指数（DFI）：当血流频谱出现“振荡型”改变时，负向血流速度与正向血流速度比值与 1 的差即为 DFI（DFI = 1R/F），R 为负向血流速度，F 为正向血流速度，DFI < 0. 8 可以判定脑死亡血流改变。

## （八）TCD 微栓子监测

1. 简介　微栓子信号（microcmbolic signals，MES）是由于微栓子与循环血流的声阻抗不同，产生不同于循环血流的声频特征，表现为位于 TCD 频谱中高强度、短持续时间的信号（highintensity tran sicnt signals，HITS）。MES 代表着血流中的气体或固体颗粒，如气泡、血栓成分、血小板聚集物、粥样斑块脱落成分、脂肪成分等。

微栓子的特征：第九届国际脑血流动力学会议调查委员会对微栓子的特征作了如下规定：①短时程，持续时间取决于微栓子通过多普勒取样容积的时间，通常短于 300ms；②信号强度通常高出背景血流信号 3dB 或以上．取决于单个微栓子的特性；③单方向出现于多普勒速度频谱中（当双向多普勒仪器的动态范围适当时）；④MES 伴有表现为尖锐“鸟鸣”或“哨音”或“呻吟”的声频信号，这取决于仪器和微栓子的速度。在使用双深度或多深度探头监测时，MES 在不同深度之间有时间差也是识别 MES 的重要特征。气体微栓子常常表现为双向、高强度信号。由于电干扰、探头和患者的移动而导致运动的伪差，常常为双向、低频信号，如用双深度探头监测在双深度之间没有时间差。目前根据栓子回声还不能得出关于栓子组成、大小的可信的结论。

2. 适应证

（1）判断缺血性卒中/TIA 的栓塞发病机制。

（2）判断栓子来源：通过不同的探头、被检血管和深度设置，有助于定位栓子来源，如心源性（如房颤、瓣膜性心脏病、心内膜炎、心肌梗死等）、动脉－动脉栓塞源性疾病（如颅内外大动脉狭窄闭塞性疾病，常见动脉粥样硬化病变包括主动脉粥样硬化粥瘤、血管夹层等），有助于病因和发病机制的诊断。

（3）评价栓子来源的活动性：对于急性脑卒中，随时间推移微栓子阳性率呈递减趋势，故距离症状出现的时间越近检测到 MES 的数目和概率越高。有研究报告微栓子阳性与动脉狭窄的程度和斑块不稳定性有关。微栓子监测可以用于评价无症状颈动脉狭窄患者的脑缺血风险，评价症状性颈动脉狭窄和大脑中动脉狭窄患者的卒中复发风险，评价抗栓药物疗效的实验室指标，但是其临床意义尚有待于进一步研究。MES 监测是否有助于脑动脉狭窄的患者选择手术或介入治疗指征，缩短观察时间，也有待于进一步研究。

（4）血管检查、手术或介入治疗的术中或围手术期监测：如脑血管造影、颈动脉内膜切除术、颈动脉支架成形术、心脏介入手术、心肺旁路手术等，同时监测微栓子和脑血流。

（5）卵圆孔未闭：如怀疑右向左分流导致反常栓塞，TCD 发泡试验可以用于筛查卵圆孔未闭。

（6）其他：如脂肪栓塞。

由于客观原因不能进行微栓子监测的情况有：①颞窗透声差，血流信号弱或无信号；②患者极度躁动，不能安静平卧者。

3. 设备技术规范　用于监测的 TCD 仪器要配有专门的微栓子监测软件、监测探头和固定探头的头架。监测探头有单通道或双通道、单深度或多深度探头。不建议操作者手持探头监测，因为微栓子是随机出现难以预测的，出现频率也常常并不频繁，手持探头监测难以避免因探头移动而导致的信号缺失或伪差，最终造成结果不准确。使用不同的参数设置和不同的计算方法所得的监测结果是不同的，故在监测过程中各种参数应保持恒定，尤其是对患者进行时间序列上的观察或多中心之间的合作研究时。不能机械比较不同仪器和不同参数设置下的结果。影响栓子可探测性的仪器设备和技术参数如下，应在研究报告中注明：①超声机器；②探头类型和大小；③探测动脉；④深度；⑤探测信号强度和方法；⑥标尺设置；⑦探测阈值；⑧轴向取样容积；⑨FFT 点数大小；⑩FFT 的时间长度；⑪FFT 的重叠程度；⑫超声发射频率；⑬高通过滤波的设置；⑭记录时间。迄今为止 MES 识别的金标准是，贮存监测过程，由有经验的观察者脱机、盲法分析整个监测过程。盲法判定有助于避免观察者偏倚。在进行研究时，多中心或不同检查者之间要进行信号事件的一致性检验。采用较高的检测阈值能提高特异性及多中心和不同检查者之间的一致性。

4. 操作规范

（1）选择监测血管：在监测前应先简要了解临床表现，如病史、体征、辅助检查尤其是脑血管检查。如果没有进行脑血管检查，在监测前应先进行常规 TCD 检查。根据临床需要（如监测目的、可能的栓子来源、责任血管等）选择监测血管。常用颞窗监测。常用于监测的血管有大脑中动脉、大脑前动脉、颈内动脉终末段、大脑后动脉。

（2）安装头架，固定探头。

（3）探测血流信号：调整深度和角度探测所监测血管，取得清晰的血流信号。

（4）调整参数设置：尽量采用小的取样容积（如 5～10mm），降低能量和增益（至血流背景信号为淡蓝色、正好能识别的状态），调整标尺比例（至血流频谱能完整显示在屏幕中），加快屏幕扫描速度，确定快速傅立叶转换时间窗覆盖率 >50%，取消包络线，设定自动检测阈值或可信限。

（5）无论是否有自动监测软件，均必须由有经验的技术人员进行全程监测。采用自动监测软件，有助于识别和记录感兴趣区，但是尚不能替代有经验的观察者。监测过程中，如未被自动监测系统识别的可疑 MES，应人工手动记录、存贮；因探头或患者移动产生的伪差可能会被自动监测系统误认为是 MES，应记录相应事件和时间，以备脱机分析。

（6）监测时间：最合适的监测时间取决于所研究人群栓子出现的频率和监测目的。一般为 30～60min。如果患者能够耐受的话，可以监测 60min；如果患者难以耐受或微栓子出现频繁，也可以监测 30min。微栓子的发生频率在不同时间段内可能有显著的、无规律的变异性。为提高阳性率，可以延长监测时间或短时间内增加监测次数。如果监测结果阳性证实存微栓子，但是监测时间过短，可能会造出假阴性结果，此时不能排除微栓子存在的可能。

（7）脱机分析，确认 MES：脱机状态下回放经手动和自动记录下的全部可疑信号，由有经验的技术人员逐个判定。剔除伪差信号，统计在一定观察时间内 MES 的数目。

（九）TCD 检测脑血流自动调节

1. 简介　脑血流自动调节（cerebral autoregulation，CA）是机体在应激状态下维持脑血流相对稳定的能力。它是脑血管系统的一种内在能力，当脑灌注压在一定范围内波动时，它能维持脑血流量相对恒定，从而保证了脑氧代谢的需要。根据 Ohm 法则，脑血流量和灌注压之间的关系可用公式表示为：脑血流量 = 脑灌注压/脑血管阻力。由于脑灌注压等于平均动脉压与颅内压的差值，上述公式变为：脑血流量 =（平均动脉压 - 颅内压）/脑血管阻力，正常情况下，颅内压值很低，可以忽略不计，故：脑血流量 = 平均动脉压/脑血管阻力。

最后的公式可以看出，正常的脑血流自动调节功能是指脑血管阻力能够随着动脉血压的变化而成比例地变化，从而保持脑血流恒定。研究表明，脑血管阻力的改变与动脉血压的改变不完全同步，当血压突然下降时，脑血流迅即下降，但在数秒钟内很快恢复到正常水平；当血压突然升高时，脑血流也随之增加，但很快恢复正常，包括一个快速恢复相和一个慢速恢复相。脑血流自动调节的这一动态特性是目前大多数临床研究评估脑血流自动调节状态的基础。

2. 脑血流自动调节机制测定方法　评估脑血流自动调节状态的方法主要包括两大类：以调节血压变化测定的脑血流自动调节试验和以血管扩张刺激物为基础的评估脑血管运动反应性。必须强调的是，由于目前对脑血流自动调节的发生机制尚未完全明了，因而无论采取哪种实验方法，均不能完整地反映脑血流自动调节的真实状态。

（1）脑血流自动调节试验：脑血流自动调节试验包括静态脑血流自动调节和动态脑血流自动调节两部分。静态脑血流自动调节是指当血压或脑灌注压发生缓慢变化时，脑血流自动调节发生的反应，描述的是脑血流改变的整体效果，不能反映脑血流量改变的速率和潜伏期。动态脑血流自动调节则指在血压波动的瞬间（多指在血压变动后的 10s 内）脑血流量的相应变化，反映了脑血流对脑灌注压的时间变化率。

（2）静态脑血流自动调节：TCD 问世之前，多采用静态脑血流自动调节方法评估脑血流自动调节状态。首先测定一个基础动脉血压和脑血流速度，然后测定血压调控完毕后的动脉血压和脑血流速度，称为“静态”自动调节试验。如果动脉血压下降或升高，脑血流速度也随之发生明显变化，就认为 CA 受损；如果动脉血压发生变化，而脑血流速度保持或接近基线水平，就认为 CA 完好。该方法费时，调控血压需要使用缩血管药物，目前已基本被动态脑血流自动调节方法取代。

（3）动态脑血流自动调节：动态调节要求在灌注压变化的同时，观察脑血流量的改变。与静态调节测定相比，动态调节提供了关于脑血流自动调节的定性分析，可对自动调节单位时间内的改变量和自动调节发生作用的潜伏期进行测量，因此能更有效和早期发现各种疾病时的病理变化。在 TCD 问世之前，研究脑血流自动调节功能多采用侵入性（如 Kety - Schmidt 法）或放射学方法（如 $^{133}$Xe 和 Xe 吸入法）等来测量脑血流或脑灌注压。TCD 主要用于测定颅底大动脉内脑血流速度。在管径不变的前提下，脑血流速度的改变等同于脑血流量的改变，因此 TCD 已被广泛应用于脑血流自动调节动态无创监测。目前常用的几种动态评估脑血流自动调节状态的方法有：

1）下肢束带法：在受试者下肢放置可以自动充放气的绑带并充气至高于收缩压，维持 2min 后快速放气使血压下降约 20mmHg。在这一过程中，可以观察到血压在 10s 内保持低水平，然后逐步恢复充气前水平；在全身血压降低的同时，脑血流速度出现与血压同步的先下降后上升的变化，比较血压和血流速度的恢复速率。正常情况下，TCD 检测的大脑中动脉血流速度也与血压同步下降约 20%，但脑血流速度一般先于动脉血压恢复到原始水平。Tiecks 等根据脑血流动力学的数学模型，用自动调节指数（autoregulatory index，ARI）将脑血流自动调节速度分成 0 ~ 9 级，ARI - 0 代表完全被动的自动调节，ARI - 9 代表自动调节反应速度最快。下肢束带法是最为经典，广泛应用于研究与 CA 损害有关的疾病中，如颈动脉狭窄、脑外伤等。

2）通过 Valsalva 动作，来检测动态调节：令患者作 Valsalva 动作，在屏气相（Ⅱ期）瓣膜压达到 30mmHg 时，持续 15s，此时由于胸腔内压力增大，心房内回流减少，可观察到血压在此期明显下降，随后由于心率代偿性增快而使血压上升，同时经颅多普勒超声记录到的脑血流速度也呈现先下降再上升的规律。通过比较脑血流恢复早期过程中脑血流速度和动脉血压变化百分率的差异，计算自动调节斜坡指数（autoregulatory slope index，ASI），正常值为（22 ± 14）%。

3）倾斜试验：通过体位改变获得迅速的血压变化，再对动脉血压和脑血流速度的变化进行评估，从而评价 CA。研究证实，倾斜试验过程中脑动脉横径的改变可以忽略，因此倾斜试验过程中用 TCD 监测的脑血流速度代替脑血流量是有效的，但对于有大血管疾病、冠心病、心律失常、直立性晕厥的患者行此试验时要注意保护。倾斜试验应用于自主神经功能评估方面较多，如直立性低血压（orthostatic hypotension，OH）、晕厥等。

4）传递函数法：利用脑血流自动调节的高频滤波特性，同步记录平均动脉压和脑血流速度的自然波动曲线，利用传递函数法来评价自动调节功能。该方法的优点是不通过人为改变血压即可了解脑血流动态自动调节功能，缺点是相比于脑血流固有变异性及噪声，受试者可能无法充分体现血压变异输入，从而难以获取每个个体间精确的脑血流动态自动调节功能。传递函数法适用于群体的一般特点及药物影响的研究。

3. 脑血管运动反应性（vasomotor reactivity，VMR）　脑血流量取决于脑灌注压及脑部血管的阻力，任何影响这两者的因素都可引起脑血流量的改变。脑血流量与局部脑组织的代谢程度有关。脑血管运动反应性就是利用上述生理机制，通过生理性或血管扩张剂负荷后，观察感兴趣区域试验前后血流量的变化，来评价脑血流储备能力，按其方法学可分为药物介入及生理负荷试验两类。血管负荷试验理论基础是，脑底传导性大血管在中度压力波动或微循环功能改变时管径仍然保持相对恒定，TCD 测定的脑血流速度的变化反映了脑血流量的变化。正常情况下，血管扩张刺激物如吸入 $CO_2$ 或使用乙酰唑胺导致高碳酸血症时，小动脉及毛细血管前括约肌扩张，脑血流速度反应性增高。如果刺激后脑血流速度无明显增加甚至降低时，则可推断刺激前已经发生了慢性脑血管自动调节性扩张，反映脑血流储备能力降低。与直接测定脑血流自动调节功能相比，测定 VMR 应用更为广泛。

（1）$CO_2$ 吸入试验：血液中的 $CO_2$ 是调节脑血管血流状态的重要因素。已经证明 $CO_2$ 对脑血管的平滑肌有松弛作用，当血液中 $CO_2$ 分压升高，脑的阻力血管舒张，血流量增加；反之脑的阻力血管收缩，血流量减少。$CO_2$ 对脑血管平滑肌的这种作用是通过改变血管周围的 pH，激活细胞膜上的电压依赖性质子泵实现的。生理条件下，$PaCO_2$ 在 3 ~ 9kPa 之间变化时，脑血流量的变化与 $PaCO_2$ 的变化呈正相关。因此，通过 TCD 测量 $PaCO_2$ 变化时受检动脉血流速度的变化，可以评价脑血管反应性及脑血管储备能力。分别记录正常 $CO_2$ 浓度时和高碳酸血症时呼吸末 $PaCO_2$ 和脑血流速度（公式中用V表示），VMR＝（V高碳酸血症期－V正常）/V正常×100%。$CO_2$ 吸入试验的可靠性已被普遍认同，其不足之处在于依赖患者合作的程度，且有呼吸道不适，禁用于有阻塞性呼吸系统疾病的患者。而且有研究提出，$CO_2$ 吸入所引起的高血压使机体对血压的自动调节与脑血流对 $CO_2$ 的反应相互影响，所以应当在测量VMR的同时动态监测血压变化，才能更好地反映脑储备能力。

（2）乙酰唑胺负荷试验：乙酰唑胺是一种强效可逆性碳酸酐酶抑制剂，对脑血管的扩张作用可以达到 $CO_2$ 生理负荷试验所不能达到的程度，机制可能是乙酰唑胺抑制碳酸酐酶，使 $CO_2$ 缓冲系统失衡，血液 $PaCO_2$ 升高，导致毛细血管前动脉扩张，从而增加脑血流量。分别记录给药前静息状态下平均脑血流速度Vr及给药后最大的平均脑血流速度Vacet，VMR＝［（Vacet－Vr）/Vr］×100%。由于剂量过小有可能使部分患者脑阻力血管不能得到最大程度的扩张，因此负荷试验时常规剂量为1g。乙酰唑胺经静脉注射后起效迅速，10～25min达高峰，半衰期为90min。在国外乙酰唑胺试验的有效性已得到证实，由于其静脉用药使用方便，易于操作，不完全依赖于受试者的配合，故广泛用于VMR的检测。但其作用与年龄、药物剂量等多种因素相关，且少数受试者发生心血管不良反应和一过性神经功能障碍，而且费用较高，国内无针剂生产，限制了临床应用。

（3）屏气试验：屏气试验相对简单，令被测者屏住呼吸30s，然后紧接着连续测量4s脑血流速度，计算呼吸抑制指数（breath－holding index，BHI）。BHI＝（V呼吸抑制末－V静息）/V静息/呼吸抑制时间。BHI≥0.69为正常，否则为异常。应避免采用深吸气后屏气的方法，因为由于Valsalva效应使得这种屏气方法测得的脑灌注人为地降低。因此，BHI通常采用平静吸气后屏气。屏气试验方法简便可行，无需用药，快速无创，无明显不良反应，但不能用于肺功能不全者，且受试者配合程度对结果影响较大，故存在一定误差。

4. 临床应用　TCD－VMR试验技术已用于评价有症状或无症状ICA颅外段狭窄或闭塞、脑内小动脉病变、脑外伤和动脉瘤性蛛网膜下腔出血。在一项对ICA颅外段狭窄≥70%的无症状患者的研究中，BHI正常者年同侧缺血性事件发生率为4.1%，而BHI受损者为13.9%。在ICA颅外段重度狭窄（>70%）的有症状患者中，同侧MCA－VMR显著降低。侧支血流受损者VMR下降可能最为显著。研究表明，同侧MCA－VMR下降是同侧TIA或卒中的独立预测因素（OR＝14.4，95% CI为2.63～78.74）。在无症状ICA颅外段闭塞患者中，BHI<0.69能可靠鉴别脑VMR正常和VMR病理性下降，并可确定卒中和TIA高危患者。在脑外伤患者中有时也会测定脑血管运动反应性，但对颅内压增高或不稳定的患者，由于提高 $PaCO_2$ 或给予乙酰唑胺会导致灌注压降低的风险，因此在这类患者中只能通过短暂降低 $PaCO_2$ 来测定脑血管运动反应性。TCD－VMR试验对于检出无症状重度ICA颅外段狭窄（>70%）患者、有症状或无症状ICA闭塞患者和脑内小动脉病变患者的脑血流动力学损害很可能有用。如何用这些技术结果影响治疗和患者的转归有待确定。

（姚　飞）

## 第四节　新生儿及小儿颅脑超声检查

### 一、解剖

1. 颅脑分为颅顶及颅底两部分　颅顶骨有额骨、顶骨、枕骨、颞骨组成。婴幼儿颅骨较薄，未完全骨化。颅骨相连处有膜性结构，如前囟、后囟、蝶囟和乳突囟。前囟较大，在婴儿生后12～18个月时关闭，可作为超声检查的良好透声窗。早产儿后囟较大，在生后2个月左右关闭。因此，后囟也可作为超声检查的窗口。

2. 脑由左右两侧的大脑半球、间脑、中脑、桥脑、小脑和延髓组成　大脑半球又分为额叶、顶叶、颞叶、枕叶和脑岛。大脑半球的表面为大脑皮质，又称灰质。深部为大脑髓质，又称白质。连接两侧大脑半球以纤维束板构成的部分称为胼体，位于大脑纵裂底部，是颅脑超声检查时需要仔细辨认的一个解剖结构。基底神经节包括尾状核、豆状核、带状核和杏仁核，位于大脑髓质内神经核团。尾状核分为头、体、尾三部分，位于侧脑室的下侧壁。在胎儿24～32周时在尾状核头部与侧脑室室管膜上皮之间有一层胚胎生发层组织，含有丰富血管网和许多原始神经组织，是早产儿颅内出血的好发部位，也是超声检查重点观察的部位之一。

3. 脑膜　分三层，由里向外依次为软脑膜、蛛网膜和硬脑膜。大脑镰和小脑幕是硬脑膜的主要皱襞。深入大脑半球之间的大脑镰位于颅腔正中。分隔大脑枕叶和小脑为小脑幕，大脑半球之间的大脑间裂和大脑镰构成脑中线的结构，是超声检查的重要标志。硬脑膜与蛛网膜之间的腔隙为硬膜下腔，蛛网膜与软脑膜之间的腔隙称为蛛网膜下腔，蛛网膜下腔内充满脑脊液，软脑膜紧贴脑的表面并深入大脑沟回之中。软脑膜血管丰富。一些软脑膜突入侧脑室，被覆脑室膜，形成脑室的脉络丛，产生脑脊液。脉络丛是新生儿颅内出血的好发部位。

4. 脑室系统　包括左、右侧脑室，第三脑室和第四脑室。侧脑室是脑室系统中最大的腔隙，位于大脑半球的中下部。侧脑室体部位于顶叶内，前角深入额叶内，后角位于枕叶内，下角深入颞叶内。侧脑室体部、后角及下角汇合处称为三角区，侧脑室内含有脑脊液，是超声检查重要的无回声标志。第三脑室位于两侧丘脑之间狭窄的腔隙，向上借室间孔与侧脑室相通，向下借中脑导水管与第四脑室相通。第四脑室位于延髓、脑桥和小脑之间的腔隙，通过正中孔与两侧外侧孔与蛛网膜下腔相通。

## 二、检查方法及报告内容

### （一）检查要求和注意事项

一般小儿颅脑超声检查无特殊要求。经前囟检查适用于前囟未闭的小儿。检查前，对于头发较多、较密遮盖前囟时应剃干净；前囟处如有较厚脂溢痂，要清除；遮住前囟头皮留置针应拔除等，以免影响探头的接触。宜在小儿安静条件下或睡眠中进行，备用奶瓶或奶嘴，对于哭闹不安、难以合作、影响检查结果的小儿，给予适量水合氯醛直至小儿熟睡。对高危儿、早产儿宜床旁检查，少搬动婴儿，减少对婴儿的不良刺激。

检查时，右手持探头，左手适当用力固定患儿头部或请助手协助扶持或让家长配合固定头部。小儿头部微转向右侧进行，探头置于前囟部位时力度要适当，不要太大力向下压。

### （二）仪器要求和超声检查模式

1. 仪器要求　经前囟检查；足月儿和小儿一般选用5.0MHz的小凸阵探头。早产儿及极低体重儿选择7.5MHz小凸阵探头。

经颞窗扫查：因有颞骨的干扰选用较低频率以获得较好的穿透能力，选择3.0MHz或3.5MHz探头。

检查浅表部位：如蛛网膜下腔、硬脑膜下腔、头皮表面损伤则选择7.5MHz或10MHz

等较高频率的线阵探头。

2. 超声检查模式

（1）经前囟检查：是最常用的检查部位。在患儿前囟部位涂耦合剂并轻放探头。探头扫查方向与颅骨冠状缝平行，探头位置由前向后弧形移动，使扫查平面先后通过额叶、顶叶、颞叶和枕叶。扫查时应注意两侧大脑半球和整个脑实质回声结构的比较，保持左右两侧声像图的对称。将探头旋转90°作矢状扫查，自正中矢状面开始，向一侧半球的颞侧缓慢移动，观察该侧脑室以及脑室周围脑组织结构。然后，偏向对侧观察。

（2）经颞囟检查：探头分别放置于两耳上方的颞部，偏移探头角度，使声束向上指向头穹隆部，向下指向颅底部。因颞囟较小，透声窗有限，关闭也较早（生后2个月），临床上较少使用。

（3）经后囟检查：探头置于后囟处，对颅脑做水平检查，但声窗较小及操作不方便，临床上很少使用。

（三）检查断面

正常脑实质为弥漫均匀的中低水平回声，脑沟回为轮廓清晰的强回声带。脑室腔呈窄细而光滑的强回声带，脑室内脑脊液呈无回声区，脑室内的脉络丛为均匀的强回声。大脑镰和大脑纵裂呈强回声带，颅骨内板呈弧形强回声带。

1. 前囟冠状扫查基本断面

（1）通过额叶扫查：从浅面至深面显示低水平额叶实质回声及中间回声稍强的大脑纵裂，底部强回声为额骨或蝶窦。

（2）通过侧脑室前角扫查：脑实质呈弥漫性中低水平回声，可见大脑纵裂及体，透明隔腔位于左右侧脑室之间、体的深面。在未成熟儿较宽大，为第五脑室。侧脑室前角呈裂隙状，前角外下方的低回声为尾状核头部。

（3）通过侧脑室体部扫查：显示呈“Y”字形侧脑室体部和第三脑室，尾状核体部位于侧脑室外侧。第三脑室居中，呈缝状裂隙，其两侧圆形低回声为丘脑；其后方稍低回声为脑干，中间倒三角形稍强回声为小脑蚓部。侧脑室与第三脑室之间一裂隙为室间孔，第三脑室内可见到中间块。此断面可见到倒“Y”形呈强回声的大脑外侧裂。

（4）通过侧脑室三角区扫查：侧脑室体部呈“八”字形，其内可见脉络丛强回声，两侧呈对称性分布，向侧脑室颞角深入。后下方可显示枕叶及颅骨强回声带。

（5）通过枕叶扫查：大脑枕叶脑实质表现为弥漫均匀中低水平回声。显示侧脑室周围白质及颅骨强回声带。

2. 前囟矢状扫查基本断面

（1）正中矢状面：显示体呈中等强度弧形结构，无回声的透明隔腔，下方呈三角形第三脑室，第三脑室中间可见圆形稍强回声中间块。向下可见第四脑室，第四脑室后方回声较强部位为小脑和呈无回声的小脑延髓池，最深面强回声带为颅底。

（2）正中旁矢状断面（通过侧脑室）：显示月牙状无回声结构侧脑室，下方圆形低回声区为丘脑。侧动探头可显示全部侧脑室——前角、体部、枕角、颞角和其内强回声的脉络丛及三角区。第三脑室断面，显示第三脑室与侧脑室相交通室间孔。

（3）正中旁矢状断面（通过脑岛）：侧脑室、丘脑回声消失，显示颞侧大脑组织断面。

3. 颞囟扫查基本断面

（1）桥脑水平：显示额部中心强回声带为正中裂，凹字形或蝴蝶形大脑脚。枕部较强回声为小脑蚓部。

（2）第三脑室水平：脑中线两侧显示低回声椭圆形结构为丘脑，两侧丘脑之间裂隙状无回声为第三脑室，后方细的强回声带为大脑镰。

（3）侧脑室水平：左、右侧脑室外侧壁呈对称分布弧形线，位于中线两侧。其两侧显示“八”字形分布，位于侧脑室内强回声的脉络丛。

（4）高水平切面（侧脑室水平）：显示三条平行线结构，中间强回声线为大脑纵裂（脑中线），两侧平行线为两侧侧脑室结构。

### （四）测量方法及要求

前囟冠状扫查：在侧脑室体部和丘脑水平，相当于室间孔附近进行停帧测量。这里介绍几种测量方法，以侧脑室宽度较为实用。

（1）侧脑室宽度：矢状切面——尾状核丘脑沟与侧脑室内壁交点切迹向对侧的垂直距离；冠状切面——侧脑室体部内、外侧壁间距离。

上述以矢状切面为较常用测量切面。

（2）侧脑室外侧壁距中线距离（冠状切面）。

（3）侧脑室比率测定（冠状切面）：即侧脑室外侧壁至中线距离与同侧大脑半球宽度比值。

（4）蛛网膜下腔的宽度（冠状切面）：脑表面脑回最突出处至蛛网膜的距离。

（5）大脑半球间裂宽度（冠状切面）：大脑镰两侧脑回间的最短距离。

测量时必须在标准切面进行测量，否则测值偏差较大，影响报告质量。测量时以内径测量为准。

### （五）报告内容

1. 一般项目　姓名、性别、年龄（月、天）、住院号、复查患者查 B 超（旧）检查号，进行前后检查对照。

2. 记述检查内容

（1）一般描述：脑中线是否居中；大脑半球间裂有无分离；脑实质回声是否均匀、对称；侧脑室宽度；第三、四脑室形态，有无扩大；以及一些必要的测量数据等。

（2）病变描述：病变范围是局灶性、弥漫性；局灶性病变部位；测量病变范围、内部回声、对周围（邻近）组织有无压迫或偏移等。

3. 超声检查提示

（1）病变部位。

（2）病灶在超声声像图上所表现的物理性质（实性、囊性、混合性）。

（3）可提示病名诊断或不提示病名诊断或可能诊断。

（4）必要的提示或建议：如超声随访或建议进行其他检查。

（5）签名与检查日期。

## 三、正常值

1. 侧脑室宽度　正常新生儿侧脑室宽度 1 ~ 3mm，平均 1.9 ~ 0.7mm，超过 3mm 为增宽。

侧脑室体部宽度4～6mm为轻度扩张，7～10mm为中度扩张，大于10mm为重度扩张。

2. 侧脑室外侧壁距中线距离　正常值为7～11mm，平均8mm。超过11mm为异常。

3. 侧脑室比率测定　正常值0.33～0.03，比值大于或等于0.36时为异常。

4. 蛛网膜下腔宽度　小于2.5mm。

5. 大脑半球间裂的宽度　小于3.0mm。

6. 第三脑室　内径小于或等于3mm，大于或等于5mm为异常，极度扩大时，第三脑室呈圆形。

7. 脉络丛　正常宽度为5～12mm，两侧脉络丛宽度相差不超过5mm。

## 四、颅脑超声检查常见疾病

### （一）缺血缺氧性脑病（HIE）

是围产期缺氧所致颅脑损伤；是新生儿死亡和婴幼儿系统功能障碍的主要原因。

1. 病理与临床表现　HIE是由各种机制交互作用引起。主要病理变化是脑水肿、脑组织坏死及颅内出血。表现为：①两侧大脑半球损伤，有选择性神经元坏死、矢状旁区皮质损伤，常伴脑水肿；②基底节、丘脑和脑干损伤，不伴有脑水肿；③脑室周围白质软化，因该区为终末血管区缺血所致；④脑室周围室管膜下或脑室内出血。前二者主要见于足月儿，后二者则发生于早产儿。

轻中度HIE：表现为过度兴奋、易激惹、嗜睡、迟钝、伴有惊厥，肌张力减低，原始反射减弱，前囟稍饱满；重度HIE：表现为昏迷，常有惊厥，肌张力松软或增加，原始反射消失，呼吸衰竭，瞳孔不等大，前囟饱满等。

2. 超声表现

（1）广泛脑水肿：是足月儿HIE的主要特点。脑实质弥漫性回声增强，沟回消失，脑结构模糊，侧脑室变窄呈裂隙状或显示不清，脑血管搏动减弱。

（2）脑室周围白质软化：主要发生在早产儿。侧脑室周围回声增强，多见于侧脑室前角外上方，围绕至侧脑室的下角和后角。冠状切面；见一底部向着皮质，尖部指向侧脑室的三角形回声增强区。矢状切面：侧脑室外上方见条带状或长弧形增强回声区。

（3）脑实质内散在高回声区，由广泛散布的脑实质出血或水肿引起。

（4）局限性大片强回声区，为受累的脑血管供血区域脑实质呈缺血性改变。

3. 诊断要点

（1）HIE弥漫水肿型：多见于足月儿，全脑弥漫性回声增强，脑沟回模糊不清，脑室变窄或模糊不清，脑血管搏动减弱。

（2）HIE局灶型：多见于早产儿，侧脑室周围（前角外上方、体部上方、丘脑区）回声增强，两周以后回声增强区可出现多个小囊腔。

4. 鉴别诊断　颅内出血与HIE损伤常同时存在，超声均表现为回声增强，鉴别有一定困难。HIE表现为两侧回声呈对称性分布，颅内出血表现为脑实质不同部位出现形态不一的强回声，结合临床症状、CT检查可加以鉴别。

5. 临床评估　结合临床并根据HIE声像图特征，超声检查可为诊断HIE提供重要依据。超声检查可用于新生儿脑损伤筛查，可床边随时检测，短期内动态观察病变性质和程度。

超声检查对于 HIE 后期出现脑萎缩性改变或病变局限于某一部位的脑皮层即瘢痕脑回诊断效果不如 CT 或磁共振。

（二）颅内出血

是婴儿严重的脑损伤，死亡率高。存活儿也常有神经系统后遗症。根据颅内出血的部位可分为硬膜下出血、蛛网膜下腔出血、室管膜下出血、脑实质出血、脑室内出血、小脑出血等。

1. 病理与临床表现

（1）硬膜下出血：主要由于小脑幕或大脑镰撕裂所致。严重小脑幕撕裂特别是伴有 Galenv、直窦或横窦撕裂时，血块可伸展到后颅凹迅速压迫脑干引起死亡。小脑幕轻度撕裂比严重致死性撕裂常见。出血如发生在小脑幕和大脑镰的连接处，进一步伸展到蛛网膜下腔或脑室系统。大脑镰撕裂时，出血来源于下矢状窦和胼胝体上方的大脑纵裂池，大脑表面的桥静脉破裂也可引起大脑表面的硬膜下血肿。

（2）蛛网膜下腔出血：由于窒息、缺氧、产伤或维生素 K 缺乏引起，多见于早产儿。原发性蛛网膜下腔出血，由于软脑膜丛小血管或蛛网膜下腔内大的静脉破裂所致；继发性蛛网膜下腔出血源于脑室内出血，血液通过第四脑室流入蛛网膜下腔，血块阻塞脑脊液通道，引起出血后脑积水。

（3）室管膜下出血、脑室内出血：主要发生于早产儿。胎龄越小，发病率越高。主要发生于尾状核头部附近的室管膜下生发层组织，这些部位毛细血管很丰富，缺乏结缔组织支持，对缺氧、酸中毒及高碳酸血症极为敏感，易发生出血。室管膜下出血可穿破室管膜进入侧脑室引起脑室内出血，脉络丛出血也可引起脑室内出血。

（4）脑实质出血：病理改变与蛛网膜下腔出血一样。少见的原因是脑动静脉畸形、动静脉瘤破裂，也可继发于 HIE。

（5）小脑出血：多见于早产儿。小脑出血可原发于小脑内（如小脑半球和小脑隐部），也可继发于颅内其他部位出血。足月儿主要与产伤有关。早产儿由于颅骨较软，外部压迫枕部可导致顶部下枕骨向前移位，窦汇、枕窦扭曲，从而引起小脑出血。

临床表现：颅内出血症状可在出生时出现，也可能在出生后一段时间才出现。少量出血无明显临床症状（如室管膜下出血、脉络丛出血等）。常见症状为拥抱反射减弱或消失，嗜睡、昏迷、呼吸不规则、苍白、拒奶、呕吐、烦躁不安、尖叫，抽搐、角弓反张及瘫痪，囟门饱满或隆起，两侧瞳孔不等大，对光反射消失等。

2. 超声表现

（1）硬膜下出血：颅骨与脑实质间见梭形或月牙形无回声区，其内显示较多的强光点回声，血肿凝固机化则呈低回声或强回声。出血严重可引起侧脑室或脑中线移位。

（2）蛛网膜下腔出血：超声诊断蛛网膜下腔出血不如 CT 敏感。超声表现：大脑外侧裂增宽，回声增强。脑岛沟回声增宽，脑实质与颅骨之间产生新月形无回声区。大量出血时，脑实质被挤压变形，中线向健侧移位，常伴有脑室扩张。

（3）脑室周围－脑室内出血：

1）室管膜下出血：显示侧脑室下方尾状核头部一个或多个强回声光团。出血可以是单侧，亦可以是双侧；血肿较大可压迫侧脑室变形。血肿液化后，可形成一个或多个囊肿样光团。这种表现为Ⅰ级颅内出血。

2）脑室内出血：可为室管膜下出血破入侧脑室或脉络丛出血直接引起。侧脑室无回声区内出现强回声团块，脉络丛增厚、增粗；脑室大小正常。这种表现为Ⅱ级颅内出血。

3）脑室内出血伴脑室扩大：多见于侧脑室体部外侧及上部，单侧或双侧侧脑室扩张，内出现强回声团块，占据侧脑室的部分或充满整个侧脑室。出血量大时，第三脑室扩张。这种表现为Ⅲ级颅内出血。

4）脑室内出血伴脑实质出血：脑实质内出现强回声区伴有Ⅲ级颅内出血的表现，脑中线偏移，脑组织受压变薄，同侧侧脑室受压变形。这种表现为Ⅳ级颅内出血。

Ⅰ、Ⅱ级颅内出血，一般在出生后7天或数周内血液吸收。Ⅲ、Ⅳ级颅内出血引起脑室扩大、脑积水、穿通性脑囊肿、脑实质空洞形成。

（4）脑实质出血：脑实质内见团块状强回声，出血范围较大时出现占位性改变，如周围脑组织和邻近的侧脑室发生外压性改变，中线向对侧移位，常伴有脑室扩张等。

（5）小脑出血：后颅窝内小脑回声显著不规则，回声明显增强，常合并存在其他脑室周围出血。正常小脑呈梨形结构，回声较周围脑实质强。超声诊断小脑出血不敏感，正确性较低。CT诊断小脑出血比超声敏感。但是对小的出血灶也常漏诊。

3. 诊断要点　根据出血部位，于室管膜下、脑室内、脑实质内见强回声光团或混合性光团。

4. 鉴别诊断　硬膜下出血与小脑出血相鉴别：超声诊断较困难。小脑出血多见于早产儿，硬膜下出血多见于足月儿。

蛛网膜下腔出血与蛛网膜下腔较宽相鉴别：结合临床表现，出血时增宽的蛛网膜下腔内见回声增强光点。

### （三）颅内占位性病变

儿童颅内肿瘤占全身肿瘤7%，仅次于白血病。多沿中线生长，45%～70%位于幕下，以髓母细胞瘤、星形细胞瘤和室管膜瘤常见；幕上以颅咽管瘤为多。

1. 病理与临床表现　发生于婴儿期颅内肿瘤多为先天性肿瘤，比较少见。颅内肿瘤具有不同的好发部位和生长方式。以浸润性生长为主的髓母细胞瘤好发于小脑蚓部，星形细胞瘤好发于大脑半球；以膨胀性生长为主的室管膜瘤好发于脑室内，生殖细胞瘤好发于松果体。颅内无淋巴管，肿瘤的瘤细胞进入脑脊液引起播种性转移。

根据肿瘤所在部位不同及压迫脑组织的程度，临床上可有各种各样神经系统症状。

（1）颅内压增高：表现头痛、呕吐、头颅增大，前囟隆起、张力大。

（2）定位症状：刺激症状如癫痫；破坏症状如视野障碍；压迫症状如视力障碍。

2. 超声表现　其形态和回声取决于肿瘤性质和病理学特征。

（1）颅内占位性病变部位：可显示为强回声、无回声（如畸胎瘤、脓肿液化等）、混合性回声（如畸胎瘤、肿瘤坏死出血等）。

（2）脑中线向健侧移位，肿物邻近脑组织水肿、受压变形。

（3）脑室受压、变窄或脑室扩张，脑积水。

3. 诊断要点

（1）直接征象：颅内见实质性、囊性或混合性占位回声团，部分可有钙化，边界与周围脑实质显示不清。

（2）间接征象：脑中线移位、脑积水、脑室扩张等。

（3）临床症状体征。

4. 鉴别诊断　主要与脑实质出血鉴别：病史、超声检查常伴有脑室、室管膜下出血等。

5. 临床评估　超声诊断颅内肿瘤有一定局限性，颅底中线附近和后颅窝肿瘤难以发现，其诊断价值不如 CT 及 MRI。但可作为一种较方便的检查手段，为临床、为其他检查提供依据。颅内肿瘤的超声表现以间接征象为主。

超声对于后颅窝肿瘤、颅底中线肿瘤的诊断容易漏诊。因此，协同选择 CT、MRI 等影像诊断为宜。

（四）脑积水

是由于脑积液循环发生障碍，脑脊液过量引起脑室扩张，产生脑积水。

1. 病理与临床表现　脑脊液在颅内增多，引起脑室和（或）蛛网膜下腔异常扩大。脑积水可引起脑皮质萎缩、脑回变小、脑沟变宽。阻塞部位以上的脑室和（或）脑池扩大，在扩大的侧脑室中前角和下角扩大尤为明显。病儿头颅增大、颅缝和颅囟不闭且增宽，颅骨骨板变薄，指压迹增多，蝶鞍扩大或破坏等，显微镜下见神经细胞退行性变，白质脱水鞘变和胶质细胞增生等。

脑积水最突出的症状是头颅很大而且增长的速度很快，骨缝分离，前囟扩大而且饱满。可有呕吐、嗜睡，严重者头皮静脉扩张，眼球向下呈落日状，发育落后等。

2. 超声表现

（1）脑室系统形态失常：冠状断面——侧脑室边缘变钝、饱满增宽或呈圆形，第三脑室由裂隙状变为圆形。第四脑室亦扩张。矢状旁断面——侧脑室三角区和枕角饱满、增宽；继而前角、体部、颞角均普遍增宽。

（2）重度脑积水时，脑组织变薄、萎缩。侧脑室径线测值增宽，轻度脑积水 4～6mm，中度脑积水 7～10mm，重度脑积水大于 10mm；侧脑室和大脑半球直径的比例增大超过 1∶3。其他指标：第三脑室宽度 3. 5mm；侧脑室外侧壁至中线距离超过 11mm。

3. 诊断要点　矢状旁断面见侧脑室饱满、增宽；冠状断面见室间孔、三脑室由裂隙状变为椭圆形或圆形。测量数据超过正常值。

4. 鉴别诊断

（1）未成熟儿，头颅增大较快，类似脑积水。但脑室不大。

（2）脑萎缩合并脑室扩张：脑萎缩患儿头围通常不大，脑室扩大同时伴有大脑外侧裂增宽。

5. 临床评估　超声能够对脑积水作出明确诊断。可早期发现婴儿脑积水及判断脑室增大的程度。可定期对脑室增大婴儿进行随访，并可协助脑室定期穿刺和治疗及观察治疗的效果。因此，超声检查对脑积水的治疗及预后有很重要的意义。

（姚　飞）

# 第二章　头面部超声

表浅器官又称小器官（small parts），主要指位置表浅的脏器，如眼睛、腮腺、甲状腺、甲状旁腺、乳腺、阴囊睾丸、阴茎等。骨骼肌、韧带、关节目前也被归在其内。这些器官的特点是距探头距离近，无声窗限制，便于扫查。要使用线阵高频探头（ >7MHz），聚焦点调至近场，并经常使用放大图像来观察细微结构。探查手法一大特点是手法轻柔和间断加压，并观察病灶受压后的改变。彩超经常被使用，要注意调整彩色频率和角度以显示表浅血管。

做表浅器官超声检查还应注意超声耦合剂对探查局部的刺激和污染，如角膜和皮肤破溃口，可以将探头用酒精擦拭后使用无菌耦合剂。

## 第一节　眼部超声

### 一、眼睛解剖

眼球分为眼球壁和眼内容物两部分。眼球壁自前向后分别为纤维膜（包括角膜和巩膜）、色素膜（包括虹膜、睫状体和脉络膜）和视网膜。眼球内容物包括晶状体、玻璃体和房水（图2-1）。眼睑、泪腺、眼外肌属于眼附属器。眼眶内结构如视神经、球后血管均被脂肪组织包绕，在超声图像上均可以显示。

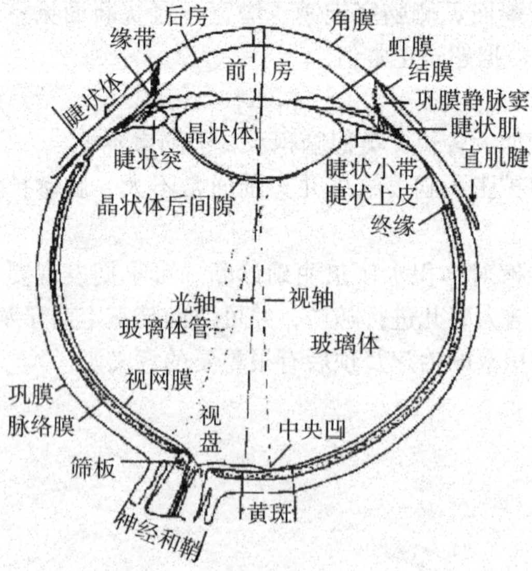


图2-1　正常眼睛解剖示意图

角膜、虹膜和睫状体需要超声生物显微镜（频率 >40MHz）才可以显示完整。晶状体直径 9~10mm，厚度 4~5mm。周边有菲薄的界膜包绕，内部无回声。声像图上只能看到前后界膜中央部分的短弧形光带。玻璃体为含水分达 99% 的透明体，声像图上呈无回声区，占据眼球绝大部分体积。脉络膜和视网膜相贴，环绕眼球壁内层，前者由睫状动脉供血，后者由视网膜中央动脉供血。正常时无法分开，疾病时可以通过两维图像和彩超血流信号的不同鉴别病变位置。巩膜为环绕眼球外壁强回声光带，本身血管稀少，只有严重炎症和外伤断裂时才发现声像图异常。泪腺位于眼眶外上方与眼球之间的泪腺窝内。长约 20mm，宽约 12mm。声像图上呈三角形，为中低均匀实性回声。眼外肌由 4 条直肌和 2 条斜肌组成。声像图上为位于眼球后方的低回声带，超声检查一般只测量厚度。球后脂肪（眶内脂肪）为眼眶内充填、保护装置。声像图上为眼球后方均匀的稍高回声区，内有低回声眼肌和声衰减的视神经，以及眼球供应血管穿行。

## 二、适应证

眼睛是非常适合超声扫查的器官。既可以使用高频线阵探头经眼睑扫查，也可以使用专用眼科超声仪器，经角膜直接扫查。对于眼前段区域可以使用超声生物显微镜（频率 20~40MHz）和大于 10MHz 的线阵探头，中后段区域只能使用高频线阵探头。任何怀疑眼内或球后占位病变，眼外伤，晶状体混浊、脱位，玻璃体异物、出血，视网膜、脉络膜剥离，眼肌肥大，泪腺疾病等，超声检查均能提供有用的诊断信息。

## 三、禁忌证

眼睛破裂，内容物外溢时禁忌超声检查。眼睑皮肤破溃，青光眼眼压很高为相对禁忌证。

## 四、检查方法与要求

### （一）仪器要求

眼科专用的标准化 A 型超声、超声生物显微镜、普通二维 B 型超声仪和彩色多普勒超声仪均是常用的眼睛超声检查仪器。前两者为眼科专用仪器不做详细介绍。二维超声检查时要先将仪器设置为小器官或眼睛模式，彩色多普勒滤波和取样容积调至最小，取样线与血管尽量平行，多普勒取样夹角小于 15°。探头频率最好 10~14MHz，也可以使用水囊放置于眼睑上行间接扫查。

### （二）检查方法

患者仰卧位，闭合双眼，涂耦合剂于眼睑上，检查者将手和探头的重量置于腕部和患者颧骨和鼻梁上，探头悬空，可以减轻对眼睛的人为压力（图 2-2）。

1. 横切扫查　为最常用的扫查方法，探头标记指向鼻侧，置于钟表面 12 点和 6 点处与角巩膜缘平行，为水平横切；置于 3 点和 9 点处为垂直横切，置于上述各点之间为斜行横切。自角巩膜缘向穹隆部移动探头进行扫查（图 2-3）。

2. 纵切扫查　将横切扫查法探头方向旋转 90°即为纵切扫查。探头标记的方向与角巩膜缘垂直并指向上方（图 2-4）。

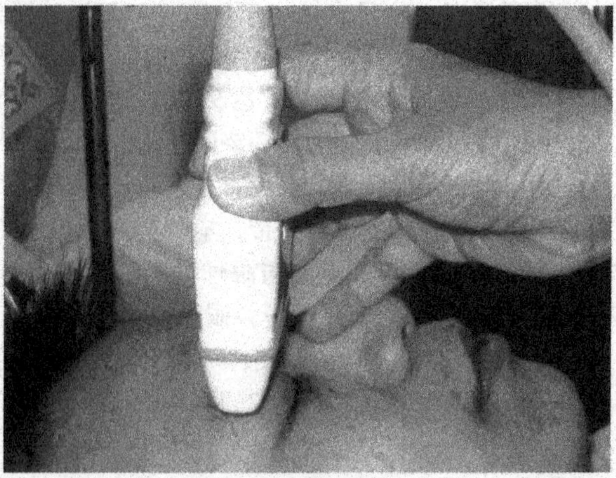

图 2－2　检查手法

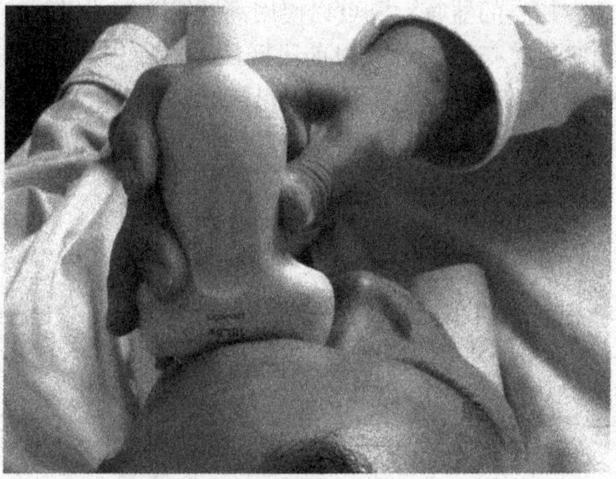

图 2－3　横切扫查

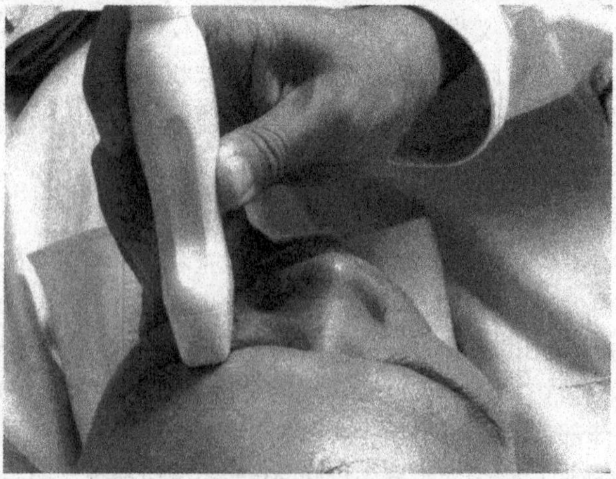

图 2－4　纵切扫查

3. 轴位扫查　探头置于角膜中央，声束经晶状体中央穿过，将眼球后极部以视神经为中心分为两部分。又可分为水平、垂直和斜行轴位扫查法，主要用于与晶状体、视神经和黄斑疾病的诊断。

### （三）手法

一般先行横切扫查，如果有异常发现或有观察不到的盲区，加纵切扫查。对于与晶状体、视神经和黄斑关系密切的疾病可加轴位扫查。怀疑眼眶疾病时加用眼旁扫查，既将探头置于眼睑上、眼球与眼眶之间，声束平行于眶缘和眼球。

## 五、眼睛正常声像图

### （一）眼球的结构

自图像前场向后依次为：角膜呈微前凸的带状强回声，前房为半球形无回声区，虹膜为稍厚于角膜的对称的带状回声，中央回声缺如为瞳孔区。晶状体呈椭圆形中等回声，但由于仪器限制，大部分仅显示晶状体后囊壁，呈凹面向前的高回声弧形光带。玻璃体为无回声，与眼球壁之间界限清楚。球壁呈圆形带状强回声（图 2－5）。

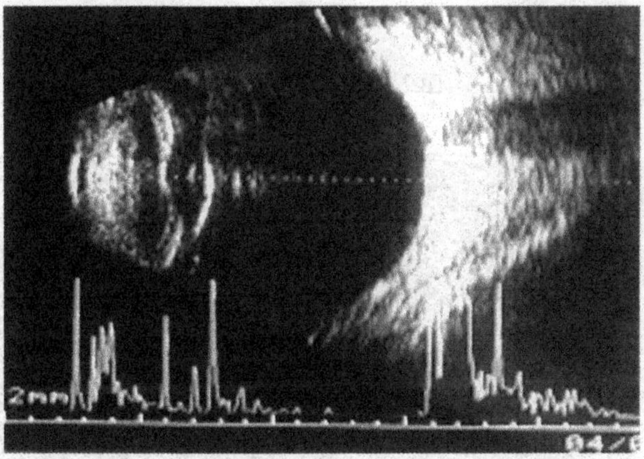


图 2－5　眼睛正常声像图

眼球生物学测量正常值：眼轴长：23～24mm；角膜厚度：0.5～1.0mm；前房深度：2.0～3.0mm；晶状体厚度：3.5～5.0mm；玻璃体长轴：16～17mm；球壁厚度：2.0～2.2mm。

### （二）眼眶的结构

泪腺正常时显示不清。视神经呈带状低回声区。眼外肌只能探及 4 条，是内外直肌和上下直肌，呈带状稍低回声区，边界清楚。眶内脂肪呈均匀的中高回声。

### （三）眼球的血管

眼球壁上的视网膜和脉络膜均有血管，故均可见血流信号。玻璃体和晶状体内无血流信号。视网膜中央动静脉、睫状后动脉、眼动脉和涡静脉均可显示。一般只检查前 3 条血管的频谱。眼动脉在距球后壁 1.5cm 处取样，频谱与颈内动脉类似，为三峰双切迹状，没有频窗。视网膜中央动脉在紧贴球后壁的视神经衰减区内取样，特点是与视网膜中央静脉同时显示，分别在基线上下。睫状后动脉在视神经两旁取样，略深于中央动脉（图 2－6，图 2－7）。

3 条动脉的正常值见表 2－1。

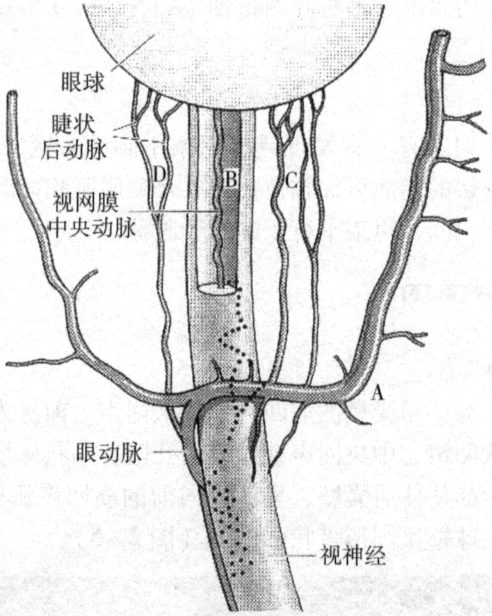


图 2－6　眼血管解剖图

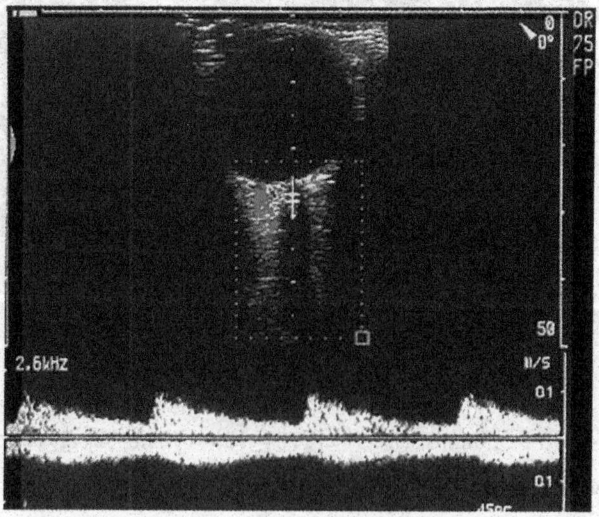


图 2－7　视网膜中央动脉频谱

表 2－1　正常人眼底血管血流参数

| OA | | | CRA | | | PCA | | |
|---|---|---|---|---|---|---|---|---|
| $V_{max}$ | $V_{min}$ | RI | $V_{max}$ | $V_{min}$ | RI | $V_{max}$ | $V_{min}$ | RI |
| 31.7 ±10.9 | 7.2 ±2.6 | 0.77 | 10.2 ±3.4 | 2.8 ±1.2 | 0.69 | 11.3 ±3.5 | 3.2 ±1.4 | 0.72 |

## 六、眼睛超声报告书写要求

眼科超声报告较为特殊，要依照眼科临床的习惯描写，使用眼科专用解剖和疾病术语。报告应该包括以下内容：

（1）双侧眼球径测量值。

（2）病变解剖学定位。

（3）病变物理性质的描写。

（4）病变区血流情况的描写。

（5）各种相关实验（如后运动实验）的结果描写。

（6）对侧正常眼球阴性描写。

（7）超声结果提示。

## 七、眼睛常见疾病超声诊断

### （一）脉络膜脱离

1. 临床表现　多见于眼外伤或眼科手术后，患者视力轻度下降，眼底镜见眼底周边部灰褐色环形隆起，边缘清晰，表面的视网膜正常。通常1~2周内可自行消退。

2. 超声表现　二维灰阶超声示玻璃体内见至少2条带状回声，一般位于眼球周边部，两端与球壁相连，凸面相对（又称“对吻”），不与视盘相连，下方为无回声区。类冠状切面见光带呈弧形相连呈“花瓣”状，即花瓣征阳性。CDFI见异常光带上有较丰富的血流信号，频谱为与睫状后动脉一致的低速小动脉频谱（图2-8）。

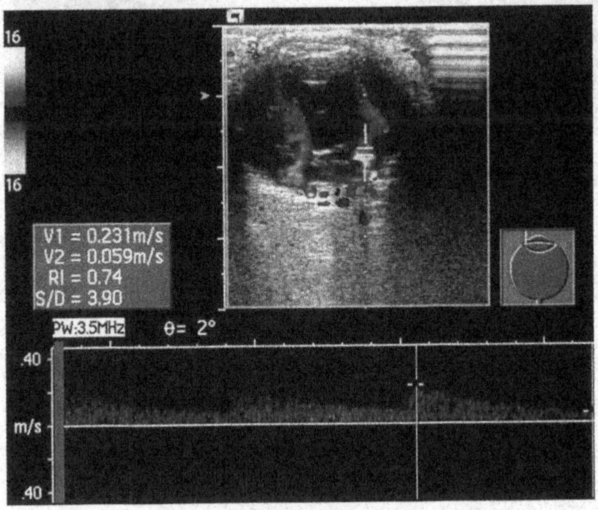


图2-8　眼外伤脉络膜剥离

3. 诊断标准　①有眼外伤或手术史；②玻璃体内凸面相对的异常光带，光带下方为无回声区；③光带上血流不与视网膜中央动脉相延续，而与睫状后动脉血流频谱特征相同。

4. 临床评价　由于脉络膜脱离患者视力没有显著变化，加上外伤或眼内手术后眼底观察不清时，临床诊断较困难。而超声检查几乎可以做出准确诊断，对于鉴别脉络膜下出血有重要价值，特别是爆发性脉络膜下出血为眼科非常严重的手术并发症。通过对脉络膜下方回声的观察，不仅可以做出脉络膜脱离和脉络膜下出血的鉴别诊断，还可以了解出血吸收和变化的情况。

5. 注意事项　容易与脉络膜结核瘤混淆，也要与其他脉络膜实性占位病变相鉴别。

（二）脉络膜黑色素瘤

1. 临床表现　是成人眼内最常见的恶性肿瘤。由恶性黑色素细胞组成，可以发生在虹膜、睫状体和脉络膜。发生位置不同则临床表现也不同。多以视野缺损和玻璃体内漂浮物为就诊主诉。

2. 超声表现　典型的肿瘤样声像图，极易发现。为半球形（肿瘤位于 Bruch 膜内）或蘑菇形（肿瘤突破 Bruch 膜），内部多见低回声，边界清楚，近场回声强，接近球壁处回声减弱甚至消失。CDFI 显示肿瘤内极为丰富的血流信号，频谱为低速小动脉频谱，与睫状后动脉血流形态一致。多伴有视网膜脱离和玻璃体混浊（图 2 -9）。

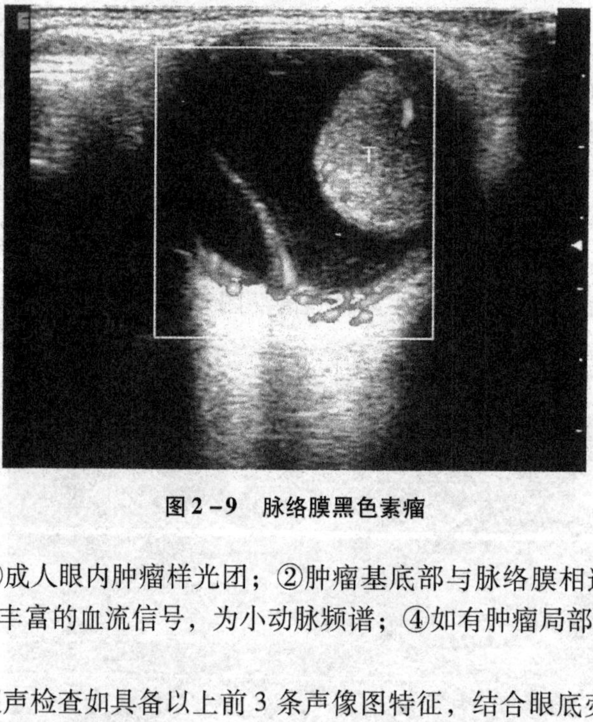

图 2 -9　脉络膜黑色素瘤

3. 诊断标准　①成人眼内肿瘤样光团；②肿瘤基底部与脉络膜相连，视网膜位于其表面；③光团内见异常丰富的血流信号，为小动脉频谱；④如有肿瘤局部球壁声衰减和视网膜脱离，有助于诊断。

4. 临床评价　超声检查如具备以上前 3 条声像图特征，结合眼底荧光血管造影可以准确诊断此病。CDFI 观察血流信号的变化是了解治疗效果的有用指标。

5. 注意事项　仪器增益不能过大，以免掩盖声衰减等声像图特点。不典型病例需要与脉络膜血管瘤和转移瘤鉴别。

（三）视网膜脱离

1. 临床表现　原发性视网膜脱离多由于高度近视所致玻璃体和视网膜变性所致。表现为“飞蚊症”和漂浮物感。常伴玻璃体后脱离。继发性视网膜脱离多与手术、炎症、肿瘤等原因有关。临床表现因原发病不同而各异。

2. 超声表现　部分性视网膜脱离表现为眼内高回声光带，其一端与视盘相连。完全性视网膜脱离表现为两条高回声光带呈“V”形，尖端连于视盘，两端分别连于两侧球壁的锯齿缘。光带下方为脱离下腔，可以是液性无回声区（液化的玻璃体或积液），也可以是含有弱光点回声的积血。运动实验多为阳性。CDFI 可在脱离的视网膜上探及与视网膜中央动脉频谱一致的血流信号。脱离的视网膜上（光带）如有连续中断，要考虑视网膜裂孔（图 2－10）。

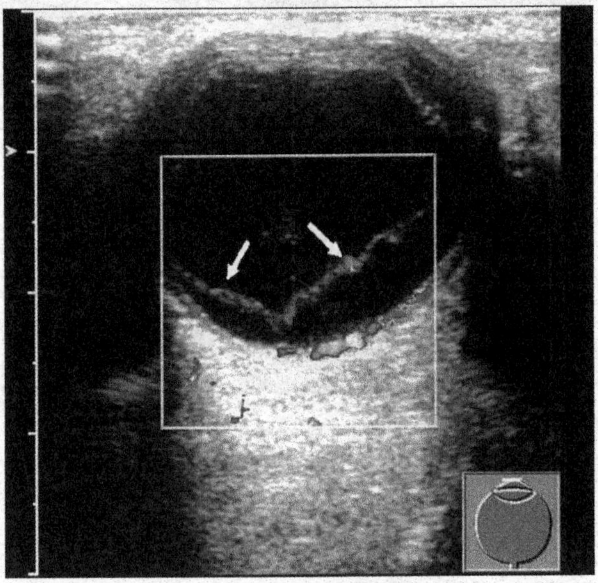

**图 2－10　部分性视网膜脱离**

↑：脱离的视网膜

3. 诊断标准　眼球内 V 形纤细光带，底端与视盘相连，如能探及血流信号，为视网膜中央动脉一致的小动脉频谱，运动实验阳性。

4. 临床评价　在玻璃体透声好时，眼底镜可以明确诊断视网膜脱离，但在玻璃体内混浊和渗出性视网膜炎时，二维灰阶超声和 CDFI 可以准确诊断视网膜脱离，加上三维灰阶超声可以提供更多脱离的视网膜与球壁的位置关系和脱离的范围。

5. 注意事项　要与玻璃体内机化带鉴别。尤其是当锯齿缘离断后，脱离的视网膜前端漂浮在玻璃体内时，还要与脉络膜脱离和玻璃体后脱离鉴别，彩超帮助较大。

### （四）视网膜母细胞瘤

1. 临床表现　婴幼儿眼部最常见的恶性肿瘤，多以“白瞳症”就诊。症状可从视力障碍、视力丧失、眼内压增高到扩散至眼外和全身。

2. 超声表现　眼内实性高回声光团，大多来自眼球后壁。肿瘤特征明显，形态各异，内部回声不均匀，多见钙化斑点。CDFI 见肿瘤内异常丰富的血流信号，呈树枝状分布，与视网膜中央动静脉相延续。常继发视网膜脱离（图 2－11）。

3. 诊断标准　婴幼儿眼内实性肿物伴钙化斑点和异常丰富血流信号，即可做出准确诊断。

4. 临床评价　二维灰阶超声和 CDFI 在此病诊断中价值颇高，还可以观察治疗效果。

5. 注意事项　一定要双眼对比检查，以免漏诊双眼发病者。

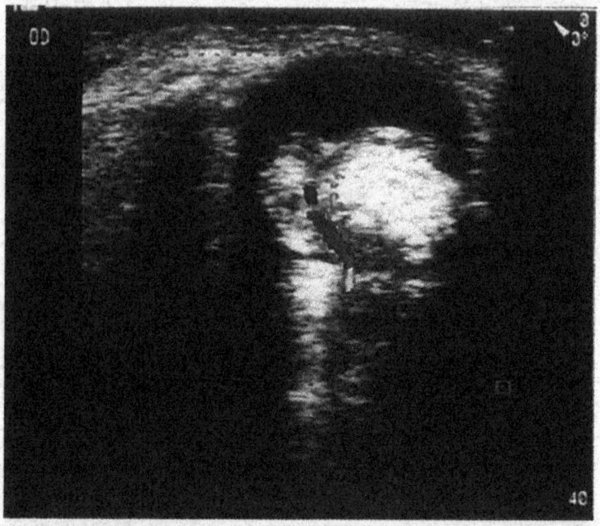

图 2－11　视网膜母细胞瘤

（五）玻璃体出血

1. 临床表现　症状轻重与出血量成正比。少量出血可以无症状或眼前“飞蚊症”，随着出血量增加可以出现眼前红色影飘动，直至视力下降至光感。

2. 超声表现　急性少量积血为玻璃体内散布弱光点，中到大量出血可见玻璃体内云雾状回声，随眼球运动而旋动（图 2－12）。运动实验和后运动实验均明显阳性。后期可出现条状高回声机化带，分布无规律性，粗细不均，CDFI 无血流信号显示。

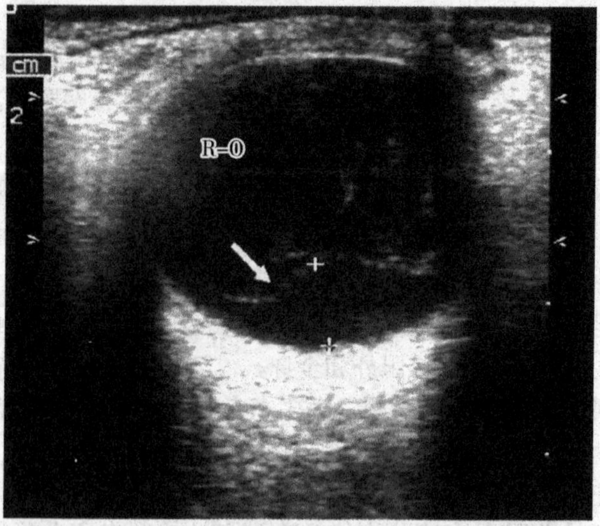

图 2－12　玻璃体机化物、网脱

↑：脱离的视网膜

3. 诊断标准　玻璃体内散布光点和云雾状回声，运动实验明显阳性，结合突然出现眼前“飞蚊症”或红色影（自发性出血）或外伤、手术后（继发性出血）病史可以明确诊断。

4. 临床评价　眼底镜和超声检查结合可以明确诊断。超声还可以提示是否伴有视网膜脱离、脉络膜脱离等并发症。

5. 注意事项　要与玻璃体积脓、玻璃体变性鉴别。后期出现机化带后要与糖尿病性视网膜病变鉴别。玻璃体内机化膜形成是许多疾病的结果，常合并视网膜脱离、玻璃体后脱离，需仔细观察并结合病史才可以减少漏诊。

### （六）玻璃体后脱离

1. 临床表现　玻璃体随年龄增长逐渐发生液化，继而产生的临床表现就是“飞蚊症”和玻璃体后脱离。

2. 超声表现　玻璃体后界膜与视网膜分离，原玻璃体范围内出现光带回声（后界膜）。该光带不与球后壁相连为完全性后脱离，与视盘、黄斑等结构相连为不完全性脱离。后者极似视网膜脱离图象。CDFI 检测光带上是否存在血流信号有助于鉴别诊断。如合并玻璃体内出血，则可见光带前方玻璃体内散布弱光点。

3. 诊断标准　二维灰阶超声和 CDFI 可以较准确地诊断此病。

4. 临床评价　单纯玻璃体后脱离无临床意义。如怀疑合并玻璃体积血和视网膜脱离，则超声检查显得尤为重要。

5. 注意事项　不完全性玻璃体后脱离由于后界膜与后极部眼球壁之间相连，难以与视网膜脱离鉴别。诊断时要特别小心。调低二维图像增益和 CDFI 标尺，有助于发现菲薄的后界膜和该膜上是否有血流信号。

### （七）眼内异物

1. 临床表现　绝大多数有明确的外伤史，如合并玻璃体出血，则出现相关症状。

2. 超声表现　眼内发现异常强回声物体（几乎所有物体均为强回声），后方多伴声影或彗星尾征。但如果异物位于巩膜或球后脂肪内较难发现，要将增益调低至巩膜和球后脂肪呈低回声后，异物的强回声则显示清楚。

3. 诊断标准　眼内任何部位发现异常强回声物体，结合外伤史即可诊断。还需做出定位诊断和是否合并玻璃体积血、积脓，视网膜脱离，脉络膜脱离等。

4. 临床评价　裂隙灯能发现多数异物，眼前段的异物要用超声生物显微镜发现。金属物要用 X 线定位。CT 和 MR 对非金属异物定位有帮助，但对于细小异物超声价值更大。

5. 注意事项　如有眼睑开放性创口，要消毒探头和用无菌耦合剂，以防医源性感染。在寻找球壁异物时增益一定要减低。

### （八）视网膜中央动脉阻塞

1. 临床表现　突发性视力丧失，或先有阵发性一过性黑蒙，继而视力突然丧失。多见于高血压、糖尿病、动脉粥样硬化的老年人。直接原因是血栓梗塞。

2. 超声表现　二维灰阶超声无特征性改变，彩超检查尤为重要。在眼球后壁后视神经衰减区内，无法取到视网膜中央动脉血流信号或血流速度明显减低，阻力指数增加。

3. 诊断标准　CDFI 无法测到视网膜中央动脉血流信号，眼底镜发现后极部视网膜呈乳白色混浊和黄斑区有影桃红点即可诊断。

4. 临床评价　诊断此病重要的是临床症状，定位诊断要扩大检查眼动脉甚至颈内动脉。

CDFI 检查在急性期（24 小时内）有很大帮助，但发病 2 周以上，血流信号可以恢复。

5. 注意事项　CDFI 检查时注意扫查角度，确实未发现视网膜中央动脉血流信号才可诊断。

（九）视网膜中央静脉阻塞

1. 临床表现　轻型（非缺血型）可以无明显症状，重型（缺血型）有视力模糊、视力明显减退。多见于高血压、动脉硬化、血液黏滞度高等原因。

2. 超声表现　二维灰阶超声无特征性改变。CDFI 探及视网膜中央动脉血流速明显减低，阻力指数可增高。视网膜中央静脉血流速在发病早期下降明显，甚至因流速过低（<3cm/s）无法显示。

3. 诊断标准　眼底镜见视网膜和视盘区水肿，静脉迂曲扩张，严重者合并出血。CDFI 见视网膜中央静脉无血流信号可以诊断。

4. 临床评价　视网膜中央静脉阻塞，常常是视网膜中央动脉栓塞后血流淤滞导致静脉内血栓形成。

5. 注意事项　因视网膜中央动静脉细小、血流速极慢，做血流扫查时要调节脉冲重复频率标尺至较低、取样容积调至最小、角度为零度时才能发现这两根血管血流参数的变化。

（潘虹霞）

## 第二节　涎腺超声

涎腺是人的重要消化腺，它包括腮腺、颌下腺及舌下腺三对，属于外分泌腺。

### 一、涎腺的解剖

1. 腮腺解剖　腮腺位于耳下，下颌后窝内，外耳道前下方相当于耳屏水平，其上方为颧弓、下方为下颌角、前方为咀嚼肌，后方为胸锁乳突肌及乳突部。腮腺长径 5 ~ 6cm，厚径 1 ~ 2cm，宽径 3 ~ 4cm。腮腺的导管全长 3 ~ 6cm，外径 0.2 ~ 0.5cm，面神经及颈外动脉分支穿经腮腺。

2. 颌下腺解剖　颌下腺位于颌下三角内，呈椭圆形，一般认为颌下腺为核桃大小，颌下腺导管长约 5cm，开口舌系带侧方，面动、静脉位于颌下腺外侧方。

### 二、检查方法与要求

患者仰卧平躺，双手放于体侧，全身放松，头转向健侧，尽量使被检查部位平直，便于探头接触，涂耦合剂于检查部位，医师将探头直接放置病变处，行纵、横、斜行扫查，并与健侧进行对比。

### 三、涎腺正常声像图

1. 腮腺正常声像图　由浅至深部，正常的结构是皮肤、浅筋膜、腮腺组织、深筋膜。腮腺的超声表现是：边界光滑整齐，内部呈均质中等回声或稍低回声，形态呈倒三角形，腮腺内偶见正常的导管呈稍强回声管状结构。CDFI 可见颈外动脉位于腮腺后外方，浅层可见下颌后静脉与颈外动脉平行。腮腺组织内可见散在点状血流信号（图 2 - 13）。

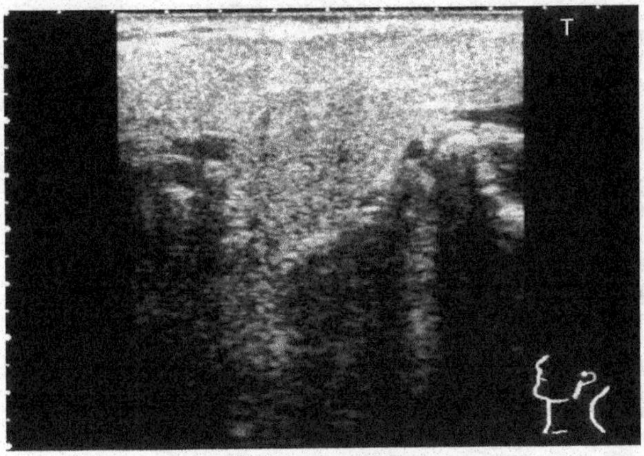


**图2－13　腮腺正常声像图**

形态为倒三角形，边界光滑整齐，内部呈均质中等回声

2. 颌下腺正常声像图　正常情况下，颌下腺的大小约为腮腺的一半，呈椭圆形，内部为均质低回声，与腮腺回声相似。CDFI 显示面动、静脉位于它的后外侧（图2－14）。

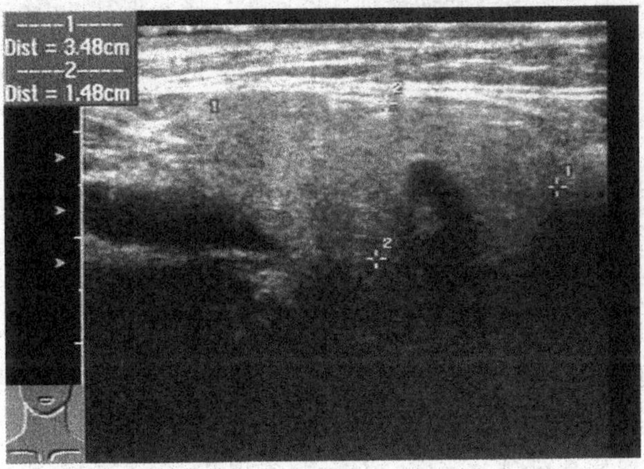


**图2－14　颌下腺正常声像图**

形态为椭圆形，边界整齐，内部为均质低回声

## 四、涎腺常见疾病超声诊断

### （一）腮腺炎

1. 临床表现　多见于青少年流行性腮腺炎或全身严重疾病或感染的并发症。腮腺区肿胀、疼痛、口干、挤压腮腺导管口可有黏稠液体流出。

2. 超声表现　边界增厚、模糊、内部呈中等或稍低回声，急性期探头挤压局部有压痛，导管肿胀时呈强回声管状结构，可挤出分泌物。慢性腮腺炎，如形成脓肿，可呈无回声区。腮腺区可见到反应性淋巴结肿大回声。CDFI：血流信号丰富，流速加快，但无特异性（图2－15）。

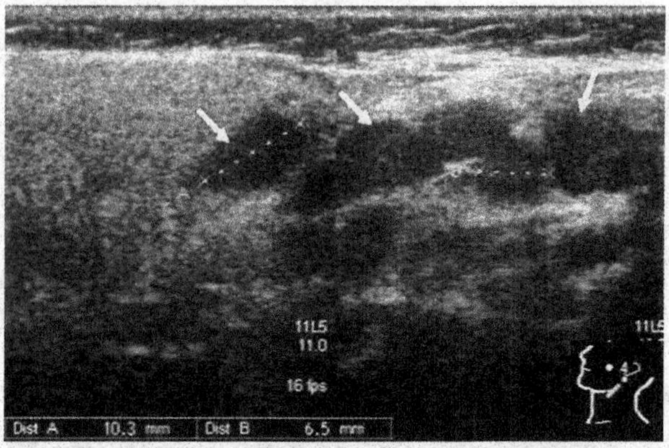


**图 2－15　腮腺炎伴多发淋巴结肿大**

腺体边界增厚、模糊，内部呈中等回声，腺体内及腺体旁可见多个肿大淋巴结回声

3. 诊断标准　①有腮腺炎患者接触史；②腮腺肿大，边界增厚、模糊。

4. 临床评价　由于流行病学特点，急性腮腺炎超声检查几乎可做出准确诊断。慢性腮腺炎常由于病史不明，有时又需与肿物鉴别，因此超声诊断很有价值。

5. 注意事项　良性腮腺增生或肥大需与腮腺炎鉴别。

### （二）涎石病

1. 临床表现　涎石病是指涎腺或其导管内形成结石，病因不清楚，但多发生在颌下腺。结石多发生于颌下腺导管的原因是：颌下腺导管内黏液蛋白高，较黏稠，导管长、走行不规则，易使钙质沉积而形成结石。

2. 超声表现　涎腺声像图正常，或伴有慢性炎症表现。涎腺内可探及强回声光点及强回声光团，后方可出现声影。涎石较大时，可阻塞导管引起远端导管扩张。

3. 诊断标准　涎腺内可探及强回声光点及强回声光团后方伴声影，即可做出准确判断。

4. 临床评价　超声检查对涎石病诊断有一定优越性，不受结石成分的影响，对 X 线不能显示的结石亦能检出。

### （三）涎腺良性肥大症

1. 临床表现　涎腺良性肥大症，是指一组非炎症的慢性无痛性肿大，以腮腺多见。其病理变化是涎腺腺体的腺泡增大，常常是正常的 2～3 倍，病因与营养缺乏、酒精中毒、尿毒症、糖尿病及内分泌失调等有关。

2. 超声表现　腮腺弥漫性增大，探头加压无疼痛，肥大的腺体形态、结构、回声均正常。

3. 诊断标准　有糖尿病、内分泌失调等病史，腮腺弥漫性增大即可做出准确判断。

4. 临床评价及注意事项　双侧肥大应与炎症鉴别，单侧肥大应与肿瘤相鉴别。

### （四）腮腺囊肿

1. 临床表现　腮腺囊肿并不常见。据统计占腮腺肿瘤 2%～5%，发病原因可以是先天性或后天性，是一种潴留性囊肿。表现为腮腺区无痛性肿物，质软、活动好。

2. 超声表现 腮腺区见一边界光滑，呈圆形或椭圆形，内为无回声，后方回声增强，CDFI：其内无血流信号（图2-16）。

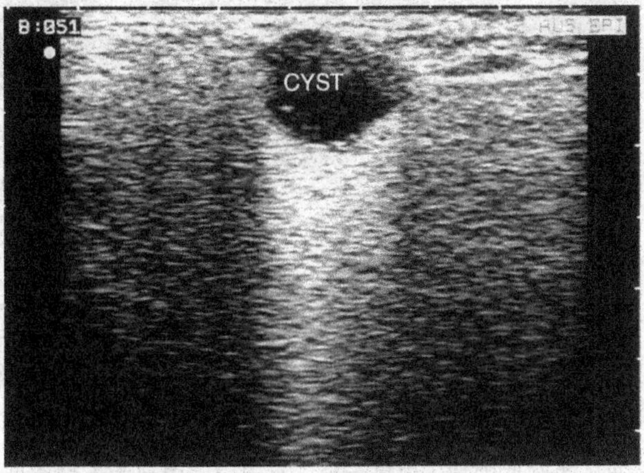


**图2-16 腮腺囊肿**

腺体内可见一类圆形无回声暗区，囊内透声好，后方回声增强

3. 诊断标准 腮腺区圆形或椭圆形无回声区。

4. 临床评价及注意事项 典型腮腺囊肿具有超声典型囊性特征，较易做出诊断，但需与淋巴管瘤、腺淋巴瘤鉴别。前者为有分隔的囊性占位，形态不甚规则；后者为极低回声的实性肿瘤。

（五）腮腺混合瘤

1. 临床表现 因组织学上含有上皮组织及黏液组织而得名。为涎腺中发病率最高的良性肿瘤，约占涎腺肿瘤的50%。表现为无痛性，缓慢生长，常为单发，直径一般在2～5cm，极少数可达20～30cm，表面光滑，活动好，多为圆形或椭圆形。

2. 超声表现 肿瘤呈圆形或椭圆形或分叶状，边界光滑，有包膜，内部多呈均质低回声区。如肿瘤较大时可合并囊性变，其内可出现不规则无回声区。如肿瘤内发现有强回声光点或光斑，应警惕有恶性病变倾向。CDFI：肿瘤周边可见环状或半环状血流信号，内部为点状血流信号。峰值流速VP<50cm/s（图2-17）。

3. 诊断标准 ①腮腺区内圆形或椭圆形低回声区，边界光滑整齐，后方回声增强。②CDFI:肿瘤为周围包绕型血流分布。

4. 临床评价及注意事项 当肿瘤边界不整或内部回声不均，内有点状钙化灶时，应与恶性肿瘤鉴别。

（六）腮腺腺淋巴瘤

1. 临床表现 占腮腺肿瘤的6%～10%，发病率男性多于女性，多发生于40岁以上，表现为腮腺区无痛性肿块，病程长，生长缓慢。

2. 超声表现 腮腺内显示一圆形或椭圆形肿物，边界清楚，内呈低回声区或近似无回声区，有时见分隔，CDFI显示与淋巴结相似的门样血流信号伸入瘤体内（图2-18）。

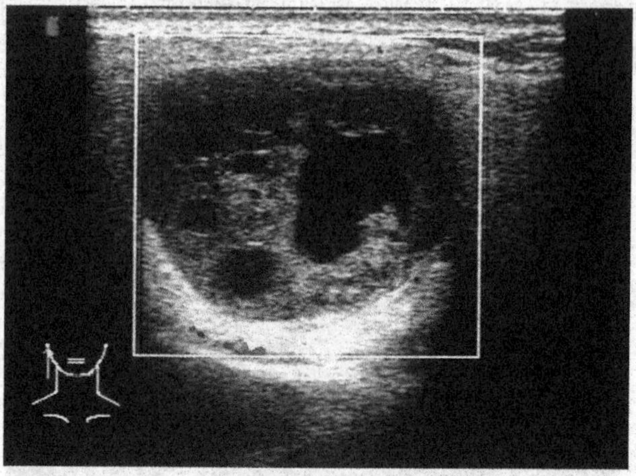

图 2-17　腮腺混合瘤伴囊性变

腮腺内见一类圆形肿物，边界光滑，有包膜，内部为不均质低回声，
内见多个不规则无回声区，后方回声增强

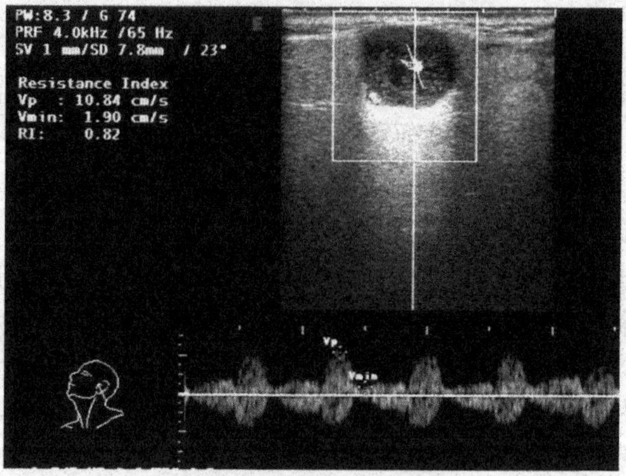


图 2-18　腮腺腺淋巴瘤

腮腺内见一圆形极低回声肿物，边界清楚，CDFI 见点状血流信号，
测得动脉频谱，RI = 0.82

3. 诊断标准　腮腺内低回声区，边界清楚，CDFI 显示淋巴结相似的门样血流信号。

4. 临床评价及注意事项　腮腺腺淋巴瘤由于形态规则，边界清楚而经常被诊断为良性肿物。如为实性极低回声，应与腮腺囊肿鉴别。如有液化，应与腮腺混合瘤及腮腺恶性肿瘤鉴别。

### （七）涎腺表皮样癌

1. 临床表现　是最常见的涎腺恶性肿瘤，占全部涎腺肿瘤 5% ~ 12%，大多发生于腮腺，根据细胞分化程度，分为高分化与低分化两类。高分化黏液表皮样癌表现为生长缓慢、活动好、质软，直径一般为 2 ~ 3cm。低分化黏液表皮样癌病程短、生长快、活动差，可经淋巴至远处转移。

2. 超声表现 ①高分化型：呈均匀低回声区，形态不规则，边界尚清楚；②低分化型：形态不规则，边界不整齐，内部回声不均，呈混合回声。CDFI：肿瘤内可见丰富短条状血流信号。如果峰值流速 >60cm/s. 提示恶性（图 2－19）。

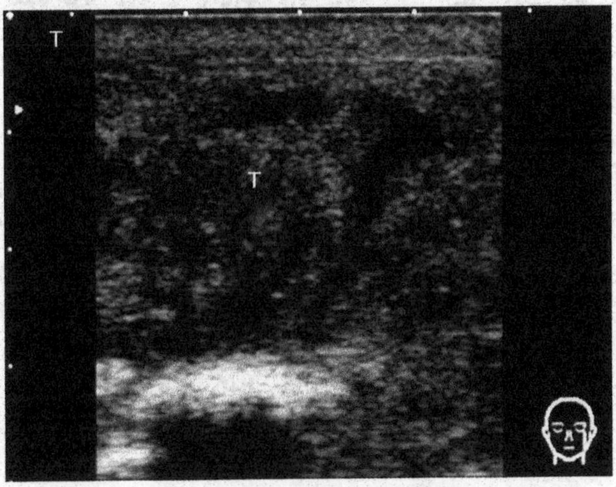


**图 2－19 腮腺表皮样癌**

腮腺内见一不均匀低回声肿物，形态不规则，边界不整

3. 诊断标准 ①腮腺区实性或混合性肿物，形态不规则，边界不整齐；②CDFI 可见丰富血流信号，峰值流速 >60cm/s。

4. 临床评价及注意事项 超声检查是腮腺肿瘤诊断最佳影像学方法，优于 CT 和 MR。腮腺的囊性肿物几乎均为良性，只要内径 >3mm，均可以被超声发现。肿瘤的边界是否整齐、内部回声是否均匀、后方回声是否衰减，是鉴别良恶性肿物的三个关键参数。

（刘春节）

# 第三章　颈部淋巴结超声

自1984年Bruneton等率先使用高频超声探测颈部浅表淋巴结转移癌以来，国内、外学者对超声这一无创性诊断手段在浅表淋巴结病变的应用研究已经进行了20余年，并取得一系列的研究进展。目前，超声对浅表淋巴结的评估手段已经得到很大程度的扩展，这些评估手段包括灰阶超声、彩色/能量多普勒超声、频谱多普勒超声、超声造影及超声弹性成像等，这些手段的综合使用显著促进了浅表淋巴结超声诊断的发展。

## 第一节　颈部淋巴结的超声解剖

### 一、颈部淋巴结结构的超声解剖

淋巴结（lymphonodus）形态呈圆形或豆形，大小不一，其表面粗糙，有许多淋巴输入管穿入，在结的另一侧向内凹陷，称为门部（hilus），该处结缔组织较多，有血管、神经穿入，并有淋巴输出管穿出（图3-1）。超声上正常淋巴结表现类似肾，外形呈长条状或卵圆形的“靶样”结构（图3-2），然而，正常的下颌下淋巴结及腮腺淋巴结及一些腋窝趋向于呈圆形（图3-3）。淋巴结的表面包有结缔组织的被膜，被膜由致密的纤维性结缔组织和少量散在的平滑肌组成，被膜的纤维伸入结内，形成网状的支架，称为小梁。被膜的超声显示为线状的中高回声，位于淋巴结门的一侧凹陷，对侧膨凸。内部的实质分为皮质和髓质，皮质位于被膜下面，为淋巴结实质的周围部分，由密集的淋巴小结组成，超声表现为低回声，皮质从声学上属于均匀性组织，故可以解释淋巴结皮质为什么呈低回声。由于皮质的淋巴小结为生发中心，儿童的淋巴小结还不稳定，故儿童颌下腺区的淋巴结皮质通常较厚，而且易变。在髓质的深部，为淋巴结的中心部分，淋巴细胞密集成索，并且彼此相成网状，称为髓索。在髓索的周围有淋巴窦（lymphosinus）围绕，淋巴窦为淋巴管腔在结内扩大而成的结构，它将髓索与小梁分开。髓质内的小梁很不规则，也交织成网，其中有血管通行，故髓质是由髓索、小梁和淋巴窦3种结构共同组成。淋巴结中央见到的与周围软组织相连续的高回声结构，主要就是有髓质所形成，当然其内的结缔组织、脂肪及出入淋巴结门的动脉、静脉也是形成高回声的原因。在淋巴结超声学上，将这一高回声结构统称为淋巴门（echogenic hilus）。

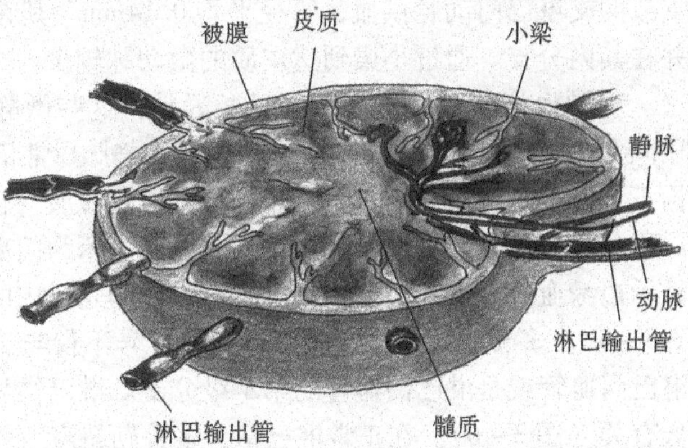


**图 3－1 正常淋巴结解剖**

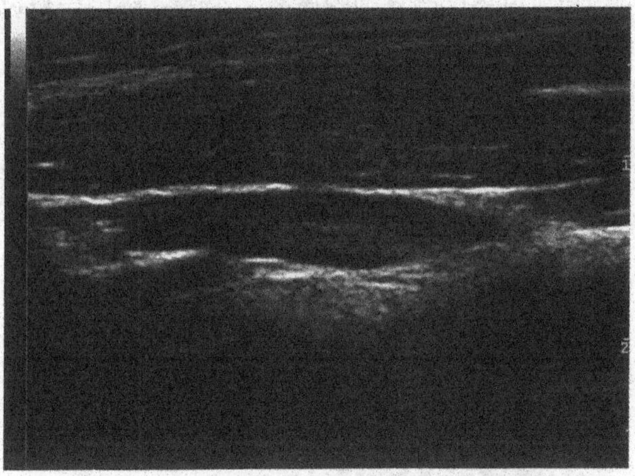

**图 3－2 正常颈部淋巴结灰阶超声表现**

淋巴结较扁长，淋巴门纤细

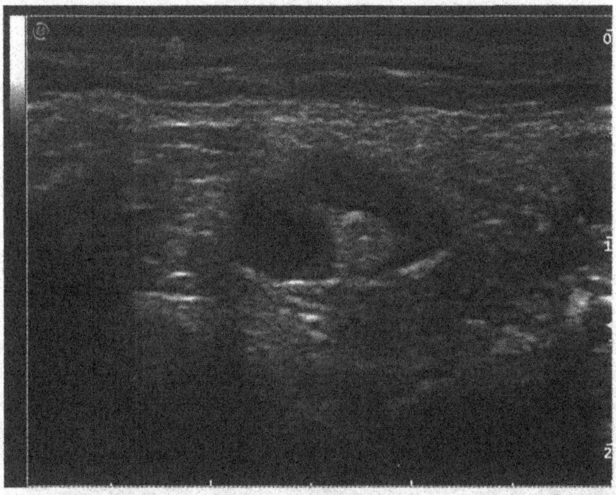

**图 3－3 正常下颌下淋巴结灰阶超声表现**

淋巴结较饱满，淋巴门相对较大

正常淋巴结由一支或两支淋巴门动脉供血，管径平均0. 14mm，其在淋巴门分支出微动脉，通过淋巴结髓质并在其内分支。通过小梁到达皮质的微动脉较少。一些分支最后到达包膜下皮质的毛细动脉弓。静脉血流始于副皮质区的后微静脉，这些微静脉组成较大的微静脉，向心性汇入淋巴门的静脉主干，管径平均0. 14mm。动脉和静脉通常相互平行（图3－4）。淋巴结的这些血管结构正常情况下灰阶超声一般难以显示，但在腹股沟较大淋巴结有可能被高分辨率超声所显示。彩色多普勒超声上正常淋巴结动脉血供显示为门部纵行的、对称放射状分布的结构，而不显示边缘血供。这和淋巴结的上述血供结构是对应的。淋巴门动脉多为1支，偶可见2支（图3－5）。多普勒超声显示血管内血流信号不仅与流速有关还与管径有关，因而其可以显示淋巴门血管或是淋巴门血管的第1级分支。淋巴结静脉的显示率要低于动脉，这与其流速较低有关（图3－6）。在正常淋巴结，多普勒超声一般无法非常清楚显示淋巴结血管的空间分布，但当淋巴结发生炎症，其血管扩张则血管结构就易于被多普勒超声显示。目前普遍认为淋巴结血流速度测量的临床意义不大。淋巴结血流的PI、RI值在淋巴结疾病鉴别诊断中有一定价值。正常淋巴结的PI＜1. 6，RI＜0. 8。

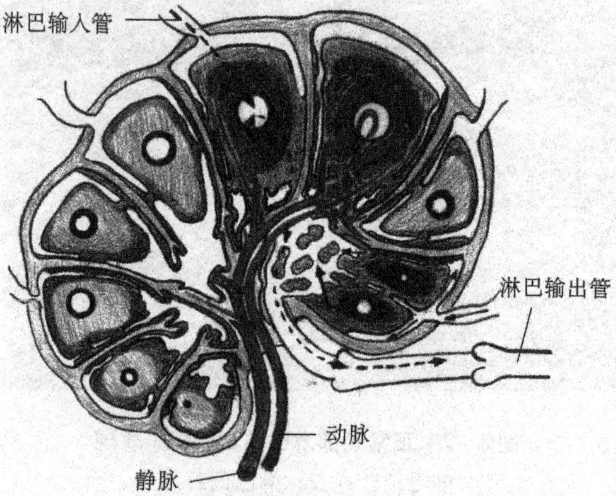


**图3－4　正常淋巴结血供解剖**

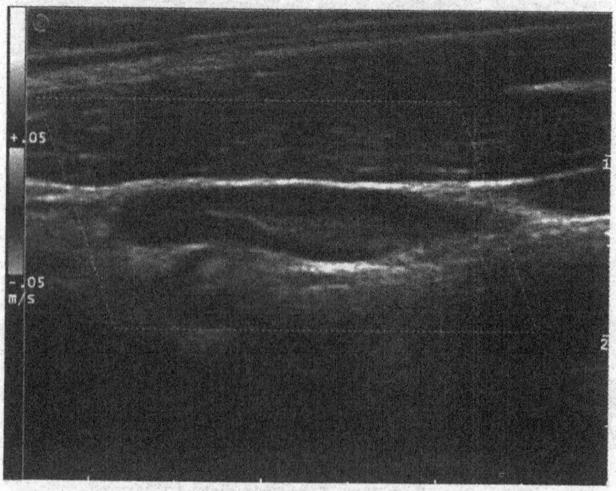


**图3－5　彩色多普勒探及正常淋巴结内淋巴门血流**

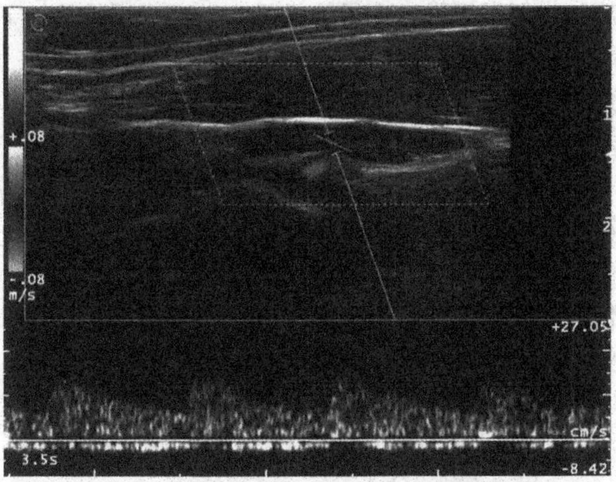


图 3-6　正常淋巴结动脉血流频谱多普勒

以上的淋巴结一切构造，都可因不同的生理或病理情况而有所改变，而且机体内不同部位的淋巴结，其构造亦不尽相同。在不同的解剖区域，正常浅表淋巴结的形态和内部结构有较大差异。一般颈部Ⅲ区、Ⅳ区淋巴结较为细长，淋巴门较细小，呈细线状或条索状，也可缺如（图 3-7）。但颈部的Ⅰ区、Ⅵ区淋巴结外形较为饱满，部分淋巴结趋向于呈圆形，淋巴门较为饱满、宽阔（图 3-8）。

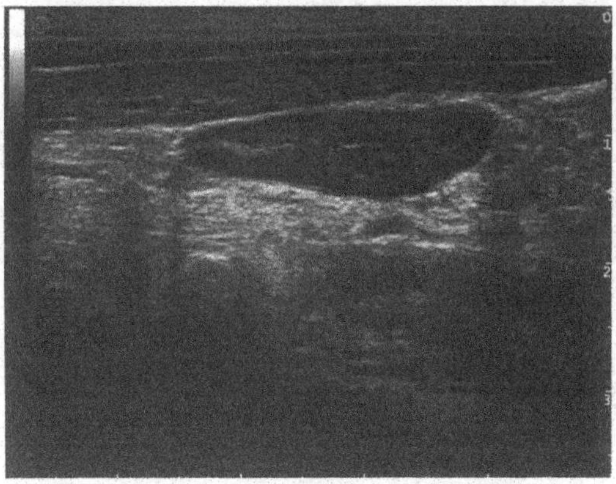

图 3-7　颈侧部淋巴结灰阶超声表现
淋巴结较扁长，淋巴门纤细

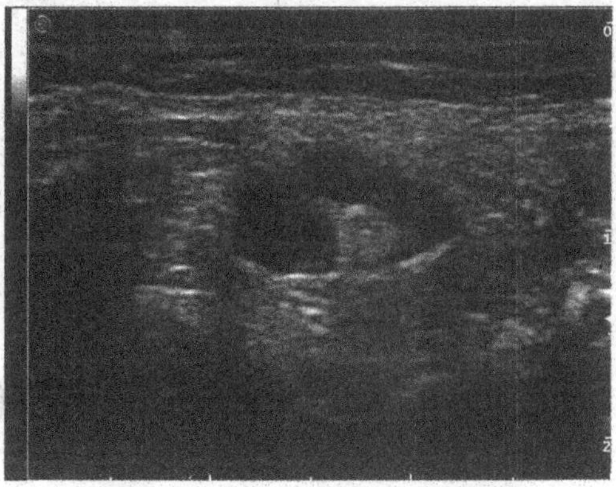

图 3-8　颏下淋巴结灰阶超声表现
淋巴结较饱满，淋巴门相对较大

## 二、颈部淋巴结区域的超声解剖

目前在国际外科学和肿瘤学上被普遍应用的颈部淋巴结分组法是美国癌症联合委员会（AJCC）的分组（图 3-9）。依据颈部淋巴结被肿瘤转移累及的范围和水平，AJCC 将颈部可扪及的淋巴结分为 7 个水平，或称为 7 个组：

Ⅰ区，包括颏下和下颌下淋巴结，由二腹肌前腹与后腹围绕，上界为下颌骨，下界为舌骨。

Ⅱ区，包含颈内静脉上组淋巴结，上界为颅底，下界为舌骨。

Ⅲ区，包含颈内静脉中组淋巴结，上界为舌骨，下界为环状软骨下缘。

Ⅳ区，包含颈内静脉下组淋巴结，上界为环状软骨，下界为锁骨。

Ⅴ区，为颈后三角淋巴结，含淋巴结副神经淋巴结和颈横淋巴结，锁骨上淋巴结包括在内。其后界为斜方肌前缘，前界为胸锁乳突肌后缘，下界为锁骨，为了描述上的方便，Ⅴ区可进一步分为上、中、下三区，分别以舌骨水平和环状软骨下缘水平为界。

Ⅵ区，为颈前中央区淋巴结，包括喉前淋巴结、气管前淋巴结和气管旁淋巴结，上界为舌骨，下界为胸骨上切迹，外侧界为颈动脉鞘内侧缘。

Ⅶ区，为位于胸骨上切迹下方的上纵隔淋巴结。

尽管 AJCC 分组现已广泛应用于确定颈部淋巴结的位置，但有一些重要的淋巴结，如腮腺和咽后淋巴结没被纳入分组。

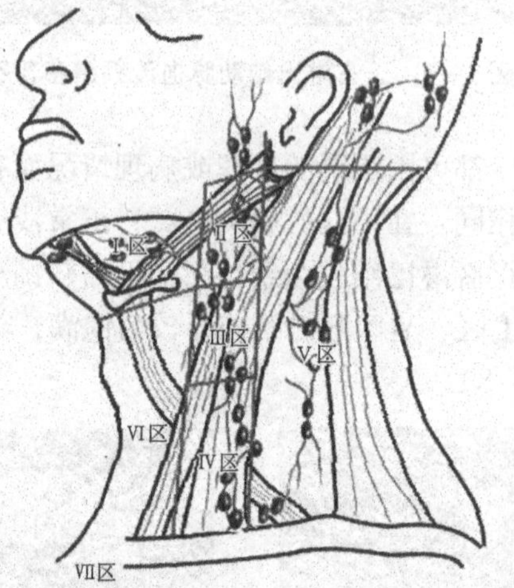


**图 3-9　颈部淋巴结 AJCC 分组法**

（朱冬梅）

## 第二节　颈部淋巴结的检查方法

### 一、检查仪器

超声仪器最好选择具备良好空间分辨率和时间分辨率，彩色/能量多普勒具有良好的血流敏感性。如具备灰阶超声造影功能、弹性成像功能则更有助于淋巴结的评估。用 7.5MHz 以上的线阵探头，极为表浅的淋巴结可选用高至 20MHz 的探头。

### 二、检测方法

患者仰卧，扫查颈部淋巴结时需颈下或肩下垫枕以充分暴露颈部，检查一侧颈部时嘱患者将头转向对侧以方便扫查。在颈部检查时为使检查全面而有系统性，可按照 Hajek 制订的颈部淋巴结超声分组，顺序扫查（图 3-10）。但尚需补充颈前区的淋巴结扫查。首先将探头先置于下颌体下方扫查颏下和下颌下淋巴结，一般用横切，移动、侧动探头以全面扫查，向上侧动探头时需尽量使声束朝颅骨方向倾斜以显示被下颌体掩盖的一些下颌下淋巴结，可配合使用斜切和纵切；而后沿下颌支横切和纵切显示腮腺淋巴结；从腮腺下方开始，沿颈内静脉和颈总动脉自上而下横切，直至颈内静脉和锁骨下静脉的汇合处，以次显示颈内静脉淋巴链的颈上、颈中和颈下淋巴结，配合使用纵切和斜切，精确地评估任何一处的淋巴结与颈总动脉和颈内静脉之间的关系；探头向后侧移，横切锁骨上淋巴结；在胸锁乳突肌和斜方肌间，即沿副神经走行方向自下而上横切，直至乳突，显　示颈后三角淋巴结。位于甲状腺下极尾部和深面的淋巴结检查常需做吞咽试验，应用这种声像图的动态观察法有助于淋巴结的检出及鉴别诊断。

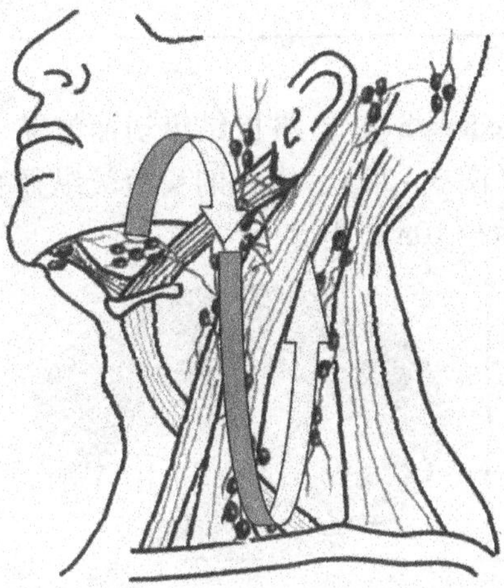

**图 3-10　颈部淋巴结超声扫查程序**
按箭头指向顺序扫查，尚须补充前区淋巴结扫查

对扫查过程中发现的可疑淋巴结，应先评估其灰阶超声表现，包括解剖位置、形态、大小、边缘规则与否、边界清晰度、皮质回声、淋巴门结构等，随后进行彩色/能量多普勒血流显示，并进行频谱多普勒取样。如进行灰阶超声造影检查或超声弹性成像检查，则遵循相应的检查规则与方法。

（朱冬梅）

## 第三节　颌面部及颈部淋巴结的评估指标

### 一、灰阶超声评估指标及临床意义

1. 解剖区域（anatomy area）　正常颈部淋巴结常见于下颌下、腮腺、上颈部和颈后三角区域。非特异性感染的淋巴结一般出现在同一解剖区域，特异性感染的淋巴结结核及恶性淋巴瘤多累整个解剖区域甚至相邻解剖区域。转移性淋巴结的分布区域有特征性（表 3-1）。对于已知有原发肿瘤的病例，转移性淋巴结的分布有助于肿瘤分级。而对于原发灶未能确定的病例，已证实的转移性淋巴结可能为原发肿瘤的确定提供线索。

表 3-1　转移性淋巴结、淋巴瘤和结核性淋巴结在颈部的一般分布

| 原发病 | 通常累及的淋巴结群 |
| --- | --- |
| 口咽、喉咽和喉癌 | 颈内静脉淋巴链 |
| 口腔癌 | 颌下、上颈部 |
| 鼻咽癌 | 上颈部、颈后三角 |
| 甲状腺乳头状癌 | 颈内静脉淋巴链 |
| 非头颈部癌 | 锁骨上窝、颈后三角 |
| 淋巴瘤 | 颌下、上颈部、颈后三角 |
| 结核 | 锁骨上窝、颈后三角 |

2. 淋巴结大小（lymphonodus size）　淋巴结纵切面的纵、横径线。在同一切面测量淋巴结的最大纵径 L 和横径 T（图 3-11）。横径的长短较纵径有价值。正常淋巴结大小的上限尚有争论，临床上通常以横径 10mm 为界值。

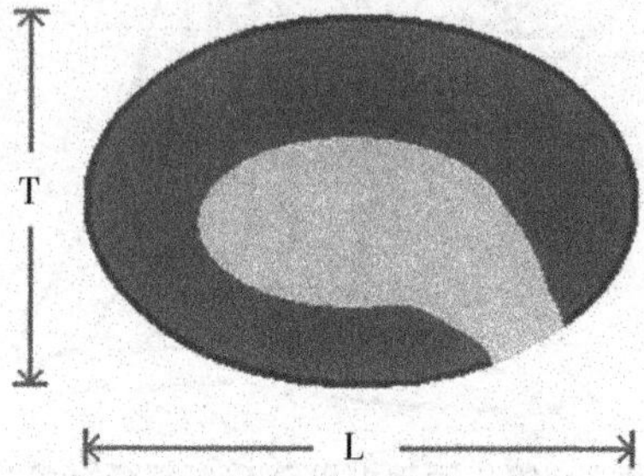


图 3-11　淋巴结大小测量方法

下颌下淋巴结和上颈部淋巴结通常较其他区域淋巴结大，这可能与口腔炎症有关。如果在二腹肌区域的淋巴结，其横径 >8mm、在颈部其他区域横径 >7mm 时，应考虑为恶性淋巴结，特别是怀疑有鼻咽喉的肿瘤时。非特异性炎性，淋巴结通常是纵横径均匀性增大。转移性淋巴结和感染性淋巴结可以较大。临床上，若已经明确有原发性肿瘤的患者出现淋巴结进行性增大，则高度提示转移。

3. 纵横比（L/T）　也称圆形指数（roundnessindex，L/T），在长轴切面上淋巴结的纵径（L）除以横径（T），它是声像图鉴别肿大淋巴结的最重要的指标。良性淋巴结多趋向于梭形、长椭圆形、长卵圆形，L/T≥2（图 3-12）。但正常的颌下及腮腺淋巴结趋向于圆形，约 95% 的下颌下淋巴结和 59% 的腮腺淋巴结 L/T≤2。恶性淋巴结多趋向于圆形，L/T≤2（图 3-13），但早期可能呈卵圆形。如果以 L/T 值 2 为界，超声区别正常反应性淋巴结和病理性淋巴结的敏感性 81%～95%，特异性 67%～96%。

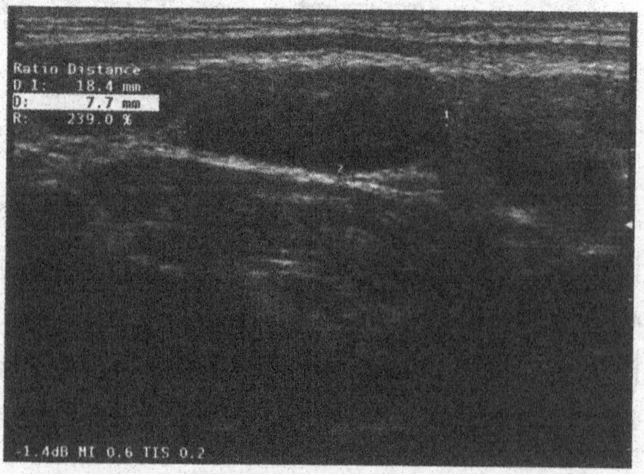


图 3-12　正常淋巴结扁长，L/T≥2

4. 淋巴结边界（nodal border）　转移性淋巴结和淋巴瘤趋向于有锐利边界（图 3－13），这归因于淋巴结内肿瘤浸润和脂肪沉积的减少，这种改变增大了淋巴结和周围组织的声阻抗差。而严重反应性和结核性淋巴结由于结周软组织水肿和感染（腺周围炎）（图 3－14），使得淋巴结的边界通常较模糊。边界的锐利度无助于鉴别诊断。但如已确诊的恶性淋巴结出现不锐利的边界，则提示包膜外蔓延的可能，有助于患者预后的评估。

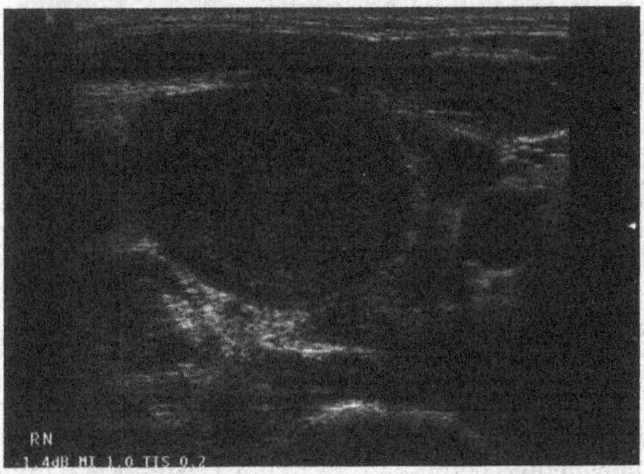


**图 3－13　转移性淋巴结外形趋圆，边界锐利，内回声尚均，淋巴门回声消失**

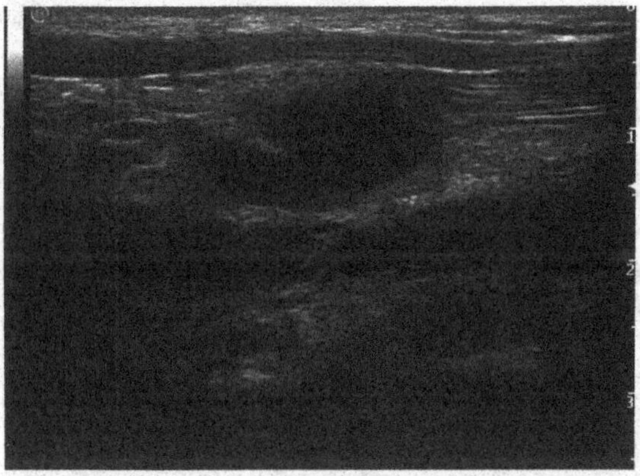

**图 3－14　边界不清的结核性淋巴结，结内回声不均**

5. 淋巴结门（nodal hilus）　淋巴门结构是淋巴结鉴别诊断的重要线索。淋巴结门可分为 3 种类型：①宽阔型，淋巴结门在长轴切面上呈椭圆形；②狭窄型，淋巴结门呈裂缝样；③缺失型，淋巴结中心的高回声带消失。

正常情况下，85%～90% 的淋巴结有宽阔的淋巴结门。淋巴结门增大主要是淋巴管和血管数量增加，这与慢性炎症时的增生有关。淋巴结门回声的减低常与淋巴结的皮质受的浸润有关。炎症活跃和恶性淋巴结可导致淋巴结门狭窄（裂隙样改变），甚至完全消失（图 3－13，图 3－14）。尽管转移性淋巴结、淋巴瘤和结核性淋巴结可导致淋巴门消失，但在早期，髓窦还没有被完全破坏时也可显示淋巴门回声（图 3－15）。值得注意的是甲状腺弥漫性疾病如甲状腺功能亢进症、桥本病等Ⅵ淋巴结常常表现为淋巴门的消失。另一种淋巴结门消失的情况是由于大量脂肪浸润而使得整个淋巴结显示为高回声。

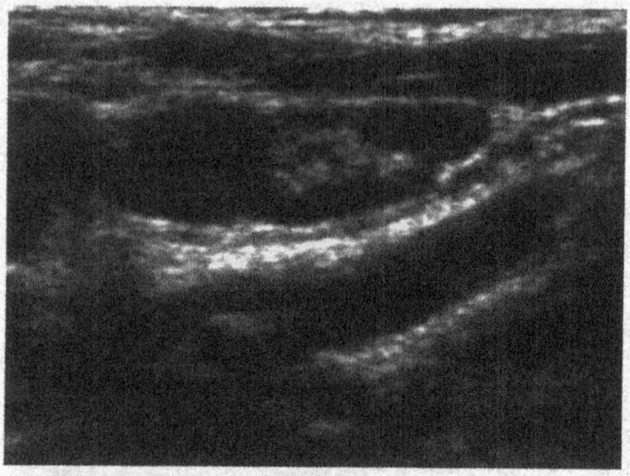

图 3－15　结核性淋巴结炎的早期阶段，淋巴门回声依然存在，但已变形

6. 淋巴结皮质（lymphonodus' cortex）　在淋巴门回声可见的基础上，皮质也可分为 3 种类型：①狭窄型，长轴切面上，最宽处的皮质厚度小于淋巴门直径的 1/2；②向心性宽阔型，皮质厚度大于淋巴门直径的 1/2；③偏心性宽阔型，当皮质局限性增厚至少 100%，即最厚处皮质至少是最薄处的 2 倍时。

狭窄型皮质几乎均见于良性淋巴结，只有 9% 的恶性淋巴结有狭窄的皮质，后者通常伴有转移所致的扩大的高回声淋巴门。向心性宽阔型的淋巴结皮质多见于恶性淋巴结，但也可见于良性淋巴结，尤其是儿童的 2、3 区尤其明显，此时的淋巴结常有周边淋巴小结的肥大。偏心性宽阔型的皮质绝大多数见于恶性淋巴结，有时也可因皮质内的肉芽肿或局灶性的滤泡增生所致（图 3－16），这在转移性淋巴结中经常可见。

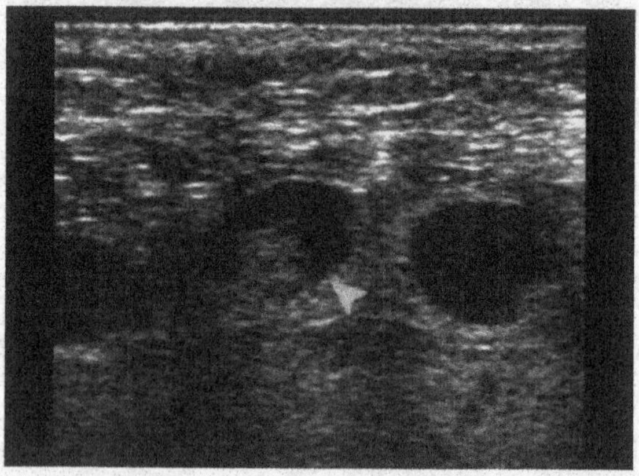

图 3－16　恶性淋巴瘤，淋巴结皮质偏心性增厚（箭头）

7. 内部回声（internal echo）　一般与毗邻肌肉相比较而定义淋巴结回声水平。回声强度有高低之分，而分布情况有均匀和不均匀之分，不均匀又分灶性液性无回声区和强回声点 2 类。正常淋巴结、反应性淋巴结、淋巴瘤和结核性淋巴结与毗邻肌肉比较呈显著的低回声。

淋巴瘤具有假囊性表现，但随着超声分辨率的提高，淋巴瘤表现为淋巴结内的出现微小结节灶。淋巴瘤的回声强度常因化疗后纤维化而增强。恶性和结核性淋巴结的内部回声多变。除了甲状腺乳头状癌的转移趋向于呈高回声，转移性淋巴结通常呈低回声，因而高回声是判断甲状腺乳头状癌淋巴结转移的有效标志。无回声区常由转移的鳞状细胞癌液化坏死或由甲状腺的囊性乳头状癌、鼻咽部癌的转移性淋巴结的囊性变所致。皮质部的大块钙化灶可发生在肉芽肿疾病或以放疗或化疗转移的淋巴结中。而在以甲状腺乳头状癌或髓样癌转移的淋巴结中可有微小钙化点（图3-17）。

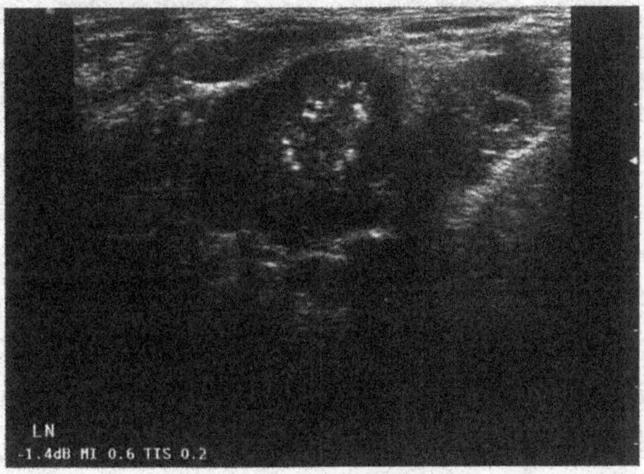


**图3-17　甲状腺乳头状癌淋巴结转移，内可见较多点状钙化**

8. 辅助特征（ancillary feature）　毗邻软组织水肿和淋巴结相互融合是结核性淋巴结的常见特征，在转移性淋巴结和淋巴瘤相对少见，可能是由于淋巴结周围炎性反应（腺周围炎）所致。此时淋巴结周围软组织水肿表现为弥漫的低回声区，筋膜回声缺失（图3-18）；异常淋巴结相互融合，其间为异常的软组织（图3-19）。该表现还可见于以前接受过颈部放疗的患者。

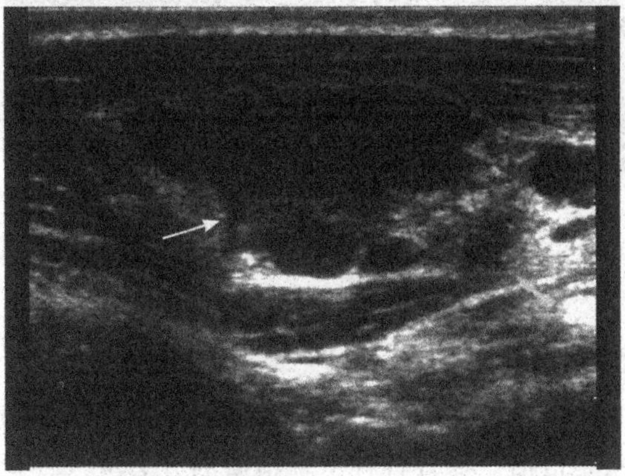

**图3-18　结核性淋巴结，注意毗邻边界不清的低回声区（箭头），这和毗邻软组织水肿、腺周围炎相符合**

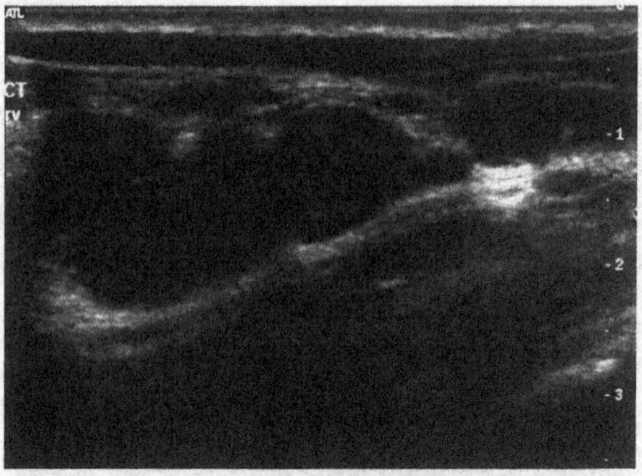

图 3 - 19　淋巴结相互融合，是结核性淋巴结的普遍特征

9. 与邻近血管的关系（the relationship between lymphonodus & neighbous blood vessel）　淋巴结增大往往对周围血管有所影响，当增大的淋巴结压迫血管时，可造成血管变形（图 3 - 20），动脉波动减弱。如转移性淋巴结浸润到血管内时，直接征象为血管壁回声带被低回声所间隔，甚至波动消失。间接征象为淋巴结与血管接触的长度 > 3.5cm 或淋巴结包绕血管 > 180°。超声诊断静脉浸润比较困难，但一旦颈内静脉内见到有血栓形成时，不管淋巴结有无增大，均应考虑为转移性淋巴结，而炎性淋巴结在排除颈内静脉内膜炎的情况下一般是不会引起血栓的。

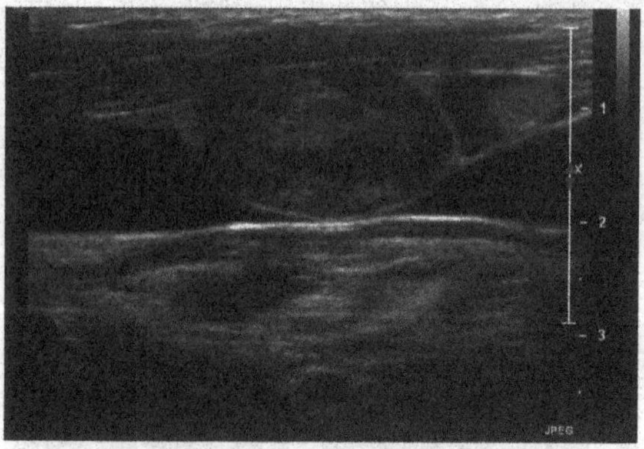

图 3 - 20　增大的淋巴结压迫颈内静脉

## 二、彩色血流显像评估指标及临床意义

1. 淋巴结血流形式（vascular pattern）　主要观察淋巴结内彩色血流信号的分布形式，对淋巴结疾病的鉴别有重要价值。综合各种文献报道的分类法，有学者将淋巴结血流分布分为以下 4 种类型。

（1）淋巴门型血供：在淋巴门高回声显示的前提下，血流信号沿淋巴门分布；不能显示淋巴门的情况下，血流信号从相当于淋巴结门的位置放射状分出（图 3 - 21）。淋巴门型血供多见于良性淋巴结，但淋巴瘤的出现率也很高。

（2）中央型血供：血流信号位于淋巴结中央，多切面追踪均证实该血流信号不是来源于淋巴结门部（图 3－22）。中央型血供，尤其是紊乱的中央型血供可见于恶性淋巴结。

（3）边缘型血供：血流信号位于淋巴结边缘，多切面追踪证实该血流信号不是来源于淋巴结门部，但可能证实其来源于淋巴结外周穿过包膜进入淋巴结，也有可能无法显示来源（图3－23）。边缘型血供对恶性淋巴结的诊断最有价值，但结核性淋巴结炎也见本型血供。

（4）混合型血供：同时显示上述 3 种血流类型的 2 种或 3 种（图 3－24）。混合型血供可见于恶性淋巴结和结核性淋巴结炎。

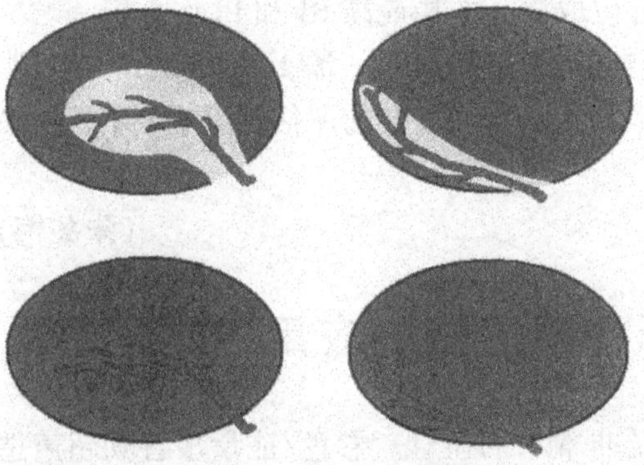

图 3－21　淋巴门型血供模式

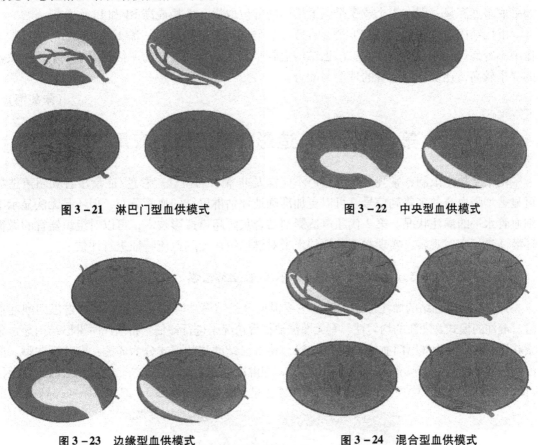

图 3－22　中央型血供模式

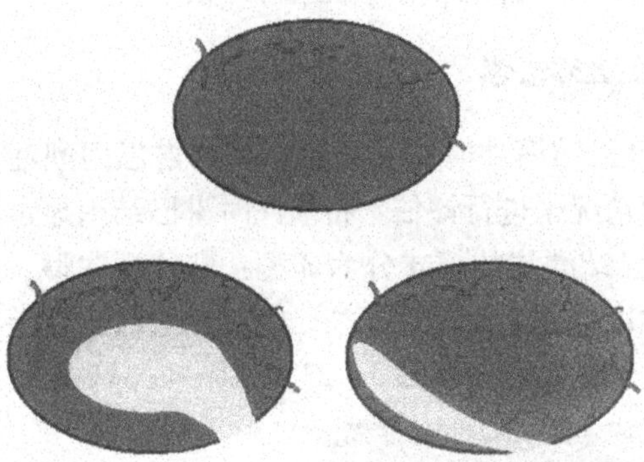

图 3－23　边缘型血供模式

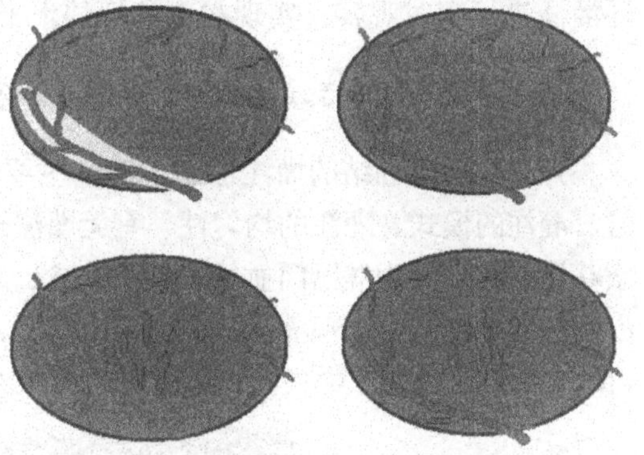

图 3－24　混合型血供模式

本分型法虽综合了多家之长，但并非无懈可击，主要体现在对灰阶超声不能显示淋巴门回声的“淋巴门型血供”的判定上，因为判断“相当于淋巴门的位置”相对容易产生分歧。相对而言，源于淋巴门的血管其起源部较粗，血管有一定的长度或放射状分支。外周穿入的边缘型血供血管相对较细、较短、扭曲、不易见到分支，而且在邻近部位可见到多支相似的血流分布。

2. 血管阻力（vascular resistance）　尽管目前尚有一些争议，但多数观点认为 RI 和 PI 值对淋巴结疾病的鉴别有一定意义。一般认为转移性淋巴结比反应性淋巴结的 RI 和 PI 值高。但甲状腺乳头状癌颈部淋巴结转移的 RI 和 PI 值与其他转移性淋巴结相比相对较低。

RI 和 PI 正确测量的方法学很重要。测量淋巴结内血管阻力在方法上和血管取样上充满争议。第 1 个争议在于淋巴结的选择。一般认为应评估血管分布最丰富的淋巴结。但血供最丰富的淋巴结的血流情况能否代表该疾病的特征尚属疑问。第 2 个争议是 RI 和 PI 值的测量方法。国内外的报道中常用的方法有同一根血管多次取样、不同部位多次取样（3～8 处）

等，然后或取所得参数的平均值，或取最高值，或取最低值进行分析。方法不同，得到的同一病变的 RI、PI 值也有很大差异。后国外学者 S. S. HO 在 2001 年对不同的测量方法进行了比较分析，指出，考虑到淋巴结可能只是部分被肿瘤组织取代，必须意识到在取样的时候可能会遗漏具有特征性血流动力学的血管；此外，测量多根血管并取其平均值或选择性的测量都可能模糊原本有判断意义的数值。由此可见将淋巴结多普勒超声检查方法标准化的重要性，这尚有待于广大超声工作者的共同努力。有学者根据多年的淋巴结超声研究经验，推荐如采取多点测量，即在 3 个或 3 个以上不同的部位取样，选择最高 RI 和 PI 作分析。

淋巴结内血管阻力 RI 和 PI 测量的另一个难点是检查耗时长，需 10 ~ 15min，在日常工作中不容易作为常规检查方法。淋巴结内血管很细，频谱多普勒的评估较困难，不但对仪器的要求较高，还要取得患者的理解与配合。

（朱冬梅）

## 第四节　超声造影在淋巴结的应用

由于受技术限制，常规多普勒超声不能探及非常小的血管。彩色/能量多普勒超声造影可显著增强血流的多普勒信号，可以更加准确地评估淋巴结的血管分布，但还是无法显示毛细血管水平的灌注状况。第 2 代超声造影剂结合灰阶超声造影技术，可以对组织器官的微循环灌注进行实时观察，实现在更精细的水平对淋巴结病变的血流特征进行评估。

### 一、浅表淋巴结病变的微循环灌注形态学

评估病变淋巴结的灌注形态学时，主要根据淋巴结灌注时是否显示条状的淋巴门灌注血管、灌注的模式、灌注的均匀性、有无灌注缺损等情况来进行评估。将灌注时淋巴结内显示条索状增强区定义为淋巴门血管（图 3 – 25）。将淋巴结灌注的模式分为 3 型：整体灌注型，即淋巴结的整体同时出现灌注；中央 – 边缘型，即淋巴结中央先出现灌注，随后在边缘出现灌注（图 3 – 26）；边缘 – 中央型，即淋巴结边缘灌注早于中央灌注（图 3 – 27）。

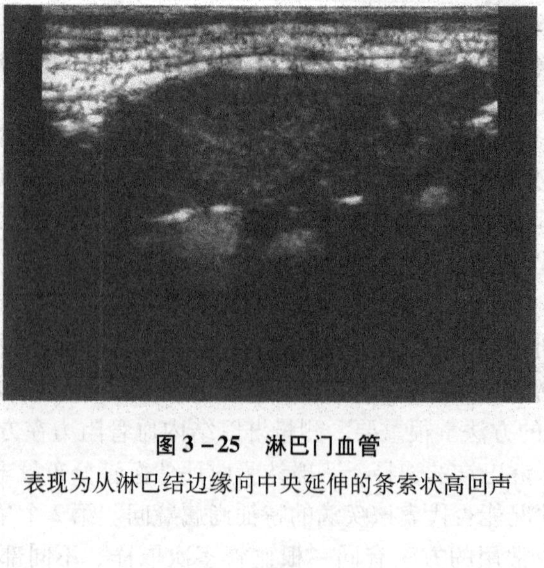

**图 3 – 25　淋巴门血管**

表现为从淋巴结边缘向中央延伸的条索状高回声

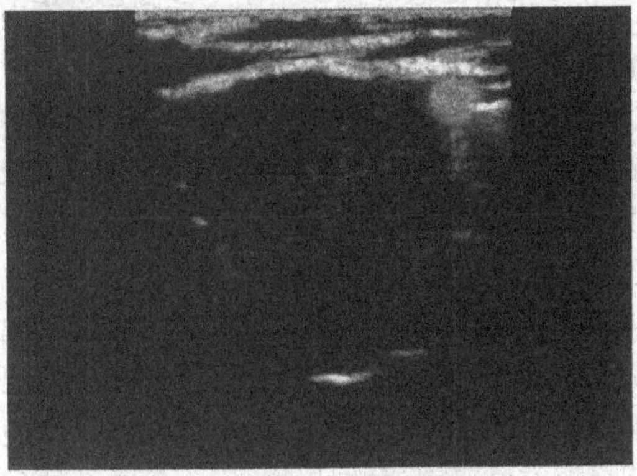

图 3－26　中央－边缘型灌注

淋巴结中央先出现灌注，随后边缘出现灌注

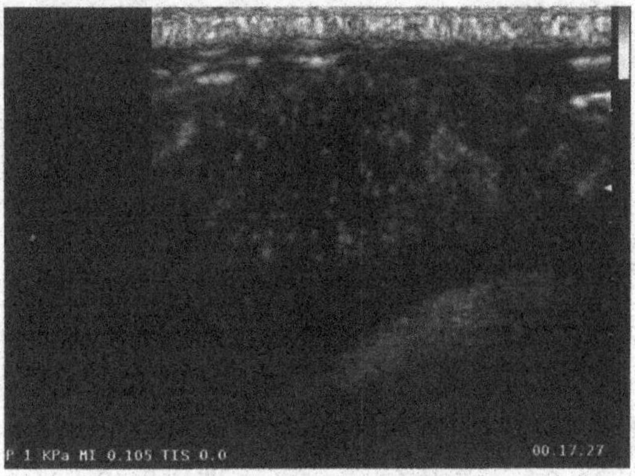


图 3－27　边缘－中央型灌注

淋巴结边缘先出现灌注，逐步向中央充填

灌注的均匀性的评估主要是观察有灌注区域增强的回声分布是否均匀一致。灌注缺损定义为同一淋巴结内出现局部无灌注的区域（图 3－28）。

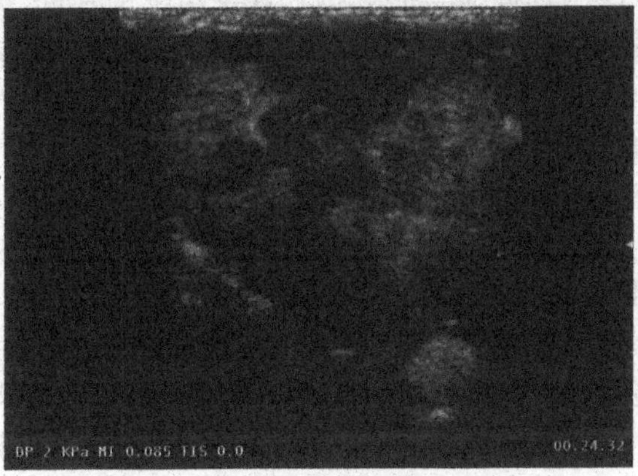


图 3－28　灌注缺损

淋巴结内出现斑片状无灌注区

瑞金医院的研究显示转移性淋巴结有 2.2%、淋巴瘤淋巴结有 9.7%、良性淋巴结病变 2.6% 表现为完全无灌注，导致这种情况的原因包括淋巴结血管阻塞造成淋巴结梗死和放疗、化疗造成淋巴结内部完全坏死及化脓性炎症导致淋巴结完全液化坏死。有灌注的淋巴结大多数的灌注模式为整体灌注型，少部分为中央－边缘型，淋巴结的灌注模式对于鉴别良性、恶性淋巴结病变无价值。在理论上，转移性或结核性淋巴结的淋巴门血供系统可被破坏，形成边缘血供，然而我们发现呈边缘－中央型灌注的淋巴结极少，其原因值得进一步探究。

未经放疗、化疗的转移性淋巴结 80% 造影时未显示淋巴门血管，经过放化疗的转移性淋巴结则皆未显示淋巴门血管。未经放疗、化疗的淋巴结 56.3% 造影时显示淋巴门血管，经过放疗、化疗淋巴结则 75% 未显示淋巴门血管。结核性淋巴结 87.5% 未显示淋巴门血管，良性淋巴结病变 59.5% 未显示淋巴门血管。转移性和结核性淋巴结病变对正常淋巴门血管的破坏可解释超声造影时淋巴门血流显示率较低的现象。良性淋巴结病变保存了淋巴结的正常血管结构，淋巴瘤淋巴结对血管系统的影响和反应性良性淋巴结病变有相似之处，使得上述病变超声造影时淋巴门血流显示率较高。放疗、化疗可以造成肿瘤床内中小动脉的血管内膜炎和血管周围炎，管腔狭窄或闭塞，是淋巴门血管显示率下降的原因。

我们的研究显示 82.2% 转移性淋巴结的灌注不均，灌注缺损发生率 57.8%，这和 Rubaltelli 等的研究结论相似。有人认为这是由于转移性淋巴结的肿瘤细胞对淋巴结各个部位浸润的程度不一导致对微血管系统的破坏不一，再则由于淋巴结内肿瘤浸润灶发生微小坏死，受分辨率所限，超声造影仅显示为回声不均。而当坏死灶较大时，超声造影则可显示为灌注缺损。放疗、化疗破坏肿瘤的血管后，可以导致局部供血区域发生凝固性和缺血性坏死，此时回声不均和灌注缺损的发生率更高。结核性淋巴结炎和转移性癌相似，本组资料中皆呈现不均匀并出现灌注缺损。淋巴瘤淋巴结 75% 灌注均匀，21.4% 有灌注缺损。良性淋巴结病变 83.8% 灌注均匀，8.1% 有灌注缺损。这 2 种病变皆有弥漫浸润的特性，对血管系统的破坏较少之故。

## 二、浅表淋巴结病变的微循环灌注血流动力学

微循环灌注动力学的指标包括造影的显影时间、达峰时间、降半时间及峰值强度。显影时间是指从注射造影剂即刻到时间强度曲线开始出现上升支的时间；达峰时间是指时间强度曲线开始出现上升支到曲线达到峰值所需的时间，即曲线的上升支所占的时间；降半时间是指从曲线峰值下降到峰值和基础值之和一半所需的时间；峰值强度为曲线峰值时回声强度的灰阶值，理论上其分布的范围为 0～255。

达峰时间 8.15s 是鉴别转移性淋巴结和结核性淋巴结的最佳临界点，鉴别的敏感度为 85.7%，特异度为 62.5%；达峰时间 9.8s 是鉴别转移性淋巴结和良性反应性淋巴结病变最佳临界点，鉴别的敏感度为 64.3%，特异度为 64.9%；达峰时间为 9.35s 是鉴别恶性淋巴结病变和良性淋巴结病变的最佳临界点，鉴别的敏感度为 64.9%，特异度为 62.7%。

这里需指出，我们造影使用的仪器是百胜 DU8 超声诊断仪，以 2.4ml 第 2 代超声造影剂 SonoVue 外周静脉团注，造影技术为 CnTI，MI 置于 0.08～0.11。如果造影没满足上述条件，则上述时间强度曲线分析数据的参考价值可能会受限。

达峰时间可反映造影时间强度曲线灌注的速率，达峰时间越长意味着灌注受到的阻力越大。从淋巴结血管的病理学可解释上述的达峰时间的差异。转移性淋巴结破坏了先前的淋巴结血管结构；为了获取营养肿瘤诱导肿瘤巢内形成窦状新生血管，这些肿瘤巢内小的窦状新生血管因为管径小、流速低，肿瘤组织还会压迫和包裹血管，这些改变加大了淋巴结的血流灌注阻力，因而造影剂灌注的达峰时间延长。感染性或传染性疾病侵袭的淋巴结（如结核性淋巴结炎）可导致血管舒张而使血供增加，这些因素皆可使得灌注的阻力下降，从而降低达峰时间。

（朱冬梅）

# 第五节　超声弹性成像在淋巴结的应用

弹性成像是对所检查软组织的弹性特征进行成像的诊断技术。将一些机械刺激（如加压或震动）传送至组织，使用一些传统的成像手段（如超声）来探测和定征应变的分布结果，这是弹性成像的基本原理。弹性成像所获取的图像称为弹性图。

超声弹性成像时，用探头通过体表对肿瘤反复施加和释放压力，计算由此造成的组织变形，这种组织变形因组织硬度的不同而有差异，因而，弹性成像可获取组织硬度方面的信息。在超声弹性图上，可用灰阶变化（硬的显示为黑色，软的显示为白色）或不同的颜色（硬的显示为蓝色，软的显示为红色）来代表硬度的变化。

尽管超声弹性成像尚未常规应用于临床，但研究已经显示超声弹性成像有助于乳腺、甲状腺和前列腺癌的鉴别诊断。浅表淋巴结和甲状腺、乳腺相似，其靠近体表，施压时不受骨骼或软骨的干扰，而且淋巴结深部的解剖结构使得超声探头可以对淋巴结进行有效的压缩，因而颈部淋巴结是弹性成像的良好检查部位。

日本学者 Lyshchik 等研究发现颈部转移性淋巴结 63% 硬度明显高于周围肌肉组织，而良性淋巴结仅 5% 硬度明显高于周围肌肉组织。由日本学者 Furukawa 等进行的另一项研究也发现转移性病变导致淋巴结硬度增加，而无转移性病灶的淋巴结较软。研究者将淋巴结的弹性图分为 4 种类型，1 型或 2 型代表组织较软，3 型或 4 型代表组织较硬（图 3－29）。结果 94.1% 转移性淋巴结表现为 3 型或 4 型弹性图，100% 良性淋巴结为 1 型或 2 型。

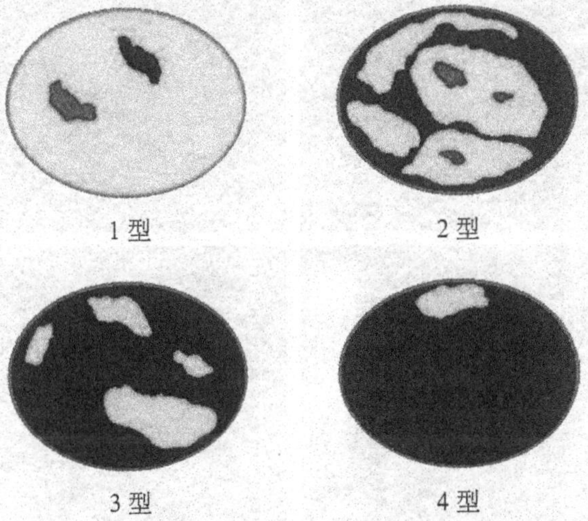


**图 3－29 淋巴结弹性成像分型模式（见彩图）**

1 型，切面上≥80% 的区域为红色或绿色，即组织较软；2 型，切面上≥50%，但 < 80% 区域为红色或绿色；3 型，切面上≥50%，但 < 80% 为蓝色；4 型，切面上≥80% 的区域为蓝色，即组织较硬

通过测量肌肉－淋巴应变比（muscle－to－lymphnode strain ratio），即应变指数（strain index），可获得最佳的诊断准确性，转移性淋巴结和良性淋巴结的平均应变指数有显著差异，转移性淋巴结为 4.4 ± 3.6，良性者为 0.8 ± 0.5。以应变指数 > 1.5 作为判断转移性淋巴结的标准，诊断的灵敏度为 85%，特异度为 98%，阳性预测值 96%，阴性预测值 92%，准确性 92%。

上海瑞金医院的初步研究也发现转移可导致淋巴结的硬度增加，转移性淋巴结的应变指数高于淋巴瘤淋巴结和反应性淋巴结（图 3－30，图 3－31，图 3－32），转移性淋巴结内转移灶的应变指数也大于残余正常淋巴组织（图 3－33），但应变指数的具体值和 Lyshchik 等的数据有相当大的差异，这可能是所采用的仪器的不同所导致。

根据 Lyshchik 等的研究，超声弹性图上良恶性淋巴结显示的清晰度也有差异。多数的良性淋巴结和周围肌肉的硬度相似，弹性特征差异微小，因而在弹性图上出现 67% 淋巴结不能清晰显示的现象。相反，转移性淋巴结和周围肌肉和其他结构相比硬度较高，弹性特征差异较大，有 93% 的转移性淋巴结显示良好。另外弹性图上转移性淋巴结 65% 边缘不规则，52% 边界模糊，而 95% 良性淋巴结边缘不规则，73% 边界模糊，这可能反映了转移性淋巴结和周围组织的弹性特征的巨大差异，或是纤维形成反应导致在转移性淋巴结周围形成僵硬的环。

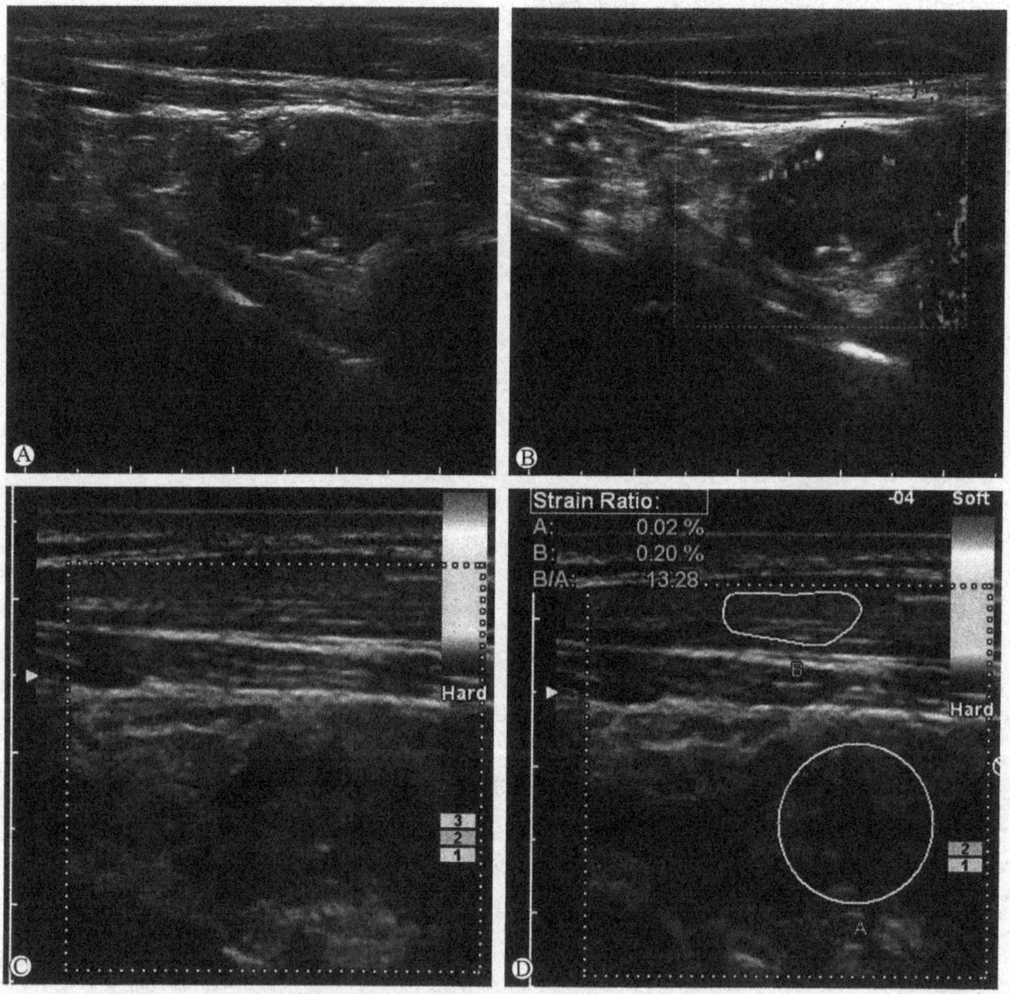


**图 3-30　纵隔神经内分泌癌颈部淋巴结转移**

A. 左侧颈部异常淋巴结，内可见微钙化灶；B. 能量多普勒超声显示淋巴结边缘型血管，分布紊乱；C. 超声弹性图上淋巴结以蓝色为主；D. 淋巴结应变指数高达 13. 28

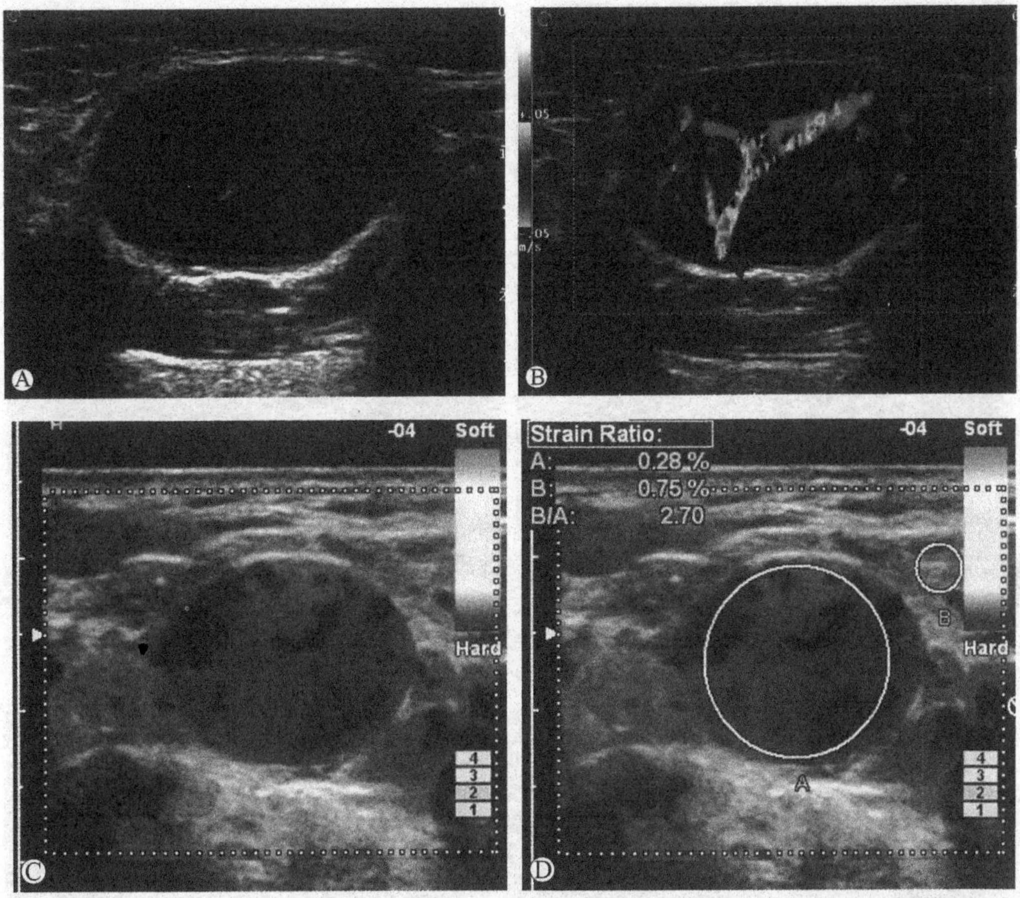


**图 3－31　颈部非霍奇金淋巴瘤**

A. 颏下异常淋巴结，较圆，呈较均匀低回声；B. 彩色多普勒超声显示淋巴门血管及边缘血管；C. 超声弹性图上淋巴结显示绿色为主；D. 淋巴结应变指数 2.7

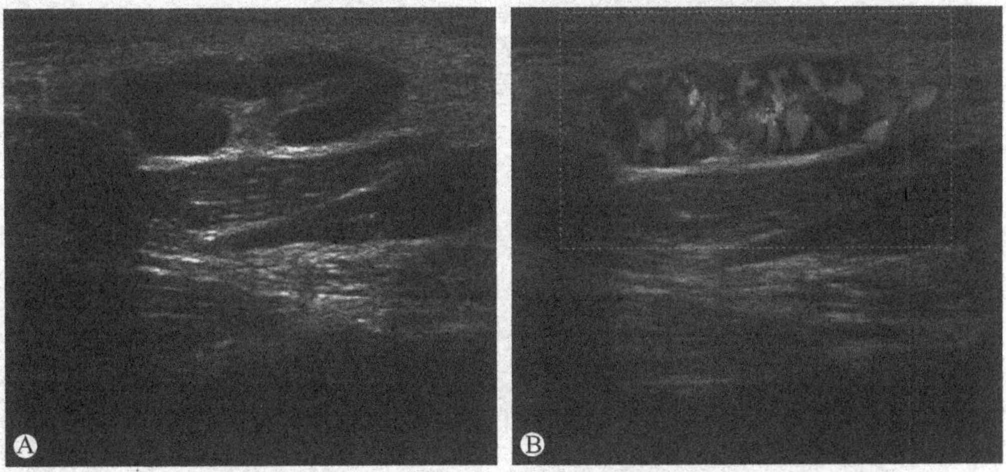

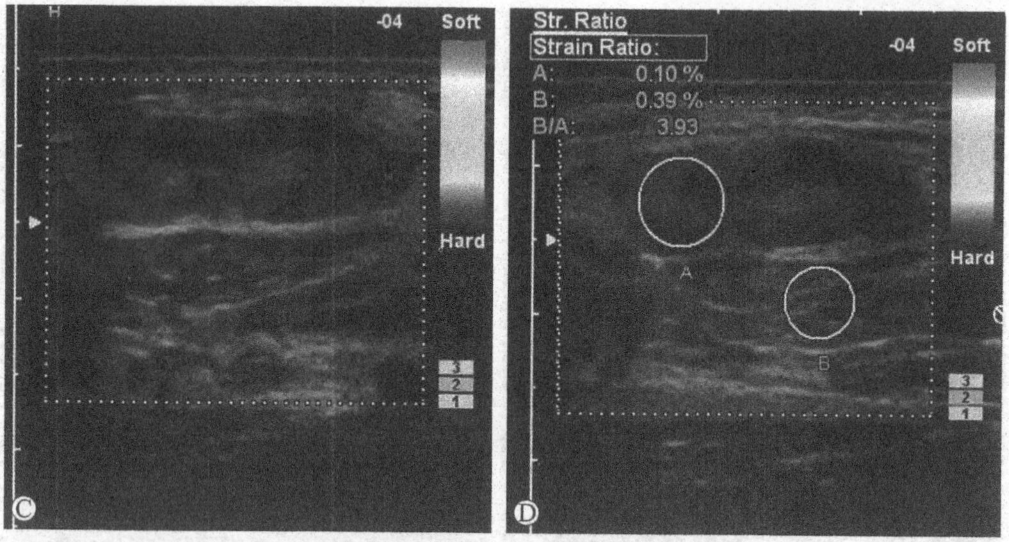


**图 3－32　颈部急性反应性淋巴结**

A. 左颈部异常淋巴结，椭圆，呈较均匀低回声，淋巴门明显可见；B. 彩色多普勒超声显示丰富淋巴门血管；C. 超声弹性图上显示淋巴结内蓝绿相间；D. 淋巴结应变指数 3. 93

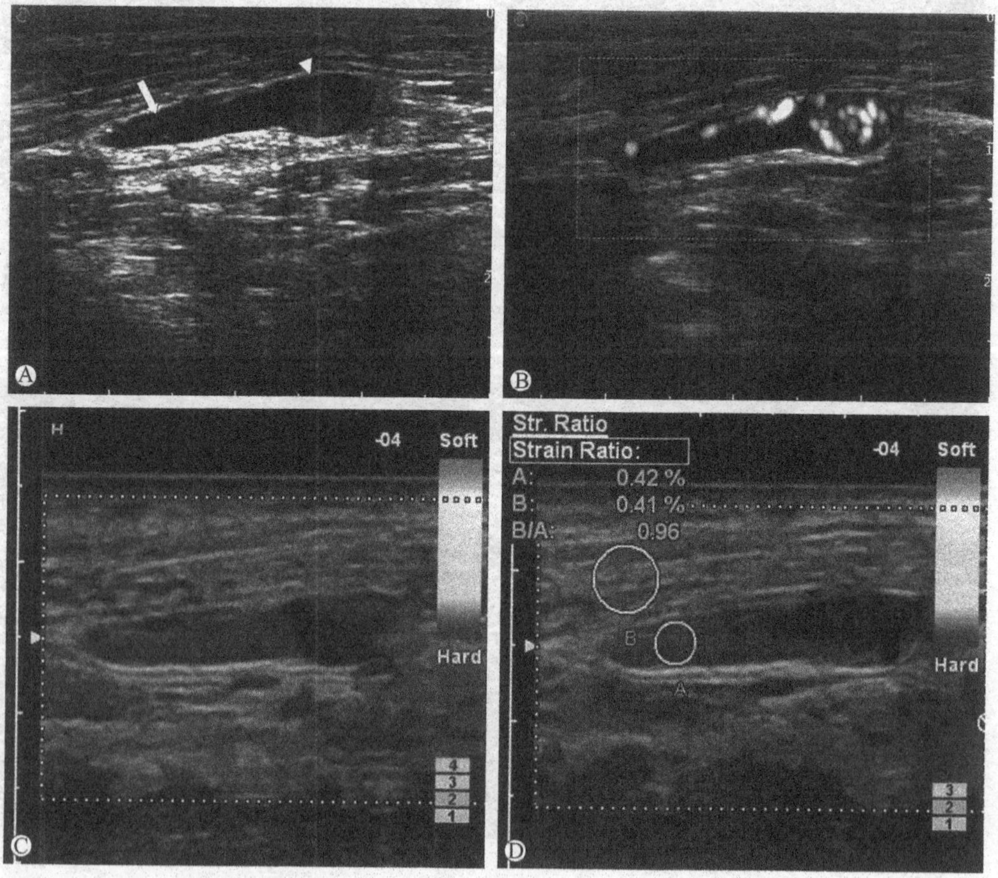

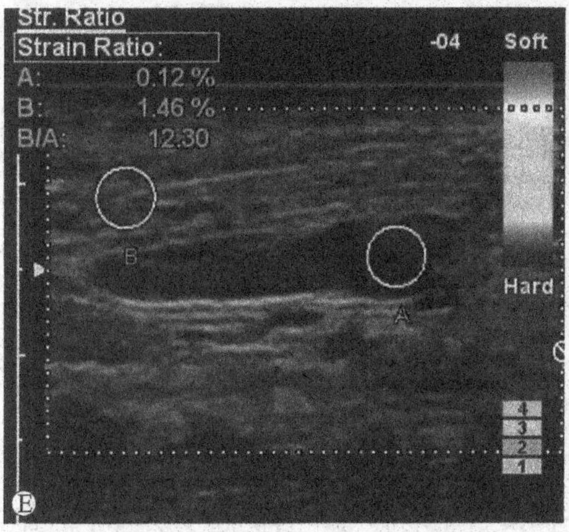


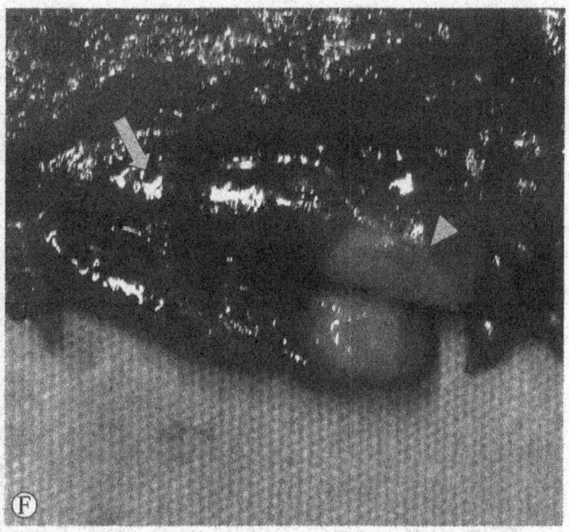


**图 3-33　甲状腺乳头状癌颈部淋巴结转移**

A. 左侧颈部异常淋巴结，淋巴结下极见局部高回声区，为局灶性转移灶（三角所指），上极残余淋巴结呈均匀低回声；B. 能量多普勒超声显示转移灶内血流信号明显增多，分布紊乱；C. 超声弹性图上转移灶以蓝色为主，淋巴结残余正常部分以绿色为主；D. 淋巴结残余正常部分的应变指数为 0.96；E. 淋巴结内转移灶应变指数为 12.3；F. 手术标本显示转移灶呈黄白色（三角所指），残余正常淋巴结呈紫黑色（箭头所指）

（朱冬梅）

# 第四章　颈部血管超声

## 一、概述

### （一）颈部动脉

颈部动脉主要为颈总动脉、颈内动脉、颈外动脉及椎动脉。

1. 颈总动脉　是头颈部的主要动脉干。左侧发自主动脉弓，右侧起于头臂干。颈总动脉下段浅面有胸锁乳突肌覆盖，沿气管和食道的外侧上行，到平甲状软骨上缘处，分为颈内动脉和颈外动脉。颈总动脉与颈内静脉、迷走神经一起被包裹在颈动脉鞘内。颈总动脉上段位置表浅，在活体上可摸到其搏动。

在颈动脉分叉处有颈动脉窦和颈动脉小球：前者为压力感受器，血压增高时，窦壁扩张，可反射性地引起心跳减慢、末梢血管扩张，血压下降；后者为化学感受器，能感受血液内氧和二氧化碳分压及血液酸碱度等变化的刺激，可反射性调节呼吸和血压。

2. 颈外动脉　起始后先在颈内动脉前内侧，后经其前方转至外侧，颈外动脉主要供应面部和头皮组织的血液。主要分支有：甲状腺上动脉，舌动脉，面动脉，颞浅动脉，上颌动脉，枕动脉和耳后动脉，咽升动脉。

同侧颈外动脉分支之间、同侧与对侧颈外动脉分支之间、颈外动脉与颈内动脉、锁骨下动脉的分支之间均有丰富的吻合，当一侧颈外动脉或其分支被结扎后，可通过上述吻合建立较充分的侧副循环。

3. 颈内动脉　由颈总动脉发出后，垂直上升至颅底，经颈动脉管入颅腔，分支分布于视器和脑，主要供应大脑半球前3/5部分的血液。颈内动脉在颈部无分支。

4. 椎动脉　为锁骨下动脉分支，经枕骨大孔入颅内，左右侧椎动脉汇合成基底动脉。

椎－基底动脉和颈内动脉入颅后，由大脑底部借前、后交通动脉连接，形成一个多角形的大脑动脉环。又叫 Villis 环。

椎动脉起始部位，往往是脑血管疾患的好发处。

颈动脉属于脑部大动脉，管壁富有弹性，有多层弹性膜和弹性纤维，故又称弹性动脉。管壁较厚，可分为三层：

（1）内膜：由内皮和内皮下层结缔组织组成，由于内皮下层之外的内弹性膜与中膜的弹性膜相连，故内膜与中膜没有明显的界线。

（2）中膜：主要由大量弹性膜和一些平滑肌组成。

（3）外膜：很薄，主要由较致密的结缔组织组成，没有明显的外弹性膜。

### （二）颈部静脉

颈内静脉：是头颈部静脉回流的主干，上端在颈静脉孔处与乙状窦相续，向下行于颈动脉鞘内，沿颈内动脉和颈总动脉外侧下行，至胸锁关节后方与锁骨下静脉汇合成头臂静脉。

头臂静脉左、右各一，在胸锁关节的后方由同侧的锁骨下静脉和颈内静脉汇合而成，左、右头臂静脉在右侧第1胸肋结合处汇合成上腔静脉，沿升主动脉右侧垂直下行，注入右心房。

椎静脉：是头臂静脉的属支。

颈外静脉：是颈部最大的浅静脉，在耳下方由下颌后静脉的后支和耳后静脉、枕静脉等汇合而成，向下注入锁骨下静脉或静脉角，注入前尚接纳颈前静脉和肩胛上静脉等属支。

## 二、适应证

（1）颈动脉粥样硬化。

（2）多发性大动脉炎。

（3）颈动脉扭曲。

（4）颈动脉瘤。

（5）颈动脉体瘤。

（6）锁骨下动脉盗血综合征。

（7）椎－基底动脉供血不足。

（8）原发性颈静脉扩张症。

（9）颈部静脉血栓形成。

## 三、检查方法与要求

1. 仪器条件　彩色多普勒超声仪，选用线阵或梯形探头，探头频率5～10MHz，彩色血流显示选择颈部血管条件。对于肥胖或颈部粗短的患者，可使用凸阵探头，对受骨骼遮挡影响的颈总动脉起始段，可选用扇形探头，彩色血流显示速度调至20～40cm/s。但由于探头接触面积较小，所获取的图像近场范围不如线阵范围大。

2. 患者准备　进行颈动脉检查前，患者需休息5min左右。

3. 体位　患者取仰卧位，颈后垫枕，头向后仰稍偏向检查对侧，充分暴露颈部。

4. 检查方法　可用直接接触探测法，通过甲状腺的横切面对颈总动脉定位，采用连续横切面结合纵切面扫查颈总动脉全段，颈内、外动脉及分叉处，尽可能探测到颈部最高位置；椎动、静脉扫查在显示颈总动脉纵切面后，将探头向外侧移动显示颈椎横突，于横突间寻找椎动、静脉。检查时采用二维－彩色多普勒－频谱多普勒模式，必要时选择多普勒能量图。检查内容包括测量血管内径，观察血管内膜是否规整、管腔有无斑块，如有斑块，应注意其形状、大小、分布范围、回声强度、有无声影。同时要判断斑块是否引起血管狭窄，注意观察血流性状，有无充盈缺损、中断，测量血流流速及狭窄度。

5. 检查注意事项

（1）探测时探头应轻置于颈前部皮肤上，切勿加压，以免造成颈部血管内径变窄的假象，影响颈部血管血流的显示及测定。

（2）注意颈内动脉和颈外动脉的区分：颈内动脉通常位于颈外动脉的外侧内方；颈内动脉内径多大于颈外动脉，在颅外段无血管分支；多普勒频谱显示为低阻血流。

（3）注意观察颈动脉、椎动脉管径是否匀称，有无局部狭窄与膨大，血管是否弯曲、受压或扭结。血管壁的厚度、回声，内膜面是否光滑，有无增厚或连续性中断。

（4）注意观察颈动脉分叉处，颈内动脉起始段及椎动脉起始段这些斑块的好发部位。

对回声较弱的软斑可适当提高增益，或结合彩色多普勒血流显像协助判断。

（5）颈动脉前壁的小斑块常受多次反射的影响易漏诊，应进行多切面观察。

（6）颈总动脉内径测量应选择在颈总动脉远端距分叉部2.0cm处。颈内、颈外动脉内径测量在距分叉膨大部以远1.0～1.5cm处。椎动脉内径测量应选择较平直的$C_5$～$C_4$或$C_4$～$C_3$段。

## 四、正常超声表现

### （一）二维灰阶超声

颈总动脉主干走行平直，横切面管壁呈圆形，纵切面管壁呈前后平行的两条强回声线，管腔为无回声暗区，至分叉处内径增宽。血管壁由内膜、中膜和外膜三层组成。内膜纤细光滑，连续性好，呈线状光带，中层为暗带，内膜与中膜无明显界限，构成血管内壁，外膜呈明亮光带。颈总动脉、颈内外动脉较难在同一切面显示。正常颈总动脉内径0.6～0.8cm，颈内动脉内径0.4～0.6cm，颈外动脉内径0.4～0.5cm，椎动脉内径0.3～0.4cm（图4－1）。

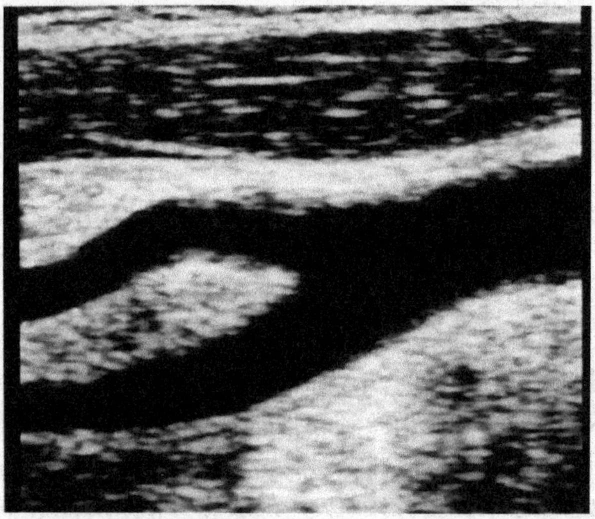

**图4－1 颈动脉分叉处**

内－中膜厚度是指内膜与管腔界面至中层与外膜分界面之间的距离。正常颈动脉内－中膜厚度≤0.9mm。

### （二）彩色多普勒血流显像

正常颈动脉血流显示为搏动性离心层流血流，管腔中央色彩明亮，提示血流速度较快，靠近管壁色彩暗淡，提示血流速度较慢。在颈动脉分叉处可见少许紊乱血流，提示此处涡流形成。椎动脉血流方向与颈动脉一致（图4－2）。

### （三）多普勒频谱图

正常颈总动脉血流频谱形态呈3峰，收缩期有2个峰，双峰间有切迹，第1峰（V1）高尖，大于次峰（V2），V2/V1正常小于0.8，舒张早期增速形成第3峰，舒张期全程呈持续平缓的低速血流。流速、血管阻力均介于颈内、外动脉之间（图4－3）。

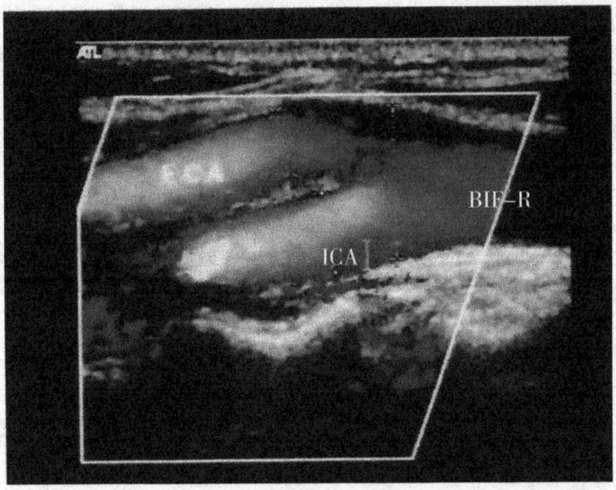


图 4-2　正常颈动脉及其分支 CDFI

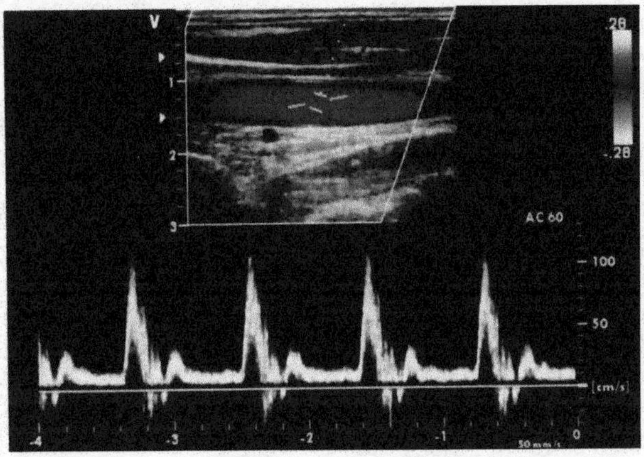


图 4-3　颈总动脉

颈内动脉供应大脑血流前 2/3 的血液，脑组织毛细血管丰富，循环阻力小，显示低阻型血流频谱，收缩期血流速度上升较缓慢，双峰切迹不明显，呈 3 峰递减型或 2 峰型（V2 显示不明显），舒张期血流呈坡状下降，频带较宽，频带充填。

颈外动脉供应头面部血流，循环阻力大，显示高阻力型血流频谱，收缩期流速迅速达高峰上升陡直，舒张期下降也快，频带较颈内动脉窄，有空窗，舒张早期出现逆向小峰，舒张中晚期出现正向斜坡状较窄的充填频带，呈低速血流。

椎动脉：其频谱形态与颈内动脉相似，单峰，中等阻力血管特征，流速低于颈内动脉。

颈部动脉血流速度变异较大，与年龄关系密切，一般随年龄增加血流速度减低。

同侧颈内动脉与颈总动脉收缩期血流速度比值（ICA/CCA 比值），正常颈动脉 ICA/CCA 为 0.8 以下，是判断血管狭窄的较有价值的诊断标准。与血流速度比较，可以更好地描述正常和狭窄之间的特征。

颈内静脉位于颈动脉外侧，走向清晰，管壁纤细，管腔呈椭圆形，管径较伴行的颈动脉宽，随动脉搏动而搏动。探头加压后，管腔则闭合。

颈内静脉血流缓慢，管腔中央色彩稍明亮，周边色彩较暗。

颈内静脉呈单向充填低速血流频谱，受颈动脉搏动的影响，频谱呈波状。

## 五、颈部血管常见疾病超声诊断

### （一）动脉粥样硬化

动脉粥样硬化是一非炎症变性疾病，能影响到全身任何动脉，是最常见的血管疾患。脂质代谢紊乱和动脉壁功能障碍是引起本病及形成粥样斑块的重要因素。当动脉内膜类脂质沉积，逐渐出现内膜增厚、钙化、血栓形成，致使管腔狭窄、闭塞。

1. 临床表现　当粥样硬化斑导致管腔狭窄、闭塞，引起脑供血不足，患者可头晕、目眩、思维能力下降，久之脑萎缩，栓子或斑块脱落可引起颅内血管栓塞致脑梗死，甚至危及生命。好发部位为分叉处和颈内动脉起始段。

2. 超声表现

（1）二维灰阶超声：

1）动脉管壁正常三层结构消失或破坏，内膜面粗糙不平，不规则增厚，内－中膜厚度≥1.0mm。

2）粥样硬化斑块形成：血管内可见局限性或弥漫性分布大小不等、形态各异的斑块。斑块呈弱回声或等回声者为软斑；斑块纤维化、钙化致回声增强伴后方声影为硬斑。斑块若出血，呈混合性回声为混合斑。软斑和混合回声斑块危险度高，易致脑栓塞。斑块多发生在颈总动脉近分叉处，其次为颈内动脉起始段，颈外动脉起始段相对较少见。

3）血栓形成急性血栓为很低的回声，二维图像不能发现，随着血栓时间的延长，血栓回声水平逐渐增强。

（2）彩色多普勒血流显像：斑块区表现为局部彩色血流缺损。轻度狭窄者可无明显的湍流，中度狭窄或重度狭窄表现为血流束明显变细，出现五彩镶嵌的狭窄性血流信号，完全闭塞者则闭塞段管腔内无血流信号。

（3）多普勒频谱图：

1）颈动脉微小的粥样硬化病灶不会引起血流动力学的改变。当血管增厚，管腔狭窄不明显或轻度狭窄时，表现为频带轻度增宽，峰值流速无明显变化或轻微加快。

2）当斑块致血管狭窄＞50％时，狭窄段出现湍流频谱，表现为频谱充填，峰值与舒张末期流速加快。而狭窄远端的血流频谱低平，表现为峰值流速减低，加速时间延长。

3）当严重狭窄时近端血流阻力增大，闭塞段管腔内不能测出多普勒频谱。

当颈内动脉闭塞或严重狭窄时，同侧颈总动脉频谱呈现颈外动脉血流化，阻力指数和搏动指数均可增高，ICA/CCA 比值也可明显增高。舒张期仅有少量血流信号或没有血流信号甚至出现反向波，对侧颈动脉流速可代偿性升高（图 4－4A、B）。

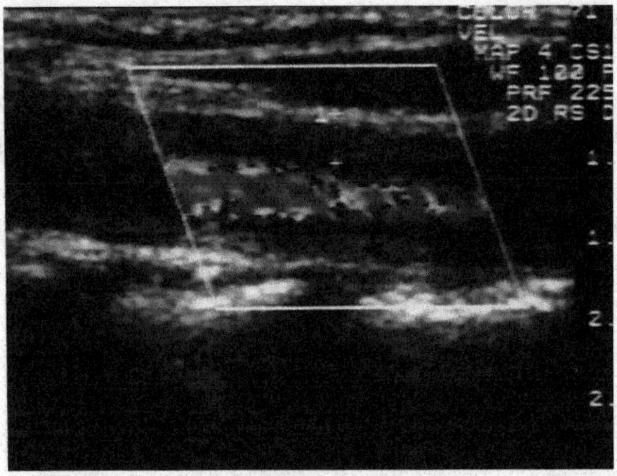


图 4－4A　大动脉炎

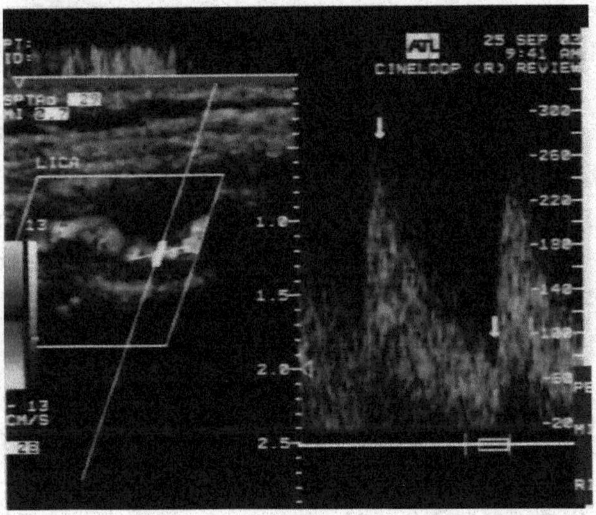


图 4－4B　颈内动脉狭窄频谱

3. 诊断标准

（1）定性诊断：颈总动脉内膜粗糙，近膨大处内－中膜厚度≥1.0mm，膨大处≥1.2mm，在排除了大动脉炎累及颈动脉者，可诊断早期颈动脉粥样硬化或颈动脉粥样硬化伴斑块形成。

（2）定量诊断：指颈动脉狭窄程度的判断。综合二维灰阶超声、彩色多普勒血流显像和多普勒频谱图 3 种方法分析可减少误差，使判断更准确。

轻度狭窄：内径减少≤49%；频谱无改变；收缩期峰值流速 <120cm/s。

中度狭窄：内径减少 50%～79%；频带增宽，充填，频窗消失；收缩期峰值流速 >120cm/s，其与颈总动脉的峰值流速之比≥2，舒张末期血流加快≥40cm/s。

重度狭窄：内径减少 80%～99%；频谱异常；收缩期峰值流速增快，可大于 200cm/s；舒张末期血流速度明显加快≥100cm/s，频窗消失，其与颈总动脉的峰值流速之比≥4。

闭塞：内径减少 100%，无血流频谱显示，可见血栓回声，同侧颈总动脉舒张期无血流信号甚至出现反向波。

4. 临床评价　现有的检查方法，如CT、MRI等，只能发现颅内血管病变的后果，如出血灶、梗死灶等。只有DSA（血管造影）可以看到血管本身的病变，但价格较贵，且有1‰的危险，所以不能广泛应用。彩色多普勒超声可以清晰显示颈动脉管壁的结构，检出动脉粥样硬化斑块和血栓，鉴别软斑与硬斑，判断颈动脉狭窄的程度和范围，为临床预防和治疗方案的选择提供客观依据。而且还可以对血流做定量测定，特别对脑供血不全的诊断，为其他方法不可比拟。它已成为颈动脉粥样硬化的首选检查方法，而且是颈动脉内膜剥脱术后及支架术后的良好随访工具。

5. 注意事项

（1）颈动脉轻度狭窄时不会引起明显的血流动力学变化，当狭窄≥50%时才会引起相应的血流动力学变化。极严重狭窄者（内径减少>90%～95%）狭窄处流速不增高，反而减低。

（2）软斑、急性血栓为很低的回声，二维图像不易发现，需借助CDFI证实，此时管腔变细狭窄。

（3）一侧颈动脉闭塞或重度狭窄，可通过基底环引起血液逆流，同时健侧颈动脉血流代偿性增高。

（4）颈内动脉颅外段无血管分支，严重病变往往导致整条动脉闭塞。

（5）注意与头臂型大动脉炎鉴别，前者老年男性多见，病变部位在内－中膜层，表现为管壁均匀增厚或斑块形成，多发于颈动脉分叉或颈内动脉起始段；而后者青年女性多见，病变累及血管全层，表现为管壁呈节段性增厚，厚薄不均，病变段动脉壁增厚较均匀，管腔多呈节段性狭窄，少数为瘤样扩张，多发于颈动脉近端、中段。

### （二）多发性大动脉炎

多发性大动脉炎是一种临床较少见的主动脉及其主要分支的慢性节段性非特异性炎症，导致管腔节段性狭窄以致闭塞，并可继发血栓形成。此病病因不明，多认为属于自身免疫性疾病。以青年女性多见。

1. 临床表现　临床表现复杂，分两期：①活动期，以全身非特意性症状起病，如发热。②血管闭塞期，按受累血管部位不同可分为四型：Ⅰ型（头臂动脉型）、Ⅱ型（肾主动脉型）、Ⅲ型（混合型）和Ⅳ型（肺动脉型）。Ⅰ型最多见，以左锁骨下动脉和颈总动脉最为常见，表现为不同程度的脑缺血和上肢缺血症状，早期有低热、关节痛、肌痛、食欲和体重下降等大动脉炎活动期的表现。桡动脉搏动减弱或消失，为无脉症。

2. 超声表现

（1）病变多发生于颈动脉近端及中段，早期病变累及动脉外膜和中层，表现为外膜和中层增厚，内膜清晰可见，病变加重时累及动脉全层，表现为动脉壁三层结构消失。

（2）动脉壁呈均匀性增厚，病变区与非病变区分界清晰。

（3）受累动脉主要以狭窄或闭塞为主，可继发血栓形成而闭塞。

（4）部分患者动脉内壁变薄，管腔呈瘤样扩张。

（5）彩色多普勒表现为狭窄性或闭塞性血流特点。

发生在锁骨下动脉或肱动脉病变的病例，其血管病变以狭窄为主，极少发生局部管腔扩张的改变（图4－4A、B）。

3. 诊断标准

（1）年轻女性出现单侧或双侧肢体缺血或脑缺血症状，近期发生顽固性血压增高，血沉增快，有血管杂音或双侧肢体收缩压差大于20mmHg者，应怀疑本病。

（2）超声发现病变累及主动脉大中分支，动脉管壁三层结构消失，内膜呈节段性不规则增厚，血管狭窄或闭塞即可诊断。

4. 临床评价　彩超可以对本病做出明确的诊断，对早期病变的诊断具有重要意义，而且是疗效评价和随访的重要工具。但是对病变累及的范围、位置、程度和侧支建立情况的判断稍逊于血管造影。

5. 注意事项

（1）左颈总动脉起始部、左锁骨下动脉起始部、胸主动脉及肾动脉等部位，可由于骨骼遮盖、肥胖及气体干扰而显示不满意，轻度狭窄可遗漏。

（2）不仅要观察动脉内膜层的变化，而且更要注意观察动脉壁各层的细微改变。

（3）此病的诊断注意横切面的扫查，横切面见管壁三层结构消失，呈环形均匀增厚较具特征。

（4）注意与肾动脉肌纤维发育不良症、动脉粥样硬化、先天性主动脉缩窄、血栓闭塞性脉管炎、胸廓出口综合征等鉴别。肾动脉肌纤维发育不良症亦好发于女性，特点是肾动脉及其分支呈串珠样改变；先天性主动脉缩窄多见于年轻男性，病变局限，婴儿型位于主动脉峡部，可合并其他先天性心脏病，成人型位于动脉导管相接处；血栓闭塞性脉管炎多位于下肢，有吸烟史，可伴静脉炎；胸廓出口综合征中的动脉型表现为脉压随体位而改变。

### （三）颈动脉扭曲

颈动脉扭曲是指颈动脉的过度弯曲呈“S”形或“C”形，弯曲成锐角者称扭结。在颈部动脉中，最常发生弯曲、盘绕和扭结的是颈总动脉、颈内动脉和椎动脉起始段。

1. 临床表现　一般无自觉症状，但有的患者可出现头疼、头晕等脑供血不全症状。多见于老年人，尤多见于合并高血压动脉粥样硬化患者。常以颈部搏动性肿物就诊。

2. 声像图表现　颈动脉呈“S”或“C”字形态，或呈90°直角弯曲状，弯曲处由于血流方向发生改变，形成涡流而呈现杂色血流，流速加快，频谱充填；可合并动脉粥样硬化表现。

3. 诊断标准

（1）颈动脉明显弯曲，严重者可呈扭曲盘绕状。

（2）弯曲部位呈五彩镶嵌血流。

（3）弯曲部位可探及高大湍流频谱。

4. 临床评价　彩色超声是本病可靠首选检查方法，很容易与颈动脉瘤、颈动脉体瘤和其他颈部肿物相鉴别。

### （四）颈动脉瘤

颈动脉瘤是指颈总动脉、颈内动脉颅外段和颈外动脉及其分支的动脉瘤。颈动脉瘤较少见，占周围动脉瘤的2%。常见病因是动脉粥样硬化。颈动脉瘤多发生于成人，儿童较少见，先天性极为罕见。临床表现为颈侧部的膨胀性、搏动性肿块，压迫颈根部时瘤体可缩小。有时可闻及收缩期杂音。瘤腔内血栓形成可引起脑组织供血不足，出现头晕、头痛等症状。通常分为真性、假性和夹层动脉瘤，夹层动脉瘤多见于腹部大血管。

1. 颈部真性动脉瘤

(1) 临床表现：颈部搏动性肿块，最常见，多见于成人、单侧。

(2) 超声表现：血管见局限性扩张或膨大，呈梭形或囊球形，边缘尚清晰，管壁变薄，两端壁与正常颈动脉壁相连续。实时显像可见有收缩期搏动，压迫近侧动脉时，瘤体可缩小，搏动性也减弱。瘤内如有血栓形成，则可见贴近管壁处有低或中等回声区，中心为无回声液性暗区。

彩色多普勒显像显示瘤体内呈涡流状血流，红蓝相间，两端与颈动脉彩色血流相互延续。瘤体内有血栓时，可见彩色血流充盈缺损。

多普勒频谱图显示瘤体内血流速度较低（图4－5）。

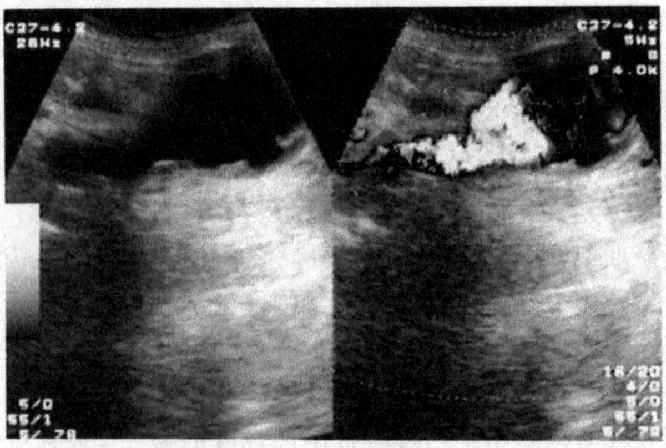

图4－5 真性动脉瘤

(3) 诊断标准：若超声发现扩张的动脉内径大于2倍以上的近端或远端正常动脉内径，可明确诊断。

(4) 临床评价：超声能发现瘤腔内附壁血栓，评价动脉瘤累及的分支及远端动脉栓塞的情况。

(5) 注意事项：

1）探头应轻放，切忌用力挤压，应双侧对比观察。

2）与非血管性肿物鉴别容易，如颈动脉体瘤、颈神经鞘瘤、腮裂囊肿，后者为实性或囊性，无血管搏动；亦易与颈动脉扭曲鉴别。

3）瘤体大小的测量应从瘤体的外壁至外壁。

2. 颈部假性动脉瘤

(1) 临床表现：多见于外伤后或人工血管置换术、内膜剥脱术后，病变在颈部极为少见。

(2) 超声表现：

1）在颈动脉旁可见一无回声或混合回声肿块，呈圆形或椭圆形，颈动脉壁可显示连续中断，有小口与肿块相通，瘤壁缺乏动脉壁的三层结构。肿块边缘可见实质性低同声为附壁血栓。

2）彩色多普勒血流显像。血液经过破裂口射入颈动脉旁无回声或混合回声团块内，肿块内彩色血流呈涡流状。

3）多普勒频谱图。瘤颈部为特征性“双期双向”高速血流频谱，肿块内取样为低速搏动性血流频谱。

（3）诊断标准：有外伤或手术史；超声见颈动脉旁一低回声或无同声肿物，瘤壁缺乏动脉壁的三层结构，有入口与颈动脉相通。彩色血流显像可见颈动脉通过破裂口向瘤体内射血。血流频谱呈特征性的“双期双向”高速血流，即可诊断。

（4）临床评价：彩超能很好地诊断假性动脉瘤，但对于来源动脉细小的动脉瘤的判断有时不甚满意，这类患者术前应行血管造影检查。

（5）注意事项：

1）仔细寻找与动脉相通的破裂口，观察肿块内血流信号与邻近动脉直接交通的情况。

2）当瘤颈部较长、动脉瘤位置深或来源动脉细小不易分辨来源动脉时，可通过测量流速来判断破裂口的位置，因流速越高部位越接近瘤颈部或破裂口处。

3）注意与脓肿、血肿、假性静脉瘤及其他肿瘤相鉴别。假性静脉瘤为静脉型频谱。

3. 颈部夹层动脉瘤　病因复杂，常见于动脉粥样硬化、高血压和马方综合征患者，血流冲击使动脉内膜撕裂形成假腔。

（1）临床表现：可无症状或头颈部突然的撕裂样疼痛，可见颈部搏动性包块，常伴休克。

（2）超声表现：血管增宽，管腔内见线状弱回声光带，为受累动脉内膜将血管分隔成真、假两腔。急性期内膜随心动周期而飘动，慢性期假腔内形成血栓，假腔血液流动缓慢，导致真腔狭窄甚至完全闭塞。同一血管内可见两股血流为分离内膜分隔。血管病变上下端可探及分离内膜的破裂口，破裂口处血流紊乱，流速明显升高（图4－6A～C）。

（3）诊断标准：动脉内膜分离是本病最确切的诊断依据。

（4）临床评价：超声对细微结构显示能力强，对本病诊断帮助大，且可显示内膜破裂口处。但对于深部血管病变则诊断较为困难。

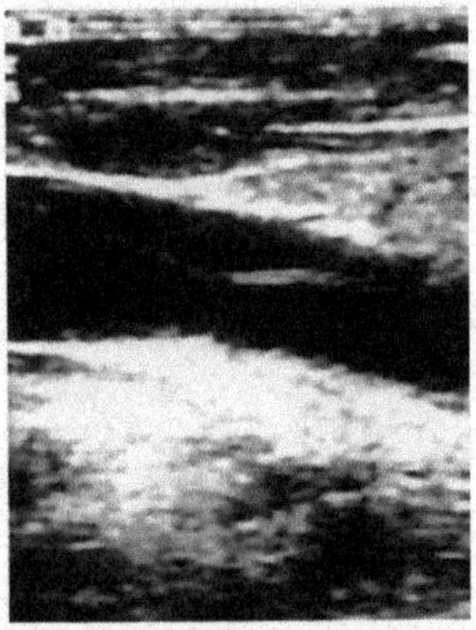

**图4－6A　颈内动脉夹层动脉瘤**

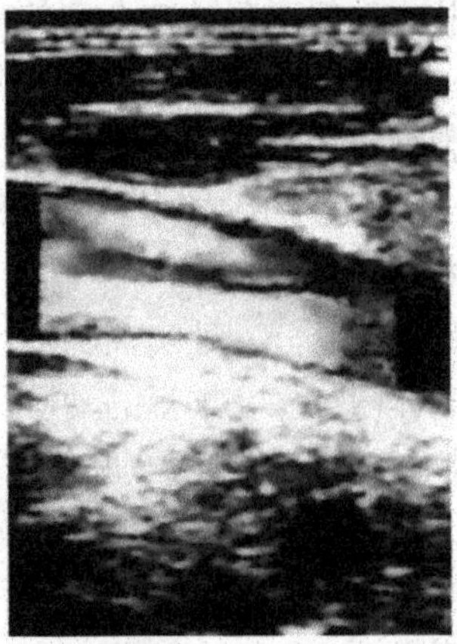

**图4－6B　颈内动脉夹层动脉瘤 CDFI**

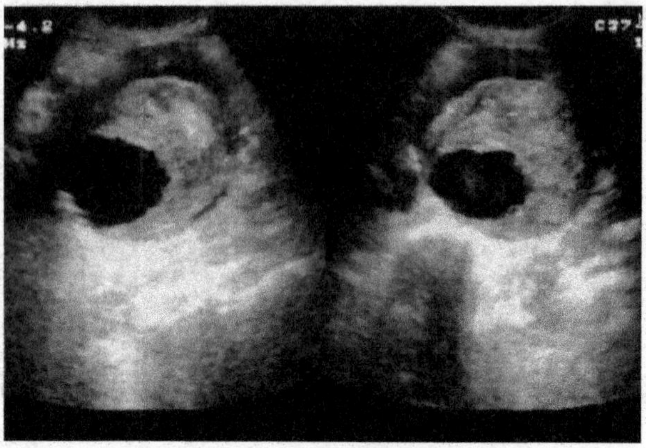


图4-6C　夹层动脉瘤并血栓形成

（5）注意事项：

1）当动脉扩张、一侧管腔血栓或偏心性狭窄时应注意有无本病。

2）正常血管内膜菲薄回声较弱，检查时应适当提高增益且使声束方向与内膜垂直。

3）分离的内膜无破裂口时，假腔内充满血栓又无血流信号，易误诊为真性动脉瘤。

## （五）颈动脉体瘤

颈动脉体瘤又称为副神经节细胞瘤，位于颈总动脉分叉处的外鞘内。为临床少见的化学感受器肿瘤，单侧多见。主要血液供给来自颈外动脉。

1. 临床表现　临床表现为颈总动脉分叉处无痛性肿块，生长缓慢，一般无自觉症状，约10%为恶性。

2. 超声表现

（1）颈总动脉分叉处的外鞘内显示实质性低回声团块，边界清晰，可呈分叶状，包膜完整，无搏动。颈内、外动脉间夹角和距离加大。

（2）肿物内部可探及较丰富的动脉与静脉血流信号，并可见颈外动脉的分支直接进入肿瘤内部，动脉血流频谱为低阻型或高阻型。

（3）肿瘤较大时肿块包绕、挤压或侵犯致颈动脉狭窄或闭塞，颈动脉内彩色血流变细或不显示。如动脉管腔或周围组织受侵犯，则提示为恶性（图4-6D）。

3. 诊断标准

（1）颈总动脉分叉处实性肿物，可使颈内、颈外动脉间距加大或将其包绕在内。

（2）瘤体内可探及丰富的动脉、静脉血流信号。

（3）肿瘤较大时可使颈动脉狭窄，血流速度加快。

4. 临床评价　可容易地发现肿瘤和肿瘤血供，并与其他颈部肿块相鉴别，为手术提供依据。

5. 注意事项

（1）在瘤体较小，症状及体征不明显时，易漏诊。

（2）肿瘤多单侧发病，双侧颈动脉体瘤少见，在超声检查中要注意双侧对照，因颈动脉体瘤在手术过程中须结扎颈外动脉，同侧脑组织供血依赖脑底动脉环通过对侧代偿性供血，若对侧有异常，则可能产生脑供血不足，给手术造成不良后果。

（3）与颈部其他肿瘤鉴别：如颈神经鞘瘤、颈交感神经瘤、颈纤维瘤，均位于颈动脉后方，将其向前推移，不包绕颈动脉，肿瘤内部无或较少彩色血流显示。

（4）与颈动脉瘤、淋巴瘤、淋巴结炎、转移瘤、腮裂囊肿鉴别：腮腺肿瘤位于腮腺内，多与腮腺分界不清，与颈动脉有明显分界。

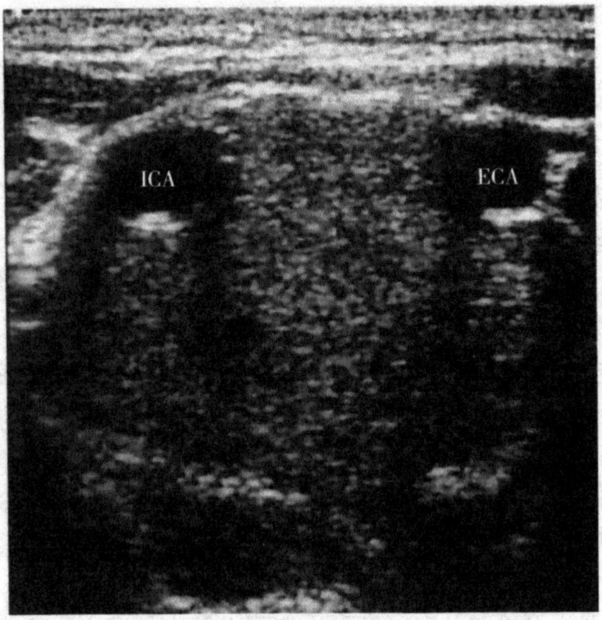


图4-6D　颈动脉体瘤

## （六）椎-基底动脉供血不足

椎-基底动脉供血不足是一种常见的缺血性脑血管疾病，此病为一临床综合征、发病原因为多种因素。病因包括：血管位置与形态的变异，椎动脉粥样硬化，颈椎病，锁骨下动脉盗血综合征等。

1. 临床表现　椎-基底动脉供血不足多发生于中老年人，眩晕、头痛、视症状及意识障碍为椎-基底动脉供血不全的四大症状。

2. 超声表现　椎动脉管径狭窄，管径值小于3.0mm。如有斑块形成可为局部管腔狭窄。

椎动脉彩色血流信号减少，血流束变细。如椎动脉明显弯曲可见弯曲部位为多彩血流。如彩色血流方向逆转则可判定为锁骨下动脉盗血。完全无彩色血流显示，应考虑为椎动脉闭塞。

患侧椎动脉流速减低，表现为收缩期峰值及舒张期波幅均明显降低，健侧流速正常或代偿性增高。

3. 诊断标准

（1）椎动脉管径狭窄小于3.0mm。

（2）患侧椎动脉血流速度减慢或血流量减少，健侧正常或代偿性增高。

4. 临床评价　长期以来，由于缺乏对椎-基底动脉供血情况的检测手段和方法，对其定性、定位及定量的诊断存在一定困难。椎-基底动脉血管造影虽然对其缺血性疾病诊断有一定帮助，但由于是一种有创性检查，操作复杂并具有一定危险性，患者不易接受。彩色超声诊断仪对颅外段椎动脉提供了一种无创、方便、直观、定量的检测手段，为临床诊断椎－基底动脉供血不足提供了有价值的依据。

5. 注意事项

（1）由于正常椎动脉流速较低，仪器要适当调低彩色血流速度范围。如椎动脉未显示血流时，不应轻易诊断椎动脉闭塞。

（2）患者肥胖、颈椎横突、锁骨的遮盖及椎动脉走行弯曲可能影响某段椎动脉的显示，但总体不影响其检查效果；椎动脉闭塞时容易产生侧支循环，可了解其侧支循环情况。

（3）椎动脉完全闭塞与缺如，有时两者难以鉴别，可通过血管造影鉴别。

### （七）锁骨下动脉盗血综合征

锁骨下动脉盗血综合征又称头臂综合征，这是脑内盗血综合征中最常见的一种，由于锁骨下动脉近心段狭窄或阻塞，而同侧的椎动脉畅通，使脑部血液经过通畅的椎动脉流入锁骨下动脉阻塞处远端，发生椎动脉内血液倒流。导致椎－基底动脉供血不足所产生的综合征。常由动脉粥样硬化或多发性大动脉炎引起。左侧锁骨下动脉盗血综合征较右侧多见。

1. 临床表现　多数患者可能没有症状，但当并发有其他动脉病变时，就可产生脑部或上肢缺血症状。

2. 超声表现　无名动脉及锁骨下动脉起始段狭窄或闭塞，患侧椎动脉血流逆向流动，健侧椎动脉流速代偿性升高。束臂试验可使椎动脉部分反向血流转为完全性反向血流，使诊断更容易。

3. 诊断标准　锁骨上窝可闻及血管杂音，并双上肢血压差大于2.7kPa；超声束臂试验下椎动脉血流逆转是诊断锁骨下动脉盗血综合征的重要依据。

4. 临床评价　椎动脉血流方向改变有助于判断锁骨下动脉狭窄和侧支循环建立程度，还可判断治疗效果和随诊。

5. 注意事项

（1）一侧病变出现血流异常，应注意检查健侧血流状况。

（2）怀疑有此病时行超声束臂试验，以避免漏诊。

（3）术前应全面检查双侧颈总，颈内外动脉、椎动脉与锁骨下动脉以充分估计狭窄，选择最佳术式：锁骨下动脉远端闭锁可选择颈动脉－锁骨下动脉转位术；同侧颈动脉病变可选择腋－腋架桥术；颈动脉狭窄严重并累及双侧病变者，应先行治疗，再行颈动脉－锁骨下动脉架桥术。

### （八）原发性颈静脉扩张症

1. 临床表现　临床少见病，为颈内/颈外/颈前/面后静脉的囊状或柱状扩张性病变，颈内静脉扩张以儿童多见，颈外静脉扩张以中青年女性多见，病因不清楚，常表现为颈部皮下浅蓝色囊柱状肿物，哭闹、大声说话、咳嗽、Valsalva 动作、压迫其近心段可变大，平卧、局部加压则缩小、消失，右侧常见，可有双侧扩张。

2. 超声表现　颈静脉局限性管径增宽，彩色多普勒血流显像显示瘤内呈涡流状态血流，色彩较暗，多普勒频谱显示呈静脉频谱。

3. 诊断标准　颈静脉扩张内径大于正常血管内径的1.5倍以上可诊断；若双侧扩张，行 Valsalva 动作内径增加5～10mm 即可诊断。

4. 临床评价　超声为本病的首选检查方法。

5. 注意事项

（1）与心衰及上腔静脉阻塞综合征引起的静脉血管增宽鉴别，后两者多为双侧改变。

（2）先天性喉气管囊肿、上纵隔囊肿、喉外憩室大声说话、咳嗽、Valsalva 动作时亦会增大，应注意鉴别。

（3）因本病为可复性肿物，易与颈部囊状水瘤、颈部实性肿块、甲状舌骨囊肿鉴别。

### （九）颈部静脉血栓形成

1. 临床概述　多由于颈部插管及输液，少数是肿瘤癌栓，以颈内静脉血栓多见。表现为颈部一硬条索状物，有压痛，急性血栓可头面部肿胀，慢性血栓症状不明显，可有头昏、头痛、记忆力减退。

2. 超声表现　静脉管腔增宽，探头加压管腔不消失，急性期血栓回声低，慢性期回声逐渐增高。可引起血管狭窄，静脉血流速度加快。

3. 诊断标准　静脉管腔内见实质性低回声团块，探头加压血栓处静脉管腔不能压闭即可诊断。

4. 临床评价　可明确血栓的部位和范围，判断血管的狭窄程度。

5. 注意事项

（1）注意合并其他静脉栓塞，如锁骨下静脉。

（2）静脉血流缓慢时可自发显影，应与栓塞鉴别。

（潘虹霞）

# 第五章　甲状腺及甲状旁腺超声

## 第一节　甲状腺超声检查方法与正常声像图

### 一、解剖概要

#### （一）甲状腺

甲状腺（thyroid）是成年人体内最大的内分泌腺，由左右两侧叶和连接两侧叶的峡部组成，呈H形横跨于气管上段。有30%～50%的人在峡部上缘有一尖端向上的锥体叶。甲状腺前方为胸骨舌骨肌及胸骨甲状肌，外前方为胸锁乳突肌，两侧叶后方为颈长肌。两侧叶的后内侧与喉和气管、咽和食管，以及喉返神经等相邻，后外侧为颈总动脉和颈内静脉。甲状腺表面覆盖有两层被膜，外层称甲状腺假被膜，覆盖甲状腺的前面和两侧；内层称甲状腺真被膜，贴于腺体组织表面，并伸入腺体实质内，将腺体组织分隔为若干小叶。

甲状腺的血供非常丰富，主要由双侧的甲状腺上、下动脉及少数人存在的甲状腺最下动脉构成。甲状腺的静脉起自甲状腺腺体的表面和气管前面的静脉丛，分为上、中、下3对静脉。

甲状腺主要分泌甲状腺激素和降钙素，生理功能十分广泛，主要是促进人体的能量代谢和物质代谢，促进生长和发育。

#### （二）甲状旁腺

甲状旁腺（parathyroid）位于甲状腺两侧叶的背面，为黄褐色圆形小体，有薄层结缔组织被膜。成人每个腺体重约30～50mg；长3～6mm，宽2～4mm，厚0.5～2mm。甲状旁腺的数目和位置变化较大。约90%人群有4个甲状旁腺，每侧上、下两个，有的人为3个或5个腺体。上一对甲状旁腺位置比较恒定，多位于甲状腺侧叶后缘上中1/3交界处。下一对甲状旁腺位置变化较大，约60%位于甲状腺侧叶下极的后缘（正常位置），可异位于甲状腺胸腺韧带内、纵隔和颈动脉鞘内。

上一对甲状旁腺由甲状腺上动脉或甲状腺下动脉或两者的吻合支供应，下一对甲状旁腺由甲状腺下动脉发出的分支供应。甲状旁腺的静脉回流同甲状腺，分别回流至颈内静脉和头臂静脉。

甲状旁腺主细胞分泌甲状旁腺素，具有升高血钙、降低血磷的作用。甲状旁腺素的分泌主要受血钙浓度的负反馈调节，并与甲状腺C细胞分泌的降钙素以及1，25－$(OH)_2$维生素$D_3$共同调节钙磷代谢，控制血浆中钙、磷水平。

## 二、超声检查方法和正常声像图

### （一）仪器条件

一般使用具有高频线阵探头（5～10MHz）的彩色多普勒血流显像（CDFI）仪对甲状腺和甲状旁腺进行扫查。必要时采用扇形探头结合吞咽动作对锁骨后或胸骨后甲状腺肿或异位甲状旁腺病变进行观察。

### （二）体位

患者取仰卧位，在肩及颈后垫枕，头向后仰充分暴露颈前区域。如果甲状腺肿物较大，可嘱患者头偏向对侧或调整为侧卧位。

### （三）检查方法

1. 甲状腺

（1）测量甲状腺大小：沿侧叶纵切扫查，取最大切面测量上下径，横切扫查时取最大横切面测量横径和前后径；用同样的方法测量峡部各径。

（2）从上至下、从外向内做一系列横切和纵切扫查，观察甲状腺实质及结节的灰阶超声表现。

（3）CDFI 检查：观察腺体和结节的血流信号的分布和丰富程度，测量结节内动脉血流的峰值流速和阻力指数。必要时，测量甲状腺上、下动脉的内径、峰值流速和阻力指数。

2. 甲状旁腺

（1）正常位置甲状旁腺的超声检查方法与甲状腺的基本相似。由于甲状旁腺位置更深，使用的探头频率更低，特别是甲状旁腺明显增大时。

（2）甲状旁腺常见异位于甲状腺内、颈动脉鞘内、食管后和胸骨上窝，应仔细扫查。

（3）嘱患者做吞咽动作，使病灶提升，同时采用扇形探头（扫查方向朝向足侧）在胸骨上窝和锁骨上方进行探测，有可能发现异位于锁骨或胸骨后方的病灶。

### （四）正常声像图

1. 甲状腺

（1）正常甲状腺左右侧叶上下径4～6cm，左右径1.5～2cm；峡部前后径0.2～0.4cm。正常甲状腺大小存在较大个体差异，但侧叶前后径的个体差异相对较小，若侧叶前后径大于2cm，可诊断甲状腺肿大。

（2）甲状腺被膜为一薄而规整的高回声带，实质为分布均匀的细而密集的中等回声，回声水平明显高于邻近的胸锁乳突肌回声（图5－1）。高档彩色多普勒血流显像（CDFI）仪显示腺体内弥漫性分布的较为丰富的点状、条状血流信号。

（3）甲状腺上、下动脉的平均内径约2mm，为搏动性动脉血流频谱，收缩期峰值流速为30～50cm/s。甲状腺的三对静脉为连续性低振幅频谱。

2. 甲状旁腺　由于正常甲状旁腺体积过小（平均大小5mm×3mm×1mm），且与周围组织不能形成良好的反射界面，超声很难显示。偶尔超声可以显示年轻人正常的甲状旁腺，多为卵圆形边界清楚的均匀低回声，内部一般无明显的血流信号。超声诊断甲状旁腺增大的标准是甲状旁腺前后径超过2mm。

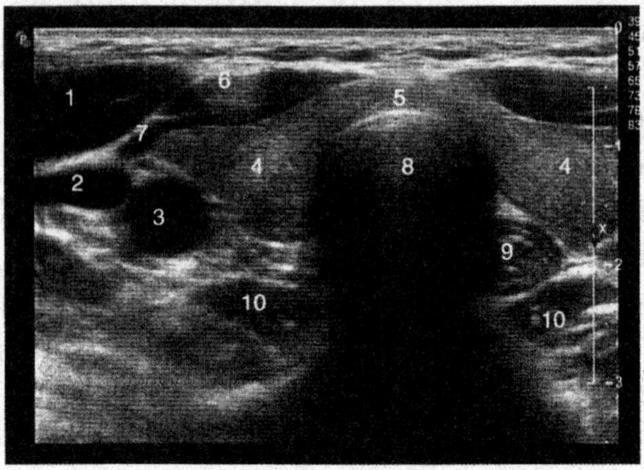


**图 5-1　正常甲状腺及其周围关系的灰阶图像**

1. 胸锁乳突肌；2. 颈内静脉；3. 颈总动脉；4. 甲状腺左、右叶；
5. 甲状腺峡部；6、7. 颈前肌肉；8. 气管；9. 食管；10. 颈长肌

（黄　梅）

## 第二节　甲状腺疾病超声诊断

为了便于超声鉴别诊断，将甲状腺疾病大致分为两大类：甲状腺弥漫性肿大和甲状腺结节。前者包括毒性弥漫性甲状腺肿、单纯性甲状腺肿、亚急性甲状腺炎、慢性自身免疫性甲状腺炎及甲状腺原发性恶性淋巴瘤；临床上甲状腺结节被描述为正常大小或弥漫性肿大的腺体内单发或多发结节，包括结节性甲状腺肿、甲状腺腺瘤、甲状腺癌、局限性炎性结节。

### 一、毒性弥漫性甲状腺肿

毒性弥漫性甲状腺肿（toxic diffuse goiter）又称原发性甲状腺功能亢进症、突眼性甲状腺肿或 Graves 病，是一种伴甲状腺激素分泌增多的特异性自身免疫病。本病多见于 20 ~ 40 岁青年女性，男女比例约 1 : 5。

#### （一）临床表现

多器官受累和高代谢状态，主要表现有：心慌、怕热、多汗、食欲亢进、大便次数增多、消瘦、情绪激动等，约 1/3 的患者伴有眼球突出。

#### （二）超声检查

1. 灰阶超声图像　甲状腺弥漫性对称性肿大，被膜规整。甲状腺上、下动脉内径增宽，腺体回声明显受病程和治疗的影响。对于未经治疗的初发者，腺体表现可分为弥漫回声减低型或散在回声减低型。病程较长或反复发作者，腺体回声水平可与正常腺体相当，不均匀，部分病例因形成纤维分隔而出现条状高回声。

2. 多普勒超声　CDFI 表现为“火海征”，血流信号丰富。多数病例甲状腺上、下动脉流速明显加快，阻力减低。

（三）鉴别诊断

1. 单纯性甲状腺肿　本病系地方性缺碘引起的疾病，也有散发性病例。超声表现为甲状腺增大，但回声正常或不均，CDFI 示血流信号及流速无明显增加。甲状腺功能正常或减低。

2. 结节性甲状腺肿　部分毒性弥漫性甲状腺肿可表现为腺体散在的回声减低，从声像图上与结节性甲状腺肿不易区分。后者开始时似单纯性甲状腺肿，但随着病情的发展，各部分组织反复增生与复旧，形成纤维间隔及多个结节。甲状腺两侧叶不对称增大是其特征。CDFI 检查缺乏血流信号，其流速 $<30cm/s$，与甲亢“火海”征截然不同。

3. 慢性自身免疫性甲状腺炎　病情动态发展，声像图随之动态变化。甲状腺增大多以前后径改变为明显，而甲亢的腺体增大以长径改变为明显，而且桥本氏甲状腺炎血中抗甲状腺球蛋白和抗微粒体抗体增高。

4. 甲状腺腺瘤　部分患者合并甲亢，从声像图上易于与甲亢鉴别。

## 二、单纯性弥漫性甲状腺肿

单纯性弥漫性甲状腺肿（simple diffuse goiter）是单纯性甲状腺肿的早期阶段，甲状腺两侧叶呈对称性弥漫性肿大，一般不伴有甲状腺的功能变化和全身症状。

（一）临床表现

甲状腺过度肿大者可压迫周围器官组织而产生相应的症状：①压迫气管造成呼吸困难；②压迫食管引起吞咽困难；③压迫颈静脉、上腔静脉造成头面部及上肢水肿；④压迫周围神经引起声音嘶哑或霍纳综合征（Homer syndrome）。

（二）超声检查

1. 灰阶超声图像　甲状腺呈弥漫性、对称性肿大，表面平整。腺体肿大明显时可出现压迫气管、颈部血管等现象。病程早期腺体内部回声基本正常；病程后期除腺体实质回声普遍不均外，由于滤泡内充满胶质而高度扩张，腺体内显示弥漫分布的多发薄壁无回声区伴囊内点状强回声。

2. 多普勒超声　CDFI 显示腺体内血流信号无明显增多，甲状腺上动脉内径正常或稍增宽，频谱形态无异常改变，流速在正常范围内或轻度增高。

（三）鉴别诊断

1. 结节性甲状腺肿　腺体增大呈不对称性，表面不光滑，并伴有多个大小不等的结节。而单纯性甲状腺肿腺体呈弥漫性对称性增大，表面光滑，内无囊性结节以外的其他类型结节形成。

2. 毒性弥漫性甲状腺肿　（见毒性弥漫性甲状腺肿）。

## 三、单纯性结节性甲状腺肿

单纯性结节性甲状腺肿（simple nodular goiter）是单纯性甲状腺肿发展至后期的表现。

（一）临床表现

本病一般无明显症状，但肿大的甲状腺可压迫周围组织如气管和食管而产生相应的症状。

（二）超声检查

1. 灰阶超声图像　甲状腺正常大小或两侧叶不对称性增大，表面不平整。内见单个或多个回声不等的结节，边界清晰或模糊，可伴有形态不同的钙化。结节以外的腺体回声可能表现为均匀、不均或散在的点状或条状高回声。

2. 多普勒超声　CDFI 显示结节内血供状态不等，有的增生结节内部血流丰富，甚至呈彩球状；以退化为主（如囊性变、液化、坏死等）的结节内部无或少许血流信号。结节以外的腺体血供无明显增多。甲状腺上动脉内径正常或稍增宽，流速在正常范围内或稍加快。

（三）鉴别诊断

1. 与毒性弥漫性甲状腺肿、单纯性弥漫性甲状腺肿相鉴别　（见毒性弥漫性甲状腺肿、单纯性弥漫性甲状腺肿）。

2. 甲状腺腺瘤　多为单发，边界清晰，有完整包膜。内部回声均匀，可有晕，甲状腺轮廓整齐、光滑。而结节性甲状腺肿结节常多发，大小不一，无包膜，周围甲状腺组织回声不均匀，甲状腺轮廓不平。

3. 甲状腺癌　结节有恶变的可能，如发现生长迅速，颈淋巴结增大，超声显示结节边界不整呈锯齿样改变，合并微钙化等恶性特征应想到恶变的可能，必要时进行穿刺活检。

## 四、亚急性甲状腺炎

亚急性甲状腺炎又称肉芽肿性或巨细胞性甲状腺炎，是一种自限性非化脓性炎性疾病，发病初期有上呼吸道感染的表现，一般认为病因是病毒感染或变态反应所致，多见于 20 ~ 50 岁的女性。

（一）临床表现

早期可有发热、甲状腺肿大、疼痛，伴有上呼吸道感染的表现。开始时病变仅局限于甲状腺一侧或一叶的某一部分，不久累及另一侧或甲状腺全部。可出现甲状腺功能亢进；晚期如果甲状腺有严重的破坏乃至出现纤维化，可出现甲状腺功能低下。病程一般持续 2 ~ 3 个月，可自行缓解消失。

（二）超声检查

1. 灰阶超声图像　患侧甲状腺肿大，被膜下病灶常使甲状腺与颈前肌之间的间隙模糊或消失。甲状腺腺体内见边界模糊的散在性或融合性片状低回声，被称为“洗出”征（“wash - out” sign）（图 5 - 2），为本病的特征表现。病程初期低回声区常有压痛。病灶回声随病程而变化，炎症恢复期回声增强、不均，低回声区缩小甚至消失，恢复为正常腺体回声。

2. 多普勒超声　CDFI 显示病灶内原有血管自如穿行，周边无明显环绕血管。

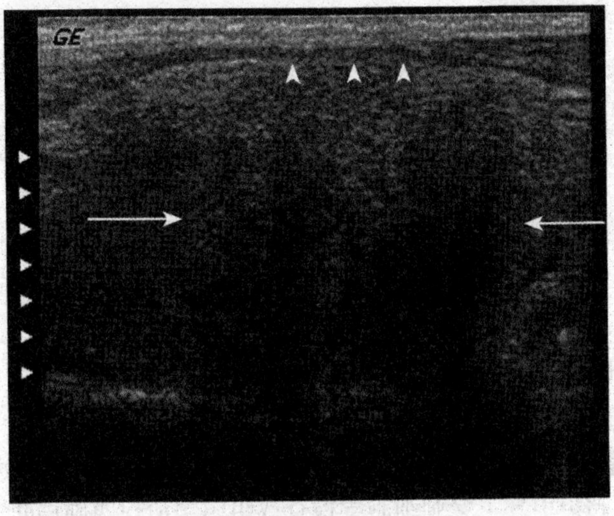


**图 5－2　亚急性甲状腺炎声像图**

大箭头所示为融合性低回声带（“洗出”征），小箭头所示为甲状腺与颈前肌之间的间隙模糊

### （三）鉴别诊断

1. 急性化脓性甲状腺炎　本病有高热、白细胞增高、血沉快、疼痛及压痛症状重。超声显示不均质低回声区，边界模糊、不清。形成脓肿时，可见不规则的无回声区。

2. 甲状腺癌　亚急性甲状腺炎如为单侧性，常形成 2 ~ 3cm 大小结节，此时应与甲状腺癌相鉴别。前者的结节有触痛，形态不规则，后方无声衰减，周边无血管绕行，可见原有的甲状腺血管在病灶内穿行。动态观察可发现病灶开始位于一侧叶，不久累及另一侧叶，3 ~ 6 个月后，病灶逐渐缩小甚至完全恢复正常。后者的结节形态不规则，边缘可呈蟹足样改变，内部可有微小钙化，后方可有声衰减，周围血管移位、绕行。鉴别困难时，可行细针抽吸细胞学检查或组织学活检。

3. 慢性自身免疫性甲状腺炎　本病一般表现为双侧腺体弥漫性回声减低，局限性慢性自身免疫性甲状腺炎少见。甲状腺无触痛，不发热，血中甲状腺球蛋白抗体和微粒体抗体滴度远高于亚急性甲状腺炎。亚急性甲状腺炎晚期在声像图上与慢性自身免疫性甲状腺炎难以鉴别。

## 五、慢性自身免疫性甲状腺炎

慢性自身免疫性甲状腺炎（chronic autoimmune thyroiditis）又称慢性淋巴细胞性甲状腺炎、桥本甲状腺炎（Hashimoto thyroiditis），是一种自身免疫性疾病。好发于 30 ~ 50 岁的青中年女性。

### （一）临床表现

本病起病隐匿，常无特殊症状。体检触及甲状腺正常大小或中度弥漫性肿大，腺体质韧如橡皮。血甲状腺球蛋白抗体和抗微粒体抗体增高。

（二）超声检查

1. 灰阶超声图像　甲状腺两侧叶弥漫性肿大，以前后径改变最为明显，峡部也明显增厚；病程后期可表现为腺体萎缩。甲状腺包膜清晰，平整，病程后期可呈分叶状。双侧腺体回声弥漫性减低、不均，内有许多条状高回声，有时可见许多散在的细小低回声。

2. 多普勒超声　CDFI 显示在病程早期腺体内血流信号弥漫性增加，有的患者甚至与未经治疗的毒性弥漫性甲状腺肿的血供程度无明显差异；病程后期由于腺体纤维化，血流信号仅轻度增加或无明显增加。频谱多普勒表现为病程早期甲状腺上动脉流速明显加快，血流量增多。

（三）鉴别诊断

1. 亚急性甲状腺炎　（见亚急性甲状腺炎）。

2. 甲状腺癌　慢性自身免疫性甲状腺炎如为局限性病变，应与甲状腺癌相鉴别。声像图不典型时，可采用超声引导下穿刺细胞学检查或组织学活检明确诊断。

3. 结节性甲状腺肿　慢性自身免疫性甲状腺炎在甲状腺内偶尔可见多个小的高回声结节，由淋巴组织、残余滤泡和上皮组织形成。此时要与结节性甲状腺肿鉴别。主要依靠血清学检查，必要时穿刺细胞学检查或组织学活检。

## 六、甲状腺腺瘤

甲状腺腺瘤系良性肿瘤，起自腺上皮组织，可分为滤泡型腺瘤、乳头状腺瘤和混合型三种。多见于中青年女性。

（一）临床表现

肿瘤生长缓慢，患者一般无明显自觉症状。若肿瘤内突然出血，则肿块迅速增大，伴局部疼痛。少数病例可发生功能自主性腺瘤，出现甲亢症状。10% 的腺瘤可以癌变。体检触及单个圆形或椭圆形肿块，质韧，表面光滑，无压痛，可随吞咽而活动。

（二）超声检查

1. 灰阶超声图像　腺瘤一般为单发，极少数为多发；呈圆形或椭圆形，肿物长轴常与腺体的长轴平行，如位于峡部的腺瘤长轴与矢状面垂直。肿物内部回声类似正常腺体实质回声，多数为均匀等回声，少数为低回声；较大者易合并囊性变、出血或坏死，内部有不规则无回声区、钙化灶或浓缩胶质。浓缩胶质表现为点状强回声后方伴“彗星尾”征，此为良性结节的特征性表现。肿物边界清楚、整齐，有高回声包膜，80% 肿瘤周边见规整的薄晕环；后壁及后方回声增强或无明显变化。

2. 多普勒超声　CDFI 显示腺瘤内部血供程度不等，多数腺瘤内部可见丰富血流信号，有的形成网状或彩球状；周边常见较为完整的环绕血管。

（三）鉴别诊断

1. 结节性甲状腺肿　（见单纯性结节性甲状腺肿）。

2. 甲状腺癌　甲状腺癌常表现为形态不规则、边界模糊、内部为实性不均质低回声，可有微小钙化，CDFI 显示血供可不规则。可伴有颈部淋巴结转移。甲状腺腺瘤常表现为形态规则、边界清晰，有完整规则晕。内部回声多为等或高回声，常有囊性变。CDFI 显示血供丰富，分布规则。

## 七、甲状腺癌

甲状腺癌（thyroid carcinoma）通常分为乳头状癌、滤泡癌、髓样癌和未分化癌四种。乳头状癌占所有甲状腺癌的75% ~90%。

### （一）临床表现

甲状腺癌占头颈部恶性肿瘤的1.5% ~2%，占所有恶性肿瘤的1% ~4%，多见于年轻人或老年人，年轻人中女性多于男性，老年人中无性别差异。颈部放疗史、Graves病患者、地方性甲状腺肿患者罹患甲状腺癌的危险性增高。由于甲状腺癌有多种不同的病理类型和生物学特征，其临床表现各异。一般来说，分化良好的甲状腺癌发展缓慢，尤其是乳头状癌，可多年缓慢生长而无任何症状。未分化癌和少数髓样癌发展迅速，很快浸润周围组织，出现晚期症状。

### （二）超声检查

1. 灰阶超声图像

（1）边界：较大癌灶常表现为边界模糊，未分化癌可呈“蟹足样”改变，但髓样癌和微小癌（直径<1cm）表现为边界清晰。癌灶周边晕环常不完整或厚薄不均。

（2）内部回声：癌灶常表现为实性不均质低回声，较少出现囊性成分。微钙化（≤1mm的点状强回声）预测恶性的特异性较高，但敏感性低（图5-3）。

（3）形态：较大癌灶常表现为形态不规则，前后径与横径比值≥1。

（4）颈部淋巴结肿大：转移性淋巴结的超声特征与甲状腺内原发病灶的超声特征类似。灰阶超声特征为淋巴结门消失或部分消失、出现囊性回声、钙化或局限性高回声。

2. 彩色多普勒血流显像（CDFI）　CDFI显示部分血流丰富或局限性丰富、分布杂乱，可见穿支血管。但部分恶性结节可出现周边部分环绕血流或无血流信号。转移性淋巴结彩超表现为血流杂乱，达皮质边缘或沿被膜走行。

大箭头指向癌肿，其边界模糊、形态不规整，周边见宽窄不一的不完整“晕环”，内部见许多微小钙化（小箭头所示）

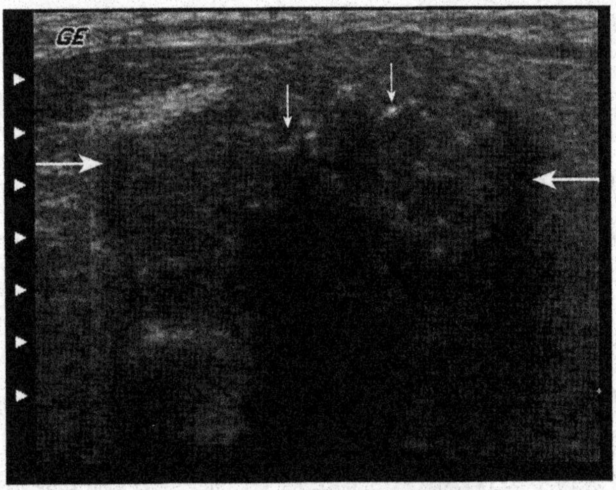


图5-3　甲状腺乳头状癌声像图

（三）鉴别诊断

1. 甲状腺腺瘤　多形态规则，边界整齐，有完整包膜，内部回声均匀，后方回声无衰减，无微小钙化。无浸润周围组织表现及颈部淋巴结肿大。

2. 亚急性甲状腺炎（单侧性）　本病有低热，局部有压痛，血沉快等。肿大的甲状腺回声均匀，无浸润现象。抗炎对症治疗后，炎症区回声可恢复正常。

（四）临床价值

超声是甲状腺癌的首选影像学检查方法。但是，甲状腺癌具有多种不同病理类型和生物学特征，其复杂多样的声像图表现给超声检查带来困难，必要时，应与核素显像或 CT 成像结合起来应用。超声引导下穿刺活检安全、可靠，有很好的临床应用价值。

（黄　梅）

## 第三节　甲状旁腺超声检查

1975 年 Arima 首先报告应用超声仪进行甲状旁腺腺瘤定位。北京协和医院 1983 年在国内首先开展此项工作。目前应用高频彩色多普勒血流显像（CDFI）可显示 5mm 左右的甲状旁腺病灶，诊断敏感性达 90% 以上，已成为引起甲状旁腺功能亢进的肿物术前定位首选检查方法。

原发性甲状旁腺功能亢进的病因包括甲状旁腺腺瘤、甲状旁腺增生及甲状旁腺癌。这三种疾病均可由于钙、磷代谢障碍而引起骨质疏松、脱钙及骨折。另外，甲状旁腺癌还可以侵犯周围组织器官而引起相应的临床表现。

### 一、甲状旁腺腺瘤（parathyrocele）

在原发性甲状旁腺功能亢进患者中，80% 以上由腺瘤引起。腺瘤可以单发，也可以是多发性内分泌腺瘤的一部分。多见于女性，以 40～60 岁多见。

（一）超声检查

（1）肿瘤位于甲状腺与颈长肌、颈总动脉与气管之间，属正常位置。肿瘤为椭圆形、三角形或不规则形，其长轴与身体矢状面平行。

（2）肿瘤为均匀低回声，边界清晰、规则，可见包膜回声，少数可伴有钙化灶或囊性变。

（3）肿瘤与甲状腺之间可见双层中强回声带，可能为甲状腺被膜与腺瘤的包膜所致。

（4）CDFI 肿瘤前缘常有明显的血管绕行，并可见多条动脉分支进入瘤体内，内部血供丰富，有时可显示肿瘤的蒂部。

### 二、甲状旁腺增生

约 10% 原发性甲状旁腺功能亢进是由原发性增生所致，而继发性增生，则多见于慢性肾脏疾病的患者。增生常累及多个甲状旁腺腺体。

超声检查：可显示数个甲状旁腺不同程度增大，形态呈椭圆形或不规则形，内部为均匀低或等回声，一般无囊性变或钙化灶，血供不如腺瘤丰富。

### 三、甲状旁腺癌

占原发性甲状旁腺功能亢进患者的2% ~4%，发病年龄较腺瘤略低，平均44岁，发病率无性别差异。大多数甲状旁腺癌是功能性的，无功能性癌较少。

超声检查：

（1）肿瘤较大，形态不规则或呈分叶状。

（2）内部为不均匀低回声，可伴有囊性变或钙化灶。

（3）肿瘤可侵犯邻近的解剖结构。

（4）CDFI：癌灶内部及周边血供丰富，分布不规则。

（5）可发现同侧颈部淋巴结转移癌。

（黄　梅）

## 第四节　甲状腺肿瘤微波消融治疗

微波消融技术已在肝癌、肾癌、肺癌、骨肿瘤、子宫肌瘤等疾病治疗中取得了较好疗效。近年来国内外学者开始应用于甲状腺疾病的治疗，该技术是在超声引导下将水冷消融电极植入病灶内，通过高温加热作用，微波为电磁波产热，射频为交流电流产热，引起病灶组织发生凝固性坏死，最后坏死组织被机体吸收，从而达到微创局部灭活病灶的目的，是具有一定应用前景的治疗手段。

### 一、原理

在超声引导下将微波电极导入肿瘤组织，通过微波电极在周围产生离子振荡导致发热，使电极周围组织发生凝固性坏死，达到治疗肿瘤的目的。肿瘤细胞的热敏性高于正常细胞，因此在对肿瘤细胞进行杀灭的同时对周围正常组织并不会造成损伤，一般情况下54℃持续作用3分钟是肿瘤细胞发生不可逆凝固性坏死的温度。文献报道正常细胞在54℃，60秒以上或60℃以上即刻发生坏死，凝固区边缘温度：61. 95℃ ±5. 81℃，移行区温度：52. 9℃ ±6. 16℃。但是，由于肿瘤周边血供较好，所以微波能量对肿瘤周边细胞的杀伤作用远不及对肿瘤中央细胞的杀伤作用，常常是残留的根源。

### 二、适应证

主要是根据甲状腺结节大小、数目和甲状腺功能和患者情况确定。

（1）结节最大直径 >2cm 但不超过4cm；肿瘤若为多发，直径应大于2cm且小于等于3cm，肿瘤数小于4个。

（2）不能耐受外科手术的患者、临床触诊不明确致外科切除术困难者或不愿接受外科切除的患者。

（3）肿瘤较大或已发生转移而不能进行手术治疗的患者，或失去手术、放疗及化疗机会的甲状腺恶性肿瘤复发患者，主要用于降低肿瘤负荷，以减缓病情，减少痛苦，改善患者生活质量，延长生命。

（4）位置深、多发、散在，或两叶分布的结节。

（5）无明显甲状腺功能低下或趋势。

（6）甲状腺良性结节，颈部不适或疼痛、呼吸或吞咽困难、异物感、喉部不适感或疼痛、压迫感等，美观需要，与周围重要结构距离至少1cm以上。

（7）Graves病。

## 三、禁忌证

（1）若患者有感染性疾病时不能进行微波治疗。

（2）有严重的凝血功能障碍和严重出血倾向，且经输血、给予止血药等治疗仍无改善的患者。

（3）患者身体状况差，不能耐受治疗。

（4）结节合并亚急性甲状腺炎或桥本甲状腺炎。

相对禁忌证：①结节小于5mm；②穿刺活检结果呈滤泡状或恶性肿瘤；③尽管活检结果为良性，但超声声像图表现为高度恶性（长径大于宽径、显著低回声、内有微钙化、边界不清等）。

## 四、操作方法

仪器和针具：超声仪器配穿刺引导架。微波消融仪器，14～18G微波电极。由于颈部浅表组织不太厚，甲状腺结节相对不大，为防止损伤周边组织结构，微波消融天线长度应缩短到6～10cm左右，微波发射端缩短到3mm左右，以适合于空间狭小、重要血管及神经丰富的颈部治疗。

术前准备：①超声检查：详细了解甲状腺结节的位置、形态、大小、结节内部及周边血供情况及结节与周边结构的关系，确定最佳进针部位和途径。②其他检查：喉镜、胸部X线及心电图检查。合并心肺疾病者检查超声心动图、24小时动态心电图及肺功能。③化验检查：血清四项、凝血功能、甲状腺功能、血钙等。对有出血倾向者，术前后用维生素K或巴曲酶。④穿刺活检。术前在超声引导下穿刺活检获得明确病理诊断。⑤签署手术知情同意书。

患者颈部垫高头后仰，头偏向健侧，常规消毒铺巾，2%利多卡因溶液分别局部麻醉皮肤穿刺点、穿刺路径、甲状腺包膜周围、颈动脉鞘和气管旁间隙。超声引导下对甲状腺前包膜与颈前肌之间、甲状腺外侧包膜与颈动脉之间、甲状腺后包膜与喉返神经穿行区域之间分别注射2%利多卡因生理盐水溶液，形成一定宽度液体隔离带，使甲状腺与上述结构彼此分离，以保护颈前肌群、颈动脉、喉返神经和食管，确保微波消融针与其间形成安全距离。利多卡因生理盐水溶液注射总量不宜超过30ml，以免患者颈部紧迫感。

用尖刀片在皮肤穿刺点作一微小切口，超声引导下从该切口将微波消融针穿入拟消融结节内，预设好功率，启动消融系统，依据先深部后浅部、先远端后近端的顺序进行消融。至局部消融凝固区域完全覆盖原病灶，超声造影如显示消融后充盈缺损区范围超过消融前结节增强区，则可以结束消融。对囊实混合性腺瘤先将液性胶质抽吸完，再对残留的实性瘤体或囊壁进行消融。

术后加压包扎，密切注意局部情况变化。

## 五、疗效评价

评价指标：二维超声上消融区回声强度、大小、内部血流的变化；超声造影上观察消融区的充盈缺损是否完全和稳定；测定血清 $T_3$、$T_4$、$FT_3$、$FT_4$、TSH、TPOAb、TgAb；患者的主观症状：吞咽不适、疼痛、声音嘶哑、颈部肿胀感等。

实体肿瘤近期疗效评价标准（WHO）：

完全缓解（OR）：所见病变完全消失。

部分缓解（PR）：肿瘤病灶的最大径及最大垂直径的乘积减少 50% 以上。

好转（MR）：肿瘤病灶的两径乘积缩小 25% ~50%，无新病灶出现。

稳定（SD）：肿瘤病灶的两径乘积缩小或增大小于 25%，无新病灶出现。

病变进展（PD）：两径乘积增大大于 25%，无新病灶出现。

## 六、并发症

微波消融治疗甲状腺肿瘤是一种安全有效的方法，并发症发生率较低，常见的并发症有：

1. 消融后颈部肿胀感　最常见，原因为术者分离颈部血管、神经时，在颈部注入利多卡因生理盐水导致皮下软组织水肿引起的不适。

2. 局部疼痛及灼热感　有时会放射至头、牙、双肩和胸，一般于术中出现，由于微波刺激组织所致，不必特殊处理，降低功率或中止治疗即刻缓解，不需止痛药。一般情况下 1 ~2 天即可缓解。

3. 发热　较常见，主要是机体对微波高温的反应性发热及对坏死组织的吸收热，一般低于 38℃，少数超过 39°C，对症治疗即可消退。

4. 出血、局限性血肿　甲状腺内出血表现为腺体瞬间肿大，腺体内出现条索状无回声。出血及局限性血肿可压迫气管，导致呼吸困难，可在消融前利用高功率的微波凝固结节内的滋养血管，超声引导避开周围血管，术后局部加压可以减少出血发生。

5. 声音嘶哑　发生率约为 1.3% ~3.3%。因微波消融局部温度较高，易向周围传导，少数患者会出现一过性声音嘶哑，系热量传至喉返神经致短暂性热损伤引起。

6. 周围组织坏死　术中定位不准确，微波电极偏离病变中央或病灶较小（小于 2cm），均可导致周围组织的损伤。

7. 针道皮肤烫伤、感染　严格无菌操作，保护皮肤可以避免。

8. 针道种植转移　极为少见。

9. 其他　如刺激性咳嗽、头晕、胸闷等反应，可能与术中穿刺消融时对气管、迷走神经一过性刺激有关，一般在术后几小时内自主缓解。内分泌异常包括甲状腺功能及甲状旁腺功能异常。颈静脉血栓形成少见。

## 七、注意事项

1. 实验室检查及超声造影　所有患者在消融前后均应测定血清 $T_3$、$T_4$、TSH 及超声造影检查，用以作为判断甲状腺功能状态及近期疗效的主要指标。

2. 肿瘤的定位要准确　只有准确的定位，才能得到满意的消融的结果。

3. 功率及时间的选择　依据肿瘤大小决定，对于超过微波辐射范围的肿瘤，疗效差甚至无效；治疗过程中微波机的功率和温度必须恒定，一般情况下，使温度保持在 41 ~ 43°C 可得到良好的治疗效果；消融治疗的次数对疗效也有影响。

4. 囊实性肿瘤的治疗　应先将液性部分抽出，再对残留的实性部分进行消融。

5. 保护局部皮肤　避免发生深度烫伤，对已有的烫伤应予预防感染积极治疗。

6. 疗效的评价　应在治疗后 3 个月进行，不仅要判断肿瘤体积的变化，同时还要观察瘤体内是否出现液化坏死或液化坏死区域的扩大。

## 八、临床价值

甲状腺结节的治疗目前以手术切除及药物治疗为主。国内外甲状腺结节的治疗措施包括外科切除、内镜下切除、PEI（经皮无水酒精注射）、热消融治疗（包括激光消融、射频消融、微波消融等）、$^{131}$I 放疗、碘剂抑制性治疗等。保护喉返神经是甲状腺开放性手术的重要并发症，发生率约为 5.8%，术中先行游离喉返神经并予保护，缝合甲状腺残体时尽量在食管沟平面以上保留甲状腺后包膜的完整可减少医源性喉返神经损。内镜辅助下甲状腺切除术成为外科治疗的新热点，具有无颈部瘢痕、疼痛轻、出血少、颈前皮肤感觉异常轻微等优点，腔镜下手术虽然可以观测到喉返神经，但是神经损伤仍不断发生。2000 年，Pacella 等最早将激光消融用到甲状腺结节治疗，对甲状腺结节有较好疗效，可以缩小结节体积，改善患者局部压迫症状，对于高功能结节还可以使患者的甲状腺功能及结节外甲状腺组织被抑制的摄碘功能恢复正常，功能亢进的临床表现明显改善。2008 年 Jeong 等对 236 例患者 301 个良性甲状腺结节射频治疗，平均随访 22.3 个月，无出现严重并发症，结节体积减小，颈部压迫症状缓解或消失。2009 年 Spiezia 等对 94 例良性甲状腺结节（甲亢患者 28 例）行射频消融，平均体积缩小率 79.4%，79% 的甲亢患者治疗后甲状腺功能恢复正常。证实射频（微波）消融是一种安全有效的缩小甲状腺结节、改善甲状腺功能的方法。Dupuy 等在超声引导下应用射频治疗甲状腺癌随访局部血流消失，团块缩小或内部液化，认为射频治疗甲状腺肿瘤有良好的应用前景。国内章建全等报道超声引导监测下 RFA 治疗甲状腺腺瘤安全、有效，降低了出血、喉返神经损伤及颈部肌肉和皮肤烫伤。Baek 等利用 RFA 治疗 9 例甲状腺自主性高功能性结节，随访发现 4 例患者甲状腺功能恢复正常，消融后结节体积减小，无并发症出现。Tsutsui 等经内镜利用微波消融甲状腺癌，与射频相比，其单针消融范围更广泛、即刻消融温度更高、消融形态更规则，能够降低大肿瘤的不完全消融率和消融后复发率。微波消融不会像射频产生可能导致起搏器功能障碍的电流，适用于安有心脏起搏器的患者。

超声引导下于甲状腺后包膜与食管前壁之间注射利多卡因生理盐水溶液形成一定宽度的液体隔离带增加了两者间的距离，可保护喉返神经，因甲状腺与上述结构之间缺少脂肪等软组织，连接十分疏松，彼此容易分离。这个特点是液体隔离带法得以成功实施的重要解剖学基础，这种解剖特点也是甲状腺一旦出血足以压迫气管引起窒息死亡的原因。注射的隔离液体可以被颈部组织完全吸收，多在半小时内吸收。操作简便易实施，钝性分离损伤小，液体隔热防烫伤，麻醉药阻滞可镇痛，机体吸收不留痕。虽然超声无法显示喉返神经，使用液体隔离带法可以大大减少或杜绝神经损伤性声嘶。超声可以精确定位病灶，显示血流灌注，判断周围结构，实时准确引导，为安全有效治疗提供了机会。

超声引导操作简便、定位准确，微波消融坏死区呈椭圆形，对周围组织损害小，时间短，可以安全、有效地治疗甲状腺良性结节，恢复快、并发症少、可重复治疗，尤其是对于年龄大、全身情况不能耐受外科手术者是比较理想的治疗手段。减少不必要手术切除，避免因手术造成颈部皮肤瘢痕。

（潘虹霞）

## 第二篇

# 胸部超声

## 第六章　乳腺超声

### 第一节　乳腺超声解剖、组织结构及生理

#### 一、乳腺的胚胎发育

乳腺是人体最大的皮肤腺，其位置及功能属于皮肤汗腺的特殊变形，结构近似皮脂腺。乳房从外胚叶套入部发生于顶浆分泌腺的原基；开始发育的地方即以后形成乳头之处。乳腺的发育过程分为初生期、青春期、月经期、妊娠期、哺乳期、闭经期及老年期。各期变化均受内分泌的调节，形态有很大差异。

男女两性胚胎第1个月末，在躯干两侧鳃弓区与尾部间乳腺开始发生，胚胎9mm时出现一条带状的上皮增厚突起形成乳线。胚胎第2个月初约11.5mm，乳线多处上皮增厚成为乳嵴，由4~5层移行上皮细胞构成，下层为富腺管的间叶组织。嵴内产生顶浆分泌腺群。乳嵴内有多个乳腺原基，第3个月初仅留下一对原基继续发育，其余乳嵴萎缩、退化，消失不全形成多乳症。

乳腺原基为乳嵴皮肤上皮的局部扁豆状增厚，第3个月末至第4个月初呈球形突入皮肤内，第5个月生出25个上皮栓，末端肥大构成输出系统，皮栓的分支产生腺小叶。

基底部细胞向下生长，形成原始乳芽，进一步延伸成索状结构——输乳管原基。第6个月时输乳管原基开始分支，形成15~20个实性上皮索深入真皮。第9个月实性上皮索内出现空腔，由2~3层细胞围成乳腺导管，下端基底细胞形成乳腺泡的前驱结构——小叶芽。乳腺小芽形成于腺周围浅肌膜内，逐渐增大时把脂肪纤维推开位于胸肌肌膜上。出生后保持原状。直到青春期在雌激素作用下发育成末端腺管或腺泡。

胚胎32~36mm时乳腺始基表面细胞分化成鳞状细胞形成圆盘状乳腺区，周围结缔组织围绕，形成一凹陷，凹底有乳腺管开口。胚胎第5~6个月皮下产生顶浆分泌的5~12个乳晕腺。出生后乳头下结缔组织增生，乳腺区突起构成乳头。

将出生时，男女两性乳腺都由20~25条部分还无管腔的管构成，开口于乳腺区凹陷内。腺管呈放射状向各方与真皮内分支，末端膨大。上皮管的分化自漏斗状开口部起，连接细而

长的输出管，经行乳头结缔组织内，输出管扩大部为输乳窦，自此发出分支。

## 二、乳腺解剖与组织结构

### （一）乳腺

人类一对乳房位于前胸。乳房的主要结构为皮下浅筋膜、蜂窝脂肪组织及内部的乳腺。

1. 形态和发育程度　因人与年龄及功能阶段而异。男性乳房的腺部通常不发育，周围脂肪组织极少，扁平无功能。成年女性未孕时乳腺呈圆锥形或半球形，紧张有弹性。乳房大部分由脂肪构成，大小与乳汁分泌无关。

2. 乳头晕和乳头　乳房中央部的皮肤变化形成。环状的乳头晕有许多微小的突起为分散的皮脂腺，授乳时使乳头滑润。年轻人乳头多呈玫瑰红色，妊娠期变褐色，随妊娠次数加深。乳头圆锥形突起，年轻人乳房顶点约与第4肋间相对。借基底环形纤维和附着于输乳管的纵行纤维的作用，以指触之自动突起。乳头皮肤脆弱易受伤，呈裂隙状擦伤疼痛，常为细菌进入门户。乳头晕可发生裂隙、湿疹或感染以致形成脓肿。

3. 蜂窝脂肪组织　位于乳房皮肤下面，乳腺即在蜂窝脂肪组织其间。

4. 浅筋膜、结缔组织　浅筋膜形成整个乳房的总被膜，且插进乳房内成为隔障，能扶持腺组织和脂肪组织。每一个输乳管周围都有结缔组织与皮肤相连。网状的结缔组织维持处女乳房的坚韧性与轮廓。授乳期结缔组织随腺体增加而不同程度软化和萎缩。经产妇结缔组织松弛，脂肪减少乳房下坠。乳腺与胸大肌间有薄层的乳房后结缔组织；乳房脓肿可波及此区，隆胸置入物常在此区。

### （二）乳腺大体解剖

乳腺位于胸前壁乳房内，腺体及其纤维和脂肪组织在第2～6肋间，其宽度从胸骨旁线到腋中线，2/3在胸大肌前，外侧为腋前线，内侧达胸骨缘。腺组织大部分位于胸大肌肌膜上，小部分在前锯肌上。有些薄层的乳腺组织其上可达锁骨，内至胸骨中线，外侧达背阔肌前缘，外上侧可达腋下。伸进腋前皱襞，形成块状，似腋窝肿瘤。

乳腺的中央为乳头和乳晕。乳头内有15～30个输乳管开口；皮内有大量皮脂腺开口于输乳管口周围。乳晕在乳头周围的环形区，表面有5～12个小结节状的乳晕腺，是汗腺与乳腺的中间过度，单独开口乳晕区分泌脂状物有保护作用。妊娠及哺乳期乳晕腺特别发达。

### （三）乳腺的内部解剖与组织结构

乳腺正常结构（指成年未婚、未孕妇女的乳腺）的主要基础是乳腺体，由皮肤大汗腺衍生而来的多管泡状腺和脂肪组织构成（图6－1）。

1. 乳腺叶　成年女性的1个乳腺有15～20个乳腺叶，腺叶间被皮下致密纤维脂肪物充填，称叶间结缔组织。每个腺叶再分支成许多小叶，每个小叶外周为疏松黏液样纤维组织包绕，称小叶间结缔组织。小叶为乳腺解剖上的1个单元，由若干腺泡及相近的末梢导管汇聚而成。小叶最后为分泌单位即小泡。每个小叶由10～100个或以上的小管（管泡）组成，小管汇聚成末梢导管。小管外有肌上皮细胞螺旋状缠绕周围，收缩时可将腺泡内乳汁排出。部分分泌组织可能位于胸肌膜下乳房后结缔组织深处。乳腺叶的数量固定不变，而小叶的数量和大小有很大变化。

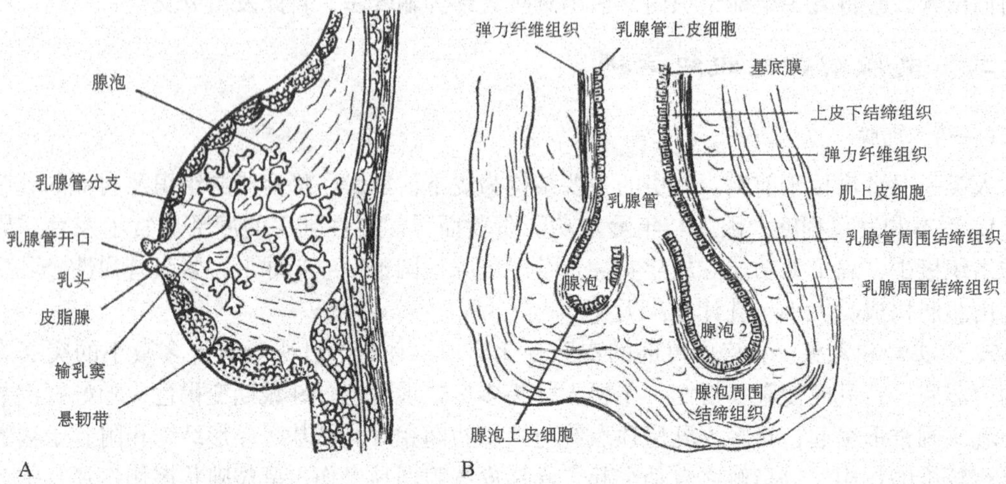


**图 6-1 乳腺内部结构**

A. 乳腺叶，每个腺叶分成许多小叶，小叶由腺泡组成，其间充以叶间结缔组织；B. 乳腺管和腺泡，乳腺管内衬上皮细胞，外被原纤维基底膜

2. 小叶内间质　为疏松的黏液样或网状结缔组织，是小叶实质的一部分，随卵巢分泌功能状态变化。小叶内结缔组织在生理和病理上有重要意义，管内型纤维腺瘤、纤维细胞肉瘤、乳腺增生性病变均与此层有关。而小叶间致密结缔组织不受内分泌功能状态影响。

3. 乳腺导管系统　乳腺叶有一根单独的乳汁排泄管即输乳管。15~20 条输乳管以乳头为中心放射状排列。输乳管末梢部分与乳腺小叶的腺泡小管相通。在乳头附近，输乳管囊状膨大，呈梭形或壶腹样称输乳窦，可暂存乳汁。输乳管末端变细可相互汇合，开口于乳头输乳孔。

输乳管自成系统，乳晕下方为大导管，其下叶间导管，再分为中导管和小导管（小叶间导管），最终为末梢导管，其末端 10~100 个或以上的小管构成乳腺小叶。哺乳期乳汁自乳腺周边乳腺小叶的末梢导管，汇聚至小导管，数个小导管汇聚流入中导管、大导管，经输乳窦暂时储存，最后由乳头的输乳孔开口排出。

4. 乳头、乳晕　为复层鳞状上皮细胞被覆，基底层有黑色素沉着。乳头乳晕的致密结缔组织内有乳腺导管、血管、淋巴管、平滑肌；皮下组织内有圆锥状的平滑肌性格子网，顶尖细、底部宽，以弹性腱固定于结缔组织内。乳晕上皮下有乳晕腺、汗腺、皮脂腺；无脂肪组织。

5. 乳腺内脂肪组织　乳腺周围的脂肪组织呈囊状，其中有不同走向的结缔组织纤维束，称柯氏（Cooper）悬韧带；由腺体的基底部连接于皮肤或胸部浅筋膜形成分隔乳腺叶的墙壁和支柱，有固定乳腺位置的作用。乳腺基底面稍凹陷，与胸肌筋膜间有疏松的结缔组织间隙称乳腺后间隙，使乳腺可轻度移动。

6. 乳房血管　血管、神经、淋巴管分布在小叶间质。

（1）乳房动脉：供血动脉来自 3 处，主要为胸外侧动脉及胸廓内动脉，来自肋间前动脉的多少不定（图 6-2）。①胸外侧动脉：起自腋动脉第 2 段沿乳腺外侧下降分支供应乳腺，并与胸廓内动脉的穿支吻合。②胸廓内动脉：其上 4 或 5 肋间隙的皮肤穿支供应乳腺，其中1、2或2、4两支较大。③肋间前动脉：第2、3、4肋间的外侧分支供应乳腺，起自锁骨下及乳房内动脉位于锁骨胸骨端后方，沿胸骨外侧缘（相距1.25cm）平行地下行进入胸廓。④胸肩峰动脉分支或腋动脉直接发出的分支称乳房外侧动脉穿过胸大、小肌至锁骨下方，下降至乳头供应乳腺。因此，供应乳腺的动脉皆来自上方两侧，横行朝向乳头，在胸膜上向下、前和内侧走行，在小叶间结缔组织内形成一致密的毛细管网，沿输出管至乳头下网，腺体深面无大血管进入。乳头和乳晕区的血液供应由后方进入。

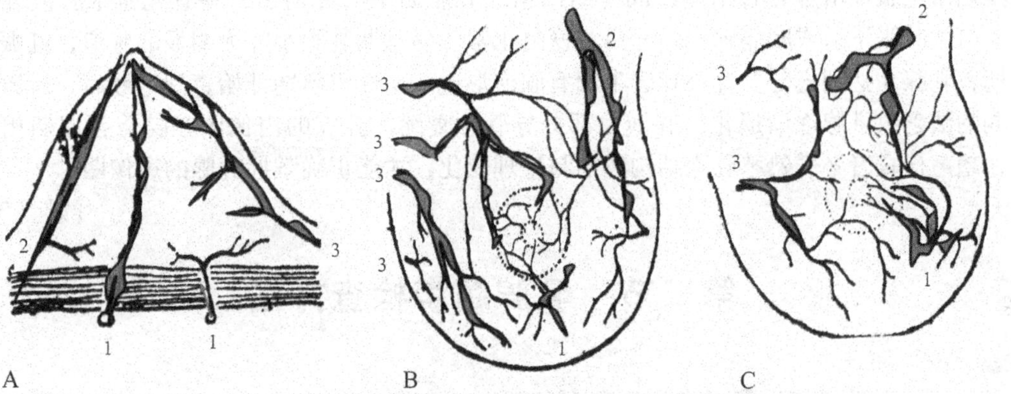


**图6-2 乳腺血液供应**

主要血管围绕乳头吻合 A 水平切面，B、C 前面观

1. 来自肋间动脉；2. 来自胸外侧动脉；3. 来自胸廓内动脉

（2）乳房静脉：在乳晕深处形成静脉丛，再形成辐射状较大的静脉。①一部分静脉通过胸廓内静脉的肋间穿支汇入胸廓内静脉，再至头静脉；②一部分静脉汇入腋静脉；③一部分静脉通过肋间回流至奇静脉系统，再至上腔静脉。

乳腺静脉分两组，浅静脉紧贴皮肤位于浅筋膜下面由淋巴管伴行；深静脉与动脉伴行。横向的静脉向胸骨旁回流，在中线两侧有吻合；纵向的静脉向上行走，注入颈根部浅静脉，再回流颈前静脉。深静脉分别回流至胸廓内静脉、腋静脉、奇静脉或半奇静脉，再流入脊椎静脉丛。

（3）乳腺的神经：起自血管周围网及毛细血管周围网，感觉末梢居于乳头及腺内。

7. 乳房淋巴系统　乳腺内部含有极为丰富、微细的淋巴管网，起始于腺泡周围的毛细淋巴间隙。淋巴网包围着腺小叶、输乳管和腺泡，即输乳管和腺泡周围淋巴管。这些淋巴管与在腺体间组织内分支的叶间淋巴管及皮下组织和乳房后组织内畅通。乳腺区淋巴管分别引流皮肤及腺体两组，引流皮肤的淋巴管呈辐射状，乳腺外份的淋巴管汇入腋淋巴结为主，其次为胸骨旁淋巴组。上份的淋巴管汇入锁骨上淋巴结。内上的淋巴管大部分进入胸骨旁淋巴结。乳腺实质的淋巴结75%汇入腋淋巴结。极少数乳房淋巴管从乳腺内侧随着血管的穿支通过肋间内侧，经纵隔障导致沿内乳动脉排列的前纵隔淋巴腺。

淋巴液通过淋巴网按不同部位回流至淋巴结，绝大部分汇入腋淋巴结，小部分汇入锁骨及胸骨旁上淋巴结。

### 三、乳腺生理

乳腺是性激素的靶器官，与子宫内膜一样受内分泌周期性调节。出生后乳腺发育不完善，幼年乳房系小管构成，腺组织极少，借纤维隔障与皮肤相连。

女性乳腺组织随年龄和性的成熟及雌激素分泌量增多逐渐发育。青春期后迅速增殖，形成腺泡和小叶。有月经来潮，产生乳腺结构周期性相应的生理变化：卵巢开始分泌卵泡素和孕酮刺激乳腺体增殖导管增多，间叶结缔组织和脂肪也明显增多；并有充血水肿使乳房增大，自觉肿胀不适或胀痛感，月经后可恢复正常。静息期乳腺小叶无明显的腺泡，妊娠及哺乳期，乳腺才达到充分发育小导管末端有腺泡形成。从性成熟期开始直到绝经后，雌激素及孕酮的缺乏致乳腺逐渐退化，腺泡及部分导管均萎缩。乳腺的声像图亦随着各周期相应变化，超声检查者必需熟悉乳腺结构解剖与生理变化，才能正确掌握乳腺的声像图。

（姚　飞）

## 第二节　乳腺超声检查方法

### 一、二维彩色多普勒常规检查

#### （一）了解病史及一般检查

1. 病史询问　乳腺超声扫查前，即使健康人亦需询问与乳病相关的病史，如月经期或两次经期间，乳房有无短时间的不适、隐痛、胀痛；或自觉乳房内有无高低不平、块物。育龄妇女分娩后哺乳期是否有足够乳汁及断乳方式等。

2. 视、触诊　两侧乳房常规视、触诊对比检查。乳房外形有无形态失常，皮肤表面呈橘皮样、牵拉；乳头有无凹陷、扭曲。内部质地有无异常肿块，部位、大小、边界、软硬、移动性及压痛等。正常乳房的能动性为突出的特征，触诊时易从手指下滑脱，很难诊断小肿块；故应取仰卧位以手掌平放在乳房上，把乳腺大部分压抵在坚硬的胸壁上，这样可准确发现小肿瘤或囊肿。

#### （二）超声仪器条件

1. 仪器调节　检查前将灵敏度调到最佳状态，获得乳房各层结构清晰的二维图像。

（1）组织谐波成像技术减少脂肪组织的噪声对图像的影响。

（2）发现病灶时调整焦点置于病灶水平；必要时可选用2～3个焦点使图像更加均匀柔和。

（3）像素优化技术对不规则图像重新计算排列，减低斑点噪声，可使组织血管的边界显像增强、清晰。

（4）梯形探头可扩大病变中、远场的范围，有利于病灶基底部浸润深度的观察。

（5）超声全景成像，较大病变梯形探头扫描不完整时选用，手执探头连续移动扫描的实时图像，经计算机处理后获得大面积、低噪声、高清晰度的宽景图像，能显示病灶完整形态与进行大小的测量。局部放大功能检查乳腺小病灶或1cm以下的微小病灶，其内部的微细结构、钙化微粒、微细血管及边缘状态能清楚显示。

2. 探头频率　2D彩色超声仪通常使用5.0～17.0MHz高频探头。乳房硕大、乳腺肿块较大（4cm以上）或多发、弥漫性的病变，由于高频探头的有效长度多<4cm，不能显示病灶的完整形态与大小时，先用3.5～4.0MHz线阵探头。扫描深度调至能看到乳腺深部胸大肌与肋骨的回声为宜，可观察病灶的全貌，提示病灶的位置、大小，尤其炎性病变血管充血水肿或乳腺深部较大的脓肿。3.5～4.0MHz有利于彩超显示病变丰富的血管构架，整体与局部分布的疏密；然后再用高频探头详查局部情况（图6－3）。

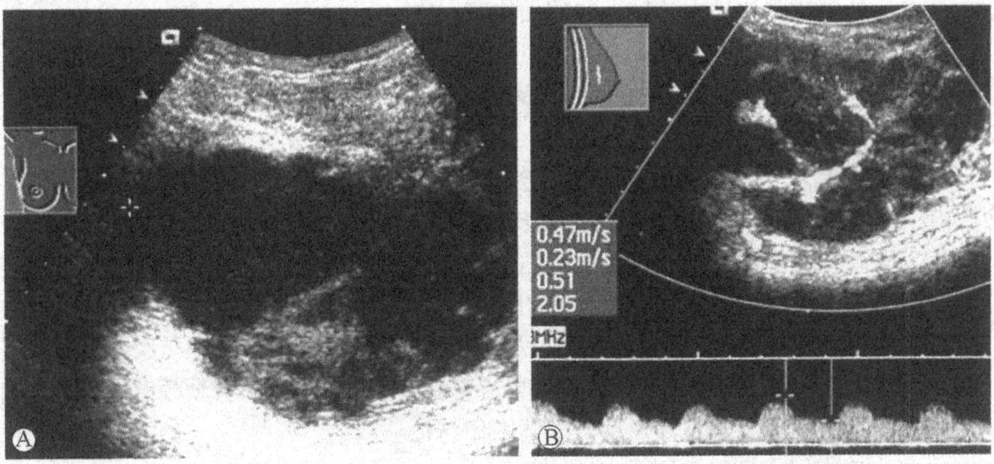


**图6－3　4MHz线阵探头检测乳房巨大囊腔显示病灶全貌**

哺乳期多房性乳汁潴留囊肿。A. 4MHz探头检测右乳巨大囊腔11cm×8cm，液性低回声有杂乱絮状条索，边缘不规则。B. 彩超显示腔内纤维间隔及周围组织血流信号丰富，动脉RI低0.51

3. 血管彩超检查　需降低彩色速度标志，彩色增益灵敏度需适中以不产生彩色噪声为宜。乳房、乳腺病灶血管彩色显示的多少与仪器的质量有关。高档彩超仪血流彩色较容易看到，且无彩色溢出；血管形态清楚，动脉、静脉并行；可能检测直径0.01mm左右的微细血管，多普勒显示相应的频谱形态，并能测出微小动脉的低速血流与RI。中档彩超仪血流彩色显示的多少与检查者的耐心程度与花费的时间相关，快速检查仅能看到血流的某些段面，难以检测1mm直径以下的血管或有彩色溢出。低档彩超仪显示血流彩色常有一定的难度。故看不到血流彩色不等于乳腺病变没有血管增生。

感兴趣区即彩色取样框，依据病灶大小形态与检测目的确定。观察病灶整体及其与周围组织血流的全貌，取样框应大于病灶，检测导管内微小结节的血流需局部放大，取样框缩小至导管内微小结节的周围。观察与增粗导管并行的血管长度取样框可呈长方形。

血流速度测量需降低壁滤波50Hz以下；速度标志每小档<1cm/s。多普勒取样容积（取样门）调至0.5mm，置于血管彩色血流中心，声束与血流方向的夹角（θ角）一般<60°。取样容积或θ角过大可影响血流速度的测量。

4. 血管能量图　多普勒信号能量的强度不受血流方向和入射角的影响，提高了血流检测的敏感性并能显示低速血流。一般动静脉同时显示无方向性，但近年有的仪器用不同的彩色显示动静脉血流方向。

### （三）乳腺超声检查方法

1. 检查体位　一般取平卧位，两上肢肘关节呈90°，自然放在头的两侧。必要时可根据乳房病变情况侧卧位或坐位。

2. 常规检查方法　按乳腺解剖结构检查，探头长轴与乳管长轴平行或垂直，以乳头为中心从1～12时钟位，放射状顺/逆时针连续转动检查显示整个乳房内部结构、乳管系统与乳管间乳腺叶组织的回声。

（1）纵、横及冠状切面检查：探头横行扫查乳头外侧到内侧，从上（自胸骨角水平）向下（剑突水平）；探头纵行扫查自腋前线到胸骨旁线。较大乳房或大肿块（检查者用一手固定）从内、外侧或肿块最大长轴冠状切面检查。

（2）乳房血管：彩超检查各层组织内血管的长、短轴分布特征，以及病变血供来源、走向。

（3）两侧对比无论单或双乳病变，以及乳房普查，均应左右两侧对比检查，以防遗漏病变。

3. 图像基本要求　显示乳房各解剖层次、乳腺叶组织、乳管系统与周围组织图像。乳腺病灶内、外的正常、异常结构的声像图表现。

（1）乳管长切面：乳管长轴自乳腺边角至乳头间图像。乳管与乳腺叶组织分布的密度。

（2）乳管横切面：乳管断面与腺叶的图像。

（3）乳头：三方向扫查前后径、左右径及冠状斜切面，显示乳头外形与大导管的关系。

（4）血流图：乳房、乳腺正常异常病灶血流彩色显示后，应以多普勒频谱速度测量确定。

（5）乳汁动力学哺乳期乳汁及动力学的图像特征。

4. 异常、病变回声标记与测量方法

（1）用时针定位：平卧位，1～12时钟位置标记异常回声、病变所在部位。

（2）按乳腺解剖层次：标记异常回声属于脂肪层及乳腺内、外。乳腺病灶位浅层、基底部、中间或乳腺外区、近乳头中心区。多发性、回声多型性病灶，应逐一标记具体位置；特别是临床触诊难以扪及的小病灶，尽可能明确。

（3）乳腺分区测量：乳腺的形态近似馒头或山峰形，各部位形态、结构及厚度不同，不同生理阶段妊娠期与哺乳期大小形态及乳管内径均发生明显改变。为取得相对准确的检测方法，于乳管长切面将乳腺分为外区与中心区（图6－4），分别测量定点部位腺体厚度与内部导管内径。自乳腺与周围脂肪分界的边缘至乳头30mm处的三角形内为外区，该点前后径代表乳腺外区厚度。30mm至乳头之间范围为中心区，乳头下垂直距离为乳腺最大厚度。

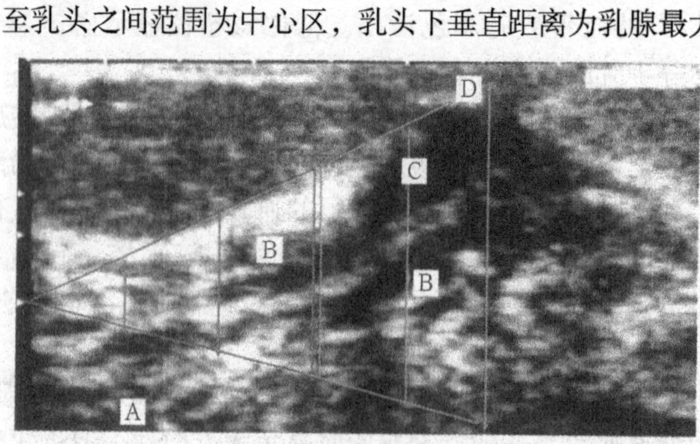


**图6－4　乳腺超声分区**

A. 小乳管；B. 中等乳管；C. 大乳管；D. 乳头；外区1～30mm（垂直双线与A间）；中心区30mm～乳头（双线与D间）

注意事项：病变定位时体位与探头切面的方位相对固定，探头方位偏斜、随意转动体位、乳房位移，病灶亦随之变化，可造成小病灶难以准确定位；或出现假阳性或假阴性。

### （四）腋窝区检查

腋窝区皮下脂肪丰富，除各肌群和腋动脉、静脉外，由乳腺的边缘淋巴网传出的淋巴管至腋窝部淋巴结、上肢回流的深、浅淋巴管均汇入腋淋巴群。

1. 腋淋巴结分为5群　肩胛下、外侧、胸肌、中央及尖群。后3群与乳腺有关。

（1）胸肌淋巴群：位于腋前皱襞深处，沿胸外静脉排列相当于第3肋浅面。

（2）中央淋巴群：位于腋窝上部脂肪组织中。肋间臂神经从中通过，淋巴结病变神经受压臂内侧痛。

（3）尖淋巴群（锁骨下淋巴结）：后为腋静脉，前为胸锁筋膜，位置深体表不易触及。

2. 超声检查　上臂外展，充分暴露腋窝区，探头沿腋动、静脉走行进行血管长轴和横切面扫查。仔细观察，皮肤、皮下脂肪组织、各肌群肌膜、肌纤维纹理及血管壁的回声是否清楚；有无异常高回声或低回声的结节、团块；其形态、大小以及内部血流。腋窝区的皮肤与皮下脂肪组织层中注意有无副乳的异常回声。结合病史考虑淋巴结增大、炎性、转移性，抑或副乳、脂肪瘤。对某些乳腺肿瘤手术切除术后，上肢肿胀者，注意静脉回流有无受阻，有无异常扩张的管腔。

## 二、乳腺灰阶容积3D成像、彩色血流、血管能量图、B－Flow 3/4维成像

20世纪90年代末ATL－HDI 5000型超声仪，用2.5MHz及L12－5MHz高频探头，在二维彩色多普勒超声的基础上进行血管三维超声成像。3D图像重建方法：2D彩超预检确定取样部位，探头沿血管树解剖分布，做长、短轴切面30°～50°间连续手动均匀扫描。成像后，电影回放在5～15帧图像中任选帧数，自动3D重建静态及实时动态图像。图像叠加重建过程，可直接观察识别血管增生与缺损区；或变换重建图像幅数、背景颜色。

本院使用GE公司Voluson 730－expert彩超仪进行灰阶容积3D成像、彩色或血管能量图以及B－Flow3/4D成像。

### （一）仪器方法

1. 仪器　根据乳腺病灶的大小，选用频率8～12MHz或3.5～4.0MHz探头，先行2D彩超常规检查，确定病灶的部位。测量乳腺肿块的大小、数目、形态、边缘及内部回声，钙化灶的大小及腋窝淋巴结有无增大与血流情况。

2. 三维成像　2D彩超检查后GE Voluson730－expert 2D高频方形探头SP5－12MHz，三维容积RSP6－12MHz或3.5MHz探头三维成像。选最大扫描角度29°，启动仪器程序，自动扫描重建灰阶、彩色血流、血管能量图及B－Flow三维成像。全部存储静态、动态图像。

### （二）乳腺容积3/4D图像

屏幕显示4幅图像A纵切、B横切、C冠状切面三平面的图像及D重建的三维空间立体图像（图6－5）。3/4D动态图像常用的两种重建方式如下。

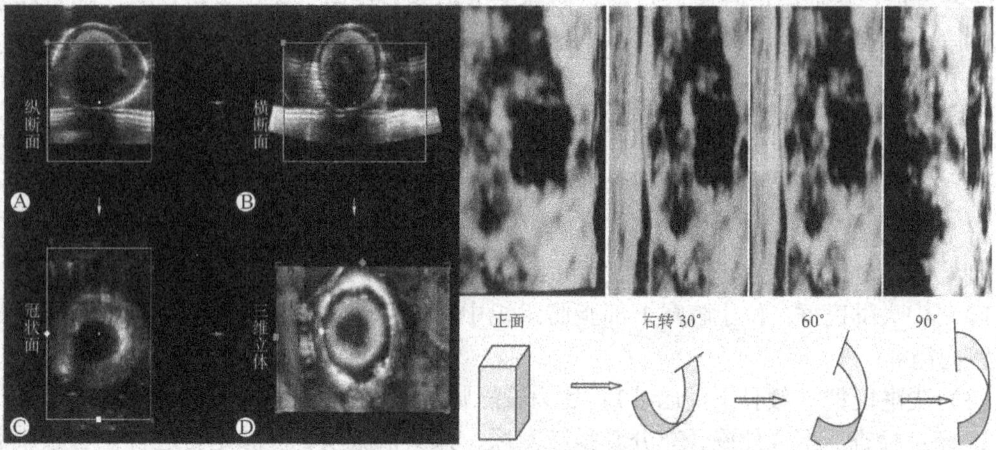


**图 6-5　乳腺灰阶容积 3/4D 超声成像的图方位与动态旋转角度**

左图：鹌鹑蛋 3D 图像示意，A. 纵切；B. 横切；C. 冠状切面三方位图像；D. 叠加重建的三维空间立体图像。右图：乳腺灰阶容积三维成像电影回放从正面向右转动，不同方位边缘形态基底浸润深度及周围组织

（1）移动 A 平面中绿色取样线的位置，其他 B、C 切面同步移动，3D 图像亦随之变化，可获病灶的不同部位的形态、内部结构及边缘的立体图像。

（2）电影回放 3D 立体图像，在 360°旋转中，按需调整旋转方向与角度；获得不同方位组织或病变的空间立体形态、边缘、基底浸润深度、周围组织及血管结构。

### （三）彩色血流图、血管能量图 3/4 维成像

显示病灶内外血管增生程度的空间结构分布、粗细、局部扩大或狭窄、走行自然陡直或扭曲，提供一种直观的血流分布模式对鉴别乳腺疾病性质有帮助。

### （四）B-Flow（B-F）3/4 维成像

以往 2D 超声 B-Flow 血流成像仅用于较大动静脉，或某些内脏血管检查。2008 年后我们将其用于甲状腺、乳腺等浅表器官血管检查。B-Flow 三维成像时不受血流方向及取样角大小的限制，没有血流溢出，形成的伪像，较彩色与能量图的显示更为真实。B-Flow 能显示微细血管的内径大小在 100μm 左右。尤其 4D 动态显示血管的空间立体构架，可了解肿块内外主供血管的来源、走向、分布范围、密集程度，病灶浸润方位。可作为彩色与能量图血管检查的补充。

方法：黑白图像显示病灶区，仪器的亮度与对比度调节适当，以能见血管内自然血流图为宜。2D 超声 B-Flow 显示血管进行三维成像后，动态旋转，获得病灶内血管结构的立体、空间图像。由于仪器分辨率的限制，对血流丰富的病变可取得较好图像（图 6-6），不适于少血管病变。

提高血管 3D 成像的效果，经常在乳腺超声造影后扫描，原因是超声造影剂增加多普勒信号。恶性肿瘤血管粗细不等，扩张扭曲，边缘进入病灶内，构成紊乱的血管团、血管网，与良性肿瘤血管粗细均一，树枝状分布，易形成明显对比。

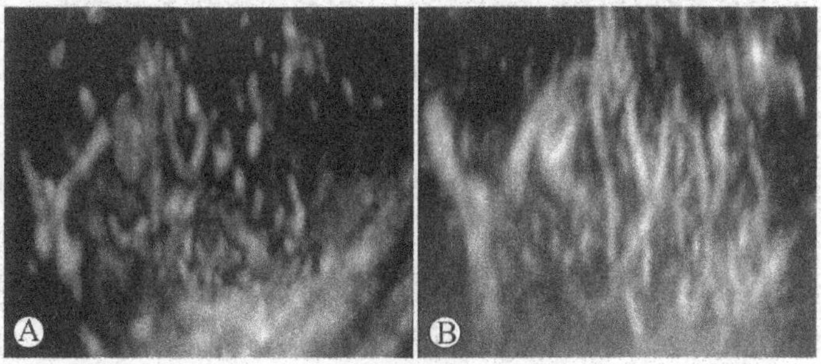


**图 6-6 乳腺恶性肿瘤血管能量图及“B-F”3D图像**

A. 乳腺癌血管能量图；B. “B-F”三维成像，均见肿瘤内血管密集纹理清楚

### （五）乳腺病灶3/4维成像血管结构分析

病灶内血管结构的表现：包括肿块内、外血管的位置、形态、数量、功能与周围组织的关系。

（1）供血主干血管支数，分布在边缘或进入实质内。

（2）血管分支多少、长度达病灶的1/3、1/2、2/3。

（3）血管形态，粗细不一、顺直、扭曲。

（4）微小血管纹理清楚、密集、缠绕成团、点状稀疏散在及彩色多普勒血流动力学参数。

（5）依据乳腺血管上述表现确定增生程度（图6-7）：①血管明显增多：主干血管2~3支进入病灶，各有2~3个分支，长度达病灶的1/2~223，微小血管多个；或形成较完整的血管包绕。②中度增多：主干血管1支以上，分支2个，长度1/2、散在微小血管。③少许增生：周边或内部血管1~2支，长度1/3以下点状稀疏散在。④病灶周边血管：液性病灶内无血管，仅在周边或多或少微小血管。

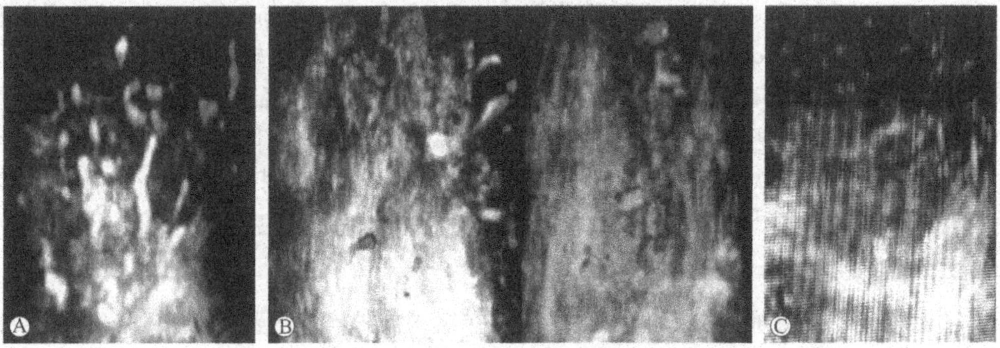


**图 6-7 乳腺浸润性导管癌3D能量图血管结构增生程度**

A. 血管明显增多；B. 血管中度增多；C. 少许增生

## 三、乳腺超声造影

超声造影曾被认为是医学发展的新里程碑，近10年来进展极快。造影剂微泡经周围血管注入体内，迅速显示组织的血管灌注情况，用以诊断脏器病变。经临床研究证实超声造影

微血管成像直观、动态显示的特征与 DSA 一致。因其对人体无毒无害，广泛用于多种病变的检查，尤其浅表组织乳腺、甲状腺或其他病变的研究。

### （一）超声造影的组织学基础

血管是超声造影的组织学基础，不论良性、恶性肿瘤及炎性病变组织内的血管均有不同的变化。肿瘤生长依赖血管，实体瘤的发展分为无血管期和血管期。肿瘤早期间质内无血管，瘤组织难以超过 2～3$mm^3$，吸收营养排泄代谢废物靠周围正常组织的扩散作用。实体瘤组织内一旦亚群细胞转化为促血管生成的表型，就开始形成新生血管进入血管期，为瘤组织提供营养物质和氧气，新生血管通过灌注效应和旁分泌方式促进生长。超声造影剂微泡平均直径 2.5μm，不进入组织间隙，停留在血池中，能反映微血管密度的高低。其黏度与血液相似，不含蛋白基质成分，不影响血流速度。造影剂二次谐波信号比人体自然组织谐波信号强 1 000～4 000 倍，造影中微泡作为强散射体提高血流信号强度，使缺血供、低流速的血管、部位深在、体积较小病灶内的血流信号易见。微泡外膜薄软稳定性好，在低机械指数声波作用下“膨胀－压缩－再膨胀－再压缩”非线性振动而不破裂，在血池中存留时间长适于造影中实时观察。

### （二）超声造影方法

1. 超声造影剂　当前使用的主要为意大利 Bracco 公司第 2 代超声造影剂 SonoVue（声诺维），国内广州、重庆等院校使用自制的全氟显等。

2. 超声造影仪器　应有能显示微泡在造影组织中实时充盈的动态过程，以及分析结果的特殊软件。多用 8～12MHz 或 13～17MHz 高频探头。乳腺肿块 4cm 以上或巨大，高频探头不能扫查整个病灶，可用 4.0MHz 线阵探头。

3. 造影方法　造影前调整仪器至造影模式，仪器设定在低机械指数状态。

iU22 L9－3 宽频线阵，脉冲反相谐波，MI 0.07。彩超检查后肘静脉注入造影剂全氟显 0.02ml/kg，3min 连续动态存储图像。

Acuson Sequoia 512 超声仪、CPS 造影模式（contrast pulse sequencing）和 ACQ 分析软件（Auto－tracking contrast quantification）。图像调制 CPS 状态，探头输出功率－15～21dB，MI 为 0.18～0.35，启动自动优化键。造影时患者平静呼吸。造影剂 SonoVue 微泡为磷脂微囊的六氟化硫（SF6）常规配制造影剂 5ml。造影剂 2.4ml，肘静脉团注，推注生理盐水快速冲洗。一般造影剂分 2 次进行，首次注入后连续观察 4～5min，同步记录动态图像。如效果不满意，第 2 次更换病灶不同部位，或对其他病灶及增大腋窝淋巴结造影。

### （三）图像分析方法

1. 直接观察　造影剂注入后肉眼观察微泡在组织内外实时灌注的全过程（图 6－8A），进行初步判断：①微泡充盈的出现、增强时间，速度、部位，开始消退的时间。②微小血管灌注过程、分布形态范围，变化势态；病灶内残留微泡的表现。③与病灶周围或正常组织充盈、消退的表现比较。④血管多普勒频谱显示可听到微泡破裂的爆破声。⑤造影后病灶彩超、能量图及 B－Flow 3D 成像血管增强程度。

2. 时间强度曲线分析　各仪器的分析软件采用的方法虽略有不同，但主要分析参数近似。造影录像回放，用不同颜色在 2D 图像病灶边缘、中心区及周围组织取样，形成时间－强度曲线，测量各参数进行定量分析（图 6－8B）。

包括：①到达时间 - AT：注入造影剂至病灶出现造影剂的时间。②达峰时间 - TTP：造影剂注入至峰值所需时间。③峰值强度 - PI：造影达到峰值的强度。④上升斜率 - A、本底 - BI、拟合曲线斜率 - β 及拟合度 - GOF。或用峰值强度达峰时间、曲线下面积、廓清时间；计算血流灌注参数及平均灌注参数，量化分析。为验证肿瘤内新生血管超声造影可靠性与光电镜观察及超微结构改变对照。

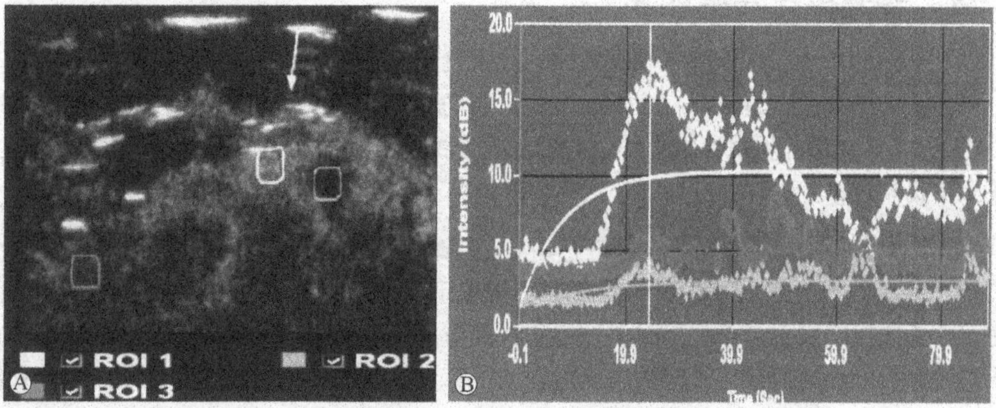


**图 6-8 超声造影图像分析方法**

A. 直接观察：病灶内外微泡灌注出现时间、强度、部位及消失的全过程（ROI1、2、3 彩色为图中各取样部位）；B. 时间强度曲线分析：图 A 中各颜色在 2D 图像取样区形成相同色彩时间 - 强度曲线测量各参数进行定量分析

3. 乳腺超声造影灰阶图像彩色编码分析　Sono - Liver[R] CAP 造影分析软件（clinical application package）能将组织结构造影微泡的灰阶图像变化，转换为彩色强度的显示。即病灶内造影剂灌注的强度与周围组织强度比较，其差异用不同的彩色显示出来。灰阶强度定义为从 0 ~ 1 000dB，彩色编码显示为从黑色 - 深蓝 - 浅蓝 - 黄色 - 红色 - 紫红过渡。肿块内深红色区域为高增强，蓝黑色为低增强。另外，逐点分析病灶内各点参数（上升时间、达峰时间、峰值强度、平均渡越时间等）组成参数分布图，显示病灶内血管造影剂灌注状态。CAP 软件用于乳腺肿块的良性、恶性分析。

方法为常规彩超显示血流最丰富的切面后，转换为 CPS 条件状态，超声造影按常规进行，将获得的造影图像直接动态传入 CAP 工作站。

（1）CAP 软件分析方法：

1）将造影图像常规选择 3 个感兴趣区（ROI）：①边界 ROI 描画整个被分析的区域的轮廓呈蓝色边框；②病灶 ROI，呈绿色边框；③参考对照 ROI，即蓝色边框区减去绿色边框区的范围。

2）CAP 软件自动显示时间强度曲线图和参考对照时间强度曲线图（黄色表示）的大小不同分为高增强组和低增强组。当绿色曲线大于黄色曲线为高增强，绿色曲线小于或等于黄色为低增强。

3）肿块内高增强区再次勾画呈紫红色区域自动算出高增强区域面积，用于计算高增强区与肿块总面积比值，取 3 次平均值进行比较。

（2）最后综合分析：2D、彩超、3D 成像及超声造影结果综合分析，提示诊断。造影剂充盈状态与二维彩色血流多少密切相关，借助超声造影微泡在乳腺血管的充盈速度、时间与强度，显示正常与病变组织血流动力学的特征。不同部位、不同回声性质及不同血流状态下取样所获得的时间－强度曲线参数有差异。从中找出正常组织中的造影微泡流动的规律，病变组织造影表现与其病理结构有关，目前主要用于乳腺良性、恶性肿瘤的鉴别诊断。

## 四、乳腺超声弹性成像

以往乳腺肿块多以触诊的软硬度估测病灶的良性、恶性。然而较小的早期肿块、位置深在、张力极大的囊性、囊实混合病灶以及皮下脂肪较厚的乳房，触诊检查则难以发现病灶。2D、彩超、3D 成像等现代诊断方法，对乳腺病变的诊断发挥了重要作用，但在良性、恶性的鉴别中仍需进一步提高。

### （一）弹性成像技术

1991 年，有学者提出弹性超声概念，它是用于测量组织和病灶弹性硬度的新方法。利用超声探头向组织发射超声波信号激励组织，因应力产生的局部力学变化，提取压缩前后与组织弹性有关的超声回波信号间的时延参数，推算出组织的弹性系数，并用灰阶或伪彩图像反映出来，称为超声弹性成像。弹性系数的大小可反映组织的硬度。乳房中各组织成分弹性系数不同，脂肪组织最小，含纤维的腺体稍大于脂肪，而实质性增生肿瘤更大于脂肪。在 2D 和彩色多普勒的基础上超声弹性成像揭示乳腺肿块的弹性特征及参数。超声弹性移位用半静态的压缩（quasi－static compression）或者组织的动态震动（dynamic ibration）产生，继而发展了许多方法。3D 弹性图像为正确重建的静态经验资料声学和弹性移位资料的积分重建，在试验阶段已经得到成功。

### （二）超声弹性成像方法

1. 仪器　目前有日立公司的 EUB－8500 型超声仪，与 Acuson AntaresVFX13－5 高频探头超声仪。以彩色编码从红至蓝的变化，表示病变组织从“硬－对应红色”到“软－对应蓝色”的变化。感兴趣区中的平均硬度以绿色表示。

2. 方法　2D 和彩色多普勒超声检查乳腺病变后，切换为实时组织弹性成像，进行评分诊断。平静呼吸，显示最大切面并固定，双幅实时观察 2D 及弹性图像，判断病灶与周围组织应变程度的相对值。分别测量病灶直径 L0 和 L1，面积 A0、A1。

（1）计算直径变化率［（L0－L1）/L0］、面积比 A0/A1。

（2）弹性图像定量参数。硬度分级，以图像中彩色编码代表组织弹性应变的大小为依据。绿色——组织编码的平均硬度，红、黄色组织硬度大于平均硬度，紫、蓝色组织硬度小于平均硬度。

### （三）弹性硬度半定量分级

紫色（1 级），蓝色（2 级），绿色（3 级），黄色（4 级），红色（5 级）。

1. 硬度　恶性肿瘤 4 级以上 86.2%，3 级以下 13.8%；良性 3 级以下 37.8%，4 级以上 62.2%；4～5 级恶性高于良性。

2. 直径、面积　良性 2D 与弹性无统计学差异；恶性 2D 与弹性有统计学差异。

（姚　飞）

## 第三节 乳腺炎

乳腺炎症性病变为常见病，占同期乳腺疾病的1/4左右。分为特殊性和非特殊性炎症两大部分。非特殊性炎症多由化脓性球菌引起的乳头炎、急慢性乳腺炎，乳腺脓肿等较为常见；局部有红、肿、热、痛功能障碍。特殊性炎症由结核、真菌、寄生虫及理化因素所致，较少见。

### 一、乳头炎

乳头炎多见于哺乳期，初次哺乳妇女，亦见于糖尿病者。婴儿吮吸的机械刺激或局部病变裂损细菌侵入乳头；多为单侧，双侧少。重者可出现血性分泌物，影响哺乳。多为急性炎症，组织内有水肿，中性粒细胞浸润。治疗及时明显好转，否则迅速向乳腺蔓延形成乳腺炎。

超声图像

（1）乳头增大，饱满周围有声晕内部不均匀相对低回声，探头下有压痛。肿胀的乳头周围的乳管受压排乳受阻，乳腺中心区导管增粗，乳管扩张，乳汁黏稠回声增强，或形成高回声团块。

（2）乳头及周围血管明显增多，粗细不等，彩色血流丰富动脉流速快14/7.1（cm·s），RI低，为0.51。治疗后病灶仍存，增粗充血明显减退，流速减低7/2（cm·s），RI 0.67（图6-9）。

（3）乳头炎蔓延形成乳腺炎，声像图显示乳头病变向下扩展成三角形低回声区，无明确边界。导管不规则扩张，内径0.27~10.8mm，并可延伸至周围皮下脂肪层。伴有粗细不等血管，血流丰富，动脉流速增快，为18.9/9.2（cm·s），RI 0.52。左腋下窝淋巴结增大，内部血管微细，血流丰富。

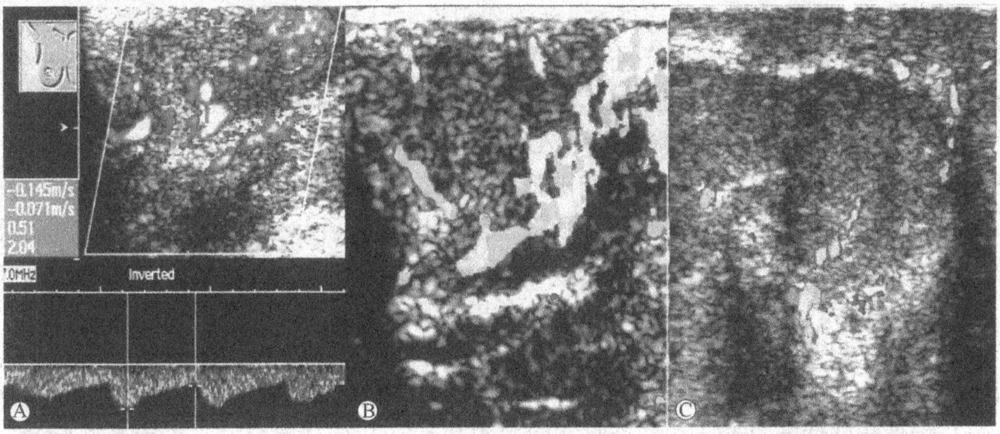


图6-9 哺乳期乳头炎

### 二、急、慢性乳腺炎

1. 超声相关病因病理

（1）急性化脓性乳腺炎：最常见为产褥期乳腺炎，亦可见于妊娠期（图6-10Ⅰ）。

90%为哺乳期妇女，产后2~4周由革兰阳性球菌引起。分为化脓性与淤积性乳腺炎。

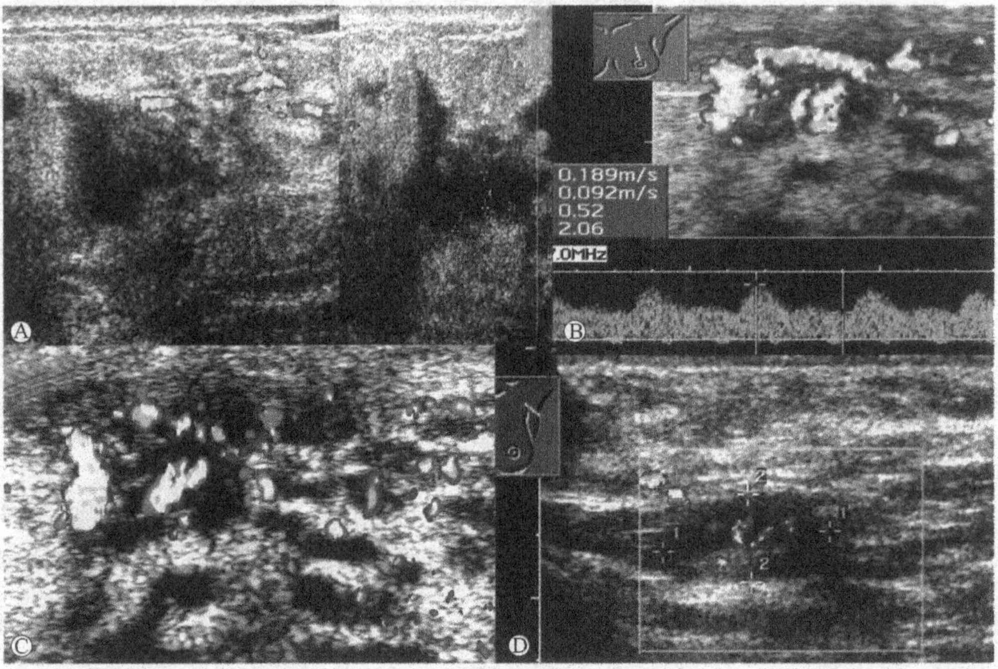


**图6-10 I　妊娠期乳头乳腺炎**

李××，21岁妊娠4月左乳头肿大15d，痛局部红、热。A. 12时钟位乳头向下扩展成三角形低回声区，延伸至周围皮下脂肪层，导管不规则粗细不一（0.27~10.8mm）；B. 乳头区血管粗细不等血流丰富动脉流速18.9/9.2（cm·s），RI 0.52；C. 能量图显示病灶血流；D. 左腋窝淋巴结增大（1.4cm×0.7cm），内部血管微细血流丰富

①细菌侵入：由乳头微小损伤进入，迅速侵犯沿淋巴管蔓延至腺叶间和腺小叶间脂肪，纤维组织。形成化脓性淋巴管炎（乳房脓肿）。或婴儿口腔炎症细菌经乳头输乳管口侵入，逆行腺小叶停留乳汁中扩散到乳腺。②发炎组织充血水肿：细动脉先收缩，随后细动脉、毛细血管、细静脉扩张充血。细动脉扩张流入组织的血流量增多，流速加快。静脉扩张充血血流变慢、淤滞，液体成分渗出至组织间隙形成水肿，积聚物又压迫小静脉血液回流受阻。③乳汁淤积：乳头过小内陷，婴儿哺乳困难，或输乳管阻塞乳汁排出不畅而淤积；或乳汁过多，盈余乳汁积滞在腺小叶，细菌生长繁殖引起局限性累及一叶或多叶急性乳腺炎（图6-10Ⅱ），亦可形成脓肿。乳腺肿大，腺组织大量中性粒细胞浸润，可伴脓肿形成。

（2）乳汁淤积性乳腺炎：各种原因乳汁在乳腺内积存，胀痛，体温中度（38℃）升高，表面充血微红，轻压痛。吸出乳汁后炎症多消退。故一般认为不是真正炎症。

（3）慢性化脓性乳腺炎：炎症沿腺叶间组织从一小叶蔓延至另叶，形成数个脓肿。治疗不当重者向表面破溃，穿破输乳管自乳头向外排出脓汁。较深的脓肿缓慢向浅层蔓延在乳腺外上组织形成乳房前脓肿。向深处扩延，脓汁在乳腺和胸大肌间松弛蜂窝组织形成乳房后脓肿。

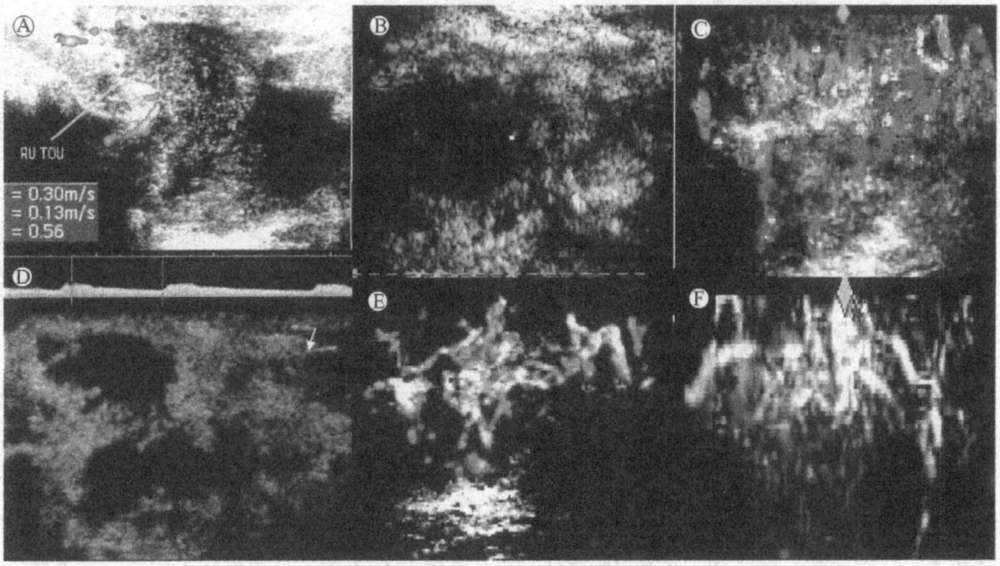


图6-10Ⅱ 乳汁淤积性乳腺炎

程×，36岁，女，右乳头肿块2cm，碰撞后迅速长大，红热压痛，钼靶检查（-）。A. 2D：乳头旁9~2时钟位间6.5cm×4.6cm×3.3cm不规则三角形液性混合低回声，边不清内有点状物流动。血流丰富，每秒30/13cm，高速低阻RI 0.56。B. 容积3D边缘模糊的多层。C. 血流彩色3D。D. 造影病灶区微泡呈无桐树叶样缺损周围组织29s迅速充盈，快进快出。提示右乳乳汁淤积性炎症；E. 能量图。F. B-F图均见丰富的血管构架在液性区周围组织中

2. 临床表现 急性乳腺炎胀痛开始，乳腺明显肿大，乳头外下压痛性肿块，皮肤发红、发热；有波动性疼痛，哺乳时加重。可有高热、寒战，脉快，同侧淋巴结增大、质软。压痛性肿块短时间软化为脓肿形成。处理不当表面破溃，有脓汁流出。

3. 二维彩超图像

（1）急性乳腺炎：

1）乳腺肿大：哺乳期乳腺炎早期病变（图6-11Ⅰ、图6-11Ⅱ）局部外区或中心区腺体增厚肿大，多迅速进展呈弥漫性病变显著增大。

2）肿块：病变区形成肿块，大小不一，开始边缘不清，病灶呈类圆形周边有声晕。弥漫性大片炎性病灶可达10cm×5cm。

3）病灶回声：腺叶回声异常，乳腺结构与导管纹理紊乱。急性炎症早期出现不均匀低回声块边界不清，后方回声稍增强，探头加压有明显压痛。或斑片状、团块状中强回声。脓肿形成其低回声中出现小透声区，逐渐变成液性无回声，周边区模糊，散在的点状“岛状”强回声。

4）病灶多沿乳管扩散：扩张的乳腺导管内有絮状团块。病灶周围腺体或邻近脂肪组织因受炎症的弥散，充血水肿渗透其回声呈模糊雾样，严重者渗液形成缝隙状无回声。

5）彩超多普勒检查：炎症早期彩色血流不丰富，RI较高在0.7左右，病情进展或脓肿前期病灶周围彩色血流丰富，与乳管并行。粗细不等的血管进入病灶呈红、黄、蓝色血流明显增多，动脉流速高于正常（38.8~19）/（12~7.8）cm/s，阻力指数降低RI 0.57~0.68。

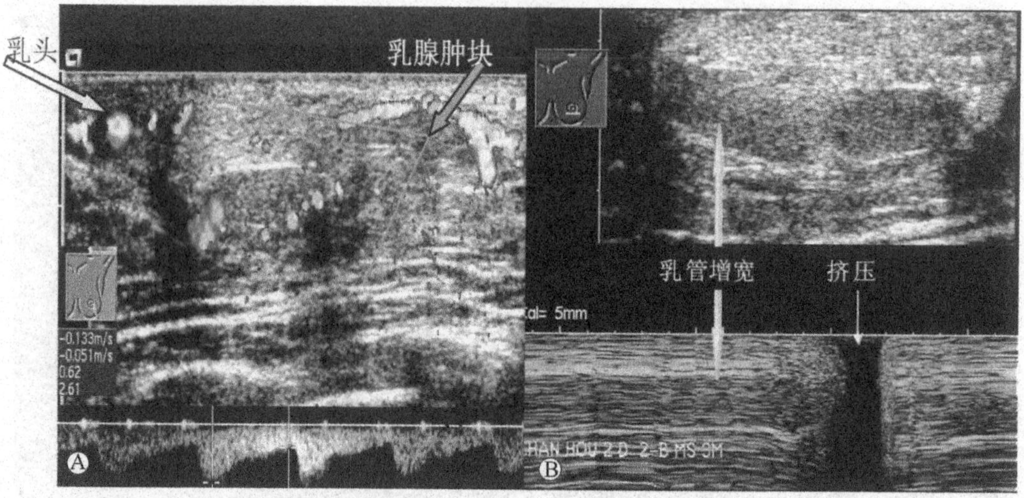


**图 6-11 Ⅰ　产后乳头乳腺炎早期**

徐××，23 岁，女，产后 2d，左乳头肿块痛、排乳困难。A. 乳头低回声血管粗细不等其下腺体肿块范围 3.2cm×2.0cm，不均匀相对强回声周边有声晕及血管并进入块内，动脉流速每秒 13.3/5cm，RI 0.62，B. 乳管排出受阻增宽（↓），乳汁密集点状挤压时有移动

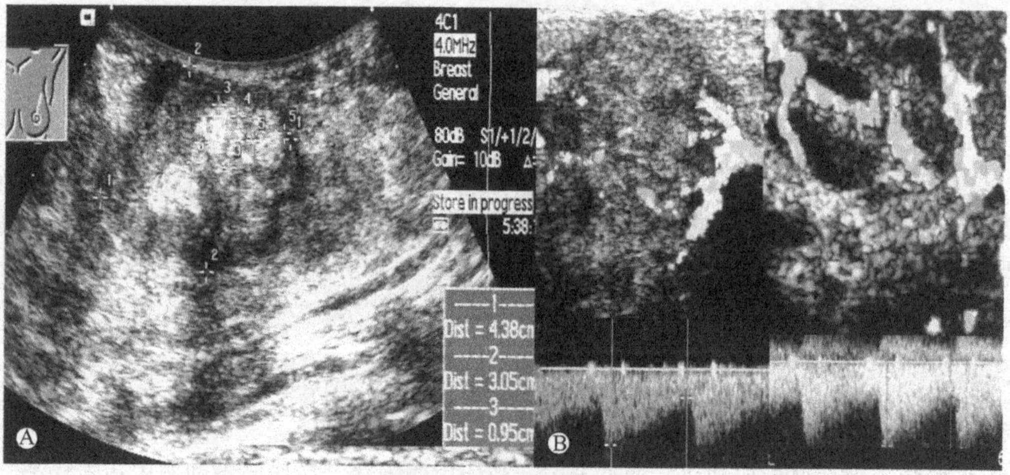


**图 6-11 Ⅱ　哺乳期乳腺炎**

谢××，24 岁，产后 1 个月。A. 左乳 4.3cm×3.1cm 及 4.0cm×3.4cm 不均匀低回声，有多个中高回声结节 0.95cm×0.92cm，0.7cm×1.1cm 内含强回声颗粒；B. 血管由边缘包绕团块并树枝样进入，与增粗的乳管并行，动脉流速 38.8～19/12～7.8cm/s，RI 0.68～0.59

男性急性乳腺炎病变发展过程的超声表现与女性乳腺炎相同（图 6-12）。

急性乳腺炎在积极有效治疗后病灶范围缩小，血管变细，血流明显减少、流速下降每秒 7/2cm，RI 回升 0.67。

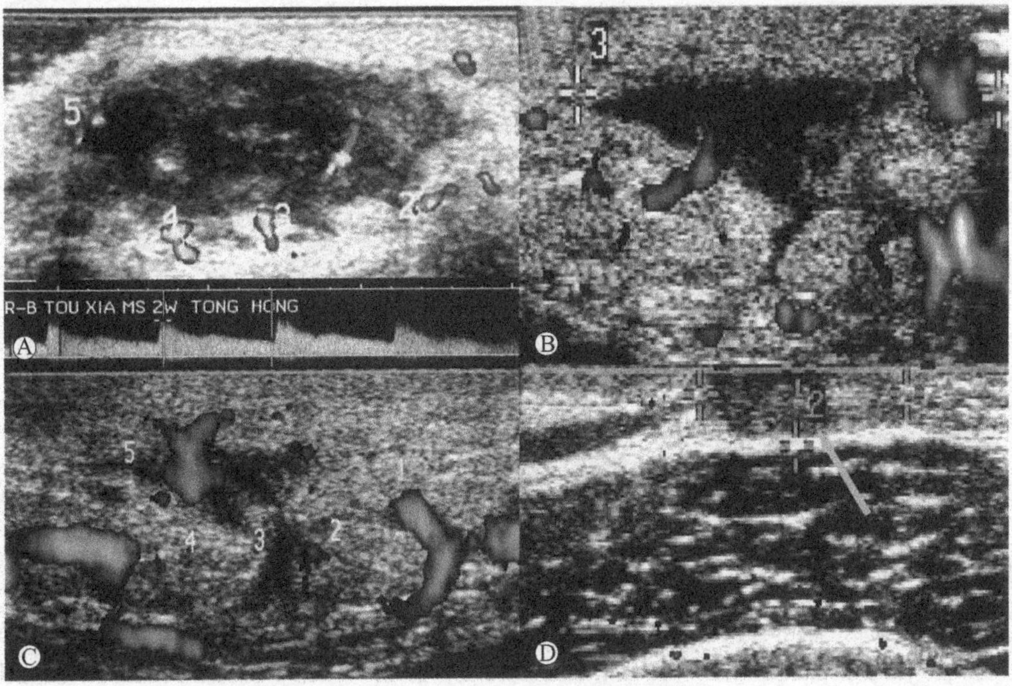


**图 6-12　男性急性乳腺炎脓肿形成**

付××，男，25 岁，右乳头肿块 2 周，痛、红。A. 梭形低回声块 3cm×1.24cm×2.45cm 内条索状增强，周边 5 支导管均伴微细血管（内径 0.58～0.9mm）与腺内血管相通（内径 0.4～1.2mm），动脉流速高，为每秒 51/20cm，RI 0.6；B. 中心液化；C. 周围软组织水肿充血；D. 左乳头大小回声正常

6）淋巴结：病侧腋窝淋巴结增大，炎症越重增大的淋巴结数目越多，内部血管微细，血流丰富。

（2）慢性乳腺炎与脓肿：患者以往多有数年前，乳腺肿块、炎症或乳腺脓肿的病史，由于治疗不彻底病灶被包裹，残留炎性组织潜伏在乳腺内。一旦机体抵抗力下降，乳腺内触及肿块，局部疼痛、发热，炎症或脓肿再发。病灶结缔组织增生形成肿块，出现不均匀的增强回声斑片或条索及低回声，有残存的液性暗区。急性发作的重症皮肤表面破溃流出脓液。脓肿壁可为周围组织包裹，或伴有肉芽增生，血管粗细不等，血流丰富。

1）超声显示乳腺内肿块大小不定，大者 6～7cm（图 6-13Ⅰ），一般 3.3cm×2cm，压痛。位置多在原有病灶处，或向更大范围扩展。

2）肿块不均匀低回声区，腔内有杂乱中、高或絮状回声，其间有单个或数个大小不等的液性无回声区，后方略增强。慢性炎症早期肉芽组织形成以后变为纤维组织增生，多呈中高回声，注意与肿瘤鉴别。

3）周边无包膜，边缘不整，多层高、低相间的回声，形成厚薄不一的“壁”。

4）肿块边缘血管丰富形成血管包绕，并进入内部粗细不一，动脉低速低阻，每秒 7.1/4cm，RI 0.433（图 6-13Ⅱ）。

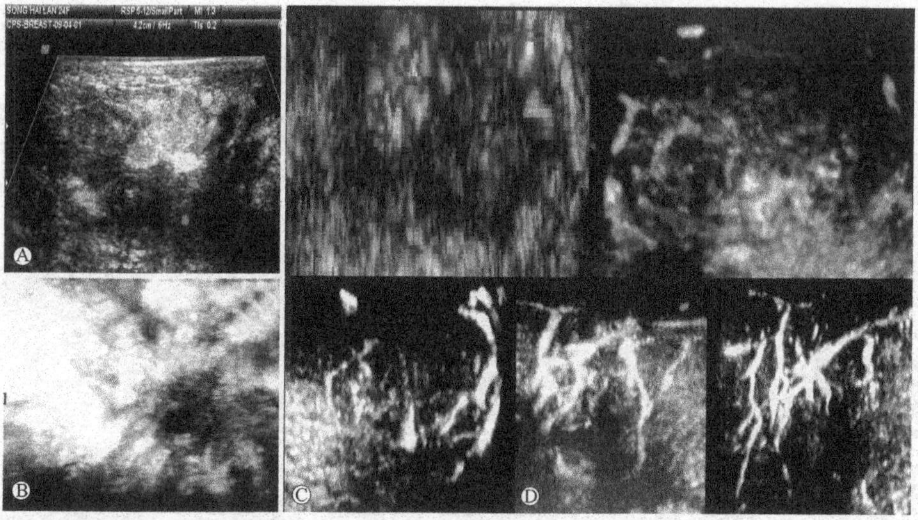

**图 6－13 Ⅰ　乳腺炎性肿块伴液化—脓肿初期**

宋××，24 岁，女，左乳块蚕豆大，近期增大，局部热，微痛。A. 左乳 10～2 时钟位 6.7cm×4.0cm×2.2cm，低回声内不均匀絮状物，加压时有微弱移动。血流丰富，动脉直径 0.8mm，RI 0.59。周围导管增粗 2.5～2.7mm，脂肪层轻微水肿。B. 灰阶 3D 成像肿块周边汇聚征。C. 能量图显示血管。D. B－F 血流图多角度转动均见低回声周边血管显著增多

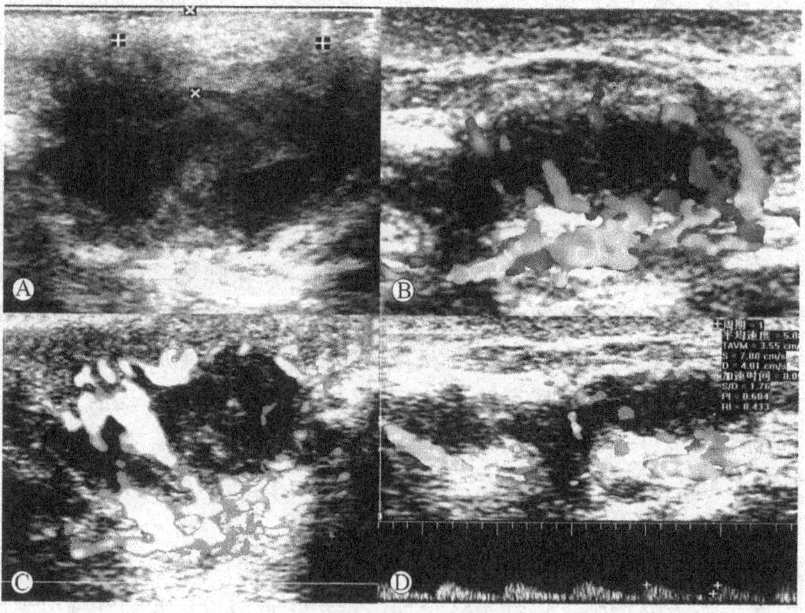

**图 6－13Ⅱ　乳腺慢性脓肿**

潘××，36 岁，女，以往曾数年前患乳腺脓肿经打针治疗后好转，现左乳头下肿块 3d，轻痛、微热。A. 左乳头下 3.3cm×1.65cm 不均匀低回声区，腔内杂乱的回声中有数个液性无回声区，后方略增强；B. 周边无包膜，边缘不整，多层高低相间向腔内突出；C. 壁内血管丰富粗细不一；D. 动脉低速低阻，每秒 7.1/4cm，RI 0.433

（3）乳汁淤积性乳腺炎：

1）乳管多形性扩张：淤积在各级乳管的乳汁内压升高管径增粗，呈单个或多个液性无回声区管腔，内径1～2cm，大者呈囊状、不规则扭曲，内径3～5cm。

2）边界清楚整齐形态多样，圆形或椭圆形，2个或多个扩张的乳管融合囊内可残存隔膜呈花瓣样（图6－14）回声，后壁及后方回声增强。

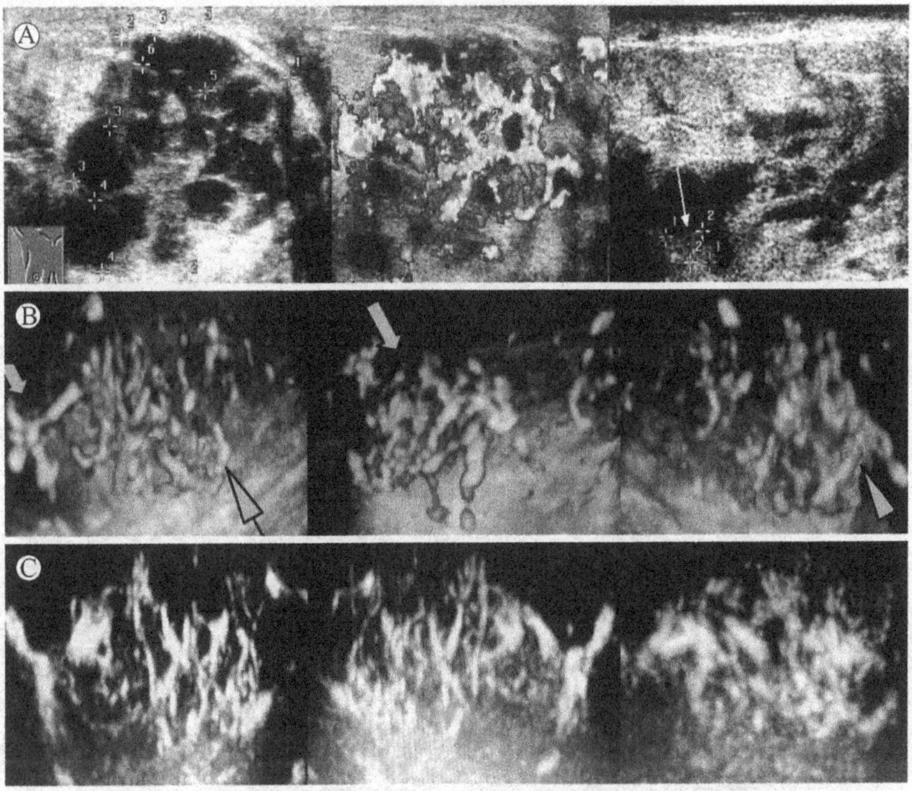


**图6－14　急性乳汁淤积性乳腺炎的能量图与BF血管3D结构明显增多**

顾×，49岁，女，右乳头少许溢液，红肿，轻痛2d。A. 2D彩色：右乳3时钟位肿块3.4cm×2.4cm×2cm分隔低回声花瓣样为扩张乳管横断面，瓣间隔膜与周围组织相通血流极丰富供血量32.1ml/m，进入间隔成网状，皮下组织水肿；B. 血管能量图3D成像左右转动显示血管结构3支主干（三个箭头）向中心密集纹理清楚；C. B－F 3D成像血管中高回声空间分布走向

3）囊腔内积存的乳汁呈点状、颗粒、云絮状或斑片状高回声。加压时可移动。

4）管径内压过高机械压迫周围组织，并损伤管壁，乳汁及分解物渗到间质中，则液性无回声区边界模糊，周围组织呈炎性的不均匀低回声。

5）乳汁淤积导管扩张的局部无血流，其周边血管中等增生，彩色血流增多。

（4）乳腺炎血管能量图及Blood－Flow（BF）的3D成像：哺乳期急性乳头、乳腺炎共同特点因发炎组织充血水肿，正常微细管腔构架充分扩大，构成3D彩超、血管能量图及B－F成像的组织学基础。急性炎症时微循环血管细动脉、毛细血管和细静脉扩张，炎性充血，流入组织的血流量增加，流速加快。炎症的组织渗出液进入组织间隙，水肿使其回流困难而瘀血，乳头可有少许溢液，红肿，轻痛。

1）2D 彩色图像：在炎性病灶的低回声中显示多支扩张乳管横断面呈花瓣样低回声，瓣间血管似分隔成网状，彩超见血流充盈并与周围组织相通，血流极丰富，供血量大。血管结构明显增生达 80%，病灶主干动脉增粗，血流量可高达 64ml/s。皮下组织水肿呈缝隙样无回声。

2）3/4D 灰阶容积成像：乳腺急性炎症区非实质性团块呈不均匀的低回声，边缘不整。周边有多支扩大乳管时，亦成放射状低回声“汇聚征”，应注意与乳腺癌浸润的“汇聚征”鉴别。

3）病灶血管 3/4D 成像：血管彩超、能量图及 BF 的 3/4D 成像以不同的模式直接显示病灶内部血管。通过正、侧位，不同角度左右转动，将各切面显示的血管片段连续起来，即形成相对完整的血管结构的空间立体形状。可见外侧、内侧与基底部的 3 支主干血管向中心密集，纹理清楚增多（图 6－15 Ⅰ），中度至明显主干血管 2～3 支进入病灶，各有 2～3 个分支，长度达病灶的 1/2～2/3，微小血管多个；或形成较完整的血管包绕分布在边缘，进入实质内；主干血管扩张，导管周围血流极其丰富，分支密集成绒线团样。

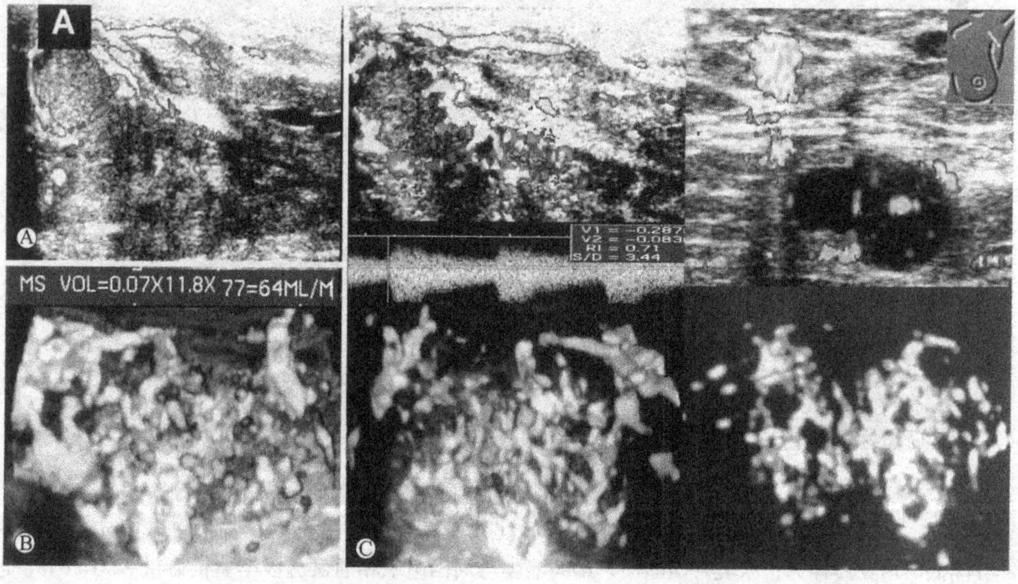


**图 6－15 Ⅰ　乳腺多年积乳诱发急性炎症的 2D 及血管能量图 3/4D 成像**

杨××，女，36 岁，4 年前哺乳期奶多不畅，左乳鸡蛋大肿块 3 年硬、痛 4d。A. 左乳外上 10cm×5cm 大片不均匀低回声，近乳头导管 12mm 内有 14mm×9mm 絮状团块远端导管不规则增粗有增强斑片，导管周围动脉血流极丰富，供血量达 64ml/m；B. 3/4D 能量图血管显著增多，正、侧位转动 3 主干血管从内、外、基底向中心分支，密集成绒线团；C. 腋窝淋巴增大，血流多

4）B－F 3/4D 灰阶图像：乳腺组织及病灶区有血液流动的血管结构，主干呈高回声，血管末梢呈长短不一，微细的短干状亮线或亮点，而不显示组织结构的回声。Blood－Flow 三维成像时不受血流方向及取样角大小的限制，没有血流彩色溢出，及假性血管粗细不一的伪像，较彩色与能量图的显示更为真实。能显示内径在 100μm 大小的微细血管。尤其 4D 动态显示血管的空间立体构架，可了解肿块内外主供血管的来源、走向、分布范围、密集点，病灶浸润方位。

5）腋窝淋巴结增大的彩色血管能量图及 B－F 的 3D 图像。血管结构显著增多血流丰富。慢性炎症急性发作病灶部位 3D 成像血管增多，流速快，其特点随病情好转血管减少。

6）乳腺炎超声造影：乳腺炎症时由于病灶部位动脉血管充血水肿，内径增粗，流速加快。超声造影时微泡多快进，迅速达到峰值，弥漫灌注分布广，缓慢下降，而坏死液化区无造影剂充盈。时间强度曲线可清楚显示具体参数（图 6－15Ⅱ）。

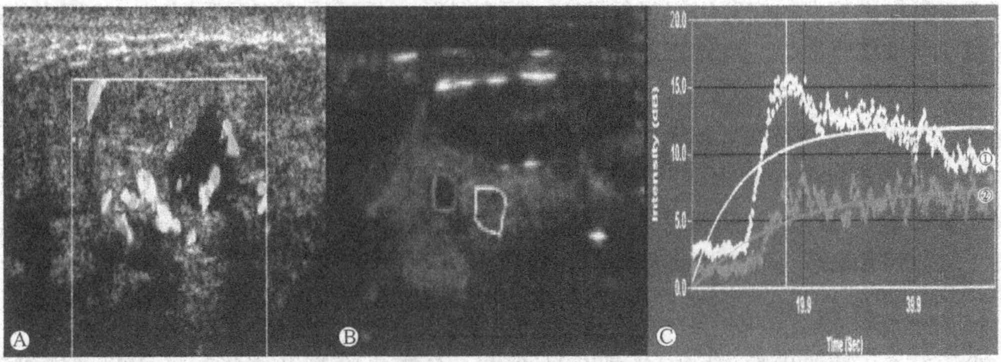


**图 6－15Ⅱ　乳腺慢性炎症伴坏死超声造影**

刘××，29 岁，女，右乳头下无痛性肿块，A. 2D 超声显示形态不规则，中等回声，中心低至无回声，边界模糊，血管丰富，钼靶检查倾向恶性病灶超声造影。B. 微泡充盈病灶强弱不均，中央有小的缺损区，分别取样；C. 时间强度曲线分析：高充盈区取样曲线①微泡 13s 进入病灶，19.9s 达峰，峰强 15dB 缓慢下降，为快进慢出型；微泡缺损取样曲线②16s 进入中心区峰强 5dB 但呈平缓抖动曲线，病理诊断为乳腺慢性炎症伴坏死

## 三、乳腺特殊性炎症

结核、真菌、寄生虫及理化因素（过敏原、液状石蜡）等所引起的慢性肉芽肿属于乳腺特殊性炎症，但很少见。

### （一）乳腺寄生虫病

乳腺的寄生虫包括乳腺丝虫病、包虫病及肺吸虫病等，一般较为罕见。

1. 超声相关病因病理

（1）乳腺丝虫病：多由于班氏或马来丝虫引起，成虫寄生于乳腺的淋巴管中，虫体的机械作用及其死亡后分解产物强烈刺激，引起组织反映淋巴管水肿、嗜酸粒细胞浸润，淋巴管出现以虫体为核心的肉芽肿性淋巴管炎。

（2）乳腺肺吸虫：由于生食或未熟透含有肺吸虫囊蚴的溪蟹、蛄或野生动物的肉类，喝被污染的水，感染肺吸虫。蚴虫及成虫在组织内游走或定居，对局部组织造成机械性损伤；虫体代谢产物等抗原物质会导致人体的免疫病理反应。引起人体肠、肝、肺等局部出血坏死，形成脓肿或囊肿。肺吸虫卵在人体内不能发育成毛蚴，不分泌可溶性抗原，因此引起异物肉芽肿反应。由于成虫从腹腔穿入软组织，虫体移行皮下形成可呈游走性结节；虫囊肿构成大小为 1.5～2.5cm 的结节，成群、成串出现。主要分布于腹、背、臀、阴囊及股部等处，乳腺皮下结节甚为少见。

2. 症状、体征　多为女性患者，男性罕见。病变只在浅表乳腺组织或皮下脂肪内，多数1个肿块，个别2个。早期肿块较软，推之可动；生长缓慢。晚期较硬。单侧多，偶可累及两侧乳腺。

3. 超声图像

（1）乳腺皮下或脂肪组织显示无包膜，可活动的肿块，直径1～5cm。肿块中央有小的液性无回声区的小囊，含不均匀的中强回声为干酪样，或胶冻状物或出血，虫体的残段呈高回声。小囊周围充血的肉芽组织呈低回声，再向外致密的纤维组织呈强回声。晚期虫体崩解被吸收，或呈钙化的强回声伴有声影。肉芽与增生纤维组织呈同心圆状排列。

（2）肿块结节呈相对低回声，结节约2.1cm×0.5cm，仔细观察内部可见线状活动的虫体蠕动，再现性好，周围脂肪组织可见水肿带。

（3）患者有食生鱼虾史，或班氏或马来丝虫流行区生活史，有助于对声像图的确定。主要确诊临床血化验嗜酸粒细胞明显增高，寄生虫皮内试验为阳性。或痰查肺吸虫卵，乳腺的皮下结节切开检查有肺吸虫或丝虫的蚴虫和成虫。

（二）乳腺结核

本病可见于任何年龄，以中青年女性为主，发病年龄较乳腺癌早。多数为胸壁结核累及。

1. 超声相关病理

（1）感染途径：原发性乳腺结核少见，体内无其他组织器官结核病灶，病原菌经皮肤破损、乳头感染或经血道侵入乳腺。继发性乳腺结核可经：①肺门淋巴结核，结核性脓胸结核菌穿过胸壁进入乳腺；②由胸壁、肋骨、胸骨、胸膜的结核病变直接蔓延至乳腺，其他部位结核病灶经血行感染至乳腺；③腋淋巴结节结核沿淋巴管道蔓延，锁骨上、颈部或胸腔内结核灶的结核菌经淋巴管逆行感染。

（2）病理改变：临床与大体表现分为3型：①局限型：乳腺内侧或外上1个至数个硬结表面光滑、活动、边界不清有轻压痛，右侧多见。深部硬结进展缓慢，增大成块出现痛、压痛及乳头溢液。硬结液化形成寒性脓肿。②播散型：输乳管被结核菌破坏，结核性脓汁自乳头溢出。穿破皮肤可形成窦道，经久不愈，与附近皮肤粘连成块，或结核性坏死性溃疡，与乳腺癌相似。常伴有同侧淋巴结增大与急性炎症。③硬化型：以增生性乳腺结核居多，乳腺内硬结使乳腺变形，皮肤橘皮样改变，乳头内陷，易误为乳腺癌。

大体特点为初期硬结光滑、可推动，进而硬结融合成肿块，中心干酪样坏死，液化成单个或多个相沟通的脓腔，穿破皮肤形成窦道经久不愈，流出豆腐渣样碎屑的稀薄脓汁，乳腺结构广泛破坏。中年人乳腺结核硬化型多见，剖面纤维组织增生性，中心干酪样坏死区不大。镜下特点为典型乳腺结核中心干酪样坏死区，外层淋巴样细胞包绕，中间上皮样细胞区中有郎汉斯巨细胞。有时仅见炎性浸润中有较多的上皮样细胞及多少不等的干酪样坏死区。

2. 超声图像　乳腺结核超声所见甚少，其声像图缺乏特异性，结合文献综合如下。

（1）乳腺内散在单个或多个大小不等，低回声或中高回声结节，边界可辨认，似结节性乳腺小叶增生，略有压痛，但与月经期无关。

（2）乳腺组织的导管与腺叶结构混乱不清，不规则的低回声团块2～4cm，无明确边界，其中有回声增强的结节或斑块，彩色血流不多，超声难以提示明确诊断。文献报道1例42岁女性，右乳多个小硬块，不适感多年，曾于多个医院诊治疑为乳腺小叶增生。超声检查显示乳腺组织结构广泛破坏，多个大小不等的形态不定的结节融合成片状低回声，其间有杂乱纤维条索；经追问既往曾有结核性胸膜炎病史。后经手术切除病理诊断乳腺结核。

（3）乳腺结核性硬结液化形成寒性脓肿时，出现形态不规则大小不一的液性暗区，边缘模糊不清。

（4）乳头有稀薄脓汁样分泌物或皮肤有经久不愈窦道者，超声应仔细寻找邻近乳腺组织有无与其相通的管腔及混乱的回声，应考虑有否乳腺结核及分泌物抗酸染色查结核杆菌以防漏误。

（5）乳腺结核性肿块与皮肤粘连，皮肤橘皮样变，致乳头内陷，无痛与乳腺癌相似。乳腺结核伴急性炎症，其腋窝淋巴结增大。肥胖中、老年女性乳腺脂肪坏死亦可出现液性无回声区（含脂肪组织油珠样回声）；均应注意与乳腺结核鉴别，如查找其他部位结核病灶，胸部 X 线、结核菌素试验及活组织病理检查等。但国内、外均曾报道乳腺癌与乳腺结核同时存在于一个乳腺，或一侧为结核另一侧为乳腺癌的病例，由于两种病变回声的混淆超声尚难辨认需病理检查明确。

（黄　梅）

## 第四节　乳腺结构不良及瘤样病变

因卵巢内分泌紊乱引起乳腺主质及间质不同程度的增生及复旧不全，致使乳腺结构在数量上和形态上异常，形成可触及的肿块。1948 年 Geschickter 称为乳腺结构不良（mammay dyspisia），包括乳腺痛、腺病、囊性疾病。1956 年王德修等将本病分为腺病（主要波及腺小叶其次为导管），按进程分增生期、纤维腺病期、纤维化三期及囊肿病（当较小的末梢导管、盲端导管等扩张直径超过 500 ~ 700μm 称囊肿）。

WHO 对乳腺疾病组织学采用乳腺结构不良命名，并提出分类：Ⅰ型为导管增生、Ⅱ型为小叶增生、Ⅲ型为囊肿、Ⅳ型为局灶性纤维化及Ⅴ型为纤维腺瘤性增生。有人通过数百例患者超声检查，认为 WHO 对乳腺结构不良的分类，有利于声像图与病理对照。国内、外一些外科、病理科将乳痛症称为乳腺组织增生，而与腺病及囊肿病一起列入乳腺结构不良症。故超声检查依据 WHO 标准将乳腺结构不良的超声所见分 5 型，按病理发展及结构分为乳腺组织增生症、腺病、囊肿病。并用“乳腺结构不良”提示诊断。

乳腺结构不良超声所见分型：乳腺结构不良以内分泌紊乱为基础的增生及复旧不全，形成可触及的肿块。是一组非炎性、非肿瘤性疾患。发病率高，青春期至绝经期均可发病，育龄女性最常见，35 ~ 40 岁为高峰。常在妊娠哺乳期消失，中断后又重现，内分泌紊乱、月经不调发病率高。绝经期应用雌激素可诱发。

声像图分 5 型。乳腺结构不良超声图像显示病变多发性，病灶形态及回声多样性，WHO 对乳腺结构不良的病理分类，为声像图的分型提供了病理依据。

导管增生型：中年妇女为主，除有经前期痛外，部分病例有乳头溢液史。组织结构主要变化为导管囊状扩张和导管内上皮的增生，当上皮细胞呈重度异型时，有癌变可能。超声表现在小叶增生的同时输乳导管扭曲变细，另处局限性扩张内径 3 ~ 4mm，其近端和远端仍见正常走行的乳管，或相互沟通、融合成不规则扩大的管腔，长达 40mm，内径 15mm。需与导管内乳头状瘤、导管扩张症、浸润型导管癌鉴别。

小叶增生型：临床表现以乳房的周期性疼痛为特征，经前加重，经后减轻或消失。乳腺肿胀局部增厚，有颗粒状硬结或条索状。组织学特征为小叶腺泡或导管上皮增生，小叶数目增多，体积增大、变形，彼此靠拢。超声表现为探头置于触诊“颗粒状硬结或条索”部位显示，乳腺导管之间增生小叶呈中强或相对低回声，部位、形态不定，大小不等，边缘不整，常为多个散在，单个较少。没有清晰的边界，包膜或“结节”的轮廓。与非病变区相比失去正常的蜂窝状或纹理清楚的乳管。

囊肿型：发病开始于30～34岁，40～55岁为发病高峰。镜下主要是末梢导管上皮的异常增殖和导管高度扩张，常以乳腺肿块就诊，活动度好。超声表现为单个或多个肿块呈液性无回声区，透声好，近似球形、椭圆形，边界清，表面光滑，后壁及后方回声增强。在各期乳腺病变中均为常见。

局灶性纤维化型：常在体检时发现，于一侧或双侧乳腺触及体积较小、扁平状、边界不清、质地坚韧的肿块。病理结构改变主要是小叶内纤维组织过度增生、纤维化、玻璃样病，使腺泡萎缩致小叶轮廓消失，纤维组织包绕萎缩的导管所致。超声表现为“肿块”呈局限性增强的不均匀、高回声斑片、结节状，形态不规整，边界不清，无包膜。与相邻组织和导管无明显分界。

纤维腺瘤性增生型：较其他型发病年龄增大，病史较长，常有手术切除后复发，患者多以排除癌肿而就诊。组织学显示小叶萎缩，数目减少，轮廓不清，小叶内纤维组织明显增生、纤维化、玻璃样变；由于玻璃样变的纤维组织形成瘤样肿块。

超声表现为强弱不均的结节，不规则的近圆形团块状，似有边界，呈瘤体样增生病灶，无包膜形成。有无包膜是与纤维腺瘤的鉴别要点。

乳腺结构不良超声类型与年龄、乳腺质地的关系。赵玉华通过114例各型乳腺结构不良声像图分析结果见表6-1。发病年龄22～67岁，与乳腺质地的关系显示：小叶增生型、导管增生型年龄偏低，局灶纤维化与纤维腺瘤样增生型年龄略高。两种以上病变可多部位同时存在，随年龄增长病变类型变化。乳腺的质地与乳腺结构不良的发病亦有关系：间质型与中间型病变发生多，而导管型发病率偏低。小叶增生型61.5%见于中间型；导管增生型的发病以间质型与中间型多见，均为39.2%；囊肿型主要见于间质型与中间型。局灶纤维化与纤维腺瘤样增生型的发病，间质型乳腺高达62.5%～83.3%。纤维瘤型属于乳腺的良性肿瘤病变，间质型乳腺的发生率72.7%。声像图显示发病年龄与病理过程相符，小叶增生型，导管增生型病变相对较早，年龄略低；局灶纤维化与纤维腺瘤样增生型相对略晚，年龄偏高。

**表6-1　乳腺结构不良超声类型与年龄、乳腺质地的关系**

| 超声分型 | 年龄（岁） | 间质型 | 中间型 | 导管型 |
|---|---|---|---|---|
| 小叶增生型 | 37.5±8.4 | 23.0% | 61.5% | 15.4% |
| 导管增生型 | 41.8±6.4 | 39.2% | 39.2% | 21.45% |
| 囊肿型 | 42.8±11.9 | 50.0% | 50.0% | 00.0 |
| 局灶纤维化 | 44.7±10.5 | 62.5% | 25.0% | 9.0% |
| 纤维腺瘤样增生 | 46.5±4.0 | 83.3% | 16.7% | 00.0 |
| 纤维瘤 | 40.4±8.2 | 72.7% | 9.0% | 18.8% |

## 一、乳腺组织增生

乳腺增生症（mazoplasia）是乳腺结构不良的早期病变。临床最常见、困扰诸多妇女的乳腺疾病。该名称早在20世纪30年代由Cheafle提出并命名。本病表现多样，命名繁多，100多年以来国内外的研究对其认识经过复杂、曲折、深化的过程，多数学者主张将乳腺增生列入乳腺结构不良疾病中。Love（1982）认为临床乳腺增生表现50%，组织学为90%。

1. 病因病理　乳腺是性激素靶器官，与子宫内膜一样受卵巢内分泌周期性调节变化，包括乳腺组织主质的上皮、小叶间质的脂肪、结缔组织，均受内分泌影响周期性改变。

（1）增殖期：乳腺导管上皮增生、导管增长增多、管腔扩大，小叶内间质水肿、淋巴细胞浸润。

（2）分泌期：小叶内腺泡上皮肥大呈空泡状有轻度分泌。

（3）月经期：导管上皮萎缩脱落、管腔变小甚至消失，间质结缔组织增生、致密。

经期后腺管萎缩液体吸收复旧不全，分泌物残存为乳腺结构不良发生的基础。卵巢内分泌失调，雌激素分泌过度，孕酮减少刺激乳腺实质增生，小导管不规则扩张囊肿形成，间质结缔组织过度增生，胶原化及淋巴细胞浸润。但生理反应性乳腺组织增生与病理性乳腺结构不良两者间没有截然的界限，常需活检确定。

（4）超声相关病理：①乳腺组织增生：属乳腺结构不良症早期病变，轻微可恢复。病灶为质地坚韧的乳腺组织，无清楚的边界或包膜，切面灰色半透明、散在的小颗粒，偶见小囊。②镜下小叶内纤维组织中度增生纤维化与小叶间致密结缔组织融合，末梢导管不规则出芽，小管、导管扩张的小囊有分泌物。间质淋巴细胞浸润，偶并发腺纤维瘤。

2. 临床表现　乳腺疼痛为特征，未婚、已婚未育、已育未哺乳多见，生育期性功能旺盛的中年女性最多见。乳房周期性疼痛由隐渐重，行经前明显，经后减轻或消失。部分乳头溢液或溢血。乳房周期性肿块2cm左右，较坚实界限不清，与皮肤无粘连。或乳腺肿胀、局部增厚、颗粒状硬结，散在分布单发或多发性结节。

3. 超声图像

（1）双侧、多发性：乳腺组织内异常回声可单侧单发，但多为双侧、多发性。当临床触诊仅发现一侧1个病灶时，超声检查且不可仅查见一侧一病灶就结束，应两侧乳腺各部位仔细寻找。以防明显的肿块手术切除，而被忽略的另侧，边角、深层或基底部隐藏的病灶，误认为术后再发或新生病灶。

（2）病灶位置、乳腺增大程度不定：可在乳腺任何部位，1～12时钟位从边角到中心，从乳腺浅层到基底膜分布在乳头附近、外区边角或基底部。局部增厚，或轻度增大。多数乳腺外区，中心区厚度测值变化不大。

（3）回声多样、形态不一：可呈导管增生、实质性腺叶型，但多为混合多样回声。

输乳管局部扩大，粗细不等长管状，或形成黄豆、蚕豆大低回声内径3～4mm，或数个扩大输乳管相沟通，呈不规则低回声管腔，另端与周围的输乳管相通。或内径>0.5cm的无回声小囊肿。具有导管增生型的表现。

乳腺叶间质异常增生呈小叶增生型，表现相对低回声的结节、团块；形态多样，单个或多个散在，相互融合成较大的藕节样团块；或增强的斑片、颗粒状；无清楚的边界或包膜。

大者2cm，小者不定。致使输乳管受压变细、扭曲，远端局限性扩张（图6-16）。

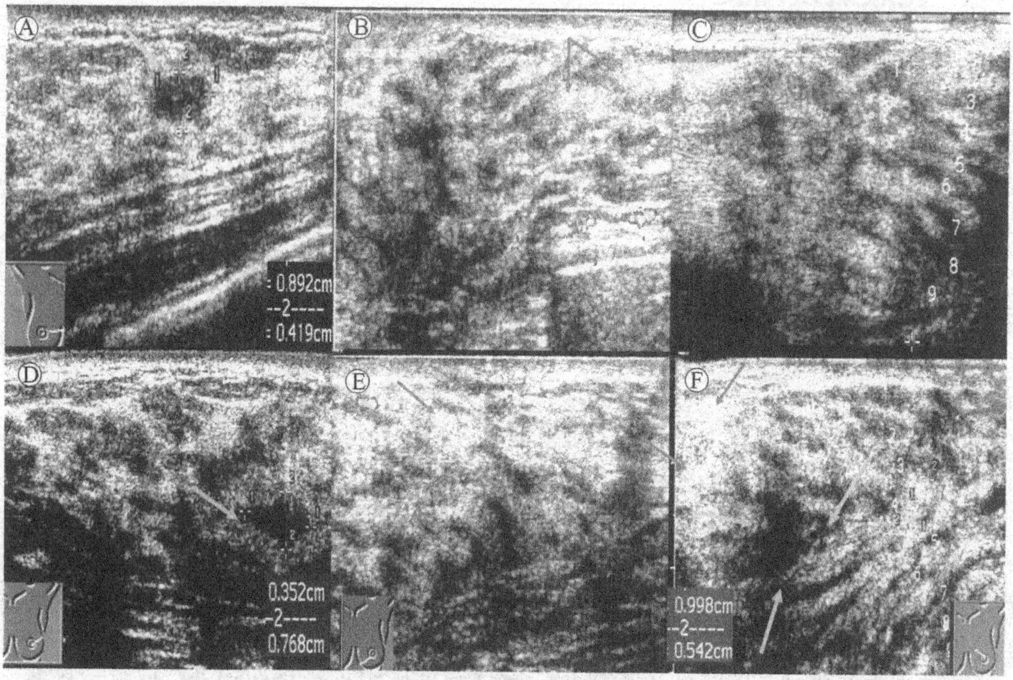


**图6-16 乳腺结构不良双乳多发混合型病灶**

候××，31岁，女，双乳结节感3年经期痛。右乳：A.1时钟位相对低回声0.89cm×0.41cm；B. 外区高回声斑片；C.3时钟位近乳头不均匀高回声斑片远端乳管纹理清。左乳：D.2时钟位导管粗细不等多处局部扩张0.35cm×0.76cm；E.8时钟位乳腺浅层间质多个高回声斑片远端乳管略粗；F.11时钟位高回声斑片，伴导管扩大，相互汇成不规则形低回声0.99cm×0.54cm，邻近乳管受压变窄，彩色血流较少

（4）彩色血流：乳房内乳腺表面的脂肪层内可见血管的彩色血流，一般乳腺内病灶区彩色血流不多，血管细小。

（5）小叶增生3/4D图像重建：3D容积成像病灶实质呈不均匀的中低回声，血管不多。供血动脉多在边缘进入，病灶内与周围组织仅有少许疏落的血管断面（图6-17）。

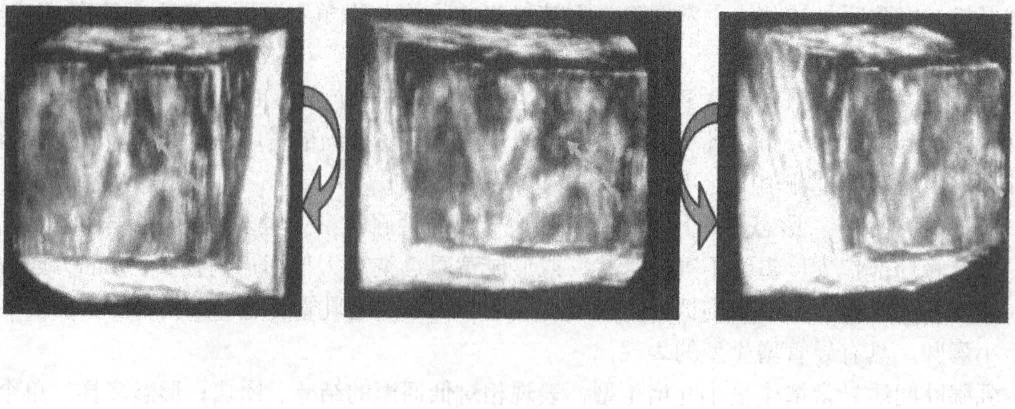

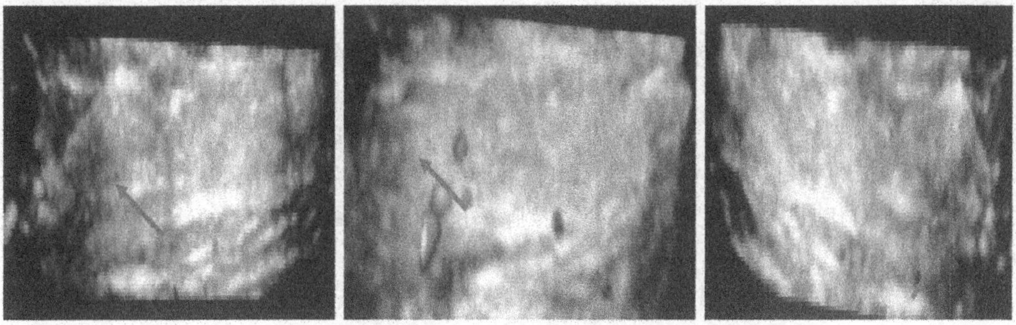

图 6－17　乳腺 3/4D 成像——小叶增生呈少血管型

张××，39 岁，女，左乳 3 时钟位，相对低回声界清周边少许血流，有钙化点灰阶。上图：3D 梯形容积立体成像向左右两侧 15°（弯箭头）转动肿块（绿箭头）甚小低回声中有散在斑片边缘尚清。下图：能量 3D 重建血管局部增生（蓝箭头）为少血管型

## 二、乳腺腺病

1. 超声相关病理　乳腺腺病（adenosis of themammary）以小叶间导管及末梢导管均有不同程度增生，后期渐有结缔组织明显增生为特征，小叶结构基本保存。一般认为其发病与卵巢内分泌功能紊乱有关。发展阶段分 3 期，同一标本可见到各期病变共存及移行过渡。

（1）小叶增生期：切除的肿块呈灰白色、无包膜、边界不清，质坚韧、不均匀。小叶增生为主数目增多；小叶内导管或腺泡增生数量增多，体积大。腺泡型腺病主要为腺泡增生，数量多，此型与小叶癌鉴别。导管型腺病小叶内主要为导管增生，数量多，无腺泡；有的导管增生呈乳头状突入腔内。

（2）纤维腺病期：由上期发展而来，①早期小叶内导管继续增多，小叶增生增大纤维组织不同程度增生硬化，质坚韧为纤维组织及散在半透明颗粒，形状不规整或融合，结构混乱，伴小叶纤维化。②后期纤维组织明显增生，管泡萎缩，称硬化性腺病（需与硬癌鉴别）。局部触及实性界限分明乳腺肿块，小者 2cm，最大 10cm，孤立存在，由增生的管泡和纤维化组织组成似有包膜，小叶轮廓消失。实质性增生上皮位于纤维化组织内称为乳腺腺病瘤；很像浸润癌。

（3）纤维化期：为腺病晚期小叶内纤维组织过度增生，管泡萎缩至消失，残留少许萎缩的导管，偶可扩张成小囊。肿块质地坚实，2～5cm 大小；无包膜，发病年龄大多在 50 岁以上，重度悬垂性；约有 1/3 的小叶原位癌与腺病小叶增生期伴发。

（4）局灶性纤维化：由细胞成分少的玻璃样变纤维组织形成的瘤样肿块。围绕萎缩的导管，以及末梢导管。

（5）乳腺病伴纤维瘤样增生：腺病中有纤维瘤样病灶。

2. 临床表现　青、中年与月经周期相关的乳痛，经前期出现，经后减轻或消失。乳腺一侧或双侧坚韧不硬，界限不清。少数有浆液或血性乳头溢液。

3. 超声图像

（1）乳腺腺病声像图：小叶增生期与乳腺结构不良的小叶增生相同。乳腺腺病表现与局灶性纤维化型相同，主要局限性增强，不均匀、高回声斑片状结节，形态不规整，边界不

清，无包膜。

（2）乳腺腺病伴纤维瘤样增生：声像图与纤维腺瘤性增生型相似，不均匀的强回声团块，与内部玻璃样变的低回声，形成混合性瘤样肿块，似有边界，后方可能有声影。

（3）无症状肿块声像图：表现为边缘不规则的低回声团块，病灶纵横比接近，后方有衰减，血流丰富，声像图疑恶性病变；而病理诊断为乳腺腺病与纤维腺瘤同时存在，伴导管扩张及乳腺增生病的良性病变。超声对乳腺腺病的诊断有一定的困难，通常仅能提示图像所见。

（4）乳腺腺病灰阶能量图3D成像：实质性低回声肿块周边不规整向深部扩展，呈不典型汇聚征（图6－18Ⅰ）。能量图显示肿块周边或内部血管轻～中度增生，从血管结构的分布可判断肿块主供血管的来源。

（5）超声造影检查：病灶微血管灌注，周边环形，内部高于外周，整体不均，时间强度曲线达峰迟，峰值强度低于正常（图6－18Ⅱ）特征为平坦型曲线或慢进慢出型。

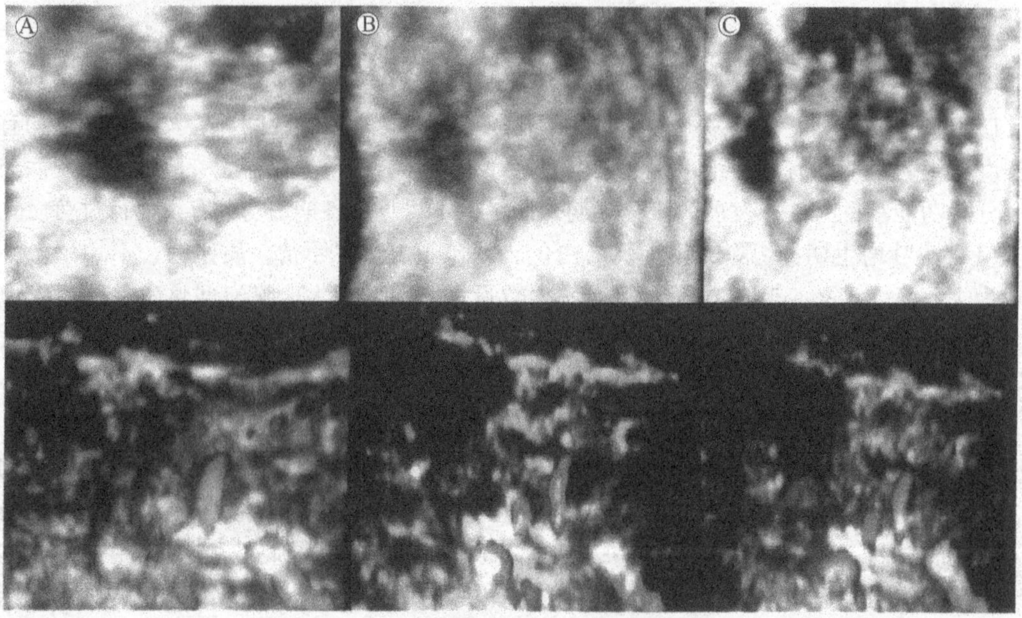


**图6－18Ⅰ　乳腺腺病灰阶与能量图3D成像**

灰阶3D：上图A. 正面观肿块低回声边不整；B. 左转30°；C. 左转60°向深部扩展不典型汇聚征。下图能量图3D：与上图A、B、C对应肿块左转30°～60°，主要血供动脉来自内下，血管内径略粗，小分支形成肿块周边包绕，并进入病灶，血管呈轻至中度增生

乳腺腺病组织结构复杂，常与其他病变同时混杂声像图没有特征性，常具有恶性肿瘤的表现，超声多难以正确诊断，往往疑为恶性病变。在手术病理证实的203例乳腺肿块中，有56例超声图像良、恶性混淆，其中乳腺腺病伴导管扩张5例，呈低回声实质肿块（0. 6cm × 0. 7cm～2. 4cm × 2. 3cm），边缘不规则有衰减，血流丰富，RI 0. 69～0. 8声像图疑恶性病变，病理证实为良性。

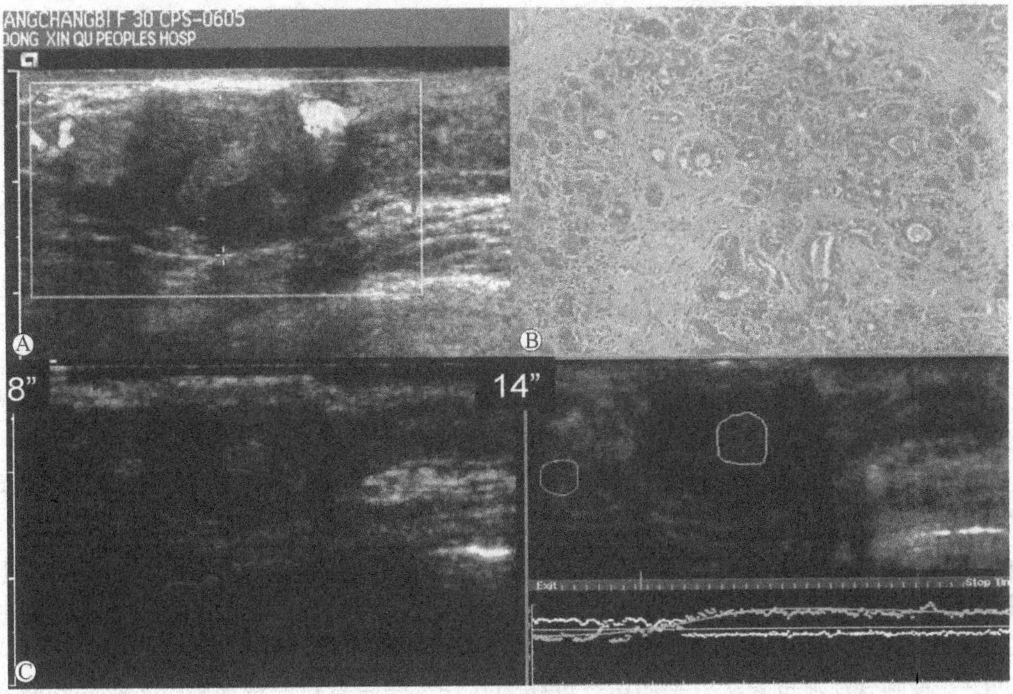


**图 6-18Ⅱ　乳腺腺病超声造影**

张××，30岁，女。A. 低回声块内斑片状增强边界不清无包膜，血流来自两侧边缘内部少；B. 超声造影左图周围正常组织 8s 微泡进入 14s 灌注较好，病灶增强较少而迟周围组织。右图时间强度曲线显示病灶中心取样黄色为平坦型曲线明显低于正常绿色；C. 病理诊断为乳腺腺病

## 三、乳腺囊肿病

乳腺囊肿病（cysticdisease）在结构不良中极为常见，主要特征为乳腺小叶小管及末梢小管高度扩张形成囊肿，同时伴有其他结构不良。直径<2mm 为微囊，>2～3mm 为肉眼可见性囊，>0.5～0.7mm 称囊肿病，大囊肿直径达 4～5cm。

1. 超声相关病理

（1）大体检查：乳腺囊肿数目不等，一般直径 2～3cm，大者 4～5cm。①囊壁较薄表面光滑，有折光性顶部呈蓝色；有的可见颗粒或乳头状物突入腔内。②囊壁较厚，内容物多为淡黄色清液，棕褐色血性液，或浑浊乳样。③大囊周围分布小囊，囊壁间乳腺间质明显增厚，其中有扩张的乳管。④乳腺组织内散在含棕色内容物的小囊区及微囊，边界不清。

（2）镜下所见：囊肿病来自：①导管扩张，因末梢导管上皮异常多处、多层向腔内乳头样、菌状增生。②末梢导管高度扩张形成囊肿，巨大囊肿壁受压上皮萎缩，肉芽组织构成囊壁，上皮做乳头样生长称乳头状囊肿。③上皮瘤样增生：若干扩张的导管及囊肿内上皮增生呈乳头状突起称乳头状瘤病。分支状乳头顶部吻合成网状结构，称网状增生，进一步增生看不到囊腔时称腺瘤样增生。上皮间变可能发生癌。

2. 临床表现　中年女性多见，发病年龄 30～49 岁，40～49 岁为发病高峰，绝经期后

下降。

肿物可见于单侧或双乳，近乳房周边，累及乳房一部分或整个乳房。可触及的单个囊肿，呈球形较光滑，活动度好，大囊、浅表者有波动感，深部边界不甚清楚，似实性肿块。多个囊性结节呈颗粒状，边界不清，其活动受限。

约1/3发病早期乳房轻刺痛、隐痛及触痛。乳痛周期性明显，月经期痛加重囊腔增大，来潮后减轻囊腔会缩小，但囊肿形成后痛可消失，就诊时无自觉症状。

偶有乳头溢液，呈浆液或含血性物，如为浆液血性或纯血性，囊内有乳头状瘤。而有溢液，无导管内乳头状瘤及导管扩张较常见，多于乳癌。

3. 超声图像

（1）两侧乳房增大或大小正常：直径为0.5～0.7mm囊肿病；直径2mm以下的微囊仅在高档、高频探头放大后能显示；一般仪器呈粗点或斑片状结构混乱的回声。

（2）导管扩张形成单发囊肿液性区明显易检出（图6－19Ⅰ），3～5mm以上的小囊肿呈绿豆至黄豆大无回声与周围输乳管比较界限清楚（图6－19Ⅱ）。直径2～3cm，大至4～5cm的囊肿液性无回声透声性好，呈长梭形或椭圆形，囊壁薄，表面光滑，后方回声增强；大囊周围有小囊。邻近囊肿的乳腺组织受压乳管变细窄，或同时伴有小叶增生的高回声（图6－20）。

（3）囊肿含浑浊点絮状中等回声，可能为乳汁、脂肪颗粒的沉积物。扩张导管及囊肿内的乳头状瘤呈中强回声，突入腔内。乳头状瘤病及囊腺瘤样增生，超声只能提示图像的形态，无法辨认病理性质的良性、恶性。

（4）彩超检查：显示正常皮下脂肪层及乳腺组织内原有血管的血流。乳腺组织增生、乳腺腺病及乳腺囊肿病一般彩色血流增多不明显，纤维化严重彩色血流减少，大囊肿仅在边缘有少许血流

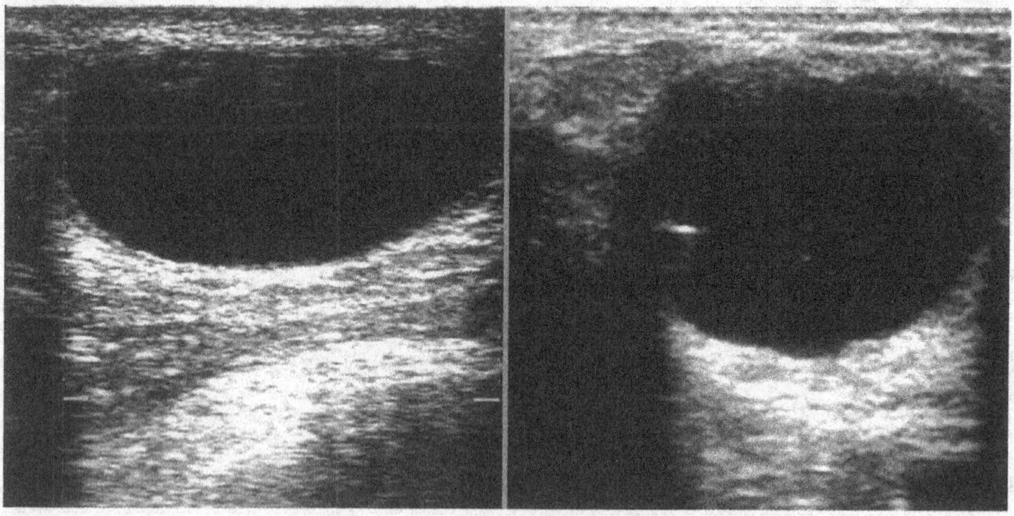

**图6－19Ⅰ　乳腺单发孤立性囊肿**

囊肿液性无回声，内有隔膜，边缘光整，后方回声增强

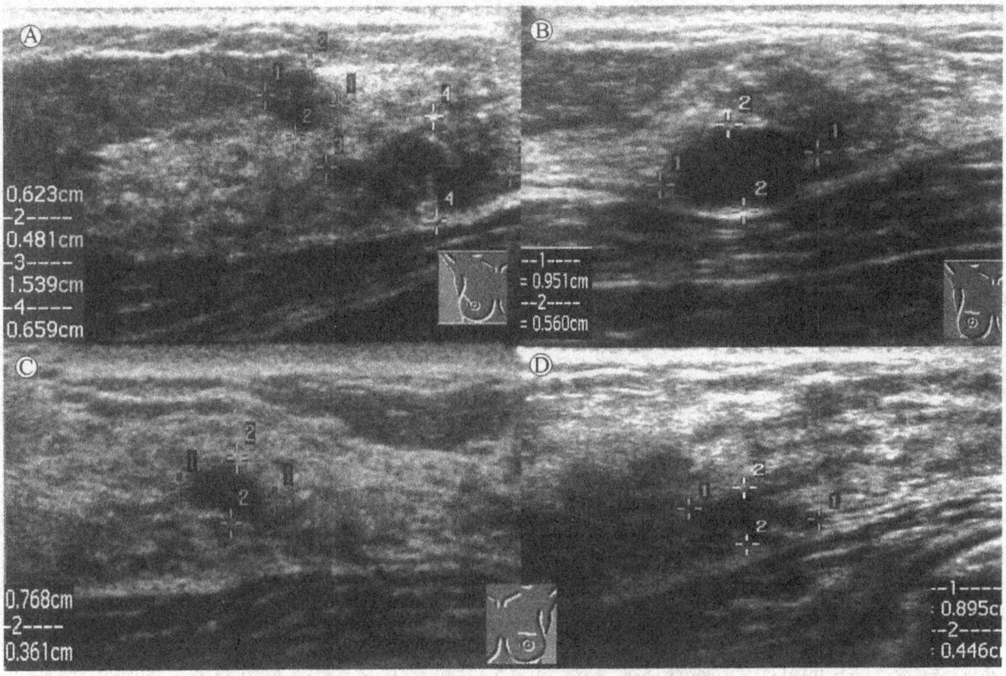


**图 6－19 Ⅱ　双乳多发性乳管局部扩大**

孙××，27 岁，女，经期乳痛数年。右乳：A. 10 时钟位乳腺表面 0. 62cm×0. 48cm 基底部 1. 79cm×0. 65cm 低回声；B. 12 时钟位基底部无回声 0. 95cm×0. 56cm。左乳 12 时钟位：C. 中心区 0. 76cm×0. 36cm；D. 基底 0. 9cm×0. 5cm 不规则低至无回声

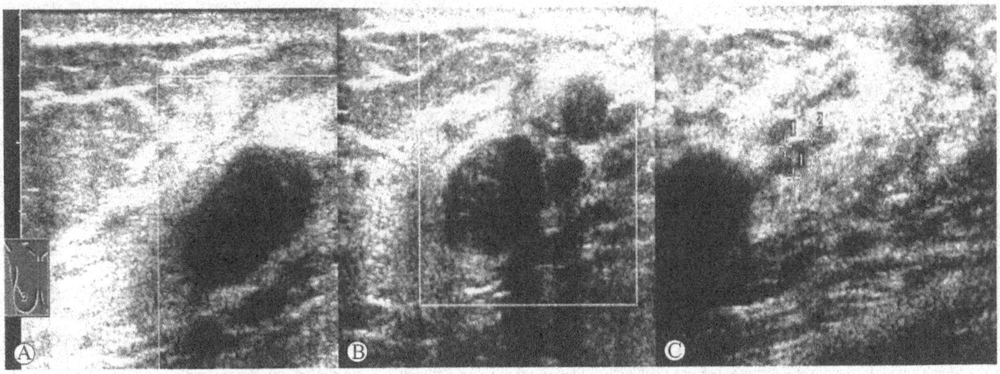


**图 6－20　乳腺囊肿病**

张××，36 岁，女，右乳块多年经期痛。A. 右乳 10～12 时钟位近基底部 18mm×10mm 液性区；B. 邻近有多个大小不一小囊，周围组织受压乳管变细；C. 其他部位增生组织成结节样高回声

4. 乳腺结构不良与癌的关系　一般认为单纯性乳腺组织增生及乳腺腺病早期不癌变；但腺病中、晚期有癌变报道；癌变主要发生在囊肿病。研究报道 204 例乳癌旁组织间变率囊肿 10%，乳头状瘤及乳头状瘤病 22%，乳管上皮增生 7%，腺病 11%。而 31 例乳腺结构不良 11 例伴有癌。另有研究指出囊性增生伴高度上皮增生与癌的发生有关。故乳腺结构不良及囊肿病应提高警惕，特别是无月经期伴随的乳痛，一侧为多的结节性病变，可做病理

活检。

5. 超声诊断价值

(1) 乳腺病变极为常见：乳腺结构不良发病率最高，超声普查能及早发现。

(2) 超声检查可明确病变部位、病变性质、提示诊断意见。

(3) 乳腺结构不良性与内分泌关系密切，乳腺功能多变，病理基础复杂，声像图亦随不同状况之变化表现多样，为诊断带来鉴别困难。检查者必须询问有无痛经史。

(4) 某些乳腺结构不良晚期有癌变报道，应提高警惕，特别是无月经期伴随的乳痛，结节性病变，需做病理活检确定。

(5) 诊断报告书写：乳腺结构不良为一笼统的综合性名称，包括乳腺组织增生、乳腺腺病及乳腺囊肿病。超声检查提示乳腺结构不良各型表现简要参考性声像图。

导管增生型：输乳管不规则扩大增粗，局部散在或相互融合沟通，长达 15 ~ 40mm。

小叶增生型：间质有实质性回声增强的斑片，小结节，团块，可相互融合。

囊肿型：液性无回声透声好，界清后方增强。

局灶纤维化：较大的结节，团块回声较强不均匀。

纤维腺瘤样增生型：回声增强或强弱不等似有边界，呈不规则圆形团块。

若超声图像显示特征明确，可提示具体疾病。报告书写时应明确病变部位。

如：右乳 7 ~ 9 时钟位乳腺外区；左乳 3 ~ 5 时钟位中心区；右乳 3 ~ 4 时钟位乳腺外皮下脂肪层内。

病变性质：如局灶性单个、多个，低回声管状结构，液性囊肿实质性多个回声增强的斑片、小结节，提示双侧乳腺结构不良（右导管增生型、左小叶增生型）。

## 四、乳腺瘤样病变

### （一）乳汁潴留囊肿

乳汁潴留囊肿（galactocele）又称乳汁淤积症，哺乳期妇女多见。临床表现为乳内肿块，治疗不当病情恶化可致无菌性脓肿，并可误诊为纤维腺瘤或癌肿。

1. 病因、病理　多因哺乳期妇女有乳腺结构不良、炎症、肿瘤，造成乳腺的小叶或导管上皮脱落或其他原因阻塞导管。导管受压乳汁积存，也可能授乳无定时乳汁不能排空淤滞导管内，使导管扩张形成囊肿，往往在断奶后发现乳腺内波动性肿物。

超声相关病理：圆或椭圆形肿块边界清楚，累及单个导管形成孤立囊肿，囊壁薄由薄层纤维构成，为单房累及多个导管形成蜂窝状囊肿。早期内容物为稀薄的乳汁；时间较久变得黏稠如炼乳，或似奶酪，甚至干燥成粉状，肿块质地坚实，囊壁增厚。囊内淡红色无定性的物质及吞噬乳汁的泡沫状细胞。囊肿周围多量炎细胞浸润，小导管扩张，如继发感染可致急性乳腺炎或脓肿形成。

2. 临床表现　哺乳期妇女单侧乳腺，双侧少。多在中心区乳晕外，1 ~ 2cm 球形或橄榄形肿块。初期较软略有弹性，移动性，乳腺处于生理性肥大不易发现。哺乳期后乳腺复旧，增生的小叶小管萎陷，乳腺松软。囊内水分被吸收，囊壁纤维组织增生变硬，乳汁浓集成块，肿块更硬，甚至硬如纤维瘤。有断奶方式的不当历史，随月经周期变化长期积留的分泌物逐年增加，可达 20 ~ 30 年或以上，但与皮肤无粘连，腋淋巴结不增大。

3. 超声图像　超声显示乳汁潴留囊肿内部回声随乳汁潴留时间长短、囊腔大小、液体吸收内容物浓缩的程度不同，以及乳腺质地与导管的结构声像图表现多样。

（1）单纯乳汁潴留囊肿：哺乳期乳房内无痛性肿块，声像图显示输乳管扩张呈椭圆形、梭形或不规则形囊腔，近似无回声，囊壁薄边界清楚，后方回声增强；大小不等，较大者2~5cm，周围有小导管扩张。轻挤压排出乳汁50~70ml后，囊腔明显缩小（图6-21A）。

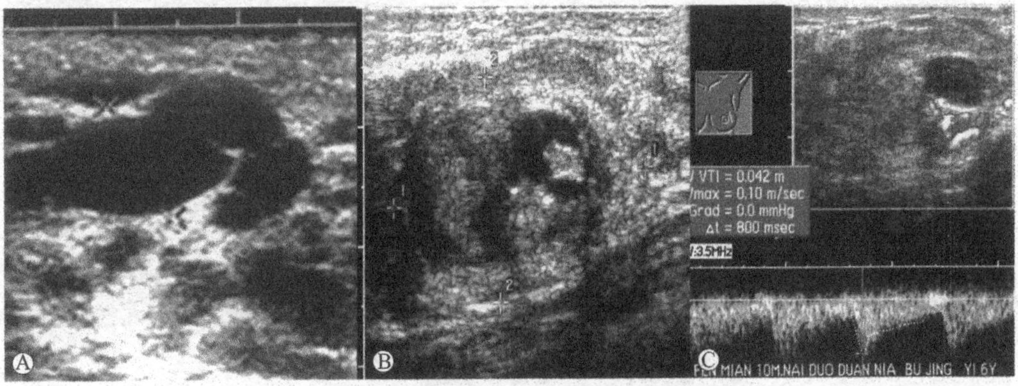


**图6-21　乳汁淤滞性囊肿**

A. 哺乳期乳汁淤积导管扩张形成囊肿；B. 断奶6年后乳房高低不平有多个结节及波动性肿物，声像图显示扩张的大囊腔边缘不整，内部不规则实质性中强斑块及液性区混合性回声（为乳汁黏稠似炼乳或奶酪团块）；C. 外周多层强回声包围，并有彩色血流及速度频谱

（2）乳汁潴留囊肿继发感染：哺乳期乳房内肿块，无痛，数月后乳房外观及肿块明显增大，皮肤微红。声像图显示位置较浅表甚大的椭圆形无回声区，可达5cm×5.5cm×7cm，有微细亮点或微小斑片，探头加压质点飘动及轻压痛。为乳汁潴留继发感染的表现，若不即时处理，数日内则可穿破流出脓液，见下述病例。

张××，20岁，一胎顺产。产后3d右乳房有一硬结，6个月来乳房增大有块，但无痛及发热。超声首次检查右侧乳晕下方不规则低回声区50mm×14mm×60mm，内有点状、絮状及斑片状飘动强回声，界尚清。右侧腋下见数个低回声结节（14mm×8mm×12mm，7mm×5mm×6mm），内部少许彩色血流。超声提示：右侧乳腺乳汁淤积，腋下淋巴结增大，继发感染脓肿可能。9d后超声复查乳房表面微红，液性暗区增大，为53mm×54mm×61mm不均质透声差，形态不规则；内壁局部向腔内突出最大厚度7mm。探头加压轻痛。周边血流丰富。超声提示，右侧乳腺乳汁淤积，脓肿形成（较1周前增大）。给予抗感染治疗。3d后右侧乳头下方破溃，患者挤出黏稠棕褐色脓液。1个月后超声复查脓肿明显缩小至17mm×16mm×4.6mm，内部少许絮状回声，透声尚可。超声提示右乳腺乳汁淤积性脓肿自行破溃排脓后缩小。

（3）间质型乳腺：奶多输乳管细小乳汁排泄不畅，乳房丰满，胀感或触及不平块物。声像图表现末梢乳管残余乳汁呈大小不等点状、颗粒状强回声，小叶及间质组织呈不均匀不规则的斑片、结节样中强回声。

（4）晚期混合性潴留囊肿：扩张的大囊腔边缘外周多层强回声包围，内形成不规则实质性斑块含中强及液性混合性回声；囊腔内实质性斑块亦有彩色血流（图6-21B、C）。

（5）乳汁干结性潴留：哺乳期乳汁多，有突然断奶史。哺乳期后数十年后双乳出现高低不平多个结节，逐渐增多。超声图像显示乳房饱满，乳腺回声不均匀，乳管中强回声，多条输乳管内含细小、密集的点状、颗粒状强回声，系乳汁干燥后呈粉状干结在乳管（图6－22）；伴乳头严重凹陷扭曲畸形。

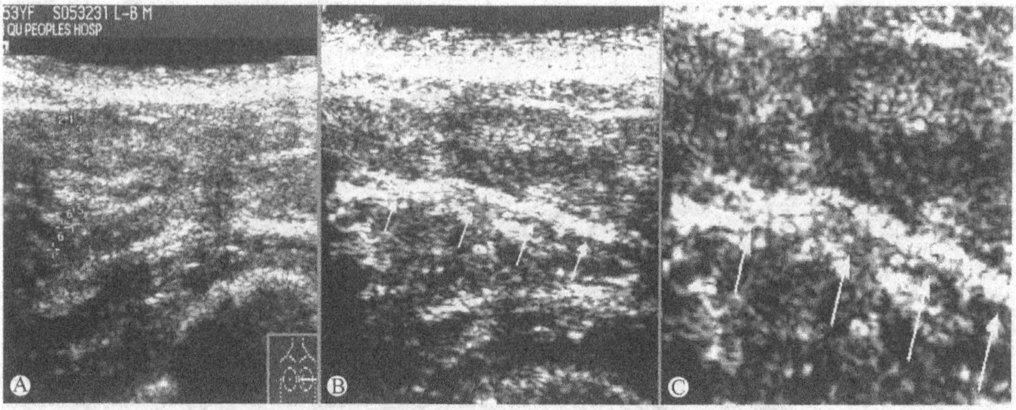


**图6－22　导管内陈旧性乳汁残存干结**

女性，53岁，于28岁时分娩产后奶多哺乳10个月突然断奶，左乳头严重凹陷，近年左乳高低不平多肿块。钼靶检查提示微小癌。声像图显示乳房饱满。A. 乳腺不均匀多条中强回声；B. 输乳管内含细小、密集点状颗粒状强回声（箭头）；C. 局部放大高回声的颗粒极其清楚，乳头严重凹陷，提示导管内陈旧性乳汁残存干结

（6）彩色血流：周围组织有彩色血流，囊腔内实质性斑块亦有彩色血流。

（7）3D容积成像：乳汁潴留性囊肿肿块长轴、短轴及冠状面3D容积成像显示囊肿呈低回声，底部点状淤积，边界清与周围形成高回声界面。血管能量图3D可见周围血流。3D容积成像向左右转动均见后壁前沉积物中等回声（图6－23）。

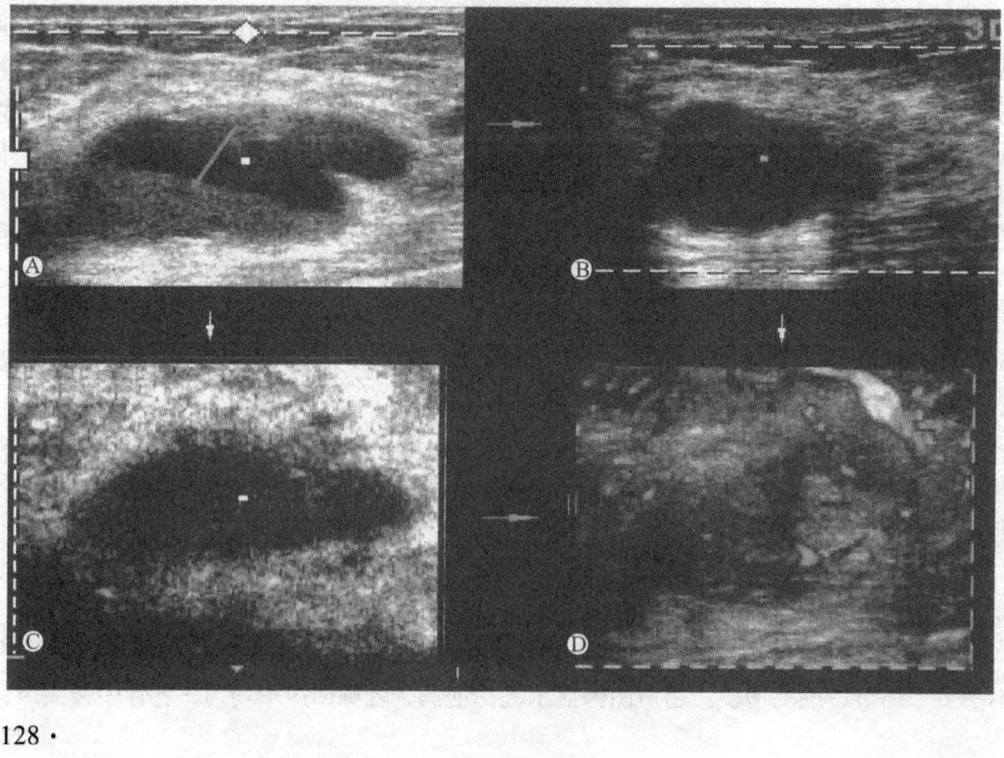

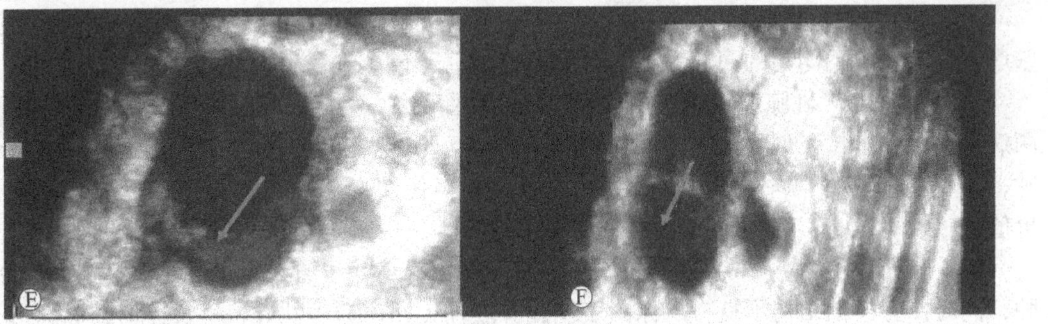


**图 6-23 乳汁潴留性囊肿 3D 容积成像**

右乳 3 时钟位囊肿低回声底部点状淤积，边界清与周围形成高回声界面。A. 长轴；B. 横切；C. 冠状切；D. 能量图 3D 周围血流；E. 3D 成像向左转 30°；F. 左转 90°均见后壁前沉积物中等回声（箭头）

## （二）乳腺导管扩张症

乳腺导管扩张症（nammary duct ectasia）好发经产妇的绝经期前后，多为单侧，病变团块常被误为乳癌或其他病，或划为闭塞性炎症范围。1956 年确切定名乳腺导管扩张症，实际病理变化既非感染性炎症，亦非肿瘤，为大导管的退行性变；后期炎性反映的瘤样病变。

1. 病因、病理

（1）乳晕区：输乳管上皮细胞萎缩，分泌功能丧失，使上皮细胞碎屑及含脂性分泌物集聚，充满乳晕下输乳管（终末集合管）而扩张。

（2）大体检查：见病变区与健康组织无明显界限，乳腺中心区多条扭曲扩张的输乳管，内径管径 3~5mm，充满棕黄色糊状物。周围增生的纤维组织透明变性形成纤维性厚壁，并可相互粘连成 4~5cm 大小、坚实边界不清的肿块。

（3）镜下所见：不同程度扩张的输乳管由乳晕区至皮下脂肪或间质内，上皮细胞萎缩、变薄，腔内淤积坏死物和脂类，分解后形成脂肪结晶体排成放射或菊花团状。后期渗出管外，周围的纤维组织增生，管壁增厚，腔内淤滞的脂类物质分解产物，由管内渗出刺激周围组织，引起多种炎细胞浸润，剧烈性炎性反应；纤维组织增生形成的异物反应的瘤样病变。

2. 临床表现　好发于生育过的绝经期前后女性，年龄 35~55 岁为多。乳晕下可触及多条绳索样扭曲增粗的导管，压迫时乳头有分泌物溢出。分为以下 3 期。

（1）急性期：导管淤积坏死物分解渗出炎细胞浸润反映，出现急性炎症样症状乳腺皮肤红肿、疼痛、发热、腋下淋巴结增大。历时 2 周。

（2）亚急性期：炎症样症状消退留下边界不清的肿块，硬结与皮肤粘连，历时约 3 周。

（3）慢性期：坚实边界不清的肿块缩小成硬结状，可残留数年，症状消失；乳头回缩。

3. 超声图像

（1）早期：乳腺中心区乳晕下 3~4 条，多至 10 条输乳管扩张、扭曲，内径管径 3~5mm，甚至更大；内部低或无回声，透声性差。乳腺外区输乳管可能稍增粗。

（2）急性、亚急性炎症样期：扩张、扭曲的输乳管延及乳腺外区，内径大小不等，呈不规则块状。内部低或无回声内有点絮状、斑片状强回声，管壁增厚。周围组织回声强弱不均匀，边界不清。囊腔内实质性斑块可能有少许彩色血流，周围组织彩色血流无明显增多。

（3）慢性期：乳腺中心或外区，结构紊乱，大小不等结节团块与低或无回声的小囊腔，壁厚，周围强弱不均匀的回声，后方可能有衰减。彩色血流较少。

4. 鉴别诊断　乳腺瘤样病变本节包括乳汁潴留囊肿（乳汁淤积症）及乳腺导管扩张症；两病早期输乳管扩张似囊肿，以后的临床表现均可出现乳内肿块，可误诊为纤维腺瘤或癌肿，鉴别诊断中应了解病理发展过程，注意相应声像图变化。超声造影对鉴别诊断有很大价值。

（1）乳腺囊肿病：属乳腺结构不良，特征为乳腺小叶小管及末梢小管高度扩张形成囊肿，同时伴有其他结构不良，声像图表现囊肿液性无回声透声性好，呈长梭形或椭圆形，囊壁薄表面光滑后方回声增强。

（2）纤维腺瘤：临床表现相同，声像图纤维腺瘤为实质性，多单发有包膜，彩色血流较乳汁潴留囊肿为多。

（3）乳腺癌：乳汁潴留于囊肿，晚期不规则实质性斑块含中强及液性回声；乳腺癌开始为实性，血管增生明显，3D 容积成像及超声造影有特征性表现。

### （三）乳腺脂肪坏死

乳腺脂肪坏死（fat necrosis in breast）临床较少，患者多见于体型肥胖、皮下脂肪丰富、乳腺下垂的妇女。因外伤后无菌性脂肪坏死性炎症，或血液、组织液中脂肪酸酶使结节状脂肪发生无菌性皂化，其后出现坏死的一系列病理改变。44% 的患者有明确的外伤史，特别是乳房的钝挫伤，使脂肪组织受到挤压而坏死。另外，乳腺的化脓性感染、术后、肿瘤出血及导管扩张症均可引起乳腺脂肪坏死，临床表现很似乳腺癌。

1. 病因、病理　外伤后伤处皮肤出现黄、褐色、棕色瘀斑，3～4 周后，该处形成 2～4cm 肿块。

（1）大体检查：乳腺脂肪坏死肿块呈圆形，坚韧或均质蜡样，与表皮粘连。块内有大小不等的油囊，充满液化脂肪或陈旧性血性液体，或灰黄色稠厚的坏死物。后期纤维组织高度增生，肿块纤维化，边缘放射状瘢痕组织内有含铁血黄素及钙盐沉积。

（2）镜下所见：脂肪细胞浑浊（皂化）、坏死崩解，融合成大脂滴，周围巨细胞围绕，坏死物或异物肉芽肿样结构，后期被纤维组织取代。

2. 临床表现　乳房有明确或不明确轻度钝挫、挤压伤或乳腺手术、化脓性感染等病史。早期乳腺外伤处黄褐色瘀血斑，脂肪坏死后炎性细胞浸润，以及肉芽肿样结构形成肿块。晚期纤维组织增生肿块变硬，与皮肤粘连，组织收缩肿块变小。与乳腺癌难以鉴别，应穿刺活检确诊。

3. 超声图像

（1）单侧乳腺内不规则低回声的肿块，近似圆形，1～2cm 大小，大者 4～5cm。与周围分界尚清楚。早期液化脂肪、陈旧血性液较稀薄为液性区。时间久黏稠，透声性差有不均匀的点、絮状回声。周围纤维组织及瘢痕包绕呈中高回声，可含有钙化强回声。

（2）晚期肿块大部分纤维化，体积可缩小，呈高回声，放射状向外延伸，内有不均匀的小低回声残腔。

（3）异常增生的肉芽肿组织可能少许彩色血流。

（4）超声表现实质性非均质性不均匀回声，边缘放射状向外延伸与乳腺癌难以区别。需活组织穿刺病理检查确定。

### （四）乳腺错构瘤

乳腺错构瘤（hamartoma of breast）很少见，长期以来人们对其认识不足，X 线与病理易误为积乳囊肿、纤维腺瘤乳腺囊性增生；一些学者依据自己的发现给予许多病名，但不能反映本病真实性质。1971 年 Arrigoni 提出乳腺错构瘤的名称。由于乳腺内正常组织错乱组合，即残留的乳管胚芽混合着不同量纤维、脂肪、乳腺导管、小叶组成，有包膜的瘤样肿物，异常发育畸形生长，但长到一定程度自行停止或明显减慢长速。瘤内腺体成分仍有乳汁分泌功能为本病特征。

1. 病理　乳腺内肿块较癌和纤维瘤的硬度软，或半软半硬即纤维、腺体部分较硬，脂肪较软。瘤体巨大超过乳腺 1/4，表面凹凸不平，有囊性感。

（1）大体检查：圆形或椭圆形肿瘤，质软，包膜薄而完整，切面灰白或灰红不规则，腺体、纤维、脂肪、乳腺导管、小叶混乱集结一团，各成分多少不一，或各成团块，有小囊肿，囊壁钙化。

（2）镜下所见：纤维、脂肪、腺体导管腺泡异常增生构成，有的导管扩张成小囊肿。

2. 临床表现　发病年龄 15 ~ 88 岁，多见于哺乳期后及绝经期后。患者无意中发现乳腺内 2 ~ 8cm 圆形或椭圆形肿块，有报道最大者达 17cm，表皮无改变与皮肤无粘连可推动。有刺痛或触痛，生长缓慢，可自行停止生长。左乳内下或内上多见，右侧少。

X 线乳腺摄片肿物的特点为低密度基础上密度不均匀。其形态、边缘清楚，密度不均匀增加。脂肪为主在透光性好的瘤体中成致密小岛，腺体和纤维组织为主致密的瘤体中有小透声区。瘤体有小囊钙化或条索状钙化。

3. 超声图像

（1）乳腺内肿块呈圆形或椭圆形，一般 2 ~ 8cm 大小，包膜完整，较薄。

（2）肿块内各种回声杂乱。脂肪组织呈低回声，纤维组织多呈条索状强回声，腺组织回声强弱不等，小囊肿透声好可能为液性。

肿瘤穿刺可能抽到乳汁，组织学检查可有腺体、纤维、脂肪等。

（黄　梅）

## 第五节　乳腺良性肿瘤

### 一、乳头的乳头状瘤、乳头状腺瘤

乳头和乳腺大中小导管的上皮细胞，在某些内分泌因素的影响下，发生上皮源性肿瘤，为乳腺的良性肿瘤。乳腺导管上皮增生突入导管内，呈乳头状生长，称乳头状瘤。发病部位多在乳腺的中央或乳头区，大导管内上皮呈腺瘤样增生形成乳头状腺瘤。多为无痛性肿块，病程缓慢。

1. 简要病理

（1）乳头的乳头状瘤（papilloma of papilla）：为乳头表皮增生呈乳头状，多个乳头聚积在一起似菜花状。有时与乳腺鳞状细胞癌相似。

大体检查：肿瘤生于乳头，外观疣状、菜花状，脆弱，切面灰白，散在出血。

镜下所见：由鳞状细胞增生成乳头状，外被鳞状上皮细胞。因其为良性不转移，术后不复发。

（2）乳头状腺瘤：乳头区大导管内上皮呈腺瘤样增生而成的良性肿瘤，兼有不同程度的乳头状瘤灶较少见。肿瘤位于乳头乳晕下，0.5～1.0cm 大小，质硬略有弹性或砂粒感，无包膜，边界清楚，少数肿瘤有小囊或导管扩张。有时纤维化形成硬化性腺病样。导管上皮实质性增生，充满管腔。

2. 临床表现　多见于中年（30～50 岁）女性，乳头表面凸凹不平，疣状、菜花状棕色肿块。或表面糜烂、溃疡、结痂，乳头有血性或浆液溢出。触诊乳头处有硬性结节。病程缓慢。

3. 超声表现　乳头乳晕下实质性小乳头状或结节样中高回声，内部不均匀，边界清楚，邻近大导管可伴有扩张。

## 二、乳腺导管内乳头状瘤

乳腺导管内乳头状瘤因内分泌的影响，导管上皮增生突入导管内呈乳头状生长，为良性肿瘤。在乳腺良性肿瘤中占第 3～4 位。

### （一）乳腺大导管内乳头状瘤

乳腺大导管内乳头状瘤（intraductal papilloma）多发生在乳晕下大导管，即从乳头乳管开口部至壶腹以下约 1.5cm 间，单发或几支导管内。乳头状瘤位置一般不超出乳晕的范围。

1. 简要病理

（1）大体检查：大导管内乳头状瘤位于乳头与乳晕之间，使导管囊状扩张，浅黄色液体潴留，囊壁见 0.5～1.0cm 棕黄、质软而脆的乳头状物突入腔内。乳头可能有蒂，蒂的粗细不等，与囊壁相连。短粗的乳头纤维成分较多，质地坚实不易断，细长顶端颗粒状乳头质地脆弱，树枝状尖细的乳头易折断出血，有恶变倾向。乳头状瘤在导管内生长，分泌物潴留引起导管囊状扩张。或形成条索、硬结及肿块。液体自乳头溢出后肿块可缩小，或消失。如此反复数年。

（2）镜下所见：似腺样结构，导管上皮细胞高度增生，乳头相互融合成实性细胞团，间质少。乳头粗短间质纤维多，久之可发生玻璃样变。

2. 临床表现　多见于 40～45 岁的经产妇，发病与绝经期雌激素分泌紊乱有关。

（1）早期症状不明显，生育过中年女性乳头自发性溢液、溢血可为 10～15d 间歇性。压迫乳腺某点，或积压肿块有血性或浆液性分泌物自乳头溢出。

（2）乳内肿块，乳头、乳晕边缘触及条索、硬结或肿块边界清楚。大小自数毫米到 1cm 左右，最大者 2.5cm。

（3）乳腺钼钯 X 线检查及乳腺导管造影，摄片可见乳头状瘤的形态。

3. 超声表现

（1）乳头或乳晕下乳腺中心区，大导管至壶腹部，囊状扩张呈液性无回声。

（2）扩张的大导管内见中等或稍强回声的乳头、结节、实质性团块（图 6－24 Ⅰ），回声不均匀，强弱不等，结构紊乱，有微钙化。

（3）乳头瘤大小不等，>0.5～1.0cm 的病变，实质性，边缘清楚，<2～3mm 的病变，仅见强回声光点。

（4）乳头瘤基底部有时可见较细的蒂与囊壁相连。

（5）彩超可见有点、条索状彩色血流进入实质性团块内，有时血流较丰富。

（6）3D 成像，导管内乳头状瘤于扩张的乳管内液性回声中，见不均匀中强回声的结节混合成实质性团块。容积 3D 成像扩张的大导管内中等回声团块不均匀，与液性区边界清楚，块内可见微小钙化点。血管能量图 3D 成像扩张导管的长、短轴、冠状切面及 3D 成像均见丰富血流（图 6－24Ⅱ）。

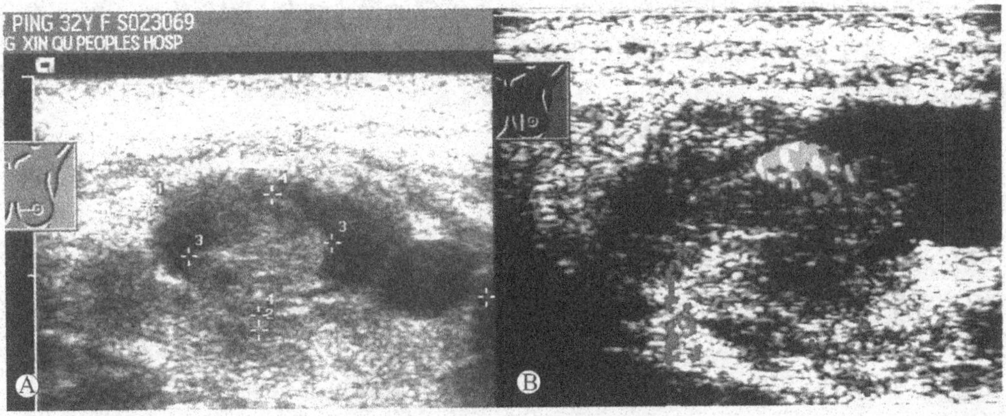


**图 6－24Ⅰ　导管内乳头状瘤**

顾××，32 岁，女。A. 左乳扩张乳管长 1.9cm，内径 0.9cm 见一实质性不均匀肿块 0.8cm×0.61cm；B. 彩超显示块内有血流

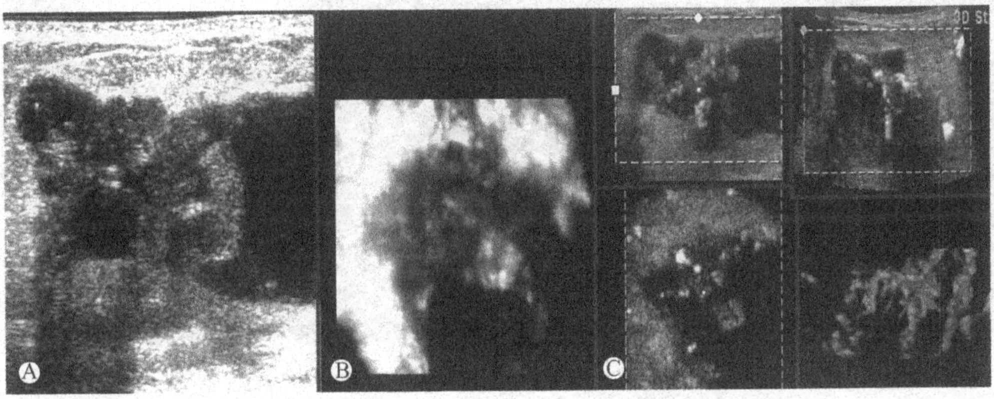


**图 6－24Ⅱ　导管内乳头状瘤 2D、3D 成像**

A. 2D 扩张的大导管内，液性回声中见不均匀中强回声的结节混合成实质性团块；B. 容积 3D 团块内有微小钙化点，与液性区边界清楚；C. 血管能量图 3D 成像：扩张导管长、短、冠状切及 3D 成像均见丰富血流

## （二）乳腺中、小导管内乳头状瘤

乳腺中、小导管内乳头状瘤（papillom of middleor small catheteri auct）发生在乳腺中小导管内乳头状瘤较多，为大导管内乳头状瘤的 2 倍。

1. 简要病理　乳腺中小导管内乳头状瘤位于扩张的中小导管内，呈半透明的小颗粒，大小不等，附着管壁，多少不定。形成肿块时易误为癌。乳头状瘤为导管上皮和间质增生形成，乳头中心有纤维血管束，瘤内反复出血纤维化，结构紊乱，纤维化成分多为纤维化型乳头状瘤。

2. 临床表现　中小导管乳头状瘤瘤体较小，症状体征均不明显，临床不易发现，乳腺超声普查或乳腺其他疾病手术时才得以发现。

3. 超声表现

（1）一侧或两侧乳腺的外区中小导管扩张。

（2）扩张导管内有中等回声的小颗粒，大小不等的微小结节，附着管壁，单个或多个，边界尚清楚。数个小结节堆积一起呈高低不整的表面；通常声像图难以确定其病理性质，常高度疑为恶性病变。

（3）乳腺内可有小叶增生的各种表现。

（4）容积3D成像大小不等的微小结节附着管壁，堆积在一起，形状清楚（图6－25）。

4. 超声诊断乳腺导管内乳头状瘤的价值

（1）无症状乳腺导管内乳头状瘤，常在超声检查中发现导管内异常微小结节肿块。

（2）中年女性乳头自发性溢液、溢血或触及肿块者，超声检查大导管内乳头状瘤在扩张的大导管内，体积较大（0.5～1.0cm），呈乳头状，有蒂，超声能提示诊断。

（3）中小导管及乳头处乳头状瘤，病灶微小；声像图可提示乳管及内部病变部位、大小，邻近组织导管扩张程度，难确定病理性质。

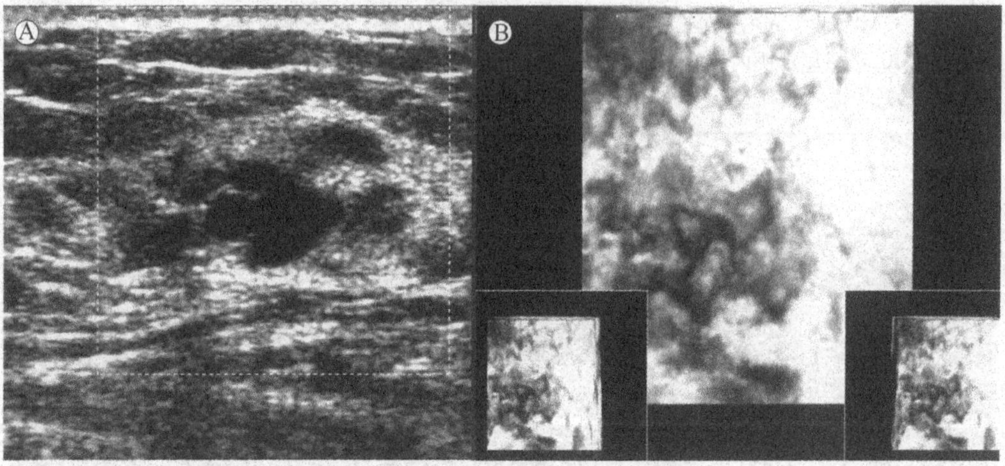


**图6－25　乳且中小导管内乳头状瘤**

尹××，女，43岁。A. 扩张导管内有中、低回声大小不等的微小结节附着管壁，其间有液性无回声；B. 3D容积成像见导管内多个小结节堆积一起，形状清楚

（4）乳头溢液，病灶为无导管扩张的实性结节及条片状，不规则，与乳腺癌难以区别。

## 三、乳腺腺瘤、乳腺纤维腺瘤、乳腺腺纤维瘤

乳腺腺瘤（adenoma of the mammary）、乳腺纤维腺瘤、乳腺腺纤维瘤是乳腺良性上皮混合瘤，为最常见的良性肿瘤。发病率高，我国发病率占良性肿瘤的第1、2位。Cheatle对病变乳腺做连续切片，发现未触及肿块的乳腺中25%有微小的腺纤维瘤。有些微小的乳腺纤维腺瘤临床触诊很难发现。超声检查虽能发现，但三者的声像图表现相似，难以分辨病理特征。

1. 病因　病因尚不甚清楚，与过度的雌激素刺激，或乳腺局部对雌激素敏感性强有关。好发卵巢功能旺盛，调节紊乱的女性，部分人伴月经不调或原发性不孕。

2. 病理　瘤内腺管增生为主，纤维组织较少称纤维腺瘤，纤维组织在瘤内为主腺管较少，称腺纤维瘤，常伴小叶增生，极少数恶变为纤维肉瘤、小叶癌等。

（1）大体检查：肿瘤质硬韧，球形或椭圆形，或分叶状，有完整纤维性包膜，边界清楚，活动性好。肿瘤一般3cm，小者数毫米，大者达20cm。切面灰白色，含上皮较多半透明状，黏液感；腺管内或分叶型含黏液或水肿明显切面光泽。腺管周围陈旧性病变纤维成分多呈编织状或玻璃样变性钙化或骨化。

（2）镜下所见：组织学按黏液－纤维组织及腺管增生成分比例分纤维腺瘤、腺瘤与腺纤维瘤。纤维腺瘤按各种组织增生部位排列分为管内型、管周型及混合型纤维腺瘤。

3. 临床表现　发病年龄为18～40岁的女性，60%为30岁以下。多在无意中或超声普查时发现，圆形或椭圆形肿块表面光滑，活动性好，单发或多发，或为双侧。多为无痛性，少数阵发性或月经期有隐痛、胀痛。可能局部乳腺组织对雌激素敏感有关。

4. 超声图像

（1）乳腺上部，孤立性或多发或双侧：圆形或椭圆形肿瘤，表面光滑，包膜完整，纤维性回声增强，少数分叶状，边界清楚，活动性好，瘤体可推动。一般为1～4cm大小，大者达10～20cm（图6－26）。

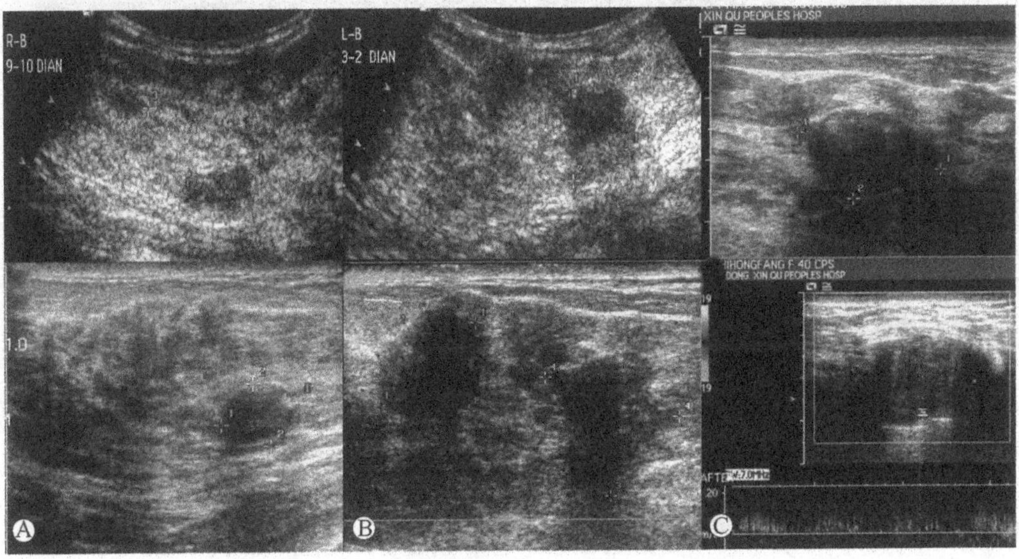


**图6－26　乳腺纤维瘤管内型、双乳小叶增生**

施××，40岁，女，双乳巨大，左乳头凹陷，哺乳期奶多。声像图：A、B. 双乳（A为右乳，B为左乳）明显增大，厚3.5cm，半径8～10cm，呈间质型，乳腺内多个不规则低回声块边缘不整；C. 上图右乳6～7时钟位2.2cm×1.5cm实质性不均匀低回声团块包膜光整后方衰减，血流少，下图超声造影微泡慢进，不均匀慢出，分布周边血流频谱有微泡爆破声。手术病理诊断：右乳纤维瘤管内型、双乳小叶增生

（2）肿块内部含黏液或水肿呈实质性均匀低回声，少数不均匀，后方回声增强。

（3）陈旧性肿块纤维组织增生较多，呈实质性不均匀中低回声，周围组织回声较强。

（4）少数实质性不均匀低回声，内部有颗粒状高回声或显著增强的钙化，伴声影。囊性增生肿瘤的小囊呈液性无回声。

（5）乳腺纤维瘤3D成像血管中度增生：一般纤维腺瘤周边或内部可见彩色血流，腺管增生为主彩色血流丰富。单有颗粒状高回声或钙化的纤维腺瘤彩色血流极少多普勒显示血流速度较低，RI多<0.7。

（6）3D容积成像：①纤维腺瘤3D成像具有良性肿瘤的一般表现，充分显示肿瘤的外形，圆形或分叶状肿块；②病灶不均匀中、低回声块内增强斑片，后方略增强或多结节组成；③边缘多数完整，边界清楚，波浪形、近圆形的低回声晕圈，包膜深入块内形成间隔与多叶；④不典型汇聚征，低回声肿块边缘多个等号样回声呈模糊的放射状汇聚征，来自周边增生血管（图6－27），或病灶周边多个宽窄不同放射状扩张导管形成汇聚征（图6－28Ⅰ）。灰阶3D容积图像向左右侧转动，可见血管自边缘进入肿瘤进一步手术证实汇聚征非乳癌特有的表现，乳腺纤维瘤也可出现。

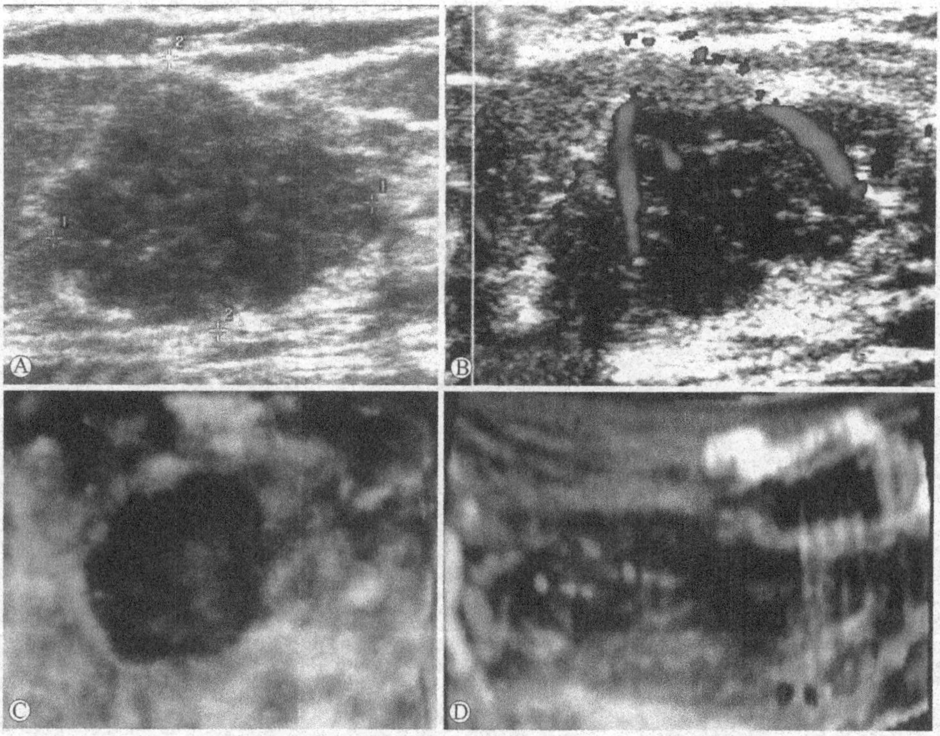


**图6－27　乳腺纤维瘤3D成像——血管中度增生**

A. 王××，48岁，女，右乳9时钟位分叶状肿块1.74cm×1.36cm×1.25cm，后方略增强包膜完整入块内形成间隔与多叶；B. 血管沿间隔走行，肿块周边血流包绕，血管少许增生；C. 贾××，45岁，女，胸骨左旁实质低回声2.2cm×2cm×1.2cm，容积成像低回声块内增强斑片边缘尚光整；D. 能量图3D成像肿块外周2支粗大血管环状包绕，分支进入病灶

（7）血管能量图及BF的3D成像，显示病灶内外血管结构的立体空间形态、多少、分布，对鉴别诊断有一定帮助。一组经血管能量图3D检查病理诊断分别为纤维腺瘤、纤维腺瘤伴小叶或导管内皮增生、纤维腺病的患者。17例中病灶血管结构明显增多4例占23.5%，中度增生6例35.3%（图6－28Ⅱ），少许增生4例占41.2%。

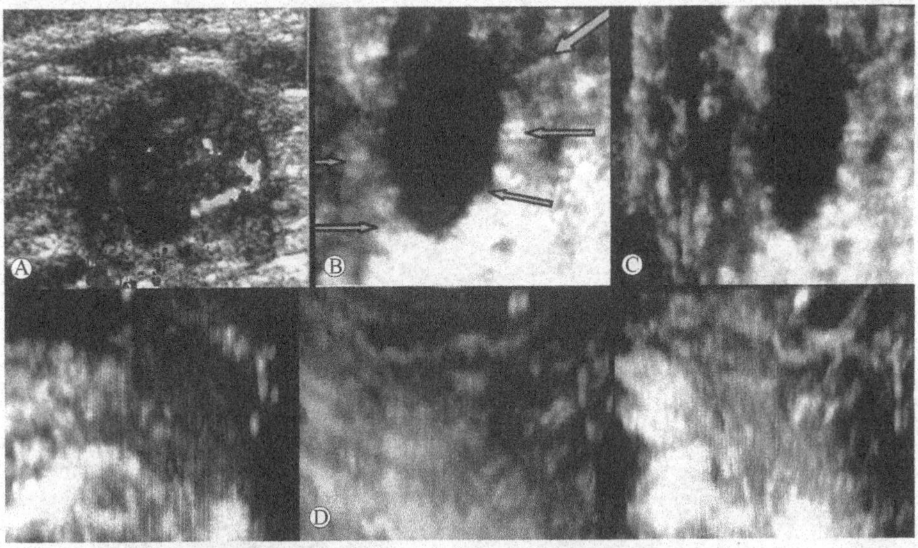


**图 6－28 Ⅰ 乳腺纤维瘤小汇聚征血管少许至中度增生**

孙××，33 岁，女，右乳肿块 6 个月无痛。A. 9 时钟位不均匀低回声；B、C. 3D 容积成像边缘多个等号样回声呈汇聚征；D. 血管能量成像向左右转动血管自边缘进入

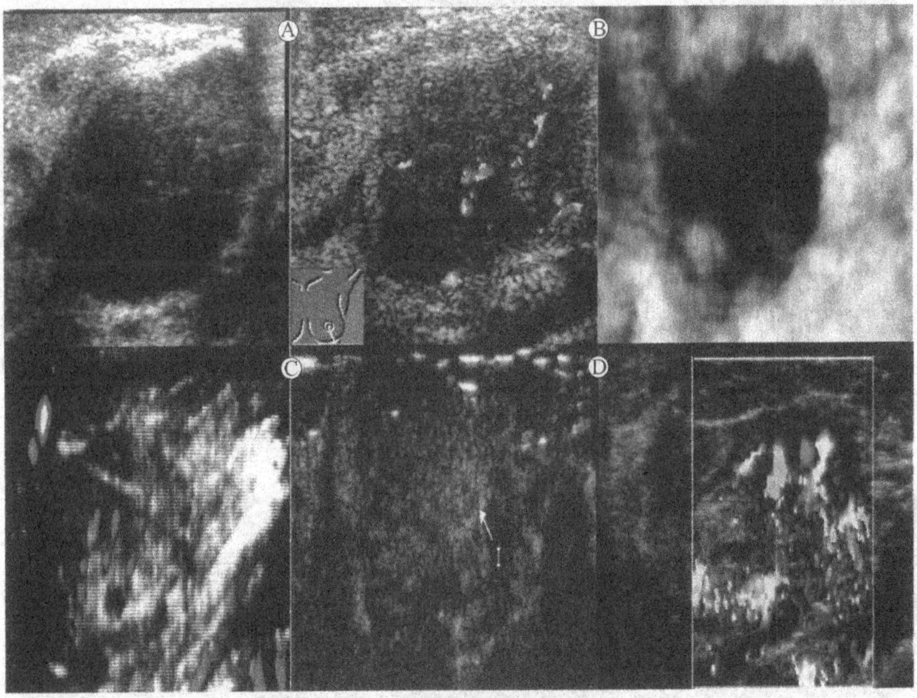


**图 6－28 Ⅱ 纤维腺瘤超声造影**

周××，32 岁，女。A. 左乳头下低回声 1.5cm×0.8cm 内有贯穿性血管动脉流速 5.2/1.6cm/s，RI 0.7；B. 3D 容积：肿块低回声内中高回声小结节，边波浪形无明显汇聚征；C. 3D 能量图示血管由边缘进入块内做细直行；D. 造影：快进 21s 全部充盈较周围组织强快出，造影后 2min 40s 病灶内彩色血流极丰富，提示乳腺纤维瘤

5. 鉴别诊断

（1）乳腺导管扩张症：慢性期乳腺中心或外区，结构紊乱，大小不等结节团块，其远端导管回流受阻扩张，腔内有絮状物积存，注意与少数伴有乳管扩张的实质性不均匀低回声纤维腺瘤鉴别（图6－29）。

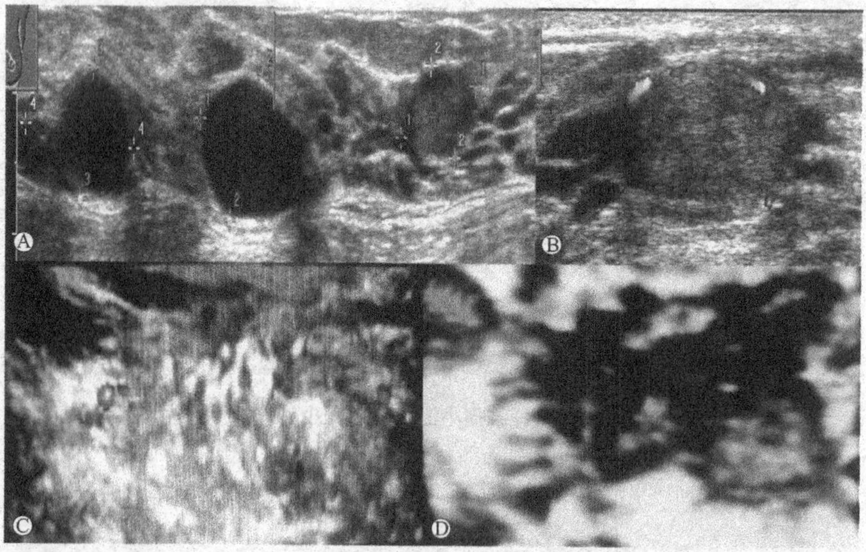

**图6－29　纤维瘤复发血管明显增多伴阻塞性乳管扩张**

李××，37岁，双乳纤维瘤两次手术后，左乳流黄水2年。A. 9～11时钟位基底部乳管囊状扩张；B. 近端见一实质性不均匀团块形成阻塞，周边少许血流及多支扩张导管；C. 能量图3D成像团块血管明显增多，粗细不一，右下实质性团块等回声区血管形成环形包绕；D. 灰阶3D成像病灶不规则形周边汇聚征为多个宽窄不同放射状扩张导管

（2）乳腺癌：早期呈低回声彩色血流不丰富需与纤维腺瘤鉴别；分叶状纤维腺瘤（图6－30）与乳腺癌的形态相似，两者需鉴别。通常无后方衰减，稍增强，彩色血流相对较少，RI相对低，乳腺良性肿瘤可能性大。在动态检查过程中，推动肿块时，恶性肿块的毛刺样边缘形态不改变，而分叶状纤维腺瘤的不规则边缘可改变，有助于鉴别。

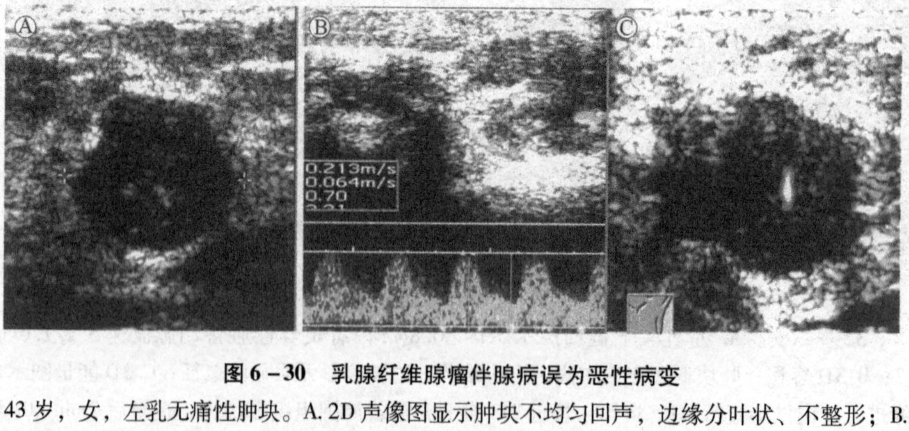


**图6－30　乳腺纤维腺瘤伴腺病误为恶性病变**

张××，43岁，女，左乳无痛性肿块。A. 2D声像图显示肿块不均匀回声，边缘分叶状、不整形；B. 周边内部有血流，动脉流速21/6.4cm/s；C. 3D容积成像部分汇聚征超声疑恶性病变。病理证实纤维腺瘤伴腺病

## 四、乳腺巨纤维腺瘤（分叶性纤维腺瘤）

乳腺巨纤维腺瘤（giant adenofibroma），其结构与管内型腺纤维瘤基本相似，为良性肿瘤。瘤体积较大结构分叶状故称分叶性纤维腺瘤。

1. 简要病理

（1）大体检查：肿瘤直径 5 ~ 7cm 以上，体积大，个别较小。椭圆形或扁平，质地不均，中等硬度。切面淡红色，有狭长的裂隙，分叶状。不发生浸润和转移。

（2）镜下所见：瘤体内腺上皮异常增生，腺管高度扩张，纤维细胞增生活跃。上皮下的纤维组织明显增生突入管腔内呈乳头状挤压扩张管腔，使之形成很大的裂隙，并分割瘤体呈分叶状。

2. 临床表现　发病年龄多为青春期女性，生长迅速短期内长成大肿物，略有疼痛。多数 5 ~ 7cm，最大者直径 19cm。中等硬度，活动尚可。术后不复发。

3. 超声图像

（1）乳腺内实质性肿块，大小不等，一般为 5 ~ 7cm，甚大者占据半个乳房。

（2）肿块近似椭圆形（图 6 – 31 Ⅰ），可有包膜，外形欠光整，边缘略呈分叶状。包膜呈树枝状进入肿块实质内。

（3）实质性肿块内部中高回声，分布不均匀，有索条状高回声及低回声裂隙与隐约可见的低回声管腔，当切换为彩超时其间立即有彩色血流充盈。

（4）有多支血管供血，形成肿块边缘包绕，并进入实质内走行扭曲，血管较粗内径 2 ~ 4mm，血流丰富。动脉血流速度 25/5. 7cm/s，RI 0. 72。

（5）3D 容积成像示实质性中、高回声，内含无壁缝隙样低回声，由正位向左、右侧转动，观察肿瘤的后壁，均见边界光滑，包膜完整，无汇聚征，不向周围组织浸润。呈典型良性病变特征。

（6）血管能量图及 B – F 的 3/4D 成像，用彩色血流图、B – F 血流图、血管能量图显示病灶内外血管结构的立体空间形态、多少、分布。正面观察后，向左或右任意角度转动侧位观，能显示肿瘤有 2 ~ 3 支大血管供血，并深入瘤体内血管粗细不等许许多多小分支血流极其丰富（图 6 – 31 Ⅱ）。

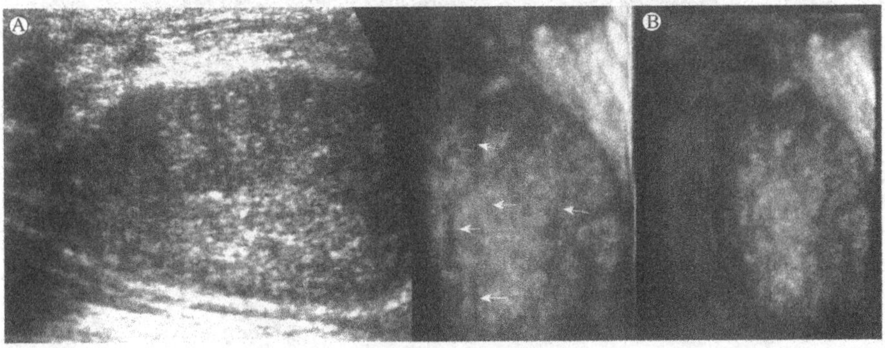


**图 6 – 31 Ⅰ　乳腺巨纤维瘤**

窦某，20 岁，右乳块 2 年无痛，近期迅速增大。A. 2D 示实质性中低回声 10cm × 5cm 内含无壁缝隙样低回声（↑）包膜完整；B. 3D 容积成像巨块实质性中高回声内有低回声的管样结构与裂隙，由正位向右侧转动边界光滑包膜完整，无汇聚征

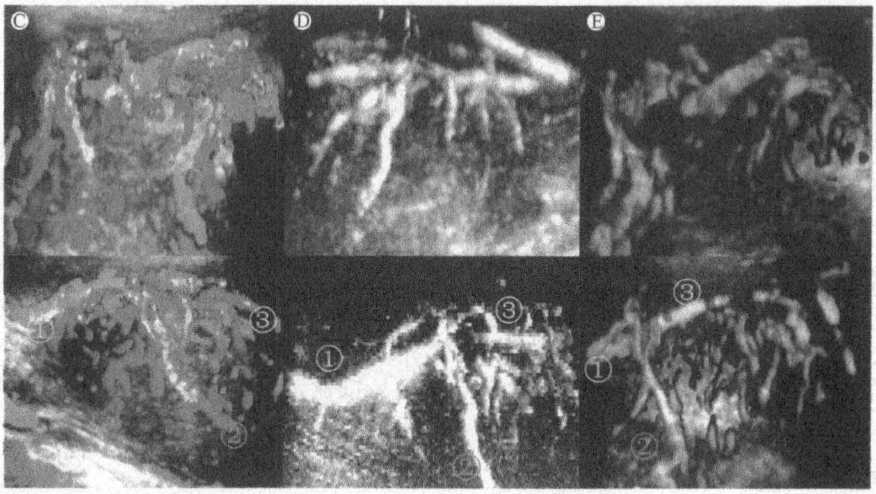

**图 6－31Ⅱ　乳腺巨纤维瘤**

窦某，20 岁（接前Ⅰ)，3/4D 成像显示不同模式血管立体结构，上排正面观，下排向左或右转动 90°侧位观；C. 彩色血流图；D. B－F 血流图；E. 血管能量图均见肿瘤有：①来自胸外侧动脉，②来自肋间动脉，③来自胸廓内动脉 3 支大血管供血，并有粗细不等许许多多小分支，血流极其丰富。超声提示乳腺巨纤维瘤

（7）超声造影：肘静脉注入超声造影剂后，微泡快速（11～12s）由肿块周边开始进入，富血管区弥漫增强，持续 40～50s 后，块内微泡开始消退，呈网络样分布；1.5～2min 块内微泡基本消退。造影图像时间强度曲线定量分析为快近慢出型（图 6－31Ⅲ）提示良性肿瘤。

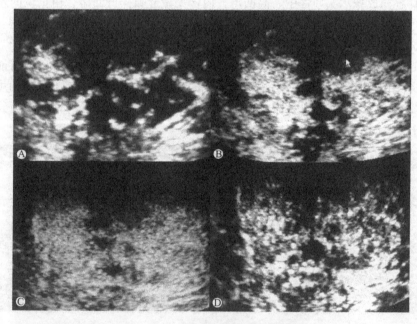

**图 6－31Ⅲ　乳腺巨纤维瘤超声造影**

窦××，(接前）A. 造影微泡 13s 由周边进入；B. 15s 迅速灌注整块；C. 持续至 43s；D. 1min 20s 微泡消退成网状。从微泡分布显示病灶为 2 组血管滋养的 2 个团块，造影全过程快进快出，提示血供极为丰富

**（黄　梅）**

## 第六节 乳腺癌

乳腺癌（mammary carcinoma）是危害妇女健康和生命的最常见的恶性肿瘤。发病率有逐年增加的趋势，一些国家和地区已成为女性恶性肿瘤之首。由于乳腺癌的组织学形态极为复杂多样，生物学行为各不相同，为诊断、治疗、预防带来一定困难。超声检查在无症状的人群中普查发现可疑乳腺癌，与有症状者诊断性检查，均是重要、首选方法。但超声与其他影像诊断一样受到仪器性能与分辨率的限制，对较小的原位乳癌，某些图像显示相同，性质不同病变的鉴别诊断还有差距。一般超声提示病变图像的声学性质，需结合临床表现确定诊断，而不能进行病理学诊断。

乳腺癌病因复杂，可能与病毒、遗传、内分泌的雌激素、催乳素有关，X 线、电离辐射有某些影响，但真正病因尚未确定。

乳腺癌的生物学特性、组织发生、病理形态均与临床诊断、治疗及预后有关，WHO 将乳腺癌分为三大类：非浸润性癌、浸润性癌和特殊癌。而临床超声诊断中常见的乳腺癌主要为：①浸润性导管癌（硬癌）；②髓样癌；③乳腺导管内癌。还有其他各类型黏液癌、炎症性乳腺癌等。

### 一、乳腺非浸润性癌（noninfiltrating carcinoma）

乳腺癌细胞的生长仅局限于基底膜以内又称原位癌，按组织来源又分小叶原位癌（lobular carcinoma in situ）和导管内癌。

#### （一）腺导管内癌（intraductal carcinoma）

1. 病理 乳腺导管内癌来源于导管系统的上皮，特别是中小导管分支处，以往认为仅限于导管壁，但未突破基底膜，故管腔内有肿块时首先考虑导管内癌。20 世纪研究结果表明，导管内癌小病灶多始发于末梢导管小叶单位内，癌细胞不断增生，末梢导管进行性扩张，融合后似中、小导管，管腔有分泌物。增生的癌细胞向腔内生长，互相搭桥呈孔状、实体状，形成导管内癌。

肿瘤大小不等圆形或不规则形，无包膜。癌组织呈结节状、条索状、颗粒状。癌细胞不同程度充满管腔，排列方式不同；管腔中央有坏死称粉刺性管内癌；形成许多腔隙称筛状管内癌；癌细胞充满整个管腔堆积成乳头状，其中心有纤维血管束，称乳头状导管内癌。偶有局部钙化灶。

2. 临床表现

（1）50 岁左右女性发病多见：乳头下乳晕周围，乳房外上某部，肿块大小不等，或境界不清的肥厚组织，少数有刺痛不适感。部分扪不到肿块，仅有境界不清坚实肥厚区。

（2）乳头溢液：为导管内癌报警信号，多为血性，或浆液性，尚有挤出牙膏样条索。一般认为溢液 3 年以上未发现癌症可能为良性。乳腺癌溢液时间平均 4.9 个月，最长 1 ~ 2 年；单侧、单乳管溢液多为癌，溢液同时有乳房肿块癌可能性大。70 岁以上乳管溢液为癌症。双侧多乳管溢液病变范围广，多见于良性。

3. 超声图像

（1）病灶部位：多在乳房外上显示大小不等肿块。

（2）导管扩张：乳腺局部不同程度扩大处导管不均匀扩张，走行不规则。扩张管壁不光滑，隆起大小不等的团块，或絮状回声，积液中有高回声点状漂浮物。

（3）病变形态多样：导管内癌沿着导管壁匍匐生长形成肿块大小为 1.0cm×0.4cm～3.2cm×2.5cm。中、低或等回声结节、团块，无包膜呈蟹足样向外凸出，后方有/无衰减。肿块形态多样：①外形似扩大扭曲的导管，边界清楚，低回声的癌组织充塞整个管腔，为实质性导管内癌（图6－32）；②癌组织不同程度侵入管腔，呈粗细不等的树枝状，癌块间有空隙，可能为筛状管内癌；③乳头状管内癌的中低回声呈乳头状，中心有高回声纤维血管束，并有分支；④甚大的导管内癌 6cm×7cm，后方有衰减，边界不清与皮肤脂肪粘连，呈囊实混合性不均匀杂乱回声。

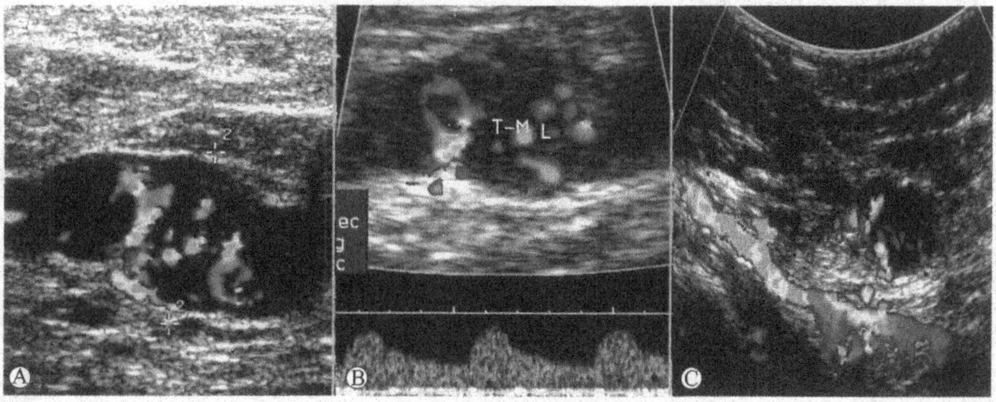


**图6－32　乳腺实质性导管内癌**

女性，56岁，右乳9～11时钟位肿块。A. 外形似扩大扭曲的导管腔内充塞实质性低回声；B. 血供从周边深部进入瘤体内血流极丰富，RI低；C. 右腋窝淋巴结增大，血流从周围进入

（4）彩超显示：结节、团块内有血流信号，血流沿导管壁进入块内微细血管内径0.4～0.6mm。

（5）周围乳腺组织：有结构不良小叶增生表现。

（6）腋窝：可能淋巴结增大与淋巴系转移。

（7）3D 灰阶成像：肿块周边放射状汇聚征，边缘可向外突破浸润周围组织。能量图 4D 成像显示肿瘤主干血管 2～3 支，块内血管多密集。

（8）超声造影：微泡迅速充盈整个肿块，其走向与 2D 血管分布相同。

### （二）乳腺小叶癌与乳腺小叶原位癌

1. 乳腺小叶癌（lobular carcinoma of the mammary）　为乳腺小管和末梢导管上皮细胞发生的癌，较少见。癌细胞在管内增生，直到胀满管腔，管内压力增加管径增粗成为小叶癌。

病理学根据周围组织被浸润的程度分两型：凡小叶癌细胞未突破基底膜只在小叶内的小型乳管内生长为非浸润型小叶癌。凡小叶癌细胞已突破基底膜向间质内呈浸润性生长为浸润型小叶癌（invasive lobularcarcinoma）。因癌细胞较小，分散，癌灶小累及范围窄。可同时累及几个小叶，或1个小叶内的几个末梢导管或腺泡。又称小细胞癌，与周围组织分界不清。

2. 乳腺小叶原位癌（lobular carcinoma in situ）　指乳腺小叶癌细胞在乳腺小叶、小管基底膜内，呈膨胀性生长的阶段。它被认为是一种癌前病变，非真正癌。但随时间的增长可使原位癌变成浸润性癌。

（1）病理：

1）大体检查：病灶孤立分散在乳腺内，与小叶增生或乳腺纤维囊性病同时并存。切面粉红或灰白界限不清。有时仅见局部增厚、单个或多个变大的乳腺小叶集团，与小叶增生不易区别。

2）镜下所见：小叶增大腺管变粗聚集成簇。小叶瘤组织由均匀一致的圆形细胞构成大于正常，小叶体积增大。或小叶内的腺管增生，管腔内充满大小不等、形态不一、体积较大的瘤细胞。

（2）临床表现：发病年龄较浸润性导管癌年轻 8～10 岁，平均 42～46 岁。多不浸润、不转移，绝经期后可自行消退，与内分泌关系密切。无自觉症状，乳腺内无明显肿块。

（3）超声图像：①乳腺内微小的低回声结节或小团块，内部不均，边缘不规则，边界不清，有钙化点。术前超声仅发现病灶。②彩色血流较少，多为星点状血流。

### （三）乳腺最小癌

乳腺最小癌（minimal breast canecer）指触诊检查不易发现、体积甚小的乳腺癌。病理学对最小癌的诊断标准不一，文献报道，Gallager 认为原位癌或浸润性病灶不超过 0.5cm，Ackerman 将 1cm 以下病灶均视为乳腺最小癌，日本规定直径 <5mm 的浸润性癌才是乳腺最小癌。国内许寅宏、张建兴等超声造影诊断小乳腺癌为直径 2.0cm，包括浸润性导管癌、导管内癌、乳腺浸润性小叶癌及黏液癌。有学者认为目前高频超声仪能检出直径 1.0cm 以下病灶，故认为 1.0cm 作为小乳癌大小范围的界限是可行的。

1. 病理

（1）大体检查：乳腺最小癌 <1.0cm 的灰白色结节，无明显的肿块，切面呈较硬的组织，单个或多个散在分布，界限清楚无包膜。

（2）镜下所见：似小叶原位癌或乳腺导管内癌的组织学表现，基底膜完整或部分破坏，癌细胞可突破基底膜或浸润到间质中。

2. 临床表现　发病年龄平均（48.9 ± 11.2）岁，较浸润性癌年轻 3 岁。无自觉症状，乳腺内无明显肿块。多为超声检查发现 1.0cm 左右的实质性结节，质硬韧，界尚清或欠清，活动无明显受限，单侧或双侧。腋淋巴结可触及。

3. 超声图像

（1）病灶回声：小乳腺癌多在乳腺 9～12 时钟位间，直径 <1.0cm 圆形或椭圆形，低回声结节或多边形，肿块纵横比 <1。导管内癌结缔组织增生，低回声内有条索状中高回声，透声差。部分浸润性导管癌肿中心坏死，或淋巴浸润，后方增强。

（2）病灶边缘：分叶、蟹足、毛刺状，包膜不明显。

（3）微钙化：异常的癌组织钙盐沉着，小乳腺癌病灶内部有钙化的点、颗粒状、明亮的高回声。或簇状粗大、分布不等，密度不均的高回声，后方明显衰减。

（4）彩色血流：新生的毛细血管从病灶周边进入肿瘤内部（图 6－33）。小血管微细内径 40μm～1mm，自周边进入内部内径 0.4mm，血流为低速。随肿瘤长大血管数量增加，分布更新。

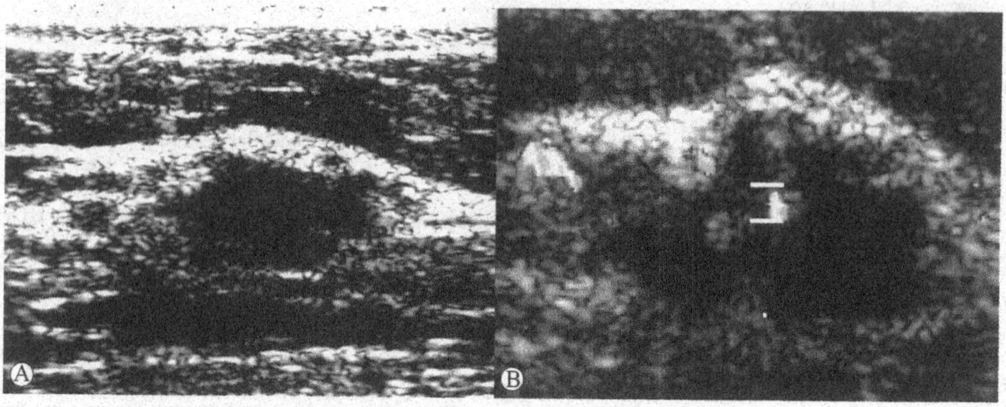

图6－33　乳腺微小癌

于××，54岁，女，无症状，临床视、触诊未发现肿块，钼靶提示乳腺增生病。超声图像：A. 乳腺浅层低回声结节6mm×5mm，内有条索状中高回声边缘蟹足状；B. 周边微细小血管0.6mm，内部0.4mm，提示恶性病变可能，病理示乳腺微小癌

（5）腋窝淋巴结：腋窝淋巴结成类圆形不规则低弱回声，包膜不光滑，皮质明显增厚，淋巴门结构紊乱，结门偏移或消失，淋巴纵横比>1。多个腋窝淋巴结可融合成状，彩色血流丰富。腋窝淋巴结亦可钙化。

有学者曾见2例无症状，临床视、触诊均未发现肿块，钼靶检查提示乳腺增生病。超声见乳腺浅层低回声结节6mm×5mm～7mm×8mm，内有条索状中高回声，后方衰减，边缘不规则呈蟹足状，微细小血管0.6mm提示恶性病变可能。手术病理诊断乳腺微小癌及浸润性导管癌。

## 二、乳腺浸润性癌

乳腺浸润性癌（infiltrating carcinoma）指癌细胞穿破基底膜侵入到间质内生长。由于多种因素的制约，原位癌演变到浸润性癌少则几周多则长达几十年。乳腺浸润性癌最多见占乳癌总数的75%左右，危害最大。癌肿质地较硬，边界不清，放射状浸润间质，淋巴道转移，可引起患者死亡。本文以临床常见的乳腺浸润性导管癌、乳腺髓样癌及乳腺浸润性小叶癌为重点。

### （一）乳腺浸润性导管癌

乳腺浸润性导管癌（infiltrating ductal carcinoma）最多见，占乳腺癌总数的50%～80%。浸润性导管癌在组织学上是不具备特殊组织结构的癌，常与其他类型乳癌如浸润性小叶癌、黏液癌、乳头状癌腺癌囊性变并存。以往的文献报道乳腺非浸润性癌演变为浸润性癌者，30个月4%～5%，5年后9%，10年后15%。因此，发现非浸润性乳腺癌时应尽快根治。

1. 病理

（1）大体检查：肿块偏小，结节状，边缘不规整，边界不清，无包膜，与周围脂肪和纤维组织常有粘连。实质性含纤维成分多者较硬，有放射状黄白条纹伸入周围间质。

（2）镜下所见：①腺癌癌组织呈腺样结构，癌细胞大小较一致，呈腺状排列，浸润纤维间质，腺管样结构不规则，有分泌现象。常与管内癌并存。②硬癌间质多实质少，大量增生的纤维间质中，有较小癌细胞呈不规则条索、单个或成堆散在间质中，间质纤维有玻璃样变性，钙化与骨化退行性变。③单纯癌癌间质和实质数量相等，癌细胞条索状或小管状混杂浸润在间质中。④不典型髓样癌间质少，实质多。

2. 临床表现

（1）中、老年女性最多见，90%为40岁以上。近年健康体检超声发现乳腺癌发病率增多，趋向年轻化。

（2）浸润性导管癌早期瘤体不大，因间质纤维增生明显癌细胞已向周围组织浸润，可出现乳腺局部不适，刺痛、放射痛、经前胀痛，乳腺沉重感或深部烧热感等。症状不明显，偶然或超声普查发现乳内肿块。

（3）肿块多在外上，中心区次之，坚硬，大小不等，一般2～3cm，边界清或不清，推之稍动。硬癌体积小坚硬如石，界不清，浸润强，转移早。

（4）癌瘤浅表侵犯皮肤，出现橘皮样外观，乳头回缩。单纯癌1/2有腋下淋巴转移。

3. 超声图像　由于乳腺癌病理的复杂多样，癌肿类别均需镜下病理检查方能确定诊断。目前超声仪的图像质量与分辨率对乳癌微细的病理结构尚难明确判断，因此，仍以乳腺癌声像图共同表现作为识别和超声诊断的依据。

（1）乳腺癌2D彩超表现：

1）病灶部位：多在乳房外上或中心区乳晕附近。

2）肿块大小：浸润性导管癌早期瘤体不大，临床发现或有症状者大小不等（21mm×20mm～30mm×25mm），大肿块周围可能有浸润性癌灶呈卫星结节，＜10mm为乳腺小癌。测量上下、左右及前后三径线，纵横比接近等于1。

3）形状不一：因间质纤维增生明显可能由于癌细胞释放大量溶酶体促使癌细胞周围组织浸润，呈树根样或蟹爪样生长。病灶局部不规则圆（图6－34）、椭圆形或扭曲的长圆形，分叶状，边缘不清，均无完整包膜。形态不规则，或大部向周围组织不规则的浸润呈蟹爪样、毛刷样或锯齿状回声。

4）肿块回声：实质性肿块较多，内部不均匀低回声，后方衰减，质偏硬探头挤压有抵抗力。

5）钙化点：伴有多少不等，大小不一的钙化点。

6）彩色血流：乳癌病灶血流多少不定与组织学结构有关。大量纤维组织增生彩色血流少，癌组织成分多血流丰富，瘤体周边及内部血管增多粗细不等结构杂乱，动脉流速达33cm/s，RI 0.64～0.88。

7）淋巴结：增大的淋巴结呈低回声（图6－35），单个或多个大小不等。其淋巴门偏心或结构不清。淋巴结血流丰富，动脉流速快，且较乳腺肿瘤病灶的血流易显示。超声常规检查以腋下淋巴结为主，其次为锁骨下淋巴结。

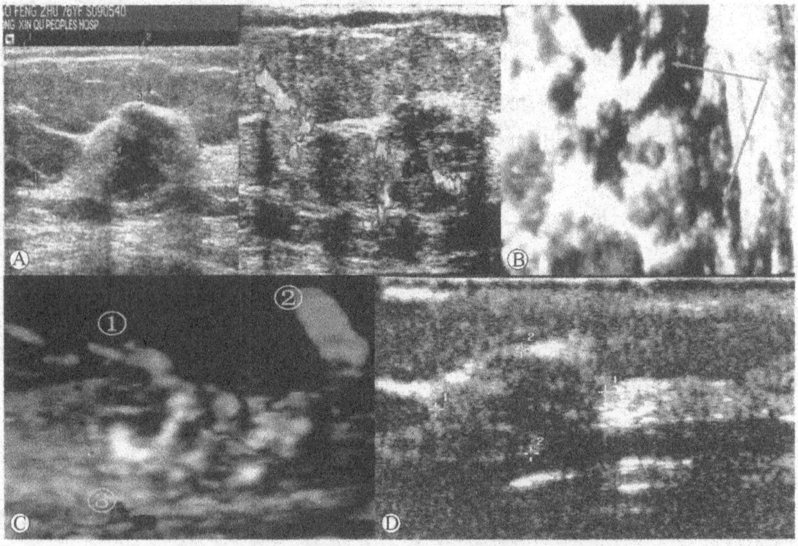


图6－34　浸润性导管癌——筛状型浸润周围纤维脂肪组织

邵××，76岁，女，绝经期后，体检发现左乳无痛性肿块。钼靶疑乳腺癌。A. 乳腺外区局部近球形低回声1.5cm×1.3cm，3支微血管进入内径0.4～0.6mm；B. 3D灰阶图像肿块周边放射状汇聚征，1/3边缘向外突破浸润周围组织（↓间）；C. 能量图4D成像肿瘤主干血供来自①②③方向，块内多支血管密集；D. 超声造影，两股微泡由上向下迅速充盈肿块，其走向与2D血管分布相同

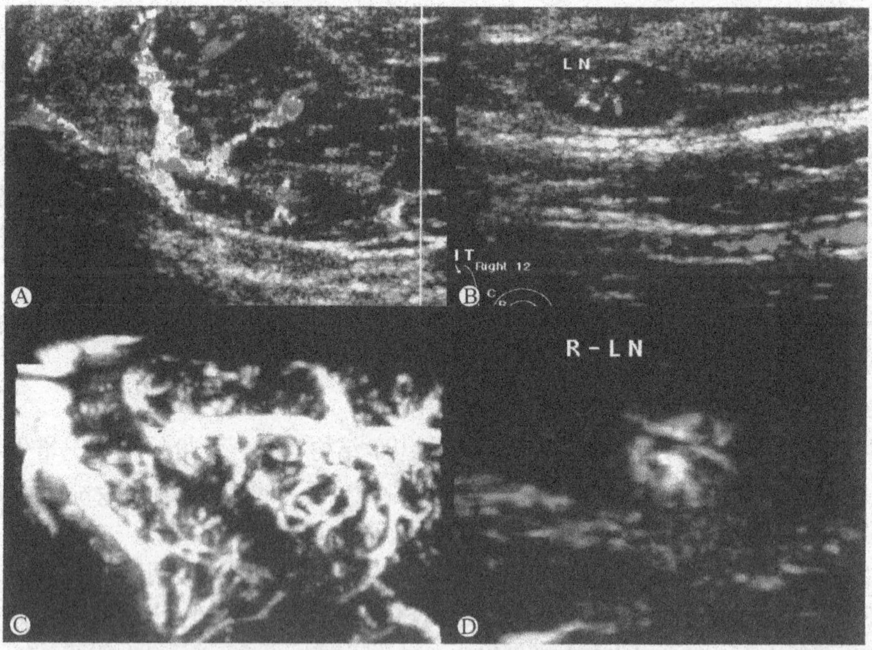


图6－35　乳腺肿块腋窝淋巴结血管能量图3D成像

妊娠6个月。A. 右乳9时钟位实质性肿瘤内部血管增粗；B. 右腋窝淋巴结增大，血流丰富；C. 肿块内主供大血管增粗，并有许多细小分支布满病灶；D. 右腋下淋巴结内部血流丰富，血管能量图3D成像均见明显的血流，周围血流包绕

腋下淋巴结：文献报道乳腺原发癌灶 <1cm 者约 30% 腋下淋巴结转移。浸润性导管癌转移率较高，首先为同侧腋下，早期累及淋巴管，位于输入淋巴管开口处瘤细胞侵入淋巴结边缘窦内。乳腺癌的淋巴管以栓子的方式沿淋巴管引流，经输出淋巴管蔓延至锁骨下淋巴结与内乳动脉旁淋巴结，受阻而改路的癌细胞转移到对侧腋窝及远处淋巴结。

锁骨上淋巴结：为继腋窝淋巴结和锁骨下淋巴结引流的第二站，如发现颈内静脉与锁骨下静脉汇合处的淋巴结转移属于癌肿晚期，此淋巴结称为哨兵淋巴结。因癌组织破坏了淋巴回流的正常通路淋巴液反流所致。

内乳淋巴结：主要在胸骨旁 1～3 肋间隙深处软组织中，乳癌转移至此淋巴结增大不显著，待增大至一定程度向体表突出胸骨旁隆起。此时为癌肿晚期，可累及胸膜，向对侧内乳淋巴结转移。

（2）乳腺肿瘤 3D 容积成像：

1）肿瘤回声：内部呈不均匀低回声，乳腺癌 55% 伴簇点状钙化。

2）边缘不规则：乳腺导管癌浸润性生长，瘤组织由瘤体向四周树根状伸展呈汇聚征（图 6－36）。典型“汇聚征”显示肿块周边有 6～9 条宽窄不一的蟹爪样、鱼刺样、车轮状或宽齿样放射状低回声，从块内向周围组织延伸，尖端可达乳腺基底部。75% 的恶性肿瘤汇聚征为主要特征。15% 为局部或大部向外浸润、边界模糊混乱的汇聚征，10% 汇聚征不明显。

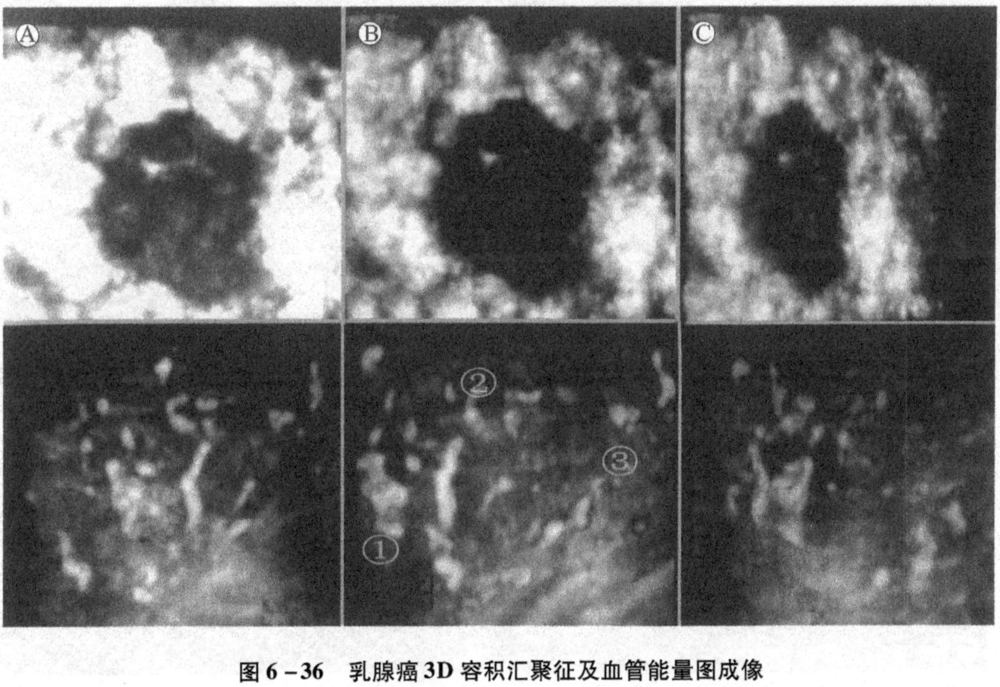


**图 6－36 乳腺癌 3D 容积汇聚征及血管能量图成像**

沈××，41 岁，女，左乳实质性肿块。A. 正面观；B. 左转 30°；C. 左转 90°。上排：3D 容积肿块不均匀低回声边不整明显的汇聚征呈多个放射状大鱼刺样。下排：能量图血管丰富，3 支主供动脉①，②，③，粗细不等，弯曲多方向均显示。病理诊断浸润性导管癌伴感染

3）4D 动态旋转：病灶的灰阶容积图像可向任意方向、各种角度动态旋转，多侧面观察

肿瘤形态与周围组织的关系；癌肿向周边组织浸润深度与基底膜突破程度。

（3）乳腺肿瘤血管3/4D成像：肿瘤血管成像有3种方式，包括彩色血流频谱、血管能量图及B－F血流成像。3D成像后，4D动态旋转对空间结构的显示极为重要，在360°转动中观察肿瘤内、外血管构架，供血主干的来源、走向、分布密度。癌肿早期间质内无血管，靠周围组织的扩散作用吸收营养排泄废物，此时声像图看不到血流。肿瘤进入血管期具有丰富的血管网。由于癌细胞主质与纤维性间质的成分与血管增生的多少不一，及肿瘤血管缺乏肌层走向迂曲，故回声多样。

乳腺恶性肿瘤血管多在2～3支以上，主干粗大，由边缘进入病灶。增殖期肿瘤血供丰富其血管的立体、空间分布可见主干血管从多角度朝向病灶，粗细不等，半环形、弧形包绕，分支长短不一，扭曲缠绕，或局部杂乱密集成绒线团样（图6－37 Ⅰ）。

血管增生程度分为：①血管明显增多占25%，主干血管2～3支进入病灶，各有2～3个分支，长度达病灶的1/2～2/3，微小血管多个；或形成较完整的血管包绕（图6－37 Ⅱ）。②中度增多占40%（图6－38），主干血管1～2支，分支2～3个，长度约占病灶的1/2，并有散在微小血管。③少许增生35%，周边或内部血管1～2支，长度为1/3以下，或点状稀疏散在。④5%病灶周边血管，病灶内血管极微，或为液性区仅在周边或多或少微小血管。

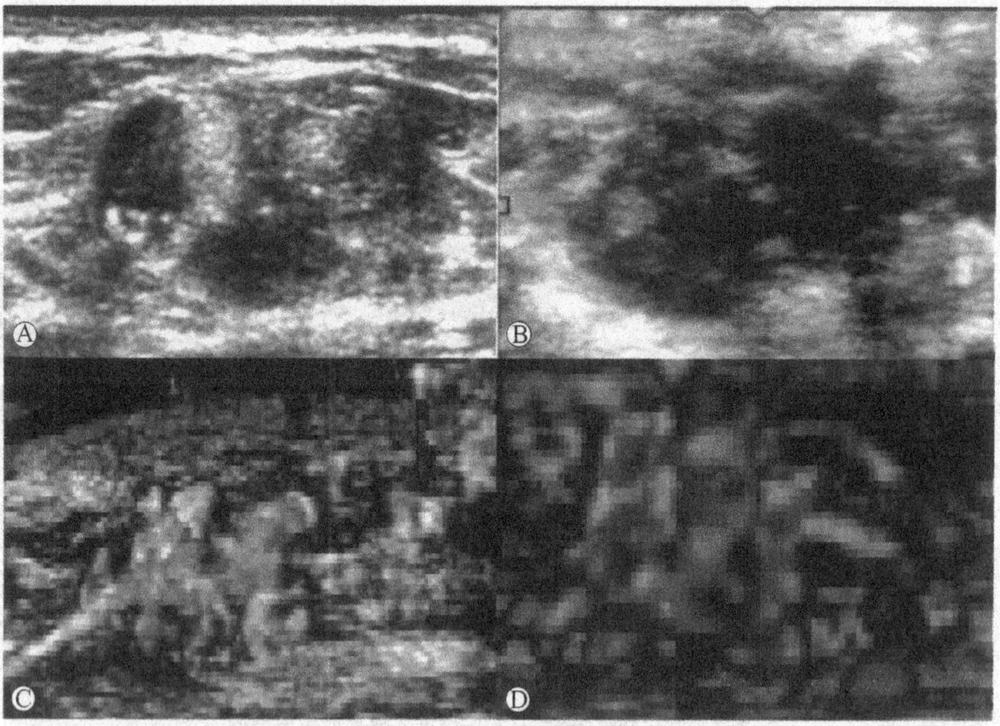

**图6－37 Ⅰ　乳腺浸润性导管癌多血管型**

楚××，35岁，女。A. 右乳头旁肿瘤回声杂乱有多个微钙化点形态不整；B. 3D容积成像不规则形局部向外浸润呈混乱的汇聚征；C、D. 3/4D能量图瘤体血管极其丰富粗细不等密集成绒线团样，病理浸润性导管癌Ⅱ级，浸润周围脂肪血管伴小叶增生

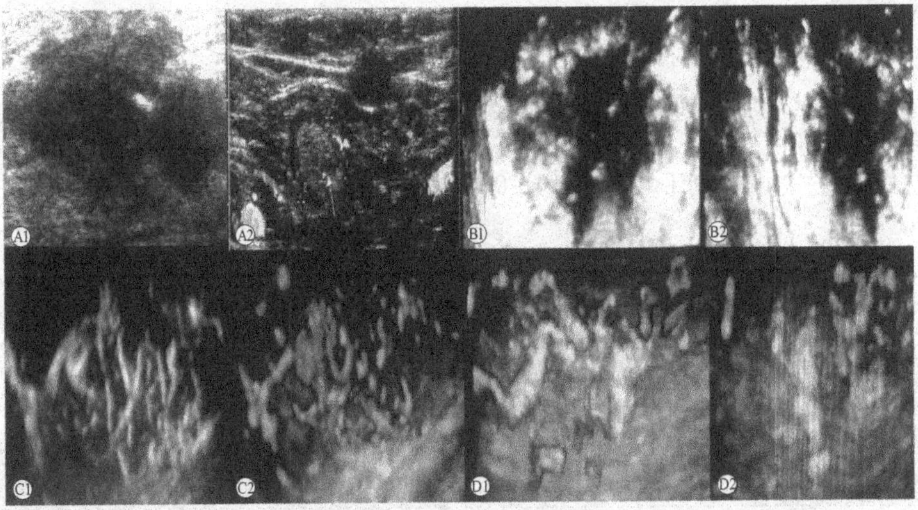

**图 6－37 Ⅱ 乳腺浸润性导管癌多血管型**

张××，55 岁，2D 彩超：A1. 右乳 10～12 时钟位 3cm×2cm×1.1cm 不均匀低回声，无包膜，边缘分叶状界不清，有高回声钙化，A2. 右腋下淋巴结增大 1.3cm×1.3cm，血管 0.8～1mm，流速每秒 6.2/2.3cm，RI 0.63。3D 灰阶容积。B1. 正面图像肿瘤不均匀低回声周边放射状汇聚征；B2. 向右旋转 45°，肿瘤弧形向后，BF 三维成像。C1 为正面，C2 为右转，见肿瘤内血流血管密集纹理清楚。D1. 3D 能量图成像，血管极其丰富，与 BF 相同；D2. 右转 45°血管密集，提示乳腺恶性肿瘤

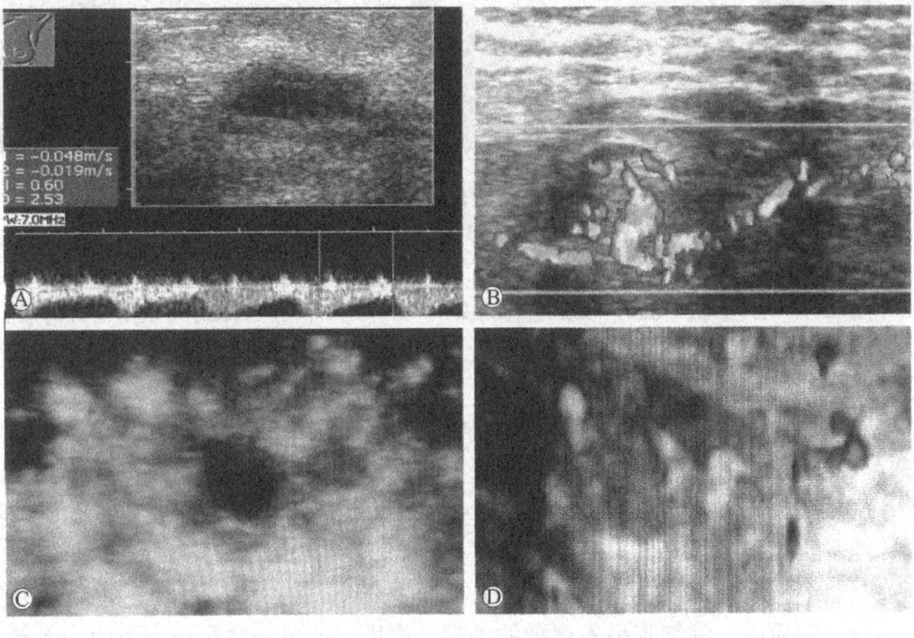

**图 6－38 乳腺恶性肿瘤 3D 能量图血管中度增生**

施××，47 岁，女。A. 左 9～10 时钟位边角非均质低回声中心小液化，左缘外凸有内径 0.4mm 血管进入；B. 左腋下 2 个近圆形淋巴结（0.84mm×0.61mm）内血流每秒 6.4/1.9cm。RI 0.71；C. 灰阶 3D 成像肿块无回声边缘汇聚征模糊；D. 能量 3D 血管扭曲粗细不等，2 支主干血管由两侧进入块内扭曲而行，粗细不一

（4）乳腺肿瘤超声造影：造影剂经肘静脉团注后，视频观察及时间强度曲线分析，微泡进入癌肿的表现归纳为以下 4 种。

1）快进快出：乳腺实质性恶性病灶血流丰富，造影剂微泡充盈密集（图 6 – 39）。动脉血管越多充盈越好，达峰快、强度高。灌注与消退均快，如分化低癌肿血管多间质少，或动脉 – 静脉瘘形成。达峰时间平均（16.23 ±0.33）s。包膜不完整或应有假包膜使病灶轮廓较清楚。

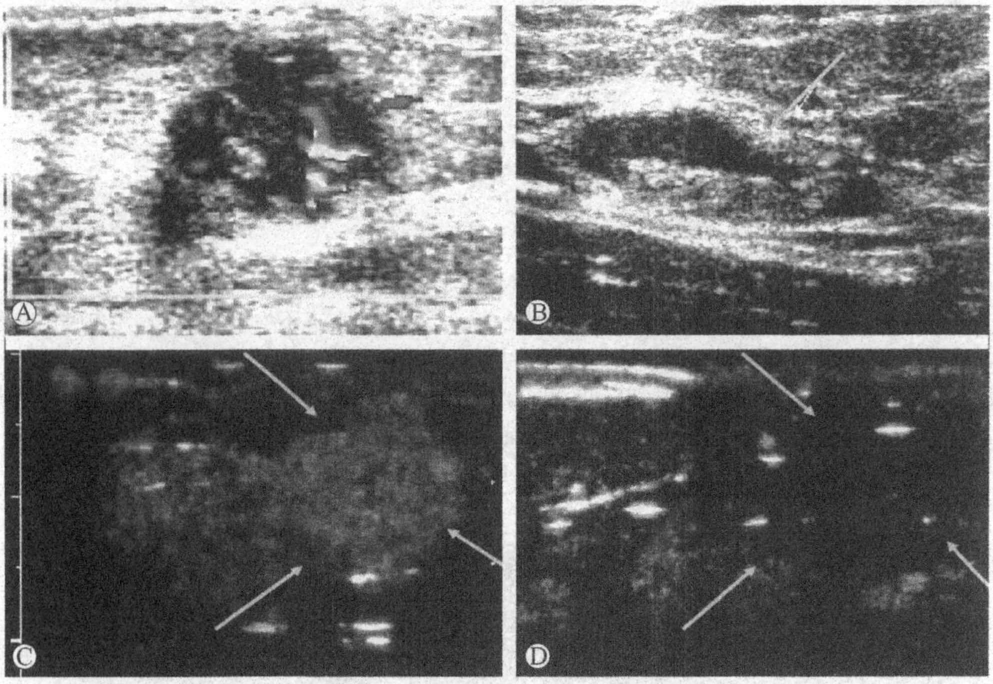


**图 6 – 39　浸润性导管癌超声造影快进快出型**

乔 × ×，37 岁，女，左乳房肿块，钼靶提示良性可能。A. 超声示实质性低回声边缘分叶状突破乳腺前缘，内有钙化点，血流丰富；B. 腋下淋巴结增大，淋巴门偏心（↑），超声造影呈快进快出；C. 微泡 18s 进入病灶，27s 全部灌注充盈，形态与 2D 相同；D. 47s 大部消退，提示左乳腺恶性肿瘤。手术病理诊断：浸润性导管癌

2）快进慢出：一些乳腺浸润性导管癌，肿瘤血管成分较多分化程度低，生长快，而肿瘤血管生长的速度低于肿瘤快速生长发育需要，出现液化坏死区，造影剂灌注不均匀，周边充盈快进，病灶内分布不均，流出慢（图 6 – 40），癌旁组织微泡充盈散乱，残留微泡在病灶内无规律地乱窜。

3）慢进慢出：浸润性导管癌的实体性癌（soliacarcinoma）中，硬癌、较小的癌细胞在大量增生的纤维间质中，癌细胞呈不规则的条索、成堆，或单个散在于间质中，血管少，管壁缺乏弹力层。超声造影微泡 27 ~ 38s 缓慢进入肿块周边部，仅有少许微泡进入块内，为乏血管型（图 6 – 41）。微泡消退开始晚，大部分消失要在 2min 以后（图 6 – 42），故为慢进慢出型。

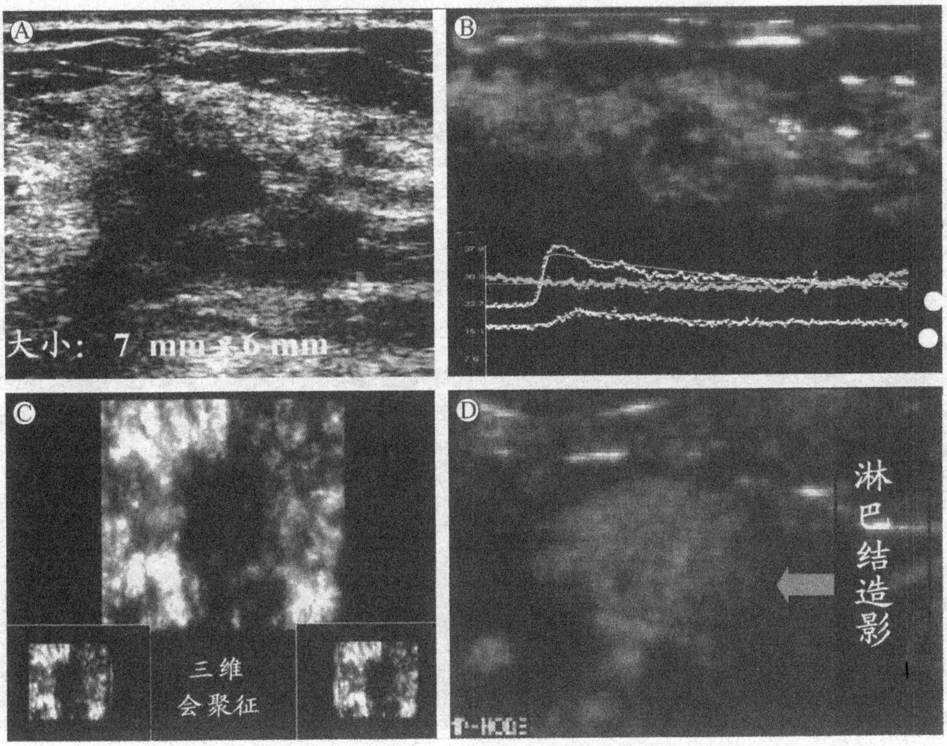


**图 6－40 浸润性导管癌造影快进慢出型**

A. 微小病灶 7mm×6mm，形态不整，边缘不清，有微钙化点；B. 三维显示汇聚征；C. 造影及时间强度曲线示，造影微泡 9s 快进灌注病灶，12s 达峰后缓慢下降；D. 腋下淋巴结造影微泡快速弥漫充盈，为快进慢出型恶性肿瘤

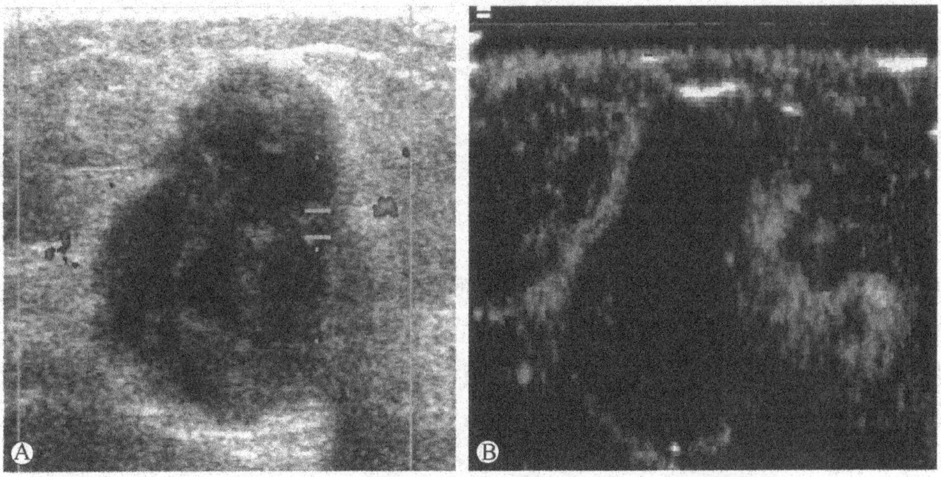

**图 6－41 浸润性导管癌超声造影乏血管型**

马××，43 岁，女。A. 乳腺肿块低回声 2cm×1.8cm 有不规则条索，略呈哑铃形，2D 彩超血流稀少，血供不丰富；B. 超声造影微泡 38s 速增强，充盈肿块周边部，仅有少许微泡进入肿块内，为缺血管型。手术病理诊断：浸润性导管癌

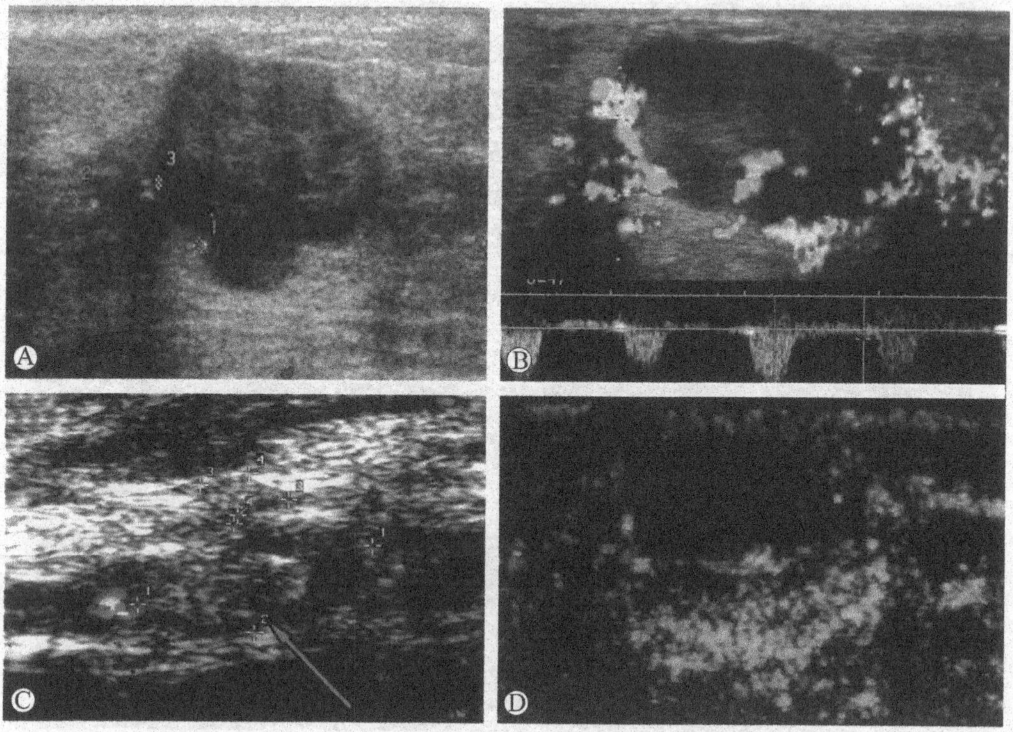

**图 6－42　乳腺浸润性导管癌造影慢进慢出型**

费××，81 岁，女，乳腺肿块 1 年，无痛，偶有不适。A. 右乳 5～8 时钟位 2.3cm×1.5cm×2.0cm 不均匀团块，略呈分叶状；B. 周边及内部血管直径 0.5～1.2mm；C. 右腋下淋巴结 7.2mm×4.3mm；D. 造影微泡 27s 由后方缓慢进入，52s 灌注肿块后 1/3，96s 消退，2min 大部分消失，为慢进慢出型。病理诊断：乳腺浸润性导管癌Ⅱ级，癌组织浸润周围纤维组织脂肪

4）同进同出：瘤内未形成供养动脉，造影剂灌注血管与周边正常组织相同。

## （二）典型髓样癌

典型髓样癌（classica medullary carcinoma）不多见。其恶性度较低，淋巴结转移机会较少。但病程较一般乳癌略短，发展较硬癌快。

1. 病理

（1）大体检查：肿瘤多位于乳房中心深部，球形或结状病变较局限。病程短发展快，肿瘤膨胀性生长。短期内呈巨块，体积较大，直径 4～6cm，大者达 10cm。有假包膜，周边较光滑。肿瘤质地软如脑髓，切面呈灰白色髓样组织。肿瘤出血坏死液化，形成囊性髓样癌。晚期癌肿与皮肤粘连，溃烂呈菜花状。

（2）镜下所见：癌组织内实质多，间质少，癌细胞大，核分裂多见。

2. 临床表现　发病年龄 22～80 岁，常见于 50 岁以下绝经期前后的女性。肿瘤边界清楚，有移动性。膨胀性生长的肿瘤皮肤变薄发亮，张力增加，乳头无内陷。肿瘤体积增大顶破皮肤形成皮肤溃疡。

3. 超声图像

（1）病灶位于乳房中心深部，或其他部位，球形或结节状较大肿瘤，直径 4～6cm。周

边较清楚，但无包膜。

（2）肿瘤呈低回声或极低回声区，后方回声增强或无改变。不规则的液化区提示肿瘤有出血坏死，形成囊性髓样癌。少数有钙化内部散在增强的光点。

（3）彩超显示肿瘤内及周边有少许血流信号（图 6－43）。

（4）少数髓样癌，块质地较软边界清楚，移动性较好，低回声实质肿块无衰减，其瘤体较小（0.9cm×0.5cm～1.5cm×1.0cm），可误为良性病变。

（5）约 1/2 的髓样癌腋下淋巴结增大。

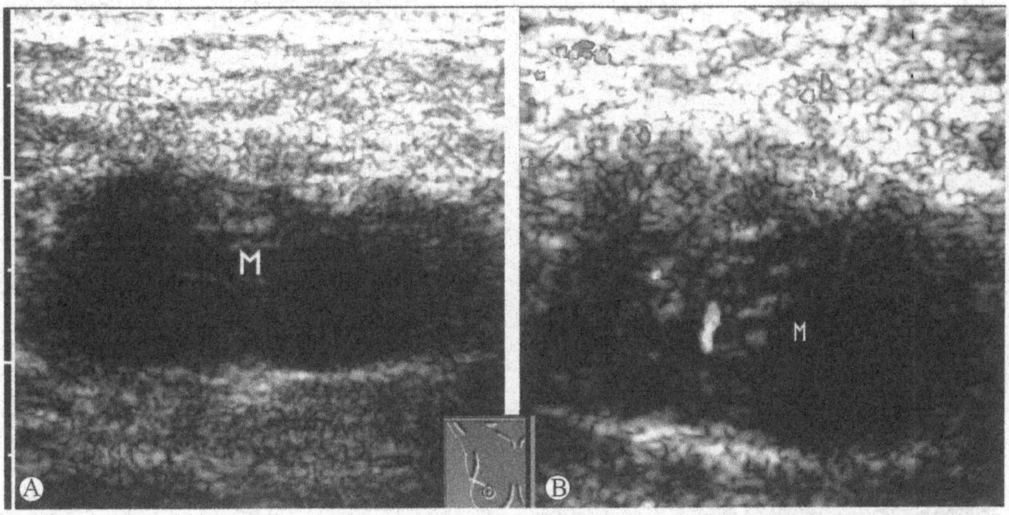


**图 6－43　髓样癌**

徐某，49 岁，女。A. 右乳 10 时钟位 2 个不均匀低回声（1.2cm×1.3cm 与 0.9cm×1.0cm）肿块融合成 2.1cm×1.3cm，分叶状边缘不整，后方声稍强；B. 病灶内彩色血流甚少。手术病理诊断：髓样癌

### （三）乳腺浸润性小叶癌

乳腺浸润性小叶癌（invasive lobular carcinoma）其结构与乳腺小叶原位癌相似的浸润性癌。发病率仅次于浸润性导管癌，占 8%～14%。

1. 病理表现　小叶原位癌突破基底膜的束缚，癌向间质作浸润性生长。通常临床及影像诊断困难。

（1）大体检查：癌组织呈圆形、椭圆形、盘状或不规则形。大小不一（0.8～11cm）。质地坚实，边界不清呈蟹足状侵入周围组织，与皮肤粘连时乳腺皮肤凹陷乳头回缩。

（2）镜下所见：癌细胞的形态与小叶原位癌基本相同，典型者排列呈单行线状。浸润的癌细胞在腺管周围呈同心圆牛眼或靶盘状排列，癌细胞内黏液多时形成印戒状细胞。癌细胞团块被嵌入纤维组织似硬癌或被间质挤压变形而易误诊。

2. 临床表现　乳腺浸润性小叶癌发病年龄 49～56 岁，多发生于绝经期后的老年女性，绝经期前罕见。浸润性小叶癌多发生在萎缩的乳腺内，可能垂体分泌异常使得本已萎缩的乳腺小叶被复活，上皮细胞出现不正常的增生。可同时亦可先后发生于双侧乳腺。症状与体征均不明显。体检时常触不到肿块，易误为小叶增生，病理诊断皆因乳腺其他疾病手术病理切片中偶然发现。

3. 超声图像　经病理证实的乳腺浸润性小叶癌声像图表现如下。

（1）肿块：多在乳腺外上限，其次在乳晕附近。肿块较小，为 1 ~ 3cm，大者近 10cm。

（2）肿瘤回声：不均匀实质性低回声，边缘不整。肿瘤病灶内间质成分多，后方衰减。

（3）周边回声：边界不清，可呈蟹足状侵入周围组织。

（4）癌灶钙化：内部钙化有点状高回声，或 <1mm 的沙粒样微钙化灶。癌细胞对矿物质亲和力强，或癌细胞营养不良坏死钙盐沉积。

（5）彩超检查：边缘及内部血流均较少，仅呈星点状。

（6）腋下淋巴结转移：乳腺病灶与皮肤粘连时，同侧腋下可见低回声的淋巴结转移。

（7）3D 成像：瘤体低回声边缘呈汇聚征，粗细不等、长短不一、近端粗远端细的毛刺（蟹足）样低回声，向周边正常组织延伸。

（8）超声造影：微泡进入病灶的时间与正常组织接近，最大灌注时呈网状分布。病灶与正常腺体分别取样，做时间强度曲线分析，病灶曲线 18 ~ 21s 达峰值，28s 缓慢下降，峰值强度 46dB。正常组织 11s 进入缓慢上升，32 ~ 36s 达峰后平稳持续。故呈快进缓慢下降（图 6 - 44）。

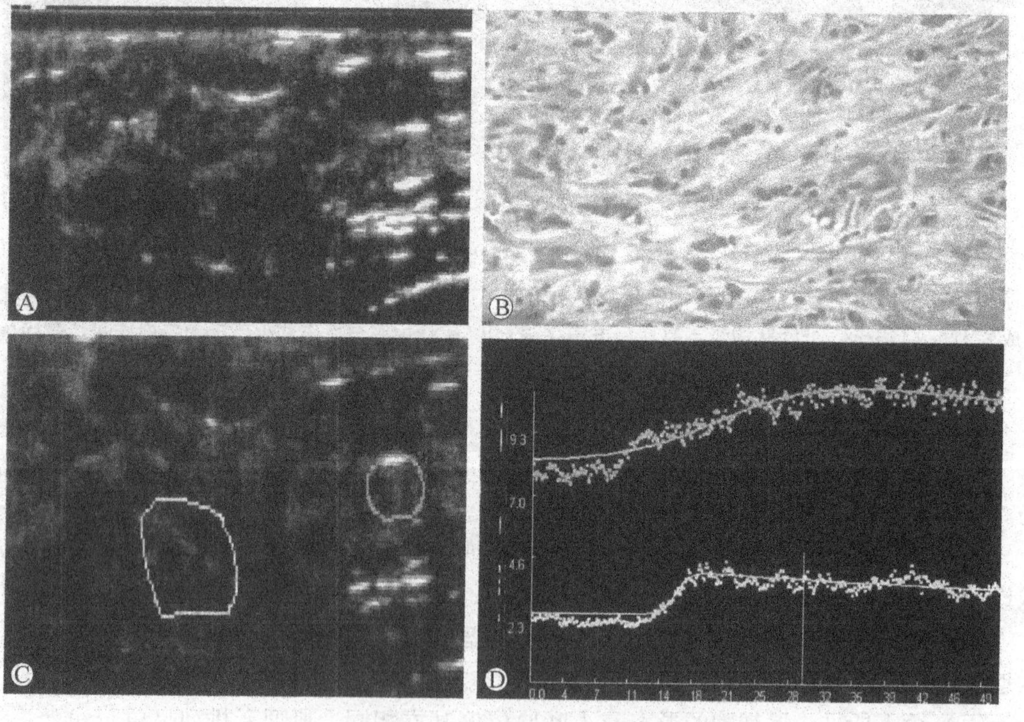


**图 6 - 44　乳腺浸润性小叶癌**

朱××，64 岁，女，右乳 1.5cm × 0.8cm 低回声块边不规则，界不清，有钙化点，内星点状血流，超声造影：A. 微泡 11s 进入病灶，29s 呈网状分布；B. 病理诊断浸润性小叶癌；C. 病灶与正常腺体分别取样时间强度曲线分析；D. 病灶黄色曲线 18 ~ 21s 达峰，28s 缓慢下降，峰强 46dB，正常白色 11s 进入缓慢上升，32 ~ 36s 达峰，平稳持续，其两者曲线相差较小

### (四) 乳腺黏液癌 (乳腺黏液腺癌)

乳腺黏液癌 (mucinous carcinoma of the mammary) 又称乳腺黏液腺癌 (mucinous adenocar - cinoma)。发生在乳腺导管上皮黏液腺化生的基础上。发病率占乳腺癌总数的 1.8% ~5.3%。

1. 病理表现

(1) 大体检查: 瘤体大小不一, 直径多在 2.5 ~5.5cm, 有报道最大者达 15cm。外形不规则, 质地或软或硬, 无真正包膜。瘤组织切面呈实性或囊状, 湿润发亮半透明, 红棕色或浅灰色胶冻状物。与其他癌混合存在称混合性黏液癌, 其质地由其他癌混合的多少而定, 少者质地较实灰黄色可见黏液, 其他癌多黏液不明显似硬癌, 灰白色放射状条纹伸入周围组织中。

(2) 镜下所见: ①局限性乳腺黏液癌, 单纯性黏液癌多见。乳腺导管产生的黏液蛋白位于细胞外, 堆积较多称 "黏液湖"。癌细胞成团或条索状散布 "黏液湖" 内, 癌细胞较少呈单个或小团片状漂浮于 "黏液湖" 内。湖间纤维间质多少不等, 有时见钙化灶。②弥漫性乳腺黏液癌, 导管与小叶癌细胞产生的黏液位于细胞内, 胞核被挤在一侧称印戒细胞癌。或多数癌细胞成团条索状弥漫浸润于间质纤维内。癌组织中有腺癌、髓样癌、硬癌等成分为混合性乳腺黏液癌、混合性印戒细胞癌。

2. 临床表现 发病年龄较广 (26 ~91 岁), 多见于绝经期后 60 岁以上老年女性。癌瘤缓慢推进式生长, 临床症状不明显, 癌瘤长到一定大小可触及。如一例 77 岁患者 7 年前自己发现左乳房内鸽蛋大肿物, 就诊时肿物增大, 稍小于乒乓球, 左腋下有绿豆大小肿物; 另例 74 岁女性偶然触及右乳房约花生米大肿块, 1 年后长至 2.5cm。肿物呈圆形较隆凸, 界清, 为实性或软或硬, 囊性时有波动, 易误为纤维腺瘤或囊肿。偶与皮肤粘连, 但可推动。约 1/3 腋下淋巴结转移, 而印戒细胞型乳腺黏液癌腋淋巴结转移率高, 数目多。

3. 超声图像

(1) 肿块部位: 乳腺外上, 其次外下或中部。

(2) 肿瘤大小: 多数为 2.5 ~5.5cm, 4cm ×3cm ×2cm, 周边小肿块 1.2cm ×0.8cm ×0.8cm。

(3) 肿块形态: 略呈圆形、椭圆形隆起, 或不规则大肿块旁可有相邻的小肿块, 边缘清楚, 包膜不明显。

(4) 肿瘤回声: 实质性低回声或等回声, 不均匀絮状条索与不规则的可疑液性暗区混合存在, 后方回声多增强, 并有强回声 (0.2cm ×0.3cm) 大的钙化光点。

(5) 彩超: 肿块内血流信号较少, 周边部动脉血流最大速度 40 ~74cm/s, RI 0.8 ~0.9。

(6) 腋下淋巴结: 多数可见数个淋巴结增大, 约 0.7cm ×0.4cm、0.7 ×0.6cm, 呈低回声边界清晰, 淋巴门结构清楚。经手术病理证实的乳腺黏液腺, 腋下淋巴结亦可为阴性。

### (五) 乳腺叶状囊肉瘤

乳腺叶状囊肉瘤 (cystosarcoma phyllodes ofthe mammary) 又称腺纤维肉瘤。乳腺肉瘤较为少见, 由于肉瘤种类繁多, 组织类型复杂、多样, 易与其他疾病相混淆, 国内外学者对其认识不尽相同。但国内一致认为本病具有恶性肿瘤的特点, 如间质细胞密集、异型性明显, 核深染分裂象多见生长快。同时具有良性的习性, 如无浸润性生长、周界清楚, 切除干净预后良好, 而归入临界性肿瘤。在大体标本切面上有分叶及小囊状外观故称为叶状囊肉瘤。

1. 病理表现

（1）大体检查：瘤组织 1～30cm，最大可达 45cm。一般在 5.5～15cm。分界明显，无真正的包膜，边界呈结节状。切面灰白色，质地较硬，其中软硬相间。坏死区及脂肪肉瘤区为淡黄色软区，有出血为红色。纤维组织增多处为实质部分，常有大小不等的裂隙或呈囊腔状。裂隙狭长而弯曲将肿块分隔成巨大的叶状，内含清亮液体或血性或胶冻状物。

（2）镜下所见：瘤组织由上皮细胞和纤维组织 2 种成分构成。与管内型腺纤维瘤基本相似，间质内梭形细胞量多排列紧密，间变明显。核分裂象多见构成纤维肉瘤的组织表现。常有出血坏死和黏液样变性，有时可有骨和软骨化生。

2. 临床表现　发病年龄较广，为 14～85 岁，多见 40 岁以上中、老年女性，平均 45～49 岁。一般症状不明显或乳房轻度胀痛。肿块较大，生长很快。

3. 超声图像

（1）肿块部位：外上右侧 9～12 时钟位，左侧 12～3 时钟位，乳晕上下或内下右侧 3～6 时钟位，左侧 6～9 时钟位。

（2）肿瘤大小：不定，一般 5.0cm 以上，大者 15cm 左右，但活动性尚可。

（3）肿块边缘：清楚呈结节或分叶状，因周边高回声条索进入肿块将其形成分叶状。与周围组织有明显的界线。

（4）肿瘤回声：实质性不均匀低回声（图 6－45），或等回声后方回声增强。可有散在钙化高回声。脂肪组织坏死、出血呈大小不等、不规则的液性无回声囊腔，或弯曲的裂隙将肿块分割成叶状。

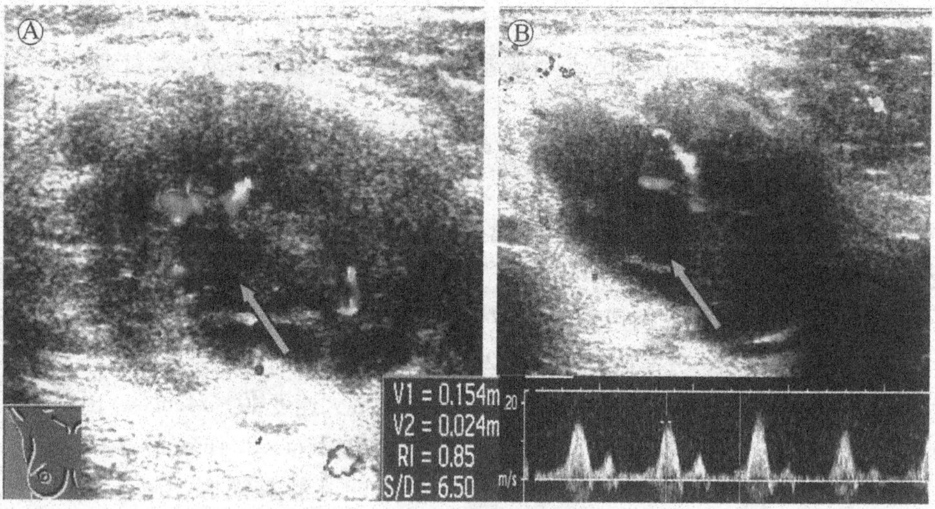


**图 6－45　乳腺叶状囊肉瘤**

A. 右乳 9～12 时钟位肿块不均匀低回声，后方回声增强边界清楚，高回声条索由边缘进入肿块成分叶状，其间有不规则低至无回声区，边界不清可能为小液化区；B. 彩超显示高回声条索内有动脉血流，流速 15.4/2.4cm/s，RI 0.85

（5）彩超显示高回声条索内或实质内有动脉静脉血流，动脉流速每秒 15.4/2.4cm，RI 0.85。

（6）超声造影，叶状囊肉瘤造影剂微泡先灌注病灶边缘，后至中央，为向心型。

### （六）乳腺纤维肉瘤

纤维肉瘤（fibrosarcoma）是较常见的恶性肿瘤，几乎有纤维组织的任何部位均可发生。乳腺纤维肉瘤多来自皮下或筋膜中的纤维组织，在乳腺间叶组织中纤维肉瘤占首位。

1. 病理表现

（1）大体检查：瘤体较大多在5cm以上，呈圆形、卵圆形结节状。多数质地较硬，局部可较软或囊性区。周边有不完整的假包膜。切面均匀、湿润有光泽，呈灰红色或灰白色鱼肉样，纤维肉瘤可有出血坏死和黏液样变性。

（2）镜下所见：浅表部位的纤维肉瘤多分化良好，瘤细胞似纤维母细胞，梭形，形态整齐均匀一致，异型性轻微。界限不清。胶原纤维多与瘤细胞排列成人字形或羽毛状纵横交错。深部的纤维肉瘤多数分化差，间质少，瘤细胞丰富，呈束状交错排列，异型性明显，瘤组织内血管丰富。高度未分化的纤维肉瘤间变明显，排列不规则的极向紊乱，胶原纤维少。

2. 临床表现　乳腺纤维肉瘤多发生在30～50岁女性，平均41.3岁。开始为一小硬结，呈圆形、卵圆形，无痛，生长迅速，但发觉时可能已长大至5cm以上，有报道最大33cm。巨大肿块使皮肤紧张发亮潮红，偶与皮肤粘连成橘皮样。乳头回缩或有溢液。部分腋下淋巴结增大。乳腺纤维肉瘤的临床表现与叶状囊肉瘤相似。术后常可复发，通过血行或淋巴结转移。

3. 超声图像

（1）肿块部位：位于乳腺中央，巨大者占据整个乳腺，少数位于乳腺上外。

（2）肿瘤大小：多在5cm以上，半数10cm以上，呈圆形、卵圆形，边界清楚，可推动，巨大者与皮肤粘连。

（3）肿瘤回声：实质性不均匀低回声，后方回声增强，边界清楚。

（4）坏死、出血：纤维肉瘤组织坏死、出血呈大小不等、不规则的液性暗无回声囊腔，其图像与叶状囊肉瘤无法区别。

### （七）超声诊断乳腺癌的价值

超声检查对乳腺疾病的诊断和钼钯、MRI检查有相互补充的重要意义。典型乳腺良性、恶性肿块能够从超声图像得以鉴别，尤其健康人乳腺的超声普查，对发现无症状隐性乳腺癌具有一定的价值。由于乳腺疾病种类繁多，生理和病理、良性与恶性间的声像图表现有许多交叉、重叠，尽管提高仪器分辨率，采用局部放大技术，推动肿块等多种检查手法相结合，对部分肿块的鉴别虽然有帮助，但仍有一些非典型肿块难于确定。为此，综合乳腺癌声像图的共同表现作为基础，再结合各类乳腺癌的临床发病过程、病理结构、生物学演变的具体情况，及其他检查，可能提示具体病变。

1. 2D彩超主要诊断依据——乳腺癌声像图的共同表现

（1）乳腺组织内实质性肿块，低回声为主，或为等回声；癌瘤内含纤维组织成分，多有中强或稍强回声，呈不均匀的斑片、条索；少数微小钙化点呈高回声；后方回声衰减。癌瘤内液化、坏死，出现液性无回声，边缘不整，透声性增强。

（2）癌瘤形态呈近圆形、不规则球形、扭曲长管状。不足1cm的小癌多呈结节状。

（3）肿块边缘可能清楚，分叶状，膨胀性生长时边缘较光，可见侧壁声影。肿块边缘不规则高低不平，边界模糊不清，毛刺状、蟹足样；或浸润生长向外突破假包膜，形成卫星结节。

（4）肿块大小与癌灶发展阶段、类型有关；在扩张乳管内的导管内乳头状癌、硬癌、微小癌，较早期肿块不大，而髓样癌发展快体积较大。

（5）彩色血流图显示多数癌肿内部或周边血流明显增多至中度增生，约占60%。探头与血管长轴、血流的方向平行彩色血管树枝状分布，探头与血管垂直，彩色血流星点或短线状。形态不同，大小不等，粗细不一，扭曲。实质性病灶动脉流速快 RI 高，瘤组织松软 RI 低。癌组织液化部位无彩色血流。

（6）乳腺癌肿病灶侧腋下淋巴结转移，圆形或椭圆形，低回声结节，淋巴结内彩色血流丰富。

（7）甚晚期乳腺癌出现脏器转移；肝或肺、胸膜出现胸腔积液以及对侧腋下淋巴结转移。

（8）超声检查良性、恶性难以确定，应进行其他检查，或超声引导下穿刺活检。

2. 乳腺肿块（包括乳癌）超声检查难以鉴别诊断的情况　有报道经超声检查手术病理证实203例乳腺肿块中，38例（占18.7%）良性、恶性病变超声图像混淆（表6－1，表6－2及图6－46A、B、C）。现结合病理分析如下。

**表6－1　声像图可疑良性病变16例病理证实为恶性肿块**

| 例数 | 超声表现 | | | | | 手术病理 |
|---|---|---|---|---|---|---|
| | 形态 | 大小 | 内部回声 | 后方回声 | 彩色血流 | |
| 6 | 边界尚规则光整 | 0.8cm×0.6cm～2.5cm×2.0cm | 低回声实质肿块 | 无衰减 | 少 | 浸润性导管癌4例；黏液癌2例 |
| 6 | 边界不清晰 | 0.9cm×0.5cm～1.5cm×1.0cm | 低回声实质肿块 | 无衰减 | 少至中 | 浸润性导管癌5例；髓样癌1例 |
| 2 | 呈管状 | 1.0cm×0.4cm～1.2cm×0.4cm | 乳腺导管扩张内见絮状回声 | 无衰减 | 沿导管壁肿块内无 | 导管内癌，周围组织小叶增生 |
| 2 | 边界不规则，模糊 | 1.9cm×1.2cm～2.5cm×2.0cm | 低回声实质肿块 | 衰　减 | 丰富，RI 0.69～0.70 | 炎性乳癌 |

**表6－2　声像图可疑恶性病变22例病理证实为良性肿块**

| 例数 | 超声表现 | | | | | 手术病理 |
|---|---|---|---|---|---|---|
| | 形态 | 大小 | 内部回声 | 后方回声 | 彩色血流 | |
| 12 | 边缘不规则 | 0.6cm×0.7cm～2.4cm×2.3cm | 低回声实质肿块2例，周围见囊性暗区 | 衰减7例无衰减5例 | 血流丰富，RI 0.69～0.8 | 纤维腺瘤伴腺病3例乳腺腺病伴导管扩张5例乳腺增生病4例 |
| 3 | 边缘不规则 | 1.2cm×0.9cm～1.7×1.5cm | 边缘高回声，肿块内部低回声 | 衰减 | 无血流信号 | 潴留性囊肿2例潴留性囊肿伴纤维瘤1例 |

续 表

| 例数 | 超声表现 | | | | | 手术病理 |
|---|---|---|---|---|---|---|
| | 形态 | 大小 | 内部回声 | 后方回声 | 彩色血流 | |
| 4 | 边缘不规则 | 0. 8cm ×0. 7cm ~ 1. 8cm ×1. 7cm | 低回声肿块 | 衰减 | 血流信号丰富，RI 0. 59 ~0. 78 | 炎性病变4例 |
| 2 | 边缘欠规则 | 2. 5cm ×0. 8cm ~ 3. 5cm ×2. 5cm | 混合性回声肿块 | 无衰减 | 无血流 | 复杂腺病1例<br>导管内乳头状瘤伴导管内纤维腺瘤1例 |
| 1 | 边缘不规则 | 1. 5 ×0. 8cm | 带状高回声 | 衰减 | | 乳腺钙化灶 |

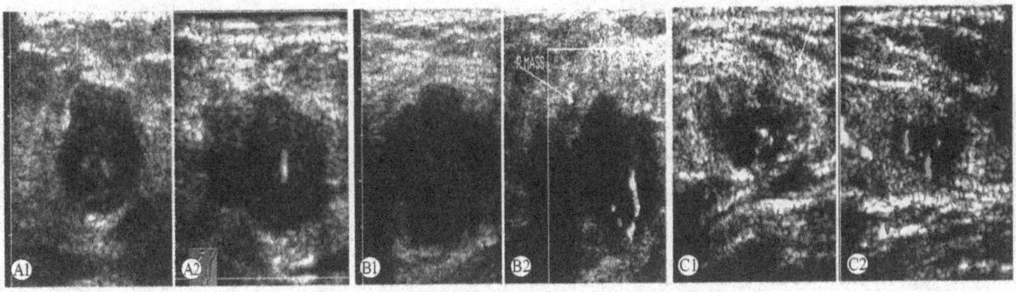


**图 6 –46　声像图难分辨的乳腺良恶性病灶**

A1. 杨××，44 岁，女，左乳块近圆形边缘结节样突出不均匀低回声；A2. 血流少后方稍强疑恶性，病理诊断为乳腺纤维瘤；B1. 崔×，43 岁，女，右乳肿块低回声；B2. 血流少超声和钼靶均提示良性纤维瘤可能，病理诊断为浸润性导管癌；C1. 袁×，30 岁，女，声像图倾向乳腺增生病；C2. 块内少许血流，理证实浸润性导管癌

（1）声像图可疑良性病变病理诊断为恶性肿块：16/38 例（占 42. 1%），声像图分别倾向为纤维瘤、乳腺增生病、乳腺导管扩张及炎性肿块，而病理诊断浸润性导管癌 9/16 例（占 56. 3%），另 7/16 例（占 43. 7%）为黏液癌、髓样癌、乳腺导管内癌及周围乳腺组织小叶增生炎性乳癌。

乳腺癌 MRI 诊断，具有肿瘤典型表现边缘星芒状、不规则状、周围伴长短不一的毛刺或蟹足状，灵敏度 88. 4% ~100%，仍有 5% ~12% 的浸润性癌不能检出。目前超声良性、恶性混淆不易鉴别者略高于 MRI。国外统计 X 线片诊断乳腺癌的假阴性 10% ~30%，甚达 35%。误诊主要原因：位置、技术、乳腺腺体致密与病变重叠、病变特征不典型解释错误、早期病变缺乏特异性、隐匿性乳腺癌及多灶性多中心乳腺癌等；此种分析可供声像图鉴别时参考。

（2）声像图疑恶性病变病理证实为良性肿块：22/38 例（占 57. 9%）分别为纤维腺瘤伴腺病，乳腺腺病伴导管扩张、乳腺增生病、潴留性囊肿、潴留性囊肿伴纤维瘤炎性病变、复杂腺病，以及导管内乳头状瘤伴导管内纤维腺形成、乳腺钙化灶。另外，临床诊断乳腺增生 12 例，其中 7 例钼钯见毛刺和成簇钙化，诊断恶性，5 例提示良性；超声表现病灶为 0. 6cm ×0. cm ~1. 4cm ×1. 3cm 大小，图像放大后具有典型的边缘毛刺、后方衰减、微钙化灶，6 例血流丰富，超声均提示恶性，手术病理均为浸润性导管癌。6 例临床诊断纤维瘤，其中 3 例钼钯提示良性病变，3 例无异常发现；超声显示大小为 2.7cm × 1.2cm ~ 3.8cm × 1.5cm，用 13MHz 高频检查见低回声区内为不规则扩张的导管，内无血流信号，与手术病理诊断乳腺增生病符合。超声检查在隐性乳腺癌方面具有很好的价值。

（3）乳腺良性、恶性肿块声像图表现混淆的主要原因可能如下：

1）良性、恶性肿块的边界、形态，后方回声方面有交叉重叠性。

2）黏液腺癌、髓样癌和纤维肉瘤声像图主要均以低或极低回声为主，如其他特征不明显时声像图无法区分病变类型。

3）特殊类型的癌瘤，黏液腺癌于细胞内外堆积较多黏液蛋白的黏液，构成的“黏液湖”中散在漂浮着小簇状癌和髓样癌，瘤体出血、坏死、液化，形成囊性髓样癌，以及纤维肉瘤的出血坏死和黏液样变性等声像图表现相似无法区别。

4）肿瘤内的细胞成分多、纤维间质少，肿块质地较软，边界清楚，移动性较好，易误诊良性病变。超声表现误为恶性的良性病灶，病理结果往往是多种病理成分混杂存在，非单一的良性病变，这导致声像图错综复杂易出现错误。较小的乳腺导管内癌超声易漏诊。

5）缺少特异性的良性、恶性病变，超声图像不易确认的一些情况：a. 乳腺腺病。超声表现结构紊乱、边缘不整，伴不确定的钙化或局部高回声结构紊乱，伴乳头溢液，疑为恶性（图 6 - 47）；病理结果硬化性乳腺腺病及不典型增生。因乳腺腺病本质是一种生理增生与复旧不全造成的乳腺结构紊乱，发病率高，易与乳癌相混淆，甚至认为是癌变的危险因素之一。b. 乳腺纤维腺瘤。可触及肿块超声表现，椭圆形边缘略分叶，含不均匀絮状低回声，少许血流，动脉流速每秒 21/6.4cm，RI 0.7，倾向恶性病变。病理证实纤维腺瘤伴腺病。因乳腺纤维腺瘤病理结构为结节状，类圆形为主，边缘光整，可有分叶，与周围组织分界清晰，其内部增强程度表现多样化与瘤体内黏液硬化程度及间质细胞含量相关。C. 乳头溢液。见于多种情况，凡靠近乳晕附近扩大乳管分泌物潴留、乳头乳腺炎症、哺乳后期残留性乳汁持续数年引起导管扩张，乳汁潴留性囊肿，中、老年女性乳腺痛内有肿块及乳头状瘤，乳癌等均可出现不同程度的溢液或溢血。孙新民分析 62 例乳头溢液，其中 10/12 例乳癌为血性溢液，2 例乳白浑浊溢液，50 例良性乳腺病变 20 例为血性。

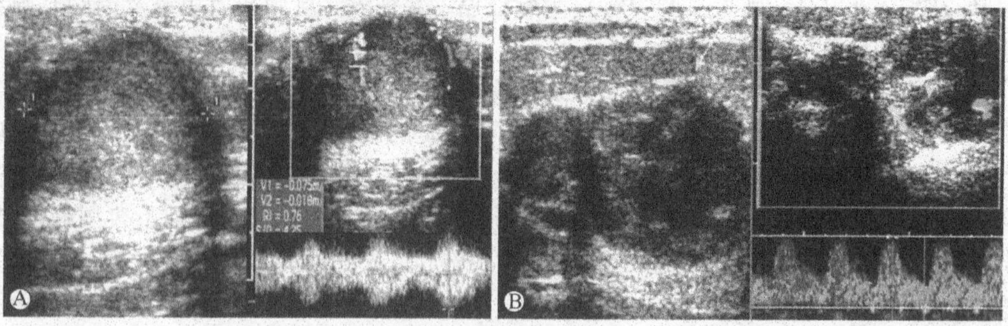

**图 6 - 47　声像图疑为恶性　病理证实为良性肿瘤**

A. 张××，44 岁，女，左乳块 1.5cm × 1.29cm 近圆形不均匀低回声后方增强，内有低速血流疑恶性病变。病理证实：乳腺腺病。B. 张××，43 岁，女，声像图示右乳椭圆形边缘略分叶，含不均匀絮状低回声少许血流，动脉流速 21/6.4cm/s，RI 0.7，倾向恶性病变。病理证实：纤维腺瘤伴腺病超声能显示这些病变的结构，但难以确诊。一般的溢液涂片检查亦无决定性鉴别诊断价值，必须在超声定位下活检或病变组织做病理切片检查。现将常见的乳头溢液、溢血举例如下。

乳头、乳腺炎：乳头红肿、皲裂、针刺样痛，可出现血性分泌物，但炎性溢出物多为脓性。

乳头的乳头状腺瘤：肿块位于乳晕下无包膜，0.5～1cm实质性低回声，少数有小囊或导管扩张，因乳头糜烂、结痂、溃疡有血性或浆液性溢液。

乳腺腺病：少数肿块表浅时可与皮肤粘连，伴乳头浆液性或血性溢液，易与乳腺癌混淆。

乳腺囊肿病：偶有单或双侧乳头溢血或溢液，浆液性或浆液血性，纯血性较少，而浆液血性，纯血性溢液标志有囊内乳头状瘤。

乳腺导管扩张症：早期可有自发性或间歇性乳头溢液，也可在挤压时才有分泌物溢出，为棕黄色或血性或脓性分泌物，持续多年。另外，在几个部位同时挤压能使分泌物自行溢出。多见于生育过绝经期前后老年女性。

乳腺大导管内乳头状瘤：约有1/2的患者出现乳头溢液或溢血，因较脆弱瘤体外伤或挤压而破碎，或自身坏死变性。另1/2位于边缘的、在小导管内的、纤维组织较多、质地坚实的乳头状瘤可不出现溢液或溢血。

乳腺导管内癌：多在乳晕周围，部分触不到肿块，有25%～40%表现乳头溢液或溢血，特别乳头状管内癌，常以乳头溢液为先期症状，多为血性溢液；粉刺样导管内癌可挤出牙膏样条索，或呈浆液性，故乳头溢液是导管内癌的警报信号。有学者对乳头溢液良性、恶性病变鉴别的体会如下。

恶性溢液主要特点：多为血性溢液；有溢液无导管扩张者常见且多于乳癌；单个或单侧乳腺乳管溢液多见。溢液同时伴有乳房肿块；乳癌平均溢液时间4.9个月，最长1～2年；50岁以上为重点怀疑对象，70岁以上70%为乳癌。

良性主要特点：溢液超过3年以上一般认为良性可能大；双侧、多乳孔溢液，因其病变累及范围较广多；溢液的性质多种多样，水样、浆液性或浆液血性，炎性溢出液物可为脓性。

3. 超声特殊检查　乳腺肿块2D彩超检查结合三维、彩色血流、B－F、血管能量图3D/4D成像、弹性超声成像及超声造影以及钼钯，MRI检查等综合诊断将进一步提高正确诊断。

4. 超声引导穿刺活检　对上述检查仍不能明确的病变超声引导下穿刺活检。

5. 乳腺肿块手术中超声定位　临床触诊难以发现的微小病灶，手术中超声定位切除。

（潘虹霞）

## 第七节　副乳腺（多乳腺症）

副乳腺又称多乳腺症（polymastia），为正常乳房组织以外出现了另外1对或多对乳腺组织，基本是由先天发育异常所致。人在胎儿时期，长到约9mm时，从腋部一直到腹股沟并列着2排乳腺胚芽，呈多个突起。这2排线上有6～8对乳腺的始基，胚胎3～4个月时形成乳腺组织，到出生前除仅保留胸前的1对外，其余都退化了。少数女性有多余的乳腺没有退化或退化不全的异常现象，为副乳，又称为多乳房症、迷走乳腺、额外乳腺等。有副乳房的妇女占成年女性的5%～10%。

常见部位一般发生在腋前区或腋下腋窝区（图6－48），单侧或双侧。由于胚胎发育中乳腺以外迷走的乳腺组织，还可发生于胸壁、腹部、腹股沟、股外侧，偶见于面颊、耳、颈、上肢、肩、臀、外阴等处，易被误认为皮下结节、淋巴结或肿瘤。

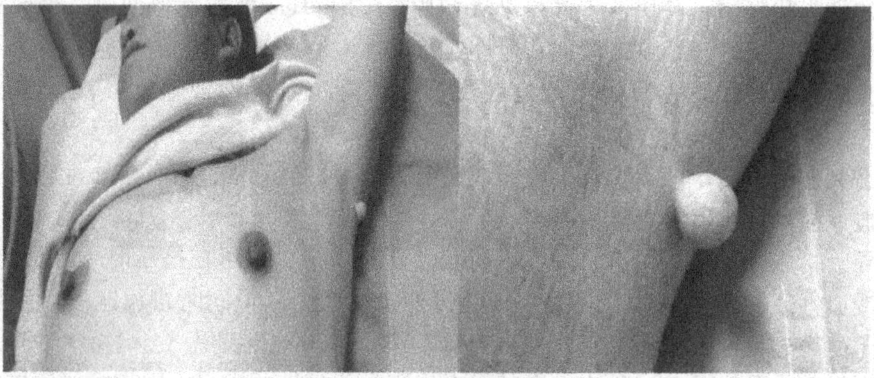

**图6－48　腋窝区副乳腺**

于腋后线由皮下突出的副乳腺呈乳头样

副乳有3种情况：①有乳腺组织，无乳头；②有乳头，无乳腺组织；③有乳头，又有乳腺组织。凡是有腺体组织的副乳，同正常乳房一样受性激素的影响，呈周期性变化，经前期胀痛。发育良好的副乳腺甚至可以哺乳。

1. 病理

（1）大体检查：完整副乳，有乳头、乳晕和乳腺腺组织。一般为1～6cm包块，无包膜与皮肤可粘连，质地柔软。切面于脂肪组织中有灰白色或灰黄色柔韧的乳腺组织，其间夹杂脂肪。

（2）组织学：副乳与正常乳腺一样，大、中、小导管及腺泡构成乳腺小叶，叶间纤维组织构成副乳间质，常见增生伴部分乳腺导管增生、扩张，构成似囊性乳腺病样结构，或大量淋巴细胞浸润呈慢性炎症样改变。还可发生与正常乳腺相同的常见疾病，如增生结构不良、纤维瘤、囊肿、副乳癌等。

2. 临床表现　在青春期前处于相对静止状态。随着第二性征的发育而逐渐增大，同时受内分泌激素的影响，在月经期、妊娠期和哺乳期出现局部增大、肿胀和疼痛。完全性副乳腺者，甚至可以出现乳汁的分泌。月经、妊娠及哺乳期后，症状可随之明显减轻或消失。

多数副乳于腋部或相当于原“乳线”部位或腋前部或乳房下方，见类似乳头样突起，或为局部米粒大小（3～4mm）的色素沉着或皮肤凹陷。局部皮肤增厚似乳头状，中心深，外周浅部分病例可扪及质地柔软或较韧肿块，与深部组织无粘连，而与皮肤可有粘连。有胀痛、压痛、泌乳等症状。少数病例呈半圆形或呈不规则状隆起。副乳腺如伴有肿瘤，其症状与乳房肿瘤及体征相同。

3. 超声图像　多数为自发或体检发现腋窝区肿块，副乳的超声表现取决于组织结构及生理、病理状态。

（1）部位异常：正常乳腺以外，多位于单侧或双侧腋窝区或胚胎乳线的位置，部位浅表皮下脂肪层内，分界不明显。

（2）副乳回声：腋下的副乳腺往往没有乳晕和乳头。呈半圆形或不规则状隆起的实质回声，边缘不清，无包膜。略低于正常乳腺组织，或强弱相间，高于脂肪组织，光点增粗，分布不均，可见腺管样结构（图6－49）与深部组织无粘连。

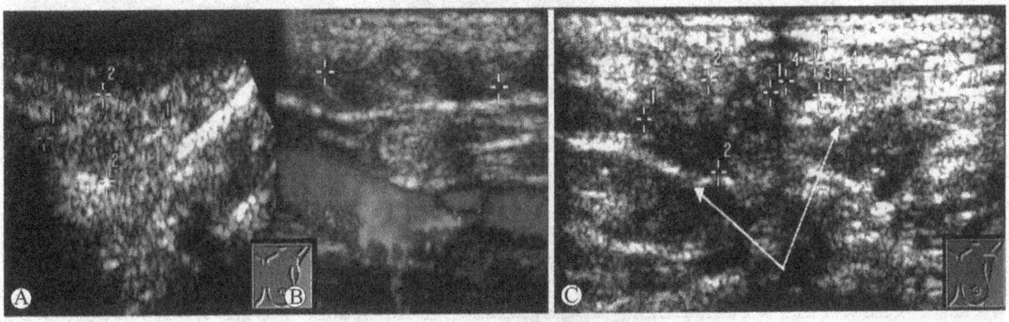

**图6－49　副乳声像图**

A. 向×，20岁，女，左腋窝花生米大较软无痛肿块。皮下脂肪层内不均匀相对低回声1.45cm×2.33cm×1.09cm；B. 2个肿块形态不规则边界可辨认无包膜，后方腋窝大血管，块内彩色血流不明显；C. 张×，25岁，女，左腋窝小结节数月，月经期不适感。脂肪层内形态不规则，无包膜相对低回声1.4cm×0.59cm、0.22cm×0.66cm，提示腋下副乳腺

（3）哺乳期副乳：腋窝肿块可增至鸡蛋大小，而且坚硬，胀、疼痛，胀奶时加剧，甚至上肢难放下。超声显示副乳腺体增大增厚，腺管增粗扩张的程度不一（图6－50）。彩超示微细血管与乳管伴行，血流丰富与正常乳腺哺乳期表现相同。乳管内有乳汁形成，一般停止哺乳期后，副乳缩小分泌亦消失。但副乳分泌的乳汁较多因没有出口，长期存留在乳内易发生乳汁潴留性囊肿。

（4）副乳病变：副乳腺导管扩张、乳腺囊性增生，病灶呈低或不均匀的液性区，囊壁成乳头状突起。乳汁潴留性囊肿多为低回声，含点、条索状高回声，乳汁长期在体内潴留，易继发感染形成脓肿，乳汁分解后可产生致癌物诱发乳腺癌。故超声一经发现副乳增长迅速、增大明显，有症状，尤其组织细胞检查有乳腺实质的副乳，不论有无乳头、乳晕、输乳管，均应予以注意，因受内分泌影响呈周期性变化，应提醒临床及时处理。副乳腺癌的声像图同乳腺本身癌肿表现。

（5）乳腺组织散在脂肪组织中的副乳：其腺体的实质回声较难识别，需与脂肪瘤、淋巴结、纤维瘤、神经瘤及其他皮下结节等相鉴别。

（6）副乳应与正式乳房的乳腺向腋下伸延相区别：乳房是由脂肪和乳腺与导管组成，在外力压迫下可以移位。在青春发育期内衣太紧或不当的束胸，可造成乳腺与导管和脂肪移位而形成副乳。当纠正不当的束胸后不严重的移位又可退回原乳房。但严重者需要手术治疗。

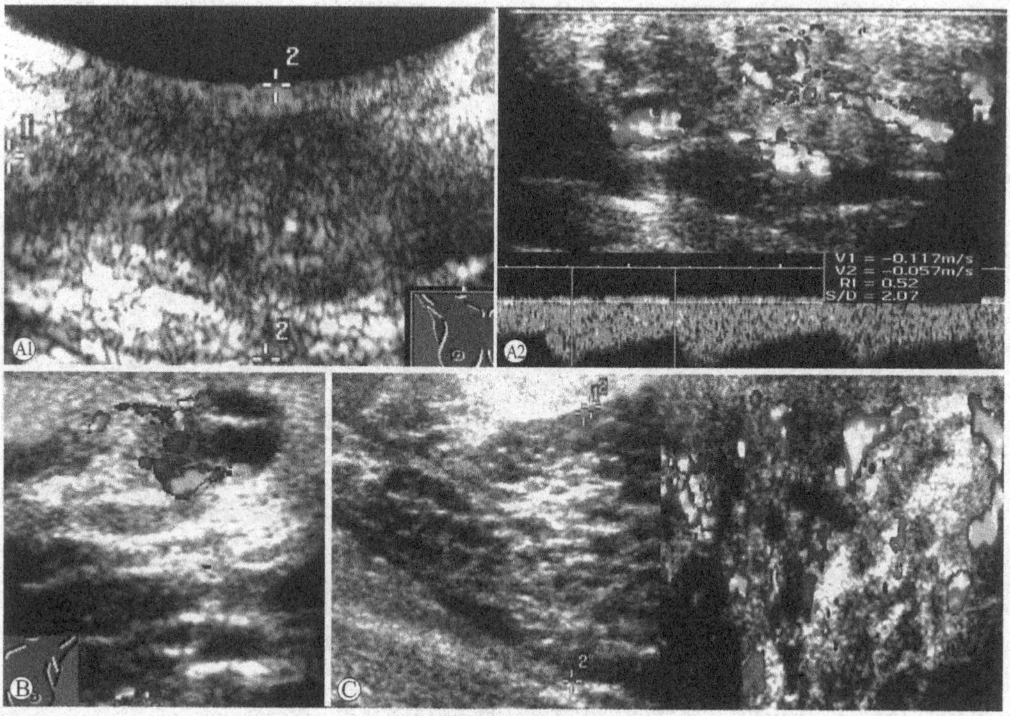


**图 6-50 哺乳期副乳**

程某，20 岁，产后 5d 右腋窝肿块 9 个月，胀痛 2d。A1. 右腋下脂肪层肿块 57mm × 55mm × 25mm，不均匀中等回声，边界尚清；A2. 内有粗细不一（1.6 ~ 4.4mm）多条乳管，微细血管与其伴行血流丰富；B. 左腋下脂肪层内见一稍小肿块 14mm × 10mm × 5.5mm，回声与右侧相同；C. 为其正常哺乳期声像图，乳管增多增粗，血流丰富，提示哺乳期双腋窝副乳

（徐鹏博）

# 第七章　胸腔疾病超声

## 第一节　正常声像图

### 一、肋间隙探测声像图

胸壁各层组织可分别显示：皮肤为线状高回声，皮下脂肪为弱回声，肋间外肌、肋间内肌、肋间最内肌三层显示为不均匀实质弱回声。两层胸膜呈一光滑线状高回声难以分开，正常情况下超声不能区分脏、壁层胸膜，其内的肺组织呈一片强烈回声或多次反射，不能显示肺内结构，但可见其随呼吸有上下运动。呼吸时两侧胸膜各自随胸壁和肺移动，在两者间可出现线状弱回声。探头置于肋骨上时，仅显示肋骨外板为平滑的带状强回声，其后为声影。在婴幼儿声束可透过肋骨时，肋骨内、外板呈高回声，中间为弱回声。

### 二、肋缘（剑）下经肝和脾探测声像图

横膈与肺交界面为向上凸起光滑的弧形带状强回声，覆盖于肝和脾的上缘和左缘，高分辨率超声显示膈肌为2～3mm弱回声带，其上方为肺底部肺组织回声。

### 三、经胸骨上窝探测上纵隔声像图

冠状及矢状切面可显示主动脉弓的横断面、头臂动脉、上腔静脉、左头臂静脉、右肺动脉、左心房及其附近的组织结构。声束向腹侧倾斜，内可见下腔静脉和升主动脉以及气管前间隙。平行主动脉弓扫查，主要显示主动脉弓长轴，头臂大血管及其起点、降主动脉、主肺动脉间隙、右肺动脉和左方及其邻近组织结构。在婴儿期，于胸骨后方，气管、大血管前方，可见胸腺，分左右两叶，呈均匀实质性低回声，并有包膜。

### 四、右胸骨旁探测纵隔声像图

经肋间探头向内倾斜横向扫查，在隆凸水平可显示升主动脉横断面，及其后方的右肺动脉、左头臂静脉、上心包隐窝。在左心房水平，可显示升主动脉及上腔静脉横断面，右上肺静脉进入左房。纵向扫查，可显示右主支气管前壁、整个升主动脉纵断面、左房、右肺动脉及其后方的隆凸下间隙。略向外倾斜纵向扫查，可显示纵断面的上腔静脉进入右房、上腔静脉后方是右肺动脉。

经胸骨上窝和胸骨旁扫查纵隔，可将其分为以下各区：①主动脉上区：为主动脉弓上方间隙，应见到整个主动脉弓及其分支，头臂静脉和上腔静脉分支；②右气管旁区：位于右支气管上方，头臂动脉下方间隙，应见到头臂动脉、右头臂静脉、升主动脉和右肺动脉；③主－

肺动脉窗：为主动脉弓下方及肺动脉干、右肺动脉及左主支气管上方间隙；④血管前区：位于升主动脉、上腔静脉及主肺动脉干前方，胸骨后间隙；⑤隆凸下区：为气管隆凸下方、左房上方间隙，此区可见升主动脉、右肺动脉和左房；⑥心包旁区：为心脏的前后，应见到左房、左室及两侧心包脂肪垫。正常除心脏、大血管外，以上所有纵隔间隙的结缔组织和脂肪，声像图均呈均匀高回声。

（程　莉）

## 第二节　胸壁疾病的诊断

胸壁除乳腺及皮肤外，其他组织如肋骨、肋软骨、胸骨、脂肪、神经、血管、肌肉及淋巴组织，可发生多种疾病，其中以外伤、炎症和肿瘤最常见。超声诊断的意义在于：

（1）鉴别胸壁肿块的性质，判断其大小、侵袭深度及与胸腔内有无关系。

（2）判定胸壁脓肿的深度、范围及来源。

（3）引导胸壁病灶穿刺活检及引流。

（4）对肋骨和胸骨骨折也有很高的诊断准确率。

### 一、胸壁炎症疾病

胸壁炎症包括：软组织、肋骨、肋软骨及其周围的炎症。其中非化脓性炎症以肋软骨炎为代表，化脓性炎症包括皮下脓肿、胸大肌下脓肿、穿透性脓胸、肋骨骨髓炎等，无热性脓肿以胸壁结核为代表。

#### （一）胸壁结核（tuberculosis of chest wall）

1. 病理　胸壁结核包括胸膜周围结核、肋骨周围结核及结核性脓肿。绝大多数继发于肺、胸膜结核，结核菌经淋巴途径侵入胸骨旁或肋间淋巴结，首先引起胸壁淋巴结结核，继而形成脓肿，侵入周围胸壁软组织，向胸壁内、外蔓延，侵蚀和破坏肋骨或胸骨。

2. 临床表现　胸壁结核临床上以无痛性肿块和无热性脓肿为主要特征的疾病，破溃后形成瘘道，全身可有发热、不适、盗汗等症状。

3. 超声检查　胸壁结核的声像图表现：早期病灶较小，限于肋间软组织内，呈椭圆形，内部呈不均匀低回声，干酪坏死后出现无回声区，逐渐增大沿肋间呈梭形，并可见点状钙化，但肋骨无异常。脓肿较大时，可穿破肋间肌，在皮下及胸膜外形成脓肿，包绕肋骨，或内外呈哑铃形，肋骨结构仍保持完整。脓肿晚期侵袭肋骨或胸骨时，可见骨皮质不规则变薄、回声中断或消失。死骨形成时在脓腔中可见不规则片状、斑点状强回声后伴声影。脓肿向胸壁深层及胸内侵袭时，可在胸膜外形成无回声区，凸向肺野，边缘不光整（图7－1），并可见低回声不规则窦道形成，壁层胸膜回声增强模糊不清，晚期胸膜发生钙化。

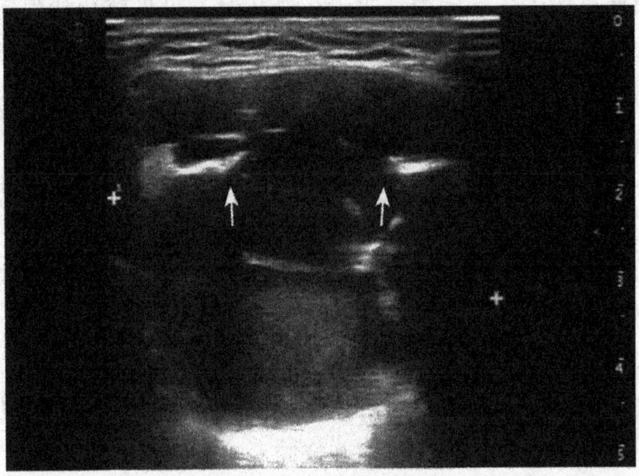

**图7-1　胸壁结核**

病灶侵袭肋骨，骨皮质回声中断（箭头所示），脓肿向胸壁深层及胸内侵袭，凸向肺野

### （二）肋软骨炎

1. 病理　肋软骨炎分为非特异性肋软骨炎（Tietze 综合征）和感染性肋软骨炎。Tietze 综合征是一种自限性非特异性非化脓性软骨疾病，组织学上肋软骨以坏死性为主，炎症改变较轻。好发于上胸部肋软骨连接处，尤以左侧第 2 肋软骨最常见。多发生于 20 ~ 30 岁年轻女性。

2. 临床表现　肋软骨炎突出的临床表现为病变的肋软骨膨隆、肿大，有明显的自发性疼痛和压痛，局部无红、热改变。

3. 超声检查　肋软骨炎的声像图显示，肋软骨交界处增大，局部回声减低，透声性较健侧增强，周边部回声减弱，但无液性暗区出现，可伴有软骨膜增厚。

## 二、胸壁肿瘤

胸壁肿瘤是指除皮肤、皮下、乳腺外的胸壁深层组织肿瘤，包括骨骼、骨膜、肌肉、血管、脂肪、淋巴、结缔组织等部位的肿瘤。80% 以上为骨性胸壁肿瘤。原发性软组织肿瘤较少见，大部分为良性，常见的有脂肪瘤、血管瘤、纤维瘤、神经鞘瘤和淋巴管瘤等，其中脂肪瘤最为多见。软组织恶性肿瘤多为肉瘤。原发性胸壁骨肿瘤，多为恶性，以软骨肉瘤最多见，其次为骨肉瘤、尤因肉瘤及骨髓瘤等。转移性比原发性多见。良性骨肿瘤和瘤样病变有软骨瘤、骨瘤、纤维异样增殖症等。

### （一）软骨肉瘤

1. 病理　软骨肉瘤占胸壁原发性恶性肿瘤的 45% ~60% ，30 ~40 岁成人多发，20 岁以上少见。肿瘤发展速度较快，易发生钙化。肋骨或胸骨破坏，向软组织内发展可形成较大肿块，向胸廓内外凸出。可引起病理骨折。

2. 临床表现　临床表现没有特异性。多表现为缓慢发展的胸壁疼痛，可触及肿块。

3. 超声检查　软骨肉瘤的声像图显示，肋胸骨破坏，骨皮质回声中断，肿瘤向胸内外生长，呈梭形，凸向肺野，肿瘤肺侧壁回声不减弱，胸壁侧基底较宽，边缘呈锐角。早期胸膜回声完整。肿瘤内部呈较均匀低回声，当发生钙化时，可见斑片状强回声；发生黏液变性时，可见无回声区，胸膜受累后可发生胸腔积液。较大的肿瘤，压迫邻近肋骨使之变形。

### （二）肋骨转移瘤

1. 病理　肋骨转移瘤，多由肺癌、乳腺癌、前列腺癌、甲状腺癌、肝癌及恶性胸腺瘤等血行转移而来，少数由肺癌和乳腺癌直接侵袭所致。常见于老年人。转移的肋骨局限性溶解破坏，呈梭形肿大，可发生病理骨折。

2. 临床表现　肋骨转移瘤的主要症状为胸壁出现肿块及疼痛，或因病理骨折而被发现。

3. 超声检查　肋骨转移瘤的声像图显示，肋骨局限性梭形肿大，骨质破坏，骨皮质变薄或回声中断，肿瘤多呈较均匀低回声，肿瘤边界多较清楚，肿瘤无后方衰减（图 7－2），很少发生软组织肿块，可先后出现多处肋骨回声相同的病灶。彩色多普勒超声可见肿瘤内动脉血流信号异常。超声引导下穿刺活检可明确诊断。

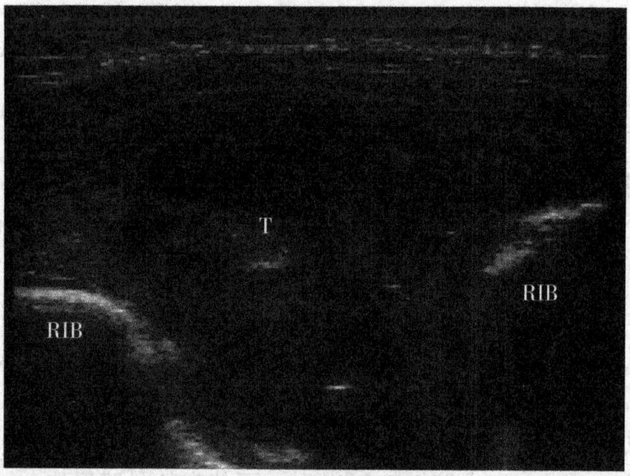


**图 7－2　肋骨转移瘤**

肿瘤呈不均匀低回声，边界较清，周围骨质被破坏，骨皮质回声 RIB：肋骨；T：肿瘤

### （三）胸壁脂肪瘤

1. 病理　脂肪瘤是最常见的胸壁软组织肿瘤，可发生于皮下，肌层间及胸壁内（胸膜外）。脂肪瘤质软，呈扁平分叶状，有少量结缔组织间隔及包膜，与周围组织分界明显。

2. 临床表现　肿块生长缓慢，一般无症状，挤压时偶有刺痛感。肿块表面皮肤正常。

3. 超声检查　胸壁脂肪瘤的声像图显示，脂肪瘤呈中等回声，内部回声不均伴较多线状高回声，边界清晰或不清，皮下脂肪瘤断面呈扁平形，肋间脂肪瘤可呈哑铃型，部分向外延伸至筋膜下，部分凸向胸内。胸壁内面的脂肪瘤，紧贴胸内壁并向肺侧隆起，但肋骨及胸膜回声无异常。彩色多普勒超声显示肿瘤内部多无血流信号。

### （四）神经鞘瘤

1. 病理　神经鞘瘤是一种起源于神经髓鞘的良性肿瘤，在胸壁常发生在肋间、后肋椎旁。肿瘤由梭形神经鞘细胞构成，质地硬，有完整包膜，呈圆形或梭形，可发生变性、坏死液化，常突入胸腔内生长。

2. 临床表现　神经鞘瘤多生长缓慢，出现肿块和疼痛是常见的临床症状。

3. 超声检查　神经鞘瘤的声像图显示，肿瘤呈圆形或椭圆形，边界清晰，包膜完整，内部为较均匀低回声，后方回声增强，常见囊性变、坏死、出血。肿瘤位于壁层胸膜外，凸向胸膜腔内或肺内，肿瘤边缘倾斜呈锐角。肿瘤较小时，呼吸时可随胸壁活动，无骨质改变。彩色多普勒超声显示肿瘤内有少许血流信号。

（程　莉）

## 第三节　胸膜疾病

胸膜壁层紧贴胸壁内侧，呈细线样强回声，不随呼吸移动；脏层胸膜紧贴肺表面呈强回声线，随呼吸上下移动，可见滑动征。正确识别两层胸膜结构，是超声判断病变来源的关键。

### （一）胸腔积液

临床上胸腔积液以渗出性积液多见，中青年患者应首先考虑结核性，中老年患者特别是血性积液应考虑恶性肿瘤引起。当上腔静脉回流受阻，血管内静水压升高或各种原因引起的低蛋白血症时，可导致漏出性积液，如心衰、肝硬化、肾病综合征患者等。

胸部 X 线检查对大量胸水引起的阴影，难以分辨其内部结构。超声显示胸腔积液十分灵敏而准确。它不仅能显示很少量胸水，还能估计积液量、确定积液部位、协助穿刺定位或置管引流等。

1. 少量胸水　通过肋间直接扫查或经肝脾声窗腹部间接扫查，常积聚于胸腔最底部即后肋膈角。患者坐位从肩胛下角线至腋后线肋间扫查，可见液体呈无回声，位于肺底膈上，常见含气肺随呼吸上下移动。须注意与腹水及膈下积液鉴别，应注意横膈与积液的关系，改变体位观察液体范围的变化有助于鉴别。有的胸腔积液内部有回声，难与胸膜病变鉴别，当受到心脏搏动等影响时，彩色超声可能显示出红蓝相间的“液体彩色”伪像，此征象有助于判断为积液。

2. 包裹性积液　多发生于胸腔侧壁或后壁，肋间扫查可见不规则形、椭圆形局限性无回声区，有的见分隔，改变体位后液体无流动现象。局部胸膜常增厚，可达 5mm 以上。胸水位于叶间裂时称为叶间积液，为小范围的局限性积液。

3. 血性胸水或脓胸　早期在胸水无回声区内见散在大量细点状或颗粒状回声，体位改变后点状回声可移动。晚期胸水内见多数细回声带与胸膜相连，形成不规则多房蜂窝状，周围包裹大量纤维组织。

4. 估计胸水量　胸腔少量积液首先聚集于肺底和肋膈窦区，液体微量仅 50 ~ 60ml 时，超声便能敏感地显示。积液量达 200 ~ 300ml 时，膈上见细长条状无回声区，厚度随呼吸略有变化。随着积液量增多，无回声区逐渐扩大。积液量超过 1 000ml 的大量积液，胸腔内呈大片状无回声区，肺受压，膈肌下移，纵隔可向对侧移位（图 7 -3）。

5. 胸腔穿刺抽液的超声定位与引导　中或大量胸腔积液一般只需要超声定位，描述穿刺进针深度即可。较少量、有分隔、特殊部位积液或临床抽液失败的病例，需要实时超声引导下进行，选择最佳进针途径，在确保穿刺针位于积液区域时抽吸、置管或注药治疗。

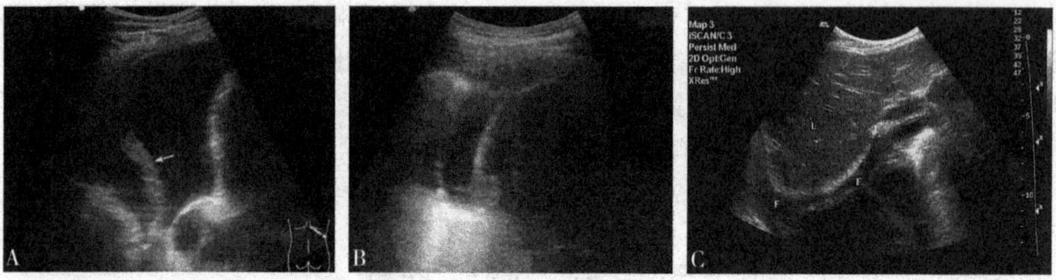


**图7－3　胸腔积液声像图**

A. 右侧胸腔大量积液，肺压迫不张（↑）；B. 抽液后胸腔少量积液；C. 肺底少量积液（经腹壁肋缘下向膈顶部扫查，显示肺底积液）

## （二）胸膜增厚

胸膜增厚分为弥漫性和局限性两种。弥漫性胸膜增厚常提示胸膜纤维化或胸膜恶性肿瘤，可见于结核性胸膜炎、脓胸、胸腔术后、胸膜肿瘤等。局限性胸膜增厚常代表纤维化，多为炎症的结局，常见于肺炎、肺梗死、外伤，以及药物相关性胸膜疾病等。

弥漫性胸膜增厚超声表现为胸膜广泛不规则增厚，呈等或稍低回声（图7－4）；局限性胸膜增厚时胸膜见边界清晰的低回声结节，呈扁平状或椭圆形。通过呼吸运动滑动征可鉴别病变来源于壁层或脏层胸膜。发生粘连时，呼吸运动受限。明显的局限性胸膜增厚有时与胸膜肿瘤鉴别困难，可考虑穿刺活检确诊。胸膜病变细针活检成功率稍低（80%以上），建议使用18G或16G针及自动活检枪取材，并重视参考细胞学检查结果。

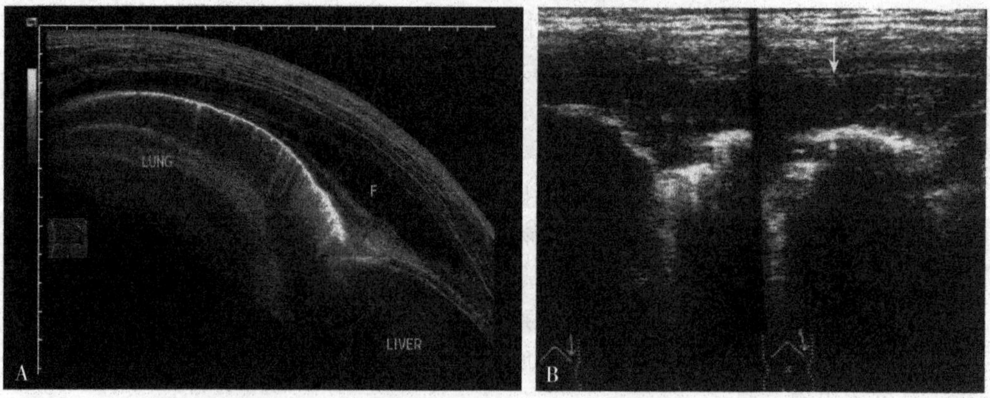


**图7－4　胸膜增厚声像图**

A. 结核性胸膜炎，轻度胸膜增厚，合并少量积液；LU 肺，LI 肝脏，F 胸腔积液；B. 结核性胸膜炎，壁层胸膜不规则增厚达6mm（↑），呈弱回声，胸膜腔见少量积液，穿刺诊断为结核

## （三）胸膜肿瘤

胸膜原发性肿瘤主要为间皮瘤，根据病变分布形态可分为局限型和弥漫型（图7－5）。胸膜继发性肿瘤主要为肺癌转移，或乳腺癌、胃癌、肝癌等肿瘤的胸膜转移（图7－6）。胸膜肿瘤的声像图有以下共同特点：

（1）肿瘤多自壁层胸膜向腔内突起，与胸壁相连或分界不清。

（2）多呈低回声或等回声，内部无气体强回声。

（3）病变多为结节状或不规则状。

（4）肿瘤常不随呼吸而移动。

（5）恶性肿瘤常合并较大量胸水。

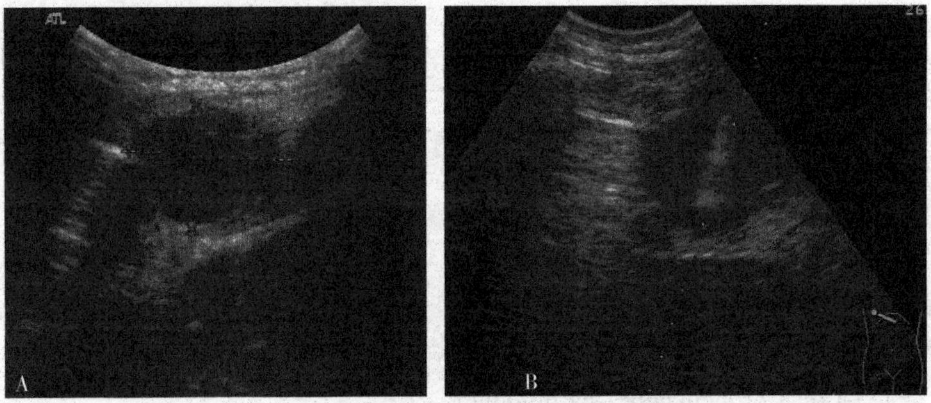


**图 7－5　胸膜间皮瘤（局限型）声像图**

A. 壁层胸膜局限性增厚，形成边界清晰的弱回声实性占位；B. 超声引导穿刺活检显示穿刺针和引导线，病理诊断为间皮瘤

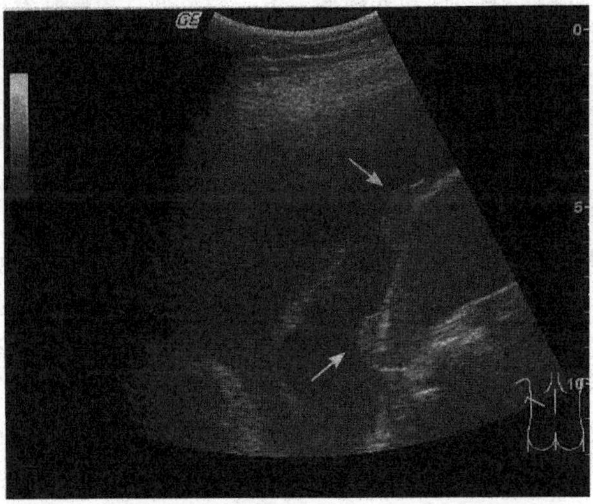


**图 7－6　胸膜多发转移癌结节（↑）合并癌性胸水**

胸膜肿瘤突向肺内易误诊为肺周围性肿瘤。若发现少量胸水位于肿瘤与受压肺部之间，或呼吸时肺与脏层胸膜在肿瘤深面滑动，有助于胸膜病变确诊。超声引导下胸膜占位病变穿刺活检，常可获得明确病理诊断。

（四）气胸

正常脏层胸膜－肺组织界面产生强回声反射，随着呼吸运动而移动，存在滑动征。当胸膜腔内出现游离气体形成气胸时，气体产生的混响反射也呈强回声，但不随呼吸运动而移动，故滑动征消失。胸腔内积气可随体位改变而移动。结合病史怀疑气胸者，应行X线检查。X线胸片可显示气胸线，肺实质被压缩的程度，便于决定治疗方案。

（程　莉）

## 第四节　肺部疾病

目前肺组织病变的诊断主要依靠X线、CT、MRI及支气管镜检查。超声检查因受肺内气体的干扰及肋骨、肩胛骨等的影响受到限制。当肺内占位性病变接近胸壁或存在大片肺实变、不张或有胸水存在时，超声对肺内的相应病变诊断及鉴别诊断有较高价值，成为又一新的辅助检查手段，正逐渐受到临床重视。

### 一、肺肿瘤

在肺肿瘤的影像学诊断中，超声是一种有价值的补充方法，超声对肺肿瘤的诊断有助于判断病变性质、对肿瘤进行分期、引导穿刺活检、评估外科手术及监控治疗效果。

（一）肺癌（bronchogenic carcinoma）

1. 病理　根据肺癌细胞的分化程度、形态特征，将肺癌分为鳞状上皮细胞癌（简称鳞癌）、未分化小细胞癌、未分化大细胞癌、腺癌、混合型肺癌等，其中鳞癌最常见，约占50%，其次为腺癌、小细胞未分化癌，小细胞未分化癌是恶性程度最高的肺癌。根据肿瘤发生部位将肺癌分为中央型、周围型和弥漫型三类，中央型是指癌肿发生在段支气管以上的支气管，即发生在段支气管和支气管的肺癌；周围型是指发生于段支气管以下的支气管的肺癌；弥漫型指癌肿发生于细支气管或肺泡，多弥漫地分布于两肺。

2. 临床表现　主要临床症状有咳嗽、胸痛、咯血痰、呼吸困难及感染发热。有时无症状，偶在胸部透视被发现。

3. 超声检查　肺癌的声像图所见：

（1）肺癌肿块呈结节状或不规则类圆形团块，内部呈实质性弱回声或等回声多见，轮廓清晰（图7-7）。腺癌多呈弱回声或等回声，较均匀；鳞癌多较大，强弱不均；小细胞癌多呈均匀弱回声或无回声。较大肿瘤或合并出血坏死者，则内部回声不均匀，并可见内壁不光滑的无回声区。与支气管相通的空洞，有时在无回声区中，可见不规则点状强回声。

（2）肿瘤对胸膜、胸壁侵犯程度，是临床分期、判断手术适应证、决定治疗方式、判定预后的依据。在声像图上，仅脏层胸膜受累，肺胸膜线状回声中断、增厚或消失，呼吸时肿瘤尚可随肺移动。肿瘤累及壁胸膜有粘连或侵犯胸壁时，肿瘤与胸壁分界不清，呼吸时肿瘤与胸壁同步运动或无活动（表7-1）。

表7-1　肺癌胸壁侵犯分期及超声征象

| 分期 | 病理所见 | 超声征象 |
|---|---|---|
| P0 | 癌组织未达肺胸膜表面 | 肿瘤表面有非含气肺组织且不与胸膜连续 |
| P1 | 癌组织已达肺胸膜 | 肿瘤与肺胸膜相连，但胸膜平滑、连续、无增厚及纤维素形成 |
| P2 | 癌组织超越肺胸膜表面 | 肺胸膜回声中断、缺损、增厚、有纤维素沉着，但呼吸时肿瘤可移动 |

续　表

| 分期 | 病理所见 | 超声征象 |
| --- | --- | --- |
| P3 | 癌组织侵入壁层胸膜及相邻胸壁和纵隔脏器 | 肿瘤与壁层胸膜粘连，胸膜回声消失、增厚、呼吸时肿瘤移动受限或消失 |

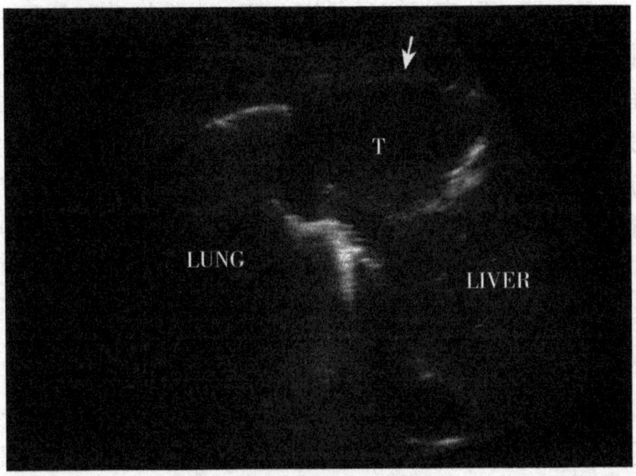


**图7-7　周围型肺腺癌**

肿瘤呈均匀低回声，类圆形，与肺胸膜相连，但胸膜光滑、连续（箭头所示）LIVER：肝；T：肿瘤；LUNG：肺

（3）中心型肺癌：超声检查一般较困难，当肿瘤引起叶、段支气管阻塞时，以实变肺为超声窗，常可显示肿瘤。声像图上肿瘤呈结节状、团块状或形态不规则状，内部呈实质性弱回声，分布均匀或不均匀，边界多较清晰，位于实变肺近肺门的一端。左侧中心型肺癌，肿瘤团块有时在左室长轴及胸旁四腔观上，于左房后上方出现实质性肿块，内部均匀或不均匀，左房受压，后壁向腔内隆起成弧形。肿瘤阻塞的外周肺实变内可显示扩张增宽的支气管液相，肿瘤压迫肺门部可见肺内动脉支扩张，彩色多普勒可显示高速血流。合并中~大量胸水时，中心型肺癌位于肺门部的肿块更易被显示。

（4）膈肌附近肺底部肺癌：于肋缘（剑突）下探测，在膈肌的条带状回声上方，可见边界清楚的弱回声实质肿块，内部均匀或不均匀，形态不定。胸膜未被波及时，膈肌回声带光滑、平整；肿瘤侵及胸膜及膈肌时，出现局限性增厚膈回声带中断缺损，深呼吸肿瘤随膈一起活动。可有局限性肺底积液无回声区。

（5）彩色多普勒超声检测：肺癌病灶内部及周边可检出低速、低阻有搏动性血流、连续性低速血流或出现动静脉瘘血流信号，部分血流可伸向肿瘤内。

（6）超声造影检查：由于肺脏双重血供的起源不同，超声造影剂的到达时间也有差别。正常人右心在注射造影剂后1~5秒开始显影（提示肺动脉期），而左心在8~11秒开始显影（提示支气管动脉期），因此病灶内造影剂的增强时间小于6秒常提示肺动脉供血，相反大于6秒提示支气管动脉供血。病灶的增强程度以脾脏增强程度为参照，高于其增强程度定义为明显增强，反之为轻微增强。

由于肺癌的血供主要来源于支气管动脉，偶有肺动脉参与供血，因此肺癌在“肺动脉期”呈无或轻微增强，而在“支气管动脉期”呈轻微或明显增强，该特征性表现是超声造影诊断肺癌的重要依据。造影动态增强后主要表现为肺癌内部及边缘的新生血管走行扭曲、紊乱，呈典型“螺旋状”。这些新生血管的生成与肿瘤增强程度密切相关，研究表明腺癌增强程度高于鳞癌。

（7）食管内镜超声：用于判定肺癌淋巴结转移和中心性肺癌对邻近大血管的浸润程度。声像图上，可见血管受压变形，肿瘤浸润和包绕血管，血管搏动和呼吸时，血管与肿瘤间的滑动消失。肺门周围及纵隔淋巴结肿大。

4. 临床价值　超声对早期肺癌、弥漫性及中心性肺癌难以显示。此外，胸骨和肩胛骨等的掩盖区、纵隔胸膜、脊柱旁深部等区域也是超声检查的盲区。唯有对邻近胸壁的周围型肺癌，肿瘤与脏层胸膜间肺组织较薄≤1.0cm，或发生阻塞性肺实变，以及合并胸水者，超声才能显示出肿瘤病灶。CDFI 对判定肿瘤的良恶性、观察肺癌化疗及放疗疗效有重要意义。目前临床上仍需依靠穿刺活检明确病理性质，超声引导下肺占位病变的活检操作简便，能避开支气管、血管，成为更安全有效的方法，临床有较高的实用价值。

## （二）肺错构瘤（hamartoma）

1. 病理　肺错构瘤是肺正常组织胚胎发育障碍所形成的肿瘤样病变，起源于肺周围支气管组织，肿瘤主要由软骨和纤维组织构成，可含上皮、平滑肌、脂肪及骨组织等，可发生钙化。一般为单发，呈圆形或分叶状，有包膜，大小不一。周围型错构瘤多位于肺的边缘部胸膜下，与正常肺组织分界清楚。

2. 临床表现　肺错构瘤生长极慢，多无症状，偶在 X 线检查时被发现。

3. 超声检查　肺错构瘤的声像图显示，肿瘤呈均匀或不均匀性低回声，中心部可有条束状高回声，肿瘤的边界清晰光滑、整齐，有时边缘可见钙化，呈圆形或椭圆形，后部回声减弱，很少侵犯胸壁（图 7－8）。纤维型错构瘤，可有囊性变，出现不规则无回声区。应与炎性假瘤、结核瘤、肿瘤等鉴别。

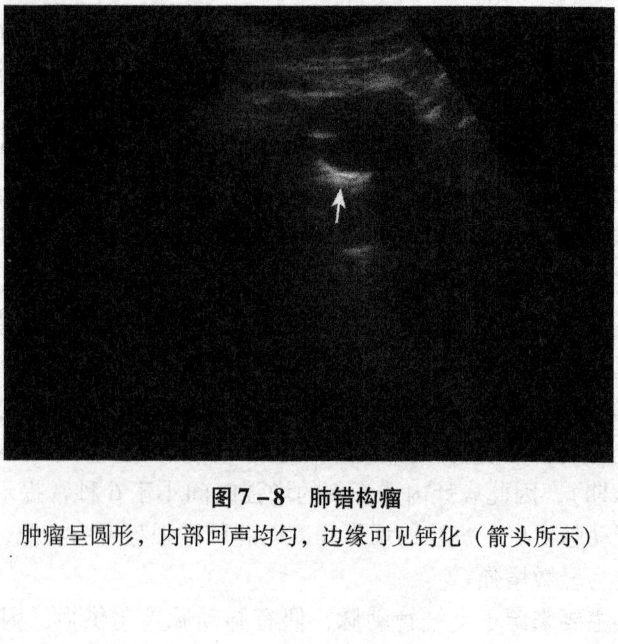

**图 7－8　肺错构瘤**

肿瘤呈圆形，内部回声均匀，边缘可见钙化（箭头所示）

### （三）先天性肺囊肿（pulmonary cyst）

1. 病理　先天性肺囊肿，一般为先天性支气管潴留性囊肿，可分为单房或多房性，囊液澄清或为血性，囊壁菲薄，表面光整，内层有纤毛上皮或柱状上皮细胞被覆，外层有腺体、平滑肌、软骨和纤维组织。一般囊肿不与支气管相通。

2. 临床表现　小囊肿一般无症状，囊肿过大压迫邻近组织或纵隔，产生呼吸困难；发生感染时有发热、咳嗽、咳痰等症状。

3. 超声检查　较大的邻近胸壁的囊肿，声像图上，囊肿呈圆形，边界清楚，内部为无回声区，囊壁光整回声较高，后壁回声增强。与支气管相通的含气囊肿，上部可见强烈气体回声，下部为液体无回声区。合并感染时，与肺脓肿相似，囊肿壁增厚，内部回声不均匀。

### （四）支气管腺瘤

1. 病理　支气管腺瘤为良性肿瘤，有恶变倾向。病理分类癌型和唾液腺型，前者多见。好发于大支气管，右侧多于左侧，多数患者可以在支气管镜下探及。约 3/4 属于中央型支气管腺瘤，1/4 属于周围型支气管腺瘤。

2. 临床表现　临床上多发生于 30 ~ 40 岁，女性多于男性，多无症状，少数可出现反复咯血、阻塞性肺不张。

3. 超声检查　周围型支气管腺瘤位于胸膜下时超声可显示，呈圆形，可有浅分叶，内部回声多为均质等回声，多无钙化，后壁回声清楚，多无衰减。恶变时，包膜不完整，内部回声不均质。中央型支气管腺瘤只在伴有肺实变时才可被超声探及，腺瘤向支气管内呈息肉样生长，超声可观察其形态及大小。

### （五）肺包虫囊肿病

1. 病理　本病见于我国西北，系感染犬棘绦虫蚴所引起，好发于右肺下叶，易破入支气管合并感染。

2. 临床表现　患者一般无症状，继发感染时则有发热、咳嗽、胸痛等症状。

3. 超声检查　肺包虫囊肿多为圆形、卵圆形，边界清晰，囊壁厚而规则，典型时见环形强回声钙化，囊肿随呼吸稍有变形。常为多房性，并可见“囊中囊”，也称“母子囊”。囊内多为无回声液性暗区，内可见强回声漂浮物系脱落的囊壁组织，与支气管相通时，囊内可见气体反射。破入胸腔则可见部分囊壁残缺，胸腔内大量胸水伴点片状强回声。

## 二、肺炎症性病变

### （一）肺脓肿（lung abscess）

1. 病理　肺脓肿是肺的化脓性炎症，发生坏死、液化形成的，浓汁形成后积聚于脓腔内，张力增高，最后破溃到支气管或胸膜腔内，前者咳出大量浓痰，空气进入脓腔，形成脓气腔；后者产生脓气胸。邻近肺边缘的脓肿，常发生局限性胸膜炎，引起胸膜粘连和渗出。

2. 临床表现　临床表现为高热、胸痛、咳嗽、咳痰、气短等症状。

3. 超声检查　肺脓肿的声像图显示，早期脓肿病灶呈类圆形，边界不清，内部呈不均匀弱回声，并可见含气小支气管强回声。坏死液化，脓肿形成后，病灶中心部可见不规则无回声区，脓腔周围回声增高，有纤维包膜形成时，边界回声较清楚。脓肿与支气管相通时，脓肿上方可见气体为强回声反射，下方可见浓汁及坏死物质为弱回声的分层现象。合并胸膜腔积液或脓胸时，则可见胸膜增厚及包裹性或游离性液性暗区。超声引导下抽吸获取样本进行病原学检查具有重要意义。

### （二）肺结核（pulmonary tuberculosis）

1. 病理　肺结核是常见的肺部疾病，结核病灶以慢性增生、渗出和肉芽肿型病变为特征，继之发生干酪样变、液化及空洞形成。并可继发胸膜炎和其他器官结核。

2. 临床表现　临床症状有低热、乏力、体重减轻、咳嗽、咯血、胸痛和呼吸困难等。

3. 超声检查

（1）结核瘤：声像图上，多显示为不均匀实质性团块，呈圆形或椭圆形，轮廓较清晰，边缘光整，周边部回声较强，中心部分干酪样呈弱回声。空洞液化部分为无回声区，并有较厚的弱回声壁。有钙化的结核瘤，可见点状强回声。

（2）干酪性肺炎：声像图上，病灶区显示为较均匀弱回声，病灶内可见含气支气管的管状或点状强回声（图 7-9）。

（3）慢性纤维空洞型肺结核：病灶区呈不规则回声，强弱不等，空洞内显示为强烈气体回声。病灶边界不清，常可见胸膜增厚。心脏向病灶侧移位，双侧肺受损，常有右心系统内径增大、肝瘀血、肝静脉增宽等改变。

4. 临床价值　肺结核的诊断，主要依赖 X 线、CT 检查。超声检查对某些类型结核也只是起辅助诊断作用，如大片的干酪性肺炎、慢性纤维空洞型结核、接近胸壁的结核瘤、合并胸腔积液的浸润型结核和结核性胸膜炎等。

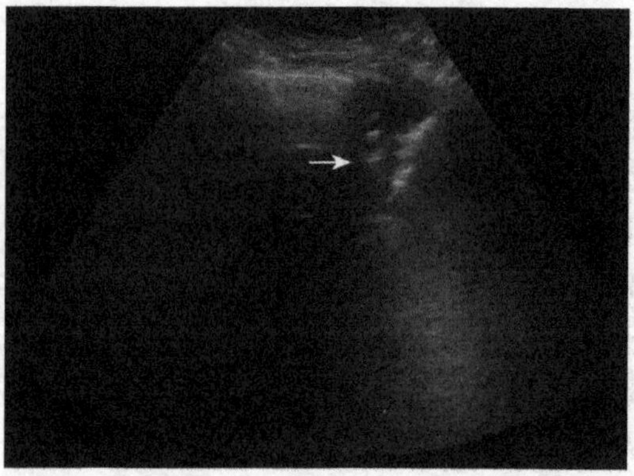

**图 7-9　干酪性肺结核**

病灶显示为较均匀的弱回声，内有点状强回声（箭头所示）

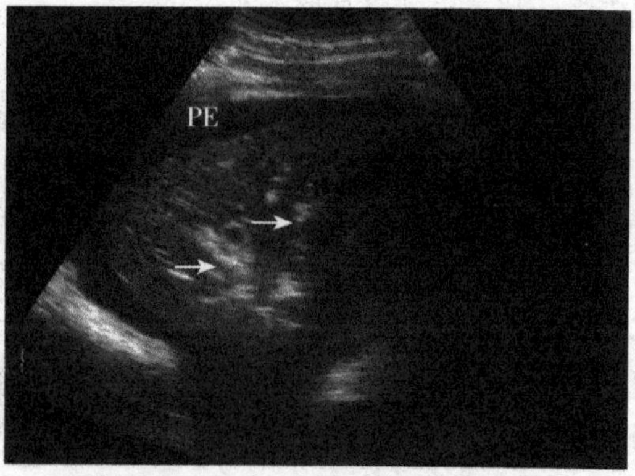


**图 7-10　大叶性肺炎**

肺实变，内部回声增强，似肝脏回声，其内可见含气的支气管的管状强回声（箭头所示），并伴有少量胸腔积液；PE：胸水

### （三）肺炎（pneumonia）

1. 病理　可由多种病原体引起，由肺炎双球菌引起的大叶性肺炎，病理改变为肺泡内和间质炎症细胞浸润，浆液纤维蛋白渗出，继而发生肺实变，最后溶解咳铁锈色痰，病灶吸收而愈。

2. 临床表现　大叶性肺炎临床上起病急，有高热、寒战、胸痛、咳嗽、呼吸困难、全身酸痛等症状。

3. 超声检查　声像图上大叶性或肺段性肺炎显示肺实变，内部回声增强（似肝脏回声），边界清晰，其内可见含气支气管的管状强回声（支气管气相）（图7－10），后方有时出现彗星尾征和含液支气管所形成的管状无回声（支气管液相），以及由肺实质内残留空气所引起的散射点状强回声等三项改变，胸膜回声光滑连续或轻度凹陷，部分可有少量胸水。彩色多普勒超声检查可于支气管旁显示肺动、静脉血流图和频谱。

## 三、肺隔离症

1. 病理　肺隔离症（pulmonary sequestration）是一种少见的先天性肺部疾病。本病特点是部分肺组织被胸膜包裹而与正常肺组织互相隔离，无正常支气管相通，其血液供应动脉来自胸主动脉或腹主动脉的异常分支，静脉回流到半奇静脉或门静脉系统。隔离肺的肺组织，肺泡发育不全，没有功能。分肺内型和肺外型两种，肺外型77%位于肺下叶与膈之间，80%在左侧。

2. 临床表现　此病多无症状，偶由胸部X线透视被发现。

3. 超声检查　只有肺外型肺隔离症可用超声诊断。声像图上，多见于左、右下叶基底段，肺实变呈类三角形低回声区，其内可见多发散在液性暗区，呈蜂窝状，有较粗伴行血管进入肿块内，类似肝实质样肿块，边界清楚，彩色多普勒血流显像，可见到异常供应动脉血流来自胸或腹主动脉即可提出拟诊。

## 四、肺不张

1. 病理　肺不张（atelectasis）指全肺或部分肺呈收缩和无气状态。根据病因分类，肺不张可分为压缩性肺不张和支气管阻塞引起的阻塞性肺不张，压缩性肺不张多由大量胸腔积液、气胸、胸腔内肿瘤所致。

2. 临床表现　肺不张的临床表现主要取决于病因、肺不张程度和范围以及并发症的严重程度等。可有胸闷、气急、呼吸困难、干咳等症状。

3. 超声检查　肺不张表现为肺内部分或完全无气体时，形成实变图像。声像图上多表现为楔形的均匀高回声区域，其形态取决于被阻塞的支气管大小和部位，压缩型肺不张可见伴有含气支气管的管状强回声（支气管气相）或含液支气管的管状无回声（支气管液相）。彩色多普勒检查可清晰显示不张的肺组织内血流呈“树枝样”分布，从肺门或段支气管向外延伸。阻塞型肺不张二维声像图和彩色多普勒表现与压缩型肺不张类似，但一般无含气的支气管回声。

## 五、肺炎性假瘤

1. 病理　炎性假瘤（inflammatory pseudotumor）为某些非特异性炎症慢性增生导致的肿瘤样病变。由多种细胞成分组成的炎性肉芽肿，周围有假性包膜，边缘较光整。

2. 临床表现　临床上常有间歇性干咳、胸痛、低热等症状，或可无任何症状，偶由胸透被发现。

3. 超声检查　声像图上，一般为单发性圆形或椭圆形结节，边界回声清晰，内部多为低回声，胸膜回声多较平整或轻度凹陷。连续观察生长缓慢。应与结核瘤、肺癌、错构瘤等鉴别。

（潘虹霞）

# 第五节　纵隔疾病

## 一、纵隔肿瘤

纵隔肿瘤大部分来自胸腺、淋巴结、神经组织和纵隔间叶组织。其中以胸腺瘤和畸胎瘤最多，神经源性肿瘤及恶性淋巴瘤次之，胸内甲状腺瘤、支气管囊肿为第三位，其他则少见，前四者占全部纵隔肿瘤的3/4（国内统计以神经源性肿瘤最多，其次为畸胎类肿瘤，胸腺瘤为第三位）。纵隔肿瘤中25%～30%为恶性，淋巴肿瘤大部分为恶性，胸腺瘤有45%向周围浸润。各种肿瘤又有其好发部位：上纵隔好发甲状腺肿瘤、胸腺瘤、畸胎瘤、神经源性肿瘤等；前纵隔多见胸腺瘤、畸胎瘤、胸腺囊肿、恶性淋巴瘤、胸内甲状腺肿等；中纵隔多见恶性淋巴瘤、支气管囊肿、心包囊肿等；后纵隔多见神经源性肿瘤及肠源性囊肿。超声可显示肿瘤发生的部位、形态、大小、内部结构、与周围脏器的关系，并可在超声引导下行穿刺活检。前纵隔及上纵隔肿瘤超声检查的敏感性为90%，特异性为99.6%。经食管内镜超声（EUS）对纵隔病变的定性、定位诊断具有重要作用，可直接确定病变范围、性质及病变与重要器官的关系。同时EUS引导下穿刺活检，对纵隔肿瘤诊断有重要意义，同时对制订治疗方案有指导作用。

（一）畸胎瘤（Teratoma）

1. 病理　纵隔是生殖腺外最易发生畸胎瘤的部位，纵隔畸胎瘤占纵隔肿瘤第二位（20%），好发生于上纵隔及前纵隔，可分为囊性、实质性、混合性三种，80%为良性。良性囊性畸胎瘤，有完整包膜，边缘光滑，肿瘤内容有黄褐色液体或含毛发黄色皮脂物质，除皮肤外，还含有气管或肠管上皮、神经、平滑肌及淋巴组织，甚至骨及软骨等组织。囊性畸胎瘤一般呈圆形或椭圆形。实质性畸胎瘤，常以实质性结构为主，含液部分较少，呈圆形或不规则分叶状，恶性变的倾向较大。

2. 临床表现　出生时即可发病，但常于成年后因胸痛、咳嗽或体检时偶尔发现。

3. 超声检查　畸胎瘤的声像图表现：

（1）囊性畸胎瘤：为圆形、椭圆形或分叶状、多为单房，也可为双房或多房，肿瘤大部分呈囊性，肿瘤外壁光滑清晰，内壁可见实质性的结节状、团块状回声，附着于囊壁并凸向囊腔，有时囊肿内容为稀薄液体与油脂样皮脂同时存在，两者分层，后者漂浮于上方显示为高回声，前者显示为无回声区，称为脂液分层征。部分囊性畸胎瘤，油脂液状物充满囊腔，则显示为较均匀类实质回声，周边部可有高回声光团。肿瘤的后部回声不减弱或增强。

（2）混合性畸胎瘤：肿瘤外壁光滑，肿瘤内部不均匀，兼有实质回声，回声较高，与肝实质相似和液性囊腔无回声区并存，两者界限较清楚，有时实质区内可见强回声伴有声影（图7-11）。

（3）实质性畸胎瘤：肿瘤内大部分呈实质性较均匀的低回声，与不规则团块状、斑片状高回声并存，肿瘤边界回声清晰。含有骨或牙齿时，可出现局限性强回声，伴有明显声影。如肿瘤呈分叶状，内部呈不均匀低回声，边缘不规则，增大较快合并胸腔及心包积液时，常为恶变的表现。

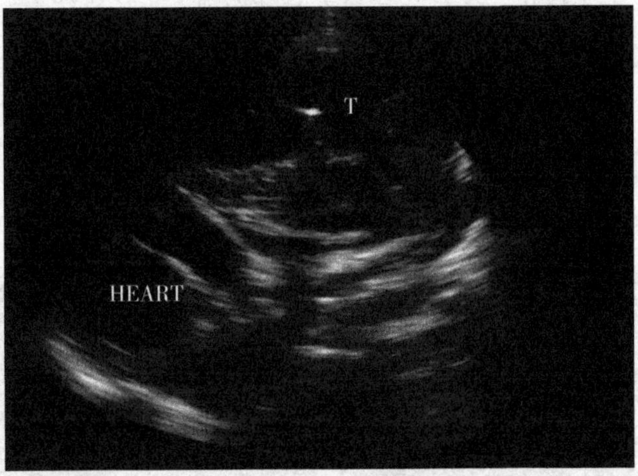


**图 7－11　混合性畸胎瘤**

肿瘤边界清晰，内部回声不均，呈囊实混合性回声

HEART：心脏；T：肿瘤

（二）胸腺肿瘤

1. 病理　胸腺瘤（thymoma）占纵隔肿瘤的 20%～30%，占前纵隔肿瘤第一位。胸腺瘤含有胸腺上皮细胞和胸腺淋巴细胞，上皮细胞型具有恶性趋势。胸腺瘤为实质性，切面多呈分叶状，内部结构均一，两面光滑，边界清楚，多数有纤维包膜，有时发生囊性变、出血、坏死及钙化。恶性者可发生多发性胸膜转移种植。

2. 临床表现　半数患者无症状，在查体时偶然发现；少数患者有瘤体侵犯或压迫邻近纵隔结构所引起的胸部局部症状，如咳嗽、胸痛、呼吸困难、吞咽困难等；部分患者可出现全身症状，如减重、疲劳、发热等非特异性症状。另外，胸腺肿瘤有多种伴随症状，最常见的有重症肌无力、单纯红细胞再生障碍性贫血、低丙种球蛋白血症等。

3. 超声检查　胸腺瘤的声像图表现：

（1）良性胸腺瘤：声像图上多呈圆形、椭圆形，部分呈分叶状，边界清晰光滑，常有明显的包膜回声，肿瘤内部多呈均匀低回声，有囊性变时，可见小无回声区，完全囊变时呈囊肿样改变。部分呈地图状不均匀实质性回声。有钙化灶时，则出现斑点状强回声。彩色多普勒显示血流分布均匀，以静脉血流为主。

（2）恶性胸腺瘤：肿瘤包膜回声不完整，边缘回声不规则，呈锥状突起，内部回声不均匀、强弱不一，可向周围组织浸润（心包、血管），并有胸膜及远隔转移征象（图 7－12）。彩色多普勒显示血流分布紊乱，以动脉血流为主。

（三）神经源性肿瘤

1. 病理　纵隔神经源性肿瘤占纵隔肿瘤 15%，大部分从交感神经干或肋间神经发生，少数发生于迷走神经、膈神经和喉返神经。其中来源于神经纤维的良性肿瘤有：神经纤维瘤、神经鞘瘤；来源于神经节细胞的良性肿瘤有：神经节细胞瘤、嗜铬细胞瘤及副神经节细胞瘤。恶性者则分别有恶性神经纤维瘤及神经母细胞瘤或神经节母细胞瘤等。成人以神经纤维来源者多见，小儿以神经节细胞来源的肿瘤多见。大部分发生在后纵隔。

2. 临床表现　一般无症状，多在X线检查时被发现。生长快较大的肿瘤，可有压迫症状。神经节细胞瘤，可出现腹泻、高血压、面红、出汗等症状。

（1）神经鞘瘤：超声检查：声像图上，肿瘤为实质性，呈圆形、椭圆形或分叶状，轮廓清晰，边缘整齐，有完整包膜回声。内部回声为均匀中低回声，可发生脂肪和囊性变及出血，出现大小不等的无回声区。彩色多普勒超声显示血流不丰富。恶性神经鞘瘤形态不规则，无包膜，内部回声不均匀，可有不规则无回声区（图7－13）。

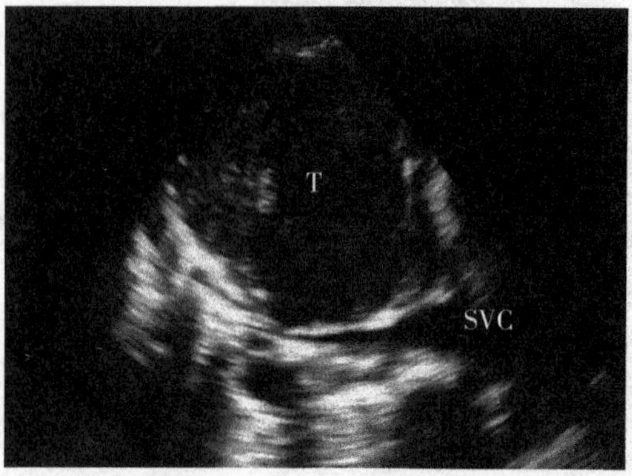


**图7－12　恶性胸腺瘤**

肿瘤包膜不完整，内部回声不均匀，压迫上腔静脉；T：肿瘤；SVC：上腔静脉

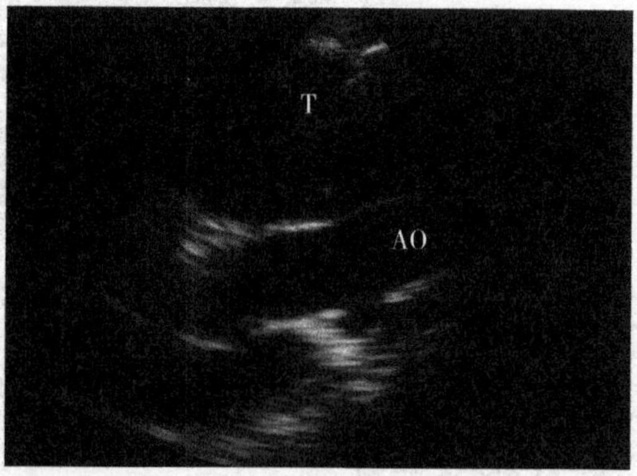


**图7－13　恶性神经鞘瘤**

肿瘤形态不规则，无包膜，内部回声不均匀，与主动脉界限不清；T：肿瘤；AO：主动脉

（2）神经节细胞瘤（ganglioneuroma）：超声检查：声像图上，肿瘤为实质性，呈圆形或椭圆形，边界清晰，有完整包膜回声，内部为均匀低回声，发生囊性变时，可见大小不等无回声区。彩色多普勒超声显示肿瘤内少许血流信号。此瘤多见于儿童，生长快，常有压迫症状。

（3）神经母细胞瘤：超声检查：声像图上，肿瘤为实质性，常较巨大，形状不规则，边缘不整齐，边界清晰，无包膜，内部为不均匀中低回声，偶可见无回声区或钙化样强回声。彩色多普勒显示肿瘤内血流不丰富，可探及动脉血流。

（4）神经纤维瘤：超声检查：声像图上，肿瘤为实质性，多为圆形、椭圆形或分叶状，边界清晰，无完整包膜，内部回声为均匀中低回声，可有后方回声增强。彩色多普勒显示肿瘤内血流不丰富。

### （四）淋巴瘤（lymphoma）

1. 病理　淋巴瘤是一组起源于淋巴结或其他淋巴组织的恶性肿瘤。纵隔淋巴结可能为淋巴瘤的原发部位，也可能是全身淋巴瘤的一部分。多见于前纵隔和中纵隔。可见于任何年龄，以30～40岁多见。淋巴瘤可分为霍奇金淋巴瘤和非霍奇金淋巴瘤两大类。纵隔淋巴瘤以前者多见。纵隔霍奇金淋巴瘤大多数为结节硬化型，包括不规则的细胞区和周围的纤维组织带。非霍奇金淋巴瘤为含有分化程度不等的淋巴细胞、组织细胞或网状细胞的结节状或弥漫性增生，多为双侧发病。

2. 临床表现　纵隔淋巴瘤临床以单个或一组淋巴结无痛性肿大为特征。淋巴结可融合成团块，压迫和浸润邻近器官，则可发生心包或胸腔积液、肺不张，并可见肝脾肿大。

3. 超声检查　淋巴瘤的声像图表现：

（1）淋巴瘤引起淋巴结明显肿大或融合成团块时，声像图可显示为单发或多发性圆形、椭圆形，或互相融合成分叶状不规则形病灶，轮廓清楚，内部为较均匀弱回声或无回声（图7－14）；有时内部不均匀，高回声和低回声并存。彩色多普勒显示病变内部及周边血流较丰富，并可探及高速动脉血流。

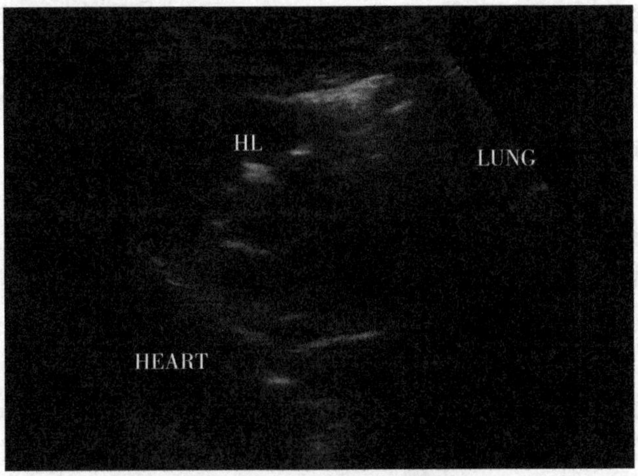


**图7－14　霍奇金淋巴瘤**

淋巴结肿大、相互融合，呈分叶状不规则形病灶，内部呈较均匀低回声；HL：霍奇金淋巴瘤；LUNG：肺；HEART：心脏

（2）淋巴瘤并发心包或胸腔积液时，可在相应部位探测到积液的无回声区。

（3）淋巴瘤位于肺门可压迫支气管，引起肺不张或阻塞性肺炎时，有相应的肺部回声变化。

（4）可见颈部、腹部、腋下、腹股沟淋巴结肿大，肝脾肿大及转移灶。

### （五）胸骨后甲状腺肿瘤

1. 病理　胸骨后甲状腺肿瘤多位于上纵隔，接近胸廓入口，常与颈部甲状腺相连。

2. 临床表现　临床上女性多见，10%的患者伴发甲状腺功能亢进。临床上少有症状，偶有气管、食管或上腔静脉受压的相应症状。

3. 超声检查　除极少数纵隔内异位甲状腺肿之外，绝大多数胸骨后甲状腺肿瘤与颈部甲状腺相连，超声可通过胸骨上窝、锁骨上窝及胸骨旁扫查，嘱患者做吞咽动作时，胸内肿块与颈部甲状腺同向运动，是判断胸骨后甲状腺肿瘤的重要依据。彩色多普勒超声可有助于证实病变起源器官。气管受压时可向一侧移位。

### （六）纵隔囊肿

1. 病理　纵隔囊肿种类繁多，大多是先天发育异常所致。如来源于气管或支气管芽的气管和支气管囊肿，来源于前肠芽的食管囊肿和胃肠囊肿，以及由于中胚层组织发育异常所致的心包囊肿和囊性淋巴管瘤等。这类囊肿一般不发生恶变。

2. 临床表现　临床上多数患者无症状，仅于常规体检或其他原因行胸部X线检查时发现，少数患者囊肿过大时可出现胸骨后压迫、恶心、呼吸困难、咳嗽、吞咽困难等症状。

3. 超声检查　超声可清晰显示心包囊肿、支气管囊肿和食管囊肿。声像图上显示为纵隔内圆形或卵圆形的无回声暗区。心包囊肿可随心脏搏动而有同步移动，多为单房性。支气管囊肿多位于中纵隔的中上部，多为单房性，可见环形强回声包膜，深呼吸时其形态可有大小的改变，并随气管活动。食管囊肿一般位于后、上纵隔。部分囊液呈高黏稠状态，呈均匀类实质回声时，彩色多普勒超声显示病变内无血流可有助于诊断。此外，还有胸导管囊肿、淋巴囊肿、神经性肠囊肿等均表现为纵隔内的囊性占位，较罕见。

## 二、膈疝

1. 病理　腹腔或后腹膜脏器或组织穿越横膈进入胸腔而形成膈疝。膈疝分为创伤性膈疝与非创伤性膈疝，后者可分为先天性和后天性两类，左侧多见。

2. 临床表现　多无临床症状，疝口较大疝入内容物较多时，可有上腹部或胸骨后受压感及不适，亦可出现心脏、呼吸和胃肠道症状。

3. 超声检查

（1）食管裂孔疝：由于裂孔扩大，部分胃底嵌入胸腔称为胸腔胃，若胃底与食管下段直接相连称为短食管型，若胸腔胃位于食管旁侧称为食管旁疝。声像图显示胸腔胃在膈上中纵隔后呈囊性液性暗区，囊壁为胃壁层次结构，囊内为含有消化液及食物的混浊液体，并可见到漂浮的不均质高回声斑点，并有气体强回声反射，饮水后内容物漂浮运动明显，且囊腔扩大。

（2）腰肋裂孔疝：位于胸后方，嵌入内容进入后纵隔，多为横结肠、肝、肾等。结肠声像图显示为后纵隔条状或弯曲管状混合性回声，内可见气体强回声反射，可见结肠袋结构，随深呼吸移动。纵隔肿块为肾疝时探及典型肾包膜、肾实质及中央集合系统强回声，同侧肾区肾脏缺如。右侧纵隔实质性肿块，纵隔肿块为肝疝时，可探及典型肝包膜、肝实质以及肝内管道结构。

（3）胸肋裂孔疝：位于前纵隔，疝入内容多为胃、结肠及大网膜等。

（潘虹霞）

# 第八章　心脏、大血管超声

## 第一节　心脏正常超声检查

### 一、M 型超声心动图

#### （一）原理

M 型超声心动图（M – mode echocardiography）的扫描声束以固定位置和方向进行扫描，它利用快速取样技术，由换能器发出声束，并记录在此声束方向上组织回声。心脏各层组织反射在心动周期内形成运动 – 时间曲线。M 型曲线可显示心脏结构在一维空间上的界面厚度、距离、活动方向、运动速度及其在心动周期不同时相的变化。M 型超声心动图因其高速的取样帧频，能记录心脏结构在心动周期内的细微运动，可用于心腔和大血管内径的测定及特定心脏结构运动的细致观察，是现代超声心动图检查不可或缺的一部分。

#### （二）检查方法

1. 定点探测　将探头固定于身体某点，保持声束方向不变，观察心脏在某一径线上各界面活动的规律。多用于测量心脏腔室大小、心室壁厚度及活动速度。需指出的是，因扫描声束固定，而心脏是运动的，故心动周期内不同时间点的回声并不完全是同一心脏结构的活动轨迹，探查时应注意以下事项：

（1）患者取平卧位或左侧卧位，必要时可采取坐位，嘱平静呼吸，尽量减少心脏位移幅度。

（2）探查某点时，应尽量使探头与胸壁垂直，如波形显示不够理想，可稍转动探头，以获得更满意的图像。

（3）全面观察，由内向外，从下到上，逐肋间进行探查，以了解心脏的全貌。

（4）探头位置及声束方向固定，借以了解不同心动周期中心脏界面活动有无变化。

2. 滑动探测　将探头置于肋间隙内，缓慢移动，声束方向亦稍转动，借以观察心脏水平切面上各个结构的相互连续关系。

3. 扇形扫查　探头位置维持不动，摆动探头改变声束扫查方向，使扫查范围为扇形。依据方向不同，可分为纵轴扇形扫描及横轴扇形扫描。

#### （三）常见波形

1. 心底波群（echo pattern of the heart base）　可于胸骨左缘第 3 肋间探及，在左心长轴观或心底短轴观上经由主动脉根部取样，其解剖结构自前至后依次为胸壁、右室流出道、主动脉根部及左房。以上结构均位于心底部，因而称心底波群。

（1）主动脉根部曲线（echo curve of the aortic root）：心底波群中有两条明亮且前后同步活动的曲线：上线代表右室流出道后壁与主动脉前壁，下线代表主动脉后壁与左房前壁。此两线在收缩期向前，舒张期向后，多数患者尚见重搏波。曲线上各点分别称为 U、V、W、V′。

U 波在心电图 R 波之后，为曲线的最低点。V 波为主波，在 T 波之后，为曲线的最高点。其后曲线下降至 W，再上升形成 V′，称为重搏波。UV 段是上升支，VW 段是下降支，分别代表心脏收缩时主动脉根部前移及舒张时主动脉根部后移（图 8－1）。

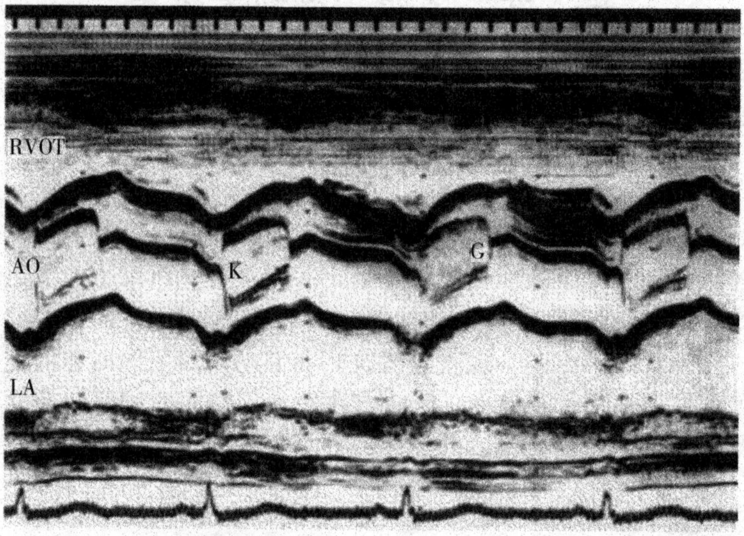


**图 8－1 主动脉根部波群：正常人主动脉根部波群，自前至后依次为右室流出道（RVOT）、主动脉（AO）与左房（LA）。图中两条平行活动的光带为主动脉前后壁，随心动周期收缩期向前，舒张期向后，呈同向运动。主动脉瓣口收缩期开放（K），舒张期关闭（G）**

（2）主动脉瓣活动曲线（echo curve of the aortic valve）：主动脉根部前、后两线间，有时可见一六边形盒样结构的主动脉瓣活动曲线。此曲线于收缩期分开，并分别靠近主动脉前、后壁；舒张期迅速闭合呈一单线，位于主动脉壁前、后线之间中心处。

经解剖证实，前方开放的主动脉瓣为右冠瓣，后方开放的主动脉瓣为无冠瓣。主动脉瓣于收缩期开放，曲线分开处称 K 点（开），位于心电图 R 波及第一心音后，相当于等容收缩期末。曲线闭合处称 G 点（关），位于心电图 T 波之后及第二心音处，相当于主动脉瓣关闭时。

2. 二尖瓣波群（echo－pattern of the mitral valve）　可于胸骨左缘第 3～4 肋间探及，在左心长轴切面上，经过二尖瓣前叶取样时，可见一组较特异的波群，其内有一条活动迅速、幅度较大的曲线，经解剖定位与声学造影证实为二尖瓣前叶之反射。以此为标志，可以向前或向后逐层识别其他的解剖结构。由于二尖瓣在这些结构中特异性最强，故命名为二尖瓣波群。为便于了解时相的变化，将二尖瓣曲线波动周期各段标记为 A、B、C、D、E、F、G 七个时间点，并显示与心电图、心内压力曲线及心音图的关系（图 8－2）。

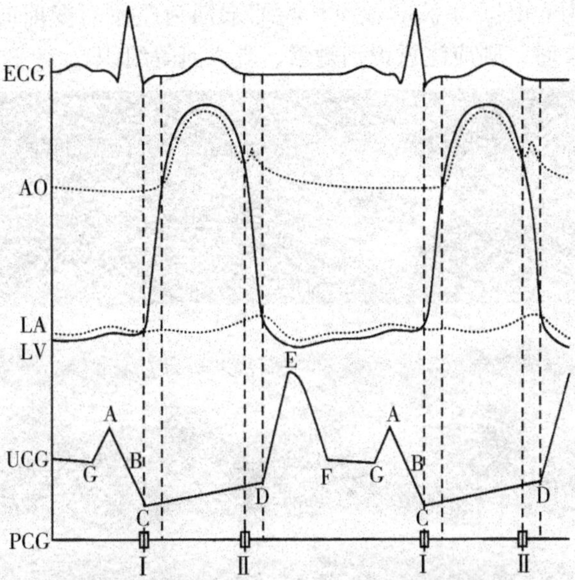


**图 8－2　正常人超声心动图二尖瓣前叶曲线（UCG）与心电图（ECG）、心内压力曲线及心音图（PCG）关系示意图**

（1）二尖瓣前叶曲线（echo curve of the anterior mitral valve）：正常人二尖瓣前叶曲线呈舒张早期 E 波和舒张晚期 A 波特征性双峰曲线。其曲线与心律具有相同的周期性。A 点位于心电图 P 波之后，心房收缩，压力升高，推动二尖瓣开放形成 A 峰。而后心房舒张，心房内压力下降，二尖瓣复位，形成 B 点。心电图 R 波后，心室肌收缩，压力上升，此时二尖瓣关闭，产生第一心音，在曲线上形成 C 点。D 点在心电图 T 波与第二心音后等容舒张期之末，此时左室开始扩张，心室压力低于心房压力，二尖瓣开始开放，形成 D 点。当二尖瓣开放至最大时，形成 E 峰。由于房室压力梯度锐减，二尖瓣位置由 E 峰下降至 F 点，F 点至 G 点，心室缓慢充盈，曲线下降缓慢而平直，直至心房再次收缩，进入下一心动周期（图 8－3）。

（2）二尖瓣后叶曲线（echo curve of the posterior mitral valve）：正常人的二尖瓣后叶与前叶在收缩期合拢，在曲线上形成共同之 CD 段。舒张期瓣口开放，后叶与前叶分离，形成幅度较小，方向相反，呈倒影样单独曲线，为二尖瓣后叶曲线。此曲线上与前叶上 A 峰、E 峰相对应处的下降点分别称为 A′峰与 E′峰（图 8－4）。

3. 心室波群（ventricular echo pattern）　于胸骨左缘第 4 肋间探查，在左心长轴切面上，经由二尖瓣腱索水平取样时可见心室波群。自前至后，所代表的解剖结构分别为胸壁、右室前壁、右室腔、室间隔、左室（及其内的腱索）与左室后壁。此波群可测量心室腔大小与心室壁厚度等（图 8－5）。

（1）室间隔曲线（echo curve of the interventricular septum）：在二尖瓣波群中部，室间隔曲线位于二尖瓣前叶之前，其活动幅度较小。正常室间隔运动曲线于收缩期向后，舒张期向前，与左室后壁呈逆向运动。在右心容量负荷增加时，其曲线运动于收缩期向前，舒张期向后，与左室后壁呈同向运动。

（2）左室后壁曲线（echo curve of the posterior left ventricular wall）：正常左室 M 型图像收缩期室间隔朝后方、左室后壁朝前方运动，左室后壁的运动幅度稍大于室间隔的运动幅度；测量时相舒张末期为心电图 R 波的顶点，收缩末期为左室后壁前向运动的最高点。临床上，左室后壁厚度测量时，则应注意识别腱索、乳头肌等组织。

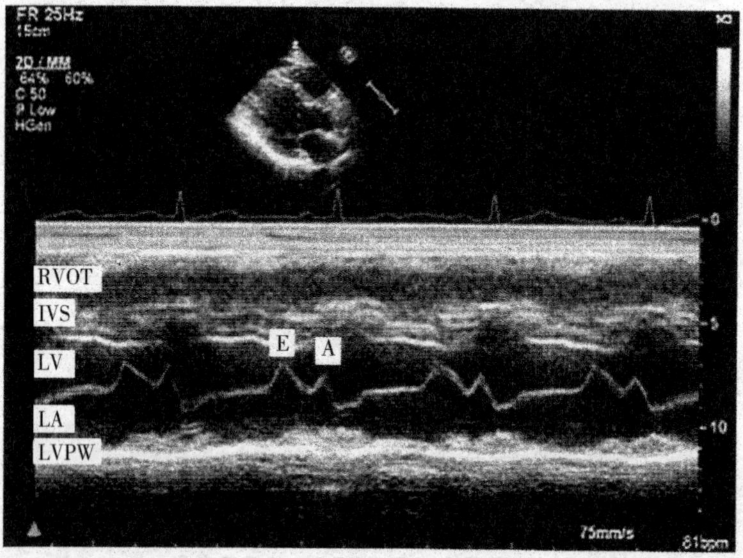


**图 8-3　二尖瓣前叶曲线：正常人二尖瓣前叶活动曲线。自前向后可见胸壁与右室前壁，右室流出道（RVOT），室间隔（IVS），左室（LV），二尖瓣前叶曲线，左房（LA），左房后壁（LVPW），二尖瓣舒张早期的 E 峰，舒张晚期的 A 峰**

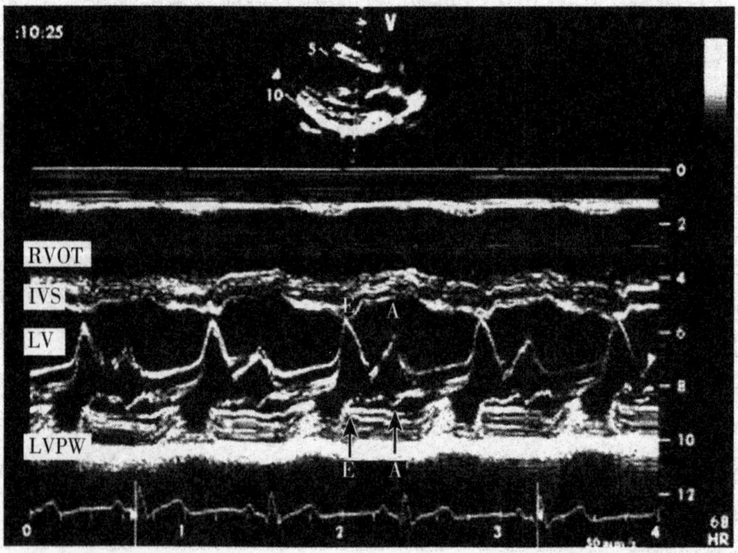


**图 8-4　二尖瓣波群：正常人二尖瓣前、后叶曲线。自前向后可见胸壁与右室前壁，右室流出道（RVOT），室间隔（IVS），二尖瓣前、后叶曲线，邻近房室环区的左室后壁（LVPW）。二尖瓣前叶舒张早期 E 峰，舒张晚期 A 峰，二尖瓣后叶与之相对应的舒张早期 E′峰，舒张晚期 A′峰**

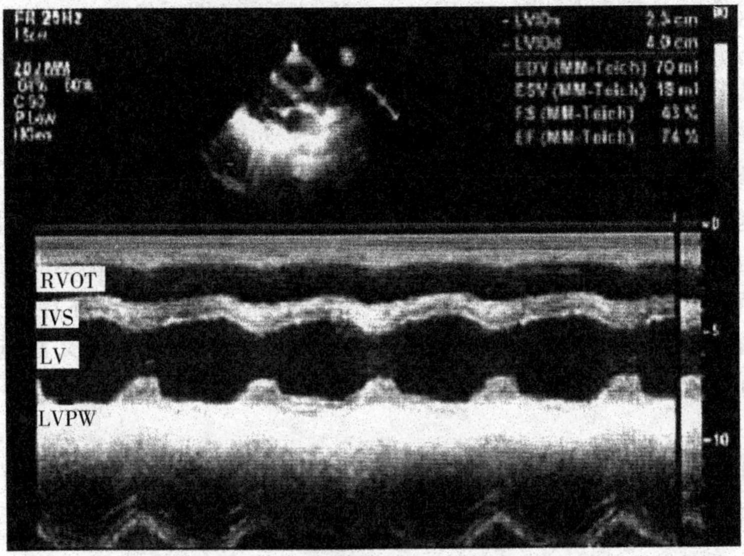


**图8-5　心室波群：自前至后，主要结构有右室流出道（RVOT），室间隔（IVS），左室（LV），左室后壁（LVPW）；室间隔与左室后壁呈逆向运动**

4. 三尖瓣波群（echo pattern of the tricuspid valve）　于胸骨旁四腔心切面检查，选择经过三尖瓣前叶取样线，可见一双峰曲线，活动幅度较大，距体表较近，此为三尖瓣前叶反射曲线。当声束向右上倾斜时，依次可见胸壁、右室前壁、右室腔、三尖瓣、右房、房间隔与左房。而当声束斜向左下时，在三尖瓣之后依次为室间隔、左室腔（有时其内可见二尖瓣）及左室后壁。

5. 肺动脉波群（echo pattern of the pulmonary valve）　于胸骨左缘第2、3肋间，右室流出道长轴切面基础上引导取样线记录M型曲线。肺动脉瓣叶于收缩期朝后移动，舒张期朝前移动。肺动脉瓣波群通常只能记录到一个瓣叶活动，常为后瓣曲线。

## 二、切面超声心动图

### （一）原理

切面超声心动图（cross - sectional echocardiography）与M型超声心动图相似，亦用灰度调制法显示回波信号，即将介质中由不同声阻所形成的界面反射，以光点形式排列在时基扫描线上，接收到的回波信号带有幅度与深度的信息。亮点的灰度（即灰阶）与回声波幅之间存在一定的函数关系。回波信号反射强，则光点亮；回波信号反射弱，则光点淡；如无反射，则扫描线上相应处为暗区。代表不同回波幅度的灰阶点，按其回波的空间位置，显示在与超声扫描线位置相对应的显示器扫描线上。切面超声的时基深度扫描线一般加在显示器的垂直方向上，并且声束必须进行重复扫查，与在显示器水平方向上的位移扫描相对应，当图像达到或超过每秒16帧图像时，则形成一幅实时的切面（即二维）超声图像，可被肉眼清晰观察。

### （二）仪器类型

切面超声成像主要有相控阵扫描与机械扇扫成像两种方式，目前常规应用于心脏检查仪为相控阵扫描成像仪，而机械扇扫主要用于小动物超声心动图成像。

1. 相控阵超声显示仪 采用雷达相控技术，通过等差时间延迟的电脉冲信号，使线阵排列的多个晶体片（换能器）依次被激发，将每一晶体片声束进行叠加，形成一个共同的波阵面。波阵面的方向与探头的法线方向相平行，其动态指向与各晶体片受激发的次序有关。按一定时差顺序先后激发各个晶体片所发射的超声波，其合成波的波阵面方向在一定范围内呈扇形发送。接收时，按各晶体片的时差对被接收到的回波信号进行时间补偿，再将其叠加在一起，当扫描速度达到20～30帧/秒，就可获得心脏解剖结构的实时切面图像。先进的经食管多平面探头是相控阵超声探头的进一步发展，其换能器晶体片的扫描方向可在360°的范围内旋转，能从任意角度来显示心脏结构。这一技术目前又有进一步的改进，微小的晶片应用在经血管内超声显像上，探头声束可显示血管某一横断面形态360°范围图像。

2. 机械扇形扫描仪 其探头与体表接触面积较小，可从很小的透声窗进行观察，特别适用于心脏检查。此类探头分为摆动式和转动式两种。小型单晶片扇扫目前主要用于血管内超声显像。

现代高档超声显像仪是将M型、切面超声以及多普勒超声等多种显像方式综合在一起，并匹配多种新的成像技术，如图像数字化处理、动态聚焦等。针对不同检查设计的特殊探头，可使二维超声图像更为完善。

### （三）检查方法

1. 仪器调节

（1）发射功率：针对患者的不同年龄和体型，需对仪器的各种功能参数进行适当的设置。婴幼儿患者，胸壁较薄，应选用较小的发射功率。成人及体型较胖的患者因胸壁厚，则需提高发射功率。在使用过程中应尽量避免将能量开至最大，防止压电晶体片过热受损。

（2）灵敏度（sensitivity）：主要受总增益和分段增益补偿等控制钮的调节，高灵敏度可获取符合诊断要求的图像。灵敏度调节应使心腔及大血管腔内呈现为无回声区；心内膜、瓣膜和大血管壁等各层结构反射清晰；心肌反射较弱，但可辨识；心脏的近区与远区结构均可显示，且反射强度大致相等。

（3）灰阶（gray scale）：调节灰度与对比度，使反射强度以适当的明暗度加以显示，以清晰显示所探测的结构。理论上，灰阶的动态范围越大，组织的层次越丰富，能分辨的组织结构越精细。

（4）频率（frequency）：频率高低将影响图像的分辨力与声束的透入深度。成人检查探头频率一般为2.5～6.0MHz，透入较深，但分辨力稍差。儿童则用5.0～6.0MHz的探头，透入深度较浅，但图像分辨力明显提高。

（5）扫描深度：成人和心脏扩大者，扫描深度一般为16～18cm，以显示心脏全貌。儿童扫描深度可适当调浅，一般在6～10cm之间。

2. 患者体位 一般取左侧卧位，必要时取仰卧位或右侧卧位。胸骨上窝探测时，可取坐位，或仰卧检查台上，将肩部垫高，裸露颈部。

3. 探测部位

（1）心前区：上自左锁骨下缘，下至心尖，内自胸骨左缘，外至心脏左缘所包括的区域，均称心前区。此区检查即所谓胸骨左缘探测。部分患者如右位心或心脏极度扩大达胸骨右侧，则需于胸骨右缘探测。

（2）心尖区（apex area）：一般指在左侧心尖冲动处检查，若为右位心，则在右侧探测。

（3）胸骨上窝（suprasternal）：将探头置于胸骨上窝，向下指向大动脉及心底部各结构。

（4）剑突下区（subcostal area）：探头置于剑突下方，向上作各种指向，以取得不同的切面。

（5）经食管探测：将食管探头置于食管内，通过探头前进、后退、前屈和后伸及左右侧向弯曲，加上转动换能器声束扫描的方向，可对心脏作多个方位的探测。

（6）心外膜直接探测：在开胸手术中，可将探头置于消毒塑料套内，放在心外膜表面进行直接探测。

4. 图像方位　切面超声心动图多用扇形显示，扫描扇面分为近区与远区，近区代表身体表浅处结构的反射，一般位于图像的上方。远区代表体内深部结构的反射，位于图像的下部。扇扫呈近区狭窄，愈远愈宽的图像，故可经较小的透声窗（如肋间隙等），观察深处较大范围的心脏结构。经食管探测时，图像方位可以上下倒转，即扇尖在下，弧面在上，借以获得与胸前探测解剖方位相类似的图像。

### （四）常见图像切面观

1. 左室长轴观（long axis view of the left heart）　探头放于胸骨左缘3、4肋间，探测方位与右胸锁关节至左乳头连线相平行。此方位图像可清晰显示右室、左室、左房、室间隔、主动脉、主动脉瓣及二尖瓣等结构。检查时应注意调整声束扫描方向，以显示真正的心脏长轴，否则易产生心脏长轴缩短效应，长轴观图像失真（图8－6）。

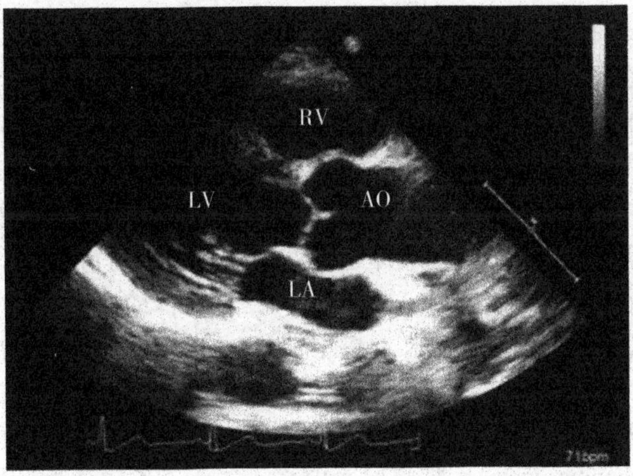


**图8－6　正常人胸骨旁左心长轴观：图中显示右室（RV），左室（LV），主动脉（AO），左房（LA）**

在此图上可观察各房室形态及大小，测量室间隔与左室后壁的厚度并观察其运动。正常人在此切面上，右室流出道测值约2.0cm左右，左室内径约4.5～5.0cm，主动脉内径与左房内径均约3.0cm。室间隔和左室后壁厚度约0.8～1.0cm，其收缩期增厚率在30%～60%之间。乳头肌、腱索及其与二尖瓣的连接显示清楚。能清楚观察到心壁结构异常如室间隔连续中断、主动脉骑跨以及主动脉瓣、二尖瓣有无增厚、狭窄，活动是否正常。

2. 心底短轴观（short axis view of the heart base）　探头置于胸骨左缘2、3肋间心底大

血管的正前方，扫描平面与左室长轴相垂直，和左肩与右肋弓的连线基本平行。此图可显示主动脉根部及其瓣叶，左房、右房、三尖瓣，右室及其流出道，肺动脉瓣、肺动脉近端、肺房沟及左冠状动脉主干等。如探头稍向上倾斜，则可见肺动脉干及其左右分支。故可观察主动脉根的宽度，主动脉瓣与肺动脉瓣的形态与活动，右室流出道与肺动脉干有无增宽或狭窄及降主动脉与肺动脉间有无交通等（图 8－7）。

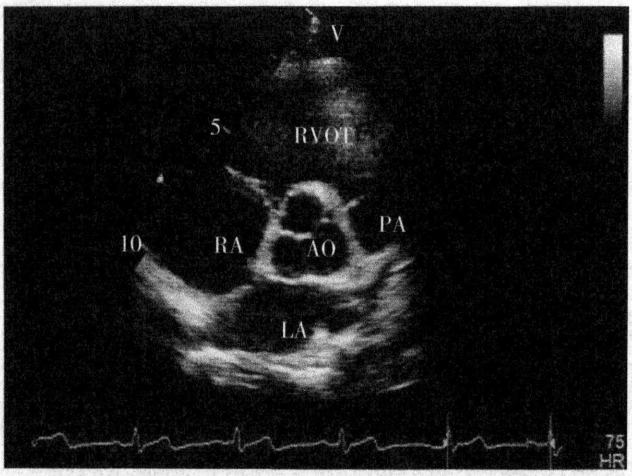


**图 8－7　正常人心底短轴观：RVOT：右室流出道；RA：右房；PA：肺动脉；LA：左房；AO：主动脉**

3. 二尖瓣水平短轴观　探头置于胸骨左缘第 3、4 肋间，方向与上图相似。此图可显示左、右心室腔，室间隔与二尖瓣口等结构。如将探头稍向下倾斜，可获得腱索、乳头肌水平图像。临床上多以此切面观察心脏形态，左、右室大小，室间隔走向与活动及二尖瓣口开放关闭情况。

4. 心尖四腔观（apical four－chamber view）　探头置于心尖冲动处，指向右侧胸锁关节。在图像上室间隔起于扇尖，向远端伸延，见房间隔及心房穹隆。十字交叉位于中心处，向两侧伸出二尖瓣前叶和三尖瓣隔叶，二尖瓣口及三尖瓣口均可显示。由于室间隔、房间隔连线与二尖瓣、三尖瓣连线呈十字交叉，将左、右心室，左、右房划为四个腔室，故称心尖四腔观。

在心尖四腔观基础上，将探头稍向上倾斜，扫描平面经过主动脉瓣根部，可获心尖五腔心观（apical five－chamber view）。如将探头内移，置于左侧第 4 肋间胸骨旁线与锁骨中线之间并减少倾斜度，所见图像更为理想，此时仍见上述结构与四个心腔，但室间隔不在扇尖，而偏向图的右侧，右室占据图像的上半部，与心尖四腔观有所不同，称为胸骨旁四腔观，此图对房间隔显示较为理想。对临床确定有无房间隔缺损有很大帮助。

5. 剑突下四腔观（subcostal four－chamber view）　探头放置剑突下，声束向上倾斜，取冠状面的扫描图像，获剑突下四腔观。此图上所显示的房间隔光带与声束方向近于垂直，故回声失落现象少，房间隔假性连续中断出现率低。此切面上显示房间隔缺损的敏感性与特异性高，如图所示回声中断时，即表明存在房间隔缺损。

## 三、多普勒超声心动图

多普勒超声心动图（Doppler echocardiography）是心脏超声检查的重要组成部分，其利用超声反射的频移信号组成灰阶频谱和彩色图像，可精确评价心脏的血流动力学特征。多普勒超声结合二维超声对心脏结构和功能的全面评价，为心血管疾病无创诊断开辟了新的途径。

### （一）多普勒超声心动图产生的原理

当声源与接收器之间出现相对运动时，接收到的声波频率与声源发射的频率间有一定的差异，这种频率的改变称为频移（frequency shift），此现象称为多普勒效应（Doppler effect）。该现象是1842年奥地利学者C. Doppler首先发现的。进行心血管超声检查时，探头发射频率（$f_0$）固定不变，声波在介质中行进时遇到运动物体时，探头接收到的反射回波频率（$f_1$）发生改变即存在频移，如果该物体朝向探头运动时，频率增大即存在正频移（$f_1 - f_0 > 0$）；而当该物体背离探头时，频率减小即存在负频移（$f_1 - f_0 < 0$）。设声波传播速度为C，被测物的相对运动速度为v，声束与被测物运动方向之间的夹角为θ，则多普勒频移（$f_d$）可由公式（1）计算（图8-8）。

$f_d = f_1 - f_0 = 2f_0 V\cos\theta / C$　　（1）

由公式（1）可得出被测物的运动速度（v），即公式（2）：

$v = (Cf_d) / (2f_0\cos\theta)$　　（2）

在人体心脏内，心壁、瓣膜及血液均可产生多普勒效应。心壁和瓣膜的反射回波虽然振幅很大，但频移较小。血液中的红细胞是很好的散射源，沿声束发射途径返回探头的散射被称为后散射，由于运动红细胞的后散射作用，探头可接收回波而获得多普勒频移，该频移较大。经过高通滤波器，可将心壁和瓣膜产生的低频移多普勒信号滤去，而保留血流高频移的多普勒信号，然后通过某些技术上的处理即产生多普勒血流信号。相反，如果使用低通滤波器，保留由心壁产生的低频移，高振幅的多普勒信号，阻止血流产生的多普勒信号通过，此即组织多普勒显像（tissue Doppler imaging，TDI）的原理。

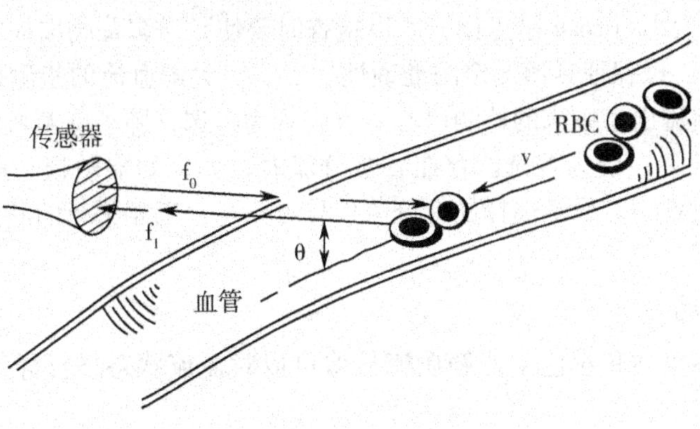


**图8-8　多普勒效应示意图**

RBC：红细胞；θ：血流与声束之间夹角

### （二）仪器设备和检查方法

1. 仪器设备　随着仪器设备性能的改善，目前临床上最常用的检查仪器为彩色多普勒超声诊断仪。同时具备二维超声和彩色多普勒检查功能，在二维图像基础上可显示彩色编码的多普勒信息，实时显示心脏结构二维图像和彩色血流信息。此类超声仪还同时配备脉冲和连续多普勒检查技术，可根据需要选择不同的多普勒技术。

2. 显像方式

（1）频谱多普勒：分为脉冲多普勒和连续多普勒两种显示方式。仪器对所接收的多普勒频移信号一般通过快速 Fourier 转换等频谱分析处理，以音频和频谱两种方式显示结果。音频即通过声音的变化反映血流的速度和性质。脉冲多普勒频谱的主要特征是以中空频带型频谱图像显示血流信息，连续多普勒则以充填型频谱图像显示血流信息。

脉冲多普勒具有距离选通功能，声波的发射和接收可由同一组晶片完成，探头每发射一组脉冲群后，必须间歇一段时间用于接收反射声波信号，这一间歇时间由所要取样的深度和声速所决定（公式3）。

$t = 2d/c$　（3）

该仪器设计一种开关名“距离选通门”，由选通门控制只接收所要取样的深度和血流多普勒信号。这一类型的多普勒仪可以确定血流的部位、方向以及性质，但脉冲重复频率较低，测定高速血流时容易出现混叠（aliasing）现象。

连续多普勒无距离选通功能，声波的发射和接收分别由两组独立的晶片完成，它虽然不能准确判断血流的部位，但能测定快速血流的速度。

（2）彩色多普勒：脉冲多普勒探测的只是一维声束上的彩色多普勒血流信息，如果要了解心内血流动力的详细分布情况，一维多普勒难以完成，而彩色多普勒血流成像仪却可以完成这项任务。通过记录每一点的血流多普勒信息，运用一些复杂技术处理将这些多普勒信号进行彩色编码并叠加在二维图像上。通常用红色表示血流方向朝向探头，蓝色表示血流方向背离探头，有些仪器用绿色表示湍流，色彩的明暗表示速度的快慢。

3. 检查方法　检查时，通常先进行二维超声检查，显示清晰的各标准断面图像，作为多普勒超声检查的基础。尽可能选择显示心血管腔图像清晰、超声声束与血流方向相平行的断面。观察异常血流的位置；然后，进行脉冲多普勒检查，测定各项血流动力学指标。由公式（1）得知，$f_d$ 的大小与 $\cos\theta$ 呈正比，所以检查时要使频谱多普勒取样容积与血流方向间夹角尽可能小于20°，以保证频谱测定的准确性。二、三尖瓣血流的检测以心尖四腔观为首选，主动脉瓣或左室流出道血流的检测以心尖五腔观为首选，肺动脉瓣血流的检测以心底主动脉短轴（肺动脉长轴）观为首选。存在异常分流时，如室间隔缺损、房间隔缺损或动脉导管未闭等先天性心脏病，尽量选择异常分流信号方向与声束相平行的断面进行测量分流的频谱。

### （三）多普勒的分析

综合应用频谱多普勒和彩色多普勒血流显像可以对血流状态进行详细分析，观察以下指标。

1. 血流时相（blood flow phase）　频谱多普勒或彩色多普勒结合心电图可以观察各个波形的出现及持续时间，了解这些血流信号位于心动周期的某一时相。

2. 血流方向（blood flow direction）　频谱多普勒曲线上，波形分布于零位基线上下。向上的频移代表频移升高，说明血流朝向探头；向下的频移代表血流背离探头。彩色多普勒成像中，红色表示血流朝向探头，蓝色代表血流背离探头，因而彩色的类别可以清楚判断血流方向。

3. 血流速度（blood flow velocity）　与彩色灰度红细胞后散射频移的大小反映血流速度的快慢，频谱多普勒中，频移的幅度可以反映血流速度；在彩色血流成像中，频移的大小用灰度级来显示。速度愈快，色彩愈亮。

4. 频谱离散度与多彩镶嵌图像（mosaic pattern）　频谱多普勒中，频谱离散度系指多普勒频谱图上某一瞬曲线在纵坐标上的宽度，它代表取样容积内活动速度的分布状况。层流者取样容积内红细胞流动方向和速度基本一致，离散度很小，频谱窄，与基线间为一空窗。血流紊乱者（湍流或涡流），取样容积内红细胞流动方向不一，运行速度相差很远，离散度大，频谱明显变宽，与基线间的空窗消失，呈充填的频谱图。彩色多普勒成像时，层流者显示单一的颜色（周围色彩暗，中心色彩亮），湍流则显示出正红负蓝多种信号同时出现的多彩镶嵌的图像。

5. 血流范围　频谱多普勒通过多点取样，可将血流范围大致描绘出来；二维彩色多普勒可以较准确地判断血流范围，显示血流的起止部位、长度、宽度以及面积大小，有助于瓣膜反流与异常通道分流的估价。

### （四）多普勒超声心动图的临床应用

1. 探测血流状态

（1）层流：主要见于正常管径的血管及没有狭窄的瓣膜口，血流无障碍。多普勒谱显示曲线较窄，光点密集，与零基线间有一空窗（图8－9A）。彩色多普勒显示色彩单纯，中心明亮，边缘暗淡的血流束。音频平滑且具有音乐感。

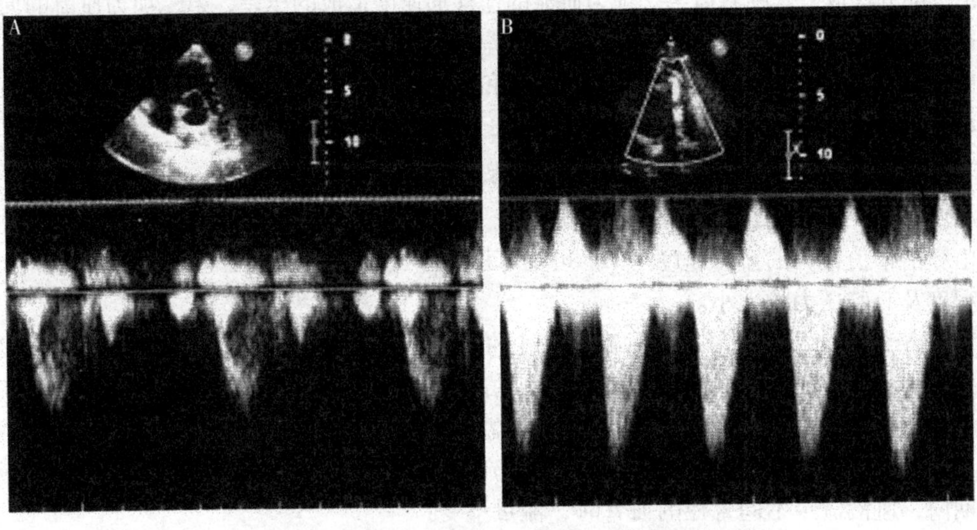


**图8－9　血管内血流为层流和涡流时不同多普勒图像**

A. 正常肺动脉内血流为层流状态时的频谱图像；B. 肺动脉瓣狭窄时血流通过狭窄的肺动脉瓣为涡流状态时的频谱

（2）湍流：当血流通过狭窄处时，流线发生改变，狭窄处流线集中后，流线放散，进入宽大管腔后，流线放散，离散度增大，速度参差不齐，形成湍流。频谱上光点疏散，与基线之间的空窗消失，呈单向充填的图像，彩色多普勒呈色彩明亮的高速血流束（图8－9B）。

音频粗糙、刺耳。

（3）涡流：当血流由小腔突然进入大腔时，可产生涡流，血流方向十分杂乱，在同一时刻的取样区内，部分红细胞运动方向朝向探头，部分红细胞远离探头，因而频谱呈现双向充填的光点，彩色多普勒上见多彩镶嵌的特征性图像。

2. 探测血流速度　从公式（1）可以知道由频移值可推算血流速度，利用仪器上已设置的测量程序可直接测定峰值速度、加速度、平均速度等。

3. 测量血流容量　血流容量是指单位时间里流经心脏瓣口或大血管某一截面的血流量。

在多普勒技术中，血流容量的测定是定量分析心搏量、心输出量、分流量和反流量等多种血流动力学指标的基础。主要原理是：利用频谱多普勒血流速度（V）、血流时间（t），利用二维或M型超声心动图测量管腔面积（A），根据公式（4）：

$$Q = AVt \qquad (4)$$

即可定量估计血流容量，但该公式必须满足以下前提：被测点为大腔进入小腔后的1cm左右范围内；该处管腔的横截面积不随时间而改变；空间流速分布一致（即流速部面呈活塞型）；多普勒声束与血流方向的夹角 $<30°$，不随时间而变化。

4. 估测压力差　在人体血管系统中，狭窄病变两端的压力阶差可由流体力学中得Bernoulli方程计算出来：

$$\Delta P = 1/2\rho\ (V_2^2 - V_1^2) + \rho\int (dV/dt)\ ds + R \qquad (5)$$

式中 $\Delta P$ 为压差，$\rho$ 为血液密度，$V_2$ 狭窄口下游的流速，$V_1$ 为狭窄口上游的流速，dV/dt为血液流经狭窄口时的加速度，ds为加速距离，R为血液的黏性摩擦阻力。由式（5）可见，压差由三部分构成，其中右边第一项为血流的迁移加速度造成的压差，第二项为血流的局部加速度造成的压差，第三项为黏性摩擦造成的压差。理论和实验研究表明：在膜性狭窄时，若血流的雷诺数足够大时，则由血流的局部加速度和黏性摩擦造成的压差部分可忽略不计，而且在大多数狭窄病变时，狭窄口下游的流速 $V_2$ 远大于上游的流速 $V_1$ 因此 $V_2^2 \geqslant V_1^2$，当 $V_2 \geqslant 8V_1$ 时，略去 $V_1^2$ 并将 $\rho$ 的数值代入，可将Bernoulli方程简化为：

$$\Delta P = 4V^2 \qquad (6)$$

由频谱幅值推算的血流速度（V）可推算压力差（AP）。根据压力差的变化可评价瓣口狭窄程度及心腔压力的大小。

5. 狭窄瓣口面积的测量　各种瓣膜病变的瓣口面积是决定血流动力学改变的基本因素，也是定量狭窄程度的最可靠指标。频谱多普勒超声技术测量狭窄瓣口面积的方法主要基于流体力学的连续方程。设有流体沿流管作连续流动，在流体中任意取两截面，其面积各为 $A_1$ 和 $A_2$，由连续方程定律，通过两截面的流体流量应相等，根据这一原理可以得知在一个心动周期内，血液流经不同直径的血管时，流量不变：

$$A_1 \cdot VTI_1 = A_2 \cdot VTI_2 \qquad (7)$$

$VTI_1$ 和 $VTI_2$ 分别为一次心动周期中血流通过截面 $A_1$ 和 $A_2$ 时的流速对时间的积分。除此方法外，狭窄的二尖瓣口面积尚可通过压力减半时间法测量。

6. 判断反流与分流　应用二维超声心动图结合频谱多普勒可以明确地判定反流与分流的解剖部位，血流方向，血流时相及反流与分流的程度范围，被誉为“无创性心血管造影术”。另外，彩色多普勒技术可以半定量估计反流量和分流量，以前的一些方法建立在测量血流束的长度、宽度以及异常血流分布面积上；近年研究较多的是彩色多普勒血流会聚法

(flow convergence region, FCR)，该方法建立在流体力学理论的基础上，它不仅可有效测量狭窄的瓣膜口面积，还可测定有效反流口面积、反流量以及分流量。

## 四、心脏功能的超声测量

M 型超声及二维超声心动图能够反映心脏结构形态，室壁运动幅度；超声多普勒检查可准确无创地测量心腔和大血管中的血流速度、血流方向、血流性质。这些技术的综合应用可以全面无创地定量估测或定性分析心脏功能，对于判断病情，指导临床治疗，观察药物疗效及预后估计均有十分重要的意义。

### （一）左心功能评价

1. 心脏收缩功能的测定　超声心动图检测心脏收缩功能的指标和公式很多，大致可归纳为流量指标、时间指标及泵功能指标。

（1）流量指标：

1）M 型容量计算法：主要应用 M 型超声心动图根据左室内径的测量推算左室容量，在依据左室收缩和舒张时容量的变化求出心输出量。

i. 椭圆形体积法：应用 M 型心动图测量左室内径（D），按椭圆体体积公式 $V = (\pi/6) LD_2$ 计算左室容积（V）。式中 L 为左室长轴，通常可以用 2D 替换，故 $V = (\pi/6)\ 2DD^2 = \pi/6 \times D^3 = 1.047D^3$，按 $SV = Vd - Vs$ 计算心搏量（SV）（Vd 为舒张末期容积，Vs 为收缩末期容积）。

ii. 立方体法：上述式中 $V = 1.047D^3$，可以简化为 $V = D^3$，即立方体计算法，应用 M 型超声心动图测出左室舒张末期内径和收缩末期内径，则每搏输出量（SV）等于舒张末期容量（$Dd^3$）与收缩末期容量（$Ds^3$）之差。

iii. Teichholz 矫正公式法：为克服立方体积法在长短轴之比降低时对容积高估，Teichholz 根据左室造影数据的回归关系提出容积测量的矫正公式：$V = 7.0 \times D^3 / (2.4 + Dd)$，以此计算出 SV。该技术是较常用的容量计算法之一。

M 型超声心动图计算左室容积，极大程度地依靠对左室形态的假设，因而有很大的局限性。

2）二维容积测定法：

i. 单平面法

A. 面积长轴法：在心尖二腔心观或心尖四腔心观测出左室面积（A）和左室长轴（L），按下列公式求出左心室容积：$V = (8A/3) \times L$。

B. 椭圆公式法：同样取心尖二腔心观或心尖四腔心观测出左室面积（A）和左室长轴（L），公式同 M 型椭圆形体积法公式。

C. 单平面 Simpson 法：取心尖两腔或四腔心观，勾画心内膜，按 Simpson 规则，将左室长轴按长轴方向分为若干个小圆柱体，这些圆柱体的体积之和即为左室容积。公式为：$V = \sum A \cdot \Delta h$，该方法被认为是最可靠的二维容量测定法之一。

ii. 双平面法：取二尖瓣水平短轴观及心尖二腔心观或心尖四腔心观，测量二尖瓣水平短轴左心室面积（Am）和左心室长径（L），按以下公式计算左心室容积（V）：

A. 圆柱 - 圆锥体法：公式为 $V = 2Am \cdot L/3$

B. 圆柱体法：公式为 $V = Am \cdot L$

C. 圆柱-半椭圆体法：公式为 $V = 5Am \cdot L/6$

iii. 三平面法：最常用的三平面法为圆柱-截头圆锥-圆锥体法（亦称改良 Simpson 法）。该方法将左心室视为一个圆柱体（从心底到二尖瓣水平）和一个截头圆锥体（从二尖瓣水平到乳头肌水平）以及一个圆锥体（心尖到乳头肌水平）的体积之和，设它们的长度相等，代入以下公式可求出左心室容量（V）。

$V = Am \cdot L/3 + (Am + Ap)/2 \times L/3 + 1/3Ap \times L/3$

Am 为二尖瓣水平短轴左心室面积，Ap 为乳头肌水平短轴左心室面积，L 为左心室长径。

3）主动脉血流量计算法：由 M 型或二维超声心动图测量主动脉根部直径（D），按公式 $A = \pi (D/2)^2$，推算其横截面积（A），利用脉冲多普勒技术测量主动脉内径收缩期速度时间积分（VTI），按公式 $SV = A \times TVI$ 计算心搏量（SV）。

4）二尖瓣流量计算法：用二维超声直接测量舒张期二尖瓣口面积，再利用脉冲多普勒技术测量二尖瓣口舒张期速度时间积分，仍按公式 $SV = A \times TVI$ 计算心搏量。

通过上述种种方法计算出的心搏量（SV），进一步推算一系列流量指标，全面评价心脏收缩功能。

每分输出量（CO） = SV · HR（HR 为心率）

心脏指数（cardiac index，CI） = CO/BSA（BSA 为体表面积）

（2）时间指标：收缩期时间间期是经典心功能指标，采用心电图（ECG），M 型超声心动图，脉冲多普勒同步描记来测量。

1）射血前期（preejection period，PEP）：①ECG 的 Q 波至 M 型超声心动图主动脉瓣开放之间的间期。②ECG 的 Q 波至脉冲频谱多普勒曲线的主动脉瓣开放信号开始之间的间期。PEP 直接与左室内压上升速率（dp/dt）和心搏量有关，dp/dt 和心搏量越高，PEP 越短。PEP 尚可用于缩窄性心包炎和原发性限制性心肌病的鉴别诊断。

2）射血时间（ejection time，ET）：①M 型超声心动图主动脉瓣开放点至关闭点时间。②频谱多普勒的主动脉瓣开放信号至关闭信号间的时间。

3）PEP/LVET：当左心室收缩功能降低时，PEP 延长，而 LVET 缩短，PEP/LVET 增大。Wessler 标准：0.35～0.40 属正常范围，0.44～0.52 为左室功能轻度受损，0.53～0.60 为中度受损，大于 0.60 为重度受损。

4）等容收缩时间（isovolumetric contraction time，ICT）：①M 型超声心动图二尖瓣关闭至主动脉瓣开放时间。②ECG 的 R 波至频谱多普勒曲线的主动脉瓣开放信号的间距减去 ECG 的 R 波至二尖瓣关闭的多普勒信号的间距。

5）总机械收缩时间（TEMS）：从 ECG 的 Q 波起至主动脉瓣关闭点的时间。

（3）速度指标：利用主动脉内的频谱多普勒曲线，通过以下指标的测定反映左心室收缩功能：①收缩期血流峰值速度。②加速时间：主动脉血流频谱起始点至峰值流速的时间。③平均加速度：收缩期最大速度除以加速时间。

（4）泵功能指标：

1）射血分数（ejection fraction，EF）：$EF = (Vd - Vs)/Vd$ 式中的左室容积可以通过上述 M 型或二维超声心动图方法来计算。三维超声心动图无需进行左心室几何形态假设，可以直接测量 Vd 和 Vs，然后计算左心室的 EF 值，此种方法较为准确，尤其对于有节段性室壁运动异常的患者。

2）左室内压力最大上升速率（+dp/dtmax）：这是反映左心室泵血功能的最敏感的指标之一。当存在二尖瓣反流时，采用连续多普勒记录反流频谱，速度为 3m/s 时的跨瓣压差与速度为 1m/s 时的跨瓣压差的差值（即 32mmHg）除以两点间的时间即为 dp/dtmax，公式表示为 $+dp/dtmax = 32mmHg/\Delta t$。

3）峰值射血率（peak velocity ejection fracton，PER）：应用一种自动勾边技术，通过自动分析收缩期左室内的容积变化可以计算左室 PER。

4）左室内径缩短率（FS）：$FS = (Dd - Ds)/Ds \times 100\%$。

5）平均周径缩短率（mVCF）：$mVCF = \pi(Dd - Ds)/(LVET \cdot \pi Dd) = (Dd - Ds)/(LVET \cdot Dd)$。

一般 mVCF 比 FS 和 EF 更能反映心肌收缩功能。

6）室壁增厚率（ventricular thickness fraction）（ΔT%）：为室间隔和左室后壁收缩末期厚度（Ts）减去舒张末期厚度（Td），再除以收缩末期厚度（Ts），即

$\Delta T\% = (Ts - Td)/Td \times 100\%$

7）室间隔运动幅度（interventricular septum amplitude，AIS）：室间隔左室面舒张末期位置至收缩期位置之间的垂直距离。

2. 心脏舒张功能的测定　心功能不全可以分为收缩功能障碍型心功能不全和舒张功能障碍型心功能不全，许多疾病的早期主要表现为舒张功能障碍。对 LV 舒张功能的评价是常规检查的一部分，尤其是有呼吸困难或有心力衰竭的患者。近一半新诊断为心力衰竭的患者左心室整体 EF 值正常或接近正常。这类患者的诊断是“舒张性心力衰竭”或“EF 值正常的心力衰竭”。评价 LV 舒张功能和充盈压对鉴别诊断这类综合征与其他疾病是至关重要的，如肺血管病引起呼吸困难；同时还能评价预后，确定潜在的心脏病及治疗策略。

（1）评价左心室舒张功能常用参数：

1）舒张功能障碍相关的心室形态和功能：

i. LV 肥厚：尽管舒张功能障碍在室壁厚度正常患者中很常见，但 LV 肥厚仍是引起舒张功能障碍的重要原因之一。

ii. 左心房（LA）容量：LV 容量对于临床非常重要，因为 LA 重构与超声心动图提示的舒张功能明显相关。多普勒速度及时间间期反映的是测量时的充盈压，而 LA 容量反映的是充盈压在时间上的累积影响。

iii. LA 功能：心房是通过它的储存、通道及泵功能来调节心室充盈的。LV 松弛功能受损与舒张早期 AV 压力阶差低及 LA 通道容量减少有关，而存储－泵功能会加强来维持 LV 舒张末期容量及正常搏出量。随着舒张功能受损的加重及 LA 收缩功能的减低，LV 充盈亦减低。

iv. 肺动脉收缩期及舒张期压力：有临床症状的舒张功能障碍患者通常肺动脉（pulmonary artery，PA）压力增高。因此，如果没有 PA 病变，PA 压力增加通常提示 LV 充盈压增加。

2）超声多普勒血流参数：

i. 二尖瓣口血流：包括充盈早期峰值速度（E 波），舒张晚期充盈速度（A 波），E/A 比值，早期充盈波减速时间（DT）和等容舒张时间（IVRT）。

ii. 肺静脉血流：包括收缩期 S 峰，舒张期前向血流 D 峰，S/D 比值，收缩期充盈分数（S 流速时间积分/S 流速时间积分 + D 流速时间积分）及舒张晚期 Ar 峰。其他测量包括 Ar 峰持续时间，及其与二尖瓣口 A 峰持续时间差（Ar - A），及 D 峰减速时间。

iii. 二尖瓣口彩色 M 型血流传播速度（Vp）：Vp 正常值 >50cm/s。Vp 可对评价 LV 充盈压提供有效的信息，E/Vp≥2.5 能相对准确地提示 PCWP >15mmHg。

iv. 组织多普勒舒张早期、晚期瓣环速度：包括收缩期峰（S），舒张早期峰 e′及舒张晚期峰 a′。继而可以计算二尖瓣口 E 波流速与组织多普勒 e′之比即 E/e′，这一比值在评价 LV 充盈压方面意义重大。

（2）舒张功能异常的分级：舒张功能异常的分级方案为轻度或Ⅰ度（松弛受损）、中度或Ⅱ度（假性正常化）、重度或Ⅲ度（限制性充盈）。评价舒张功能时应考虑患者的年龄和心率因素，心率加快时，二尖瓣 E 峰、E/A 比值以及瓣环 e′减低。对于无心脏病史的老年人，诊断Ⅰ度舒张功能异常时应谨慎。多数 60 岁以上无心脏病病史的人群也可出现 E/A 比值 <1 和 DT >200ms，因此没有其他心血管病变征象的情况下，这类测值在这一年龄组中可视为正常。

（3）常用的超声心动图评价：

1）轻度舒张功能减低患者：其二尖瓣 E/A <0.8，DT >200ms，IVRT≥100ms，肺静脉血流频谱表现为收缩期为主（S >D）、瓣环室间隔侧 e′<8cm/s。

2）中度舒张功能异常的患者：二尖瓣口 E/A 介于 0.8 ~1.5 之间（假性正常化），Valsava 动作时 E/A 比值降低≥50%，E/e′（间隔和侧壁的平均值）介于 9 ~12 之间，并且 e′< 8cm/s。其他的支持参数包括 Ar >30cm/s 以及 S/D 比值 <1。

3）重度舒张功能减低患者：左室充盈受限，表现为 E/A >2，DT 时间 <160ms，IVRT≤60ms、收缩期充盈分数≤40%、二尖瓣血流 A 波时间短于肺静脉反向波（Ar）间期、平均 E/e′>13（或者室间隔 E/e′≥15 以及侧壁 E/e′>12）。

4）对于特殊疾病的患者：LV 充盈压力评估的超声心动图指标和界限值是不同的（表 8 -1）。

**表 8 -1　特殊患者群 LV 充盈压力评估的超声心动图指标及界限值**

| 疾病种类 | 超声心动图指标 | 截断值 |
|---|---|---|
| 心房纤颤 | 二尖瓣 E 峰加速度 | ≥1 900cm/S² |
| | IVRT | ≤65ms |
| | 肺静脉舒张期血流减速时间 | ≤220 |
| | E/Vp | ≥1.4 |
| | 室间隔处 E/e′比值 | >11 |
| 窦性心动过速 | 二尖瓣血流频谱 | 呈现显著的早期 LV 充盈（EF <50% 患者） |
| | IVRT | ≤70ms 具有特异性（79%） |
| | 收缩期充盈分数 | ≤40% 具有特异性（88%） |

续　表

| 疾病种类 | 超声心动图指标 | 截断值 |
|---|---|---|
| 肥厚型心肌病 | 侧壁处 E/e′ | >10（该比值>12 时特异性最高，达到 96%） |
| | 侧壁处 E/e′比值 | ≥10 |
| | Ar－A | ≥30ms |
| | 肺动脉压力 | >35mmHg |
| | LA 容积 | ≥34ml/m² |
| 限制型心肌病 | 二尖瓣血流减速时间 DT | <140ms |
| | 二尖瓣 E/A | >2.5 |
| | IVRT | <50ms 时具有高度特异性 |
| | 室间隔 E/e′ | >15 |
| 非心源性肺动脉高压 | 侧壁 E/e′ | <8 |
| 二尖瓣狭窄 | IVRT | <60ms 具有高度特异性 |
| | IVRT/TE－e′ | <4.2 |
| | 二尖瓣血流 A 峰速度 | >1.5cm/s |
| 二尖瓣反流 | Ar－A | ≥30ms |
| | IVRT | <60ms 时具有高度特异性 |
| | IVRT/TE－e′ | <3，可以用于估测 EF 值正常的二尖瓣反流患者的 LV 充盈压 |
| | 平均 E/e′ | >15，只适用于射血分数减低的患者 |

注：上述情形应用多种方法综合判定，不能依靠单一一种方法得出结论。特异性指预测左心房充盈压>15mmHg［摘自 Nagueh SF，Appleton CP，Gillebert TC，et al. Evangelista A. Recommendations for the evaluation of left ventricular diastolic function by echocardiography. J Am SocEchocardiogr. 2009. 22（2）：107－133］。

（4）影响因素：虽然综合应用上述指标可以有效地评价左心室舒张功能，但这些指标受多种因素影响。因此，在临床检测和应用时应充分考虑分析。主要影响因素有：年龄、心率、取样容积位置、左心房压力及左心室压力。

### （二）右心功能评价

右心室对于心肺疾病患者的发病率和死亡率而言，具有重要的临床意义。因此，我们在关注左心室功能的同时，应该注重右心功能的评价。

1. 右心室收缩功能的评价　评价右心室收缩功能的指标很多，许多研究表明具有临床意义的指标包括三尖瓣环收缩期位移（TAPSE），右心室心肌做功指数（RIMP），右心室面积变化率（FAC），基于组织多普勒的三尖瓣外侧瓣环收缩期峰值速度（S′）。

（1）TAPSE：可以通过 M 型超声心动图于三尖瓣外侧瓣环测得，是评价右心室纵向收缩功能的指标，但是其与右心室整体收缩功能具有良好的相关性。

（2）RIMP：可由频谱多普勒或组织多普勒测得，通过测量等容舒张时间（IVRT）、等容收缩时间（IVCT）和射血时间（ET），然后通过公式：心肌做功指数（MPI）＝（IVRT＋IVCT）/ET，计算得出。

（3）FAC：于心尖四腔心测量获得，应注意右心室应显示充分，不能有假性缩短。收缩期和舒张期均能够显示右心室心尖和侧壁为宜。

（4）S′：由组织多普勒测量三尖瓣侧壁瓣环获得，测量时三尖瓣环与右室侧壁与取样线应尽可能在一条直线上。

2. 右心室舒张功能的评价　评价右心室舒张功能的指标包括舒张期跨三尖瓣口的 E 峰与 A 峰的比值（E/A），频谱多普勒和组织多普勒舒张期早期峰值速度比值（E/E′），舒张早期 E 峰减速时间（DT）。

（薛丽丽）

## 第二节　冠状动脉腔内超声检查

### 一、正常动脉解剖的血管内超声图像

在血管内超声的图像中，超声导管在血管的中央，周围依次为管腔、内膜、中层和血管壁外膜及毗邻结构。

#### （一）管腔

当频率 >20MHz 时，流动的血液显现出一种特征性回声，在录像序列中看起来像有微细纹理的回声以涡流方式移动。这些血液“斑点”有助于辨认管腔与管壁结构（图 8－10），并可以证实夹层切面和血管管腔之间的通道。使用较高频率的血管内超声时，成像的血液斑点更为明显，可能会干扰界定血液和斑块组织的界面，在进行血管内超声显像时，用生理盐水冲洗血管或使用对比剂可以有效帮助区分血管腔和血管的界面。

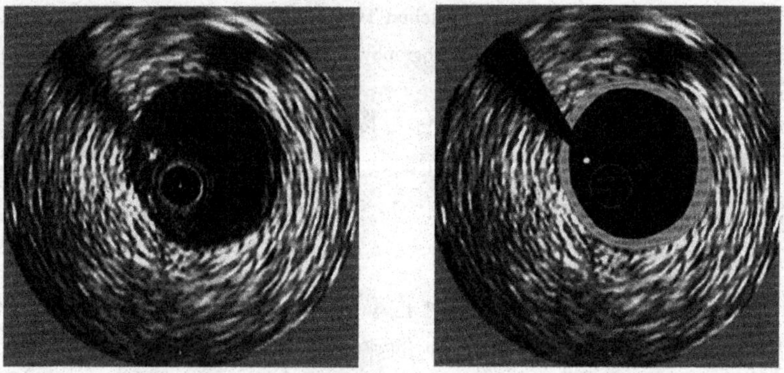


**图 8－10　IVDS 显示的血管结构管腔、内膜、中膜和外膜**

A. IVUS 显示冠状动脉管腔、内膜、中膜和外膜结构，中间为引导导丝影像。11 点钟处阴影为引导导丝反射影；B. 用电脑技术，勾画出冠状动脉的结构，以显示管腔、内膜、中膜和外膜

#### （二）血管壁

在离体的、经压力扩张的血管中进行的血管内超声研究显示出正常的冠状动脉特点。组织界面声阻抗突然改变时可产生超声反射。在正常的冠状动脉血管，血管内超声可以帮助我

们观察到正常动脉的2个界面：一个在血液边际和内膜前缘；另一个在外弹力膜（EEM），位于中膜—外膜界面。内膜尾缘定义不清，不能用于可靠的测量。外膜外部边界融合到周边组织中也是模糊的。在高质量的图像中，有时可以更清楚地看到相对于无回声层的中膜。有研究指出，年轻人的内膜厚度正常值为（0.15 ± 0.07）mm。大多数研究者使用0.25 ~ 0.50mm作为内膜厚度上限的正常值。

（三）毗邻结构

根据动脉血管的大小，可以区别的毗邻结构包括动脉侧分支、心脏静脉和心包（图8-11）。通过血管的超声导管回撤时，在图像的边缘特征性地出现动脉侧支，然后汇入成像的血管。心脏静脉与动脉血管平行或交叉，特点为不与成像血管连接，收缩期的压缩亦可帮助识别。在序列研究中毗邻结构常被用做匹配图像的标志，其识别在其他情况下也很重要，例如PICAB术程（经皮原位冠状动脉旁路移植术），即建立近端冠状动脉和冠状静脉之间的管道，为缺血心肌提供新的氧合血来源。

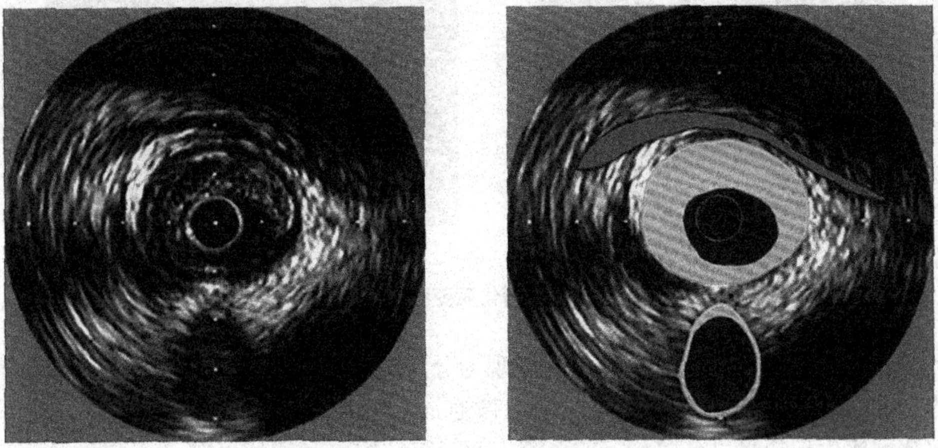

**图8-11 IVUS显示的血管和毗邻结构**

（四）血管分叉

由于独特的血流动力学特征，血管分叉容易引起早期的偏心性斑块。在血管内超声图像中，超声导管通过主血管回撤时往往可以看到侧支血管近端的部分，但是由于超声导管相对侧支血管的偏心位置，评估这些血管内超声的图像就比较困难。

## 二、冠状动脉腔内超声的操作方法

（一）操作过程

血管内超声仪的操作较为简单，超声导管的操作需要由在有创性心血管诊疗方面有丰富经验的专业人员进行。在常规选择性冠状动脉造影后，将0.36mm（0.014英寸）的导引导丝通过病变部位，然后缓慢送入超声导管到达病变远端，一般在慢慢撤出时，自病变远端向近端连续记录超声图像，在行血管扩张成形的患者，在张前后行冠状动脉腔内超声检查。在检查过程中，应充分肝素化，活化凝血时间（ACT）大于300s。

冠状动脉血管内超声可以明确粥样硬化斑块的结构成分，从更深层次做出诊断，提供更多有关斑块的信息。

1. 斑块的形态　分清斑块为对称性斑块或偏心性斑块，有助于了解血管和动脉粥样硬化斑块的结构，选择和指导进一步治疗方法。

2. 斑块的成分　能分清 3 种不同的斑块成分，低回声区为脂质，中度回声区为纤维，高回声区为钙化，冠状动脉内血栓则表现为管腔内边界不太明显的均匀低回声区。

3. 斑块钙化部位　钙化的斑块往往影响血管成形的效果，因而必须明确诊断斑块钙化的部位。血管内超声可显示斑块内斑块，具有特征性高回声或更亮的回声（比外膜还亮）并具有声影。大多数粥样硬化性病变是纤维性的。密度高的纤维斑块可引起大量声影，可能误认为是钙化（图 8－12）。

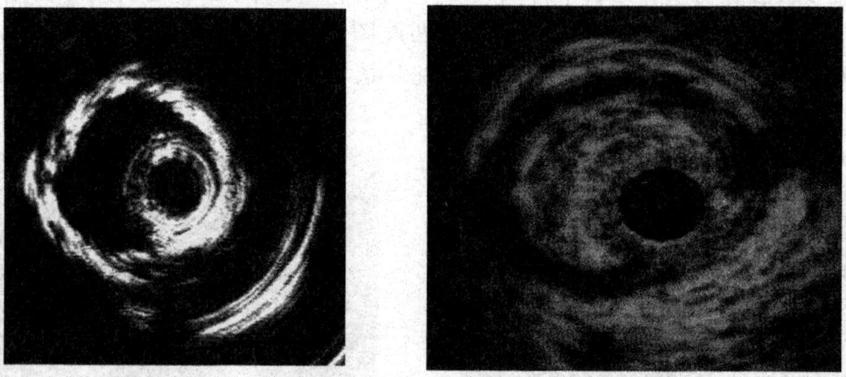

A.钙化斑块　　B.纤维化斑块

**图 8－12　钙化病变和纤维化病变**

4. 血栓性病变　管腔内物质，常常表现为分层、分叶或有柄状，相对透声或灰度可变，有斑点或闪烁；某些血栓内也可能出现“微通道”内血流；血流淤滞有时可与血栓混淆，注射对比剂或生理盐水可分散淤滞的血流，使管腔结构更为清楚可辨（表现为黑色），可把血流淤滞与血栓鉴别开，血栓没有特异性的表现，IVUS 诊断的血栓应该考虑是推测性的（图 8－13）。

5. 血管狭窄的程度　血管内超声能准确测定粥样斑块的大小及血管狭窄的程度，明显优于血管造影。尤其对于有夹层的血管病变，更具有独特的优势。

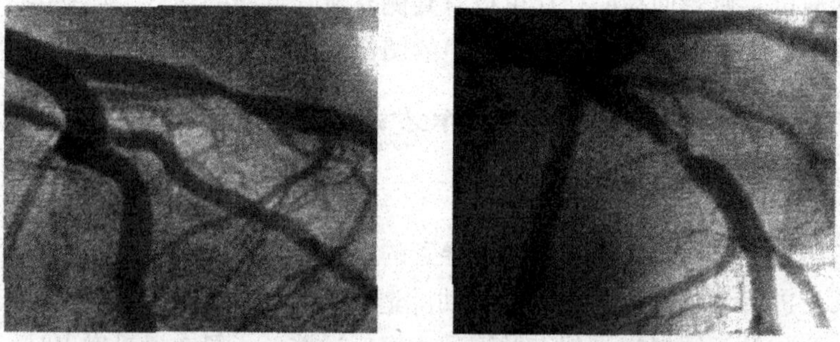

A.前降支近端明显狭窄　　B.前降支狭窄伴有显影不清，发白

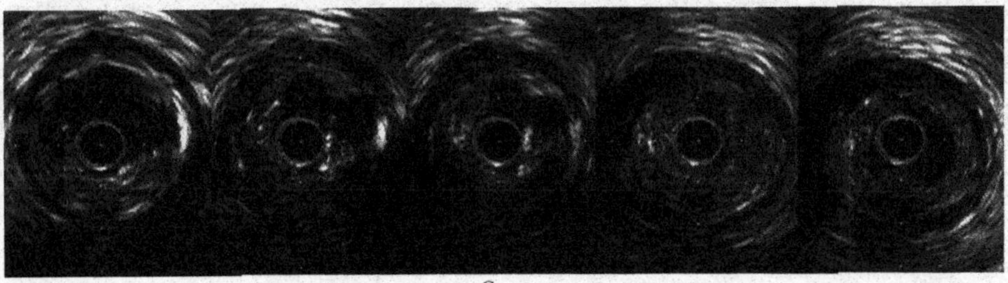


图 8－13　前降支血栓征象，管腔内模糊不清，呈云雾状（IVUS 诊断的血栓考虑是推测性的和经验性的）

（二）冠状动脉腔内超声图像

正常冠状动脉在血管内超声上呈现管壁光滑、回声均匀的反射。随着年龄的增加，管壁可出现 3 层回声反射。有人认为，这 3 层结构为组织学上的内膜、中膜及外膜，近来有学者认为超声图像上的 3 层并非完全与组织学的结构相一致。

病变斑块分为以下几类。

1. 软斑块　在通过斑块病变的超声图像连续分析中，80% 以上斑块部位为内膜增厚回声，回声视屏密度均匀，强度低于血管外膜，没有钙化反声。

2. 纤维化斑块　在对通过斑块病变的超声图像连续分析中，80% 以上斑块部位由均匀的密度较高的回声组成，其密度等于或大于血管外膜反声密度，无钙化回声。

3. 钙化斑块　斑块内可见强而亮的回声，并有声学阴影，至少在一个超声面上，可见强回声占血管周径的 50% 以上（图 8－14）。

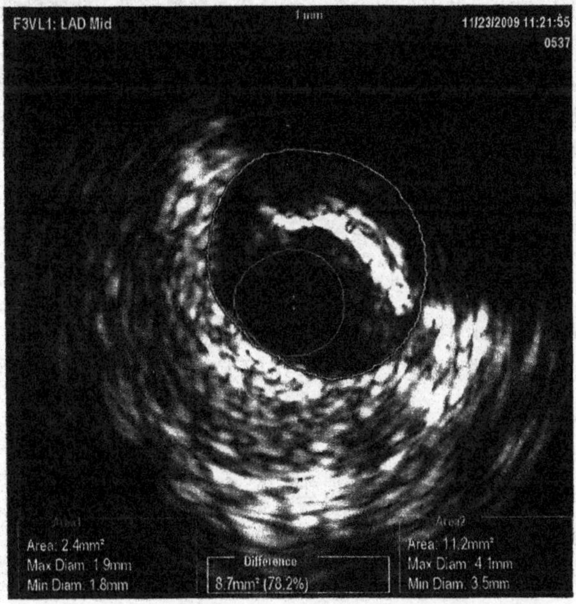


图 8－14　钙化病变

斑块内可见强的回声（10～15 点），并有声学阴影

4. 混合性斑块　在对通过斑块病变的虚拟影像超声图像连续分析中，斑块内强回声并有声学阴影的范围小于血管周径的90%，散在分布。在图8－15中，钙化病变（DC）占6.8%，坏死性成分（NC）占29.6%，软斑块（FI）和纤维斑块（FF）者各占55.9%和7.7%。

5. 内膜下增厚　内膜下层增宽，大于500μm，斑块面积小于血管总面积的35%。

## （三）有关血管内超声的测定方法

血管的总面积是以血管中心至血管中膜－外膜的面积，血管腔面积为血管中心至血管内膜锐缘的面积，斑块面积是血管总面积与血管腔面积的差。在组织学上正常的血管，因为血管内膜非常薄，中膜层厚度小于500μm。若以上结构增厚，即称为粥样斑块。

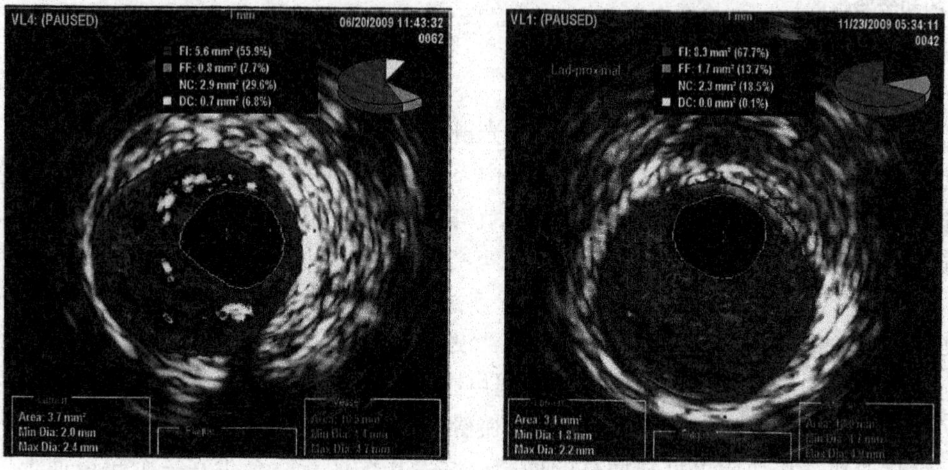


**图8－15　斑块类型**

虚拟影像技术可把斑块分为4种类型：软斑块、纤维斑块、坏死斑块和钙化斑块

1. 相关术语　在进行冠状动脉管腔管壁和斑块测量时，涉及以下术语。

近段参考血管：狭窄近段最大腔的位置，但在相同的节段内（通常在狭窄10mm内，但没有主要的需要介入的分支）。

远段参考血管：狭窄远段最大腔的位置，但在相同的节段内。

最大参考血管：近段或远段最大参考血管的位置。

平均参考管腔大小：在近段及远段参考处管腔直径的平均值。

病变：与确定前参考血管相比，病变是粥样斑块累积的。

狭窄：与确定前参考节段腔相比，狭窄是指管腔横截面减少至少50%的病变。

2. 管腔测定　确定管腔边界后可进行管腔测定，所有测量径线均应经过管腔中心而非IVUS导管中心（图8－16）。

管腔横截面积：管腔边界包绕区域的面积。

最小和最大管腔直径：分别为经过管腔中心的最小和最大直径。

管腔偏心率：（最大管腔直径－最小管腔直径）/最大管腔直径×100%。

管腔面积狭窄率：（参考管腔横截面积－最小管腔横截面积）/参考管腔横截面积×100%。这一公式使用的参考段应予注明（近端管腔、远端管腔、最大管腔或平均管腔）。此测量值与血管造影中测量的血管狭窄百分率近似。

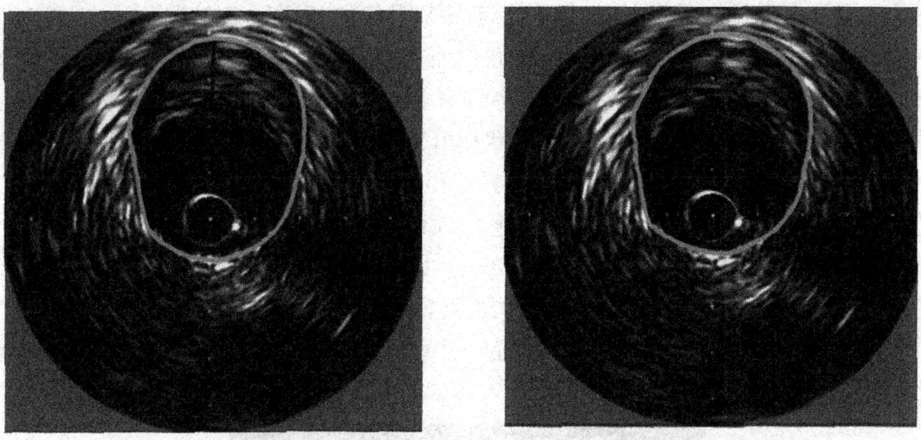

图 8－16　管腔结构

对于没有动脉粥样硬化的血管，IVUS 和血管造影的测量值密切相关。然而，对于有病变的动脉，研究者们发现两值仅为中等相关（r＝0.7～0.8），标准差＞0.5mm。比较研究发现，血管造影的测量值和 IVUS 测量值在机械性介入干预后差异最大。因为在机械介入干预后，管腔形态变得极其复杂。

3. 外弹力膜测量　外弹力膜（EEM）横截面（CSA）＝“血管面积”或“血管总面积”

外弹力膜（EEM）横截面（CSA）＝总动脉横截面＝中膜面积

斑块（P）面积＋中膜（M）面积＝外弹力膜横截面－非支架病变处管腔的面积

＝外弹力膜横截面－有支架病变处支架的面积

内膜增生面积＝支架面积－管腔面积

IVUS 图像内几乎总是见到中膜及外膜之间不连续的界面，它与 EEM 位置密切相关。描绘好 EEM 边界后，可进行以下测量（图 8－17）。

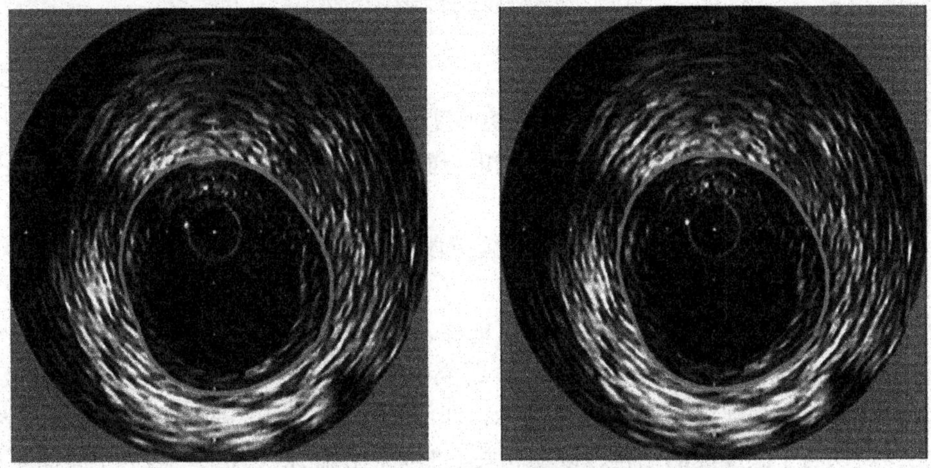

图 8－17　里线显示管腔面积，外线显示内弹力膜面积

外弹力膜横截面积（EEM CSA）：EEM 边界包绕区域的面积。

最小和最大弹力膜直径：分别为经过 EEM 中心的最小和最大直径。

在 IUVS 图像中常见中膜和外膜交界处有一个明确的相对固定的界面，与 EEM 定位密切相关。此测量值的正确名称应该是 EEM 面积而不是血管面积。在较大分支起源部位或大面积钙化灶产生声影的区域，无法可靠测量 EEM 周长和面积。如果声影的弧形 < 90°，可根据邻近部位的 EEM 来推算，但测量的准确性和可重复性下降。如果声影的弧度 > 90°，不必测量 EEM。同样，有些支架可能使 EEM 边界变得模糊而导致测量结果不准确。

4. 斑块测量　斑块加中膜（或粥样硬化）：EEM CSA - 管腔 CSA。

粥样硬化斑块最大厚度：沿着管腔中心的连线，从内膜主要边缘到 EEM 的最大距离。

粥样硬化斑块最小厚度：从内膜主要边缘到 EEM 的最短距离。

粥样硬化斑块偏心性：（粥样硬化斑块最大厚度 - 粥样硬化斑块最小厚度）/粥样硬化斑块最大厚度（图 8 - 18 所示）。

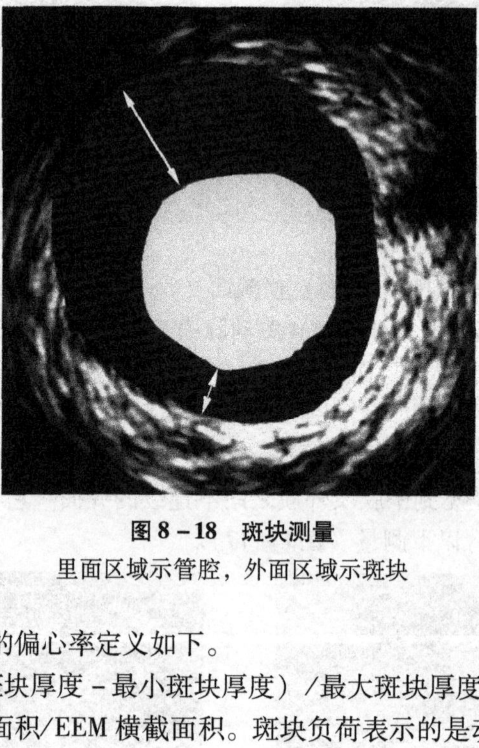

**图 8 - 18　斑块测量**

里面区域示管腔，外面区域示斑块

基于上述测量，斑块的偏心率定义如下。

斑块偏心率：（最大斑块厚度 - 最小斑块厚度）/最大斑块厚度 × 100%。

斑块负荷：斑块横截面积/EEM 横截面积。斑块负荷表示的是动脉粥样硬化斑块占 EEM 的比例，与管腔狭窄程度无关。

纵向病变程度："弥漫型"指在某一血管节段内，每个部位均出现内膜异常增厚；"局限型"指邻近病灶处的血管壁几乎没有病变。

注意：由于难以区分中膜（内弹力膜）前缘，IVUS 不能准确定位粥样斑块组织学实际区域（内弹力膜包绕的面积）。因此，IVUS 研究中采用（EEM 横截面积 - 管腔横截面积）作为动脉粥样硬化斑块实际面积的替代指标，即"斑块面积 + 中膜面积"。就组织学而言，早期的粥样斑块与中膜厚度的结构性改变相关。然而，在临床实践中，因为中膜面积只占斑块面积中很小的一部分，把中膜算进斑块里并不影响 IVUS 测量，这种方法测量的斑块面积与组织学密切相关。

区别斑块负荷与造影评估的管腔狭窄率非常重要，前者代表动脉粥样硬化斑块占 EEM 的比例，后者指病变部位管腔大小相对于参考管腔大小的比例。

5. 狭窄分析　斑块（或粥样硬化）负荷是指粥样硬化 CSA（EEM CSA－管腔 CSA）/EEM CSA。

6. 管腔最小面积测量　在最狭窄处测量的管腔面积为最小管腔面积（minimal lumen area，MLA）。一般认为在心外膜血管近段 2/3，MLA $<4.0mm^2$ 考虑有意义，左主干 MLA $<6.0mm^2$ 考虑有意义。

有学者报道，70 段人体动脉节段进行血管内超声和病理组织学对比研究，超声对正常血管、稳定斑块、破裂斑块及血栓诊断的敏感性分别为 100%、100%、81% 和 57%，特异性分别为 81%、88%、95% 和 100%。有研究发现，冠心病 90 处向心性病变造影和超声相关良好（$r=0.93$），而对 72 处偏心性病变，二者相关较差（$r=0.77$）。对偏心性病变血管造影不易发现，诊断率较低。

7. 钙化灶的测量　钙化灶为冠状动脉粥样硬化斑块的信号，IVUS 是一个在体（in vivo）检测钙化灶非常敏感的方法。钙沉积阻挡了超声对组织的穿透力，呈强回声影，此现象称为声影（acoustic shadowing）。因此，IVUS 只能够探测到钙化灶的前缘，而不能够检测其厚度。

浅层或深层（superficial or deep）：以粥样斑块厚度的 50% 处为界划分，分别为声影前缘位于此界限的浅层或者深层。

钙化影弧度（arc of calcium）的测量（用角度表示）：可以用电子量角器以管腔中点为圆点来测量。

冠状动脉节段内钙沉积长度（length of the calcified deposit）：可用自动回撤装置进行测量。

8. 血管重构的测量　动脉重构指在动脉粥样硬化斑块病灶的进展过程中 EEM 面积发生改变。IVUS 可在体评价血管重构。

重构指数或重构率：狭窄段 EEM 横截面积/参考段 EEM 横截面积。重构指数是测量血管重构程度和方向的指标。扩张性（正性）或者缩窄性（负性）重构的定义分别为狭窄处 EEM 横截面积大于或小于参考段 EEM 横截面积。重构指数 $>1.05$ 为扩张性（正性）重构，重构指数 $<0.95$ 为缩窄性（负性）重构。

9. 支架测量　支架在 IVUS 图像上形成另一个边界。常用以下支架测量（stent measurements）。

支架横截面积（stent CSA）：支架边界包绕的面积。

最小和最大支架直径（Mlmmum and maximum stent diameter）：分别为经过支架中心的最小直径和最大直径。

支架对称性（Stent symmetry）：（最大支架直径－最小支架直径）/最大支架直径×100%。

支架膨胀指数（stent expansion）：最小支架横截面积/参考支架横截面积（可以选择支架近端、远端、最大或平均参考面积）。

支架贴壁（strut apposition）：指支架柱与血管壁结合情况。贴壁良好的定义是指二者结合紧密，二者之间无血流通行。经指引导管注射冲洗盐水或对比剂可以显示支架柱与血管壁之间有无血流信号，从而识别支架的贴壁情况。

金属支架为超声的强反射体，超声图像呈现为沿血管周围走行的回声点或回声弧。由于设计和材料的不同，每种支架表现略有差异。管型支架或网眼支架表现为局部的金属样点状回声，而缠绕型支架则表现为血管壁小断面相对应的弧形回声。与钙化声影类似，支架柱后方也有回声信号失落区。近年来引进的覆膜支架（塑料覆膜）使支架柱的回声衰减并在IVUS上呈特征性表现（图8-19）。

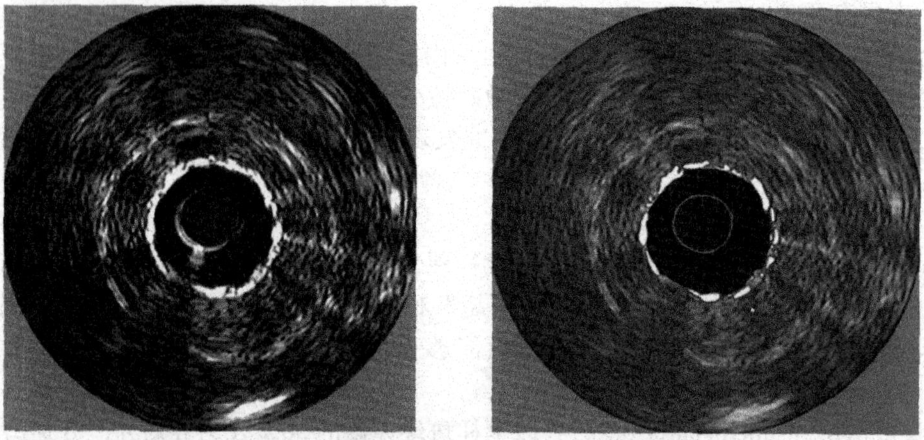

A　　B

**图8-19　覆膜支架植入后超声图像**

10. 长度测量　自动回撤装置采集的图像可进行IVUS长度测量（Length measurements）（回撤时速×时速）。该方法不仅可用于判断病变的长度，还可对包括钙化长度在内的某些轴向参数进行分析。

11. 容积测量　冠状动脉血管内超声容积定量分析（QCU）：进行容积IVUS分析需选取2个特征基准点（起点和终点，如侧支）之间的冠状动脉靶节段，回撤数字化图像序列自远端参考点开始以0.5～1mm间隔选取图像，测量每一幅图像的管腔面积和EEM面积，采用Simpson法通过斑块面积乘以相邻图像的距离来计算斑块的体积。因无法可靠测量侧支和钙化位置的EEM面积，限制了容积测量（Volumetric measurements）法的应用。建议按照指南测量，即当在某一幅图像中遇到侧支时，可推测EEM边界位置进行测量。当钙化形成的声影仅涉及相对比较小的角度（<90°）时，其周长测量可由最接近可确认的EEM边界来推测，但其准确性和可重复性有所降低。如钙化的圆周范围>90°，则不能报告EEM测量结果。在检测支架内再狭窄的研究中，新生内膜容积分析结果常作为主要终点。由于大部分支架的设计会使EEM边界分辨不清，通常不报告斑块的总体积。

## 三、冠状动脉腔内超声的临床应用

冠状动脉腔内超声的临床应用仍有争论。血管内超声系统及超声导管价格昂贵，其临床作用尚不十分清楚。经近年来临床初步应用，越来越显示其潜在的发展前途及应用价值：在决定临床介入性治疗时，血管内超声提供了血管造影不能提供的信息，尤其对血管内支架的放置有重要的指导作用。

### （一）早期冠状动脉病变的诊断

动脉粥样硬化早期常发生血管的代偿性扩张以抵消由斑块引起的血管腔狭窄，血管造影只能显示被对比剂充填的血管腔的轮廓，因而不能发现早期的动脉硬化病变（图 8－20）。一旦血管造影发现血管狭窄，一般均为中、晚期病变。一组临床上诊断为 X 综合征的 55 例患者，运动负荷试验阳性，临床上有胸痛症状，冠状动脉血管造影未发现明显血管狭窄，冠状动脉腔内血管超声检查诊断为早期冠状动脉病变 25 例。这类患者在某些因素的作用下，病变部位易发生血管痉挛，导致心绞痛。病理和血管内超声研究发现，冠状动脉狭窄程度在 40% 以下时，血管造影常是正常的。对某些偏心的或不规则的病变，血管造影常低估狭窄程度。因此，血管内超声对早期冠状动脉粥样硬化可提供诊断依据，有助于发现早期冠心患者。IVUS 与冠状动脉造影不同，IVUS 确实能精确测量。分析病变的形态：①权衡潜在的问题（例如 LM 疾病、严重的近段或远段疾病）。②评价病变的严重程度。③分析不常见的病变形态（例如动脉瘤、钙化、血栓、支架内再狭窄等）。④测量血管大小。⑤测量病变长度。⑥确定及调整介入的最终结果。⑦分析并发症。

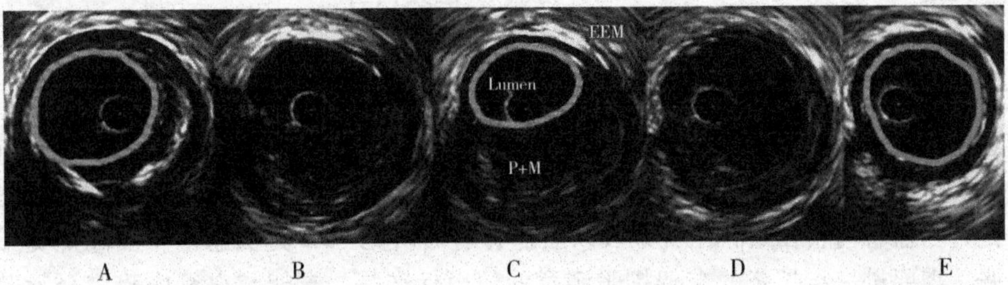


**图 8－20　近端血管可见轻微斑块（A），（B、C）段可见巨大斑块（P＋M＝斑块＋内膜），同一血管不同部位斑块面积不一样（D、E）**

## （二）评估血管造影难以判断的病变

在怀疑冠心病的患者中，10%～15% 的冠状动脉造影结果正常，而 IVUS 常能发现这些患者存在的隐匿病变。因为有些病变类型即便通过多体位投照，也很难发现明确的影像学特征。血管造影不易分辨的病变包括：临界病变、瘤样病变、开口病变、血管扭曲、左主干病变、血管局限性痉挛、斑块破裂、血管成形术后形态，腔内充盈缺损/血栓，以及血管造影中的模糊病变（图 8－21）。

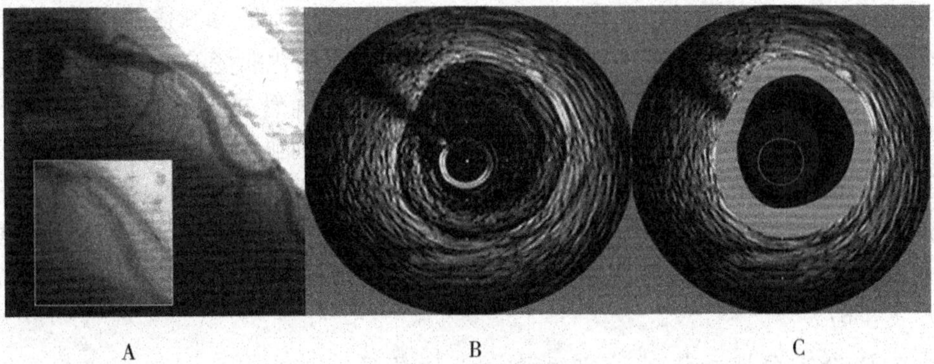


**图 8－21　血管造影中的模糊病变**

A. 前降支中段模糊不清；B. IVLS 显示管腔内有血栓征象；C. 黄色示斑块，红色示管腔，中间的紫红色示血栓评估左主干病变

IVUS 通常用于判定上述病变的性质。对于临界病变，IVUS 则可提供新的证据，帮助确定病变狭窄是否有意义。根据临床情况的不同，一部分病例可能还需要冠状动脉内血流动力学信息来辅助诊断，如血流储备分数（FFR），而非仅仅需要冠状动脉解剖信息。

有时，仅凭冠状动脉造影很难评估左主干病变的严重程度，主动脉瓣叶不透射线或对比剂层流可使左主干开口部位显示不清。若左主干较短，则缺乏正常血管段作参照，左主干远端病变可被前降支/回旋支分叉所掩盖。在这些情况下，IVUS 常可提供额外的信息。在回撤 IVUS 时要保证导引导管退出左主干开口，以充分显示开口部情况。目前对左主干显著狭窄的最小横截面积尚无定论。有研究认为，最小横截面积（MLA）7.5$mm^2$ 可暂缓介入治疗。这是正常低限，根据基本无病变的左主干平均最小横截面积（16.25 ±4.3）$mm^2$ -2SD（2 个标准差）得出。而依据患者预后应用受试者工作曲线计算出最适宜 MLA 为 9.6$mm^2$。既往的对照研究显示，MLA 为 5.9$mm^2$ 与 FFR 为 0.75 意义相当。

### （三）指导血管内支架的放置

这是目前认为最有价值的应用，特别是对于某些 X 射线不能显示的血管内支架。血管内超声在支架放置前有助于确定病变的部位、大小及斑块的性质、钙化的程度、有无血栓、是否适合进行血管扩张治疗。在支架放入后，再次进行血管内超声检查，了解支架扩张是否充分，是否与血管内膜相贴。在支架放入后血管造影所见 60% 是满意的，实际上支架并非完全扩张，需要进一步扩张，支架扩张满意的超声标准是，支架与血管内膜完全紧贴无间隙。目前已将血管内超声作为支架放置的常规检查，也作为随访检查的重要方法，可显示支架内内膜增生引起的再狭窄。

### （四）在血管扩张成形术中的应用

血管内超声有助于判断血管扩张成形术（PCI）扩张冠状动脉的机制，球囊扩张通过斑块破裂、内膜撕裂与中层分离，使邻近血管壁伸展。如斑块未发生破裂，血管腔的扩大仅是由于管壁暂时伸展引起，则可能在数分钟或数小时内回缩。软斑块病变处球囊扩张后扩张的血管容易回缩，纤维及钙化斑块血管扩张效果可能较好，但钙化病变扩张后易发生夹层，这是 PCI 后早期血管再闭塞的重要原因。钙化的存在及其程度和范围有利于判断各种介入治疗的效果和预后。应特别重视对钙化病变的处理。有研究发现，冠状动脉造影钙化病变的检出率明显低于血管内超声的检出率。126 例冠状动脉造影未见钙化病变的患者，血管内超声发现 83 例有钙化病变。血管内超声还能发现 PCI 术后的各种血管并发症，如是否发生夹层、撕裂和血肿，判断残余狭窄、残余斑块。不少研究发现 PCI 前血管造影和血管内超声对血管内径和面积的测量相关尚好，但 PCI 术后二者相关甚差，血管造影常高估血管内径，低估残余狭窄的程度。故认为介入治疗后，血管内超声检查更为可靠。如狭窄仍很明显，应再次扩张或植入支架。新近的文献认为，血管内超声发现钙化的符合率、敏感性和特异性分别为 82%、73% 和 87%。

### （五）评价定向性冠状动脉斑块旋切术的效果

冠状动脉造影常错误判断斑块旋切的结果，不易发现残余狭窄，血管内超声能准确测定残余斑块的面积。临床研究发现，40% 定向斑块旋切术需在血管内超声的引导下进行，并用球囊扩张成形。

### （六）检出冠状动脉血栓

冠状动脉造影对冠状动脉内血栓的发现极不敏感，血管内超声发现血管内血栓虽不如血管镜敏感，但明显优于冠状动脉造影。

### （七）识别不稳定性斑块

病理学研究证明，偏心病变或有纤维帽的软斑块易发生破裂。斑块穿孔、出血或斑块内容物暴露于血流，形成血栓，造成临床缺血发作。有学者报道，71% 的不稳定型心绞痛患者为血管造影的Ⅱ型偏心斑块。冠状动脉内血管镜可以直接观察到斑块，无论血管造影还是血管镜均不能诊断未发生破裂的斑块。新近有研究发现，血管内超声能识别一些易破裂的不稳定性斑块。不稳定型心绞痛患者的 74% 为软斑块，而斑块的钙化成分在稳定型心绞痛和不稳定型心绞痛患者之间有显著差异（45% 与 16%，$P<0.01$）。这些差异说明，不稳定型心绞痛具有其斑块特征。血管内超声能发现斑块内易于破裂的软斑块成分（图 8－22）。有学者报道，血管内超声发现不稳定性斑块的能力优于常规血管造影。

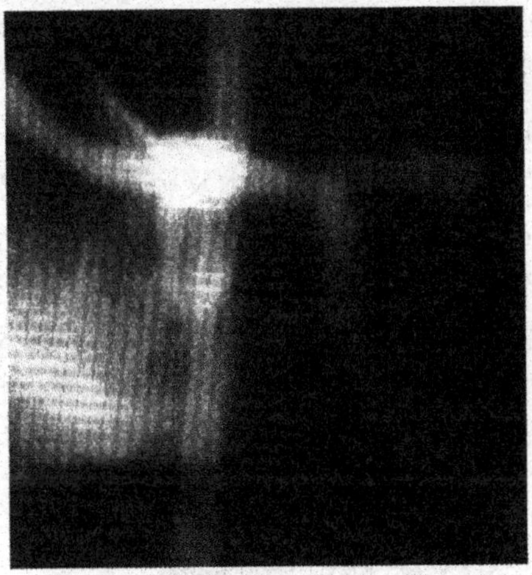

A

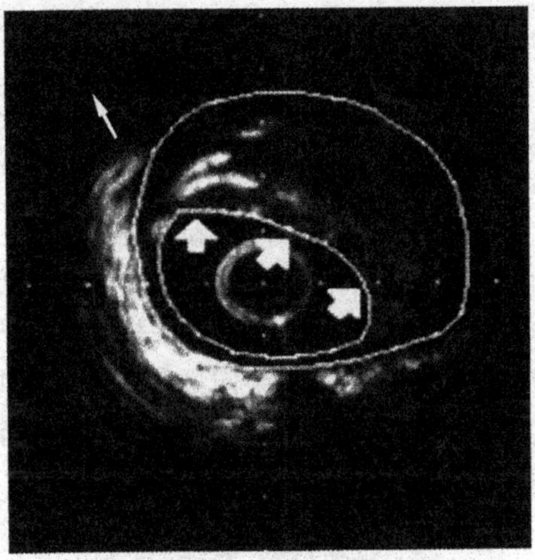

B

**图 8－22　左主干偏心病变伴临界狭窄**

若左主干 MLA≤6mm² 会引起缺血，偏心病变提示斑块不稳定，必须治疗

A. 冠状动脉造影显示左主干管状病变，狭窄严重；B. IVUS 显示偏心病变伴严重狭窄

### （八）评价介入治疗后夹层、壁内血肿和其他并发症

通常血管内超声可识别介入术后夹层和其他并发症，因此可用于指导治疗。夹层根据累及内膜、中层和外膜的不同深度分型。在治疗支架内再狭窄后，偶尔可见支架内新生内膜组织的撕裂（图 8－23）。在前降支中段置入支架几个月后，常规进行造影偶可见慢性夹层。壁内血肿是指血管中层存留有血液，使内、外弹力膜分离。

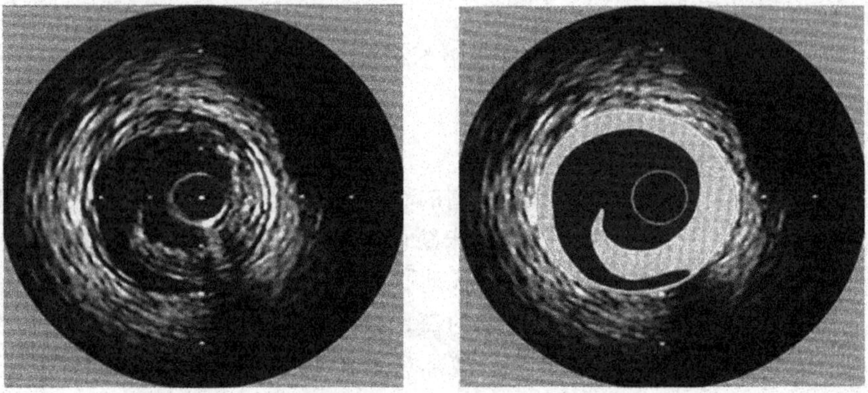

A　　B

图 8－23　内膜撕裂超声征象

（九）评估再狭窄和支架内再狭窄

Pasterkamp 等对外周血管的超声研究首次提供了血管负性重构（即血管局限性收缩）的证据，除内膜增生之外，这是晚期管腔丢失的主要机制。Mintz 等的系列研究发现，PCI 术后的管腔丢失，70% 源自最小外弹力膜横截面积的缩小，内膜增生仅占管腔丢失的 23%。

与动脉负性重构和新生内膜增生 2 种因素有关的球囊血管成形术及旋切术后再狭窄不同，支架内再狭窄主要原因是新生内膜增生（图 8－24）。系列 IVUS 研究发现，支架置入的冠状动脉节段，支架柱支撑部位的管腔面积变化不显著，提示支架抑制了动脉重构过程。接下来的研究发现，术后晚期管腔丢失与支架内新生内膜的增生程度密切相关（r＝0. 98）；因为内膜增生程度与术后支架内面积无关，所以增加术后的最小支架绝对面积可降低再狭窄率。这就是小血管或支架扩张不充分时再狭窄发生率高的原因，介入治疗增加的管腔不足以弥补随访期间的内膜组织增生。

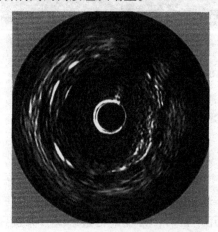

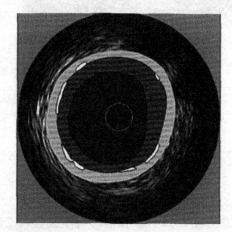

图 8－24　支架术后内膜增生

内黑线圈为管腔，两黑线圈之间为内膜增生

上面提到的多数序列影像研究首先在随访时找到最小管腔面积处，记录截面图像，再与干预前或干预后的同一截面图像做比较，可寻找一个参照点，如血管或血管周围标志，寻找相同截面。实际上这种序列的研究有一定的局限性，因为轴向上再狭窄的位置并不是干预前或干预后最狭窄的部位。近年更流行的研究方法是对整个病变节段行容积分析，而不是仅分析病变最重的位置，这种方法可帮助判断组织增生最明显的部位到底是位于支架内，还是支架附近的参考血管。用 IVUS 容积法分析置入支架的冠状动脉节段很有潜力，特别是有助于掌握放射治疗和药物洗脱支架的疗效。

### （十）评估放射治疗和药物洗脱支架

超声有助于评估放射治疗技术。IVUS 研究证实，放射治疗可抑制支架内新生内膜增生，但在治疗边缘部位却加速了再狭窄，这是放射剂量的边缘衰减所致，即所谓的“糖纸效应”。放射剂量的分布取决于管腔中动脉粥样硬化斑块的厚度、组成及导管位置，冠状动脉造影无法获取这些信息。因此，目前有些研究正在应用超声影像来指导放射治疗，目的是提高疗效。

对随访研究而言，最重要的一点是，局部放射治疗和置入药物洗脱支架后，不仅能分析病变最严重的部位，邻近的部位也很重要。原因就是，大量的再狭窄并不只发生于介入干预前病变最重的节段，也可以累及没有干预的边缘节段，表现为动脉重构和放射治疗后的糖纸效应。

### （十一）测定斑块进展和逆转

为明确自体冠状动脉和移植血管病的进展和逆转，往往采用 IVUS 序列测量相同的病变部位或血管段，并对基线和随访研究时的血管部位或血管段进行匹配。常用的方法是借助血管造影或 IVUS 检查的标志（如分支血管、心包和伴行静脉），把图像放在一起以便准确匹配，并通过比较来发现斑块形态和体积的变化。这种方法有一定的价值，但也有局限性。

分析动脉粥样硬化病变部位的病变特征很重要，可以借此了解斑块的组成和稳定性。但病理学研究发现，冠状动脉疾病是弥漫性病变，冠状动脉内往往有多处病变。在体的 IVUS 研究发现，冠状动脉内的斑块分布往往很弥散，并非冠状动脉造影所见的局限性狭窄。造成这种造影和断层影像分析差异的原因是，在冠心病早期外弹力膜向外膨胀（扩张性重构），尽管斑块进展。

总体评价斑块负荷能定量评估斑块的进展和逆转。为了解疾病进展的全过程，有必要分析斑块负荷的空间分布，以及整个血管段的重构。对定量分析斑块负荷的容积而言，需要结合分析一定范围内的连续斑块面积测量。用马达机械回撤 IVUS 探头，探查整段血管，目的是选定 2 个标记点间的血管段用于匹配和比较。一旦确定了靶血管段，就应将超声导管探头置于远端的标志点，如分支开口，再用马达机械回撤探头。分析时以分支为起点，在均等的间隔（通常为 1mm）采集图像。研究发现，用这种方法测得的斑块体积加中膜体积的重复性很高，在序列 IVUS 检查时可发现斑块体积的细微变化。斑块负荷对预后的影响尚不明确，但有一个假说很有趣。该假说认为，全身性因素作用于一个较大的斑块时会使其更不稳定，从而增加临床事件的风险率。因此，评价斑块负荷是判断斑块易损性的重要组成部分。

### （十二）冠状动脉血管壁病变的检测

在心脏移植的临床应用方面，冠状动脉腔内超声检查有助于发现排斥反应。有临床研究发现，移植心脏冠状动脉病变不同于冠状动脉粥样硬化性病变，其主要表现为血管壁增厚，管腔狭窄并不明显。血管造影不能发现血管壁的改变，而血管腔内超声可以观察到管壁的增厚，故对早期发现移植心脏排斥反应具有重要意义。

（十三）序列随访评估自体冠状动脉粥样硬化变化

对亚临床冠状动脉粥样硬化病变进行系列检测和定量分析能够评估不同治疗的效果。一项小规模研究观察了3年的普伐他汀或饮食控制对轻度冠状动脉病变的影响，通过对匹配的IVUS图像的分析，研究人员发现对照组斑块面积增加了41%，而治疗组则降低了7%。与之类似，在一项序列IVUS研究中，Schartl等观察了131例冠心病患者降脂治疗后的斑块体积和形态的变化。12个月后，阿托伐他汀组的斑块体积比常规治疗组稍有增加，但未达到统计学差异，阿托伐他汀组的斑块超声密度明显增高，有可能是病变处脂质成分减少所致。

新近公布的Rcvcrsal研究将低密度脂蛋白胆固醇（LDL－C）水平为1.25～2.1g/L的患者随机分入阿托伐他汀80mg组或普伐他汀40mg组，在基线和随访18个月时用IVUS对这些患者进行检测，2次检测保持同样的条件并由中心实验室采用盲法测量。全美34个中心共655名患者接受随机检测，最终502例完成试验，这些患者的基线平均LDL－C水平为1.502g/L。治疗后，普伐他汀组患者的LDL－C水平降至1.1g/L，而阿托伐他汀组降至0.79g/L（$P<0.0001$）。普伐他汀组患者的C反应蛋白（CRP）降低了5.2%，阿托伐他汀组降低了36.4%（$P<0.0001$）。斑块体积变化百分比作为研究的主要终点，普伐他汀组比基线时增加了2.70%（$P=0.001$），而阿托伐他汀组小幅降低（0.4%），证实斑块没有进展（与基线相比，$P=0.98$）。两组相比，阿托伐他汀组的斑块进展速度明显低于普伐他汀组（$P=0.02$）。更为重要的是，阿托伐他汀组进展较慢的趋势与基线的LDL－C水平无关。这一结果提示高胆固醇血症患者使用阿托伐他汀80mg强化治疗可阻止冠状动脉粥样硬化的进程。Asteriod研究显示，瑞苏伐他汀40mg能使冠状动脉斑块减少9.8%（图8－25）。

Camelot研究观察了抗血压药物对血压正常的冠心病患者的心血管事件影响。这是一项为期24个月的多中心随机双盲研究，1991例通过冠状动脉造影证实为冠心病（冠状动脉狭窄>20%）且舒张压<13.33kPa（100mmHg）的患者被随机分配至氨氯地平或依那普利或安慰剂组。其中有一个274例患者的亚组研究，用IVUS观察动脉粥样硬化的进展。主要有效性终点包括氨氯地平与安慰剂的比较。IVUS终点为动脉粥样硬化体积变化百分比。3组患者的基线平均血压均为17.20/10.40kPa（129/78mmHg），2年后安慰剂组增加了0.09/0.08kPa（0.7/0.6mmHg），氨氯地平组降低了0.64/0.33kPa（4.8/2.5mmHg），依那普利组降低了0.65/0.32kPa（4.9/2.4mmHg）（与安慰剂组相比，干预组均$P<0.001$）。安慰剂组中有151例（23.1%）患者发生了心血管事件，氨氯地平组则为110例（16.6%）（HR＝0.69；95%CI，0.54～0.88，$P<0.003$），依那普利组为136例（20.2%）（HR＝0.85；95%CI，0.67～1.07，$P=0.16$）。依那普利组与氨氯地平组的主要终点发生率无统计学差异（HR＝0.81；95%CI，0.63～1.04，$P<0.10$）。IVUS亚组分析发现，与安慰剂组相比，服用氨氯地平的患者动脉粥样硬化进展有减缓的趋势（$P=0.12$），收缩压高于平均水平的患者中进展明显缓慢（$P=0.01$）。在安慰剂组中，IVUS复查提示病变与基线相比明显进展（$P<0.001$），依那普利组表现为病变有进展趋势（$P=0.08$），而氨氯地平组病变无进展（$P=0.31$）。氨氯地平组血压下降与病变进展的相关系数$r=0.19$，$P=0.07$。血压正常的冠心病患者服用氨氯地平可减少心血管事件发生。依那普利也有相似作用，但作用较小，没有统计学差异。IVUS检查提示，氨氯地平可延缓动脉粥样硬化的进展，尽管这种差异仅在收缩压升高的亚组才有统计学意义，但证实了斑块负荷回缩伴有临床事件的减少，提示把影像

学作为研究终点是有效的。

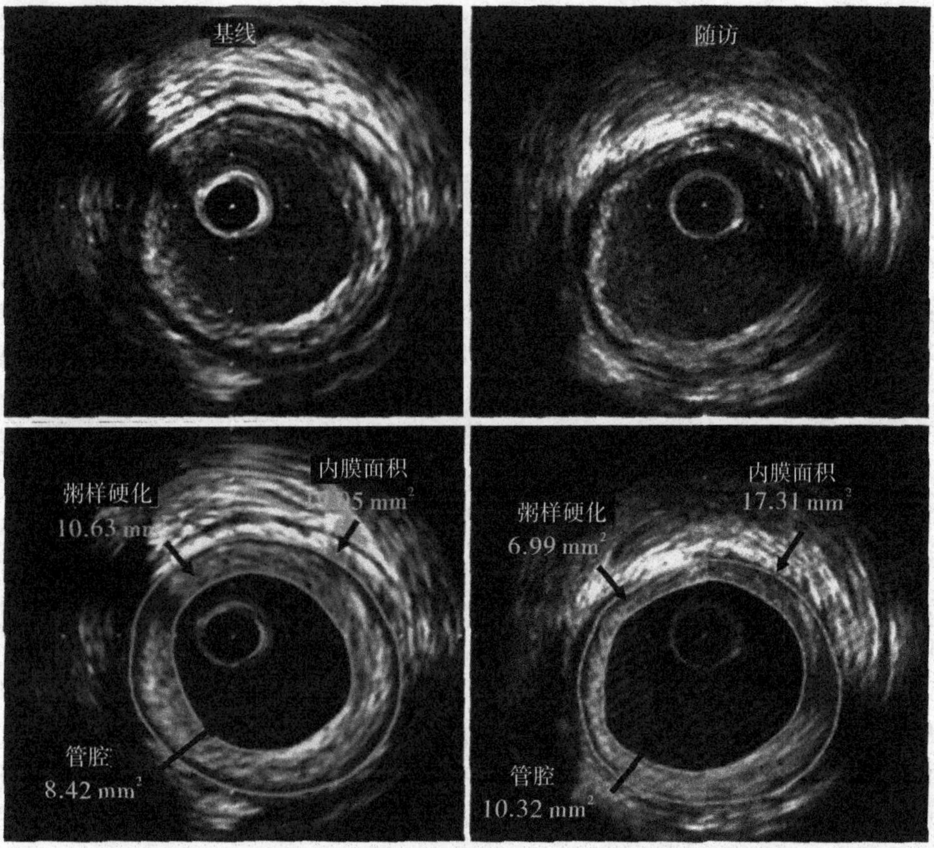


**图 8－25　长期坚持服用他汀类药物可使冠状动脉斑块缩小**

上面提及的研究结论都来自有症状的高危冠心病患者群。这些结果是否能应用于需要一级预防的亚临床冠心病患者，最终还需要无创影像学研究的结果。近期，应用对比剂增强的多排螺旋 CT（MDCT）扫描能区分钙化与非钙化冠状动脉斑块，并开始与 IVUS 相比较。将来会研发出评价冠心病总斑块负荷的无创手段，从而进一步理解钙化和非钙化斑块在冠心病进展中的复杂作用，为此尚需要大规模的研究。

## 四、冠状动脉腔内超声的并发症和局限性

冠状动脉腔内超声是在冠状动脉造影时进行的，其有与冠状动脉造影相似的并发症，包括冠状动脉痉挛、空气栓塞、急性心肌梗死及室性心动过速等。

冠状动脉血管内超声所用导管直径偏大。临床上常用的导管约 4. 0F，如果血管直径为 2. 5 ~3. 5mm，病变程度必须在 60% 以下，否则残余血管腔过小，超声导管不能通过病变区，因而不能成功显像。虽然目前已有 2. 9F 导管，但仍不能满足临床需要，若能生产 2F 以下超声导管则可显示严重狭窄病变。因此，研究生产微型导管将能扩大冠状动脉腔内超声的临床应用范围。

血管腔内超声的另一个重要的局限性是容易形成人工伪差，当探头的位置或运动不适当时，将产生人工伪差。探头位置可分为血管中央（同轴）位置、偏心（同轴）位置，或与

血管纵轴成角（非同轴）位置。当探头处于血管中央同轴位置时，界面的反射波垂直回到探头，所获得的图像最准确。但在临床操作时并非经常能做到这一点，在血管扭曲、成角时更难获得标准图像。偏心同轴位置并不影响血管腔径的测量，但可致明显的回声增强伪差，使与探头最近的血管壁回声增强，血管壁结构显示不清。当探头偏心时，产生侧向脉冲效应，使完整连续的界面出现“裂片”样改变，界面增粗，当导管处于非同轴或偏离轴线位置时，正常圆形管腔则扭曲成椭圆形，可使血管径高估。实验证明：偏离轴心角30°时，血管腔径及面积高估率分别达30%和20%，临床观察也证明了这一结果。机械式超声系统中，与驱动轴不均匀旋转有关的导管周期运动也会导致血管腔形态扭曲，圆形管腔变为椭圆形。导管头的非周期性运动还可降低分辨率。驱动轴转速不均匀，使探头或反射镜的旋转速度不均匀，导致图像的某些区域呈现压缩或伸展变形，旋转偏慢时，这些部位血管壁的图像被伸展；反之，转速加快时，图像则被压缩。当导管头处于偏心同轴位置时，图像呈肾形改变，称为非均匀旋转缺陷。采用同轴和中心型球囊导管有助于消除以上伪差。新近研制的微型马达（直径仅1mm，长度仅2mm）在导管前端直接与换能器和反射镜连接，有转速均匀，柔软性好，易操作，图像质量好、灰阶范围宽、分辨率高等优点。

系统分辨率所致的误差：血管内超声具有较高的图像质量，其原因是采用了较高的超声频率。常用的20MHz、30MHz超声频率的轴向分辨率分别约为300μm、200μm，而肌性动脉血管内膜很薄，低于轴向分辨率，由于系统点的传播作用，内膜在图像上显得较厚，因此常高估内膜厚度。要提高精确度，必须提高超声频率，但同时会影响穿透能力。为获得理想质量图像，探头频率应能随血管大小改变，目前常用的血管内超声探头还不能对内膜、中膜分别进行精确测定。新近报道高频冠状动脉腔内超声探头频率为40～200MHz，一些研究表明，超声频率大于50MHz并不实用，50MHz左右的超声频率能明显改善冠状动脉内超声图像。

关于血管腔的三维重建：血管内超声仅能提供探头处血管的横断面图像，单个切面并不能代表斑块的范围。血管腔三维重建能了解斑块的纵向大小，对指导冠状动脉血管介入性治疗具有一定作用。

血管内超声的物理局限性为钙化后方特征信号消失，因此无法看到深层血管的结构。超声导管的物理大小（目前约为1.0mm）在严重狭窄和小血管中构成一个很重要的成像限制因素。在这些血管中，送入超声导管可能会导致血管扩张（Dotter效应），因此可能会限制精确的血管测量。血管内超声的空间分辨率（>150μm）允许对血管壁结构进行详细分析，然而无法可靠分析纤维帽（60～100m）等动脉粥样硬化斑块重要的结构。

血管内超声的侵入特征表明了其在介入性心脏病学使用的优势及在无症状患者应用的局限性。因此，进一步发展包括CT和MRI的非侵入性成像方式非常重要。

（薛丽丽）

## 第三节　冠状动脉疾病

心脏的血液供应来自升主动脉的左、右冠状动脉及其分支。冠状动脉疾病包括获得性和先天性两大类。获得性冠状动脉疾病在成年人中最常见的是冠状动脉粥样硬化性心脏病，在婴幼儿中最为常见的是川崎病。最常见先天性的冠状动脉疾病是冠状动脉瘘。

## 一、冠状动脉粥样硬化性心脏病

冠状动脉粥样硬化性心脏病（coronary atherosclerotic heart disease，CHD），简称冠心病，其病理基础是冠状动脉的粥样硬化斑块形成，造成管腔狭窄或易发生痉挛引起冠状动脉血流减少，导致心肌缺血；如果粥样硬化斑块出血、冠状动脉内血栓形成则导致管腔闭塞、血流中断，将引起其供血区域局部急性心肌梗死，当坏死心肌逐渐纤维化，形成心肌瘢痕，即为陈旧性心肌梗死。冠状动脉粥样硬化最常见于左前降支，其后依次为右冠状动脉、左旋支和左冠状动脉主干。

冠心病常见的临床类型包括：心肌缺血、心绞痛、心肌梗死、心力衰竭及心律失常。

### （一）心肌梗死及其并发症

1. 病理　急性心肌梗死是由于冠状动脉粥样硬化斑块内出血、撕脱、血栓形成等原因导致其管腔闭塞、血流中断，引起其供血区域急性心肌缺血、坏死。坏死心肌收缩力减弱或丧失，心排出量减少。心肌梗死急性期过后，坏死心肌逐渐纤维化，形成瘢痕组织，成为陈旧性心肌梗死，由于瘢痕处无收缩力，导致室壁运动不协调和左室收缩功能减低。心肌梗死易发生以下并发症：①室壁瘤：梗死心肌形成疤痕后，导致室壁变薄，并在心室内压力的作用下，向外膨出，而且与正常心肌呈反向搏动，又称矛盾运动；②乳头肌功能不全或断裂：乳头肌缺血或梗死后，收缩无力甚至断裂，导致二尖瓣关闭不全，引起或加重左心衰竭；③附壁血栓形成：急性或陈旧性心肌梗死区心内膜下心肌受损伴随局部血流速度减低，易于形成附壁血栓，室壁瘤内多见，脱落后可造成脑、肾、脾等重要器官和肢体动脉的栓塞；④室间隔穿孔：室间隔梗死后可能破裂穿孔，造成急性室水平左向右分流和重度心力衰竭，最终导致死亡；⑤心脏破裂：较罕见，发生于心室游离壁，于心肌梗死后破裂、穿孔，造成心包大量积血和急性心包填塞而导致猝死。

2. 临床表现　急性心肌梗死发生前常有前驱症状，如频繁发作的心绞痛，发病时表现为胸骨后或心前区持续性剧烈绞痛，甚至刀割样疼痛，并向左肩、左臂和颈部放射，伴有强烈的压迫感，憋闷感，也有患者表现为上腹部痛。持续多在30分钟以上，休息和含化硝酸甘油不能缓解。可出现心悸，面色苍白，头晕，恶心，呕吐，烦躁不安，多汗和冷汗，濒死感等症状，常发生休克、心律失常或者急性左心衰竭表现，如呼吸困难，不能平卧。查体可发现心率加快或减慢，血压降低，听诊常有舒张期奔马律。心电图可出现相应导联的病理性Q波、ST段弓背样抬高。血清酶学检查可发现心肌酶升高，根据心肌酶浓度的序列变化和特异性同工酶的升高等改变即可诊断急性心肌梗死。室壁瘤是心肌梗死的常见并发症，较大的室壁瘤会导致心力衰竭、心律失常。乳头肌断裂可导致肺水肿，听诊心前区突然出现粗糙的收缩期杂音，临床上有时与室间隔穿孔不易鉴别。室间隔穿孔为急性心肌梗死预后较差的并发症之一，临床上发现胸骨左缘新出现粗糙而响亮的收缩期杂音，并伴随严重充血性心力衰竭。心肌梗死或室壁瘤患者常发生附壁血栓形成，以心尖部多见。

3. 超声检查

（1）超声检查方法：超声心动图是通过观察室壁舒缩运动的能力间接地判断心肌供血状态的。室壁运动减弱、丧失及矛盾运动或收缩期室壁增厚率降低、不增厚或变薄是冠心病的特征表现。局部室壁明显变薄，运动丧失或矛盾运动，心肌回声减弱或增强是诊断急、慢性心肌梗死的依据。

1）超声心动图检测室壁运动异常的方法：

A. M 型超声心动图：能够测量室壁搏动幅度、室壁的上升和下降运动速度，和室壁增厚率（ventricularthinkness fraction），其计算方法为：

室壁增厚率 =（收缩期厚度 - 舒张期厚度）/舒张期厚度 ×100%

传统的 M 型超声心动图只能显示右室前壁、室间隔和左室后壁的运动曲线，全方位 M 型，或解剖 M 型，则可以获得多方位取样线扫描的运动曲线，进行室壁各方向的向心运动幅度和速度的检测。

B. 二维超声心动图：能够实时、动态、全方位观察室壁运动异常，观察范围广泛，可以由心底向心尖进行系列左室短轴扫查，全面地观察室壁各部位的运动状态，向心性运动是否协调、一致。

C. 组织多普勒成像（DTI）：可以测量室壁一定部位的运动速度等，以检测局部室壁的舒缩能力，但检测的室壁运动速度是朝向或背离探头方向上的运动速度。因此其主要优势为检测心肌纵向运动，如心尖切面上检测室间隔、左室各壁、二、三尖瓣环的收缩期（S 峰）和舒张早期运动速度（Ea 峰）及晚期运动速度（Aa 峰）。

D. 速度向量成像（velocity vector imaging，VVI）和斑点追踪技术（speckle tracking imaging，STI）：VVI 是通过采集原始二维像素的振幅及相位信息，对心肌运动自动追踪，STI 技术是使用区块匹配和自相关搜索算法测量组织运动，这两种技术均不受声束方向与组织运动夹角的影响，可用于测量心肌心脏短轴及长轴各节段的二维应变、应变率和局部心肌旋转角度的变化。

2）左室壁节段划分法：二维超声心动图的室壁节段划分有多种方法，目前最为常用的是美国超声心动图学会推荐的十六节段划分法：将左室二尖瓣和乳头肌短轴水平各划分 6 个节段，心尖短轴水平划分为 4 个节段（图 8 - 26）。

十六节段划分法与冠状动脉各分支的供血范围存在相对较好的对应关系，通常室间隔前 2/3、左室前壁及心尖部由前降支供血，高侧壁、正后壁由左旋支供血，侧后壁及后下壁由左旋支供血或由右冠状动脉后降支供血，后间隔及下壁由后降支供血，根据运动异常室壁节段可初步判断受累的冠状动脉。但冠状动脉发育因人而异，冠脉的优势型各不同，因此室壁节段与冠脉分支的供血关系只是相对的、大致对应的。

3）正常室壁运动：正常心室壁运动包括短轴方向的向（离）心性运动、沿心脏长轴方向舒缩运动和扭转运动，室壁各部位舒缩运动基本协调一致，室壁短轴方向的向（离）心性运动幅度各部位不尽相同，通常为心底部低于心室中部及心尖部，室间隔低于游离壁，而左室后壁、侧壁通常幅度最强。正常值：室间隔 4 ~ 8mm，左室后壁 8 ~ 14mm，室壁增厚率≥30%。

4）室壁运动分级与记分：

A. 正常：在收缩期心内膜向内运动和室壁增厚率正常，记分为“0”。

B. 运动减低：室壁运动减弱（< 正常的 50% ~ 75%），收缩期室壁增厚率小于 20%，记分为“ +1”。

C. 运动丧失：该室壁节段运动幅度 0 ~ 2mm 或收缩期无增厚，记分为“ +2”。

D. 矛盾运动：在收缩期室壁节段向外运动或收缩期变薄，记分为“ +3”。

E. 运动增强：与正常节段比较，该室壁节段运动增强，记分为“ - 1”。

左室壁运动指数：全部节段的记分之和/节段数。室壁运动指数 0 为正常，大于 0 为异常。室壁运动指数越高，病情越严重、并发症越多。

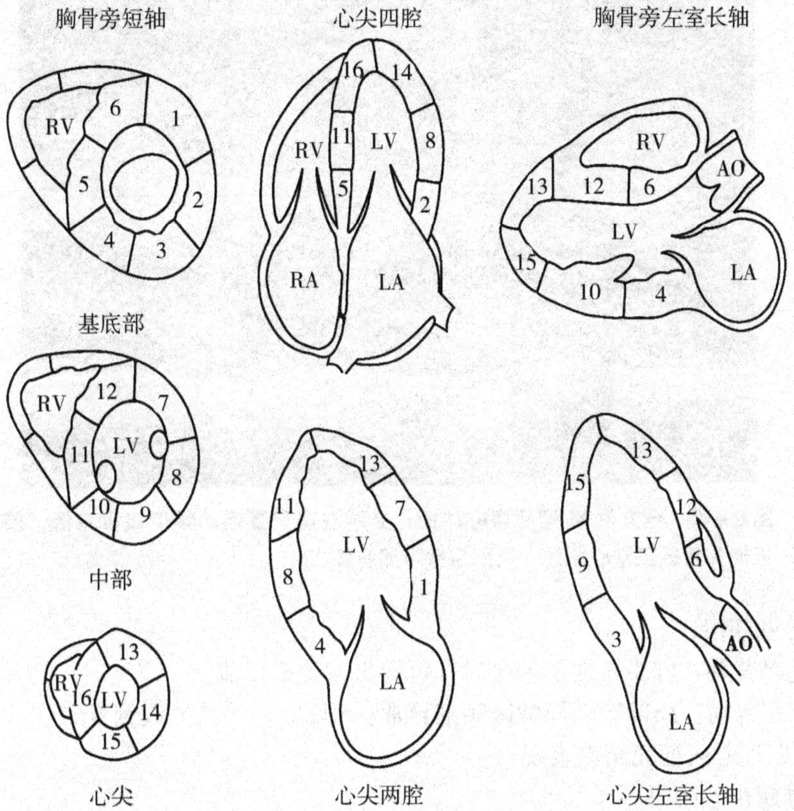


**图 8－26 十六节段划分法示意图**

5）其他类型的室壁运动异常：

A. 室壁运动不协调：室壁各节段向心运动不协调一致，异常节段运动减弱或消失，受到周围正常室壁的牵拉呈被动运动或扭动。

B. 室壁收缩运动延迟：局部室壁收缩时相较正常室壁延迟，常以 M 型检测，并与心电图对比。心肌缺血部位局部收缩时相较正常心肌延缓。M 型心动图可显示收缩时相落后于正常心肌，室壁运动幅度可能减弱，也可能不减弱。

（2）急性心肌梗死超声表现：

1）二维超声心动图：

A. 病变部位室壁变薄，局部略向外膨出。

B. 室壁运动明显减低或消失，甚至呈矛盾运动，正常室壁运动可代偿性增强。

C. 右室心肌梗死表现为右室游离壁矛盾运动，室间隔与左室同向运动。

D. 早期心肌回声减低，以后逐渐增强。

E. 心梗范围较大时左室整体收缩功能降低。

F. 部分患者可有少量心包积液。

2）M 型超声心动图：心肌梗死部位可表现为室壁运动明显减低、基本无运动、矛盾运动，或运动延迟（图 8－27）。

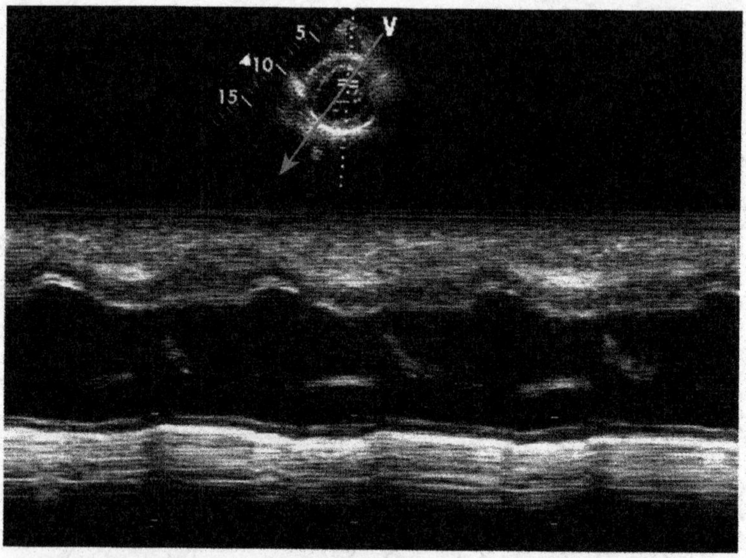


图8-27 全方位M型超声心动图：显示左室下壁运动幅度显著减低，接近消失邻近正常心肌薄，局部室壁可略有膨出

3）多普勒超声：

A. 彩色多普勒：乳头肌功能不全时，可检出二尖瓣反流。

B. 组织多普勒：局部运动异常区频谱异常，S峰减低，消失或倒置。

（3）陈旧性心肌梗死超声表现：

1）二维超声心动图：

A. 心室壁局部变薄，心肌回声明显增强，正常室壁的三层回声结构消失，舒张期厚度小于7mm。

B. 局部运动幅度显著减低，甚至消失或呈矛盾运动。

C. 非透壁心肌梗死，表现为局部心内膜下心肌内回声增强，室壁运动减弱或正常。

2）M型超声心动图：局部室壁运动明显减低、消失或矛盾运动，室壁变薄，收缩期无增厚或变薄。

3）彩色多普勒：

A. 乳头肌功能不全时，可检出二尖瓣反流。

B. 右室心肌梗死常出现三尖瓣反流。

（4）室壁瘤的超声表现：

1）二维超声心动图：

A. 局部室壁呈瘤样向外膨出，常见于左室心尖部，或左室下壁。

B. 膨出室壁明显变薄，回声增强，与正常室壁呈矛盾运动，收缩期膨出比舒张期更为显著，正常室壁与瘤体有较清楚的分界点。

C. 膨出腔内可有附壁血栓形成。

2）彩色多普勒：收缩期可见低速血流进入瘤体，舒张期可见血流由瘤体流出。

（5）乳头肌断裂的超声表现：

1）二维超声心动图：

A. 二、三尖瓣断裂的乳头肌连于腱索，随心动周期呈“连枷”样往返运动，收缩期进入心房，舒张期回到心室，并导致瓣尖脱垂伴关闭不全。

B. 心肌梗死表现：相应部位室壁运动明显减低或消失，甚至呈矛盾运动，室壁变薄，局部略向外膨出；二尖瓣前外乳头肌断裂常在左室前壁、前室间隔和心尖部心梗时出现，而后内乳头肌断裂则是伴随着左室下、后壁、后室间隔心梗出现，三尖瓣乳头肌断裂则见于右室心梗（图 8－28）。

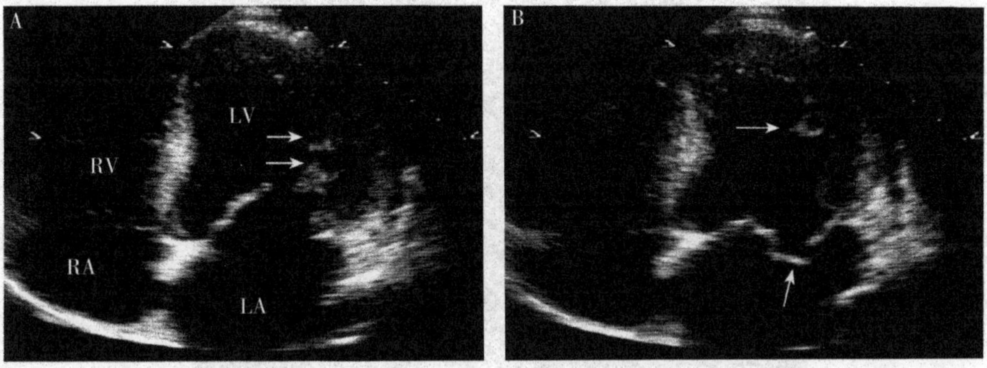


**图 8－28　乳头肌断裂二维超声表现：心尖四腔切面显示前外乳头肌断裂**

A. 舒张期两断端均位于左室内；B. 收缩期断裂乳头肌的一部分随腱索甩入左房，并导致二尖瓣脱垂并关闭不全 LA：左房；RA：右房；LV：左室；RV：右室箭头所指为乳头肌的两个断端

C. 病变侧心房、心室增大。

2）彩色多普勒：显示二、三尖瓣反流，频谱多普勒可以录得反流频谱。

（6）室间隔穿孔的超声表现：

1）二维超声：

A. 室间隔肌部回声失落，连续中断，边缘不甚整齐。

B. 室间隔近心尖部穿孔多发生于广泛前壁前室间隔心肌梗死后，后室间隔基底部或中部穿孔多发生于左室下壁和后室间隔心肌梗死后，穿孔附近室壁运动异常。

C. 多位于前室间隔近心尖部、后室间隔基底部或中部。

D. 右心室、左房扩大。

2）彩色多普勒：收缩期五彩镶嵌血流信号由左室经穿孔处射入右室。

（7）附壁血栓形成的超声表现：

1）二维超声：

A. 室壁可见不规则团块状回声附着，其内部回声分布不均匀，边缘清晰，基底部较宽，活动度较小（图 8－29）。

B. 其附着部位室壁有明显运动异常（消失或矛盾运动）。

C. 常见于心尖部。

2）彩色多普勒：异常回声区血流充盈缺损、绕行。

超声心动图检出急性和陈旧性心肌梗死具有很高的敏感性和特异性，在定位心肌缺血、判定受累冠状动脉支准确性也很高，能够随访观察心梗后室壁运动异常的演变，对急性心肌梗死的发展与转归做出评估。超声检测急性心肌梗死是否伴有二尖瓣反流，以及反流的程度对预后的判断也有较大意义。超声心动图检测较小室壁瘤的敏感性明显优于心电图，还可显示室壁瘤占左室大小的比例，判断是否需要手术切除；能够早期明确诊断乳头肌断裂，对及时手术、挽救患者生命有重要的意义；检出心肌梗死室间隔穿孔的准确率很高，能够显示穿孔部位、大小；检测血栓有较高的敏感性和特异性，为临床及早治疗、防止发生重要器官栓塞提供依据。

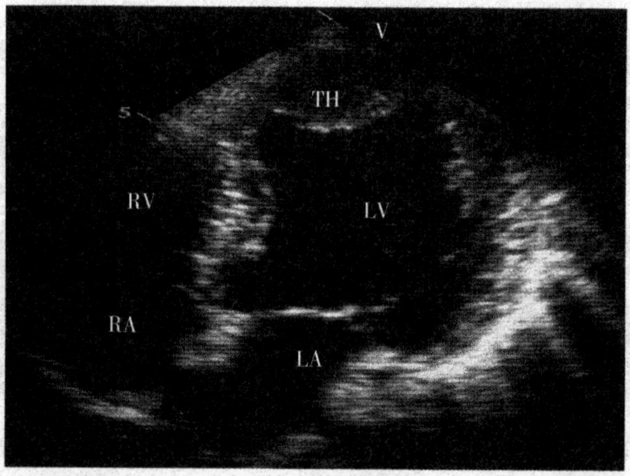


**图 8-29 心肌梗死后心尖部附壁血栓形成的超声表现**

心尖四腔切面：显示左室心尖部室壁变薄、可见不规则中等偏强回声附着

## （二）心肌缺血

1. 病理　心肌缺血是因冠状动脉粥样硬化斑块形成或痉挛引起冠状动脉狭窄，导致冠脉血流供求不平衡，引发心肌损害的病变。冠状动脉主要分支管径狭窄率大于 50% 而且无侧支循环时，在体力劳动或应激情况下，冠脉血流量的增加不能满足心肌耗氧量的增加，就会发生心肌缺血、缺氧改变。慢性心肌缺血诊断治疗不及时可能会发展为心肌梗死。心肌供血障碍除与管腔狭窄的程度有关外，还与侧支循环发展有关，因此心肌缺血的程度与冠状动脉狭窄的程度并不完全一致。

2. 临床表现　慢性心肌缺血可表现为隐匿型和心绞痛型冠心病。隐匿型冠心病无临床症状，但有心电图典型缺血性 ST－T 段改变、心肌核素显像等检查显示血流灌注减少等心肌缺血客观证据，部分患者有严重的冠状动脉粥样硬化病变，可能发生急性猝死，故也应引起足够重视，及早发现与治疗。心绞痛型冠心病的主要症状为阵发性的胸骨后或心前区压榨样疼痛或闷痛，并向左肩、左上臂及颈部、咽喉、下颌和上腹部放射，持续 3～5 分钟，休息或舌下含服硝酸甘油后可缓解。分为：①劳力型：常发生于体力劳动、精神紧张、情绪激动等心肌耗氧量增大时；②自发型：心绞痛发作和心肌耗氧量增加无明显关系；③变异型：多在午夜或凌晨发作，无明显诱因，持续时间较长。

3. 超声检查

（1）超声检查方法：节段性室壁运动异常是心肌缺血的特异性表现，超声心动图应用二维、M 型及其他显像模式，检查左右心室壁和室间隔各部位有否出现节段性室壁运动异常，来诊断冠心病心肌缺血。常用切面包括胸骨旁左室长轴及胸骨旁系列左室短轴切面，心尖四腔、左室长轴和两腔切面。应用二维超声观察测量整体室壁运动的协调性、各部位室壁运动的幅度，可疑处采集常规 M 型或解剖 M 型曲线，同步记录心电图，观察曲线形态，测定室壁运动幅度和时相变化。

（2）超声心动图表现：

1）二维超声：

A. 节段性室壁运动幅度减弱：室壁运动减弱的标准为小于正常室壁运动幅度的 50% ~ 75%，0 ~ 2mm 为无运动，心肌缺血通常可表现为运动减弱，严重者可表现为不运动。

B. 局部室壁增厚率减低（<30%），对心肌缺血检出的特异性较高，但敏感性较低。

C. 室壁运动不协调：某一局部运动幅度减弱，被动地受附近室壁运动牵拉而使整个室壁运动出现不协调，可呈顺时针或逆时针扭动。

D. 心内膜、心肌回声增强，缺血区局部常有心肌弥漫或不均匀回声增强，或心内膜面线状回声增强。

E. 左室形态失常，心尖部扩大、圆钝，多因侵犯左前降支致左室乳头肌平面以下室壁缺血所致。

2）M 型超声心动图：

A. 室壁运动减低、不协调，或延迟（图 8 - 30）。

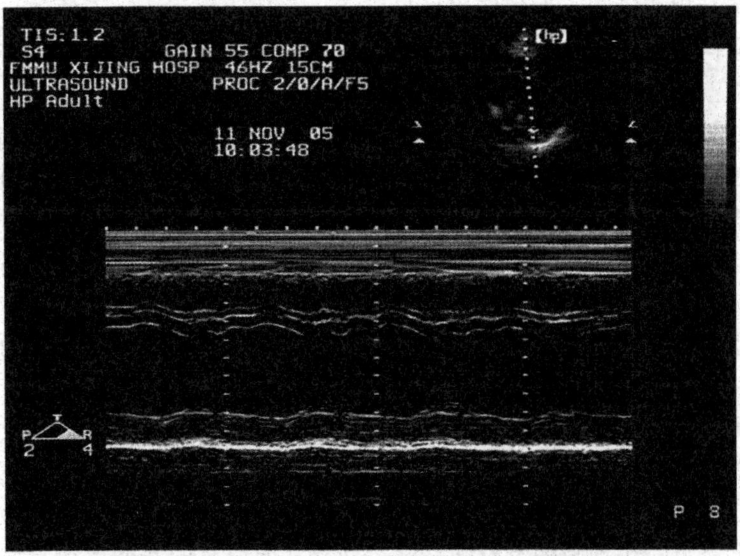


**图 8 - 30 冠心病左室后壁心肌缺血的 M 型运动曲线**

心室中部水平室壁运动曲线，左室后壁运动幅度及速度明显减低

B. 室壁收缩与舒张速度较正常减低，收缩速度大于或等于舒张速度。

C. 局部室壁运动时相延迟：心肌缺血部位收缩时相较正常室壁延迟，收缩高峰常在舒张早期，可测出落后的时间。

D. 曲线形态异常，呈“弓背”样改变。

3）心功能的改变：

A. 局部室壁功能减低。

B. 左室整体收缩功能正常或降低。

4）组织多普勒：取样容积置于局部运动异常区表现为 S 峰减低，E 峰减低，A 峰可增高。置于心尖四腔二尖瓣环显示 E 峰减低，A 峰增高，E/A <1。

5）负荷超声心动图（stress echocardiography，SE）：冠脉狭窄 50% ~75% 的慢性心肌缺血患者静息时大多并不出现节段性室壁运动异常，负荷试验通过采用多种手段增加心脏耗氧量或使已狭窄的冠状动脉供血区血流进一步减少，在负荷前、中、后进行超声心动图检查，观测胸骨旁左室长轴和左室系列短轴切面、心尖四腔、心尖二腔等切面的室壁运动，记录血压、心率及十二导联心电图，若原运动正常的室壁出现节段性运动异常，或原运动轻度减弱的室壁运动异常进一步恶化，为负荷试验阳性，可提高超声检出心肌缺血的敏感性，十分有价值。可选用的方法有多种，包括运动负荷试验、药物负荷试验、心房调波及冷加压试验等，目前以运动负荷试验和多巴酚丁胺负荷试验使用较多。目前临床主要用于冠心病心肌缺血诊断、危险性分层和心肌存活性的检测。

A. 运动负荷超声心动图：通常应用活动平板或卧位踏车运动试验，其中卧位踏车运动试验的应用较为广泛。从 25W 开始，以后每隔 3 分钟增加 25W，直至达到试验终点，其局限性为年老体弱者或体力不足者等难以达到最大负荷量，而且运动使肺过度换气，影响超声图像质量。

B. 药物负荷超声心动图：近年应用日趋广泛，尤其适用于活动不便和年老体弱者。常用药物为多巴酚丁胺、腺苷、双嘧达莫、ATP、硝酸甘油、麦角新碱等。①多巴酚丁胺负荷超声心动图：多巴酚丁胺为 β 受体激动剂，小剂量主要增加心肌收缩力，大剂量则以使血压升高、心率加快，心肌耗氧量增加，诱发心肌缺血。小剂量多巴酚丁胺负荷超声心动图用于检测缺血部位心肌的存活性，大剂量多巴酚丁胺负荷超声心动图则用于检测缺血心肌。方法：静脉阶梯式注射多巴酚丁胺，通常从 5μg/（kg·min）开始，每隔 3 分钟依次递增至 10、20、30、40μg/（kg·min），同时监测心电图、心率和血压。如未达目标心率，则可在静注多巴酚丁胺的同时静注阿托品 0.25 ~1mg。②腺苷负荷超声心动图：腺苷是一种血管扩张剂，它能使冠状动脉的阻力血管扩张，引起冠脉血流重分布，发生冠脉窃血，诱发心肌缺血。试验方案：静脉注射腺苷 0.14mg/（kg·min），持续 6 分钟，总剂量 0.8mg/kg。静注前、静注过程开始后 3 分钟及静注结束 10 分钟后重复记录上述切面超声图像，同时监测心电图和血压。禁忌证：Ⅱ度或Ⅲ度房室传导阻滞、窦房结疾病（带有人工起搏器者除外）患者，已知有支气管狭窄或支气管痉挛的肺部疾病的患者，已知对腺苷有过敏反应的患者。

C. 负荷试验终点：出现新的节段性室壁运动异常或原有的室壁运动异常加重；达到目标心率（220 - 年龄）×0.85；出现典型的心绞痛；心电图 ST 段缺血性下移≥1mm；达到负荷试验的最大剂量；出现严重室性心律失常；血压≥29/16kPa（220/120mmHg）或收缩压下降≥2.66kPa（20mmHg）；受试者不能忍受的症状，如力竭、头痛、恶心、呕吐等。

D. 负荷超声心动图的图像分析：应用超声检查设备配备的负荷试验分析软件，可将负荷前、中、后各阶段的同一切面的图像显示于同一屏幕上，进行室壁运动对比分析。判断心肌缺血的主要标准是在静息状态下运动正常的心肌，在负荷状态下运动减弱；判断心肌存活性的主要标准是静息状态下运动异常的心肌，在负荷状态下运动改善，进一步增加负荷时心肌运动再次减弱即所谓的双向反应。

4. 临床价值　超声心动图通过检测节段性室壁运动异常可以明确心肌缺血的部位、范围，初步判断受累的冠状动脉或其分支。但冠状动脉狭窄较轻时，或者虽然冠状动脉狭窄较重、但形成了良好侧支循环时，静息状态超声心动图并不出现室壁运动异常，因此常规超声心动图检出的敏感性较低。负荷试验可以明显提高超声心动图对心肌缺血的检出率，应作为诊断冠心病的一项常规检查。

### （三）缺血性心肌病

1. 病理　缺血性心肌病是由于冠状动脉各分支广泛受累，导致的心肌广泛缺血、坏死、纤维化，继而心脏明显扩大，收缩舒张功能明显受损的心脏疾病。缺血性心肌病一般均有多支冠状动脉粥样病变，或冠状动脉普遍较细，且常合并较广泛的陈旧性心肌梗死。长期反复发生心肌缺血，引起左室僵硬度升高、顺应性降低。大面积心肌梗死或纤维化更加重心腔僵硬度增加，顺应性降低，同时由于心肌细胞受损减少，心肌收缩功能障碍显著减低。

2. 临床表现　常见于中、老年人，以男性患者居多，多有明显冠心病病史，症状主要包括心绞痛、心力衰竭、心律失常等。心绞痛是患者主要症状之一，大约有 72% ~92% 的缺血性心肌病病例出现过心绞痛发作，但随心力衰竭的出现，心绞痛发作可逐渐减少乃至消失。也有一些患者始终无心绞痛或心肌梗死的表现，仅表现为无症状性心肌缺血。心力衰竭是缺血性心肌病发展的必然结果，患者常表现为劳力性呼吸困难，严重时可发展为端坐呼吸和夜间阵发性呼吸困难等左心室功能不全表现。心脏听诊第一心音减弱，可闻及舒张中晚期奔马律。两肺底可闻及散在湿啰音。晚期可合并有右心室功能衰竭。长期、慢性的心肌缺血导致心肌坏死、顿抑或冬眠以及局灶性或弥漫性纤维化甚至瘢痕形成，引起心脏电活动，包括起搏、传导等均可发生异常，可以出现各种类型的心律失常，尤以室性期前收缩、心房颤动和束支传导阻滞多见。心脏腔室明显扩大、心房颤动、心排出量明显降低的患者心脏腔室内易于形成血栓，引起外周动脉栓塞。

3. 超声表现

（1）二维与 M 型超声：

1）左室明显扩大、近似球形，左房扩大，右房、右室可扩大。

2）室壁运动普遍减低或大部分室壁运动减低，但表现为强弱不等呈节段性分布。

3）室壁点状回声增强；部分室壁回声明显增强，可变薄、膨出，呈陈旧性心肌梗死改变。

4）二尖瓣动度降低，开放相对较小，呈“大心腔，小开口”。

5）左室射血分值及短轴缩短率明显减低。

（2）多普勒超声：

1）彩色多普勒多可见二尖瓣反流，也可有三尖瓣或主动脉瓣反流。

2）二尖瓣口血流频谱或二尖瓣环组织多普勒频谱显示左室舒张功能显著减退，常呈限制型充盈障碍。

4. 鉴别诊断　缺血性心肌病的超声表现与扩张型心肌病有类似之处，主要鉴别点为扩张型心肌病患者年龄相对偏低，多为中青年，无心绞痛症状和冠心病史，心脏呈均匀性扩大，一般不出现明显的局部膨出，室壁运动多呈普遍均匀性减低，室壁厚度和心肌回声基本正常，冠状动脉造影多无明显狭窄。

5. 临床价值　二维超声心动图根据左室明显扩大，收缩功能明显减低以及室壁回声增强，局部变薄、室壁搏幅不均匀性降低，呈节段性分布可提示缺血性心肌病。如有心绞痛及陈旧性心梗病史则更有助于该病的诊断。诊断过程中主要应与扩张型心肌病鉴别，个别患者两者易混淆。

## 二、冠状动脉瘘

冠状动脉瘘（coronary artery fistula，CAF）是指左、右冠状动脉与心腔或大血管之间存在先天性异常通道。约占先天性心脏病的0.2%～0.4%。

### （一）病理

冠状动脉瘘可起源于左、右或双侧冠状动脉的主干或分支，以右冠状动脉瘘多见，受累冠脉常显著增宽伴扭曲，少部分可呈动脉瘤样扩张。冠状动脉可瘘入各个心腔和周围的大血管，以瘘入右心系统为常见，瘘入左心系统相对少见，依次为右室、右房、肺动脉、冠状静脉窦、左房和左室。入右室多在房室沟附近，肺动脉多在近端前壁或侧壁。瘘管小的可无明显血流动力学改变，瘘管粗大的，引流入右心或左心，会相应地导致右心或左心系统容量负荷加重，心脏可有不同程度增大。由于冠状循环经瘘管分流而造成其正常供血区血流量下降，导致相应供血区的心肌缺血，出现冠状动脉窃血现象。

### （二）临床表现

大部分患者可终身无症状，少部分患者在儿童期无症状而在成年后出现，但冠状动脉心腔瘘左向右分流流量较大者，可在体力活动后出现心悸、气短，甚至水肿、咯血和阵发性呼吸困难等心力衰竭症状。瘘入冠状静脉窦者则易发生心房纤颤。发生冠状动脉窃血现象，则导致缺血性心绞痛，但较少发生心肌梗死。体检于心前区可闻及连续性杂音并伴局部的震颤，杂音最响部位取决于冠状动脉瘘入心脏的部位。右心室瘘以胸骨左缘4、5肋间舒张期杂音最响，右房瘘以胸骨右缘第2肋间收缩期最响，肺动脉或左房瘘则以胸骨左缘第2肋间最响。

### （三）超声检查

1. 检查方法　冠状动脉瘘的起源、走行及瘘口位置多变，检查时必须采用多切面全面扫查，发现异常血管或血流后，沿其走行逆行或正向追踪受累冠脉及引流部位。主动脉根部短轴、心尖五腔切面及胸骨旁左室长轴可显示左、右冠状动脉起始部有无增宽，并可沿其增宽的分支或血流追踪至瘘口部位。

2. 超声心动图表现

（1）二维超声心动图：

1）直接征象：于主动脉短轴、心尖五腔或胸骨旁左室长轴切面可显示右冠状动脉或左冠状动脉起始部不同程度扩大，异常的冠状动脉常显著扩张，其走行多迂曲，管径粗细不均，有时形成梭形扩张，甚至囊状动脉瘤。追踪该粗大血管，可探查出其走行途径和长度，最终显示其瘘口，多数病例为单一瘘口，少数为多个瘘口。

2）间接征象：瘘入的心腔或血管内径增大，呈容量负荷增大的表现。瘘口附近的瓣膜可有扑动。发生冠状动脉窃血时，可见节段性室壁运动异常和左室收缩功能减低。

(2) 超声多普勒:

1) 彩色多普勒:扩张的冠脉血管内血流变宽、加速,瘘口处可见五彩镶嵌明亮的彩色血流自冠状动脉内呈喷射状瘘入心腔或血管,多呈双期湍流。瘘入左室时,由于收缩期左室压力明显增加并高于主动脉压力,因而收缩期没有血液分流,分流进入左室的多彩湍流出现于舒张期。

2) 频谱多普勒:于受累冠状动脉起始部或走行区间的管腔内,以及瘘口处可记录到双期或舒张期为主的高速湍流频谱。

(四) 鉴别诊断

CAF 的鉴别诊断包括:①动脉导管未闭:主肺动脉内持续左向右分流,收缩期为主,来自主肺动脉与降主动脉之间的异常通道,彩色血流根部位于肺动脉分叉处。冠状动脉 - 肺动脉瘘也可见主肺动脉内双期连续性分流,但其血流根部位于肺动脉前壁或侧壁的中、下部,不存在动脉导管结构,可见左冠状动脉及左前降支扩张。②主动脉窦动脉瘤破裂:胸骨左缘 3、4 肋间可闻及双期连续性杂音,但超声显示主动脉窦显著扩张,并与心腔之间存在交通口和分流。③高位室间隔缺损合并主动脉瓣脱垂并关闭不全:双期杂音位于胸骨左缘 3、4 肋间,但不连续,超声易于显示室间隔上部缺损和主动脉瓣脱垂并关闭不全伴有反流。

(五) 临床价值

听诊发现双期连续性杂音,或者超声检查发现心腔内异常分流,在排除动脉导管未闭、主动脉窦瘤破裂、主 - 肺动脉间隔缺损及其他先天性心脏病后,应考虑本病。二维超声显示冠状动脉主干及分支增粗,彩色多普勒显示瘘口处多彩镶嵌血流,即可明确诊断。

## 三、川崎病

川崎病(Kawasaki disease,KD)是一种婴幼儿急性发热性疾病,伴有皮肤黏膜病变和颈部非化脓性淋巴结肿大,故又称皮肤黏膜淋巴结综合征(mucocutaneous lymphnode syndrome,MCLS),由日本儿科医生川崎富作于 1967 年首先报道。此病好发于五岁以下儿童,6 个月至 1 岁为发病高峰期,男性发病率高于女性,比例为 1.35 ~ 1.5 : 1,亚洲人发病率高于其他人种。

(一) 病理

本病发病可能与嗜淋巴组织病毒等病原体感染所致免疫异常及遗传易感性有关,其主要病理基础为全身多发性血管炎,表现为全身微血管炎和心内膜炎及心肌炎,而后进展为累及主动脉分支的动脉内膜炎,冠状动脉最易受到损害,其次为主动脉、头臂动脉、腹腔动脉和肺动脉等。病理改变为动脉全层粒细胞和单核细胞浸润,内膜增厚,内弹力层断裂,管壁坏死,管腔不均匀性增宽,部分病例形成动脉瘤。急性期后动脉瘤可消退或持续存在,瘤壁可呈不规则增厚,可伴有冠状动脉内血栓形成,造成管腔狭窄甚至闭塞,导致心绞痛,甚至心肌梗死。

(二) 临床表现

持续高热 1 ~ 2 周,非化脓性颈部淋巴结肿大,自肢端开始,全身出现多形性红斑或斑丘疹,一周内消退,第二周脱屑,眼结膜充血,口腔黏膜、嘴唇鲜红、干裂出血,舌常呈杨梅舌。可有心肌炎、心包炎或心力衰竭表现。心电图可见 ST - T 改变,及 P - R 间期延长,少数病例可见病理性 Q 波。

（三）超声检查

1. 超声检查方法　心底主动脉根部短轴切面能清晰显示左冠状动脉主干和左前降支、回旋支近段；非标准左室长轴切面和心底短轴切面是显示右冠状动脉主干的主要切面；在非标准心尖两腔切面上，分别于近心尖部前、后室间沟处能探测到前降支和右冠状动脉远端；剑突下四腔心切面能够观察右冠状动脉末端及左冠状动脉回旋支。检查时应选用较高频率（5.0～7.5MHz）的探头，适当旋转探头使之与受检冠状动脉长轴基本平行，能显示更长范围的冠脉支。经食管超声心动图可以更清晰地显示左、右冠状动脉及其分支。

2. 超声心动图表现

（1）冠状动脉异常：①冠状动脉主干及其分支内径不均匀性增宽，5 岁以下幼儿≥3mm 或冠状动脉内径/主动脉根部内径比值＞0.16，若＞0.20 为扩张，＞0.30 为动脉瘤，≥0.60 或内径≥8mm 者称巨大冠状动脉瘤，左冠状动脉比右冠状动脉更易发生扩张，以左主干和前降支近端多见；②冠状动脉管径不均，走行迂曲，呈“串珠”样改变；③增宽的冠状动脉内血栓形成，充填管腔，可致管腔狭窄或闭塞；④恢复期后冠状动脉管壁回声增强伴有局限性狭窄。

（2）心包积液：可见少至中量积液。

（3）房室腔扩大：部分房室腔扩大或全心扩大。

（4）二尖瓣及三尖瓣反流：为全心炎或者房室腔扩大的继发改变。

（5）节段性室壁运动异常：受累冠状动脉供血范围内室壁运动幅度明显减低，甚至消失或呈矛盾运动，伴有局部室壁增厚率减低和室壁变薄，可呈急性心肌梗死表现。

（6）彩色血流显像异常：冠状动脉彩色多普勒血流显像可显示血栓形成处血流变细，远端血流中断。

（四）鉴别诊断

儿童不明原因长时间发热、皮疹伴颈部淋巴结肿大，应考虑本病的可能。进行超声心动图检查，有助于及时发现川崎病及其对心脏的损害，及早进行治疗。对于日常超声心动图检查过程中发现的冠状动脉增宽的病例，应注意对本病恢复期与冠状动脉瘘进行鉴别，后者多为一支冠状动脉从起始部到瘘口处普遍的增宽，冠脉扩张相对比较均匀，极少形成动脉瘤，其内为高速多彩明亮的血流，另外病史、心脏杂音和实验室检查等都有助于鉴别诊断。

（五）临床价值

超声心动图是本病急性期检查冠状动脉和心脏受损情况的首选方法，对左、右冠状动脉主干及主要分支近端的动脉瘤的检出率达到 92%，对远端动脉瘤的显示受到一定限制，但仍然可以作为心功能评价的重要手段。川崎病儿童治疗的随访也非常重要，即使一切正常，也要保持每年一次的健康体检，其中超声心动图检查是随访的手段之一，对于预防患儿成年后的冠心病具有重要作用。

（张兆志）

# 第四节　先天性心脏病

## 一、分流型先心病

1. 房间隔缺损（ASD）

（1）明确诊断根据：①二维超声心动图（2DE）显示房间隔回声中断，断端清楚。通常大动脉短轴切面、心尖四腔心、胸骨旁四腔心及剑突下双心房切面，均可从不同方向扫查到房间隔。②CDFI 显示明确过隔血流。③PWD 与 CWD 频谱表现为双期连续呈三峰状频谱。④TEE 更清楚地显示小至 2mm 的 ASD 及很细的分流束，也能清楚显示上、下腔静脉根部缺损（图 8－31）。

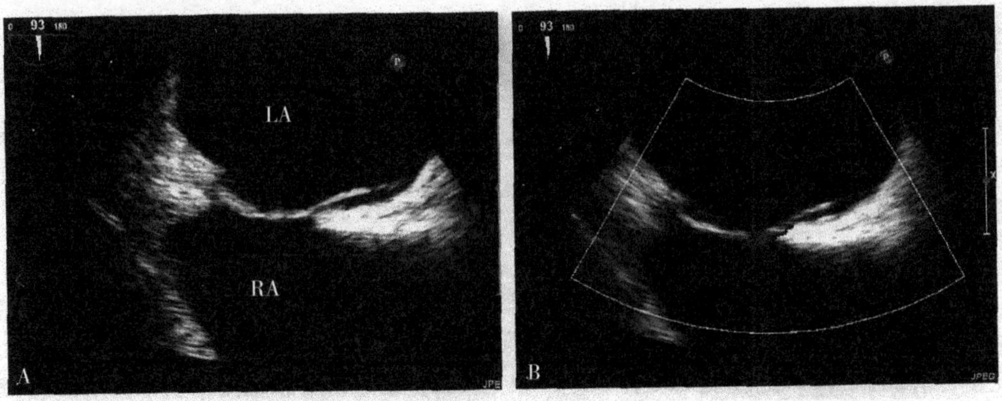


**图 8－31　经食管超声心动图**

A. 显示房间隔中部卵圆孔未闭的形态；B. 彩色多普勒显示存在左向右微少量分流

（2）血流动力学依据：房水平左向右分流，右室前负荷增大，右心扩大。三尖瓣、肺动脉瓣血流量增多，流速增快。ASD 患者通常肺动脉压力不高，三尖瓣反流压差一般正常范围和略高于正常。如果三尖瓣反流压差增高明显，要考虑是否合并其他导致肺动脉高压的原因或者为特发型肺动脉高压。

（3）分型：原发孔型（Ⅰ孔型）ASD 位于十字交叉处；继发孔型（Ⅱ孔型）中央型在房间隔卵圆窝周围，Ⅱ孔上腔型位于上腔静脉根部；Ⅱ孔型下腔型，位置低。Ⅱ孔混合型则是中央孔部位缺损连续至腔静脉根部。Ⅱ孔型还包括冠状静脉窦型，也称无顶冠状静脉窦综合征，是由于冠状经脉窦顶部缺失，造成血流动力学上的房水平分流。

2. 室间隔缺损（VSD）

（1）明确诊断根据：①2DE 显示室间隔有明确中断。②多普勒检查示有高速喷射性异常血流起自 VSD 处，走向右室。CDFI 显示分界清楚的多彩血流束，CW 测定有高速或较高速甚至低速分流频谱。见图 8－32。

（2）血流动力学依据：室水平左向右分流，肺循环血流量增加，左室前负荷增大，左心扩大。

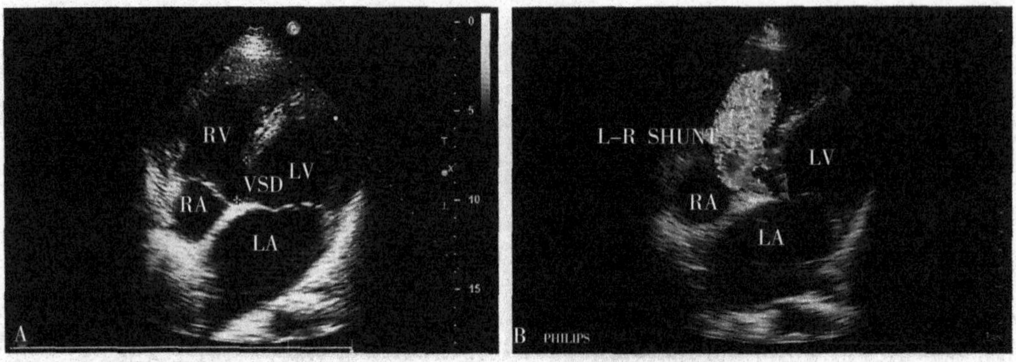


**图 8-32　室间隔缺损**

A. 二维图像显示膜周部室间隔缺损，断端清晰；B. 彩色多普勒显示室间隔缺损处大量左向右分流，为花彩高速血流

（3）VSD 分型：根据所在部位分为：①漏斗部 VSD 包括干下型、嵴内型、嵴上型；②膜周型包括范围最广，只要缺损一侧为三尖瓣环均称为膜周型，缺损可朝向漏斗间隔（嵴下型），也可朝向流入间隔（隔瓣下型），也可仅仅累及膜部（膜部型）；③低位肌部 VSD 称为肌部型。

3. 动脉导管未闭（PDA）

（1）明确诊断根据：①2DE 显示未闭动脉导管：用大动脉短轴切面稍上显示主肺动脉及左、右肺动脉分叉。PDA 常位于主动脉弓降部横切面与肺动脉分叉部偏左侧。胸骨上窝切面也可清晰显示 PDA 走行及大小。②CDFI 检查可见双期异常血流束从 PDA 肺动脉端起始，沿主肺动脉外缘走向肺动脉瓣侧。CW 测定有双期连续性频谱。表现为从舒张期早期开始的最高峰后，继以逐渐下滑的梯形，直到第二个心动周期的同一时相又出现最高峰。其流速在无明显肺动脉高压时为 3～4m/s。见（图 8-33）。

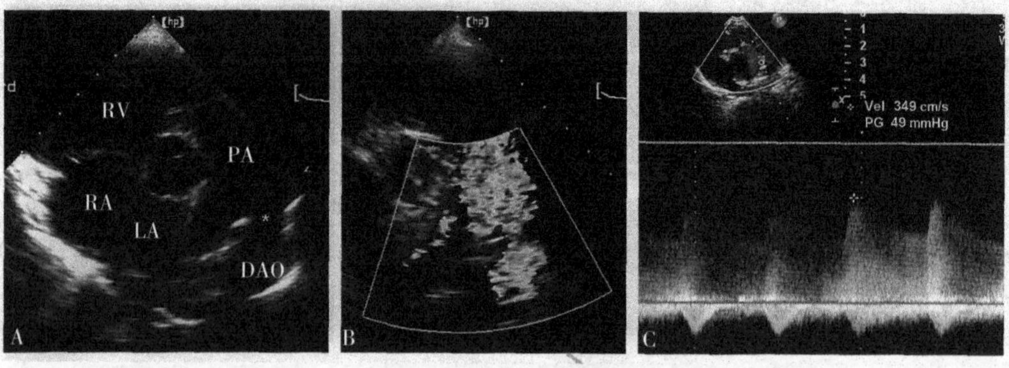


**图 8-33　动脉导管未闭**

A. 大动脉短轴切面，显示降主动脉（DAO）与肺动脉间存在异常通路（星号处）；B. 彩色多普勒显示自降主动脉至肺动脉的异常血流；C. 连续波多普勒显示动脉水平的连续性分流信号

（2）PDA 分型：①管型：2DE 显示 PDA 如小管状，连接主、肺动脉之间。②漏斗型：PDA 的主动脉端较大，进入肺动脉的入口小。根据 2DE 图形可测两个口的大小和长度。

③窗型：PDA 几乎不能显示，仅见主动脉与肺动脉分叉部血流信号相通。

4. 心内膜垫缺损（ECD）

（1）明确诊断根据：①CECD 时，2DE 四腔心显示十字交叉部位 ASD 与 VSD 两者相通。二尖瓣前叶于隔叶形成前、后共瓣回声，横跨房、室间隔，房室瓣口通向两侧心室。追查有无腱索及腱索附着部位，可分型诊断。PECD 中 ASD 合并二尖瓣前叶裂时，2DE 能显示其裂口，在四腔心切面上可见正常时完整且较长的二尖瓣前叶中部出现中断。左室长轴切面可见二尖瓣前叶突向左室流出道。在左室右房通道时，2DE 四腔心显示三尖瓣隔叶附着点间的房室间隔缺损。②CDFI 能清楚显示血流量增加。在 CECD 时，血流在四腔之间通过共瓣交通，当肺动脉高压不严重时，以左向右分流为主。PECD 左室右房通道时，在右房内可见起自缺损部的收缩期高速血流束，横穿右房。二尖瓣裂时在裂口处可见朝向左房的反流束（图 8－34，图 8－35）。

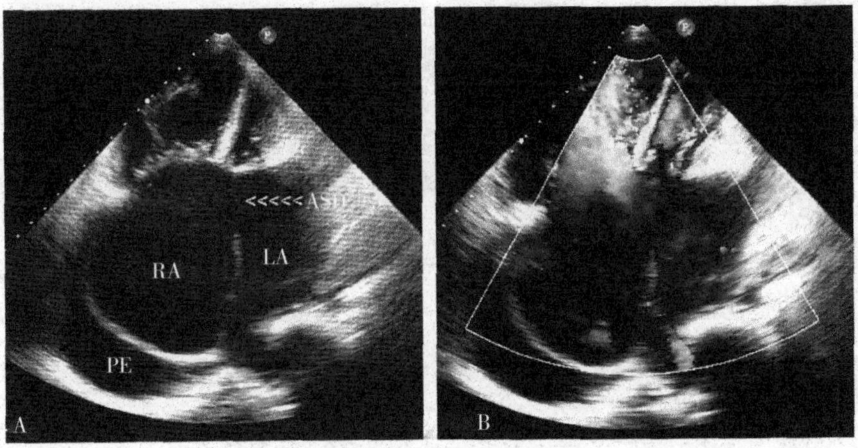


**图 8－34　部分型心内膜垫缺损心尖四腔心切面**

A. 原发孔型房间隔（ASD）缺损；B. 房水平左向右分流。PE 心包积液

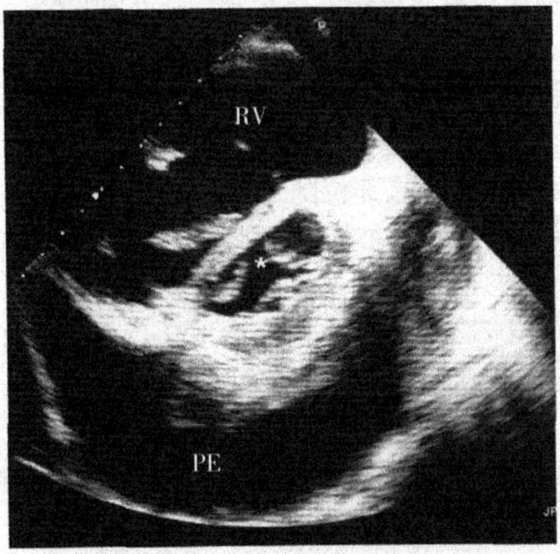


**图 8－35　部分型心内膜垫缺损**

二尖瓣短轴切面示二尖瓣前叶裂（＊）；PE 心包积液

（2）分型：有部分型（PECD）和完全型（CECD）两类。PECD 包括Ⅰ孔 ASD、ASD 合并二尖瓣前叶裂、左室右房通道。完全型即十字交叉部完全未发育形成四个心腔交通，包括共同房室瓣、ASD 与 VSD 相连。CECD 又进一步为 Resteil A、Resteil B、Resteil C 三型。Resteil A 型共瓣有腱索附着室间隔顶端，即 VSD 下缘；Resteil B 型共瓣腱索越过室间隔至右室室间隔面；Resteil C 型共瓣无腱索附着。

## 二、异常血流通道型先心病

1. 主动脉窦瘤破裂（RAVA）

（1）明确诊断根据：①2DE 显示主动脉根部瓣环以上窦壁变薄，局限性向外突出，可能突入相邻的任一心腔。瘤壁最突出部位可见小破口。②CDFI 在与 2DE 显示瘤壁之同一切面上可见异常血流色彩充满窦瘤并流入破裂的心腔，为双期连续型的高速血流。CW 频谱可证实血流速度在 3～4m/s，舒张期更清楚。如窦瘤破入右房或左房，则呈射流。CDFI 表现为细束样从破口处穿过心房腔，直达心房外侧壁。③RAVA 常合并窦部下室间隔沿瓣环形成的新月形 VSD。2DE 观察时需仔细寻查瓣环与室间隔间之延续性。CDFI 可增加发现合并有 VSD 的敏感性，它表现为细小但流速仍较高的单纯收缩期血流。

（2）血流动力学诊断依据：多数窦瘤破入右心系统，属左向右分流类心脏病。有明显的左心容量负荷增加表现。

（3）分型：主动脉有 3 个窦即左、右及无冠状动脉窦。3 个窦均可能发生窦瘤，其破入不同。最常见的是，右窦瘤破入右室流出道、右室流入道或右心房；其次是无冠窦破入右室流入道或右房。

2. 冠状动脉瘘（CAF）

（1）明确诊断根据：①2DE 显示右或左主冠状动脉显著增宽，容易辨认，可沿其走行追查，常见扩张的冠状动脉在很长的一段途径中显示清楚，但难以追查到瘘口处。瘘多埋藏在心肌组织中，受 2DE 分辨力所限，显示不清。较少情况可见瘘口边缘，则有利于诊断。②CDFI 的应用显著提高本病超声确诊率。在扩张的冠状动脉内，血流显色及亮度增加，舒张期更清楚。沿其走行可追查到瘘口。从瘘口处射出的血流时相，因其所在心腔不同，在右房者呈双期连续，在右室者亦为双期但收缩期较弱，如瘘口在左室，则分流仅出现于舒张期。CW 检查血流速度亦较高，为 3～4m/s。

（2）血流动力学诊断依据：分流部位随冠状动脉瘘口位置而定，漏到右房则为左室向右房分流，右心容量负荷增加。瘘口在左心，则在左室和主动脉间有附加循环，左室增大及搏动更明显。

3. 肺静脉异常回流（APVC）　APVC 有完全型（TAPVC）及部分型（PAPVC）肺静脉异常回流。本文介绍完全型肺静脉异常回流的诊断。

（1）明确诊断根据：①2DE 的四腔心切面，在左房后上方显示一个斜行的较粗的管腔，为共同肺静脉干（CPV），是 TAPVC 的重要诊断根据，正常的肺静脉回声已不存在。如为心内型 TAPVC，可见 CPV 与右房直接相通或向后倾探头，可见 CPV 汇入冠状静脉窦；如为心上型，需沿 CPV 向上方扫查垂直静脉（VV），但难以成功。心下型 TAPVC，也可能汇入门脉，能显示门脉或肝静脉扩张、下腔静脉扩张等。四腔心切面可同时显示必有的 ASD。②CDFI可以显示异常血流途径，从 CPV 进入 VV，再入左无名静脉，然后汇入上腔静脉。

VV 内血流为向上行与永存左上腔静脉向下行的血流方向正相反。PW 分析与正常静脉血流类似。③CDFI 可证实大量的房水平右向左分流。

（2）血流动力学诊断根据：由于肺静脉血未回流入左房而进入右房，左心前负荷减小，右心前负荷增大。左心依赖房或室水平分流提供的血液输入体循环，故患者均存在缺氧。

（3）分型：①心上型：血流通过上腔静脉进入右房。②心内型：血流经冠状静脉窦或直接引入右房。③心下型：血流经下腔静脉入右房。各型 TAPVR，均有 ASD，右房混合血经 ASD 引入左房供应体循环。

4. 永存共同动脉干（TA）　TA 系指单一的动脉干发自心室并由它分出冠状动脉、体循环动脉及肺动脉。

（1）明确诊断根据：①2DE 显示单一的动脉干，类似主动脉位置但明显增宽且靠前。无右室流出道及肺动脉瓣回声。根据肺动脉发出的起点及型式，TA 分三型：Ⅰ型的主肺动脉发自 TA 的根部，2DE 显示 TA 成分叉状；Ⅱ型，左、右肺动脉分别起自 TA 较高部位，需要仔细扫查；Ⅲ型的 2DE 图像不易显示，因其供应肺循环的血管可能为支气管动脉或其他较小的动脉。②2DE 的第二个特点是明确的 VSD，在 TA 的下方，两者形成骑跨关系。③CDFI显示双室血流共同汇入增宽的动脉干内。血流动力学为左向右分流特点，二尖瓣血流量增加（图 8－36）。

（2）血流动力学诊断依据：两根动脉均接收双心室血流，左房、左室扩大，右室亦增大，均合并肺动脉高压，肺血管病变程度严重。

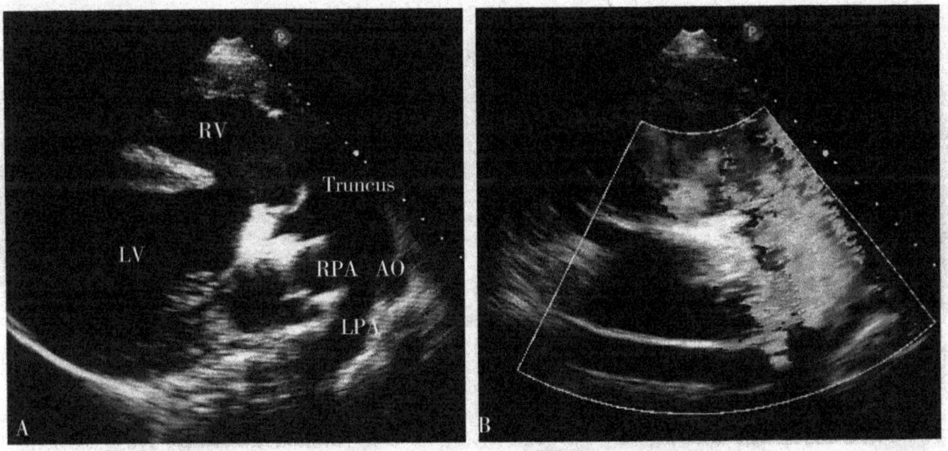


**图 8－36　永存共同动脉干（Ⅰ型）**

A. 显示室间隔缺损，共同动脉干远端分出主动脉和左、右肺动脉；B. 彩色多普勒，远场可见胸主动脉回声。Truncus 共同动脉干，LPA 左肺动脉，RPA 右肺动脉

## 三、瓣膜异常血流受阻为主的先天性心脏病

1. 左侧三房心　三房心常见类型为左房内隔膜称左侧三房心。声像图表现（图 8－37）如下：

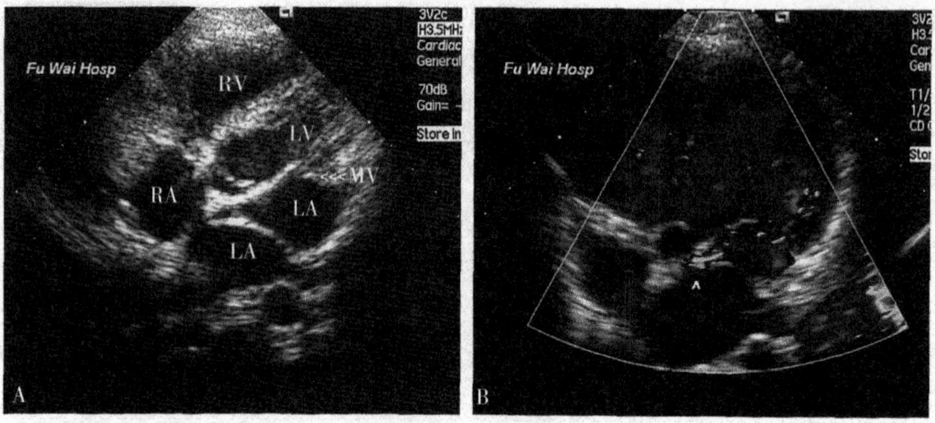


**图8-37　左侧三房心**

A. 左侧胸骨旁四腔心切面示左房内隔膜样回声将左房分为副房和真房；B. 彩色多普勒；∧为血流由此从副房进入真房

（1）明确诊断根据：①2DE 四腔心切面显示左房内有异常隔膜回声，将左房分为上下两腔（副房与真房）。上部接受肺静脉血通过隔膜孔入下部，下部通向二尖瓣口。隔膜位于左心耳及卵圆窝后上方，可与二尖瓣上隔膜鉴别。可能伴有 ASD 但不是必有的并发症。②CDFI显示副房内血流受阻，显色较暗。隔膜孔常较小，血流通过时形成高速湍流。

（2）血流动力学诊断依据：由于隔膜构成对左房血流之阻力，副房增大明显，左室血流量相对低，形成二尖瓣狭窄时的房大、室相对小的状态。

2. 三尖瓣下移畸形（Ebstein 畸形）　病理改变不尽相同。瓣环与三个瓣叶同时下移者少见，多见隔叶和/或后叶下移，前叶延长，也有时隔叶或后叶全或部分缺如者。声像图表现（图 8-38）如下：

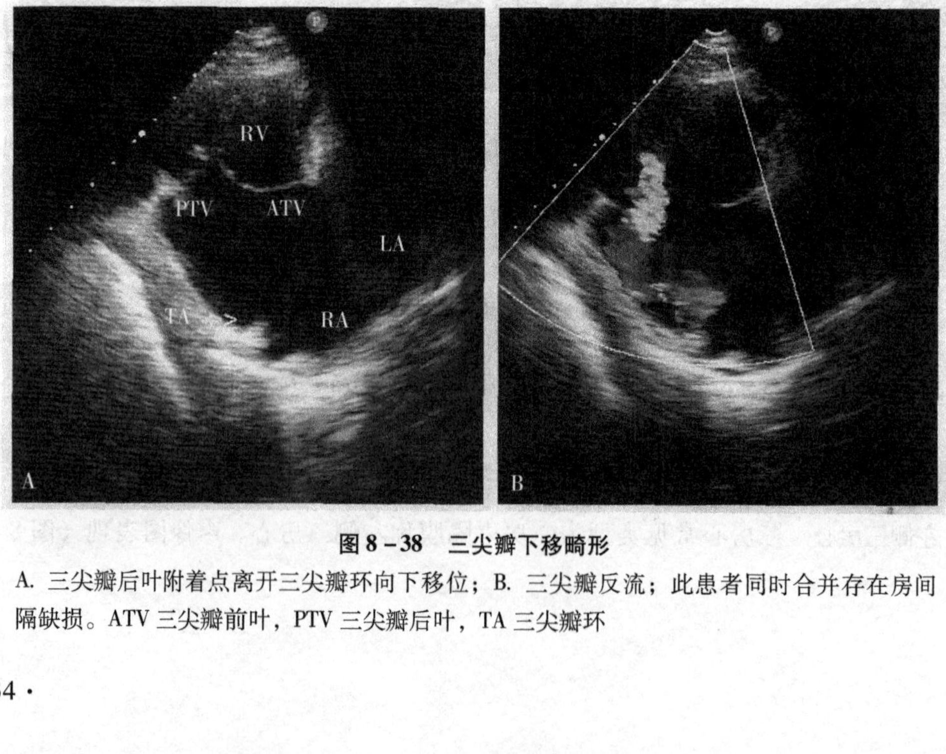


**图8-38　三尖瓣下移畸形**

A. 三尖瓣后叶附着点离开三尖瓣环向下移位；B. 三尖瓣反流；此患者同时合并存在房间隔缺损。ATV 三尖瓣前叶，PTV 三尖瓣后叶，TA 三尖瓣环

（1）明确诊断根据：①2DE 四腔心切面显示三尖瓣隔叶下移，与室间隔左侧二尖瓣的附着点距离加大，相差 1cm 以上。右室流入道长轴切面上，可见后叶下移，明显靠近尖部，低于三尖瓣及三尖瓣前叶附着点。有时不能扫查到隔叶或后叶回声。有时下移瓣叶斜行附着室壁，可能一端下移轻，而另一端严重下移。②CDFI 常呈现右室腔及右房腔的特殊伴长的三尖瓣反流束，起自明显近心尖，甚至已到流出道的三尖瓣口，反流通过房化右室部分到真正的房腔内。

（2）血流动力学诊断依据：三尖瓣关闭不全，整个右房腔（包括房化右室部分）明显增大。不下移的三尖瓣前叶活动幅度也明显增大，形成房化右室，部分室间隔活动异常。

3. 三尖瓣闭锁（TVA） 三尖瓣闭锁时可合并大动脉转位，右室流出道狭窄或闭锁。根据其并发症程度详细分型。

（1）明确诊断根据：①2DE 最佳选择切面为四腔心，三尖瓣回声波——无孔的薄隔膜或较厚的肌纤维性的致密回声带取代（见图 8－39）。同时有较大的 ASD 和 VSD 并存。②C－UCG检查时可见对比剂回声出现于右房后全部通过 ASD 进入左房，通过二尖瓣入左室；又一部分通过室缺进入右室。

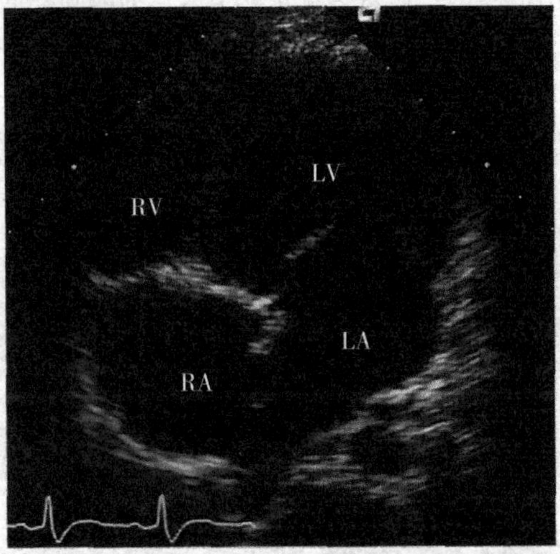


**图 8－39 三尖瓣闭锁**

心尖四腔心切面显示右房与右室间无连接关系（无瓣膜回声），右室缩小

（2）血流动力学诊断依据：右房、室间无血流通过，右室依赖室水平分流提供血压，故右室发育差，肺动脉和瓣往往存在狭窄或闭锁，统称为右心系统发育不良综合征。

4. 肺动脉瓣及瓣上狭窄 先天性肺动脉瓣狭窄常为瓣上粘连，开放时呈“圆顶”样，顶端有小口可使血流通过。肺动脉可见狭窄后扩张，大动脉短轴和右室流出道长轴切面可证实这种特征。瓣上狭窄如为隔膜型在 2DE 所显示瓣口上方，从两侧壁均可见隔膜回声，其中央回声脱失处为孔。管型瓣上狭窄时，在肺动脉瓣上的主肺动脉腔突然变细如管状，其后的肺动脉径又恢复正常。CDFI 检查，有起自狭窄口的多彩血流束显示，CW 证实其为高速血流。见图 8－40。

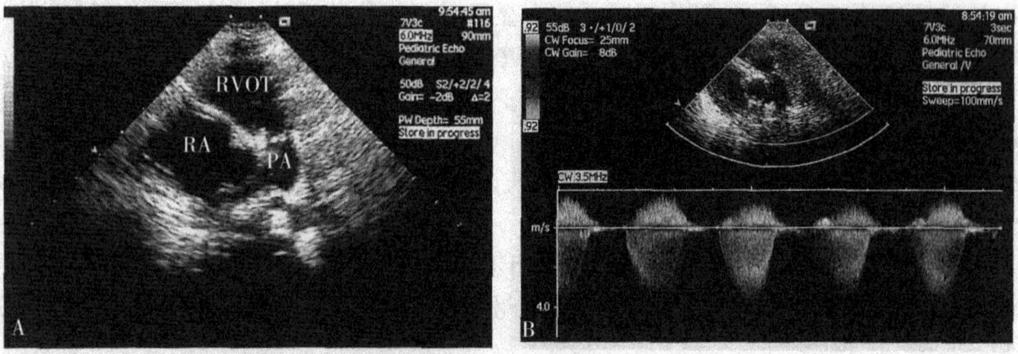


**图 8-40　肺动脉瓣狭窄**

A. 大动脉短轴切面示肺动脉瓣增厚、回声增强；B. 为连续波多普勒，示跨肺动脉瓣高速血流信号

5. 右室流出道狭窄与右室双腔心　有高、中、低右室流出道狭窄，右室双腔心的狭窄处在右室体部。2DE 的左室长轴切面、右室流出道长轴切面及肋下区右室流入道至流出道到肺动脉切面，均可显示上述特征。各处狭窄多为肌性，少数为隔膜样。前者在 2DE 上呈现粗大肌性回声突向右室或右室流出道腔内；后者多见于瓣下区，为隔膜样回声从壁发出，中间孔径较小阻滞血流。CDFI 和 CW 可见发自狭窄水平高速血流。右室双腔心的异常血流束起自右室流出道下方，相当于右室调节束水平。狭窄前部右室壁明显增厚。见（图 8-41）。

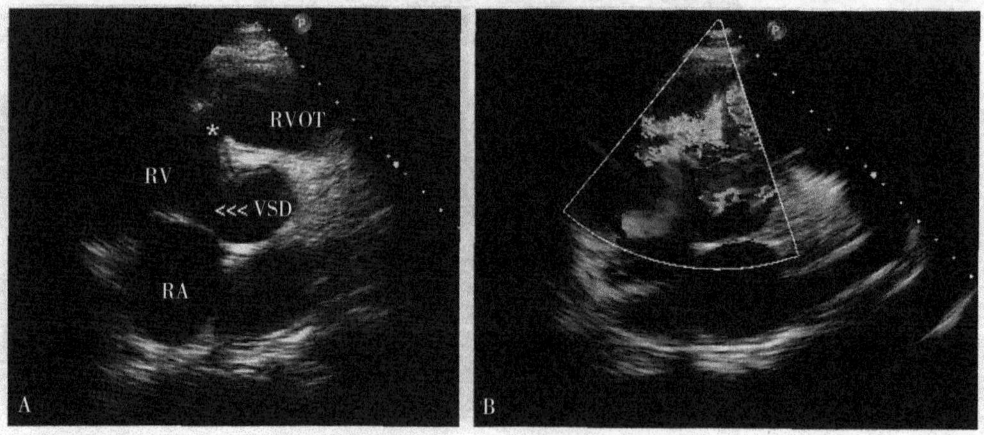


**图 8-41　室双腔心**

A. 类似胸骨旁四腔心，显示室间隔缺损下方的右室内粗大肌束（*）；B. 彩色多普勒，显示血流通过此处时加速

6. 主动脉瓣及瓣上、瓣下狭窄　先天性主动脉瓣狭窄常由二瓣化引起。2DE 大动脉短轴可见主动脉瓣仅有两叶，关闭呈一字形，失去正常“Y”字形。也有的为三瓣叶的交界粘连。瓣上狭窄时，在主动脉瓣以上，见有狭窄段或隔膜回声。瓣下狭窄时常见主动脉瓣下隔膜，在左室长轴切面上，可见室间隔及二尖瓣前叶各有隔膜样回声突入左室流出道。CDFI 在狭窄水平出现湍流的多彩血流信号，CW 可证实其为高速血流。瓣上狭窄常见于 Williams 综合征，以瓣上环形狭窄为主，血流动力学与主动脉瓣狭窄类似。见（图 8-42，图 8-43）。

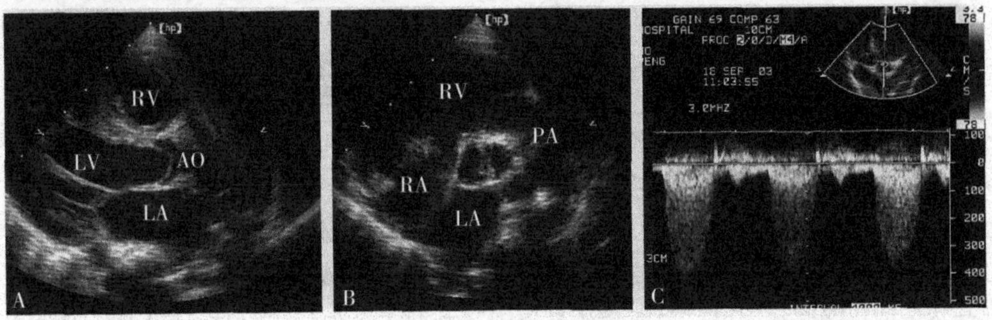


**图 8-42 先天性主动脉瓣狭窄**

A. 胸骨旁左室长轴切面，显示主动脉瓣开放时呈穹隆状；B. 胸骨旁大动脉短轴切面，显示主动脉瓣呈二瓣化；C. 连续波多普勒，显示跨主动脉瓣的高速血流信号

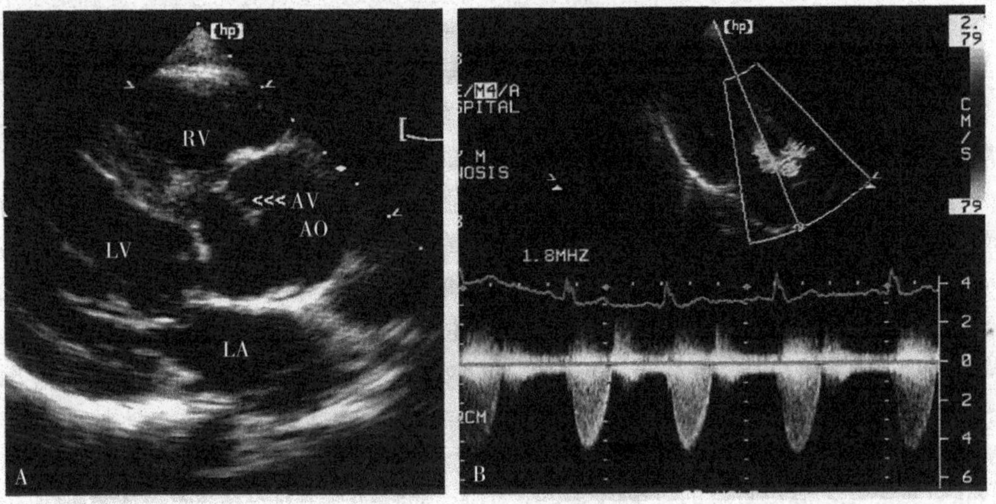


**图 8-43 主动脉瓣下狭窄**

A. 胸骨旁左室长轴切面示主动脉瓣下隔膜；B. 连续波多普勒示跨主动脉瓣下隔膜处的高速血流信号

## 四、综合复杂畸形

涉及大动脉、心室及瓣膜等心脏多种结构的病变。

1. 单心室（SV）

（1）分型诊断：一般分为左室型、右室型单心室和共同心室。可能合并左位型或右位型大动脉转位，也可能仍保持正常动脉关系。

（2）明确诊断根据：①2DE 心尖四腔心切面无正常室间隔回声，显示一个大心腔接受两个心房供血，此即为 SV 的主腔。左室型 SV 可有小流出腔在主腔的前或后方。②2DE 左室长轴及大动脉短轴可判断 SV 是否合并大动脉转位。③CDFI 显示主腔血流通过球室孔进入流出腔，再通向主动脉。④2DE 及 CDFI 可明确房室瓣异常情况，鉴别是一组房室瓣供血（二尖瓣或三尖瓣）；另一组房室瓣闭锁或为共同房室瓣。

（3）血流动力学诊断依据：房室水平血压完全混合。体循环血压为混合血，患者均存在不同程度缺氧。如果没有肺动脉瓣狭窄同时存在，肺循环则承受与体循环相同压力的血流量，早期便出现肺动脉高压，肺血管病变进行性较重，很快便成为不可逆改变。

2. 法洛四联症（TOF）

（1）明确诊断依据：①2DE 左室长轴切面能全部显示 TOF 的四个特征：包括主动脉位置前移，与室间隔延续性中断，主动脉骑跨于室间隔上；嵴下型或干下型室间隔缺损；右室流出道狭窄；右室肥厚。与右室双出口鉴别时，可见主动脉瓣与二尖瓣前叶仍有纤维延续性。②2DE 大动脉短轴切面及右室流出道包括主肺动脉及左右肺动脉的长轴切面，可分段确定其狭窄部位及腔径测值，明确其发育情况，判断手术治疗可行性。③CDFI 显示主动脉下 VSD 有双向分流。收缩期，双室血流均进入主动脉，少量右室血流进入肺动脉。肺动脉瓣狭窄的高速血流，可用 CW 定量测定，其流速可达 4m/s 以上。

（2）血流动力学诊断依据：由于肺动脉瓣、瓣下狭窄，右室后负荷增大，右室壁增厚，右室扩大。TOF 时右向左分流为主，右室壁搏动强心泵功能呈右室优势型，为确定手术适应证，须定量测定左室壁厚度、腔大小及左室泵功能。

3. 完全型大动脉转位（D－TGA） D－TGA 的主要病理特征是主动脉向前移位并与右心室相通；肺动脉则与左室相通。D－TGA 需要有心内或大动脉间血流分流才能维持生命，最常并存的分流是 VSD 的室水平分流。

明确诊断根据：①2DE 大动脉短轴表现主动脉位置前移与肺动脉同时显示两个动脉横断面。两者呈右前、左后排列，少见有前、后或左前、右后排列者。左室长轴或五腔心切面显示肺动脉出自左室，肺动脉瓣与二尖瓣有纤维延续性。主动脉出自右室，主动脉下圆锥与房室瓣远离。②2DE 左室长轴或四腔心切面显示干下型或膜周部 VSD，也可能显示 ASD。③C－UCG 法时经静脉注射对比剂，在右房、左室显示回声后迅速进入左房或左室。④D－TGA 常伴有肺动脉瓣或肺动脉狭窄。

4. 功能校正型大动脉转位（CTGA） 大动脉转位规律同 D－TGA。本病主要特点是心室转位，虽然主动脉出自解剖右室但接受左房血，而肺动脉出自左室却接受右房血。结果保持正常体肺循环通路，故称功能校正型大动脉转位。

明确诊断根据：①大动脉转位：心尖五腔心切面可显示主动脉出自解剖右室；肺动脉出自解剖左室。大动脉短轴切面显示主动脉位置前移一般位于肺动脉左前方。肺动脉可能正常或有狭窄。②心室转位称心室左襻：即右室转向左前方。2DE 可鉴别解剖右室与左室。前者与三尖瓣共存，且室内肌小梁丰富而粗大，有多条肌束。左室与二尖瓣结合、左室内膜光滑，回声呈细线状，显示整齐清晰。三尖瓣特点是可找到 3 个瓣叶，四腔心切面可见隔叶起点比二尖瓣前叶起点低 5～10mm。③2DE 可显示其常见并发症 VSD、ASD、PDA 等。

5. 右室双出口（DORV） 为不完全型大动脉转位，两个动脉同时出自右室，是介于 TOF 与 D－TGA 之间的动脉位置异常。两个动脉间的位置关系变化较多，关系正常时类似 TOF，区别是主动脉骑跨超过 50%，甚至完全起自右室。关系异常时类似于 D－TGA，只是肺动脉大部分起自右室。肺动脉骑跨于室间隔缺损之上者又称 Tossing’s 病。DORV 均有 VSD 并存，VSD 位置可以多变，如主动脉瓣下、肺动脉瓣下、远离两大动脉等。

（1）明确诊断根据：①2DE 显示两大动脉并列有前移，均起自右室，或一支完全起自右室，另一支大部分起自右室。大动脉关系可正常或异常。大动脉短轴表现两个动脉横断面同时显示在图的前方。心尖四腔心切面可显示两大动脉根部位置及与心室的连接关系。②左室长轴或心尖四腔心切面证实有并存的 VSD。③DORV 时左心室的唯一出口是 VSD，也是肺循环血流的出口。CDFI 表现为显著的左向右分流，在 VSD 处显示明亮的过隔血流信号。

（2）血流动力学辅助诊断依据：DORV 心室水平双向分流，但两大动脉均起自右室，右室血流量明显增加，右室增大显著，右室壁增厚。如果不存在肺动脉瓣、瓣下狭窄，早期即可出现肺动脉高压，并进行性加重。

6. 心脏位置异常分类及符号　由于胚胎发育过程中，心脏是由原始心血管扭曲及部分膨大形成，故发育异常时，心脏位置及心腔相互间位置关系可能异常。

（1）整体心脏异位：包括胸腔外颈部心脏、腹腔心脏及胸腔内右位心等。

（2）正常心脏为左位心用“L”表示，心脏随内脏转位至右侧胸腔称右位心用“R”表示。内脏不转位单纯心脏旋至右胸称单发右位心或右旋心用“R”表示。内脏已转位，但心脏保留在左胸时称单发左位心或左旋心用“L”表示。

（3）心脏所属心房、心室、大动脉间的位置关系亦可能有多种变化：

1）心房位置：①心房正位（S）。②心房反位（I）。正位即指右心房位于右侧，左心房位于左侧。反位即表示心房位置与正位相反。

2）心室位置：①心室右襻（D）：正常左位心，右室在心脏右前方位置称右襻。②心室左襻（L）：为右位心时右心室位于左前方。

3）大动脉位置：①正常（S）。②右转位（R）。③左转位（L）。

（张兆志）

## 第五节　感染性心内膜炎

感染性心内膜炎（infective endocarditis）为细菌等微生物感染所致的心内膜炎症，最常见的致病菌为 α 溶血性链球菌或草绿色链球菌，以侵犯心脏瓣膜多见。临床特点是发热、心脏杂音多变、脾大、贫血、黏膜皮肤瘀点和栓塞现象及周围免疫性病理损害。

感染性心内膜炎从临床表现、病程、并发症和最后转归等方面考虑，可分为急性和亚急性两型。临床上亚急性较急性常见。急性感染性心内膜炎大多数发生于正常心脏，亚急性感染性心内膜炎绝大多数发生于原有心脏瓣膜病或心血管畸形的基础上。

由于左侧瓣膜所受的血流平均压力高于右侧瓣膜，赘生物多发生于主动脉瓣和二尖瓣，肺动脉瓣和三尖瓣较为少见。根据温特力（Venturi）效应，心内膜的病变多发生于血流高速处、高压腔至低压腔处和侧压较低区域，即二尖瓣反流的心房侧，主动脉瓣关闭不全的心室侧，室间隔缺损的右心室侧等。

### 一、血流动力学

感染性心内膜炎导致二尖瓣产生溃疡或穿孔、腱索或乳头肌软化断裂，将继发严重瓣膜关闭不全。此时，收缩期左心室部分血液通过关闭不全的二尖瓣反流入左心房，造成左心房血流量增加；在舒张期，反流至左心房的血流连同肺静脉回流至左心房的血流一同进入左心室，使左心室前负荷增加，从而导致左心室的扩大。长期的左心室容量负荷过重，可发生左心室功能不全。严重的二尖瓣反流可使左心房和肺静脉压力显著升高，导致肺瘀血甚至肺水肿。主动脉瓣上的赘生物，常致主动脉瓣脱垂和关闭不全，舒张期左心室同时接受二尖瓣口的正常充盈血液和主动脉瓣口的异常反流血液，左心室前负荷增加。急性主动脉瓣关闭不全的患者，由于左心室快速扩张的能力有限，左心室舒张压升高明显，导致左心房压和肺静脉压升高，产生肺水肿。

感染侵袭冠状动脉窦，形成窦瘤，并可破入右心房、右心室或左心房，造成相应心内异常分流的血流动力学改变。

## 二、诊断要点

### （一）定性诊断

1. 二维超声心动图　受损瓣膜上形成团块状、条索状、扁平状或不规则状赘生物，大小不定，直径小的2.0～3.0mm，大的10.0～20.0mm；急性期，赘生物为偏低回声，而慢性期或治愈后的赘生物表现为高回声。

2. 彩色多普勒超声心动图　当继发二尖瓣关闭不全或瓣膜穿孔时，收缩期于左心房内可探及源于瓣口或穿孔处的花彩反流束；当继发主动脉瓣关闭不全时，舒张期左心室流出道可探及源于主动脉瓣口的花彩反流束。

### （二）定位诊断

1. 主动脉瓣赘生物　感染性心内膜炎时，主动脉瓣是易受累的瓣膜，赘生物多附着于瓣叶常受高速血流冲击的左心室面及主动脉瓣下的左心室流出道（通常起自室间隔的基底部），较大而有活动性的赘生物舒张期可脱入左心室流出道，收缩期脱入主动脉瓣口。

2. 二尖瓣赘生物　感染性心内膜炎时，二尖瓣较常受累，仅次于主动脉瓣。二尖瓣赘生物多数位于左心房面，可活动的赘生物于收缩期进入左心房，舒张期脱入左心室；较大的二尖瓣赘生物可引起类似二尖瓣狭窄甚至梗死的超声改变。

3. 三尖瓣赘生物　三尖瓣较少受累，主要与经静脉注射毒品有关，其超声表现与二尖瓣赘生物相似（图8－44）。

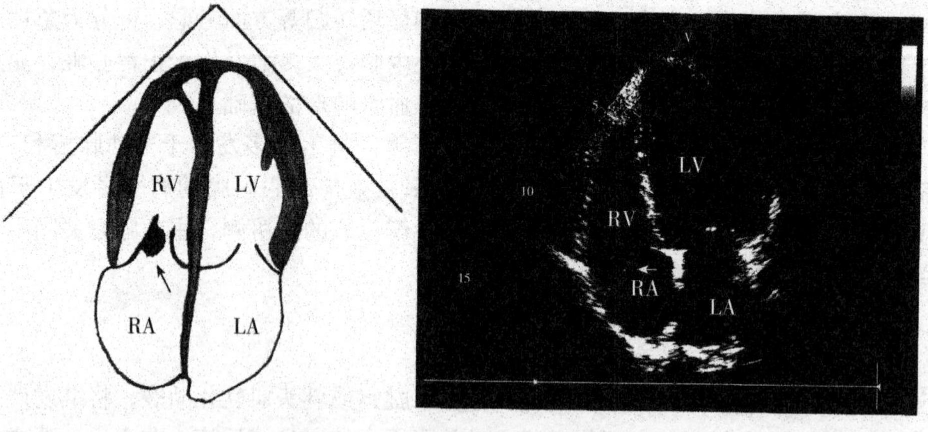


**图8－44　非标准切面四腔心探及三尖瓣右心房面高回声赘生物**

LA 左心房；LV 左心室；RA 右心房；RV 右心室

4. 肺动脉瓣赘生物　肺动脉瓣最少被累及；肺动脉瓣心内膜炎通常发生在肺动脉瓣狭窄、动脉导管未闭、法洛四联症及室间隔缺损等先天性心脏病基础上（图8－45）。

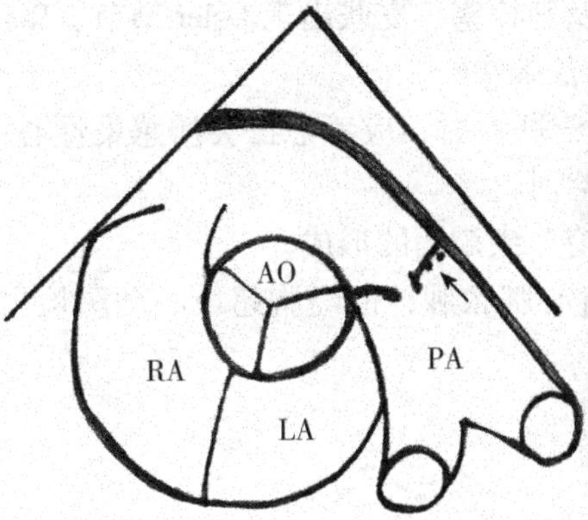


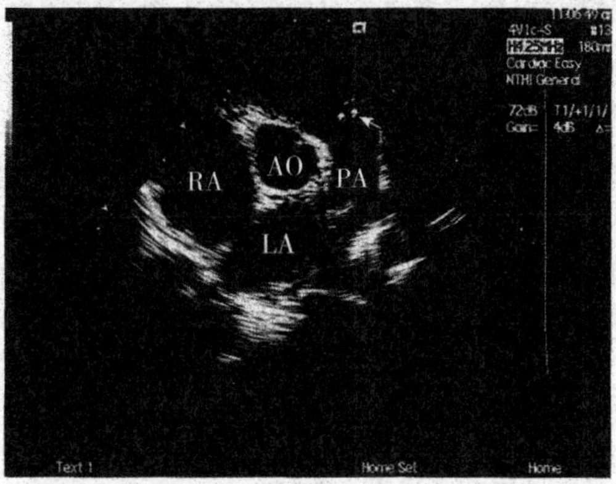


**图 8-45　大动脉短轴切面探及肺动脉瓣上高回声赘生物**

LA 左心房；RA 右心房；AO 主动脉；PA 肺动脉

### （三）定量诊断

赘生物的定量诊断包括对其大小进行测量和对其回声、活动度和分布范围的半定量评价，具体标准如下：

1. 分布范围分级

0 级：无赘生物。

Ⅰ级：单发赘生物。

Ⅱ级：多发赘生物，但局限于一个瓣叶。

Ⅲ级：累及多个瓣叶。

Ⅳ级：累及瓣外结构组织。

2. 活动度分级

Ⅰ级：赘生物固定不动。

Ⅱ级：赘生物基底部固定。

Ⅲ级：赘生物有蒂活动。

Ⅳ级：赘生物脱垂。

3. 回声分级

Ⅰ级：赘生物完全钙化。

Ⅱ级：赘生物部分钙化。

Ⅲ级：赘生物的回声强度高于心肌，但无钙化。

Ⅳ级：赘生物的回声强度类似于心肌。

赘生物的大小有助于评判并发症的发生率，根据文献报道：赘生物 6.0mm 时，并发症发生率约 10.0%；11.0mm 时，并发症发生率约 50.0%；16.0mm 时，并发症发生率约 100%。赘生物分布范围与活动度的分级也有帮助，其分级越高，并发症的发生率就越大。

## 三、诊断注意点

（1）相应的临床表现，如：败血症表现；心脏短期内出现杂音，且杂音多变、粗糙；在原来心脏疾病的基础上，出现原因不明发热 1 周以上伴有心脏杂音改变，伴或不伴有栓塞和血管损害现象，常见脑栓塞、肺栓塞、肾栓塞及脾栓塞，皮肤出现 Osler 结节、Roth 点及 Janeway 结节等，为超声诊断感染性心内膜炎的必备条件。

（2）临床上出现发热、吸毒、多发肺部感染三联症时，应考虑三尖瓣感染性心内膜炎的可能。大的三尖瓣赘生物需要与右心房肿瘤相鉴别。

（3）主动脉瓣感染心内膜炎时，要注意是否有二尖瓣瘤的形成。

（4）人工瓣感染性心内膜炎患者大部分伴有心脏脓肿，但经胸超声心动图检出率低，对可疑病例须进行经食管超声心动图检查。

## 四、并发症诊断

### （一）瓣膜继发性损害

感染性心内膜炎常继发瓣膜组织严重损害，是导致死亡的主要原因。

1. 主动脉瓣　主动脉瓣受损常出现瓣叶穿孔或瓣叶撕裂，其典型特征是舒张期左心室流出道内探及来源于主动脉瓣的反流束。主动脉瓣叶因高速反流束的冲击而快速颤动，在 M 型超声曲线上表现为特征性高速颤动征。主动脉瓣连枷样改变是指舒张期受累瓣叶脱入左心室流出道，呈凹面朝下。

2. 二尖瓣　二尖瓣受损出现腱索断裂，瓣叶呈连枷样改变，前后叶对合点错位，腱索断端收缩期甩入左心房，舒张期则返回左心室。

3. 三尖瓣　三尖瓣受损亦会造成腱索断裂，使瓣叶活动呈连枷样改变。严重的关闭不全可继发右心容量负荷过重。

4. 肺动脉瓣　肺动脉瓣受破坏时也表现为连枷样改变。在 M 型超声肺动脉瓣曲线上可见舒张期颤动征。

### （二）瓣膜外并发症

感染向瓣膜外扩展可导致瓣周脓肿、心内瘘管形成、化脓性心包炎、心脑肾脓肿等。

1. 瓣周脓肿　瓣周脓肿常见于葡萄球菌感染所致的急性心内膜炎。当患者出现新的反流杂音、心包炎或高度房室传导阻滞时，应考虑瓣周脓肿形成可能。

（1）主动脉瓣根部脓肿：主动脉根部脓肿直接征象为主动脉壁内出现无回声区。间接征象有：①Valsalva 窦瘤形成。②主动脉根部前壁增厚≥10.0mm。③间隔旁瓣周厚度≥10.0mm。④人工瓣松脱摇动。主动脉根部脓肿还可引起二尖瓣膨出瘤及二尖瓣－主动脉间纤维膨出瘤。

二尖瓣膨出瘤表现为二尖瓣前叶局部向心房侧突出呈风袋状，其产生机制可能为主动脉瓣关闭不全的反流束冲击二尖瓣前叶，产生病损和感染，使局部组织薄弱，在左心室的压力下向左心房持续膨出。早期发现二尖瓣膨出瘤并处理可以避免二尖瓣膨出瘤破裂引起的致命性二尖瓣关闭不全并防止手术不彻底而残留感染灶。

二尖瓣－主动脉间纤维膨出瘤表现为风袋样无回声区在主动脉根部后方向左心房突出，其产生机制可能为二尖瓣与主动脉间纤维组织发生感染，使局部组织结构薄弱，在左心室的压力下向心房内或心包内膨出。

（2）二尖瓣环脓肿：即在二尖瓣后瓣的后方左心室壁内出现的圆形无回声区，其发生率较主动脉根部脓肿低。

2. 室间隔脓肿　当感染性心内膜炎患者临床上出现新的房室传导异常，须考虑室间隔脓肿形成。超声表现为病变处室间隔变厚，回声增强，甚至可出现无回声区。

3. 心内瘘管　当主动脉根部脓肿破入右心室、左心房或右心房，可产生主动脉→右心室、主动脉→左心房或主动脉→右心房间分流，并产生相应血流动力学改变。

4. 心肌梗死　当主动脉瓣上的赘生物脱落，进入冠状动脉循环，可阻塞左右冠状动脉近端，从而产生心肌梗死，出现室壁节段运动异常。

### 五、鉴别诊断

1. 感染性心内膜炎与风湿性心脏病相鉴别　风湿性心脏病病变的瓣膜僵硬，活动受限。而感染性心内膜炎其瓣膜的活动性多保持正常，赘生物活动幅度大。结合临床，两者鉴别不难。

2. 瓣膜赘生物与瓣膜黏液变性、心房黏液瘤相鉴别　瓣膜黏液变性病变累及单个瓣膜多见，而心内膜炎常累及多个瓣叶，且为弥漫性病变；心房黏液瘤舒张期可脱入房室瓣口，但黏液瘤有蒂附着在房壁上。

（薛丽丽）

## 第六节　心包炎和心包积液

心包炎（cardipericarditis）与心包积液（pericardial fluid）关系密切，心包积液是心包炎症最重要表现之一，但并非所有心包炎均有心包积液，少数仅有少量炎性渗出物。反之，心包积液不一定是炎症性，还有非炎症性。心包炎一般分为急性、慢性心包炎及缩窄性心包炎。心包积液按性质一般分为漏出液性、渗出液性、脓性、乳糜性、血性等。

急性心包炎心包呈急性炎症性病理改变，包括炎性细胞浸润、局部血管扩张、纤维素沉积等。受累心包常有纤维蛋白渗出，纤维素沉积等多种渗出物，表现为心包积液等各种形式。心包炎反复发作，病程较长为慢性心包炎，容易发展为缩窄性心包炎，主要表现为心包增厚、粘连、纤维化和钙化等。部分心包腔消失，壁层及脏层融合或广泛粘连。

### 一、血流动力学

急性心包炎没有心包积液时，对血流动力学无明显影响，随心包积液量增多，心包腔内压力升高，渐渐地对血流动力学产生影响，主要表现为心房、心室舒张受限，舒张末期压力增高，心室充盈不足，心排出量减少。短时间内出现较多心包积液可引起心包填塞，发生急性心功能衰竭。缩窄性心包炎也主要影响心脏舒张功能，心腔充盈受限，导致慢性心功能衰竭。

### 二、诊断要点

#### （一）定性诊断

1. 二维超声心动图　缩窄性心包炎可见心包增厚，尤其以房室瓣环部位为显著，双心房扩大，双心室腔相对缩小，吸气时室间隔舒张早期短暂向左心室侧异常运动。超声只能间接反映积液性质，如心包腔内的纤维条索、血块、肿瘤和钙盐沉着等。化脓性和非化脓性心包积液均可见到纤维条索；手术及外伤后，血性心包积液内可见血块；恶性肿瘤时，心包腔内有时可见到转移性病灶，常附着于心外膜表面（图8-46）。

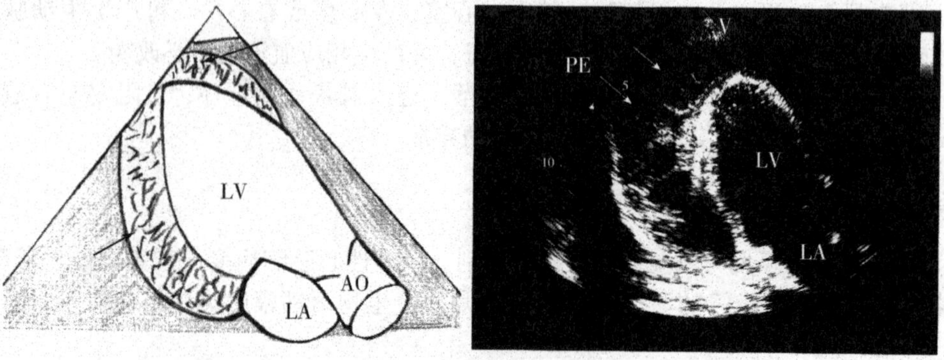


**图8-46　左心室流入流出道切面显示心包积液合并纤维索形成**

LA 左心房；LV 左心室；AO 主动脉；PE 心包积液

2. 彩色多普勒超声心动图　急性心包炎及少量心包积液一般对血流动力学不产生影响。较大量心包积液及缩窄性心包炎时，房室瓣口血流速度可增快。吸气时右侧房室瓣口血流增加更明显。

3. 频谱多普勒超声心动图　较大量心包积液可疑心包填塞及缩窄性心包炎时，频谱多普勒可探及较特别血流频谱：左房室瓣口舒张早期前向血流速度明显增高、EF 斜率快速降低、舒张晚期充盈血流明显减少，形成 E 峰高尖而 A 峰低平、E/A 比值明显增大。吸气时左房室瓣口舒张早期血流峰值速度可减低。

（二）定量诊断

1. 微量心包积液（小于50.0ml）　心包腔无回声区宽 2.0～3.0mm，局限于房室沟附近的左心室后下壁区域（图8-47）。

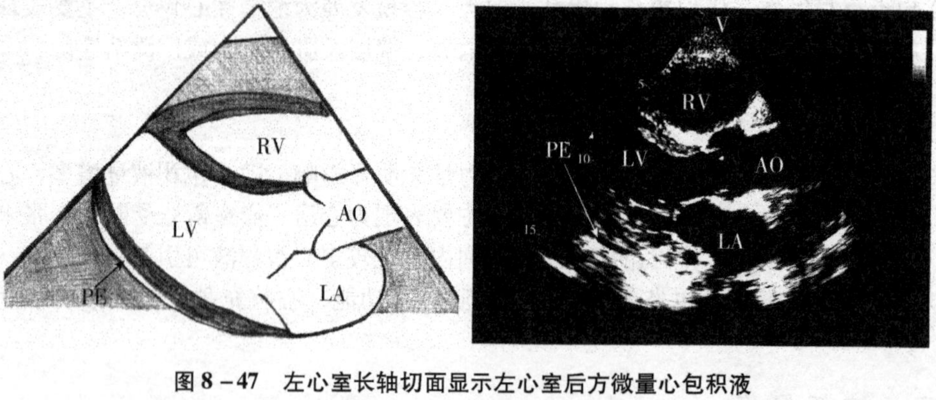


**图8-47　左心室长轴切面显示左心室后方微量心包积液**

LA 左心房；RV 右心室；LV 右心室；AO 主动脉；PE 心包积液

2. 少量心包积液（50.0～100.0ml）　心包腔无回声区宽 3.0～5.0mm，局限于左心室后下壁区域（图8-48）。

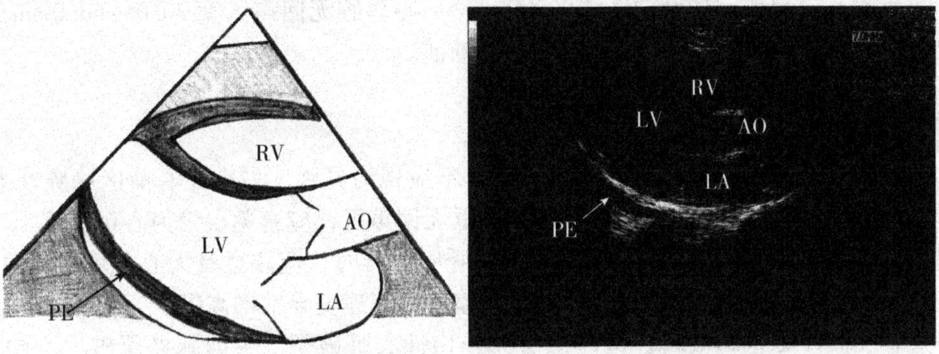


**图 8－48　左心室长轴切面显示左心室后方少量心包积液**

LA 左心房；RV 右心室；LV 右心室；AO 主动脉；PE 心包积液

3. 中量心包积液（100.0～300.0ml）　心包腔无回声区宽 5.0～10.0mm，主要局限于左心室后下壁区域，可存在于心尖区和前侧壁，左心房后方一般无积液征（图 8－49）。

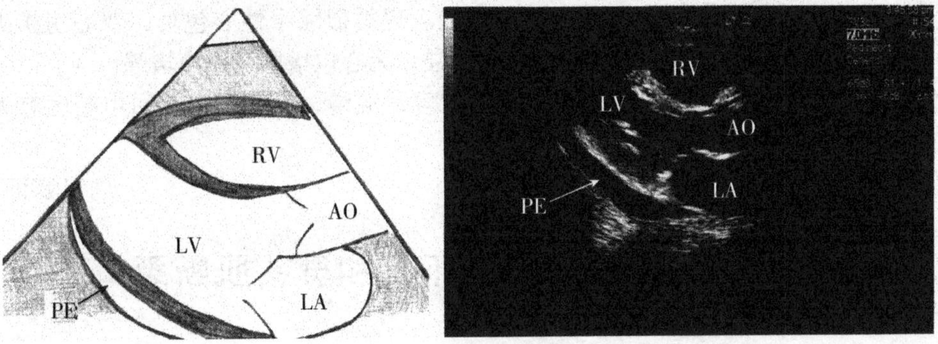


**图 8－49　左心室长轴切面显示左室后方中等量心包积液**

LA 左心房；RV 右心室；LV 右心室；AO 主动脉；PE 心包积液

4. 大量心包积液（300.0～1 000.0ml）　心包腔无回声区宽 10.0～20.0mm，包绕整个心脏，可出现心脏摆动征（图 8－50）。

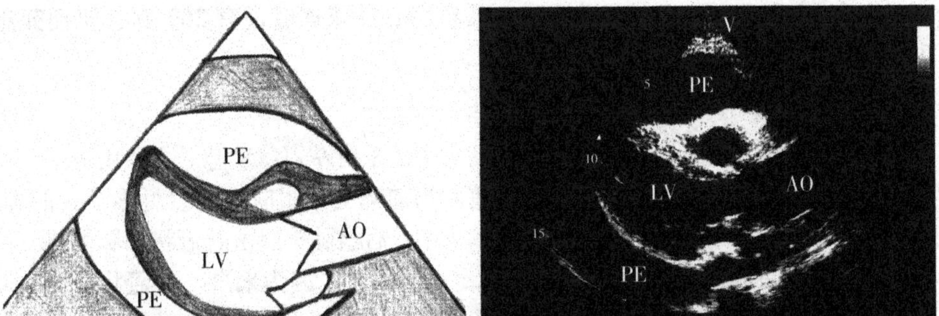


**图 8－50　左心室短轴切面显示心包大量积液**

LV 右心室；AO 主动脉；PE 心包积液

5. 极大量心包积液（1 000. 0 ~4 000. 0ml） 心包腔无回声区宽 20. 0 ~60. 0mm，后外侧壁和心尖区无回声区最宽，出现明显心脏摆动征。

## 三、诊断注意点

（1）正常健康人的心包液体小于 50. 0ml，不应视为异常。另小儿心前区胸腺及老年人和肥胖者心外膜脂肪，在超声心动图上表现为低无回声区，应避免误诊为心包积液。

（2）大量心包积液或急性少量心包积液伴呼吸困难时，应注意有无心包填塞征象，如：右心室舒张早期塌陷、心房塌陷、吸气时右房室瓣血流速度异常增高等。

（3）急性血性心包积液时，应注意有无外伤性心脏破裂、主动脉夹层破入心包情况，彩色多普勒有助于诊断。

（4）超声引导心包积液穿刺已广泛应用于临床，应注意选择最适宜的穿刺途径及进针深度。

## 四、鉴别诊断

1. 限制型心肌病　限制型心肌病的病理生理表现类似缩窄性心包炎，双心房扩大，心室舒张受限。但限制型心肌病心内膜心肌回声增强，无心包增厚及回声增强。

2. 胸腔积液　胸腔积液与极大量心包积液较容易混淆，仔细观察无回声暗区有无不张肺叶或高回声带是否为心包，有助于鉴别。

（薛丽丽）

# 第七节　乳头肌功能不全和乳头肌断裂

## 一、乳头肌功能不全

左室乳头肌功能障碍是乳头肌邻近心肌缺血或心肌梗死所致冠心病患者最常见的并发症。其发生与乳头肌自身的血流灌注或心肌梗死部位有关，也是心肌梗死后发生二尖瓣反流的重要原因。研究表明在严重的缺血性心脏病中有 15% ~25% 的病例发生乳头肌功能不全（papillary muscle dysfunction，PMD）。应用二维超声心动图连续观察 269 例心肌梗死患者发现 PMD36 例，约为 13. 4%。

### （一）乳头肌解剖及病理生理

左室乳头肌分为前后两组，前组乳头肌的动脉全部来自左冠状动脉。主要由冠状动脉前降支的对角支、左回旋支的边缘支双重多血管供血。当前降支梗阻时，虽然可累及到前乳头肌，但因其为双重血管供血，故前乳头肌受累的概率较小；后组乳头肌由右冠状动脉的终支 - 左室后支和/或左冠状动脉的回旋支供血，且常为单支血管供血。因为来自左右冠状动脉末端分支的血管口径较细，且多呈直钩形分支的解剖学特点，使后组乳头肌较前组乳头肌更易受缺血的影响。Sanders 等报告一组乳头肌腱索断裂的患者，发生于后组乳头肌者是前组的 25 倍。

乳头肌部位与其附着室壁节段密切相关。后组乳头肌附着部位在左室下壁和后内侧壁；前组乳头肌附着部位主要在左室前外侧壁。左室下壁和后内侧壁主要由右冠状动脉供血，左室前外侧壁主要由左前降支的对角支和回旋支供血。心肌梗死部位发生率显示，左室下壁、后壁梗死是其他部位梗死的2~3倍。因此，发生在左室后组乳头肌因供血不足或梗死导致PMD比例明显高于前组乳头肌。

1. 乳头肌解剖分型　乳头肌解剖形态分类按夏家骝和Kisauuk报道分为三种：A型（游离型）、B型（附着型）、C型（中间型）（图8-51）。根据应用二维超声心动图对乳头肌形态的观察，依据上述解剖特点在左室短轴乳头肌水平亦可做出同样的解剖分型。即左室短轴乳头肌水平乳头肌横断面游离于室壁的为A型，乳头肌附着于室壁且长径大于直径为B型，介于两者之间的为C型（图8-52）。在观察的一组乳头肌功能障碍病例中A型所占比例明显高于其他两型（64%）。解剖分析发现不同类型的乳头肌其冠状动脉供血方式不同。附着型和中间型为多源冠状动脉供血，而游离型仅为一支中央动脉供血。因此，前两型单支冠状动脉阻断时，其缺血的影响较小，而游离型一旦血管阻塞便会产生严重的乳头肌缺血或坏死。

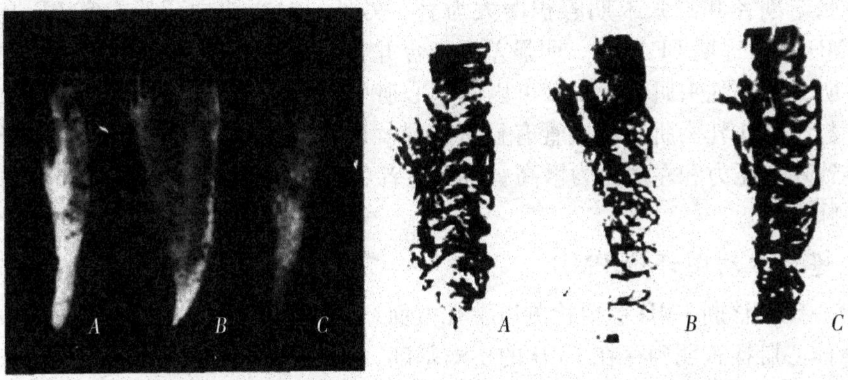


图8-51　乳头肌解剖形态分类

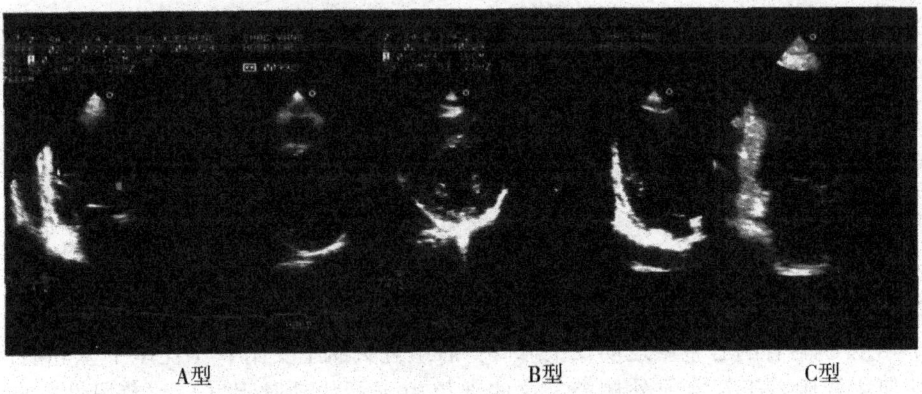


图8-52　乳头肌解剖形态二维超声心动图分类

2. 乳头肌功能障碍对二尖瓣功能的影响　二尖瓣前后瓣叶的运动主要由乳头肌舒缩来控制。前瓣由两组乳头肌发出腱索牵拉控制；后瓣主要由后组乳头肌发出腱索牵拉控制，同时还受室壁运动对瓣环扩张影响。另外，心室壁收缩舒张运动的状态、方向性以及心室几何构型的改变均对乳头肌功能产生影响，也累及到二尖瓣的功能。无论是乳头肌自身因缺血、梗死使舒缩功能发生障碍，还是由于心肌梗死使相关室壁运动状态发生改变，或心室重构、扩大使乳头肌发生位移，都会产生对二尖瓣的牵拉无力，使二尖瓣表现收缩期对合不良，受累瓣叶向心房方向错位或脱垂，舒张期瓣叶开放幅度减小，从而产生二尖瓣关闭不全。George 等用结扎犬左室乳头肌造成乳头肌梗死的方法，证实乳头肌功能与二尖瓣关闭不全密切相关。国内有学者用彩色多普勒超声观察定量结扎犬冠状动脉左旋支时冠脉狭窄程度与二尖瓣功能的关系。发现急性冠状动脉狭窄面积 >85%，冠状动脉血流减少 >30% 可引发二尖瓣关闭不全。并观察到明显的二尖瓣脱垂，且冠脉狭窄程度越重，脱垂越明显，反流越重。而乳头肌由于缺血坏死所致功能障碍导致二尖瓣关闭不全，往往呈持久性难于恢复。研究表明彩色多普勒超声在急性心肌梗死后 2d 内检测中度以上二尖瓣关闭不全与 1 年内死亡率增加关联，是独立预测指标。而一旦发生乳头肌断裂对二尖瓣的影响将是不可逆的最严重损坏。

3. 乳头肌功能障碍对心功能的影响　心肌梗死合并 PMD 可加重左室功能减退。在心肌梗死合并 PMD 与未合并 PMD 的对照研究中明显看出，合并 PMD 的心功能明显差于对照组，尤以左室舒张末期径和舒张末期容积增大为著。另外，对心肌梗死后左室 EF 追踪观察显示，合并 PMD 患者远期 EF 改善，明显差于未合并 PMD 者。一组缺血性二尖瓣关闭不全的动物实验表明，结扎乳头肌相关血管可以引起心脏明显扩大（增加 75%）和严重的二尖瓣关闭不全，与结扎非乳头肌供血血管有显著差异。PMD 引起二尖瓣关闭不全使舒张末期容积增大，导致左室压力和左房压力增高。这类患者更易引起肺静脉瘀血，进一步导致肺循环高压及肺动脉高压。

### （二）超声心动图评价 PMD

1. 超声心动图诊断 PMD 主要检测以下几方面

（1）整体心脏探查明确存在 PMD 的疾病基础。

（2）合并二尖瓣关闭不全，是否有二尖瓣脱垂或瓣叶对合点错位，除外其他器质性改变。

（3）乳头肌形态结构变化及舒缩功能。

（4）乳头肌附着的相关心室壁节段功能。

（5）心脏整体形态及功能。

2. 超声心动图诊断 PMD 特点

（1）左室心尖两腔切面或左室短轴乳头肌水平显示前后两组乳头肌变异：前后两组乳头肌形态呈现明显差异。缺血乳头肌较对侧增大、回声增强，形态明显不规则，收缩运动明显减弱。梗死乳头肌显示形态不规整，回声不均匀且增强，无收缩运动或运动减低。计算乳头肌收缩期增厚率 <30%。

（2）乳头肌附着的心室壁运动发生障碍：后组乳头肌主要附着于左室下壁和后内侧壁，前组乳头肌主要附着于左室前外侧壁。这些部位由于冠状动脉阻塞导致节段性室壁运动异常，较易合并 PMD。因为该部位室壁通常与乳头肌属同一支冠状动脉供血。前壁心尖部梗死由于发生梗死伸展和心室整体扩张，导致乳头肌位移而合并二尖瓣关闭不全。

另外，二尖瓣脱垂本身还可引起受累心肌基底部张力增加，导致心肌缺血改变。二尖瓣后叶脱垂还可反射性引起冠状动脉痉挛，导致心肌缺血，产生心绞痛或类似心绞痛、心肌梗死、心律失常和猝死。因此，非乳头肌功能障碍所致二尖瓣脱垂导致室壁运动异常的患者应注意鉴别。

（3）二尖瓣功能异常：二尖瓣无明显器质性病变，但运动幅度减低，瓣环可扩大。收缩期前后瓣叶对合点错位，或二尖瓣因一侧乳头肌张力减弱使腱索松弛而表现轻度脱垂。尤其是心肌梗死后首次发现二尖瓣脱垂或错位，更应考虑乳头肌功能障碍。

（4）CDFI 显示二尖瓣收缩期反流频谱：乳头肌功能障碍导致的最主要后果是引起二尖瓣关闭不全。CDFI 显示其反流血流束多呈偏心状。反流束方向多偏向受累瓣叶对侧，即前瓣受累时，彩色反流束偏向心房后外侧；后瓣受累时反流束偏向左房前内侧。如果由于心肌梗死左室重构、心室扩张使乳头肌发生位移或两组乳头肌均受累，二尖瓣口彩色反流束方向可以是中心性。

（5）左心房、左心室内径扩大，左室舒张末期容积及舒张末期容积指数增大。

（6）持续乳头肌功能不全导致严重二尖瓣关闭不全，可因为肺循环高压而最终引起肺动脉高压。频谱多普勒超声心动图检查可呈现肺动脉高压特征。

Ogawa 等根据乳头肌、二尖瓣及左心室形态和运动状态特点，将乳头肌功能不全分为四型：

Ⅰ型：乳头肌纤维钙化所致。由于乳头肌纤维化和钙化，二维超声图像显示乳头肌回声增强，收缩期乳头肌无缩短，并存二尖瓣脱垂。

Ⅱ型：室壁瘤所致。存在左室壁室壁瘤，使乳头肌随瘤体将二尖瓣向下牵拉，二尖瓣不能正常关闭，出现对合异常。

Ⅲ型：左心室扩大所致。由于左心室腔明显扩大，左心室壁运动低下，将二尖瓣系统向心尖过度牵拉，阻碍收缩期二尖瓣上行运动，致使二尖瓣对合不良。

Ⅳ型：乳头肌缺血所致。乳头肌缺血和/或纤维化，使其收缩运动障碍，二尖瓣对合点异常。

## 二、乳头肌断裂

乳头肌断裂是非常少见的急性心肌梗死后并发症。其发病率文献报道为急性心肌梗死后1%左右。乳头肌断裂临床表现是急性心肌梗死后突然出现肺水肿、心源性休克和心前区全收缩期杂音，是非常凶险的并发症，应尽快明确诊断，采取有效治疗措施甚为重要。

乳头肌断裂最多见于左室后内侧乳头肌，下壁心肌梗死或严重缺血是其发生的主要原因，而前外侧心肌梗死引起的前外侧乳头肌断裂少见。主要因为后组乳头肌是由右冠状动脉终支——左室后支及或左冠状动脉回旋支供血，且常为单支血管供血。而前组乳头肌为多重血管供血。Sanders 等报道一组乳头肌腱索断裂，发生于后组乳头肌者是前组乳头肌的 2.5 倍。乳头肌断裂亦多发生于左室下壁心肌梗死患者。Minitz 等用二维超声心动图观察一组 AMI 并发症，其中 PMD 和乳头肌断裂均发生在下壁心肌梗死。乳头肌断裂部位在乳头肌头部和干部均可发生，导致重度二尖瓣反流。而乳头肌干部的断裂更凶险，在缺乏外科手术条件时，是临床死亡的主要因素。

### （一）二维超声心动图

1. 可以准确证实乳头肌断裂时二尖瓣结构异常　其特点是二尖瓣前叶或后叶失去支撑和牵拉，呈连枷样运动。即整个瓣叶于收缩期快速甩向左房侧，前后瓣叶无法对合；舒张期快速运动到左室侧，呈极度伸张甚至翻倒状。二尖瓣前瓣或后瓣连接腱索及断裂的乳头肌残端。残端回声较强，且呈不规则团块状（图 8－53）。左室短轴乳头肌水平显示一侧乳头肌回声缺如。二尖瓣口水平可见不规则团块回声随心动周期在瓣口闪动。

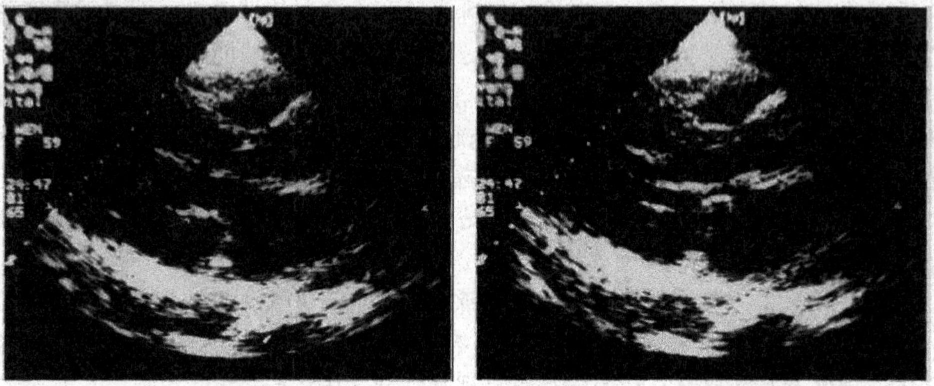

舒张期　　　　　　　　　　　　收缩期

**图8-53　二尖瓣后瓣连接腱索及断裂的乳头肌，残端回声较强，呈不规则团块。收缩期二尖瓣后瓣携乳头肌残端甩向左房**

2. 证实与断裂乳头肌相关心室壁运动异常　左室后内侧乳头肌相关心室壁为左室下壁，前内侧乳头肌相关心室壁为前内侧。二维超声在检测到乳头肌断裂的同时，可观察到相关心室壁运动异常，主要表现为节段性室壁运动消失或明显减低，收缩期增厚率消失。

3. 心腔改变　乳头肌断裂引起急性左心容量负荷重度增加，在发病初期，乳头肌断裂所致二尖瓣关闭不全多为急性重度，但左心房室内径并不呈比例扩大，室壁运动呈高动力状，表现室壁运动幅度明显增强。左心室腔无明显扩大，左心房轻度增大。未经手术而存活的患者，追踪观察可见左心房室进行性扩大。随病程时间增加，左心室内径逐渐增大，而心室壁运动幅度逐渐减低。

### （二）彩色多普勒血流显像

彩色多普勒血流显像显示二尖瓣口宽大的收缩期彩色血流束，朝向左房侧喷射，多为偏心性。由于此种偏心性反流易低估反流程度，因此应多角度观察。

### （三）频谱多普勒超声心动图

连续式多普勒检测急性二尖瓣关闭不全，部分病例显示收缩早期血流速度达到最大峰值后，急速减低，表现左心房室之间的压力阶差在收缩中晚期急速缩小。乳头肌断裂发病终末期由急性肺水肿终致肺动脉高压时，脉冲式多普勒检测血流动力学指标显示肺动脉血流频谱的肺动脉高压特征，检测三尖瓣反流频谱示三尖瓣反流速度明显增快，大于2.5m/s。

对于经胸超声心动图不能明确乳头肌断裂者，可应用经食管超声心动图检查确定诊断。

（薛丽丽）

## 第八节　心脏瓣膜病

超声心动图是心脏瓣膜病最重要、最常用的影像学评价方法，在评价心脏杂音、四组瓣膜的狭窄与反流、瓣膜修复或置换后的功能、感染性心内膜炎等方面均非常有意义。通过发现瓣膜的结构异常（如纤维化、钙化、粘连、血栓或赘生物附着）与运动异常

（如瓣叶固定不动、连枷样运动、瓣叶脱垂、修复瓣膜的撕裂），并结合多普勒检测的血流动力学参数，超声心动图可以为瓣膜病诊断的确立与病因等提供极其重要的信息，同时可对心脏的大小与功能进行观察、对心室的代偿情况进行评价。只要条件允许，临床上所有瓣膜病诊断的建立及病情评估都需参考超声心动图检查结果。近年来临床观察发现，即使不造成明显血流动力学变化的瓣膜病变也有明确临床意义：如主动脉瓣硬化与钙化、二尖瓣环钙化与脂代谢异常、心肌灌注异常，甚至生存率降低相关；大规模人群观察显示动脉硬化危险因素与主动脉瓣钙化独立相关。因此超声心动图除了在传统瓣膜病评估中的重要作用外，还可能通过评价瓣膜结构变化而成为评价代谢综合征、动脉粥样硬化进展的重要替代方法。

心脏四组瓣膜的基本功能是保证心动周期中血液在心腔内及心脏与大血管间通畅地正向流动。瓣膜病变在血流动力学效应上无一例外地表现为反流，狭窄，或二者兼具。

## 一、瓣膜反流

瓣膜反流或称关闭不全，可由多种病因造成，包括感染、退行性变、钙化、纤维化、瓣膜支撑结构变化、瓣环扩张等。病变导致瓣叶对合不良，或脱垂、连枷、运动受限、穿孔，造成瓣叶在本应闭合的心动周期时相（二尖瓣、三尖瓣于收缩期，主动脉瓣、肺动脉瓣于舒张期）出现反流。微量至少量的瓣膜反流在正常人群中常见，且随年龄增长而更多发。多普勒技术因敏感性极佳而可发现这些听诊不易发现的生理性反流。Klein 等应用彩色多普勒血流显像对一组正常志愿者的观察发现，少量反流在二尖瓣、主动脉瓣、三尖瓣、肺动脉瓣的发生率分别约为 48%、11%、65%、31%，无性别差异，但主动脉瓣反流通常不发生于 50 岁以下的正常人。生理性反流者瓣膜结构、心腔大小正常。

### （一）二维与 M 型超声

二维与 M 型超声用于评价瓣膜结构，以及因反流所致容量负荷增加而造成的受累心腔扩大、肥厚、功能障碍等情况。

瓣叶增厚、粘连、钙化、运动受限、脱垂、连枷运动、赘生物形成等造成反流的病理改变易于在二维超声检查中发现。心腔扩大情况由反流持续时间、反流严重程度等因素决定，如慢性明显反流（中度以上）可造成受累心腔扩大、肥厚；而急性反流即使为重度反流，受累心腔常常并无明显扩大。

### （二）多普勒超声心动图

多普勒超声用于发现瓣膜反流、测量血流动力学参数、评价反流程度。

1. 彩色多普勒血流显像（CDFI） CDFI 可直观地显示反流信号，表现为与瓣口正向血流方向相反、时相不同的异常血流束。传统上通过反流束的最大面积半定量评估反流程度，但需考虑到反流持续时间亦影响反流量大小，有时反流并非全收缩期（二尖瓣、三尖瓣）反流或全舒张期（主动脉瓣、肺动脉瓣）反流，如二尖瓣脱垂时反流可只发生于收缩中晚期，在反流束最大面积相同的情况下，反流量很可能少于全收缩期反流。CDFI 显示的反流束面积大小虽与反流程度密切相关，但准确评估反流程度应对反流信号的 3 个组成部分（图 8－54）进行综合观察与分析。

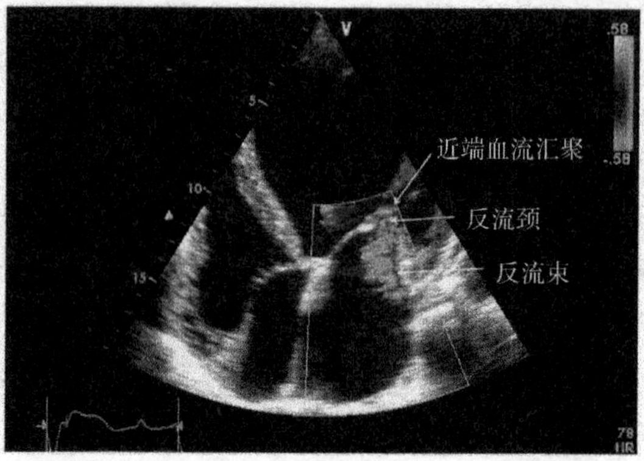


**图8－54　二尖瓣反流彩色多普勒血流显像**

对反流信号的3个组成部分：反流束、反流颈、近端血流汇聚进行综合观察与分析有助于准确定量反流程度

（1）反流束：在接受反流的心腔内观察到反流束是瓣膜反流的直接征象。通常反流束面积越大反流程度越重，故可通过反流束面积大小半定量评估反流程度。但反流束面积受探头频率、仪器设置（尤其是脉冲重复频率与彩色增益）、瓣膜病变情况、生理状态等因素影响明显，因而单独依赖反流面积评价反流程度可能造成明显误差。反流束面积与脉冲重复频率成反比，常规检查应将尼奎斯特极限设置为50～60cm/s，彩色增益调节为心腔内不出现噪声斑点的最大增益。反流束所显示的彩色信号并非完全为反流血液的信号，因反流血液以高速进入接受心腔后，将推动心腔内原有血流沿反流方向四散运动，即彩色反流束面积包含反流血液与外周被其推动的心腔内血液两部分所产生的多普勒信号。故在反流量相同的情况下，偏心型反流的反流束面积会比中央型者明显小，因偏心反流撞击接受心腔的心壁而消耗能量、对心腔内血液的推动减小。偏心型反流常提示反流束对侧瓣叶存在结构异常，如脱垂、连枷、穿孔等。此外，反流束面积还受流率与压力等生理因素影响，瓣口压差增大、反流增加，因此了解患者检查当时的血压情况有助于全面评价左心瓣膜反流量。

（2）反流颈：反流颈是反流血流行程中最窄的部分，位于反流通过的瓣口处，或紧邻其下游。由于边界效应影响，反流颈略小于解剖反流口。反流颈的面积等于有效反流口面积（EROA）。反流颈的大小不受流率、压力影响，受技术条件（如脉冲重复频率）影响很小，因而可更准确地反映反流程度。但反流颈大小有可能在心动周期中有动态变化。因反流颈直径通常较小（很少超过1cm），所以很小的测量误差即可对反流程度判断的准确性造成显著影响，故对测量精确度的要求较高。检查时应使用尽可能小的彩色取样框（增加时间分辨力）、放大图像（使用zoom功能）、在能够探及最大反流颈的切面（可为非标准切面）测量反流颈直径。

（3）近端血流汇聚（或近端等速面，PISA）：在反流发源的心腔内，当反流血流向反流口汇聚时，速度逐渐增高，形成以反流口为中心、由远及近、半径逐渐减小的半圆形等速面。在反流量较大的情况下，CDFI可以观察到由于尼奎斯特极限所致的多层红蓝相间的半圆形等速面，靠近反流口的第一次色彩反转处的血流速度即为尼奎斯特极限速度 $\nu_a$，测量反流口到该处的距离即为该等速面的半径r。假设等速面在空间上为半球形，则其面积＝

$2\pi r^2$；通过该等速面的反流流率（ml/s）为 $2\pi r^2 \cdot \nu_a$，且与反流口的流率相等；使用连续多普勒（CW）测量反流最大流速 $\nu_{reg}$，即可算得最大有效反流口面积（EROA）：

$$EROA = (2\pi r^2) / \nu_{reg}$$

PISA 法测量 EROA 在偏心反流中不及中央型反流准确。此外如反流口不规则，等速面的基底不是平面（不等于 180°），则需乘以其角度加以校正。实际测量中还须恰当调节尼奎斯特极限（降低尼奎斯特极限或将基线调向反流方向）。但并非所有反流信号均能分辨满意的等速面与反流口，PISA 法的普及应用还有待更多经验积累与技术改进。

2. 脉冲多普勒（PW）与连续多普勒（CW） 使用 PW 获取瓣环处的速度频谱，包络勾画频谱、测量一个心动周期的瓣环处血流速度 - 时间积分（VTI）；再使用二维超声测量瓣环的直径 d，即可计算每搏输出量（SV）：SV = 半环面积 × VTI = $(\pi d^2/4) \times$ VTI。使用该公式的前提是假设瓣环为圆形，三尖瓣环因形态不规则而不适用于该公式。在没有反流与分流、心律规则的正常人中，使用该方法在二尖瓣环处、主动脉瓣环处、肺动脉瓣环处测量的 SV 应均相等。而存在反流的瓣膜其 SV 将大于无反流瓣膜的 SV。据此可计算反流容积、反流分数及 EROA：

$$反流容积 = SV_{反流瓣膜} - SV_{非反流瓣膜}$$

$$反流分数 = (SV_{反流瓣膜} - V_{非反流瓣膜}) / SV_{反流瓣膜}$$

$$EROA = 反流容积 / VTI_{反流}$$

其中 $VTI_{反流}$ 为由 CW 频谱测量的反流 VTI。

### （三）反流程度定量

轻度反流通常为良性临床病程，而重度反流将造成心腔重构、死亡率增高。准确评价反流程度对临床治疗决策的选择与预后评估非常重要。然而虽有上述诸多参数可供参考，定量评价反流程度仍非易事。因受图像质量、测量者经验、参数本身在理论上的不足等因素影响，各种参数测量虽可为定量反流程度提供重要参考依据，但对其准确性与局限性仍应有充分认识。检查当时的临床情况（如血压、用药情况）也会对反流定量产生影响。工作中可综合多普勒参数、心腔大小、患者临床情况等，对反流量进行轻度、轻 ~ 中度、中度、中 ~ 重度、重度等分级。

### （四）各瓣膜反流特点

1. 二尖瓣反流 二尖瓣装置包括瓣叶、瓣环、腱索、乳头肌、乳头肌所附着的室壁。装置的任何部位病变或功能失调都可导致二尖瓣反流的发生。常见病因包括风湿性心脏病、脱垂、连枷、腱索断裂、乳头肌功能失调或断裂、瓣环钙化、瓣叶裂、感染性心内膜炎、穿孔等。

功能性二尖瓣反流者二尖瓣叶结构并无异常，反流由左室重构造成。多见于缺血性心脏病、扩张型心肌病等，常为中央型反流。左室重构导致室腔扩大、瓣环扩张，乳头肌空间移位而与瓣叶间距离增大、腱索紧张而牵拉瓣叶致其闭合不良，此外缺血导致的节段性室壁运动不良与乳头肌功能障碍也是功能性二尖瓣反流的常见原因。

二尖瓣脱垂常为瓣叶黏液样变性的结果。诊断标准通常为二尖瓣叶于收缩期脱入左房侧，超过瓣环连线水平 2mm。因二尖瓣环的立体形态类似马鞍形，所以应在胸骨旁左室长轴切面（该切面瓣环空间位置更靠近左房侧）测量脱垂瓣叶超过瓣环的距离；如在心尖四腔心切面（该切面瓣环空间位置更靠近左室侧）测量将明显增加诊断的假阳性。

2. 主动脉瓣反流　主动脉瓣反流的病因包括退行性钙化、风湿性心脏病、先天性瓣叶畸形（如二叶瓣）、主动脉根部扩张、Marfan 综合征、感染性心内膜炎、主动脉夹层、人工瓣功能失常等。TEE 对于明确经胸检查不能明确的瓣膜病变有帮助。长期大量的主动脉瓣反流将造成左室扩大。偏心型主动脉瓣反流如冲击二尖瓣前叶可造成二尖瓣前叶舒张期震颤。M 型超声可很好地观察二尖瓣前叶的震颤、二尖瓣提前关闭、舒张期主动脉瓣开放等现象，后二者常为急性重度主动脉瓣反流、左室舒张压升高的标志。

3. 三尖瓣反流　轻度三尖瓣反流见于 2/3 以上的正常人，并无血流动力学意义，但可用以估测肺动脉收缩压。方法为使用 CW 测量三尖瓣反流最大速度时的压差（右房－右室收缩期最大压差，因收缩期肺动脉瓣开放、右室与肺动脉相通，故可认为右室压＝肺动脉压，所以三尖瓣反流压差＝肺动脉－右房压差），估计右房压（最简单的方法为经验估计：右房大小正常的情况下，右房压为 5mmHg，右房增大时为 10mmHg，右房显著增大并重度三尖瓣反流时为 15mmHg），肺动脉收缩压＝三尖瓣反流压差＋右房压。右室流出途径收缩期存在压差时（如流出道狭窄、肺动脉瓣狭窄）此法不适用于肺动脉收缩压估测。

病理性三尖瓣反流的原因包括风湿性心脏病、脱垂、类癌瘤综合征、Ebstein 畸形、瓣环扩张、右室梗死、感染性心内膜炎（右心瓣膜受累多见于静脉不洁注射者）、三尖瓣破损等。功能性三尖瓣反流多由肺动脉高压造成，肺动脉压恢复后反流可减少或消失。右心起搏导线通常只造成轻度或轻至中度三尖瓣反流，但偶尔亦可造成大量反流。

4. 肺动脉瓣反流　不同的研究报道少量肺动脉瓣反流见于 40%～78% 的受检者，无瓣叶结构异常与器质性心脏病证据。病理性肺动脉瓣反流少见。成人功能性三尖瓣反流多继发于肺动脉高压，常伴肺动脉扩张、右室右房扩大，多数情况下反流程度并不严重。重度肺动脉瓣反流多见于瓣叶解剖异常及瓣叶切除术后。

## 二、瓣膜狭窄

### （一）二尖瓣狭窄

正常二尖瓣开口面积可达 4～6$cm^2$，面积轻度减小时虽有解剖狭窄，但并不造成血流动力学障碍；通常面积小于 2.0$cm^2$ 时引发血流动力学异常。风湿性心脏病是二尖瓣狭窄最常见的病因。其他少见原因包括退行性钙化、二尖瓣手术后、药物毒性（抗偏头痛药物咖啡角、减肥药芬芬等）、嗜伊红细胞增多症、赘生物等。

风湿性二尖瓣反流的超声心动图表现为：①二尖瓣叶、瓣下结构（腱索）增厚、钙化，瓣叶联合处粘连。②长轴图像中二尖瓣前叶开放时呈“鱼钩”样（或“曲棍球杆”样）、后叶运动障碍，短轴图像中二尖瓣开口呈“鱼口”样。③二尖瓣口舒张期多普勒频谱 E 峰降支平缓。④左房扩大，可见自发显影，甚至附壁血栓形成。对于拟行经皮二尖瓣球囊成形术的患者，应通过评价瓣叶厚度、钙化、活动度、瓣下结构等情况进行超声积分，≤8 分者更可能从球囊扩张术中获益。

二尖瓣口面积的测量方法包括：①二维法：在胸骨旁获取二尖瓣尖（开口最小）水平短轴切面，使图像停帧于舒张期瓣叶开口最大时，在二维图中手动勾画瓣口面积。该法测得的面积最接近解剖面积，但有时难以获得满意切面，在瓣叶钙化明显、瓣口形状不规则时也难于准确测量。②压力减半时间（PHT）法：使用 CW 在心尖长轴切面中获得瓣口最大流速频谱，沿 E 峰降支（E 峰下降斜率方向）测量 PHT，通过经验公式算得面积：二尖瓣口面积＝220/PHT。合并重度主动脉瓣反流或左室充盈压增高者不适用此法。③连续方程法：因各瓣口每搏量相等，通过测量主动脉瓣环水平每搏量即可算得二尖瓣口面积：二尖瓣口面积＝主动脉瓣环直径 2 ×0.785 ×（VTI 主动脉瓣环/VTI 二尖瓣）。合并明显主动脉瓣或二尖瓣反流者不适用此法。④PISA 法：二尖瓣口面积＝（2π × 等速面半径$^2$ × 尼奎斯特速度/二尖瓣口峰值流速）×（等速面基底角度/180°）。除使用上述 4 种方法测量瓣口面积外，还应通过 CW 二尖瓣口舒张期频谱包络勾画法测量平均压差、通过三尖瓣反流速度估测肺动脉收缩压，以便综合各参数评价狭窄程度。见（表 8－2）。

**表 8－2 二尖瓣狭窄定量**

| 评价指标 | 轻度 | 中度 | 重度 |
|---|---|---|---|
| 瓣口面积（$cm^2$） | >1.5 | 1.0～1.5 | <1.0 |
| 平均压差（mmHg） | <5 | 5～10 | >10 |
| 肺动脉收缩压（mmHg） | <30 | 30～50 | >50 |

### （二）主动脉瓣狭窄

正常主动脉瓣为纤薄的三叶结构，开放面积 3～4$cm^2$，瓣叶间距约 2cm，且在收缩期持续不变。低心排或左室流出道梗阻患者可出现主动脉瓣早期关闭。主动脉瓣狭窄常见病因包括退行性瓣叶钙化、风湿性心脏病、先天性瓣叶畸形。退行性变者可见瓣叶增厚、僵硬、回声增强、开放受限。风湿性心脏病者常二尖瓣亦有累积，瓣叶粘连明显。中青年患者孤立的主动脉瓣狭窄者常常为二叶主动脉瓣畸形，经胸检查多可明确瓣叶数目，图像不良者可行 TEE 检查。瓣膜狭窄几乎均为慢性病程。狭窄进展导致左室肥厚（室壁增厚、质量增大）、舒张功能减低，并可继发肺动脉高压。中等到重度的主动脉瓣狭窄者仍可无明显临床症状。超声心动图随访评价瓣口速度、压差、面积的进展情况及左室肥厚与收缩功能变化情况，对于瓣膜置换手术时机的选择非常重要。当重度狭窄者出现左室收缩功能减低、每搏量减小时，瓣口速度可减低。主动脉瓣狭窄定量见（表 8－3）。

**表 8－3 主动脉瓣狭窄定量**

| 评价指标 | 轻度 | 中度 | 重度 |
|---|---|---|---|
| 射流速度（m/s） | <3.0 | 3.0～4.0 | >4.0 |
| 平均压差（mmHg） | <25 | 25～40 | >40 |
| 瓣口面积（$cm^2$） | >1.5 | 1.0～1.5 | <1.0 |
| 左室壁 | 正常 | 轻度增厚 | 增厚 |

### （三）三尖瓣狭窄

三尖瓣狭窄最常见的病因为风湿性心脏病。其他少见原因包括：类癌瘤综合征、肿瘤、赘生物、导管术或起搏器植入术中损伤瓣叶、瓦氏窦瘤外压、人工瓣狭窄等。正常三尖瓣口舒张期血流速度＜0.5～1.0m/s，平均压差＜2mmHg。平均压差＞7mmHg、PHT＞190ms 提示重度三尖瓣狭窄。

（四）肺动脉瓣狭窄

肺动脉瓣狭窄常为孤立的先天性畸形，或复杂先天畸形（如法洛四联症）的一部分。少见病因包括类癌瘤综合征、赘生物、心内或心外团块（肿瘤、血栓）阻塞。使用 CW 测量瓣口流速与压差可反映狭窄程度。

## 三、人工瓣结构与功能的评价

人工瓣置换可使严重瓣膜病的预后得以改善，但目前的人工瓣尚不能达到与正常自体瓣相同的完美功能，故瓣膜置换术后需对人工瓣功能情况进行定期随诊评估、评价可能出现的人工瓣功能异常。需强调，置换术后人工瓣的基线功能评估非常重要，它可作为日后随诊评估瓣膜功能变化的参考依据。人工瓣种类繁多，基本类型包括机械瓣与生物瓣两大类。人工瓣与自体瓣膜的形态结构、血流动力学效应不同，且不同类型与型号的人工瓣之间血流动力学参数也相异，故检查者应在对患者人工瓣类型及换瓣手术基本方法有一定了解的基础上进行评估。

导致人工瓣结构与功能失常的情况包括撕脱、瓣周漏、赘生物形成、血栓、退行性变、人工瓣-患者不匹配等。二维超声检查可发现严重的结构与运动异常，人工瓣功能的评价更多地有赖于多普勒参数测量。对于经胸检查不能明确的病变，需行 TEE 检查。人工瓣置换术后的患者常规超声心动图检查应提供的信息包括：心室大小与功能、人工瓣形态结构、血流动力学参数（瓣口峰值流速、最大压差、平均压差、PHT 或减速时间、有效瓣口面积、肺动脉收缩压、舒张充盈类型、反流分数等）。

（一）人工瓣反流

少量反流在所有类型人工瓣中均属正常，为人工瓣设计特点。表现为起自瓣环支架内的细束反流，反流束方向与数目依人工瓣类型不同而不同。二尖瓣位人工瓣正常反流束面积通常 $<2cm^2$，长度 $<2.5cm$；主动脉瓣位人工瓣正常反流束面积 $<1cm^2$、长度 $<1.5cm$。

病理性人工瓣反流常伴有瓣叶结构异常、反流束起源异常、反流量增加。评价自体瓣膜反流的方法与参数仍适用于人工瓣反流的评价。以下征象提示严重人工瓣反流：主动脉瓣位人工瓣：反流束 PHT≥250ms，二尖瓣充盈类型为限制型充盈障碍，降主动脉可见全舒张期逆流，反流分数≥55%；二尖瓣位人工瓣：二尖瓣口舒张期峰值速度增高（≥2.5m/s）而 PHT 正常（≤150ms），二尖瓣反流 CW 频谱亮度高，反流分数≥55%，EROA $\geq 0.35cm^2$，收缩期肺静脉逆流。

瓣周漏表现为起自瓣环支架以外的异常血流束，需与人工瓣反流鉴别。

（二）人工瓣梗阻

人工瓣开口面积小于自体瓣，所以瓣口流速总是高于相应自体瓣瓣口速度。人工瓣口的正常流速又因瓣的种类、型号、部位、心排血量等的不同而相异。评价自体瓣膜狭窄的方法与参数适用于人工瓣梗阻的评价。连续方程可用于计算人工瓣口有效面积；但 PHT 法会对人工二尖瓣瓣口面积造成高估。梗阻发生时，人工瓣叶活动常受限，但经胸检查不易清晰辨别。二尖瓣位机械瓣梗阻最常见的原因为血栓形成，表现为瓣口流速增高且 PHT 延长；主动脉瓣位机械瓣梗阻的常见原因为血管翳形成，表现为瓣口流速增高、而左室流出道速度不变，后者与前者比值常≤0.2。

### （三）人工瓣-患者不匹配

部分患者人工主动脉瓣有效瓣口面积与体表面积相比过小，而可造成跨瓣压明显增加及相应症状。轻度不匹配定义为有效瓣口面积指数（有效瓣口面积/体表面积）$>0.85cm^2/m^2$，中度为$\leqslant 0.85cm^2/m^2$而$>0.6cm^2/m^2$，重度$\leqslant 0.6cm^2/m^2$。为避免不匹配发生，主动脉瓣置换术前应选择瓣口面积>患者体表面积$\times 0.85cm^2$的人工瓣。

## 四、感染性心内膜炎

感染性心内膜炎为潜在致命性疾病，6个月病死率高达25%～30%。依据改良的Duke诊断标准，主要诊断标准的确立有赖于血培养和超声心动图两项辅助检查。多发于有基础器质性心脏疾病（风湿性瓣膜病、二叶式主动脉瓣畸形、二尖瓣脱垂、先天性心脏病）、人工瓣置换、心腔内器械植入（如起搏器）、静脉吸毒（右心瓣膜感染性心内膜炎）者，但在既往健康者中也不少见。瓣膜最常受累，但亦可发生于其他心内膜部位。

超声心动图检查用于发现赘生物、评价瓣膜损害所致的血流动力学异常程度及并发症（脓肿、穿孔、分流）、高危患者复查评价病情变化。经胸超声心动图检查发现赘生物的敏感性为60%～75%，经食管超声心动图敏感性可达95%以上。感染性心内膜炎的直接征象包括：①赘生物（图8-55）。"蓬草"样不规则团块，可附着于瓣叶、腱索、起搏导线、间隔缺损的低速血流侧心内膜表面，发生部位通常为高速血流的下游。在赘生物>10mm的患者中，50%以上至少会发生一次栓塞事件，二尖瓣赘生物要比主动脉瓣赘生物更易致栓塞。②脓肿。③新发的瓣膜反流、新发的人工瓣撕脱。

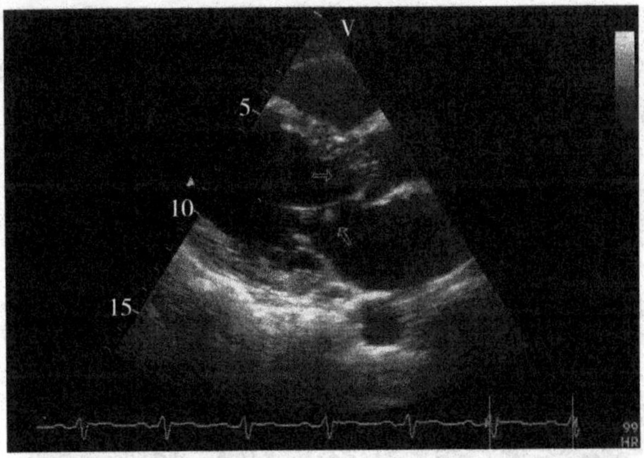


图8-55　感染性心内膜炎二尖瓣与主动脉瓣赘生物

（薛丽丽）

# 第九节　心肌梗死

## 一、心肌梗死概述

心肌梗死（myocardial infraction，MI）属于贫血性梗死。MI的形态学变化是一个动态演变过程。一般梗死在6h后肉眼才能辨认，梗死灶呈苍白色，8～9h后呈土黄色。光镜下可见心肌纤维早期凝固性坏死、核碎裂、消失，胞质均质红染或不规则粗颗粒状，间质水肿，少量中性粒细胞浸润。4d 后，梗死灶外围出现充血带。7d ~ 2 周后，边缘区开始出现肉芽组织，或肉芽组织向梗死灶内生长并呈红色。3 周后，肉芽组织开始机化，逐渐形成瘢痕组织。

## 二、心肌梗死的超声检查

### （一）检查方法及注意事项

1. 应用切面观　冠心病经常受累部位为乳头肌水平以下，因此应采用胸骨旁左室长轴、各短轴、心尖四腔观、心尖两腔观、心尖左室长轴及左室第一斜位观，充分显示心尖前、后壁及侧壁。左室短轴观包括二尖瓣水平、腱索水平、乳头肌水平及心尖部位。通过上述切面仔细观察室壁运动是否协调。常用切面（图 8 – 56 ~ 图 8 – 59）。

2. 切面超声左室壁节段划分　以乳头肌为标准，将左室沿长轴分为大约等长的 3 个部分：①底部→自二尖瓣环平面至乳头肌顶端→二尖瓣水平。②中部→自乳头肌顶部至乳头肌底部→乳头肌水平。③心尖部→自乳头肌底部至心尖顶端→心尖水平。

二尖瓣和乳头肌水平短轴观各分为 5 个节段，心尖水平分为 4 个节段，共 14 个节段。

短轴水平划分节段的解剖标志：①二尖瓣水平，以二尖瓣前后叶外侧连接处为前壁与侧壁交界，以二尖瓣后叶中部处为侧壁与后壁交界，二尖瓣前后叶连接处为后壁与后间隔交界，室间隔分为前后两部分。②乳头肌水平，以前外乳头肌与后内乳头肌中部处分室壁为左室前壁与侧壁、后壁与后间隔的分界，两乳头肌间中点后壁处为侧壁与后壁交界。③心尖部短轴观，分为室间隔、前壁、侧壁、后壁 4 个节段。

3. 各节段与冠状动脉供血支的关系　①左前降支→前间隔、左室前壁、心尖。②左旋支→左室侧壁、后下壁。③右冠状动脉→后间隔、后下壁。

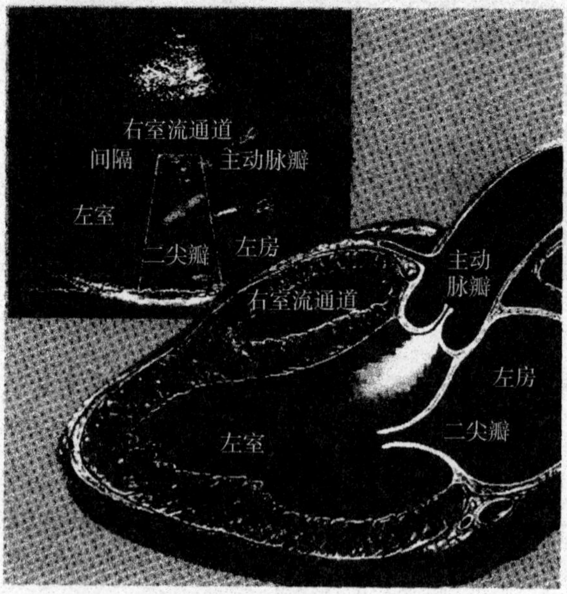


图 8 – 56　左室长轴切面

4. 节段性室壁运动异常的观察与测量 正常室壁各节段收缩期振幅略有差异，变化程度为基底部 < 心尖部 < 中部；正常运动：收缩期心内膜向心腔运动幅度及收缩期增厚率均正常。

室壁运动异常分为：①收缩亢进，指运动幅度增强，收缩期增厚率增加。②运动减弱，即较正常运动幅度减小，收缩期增厚率下降（低于正常室壁运动幅度低限的 50% ~75%）。③不运动，即心内膜运动及收缩率消失。④反向运动（也称矛盾运动），即心室收缩时室壁运动背离心腔，收缩期室壁变薄、明显膨出者为室壁瘤形成。

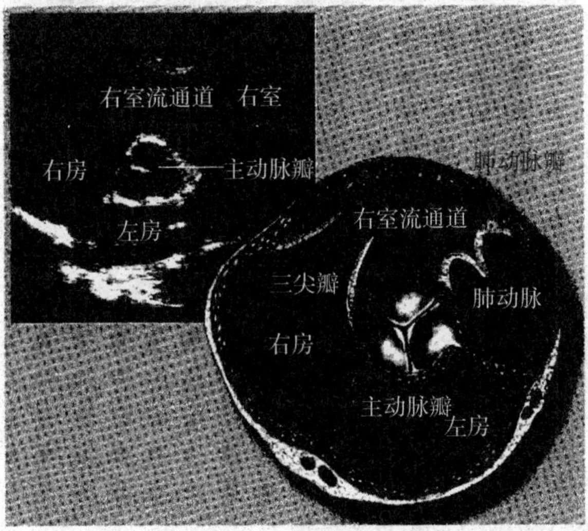


**图 8－57 大动脉短轴切面**

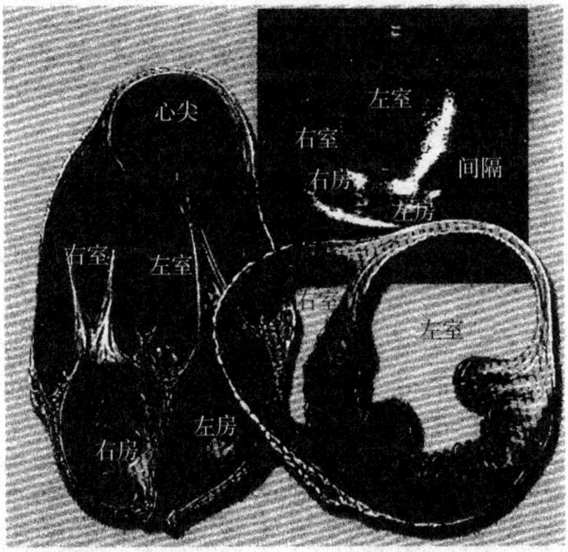


**图 8－58 心尖四腔切面**

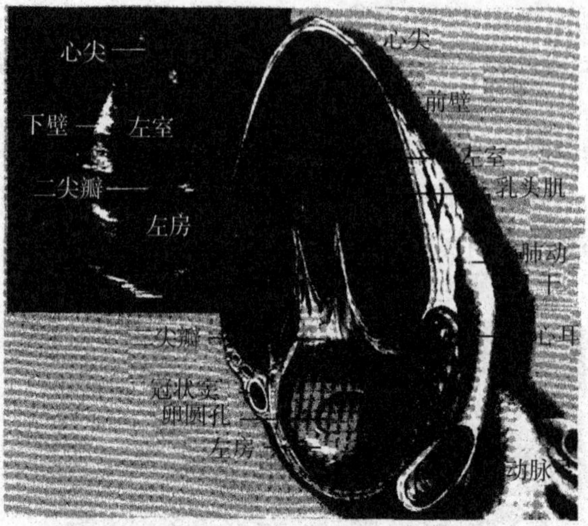


图8-59　心尖两腔切面

5. 切面超声心动图节段性心功能检测及计算方法

（1）室壁收缩期增厚率（△T%）：为检测冠心病心肌收缩功能的敏感指标，正常参考值为<35%。

（2）半轴缩短率（△H%）：正常参考值平均值二尖瓣水平为27%～35%，乳头肌水平为36%～42%，室间隔略低于游离壁。

（3）局部射血分数（RAEF）：正常参考值为50%～65%。

（4）室壁运动指数：各节段室壁运动计分，正常运动为0，减弱为1，不运动为2，矛盾运动为3。把全部节段得分相加并除以节段数，所得分数为0为正常，分数越大表示心功能越差。

## （二）超声心动图表现

1. 急性心肌梗死

（1）节段性室壁运动异常：室壁运动幅度可反映室壁活动情况，受累节段室壁变薄，运动减弱，无运动或反常运动，未受累节段室壁代偿性运动增强。

（2）室壁收缩期增厚率异常：室壁增厚率是心肌收缩期心肌最厚时心肌厚度与舒张期心肌最薄时心肌厚度的差值，与舒张期心肌最薄时心肌厚度的比值，反映心肌纤维伸展与缩短的生理状态，其预测价值较室壁运动幅度更高（图8-60）。

实验发现，梗死范围达到正常心肌的20%～40%时，室壁增厚率开始减小，收缩期增厚率减小或消失。

（3）局部室壁回声异常：急性心肌梗死发病数小时后局部回声减弱，以后随胶原沉着及瘢痕形成回声逐渐增强（图8-61）。

（4）左室功能降低左室整体心功能低下：若病变局限，则整体心功能可正常，节段性收缩功能均降低。

（5）心腔扩大：梗死心腔有不同程度的扩大。

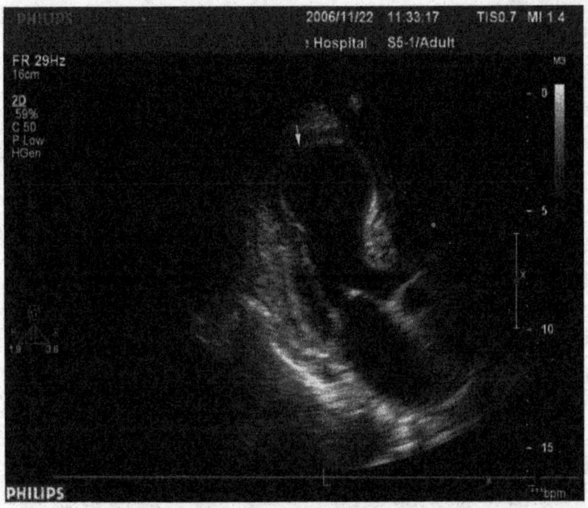


图 8-60 室壁收缩期增厚率异常

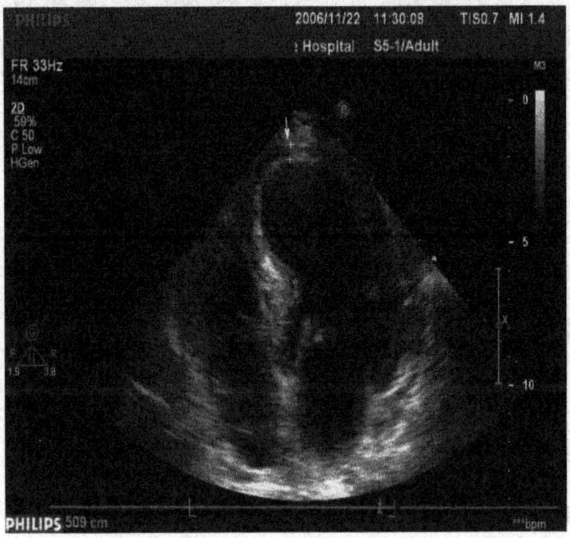


图 8-61 局部室壁回声异常

2. 陈旧性心肌梗死 心尖部局部变薄，回声增强，局部不运动。①病变区心室壁运动减弱或不运动。②收缩期室壁增厚率减小或不增厚。③病变区心肌回声增强伴室壁变薄，偶有室间隔病变区增厚。④心腔形态失常，多为乳头肌水平以下不同程度扩大，心尖圆钝，失去正常锥形。⑤左心功能减低。

3. 心肌病变部位及范围的诊断 根据二维超声心动图室壁运动异常出现的节段，可确定病变部位，并了解受累冠状动脉支。

M 型超声心动图室间隔运动曲线平坦。

## 三、诊断标准与鉴别诊断

### （一）诊断标准

1. 急性心肌梗死　①局部室壁运动异常。②室壁收缩期增厚率异常。③正常心肌代偿性运动幅度增强。

2. 陈旧性心肌梗死　①局部室壁运动减弱或不运动，伴运动不协调。②局部室壁收缩期增厚率下降。③局部室壁变薄，回声明显增强。

### （二）鉴别诊断

急性心肌梗死的鉴别诊断，包括下列情况。

1. 心绞痛　主要是不稳定型心绞痛的症状可类似于心肌梗死，但胸痛性质轻，持续时间短，服用硝酸甘油效果好，无心电图动态演变及心肌酶的序列变化。

2. 缩窄性心包炎　主要表现为双房增大，左、右心室壁舒张运动受限，而收缩期向心性运动正常，心包回声增强。

3. 急性肺动脉栓塞　常有突发胸痛、咯血、呼吸困难、发绀和休克，多有骨折、盆腔或前列腺手术或长期卧床史。右心室前负荷急剧增加，$P_2$ 亢进，颈静脉怒张、肝大等。心电图肺性 P 波、电轴右偏，即Ⅰ导联出现深 S 波，Ⅲ导联有明显 Q 波（<0.03s）及 T 波倒置。X 射线胸片显示肺梗死阴影。放射性核素肺灌注扫描可见放射性稀疏或缺失区。急性肺栓塞与右心室心肌梗死，二者在右心形态学和血流动力学表现方面很相似，应用超声心动图很难鉴别。二者可单独发病，也可因右心室心肌梗死并发急性肺栓塞，主要是右心室心肌梗死常并发心腔内血栓，血栓脱落引起急性肺栓塞。

4. 主动脉夹层动脉瘤　前胸出现剧烈撕裂样锐痛，常放射至背、肋、腹部及腰部。在颈动脉、锁骨下动脉起始部可听到杂音，两上肢血压、脉搏不对称。胸部 X 射线示纵隔增宽，血管壁增厚。超声心动图和核磁共振显像可见主动脉双重管腔图像。心电图无典型的心肌梗死演变过程。

5. 急腹症　急性胰腺炎、消化性溃疡穿孔、急性胆囊炎和胆石症等均有上腹部疼痛。

## 四、心肌梗死并发症的超声心动图表现

### （一）室壁瘤

10% ~20% 的透壁心肌梗死患者有左室室壁瘤形成，约在心肌梗死 5d 后出现，并持续数周。常见于左室前壁心肌梗死，约 80% 位于前壁心尖部，下壁和后壁心肌梗死合并室壁瘤相对较少。

UCG 超声心动图主要表现为梗死区心肌的扩展、变薄，呈矛盾运动，在收缩期和舒张期都会膨出，瘤颈较宽。

### （二）左室假性室壁瘤

急性心肌梗死（AMI）或心脏创伤、脓肿引起左室壁破裂，破口处形成局限性心包积血，称左室假性室壁瘤。

UCG 见室壁连续性回声中断，心腔外无回声区，瘤颈较窄，收缩期左室腔缩小而假性室壁瘤扩张，瘤壁由心包或血栓等组织构成。

CDFI 见破口处血流往返于心室腔和瘤腔之间，舒张晚期和收缩中期进入假性室壁瘤，

收缩晚期开始回流，停止于舒张早中期。

（三）心室壁破裂

最常见的是心室游离壁破裂，多发生在 AMI 1 周内，通常导致患者立即死亡。

UCG 可发现心脏周围心包腔内液性暗区及心壁破裂处回声中断，CDFI 显示由心壁破裂处向心包腔喷射的多彩血流。据此可确定破裂口部位及大小。

（四）室间隔穿孔

室间隔穿孔发病率占 AMI 的 1% ~2%，多发生在 AMI 后 2 周内，好发部位为室间隔前下方近心尖部，常合并前壁心肌梗死。

UCG 见室间隔下方回声中断，断端通常极不规则，无明显回声增强。缺损的直径在收缩期明显增大，舒张期减小，较小的穿孔在舒张期几乎看不到。

CDFI 见心尖部室水平自左向右分流以红色为主的多彩分流血流束。

（五）心腔附壁血栓

心腔附壁血栓是心肌梗死最常见的并发症，多发生于心肌梗死后 6 ~10d。附壁血栓脱落可引起栓塞，左侧心腔血栓脱落可引起体循环动脉栓塞，右侧心脏血栓脱落可导致肺栓塞。二维超声心动图是诊断心室血栓的敏感方法。

UCG 可显示心室腔内不规则团块状回声，呈多层状、中空状等，回声强度及密度不均匀。通常位于心尖区，附着于心内膜表面，可凸向左心室腔，也可呈片状。从多个断面对同一部位进行扫查，附壁血栓位置固定。极少有蒂，团块回声附着区域室壁运动减弱或消失，呈僵硬感。边缘不规则，与心肌、心内膜无连续性，与心内膜有明确界限。动态观察附壁血栓，在形态、大小及回声强度等方面变化较大，特别是经过临床治疗后变化更显著。

经胸超声心动图检查心腔内血栓存在一定的漏诊率，采用其他超声技术可提高其检出率，如经食管超声心动图、经静脉左心超声造影、对比增强超声等。在经胸超声无法显示左心耳等部位的血栓以及新鲜血栓时，经食管超声心动图（TEE）经常作为首选检查。

（六）乳头肌功能不全和乳头肌断裂

左心室乳头肌功能障碍系乳头肌邻近心肌缺血或心肌梗死所致，是冠心病患者最常见的并发症。其发生与心肌梗死的部位有关，也是心肌梗死后发生二尖瓣反流的重要原因。

UCG 显示，前、后 2 组乳头肌形态变异：缺血的乳头肌比正常乳头肌增大，回声增强，形态明显不规则，收缩运动明显减弱；梗死的乳头肌形态不规整，回声不均匀、增强，收缩运动减弱或无运动。乳头肌附着和室壁运动异常；二尖瓣功能异常，二尖瓣无明显退行性病变，但运动幅度减小，瓣环扩大。在心肌梗死后首次发现二尖瓣脱垂或错位，应首先考虑乳头肌功能障碍。乳头肌功能障碍主要导致二尖瓣关闭不全，故 CDFI 显示其反流束多数呈偏心状，也可呈中心性。

（七）心肌梗死超声心动图检查的临床价值

急性心肌缺血发作时几乎立即出现室壁运动异常，早于心电图及酶学改变，是医学影像诊断急性心肌缺血及梗死的基础。

（薛丽丽）

# 第十节　心脏肿瘤

心脏肿瘤（cardiac tumor）颇为少见，可分为原发性和继发性。原发性肿瘤较继发性肿瘤罕见，可分为良性与恶性。原发性肿瘤良性约占75.0%，成人以黏液瘤多见，占50.0%；儿童和婴儿以横纹肌瘤多见，占20.0%。恶性肿瘤中，肉瘤多见，占72.0%。

## 一、血流动力学

心脏黏液瘤的血流动力学改变取决于瘤体的位置、大小和瘤蒂的长短。较大的有蒂左心房黏液瘤舒张期瘤体移向二尖瓣口，并经瓣口脱入左心室，使左心房排血受阻，血流动力学表现类似二尖瓣狭窄，可引起肺瘀血。当心脏黏液瘤位于左心室时，可于收缩期阻塞左心室流出道或主动脉瓣口，而表现为主动脉瓣狭窄。当黏液瘤发生在右心房时，舒张期可阻塞三尖瓣口及（或）影响瓣叶活动，产生与三尖瓣狭窄相似的血流动力学改变。若瘤体近于腔静脉口而阻塞腔静脉回流，引致相应的体循环充血。如果瘤体与瓣膜反复接触，可对瓣膜造成损害，形成瘢痕，类似于风湿性瓣膜病，甚至引起腱索断裂，产生瓣膜反流的血流动力学改变。其他肿瘤累及瓣膜时，可有相应的血流动力学改变；部分患者由于肿瘤较大，可造成上下腔静脉梗阻、心室流入或流出道梗阻。

## 二、诊断要点

### （一）黏液瘤

1. 二维超声心动图　心腔内探及圆形或椭圆形边界清界的活动性团块，通常有瘤蒂，附着于卵圆窝水平的房间隔上。瘤蒂的直径长度多数在10.0mm左右。

2. 彩色多普勒超声心动图　当瘤体造成瓣膜关闭不全时，心房内探及源于相应房室瓣口的反流信号。若瘤体阻塞左心室流出道或主动脉瓣口时，可于该处探及花彩射流信号。

3. 频谱多普勒超声心动图　当房室瓣口出现舒张期射流信号将取样容积置于房室瓣口，可记录到舒张期高速射流信号；若瘤体阻塞左心室流出道或主动脉瓣口时，可探及收缩期高速射流信号。

### （二）脂肪瘤、乳头状弹性纤维瘤及间皮瘤

1. 脂肪瘤的二维超声特征　瘤体较小，边界清楚，多为类圆形，不活动，有包膜反射。

2. 乳头状弹性纤维瘤二维超声特征　瘤体体积较小，形状多变，直径一般小于10.0mm，可单发或多发。瘤体借短蒂附着于瓣膜，一般是附着于半月瓣的心室面及房室瓣的心房面。

3. 间皮瘤　间皮瘤以心包积液为主要表现，无回声区透声不良，内含密集细小点状回声。心包增厚，活动僵硬，并见大小不等略强回声团块，附着脏、壁层心包上。

### （三）横纹肌瘤、纤维瘤及错构瘤

1. 横纹肌瘤　为在室间隔或心室壁内的单个或多个强回声光团，瘤体最大直径3.0～20.0mm，无包膜，边界清楚。较大的瘤体可突向心腔，引起不同程度的梗阻。肿瘤回声较强、均匀，界限清晰，边缘规整，无蒂多不活动。向心腔内生长，可使心腔狭小。若向流出

道生长，可引起流出道受阻。若累及房室瓣口，可导致堵塞（图8－62）。

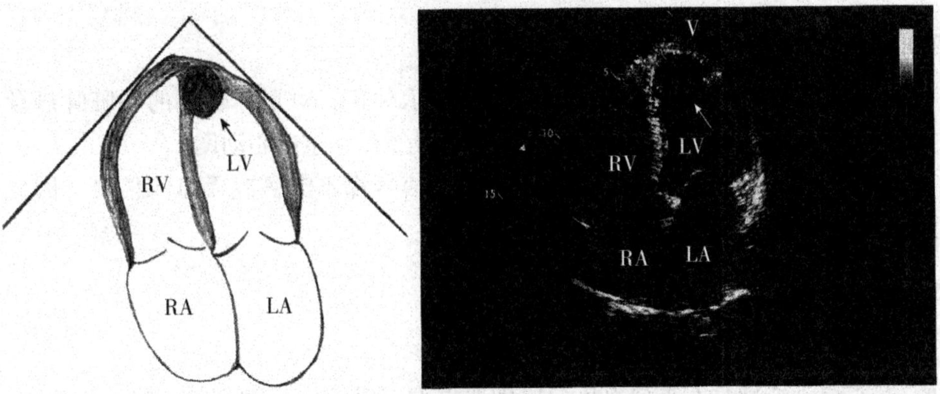


**图8－62　心尖四腔心切面显示左心室壁心尖部稍高回声结节，术后病理检查证实为横纹肌瘤**

LA 左心房；RV 右心室；LV 右心室；RA 右心房

2. 纤维瘤　呈现边界清楚、质地均匀的强回声团，几乎均为单发。瘤体大小不一，大的可达100.0mm以上。有完整的包膜反射，无蒂，无活动。瘤体较大时压迫受累部位心肌，但无心肌浸润及破坏。

3. 错构瘤　回声多较强，无活动性。

### （四）畸胎瘤与心包囊肿

1. 畸胎瘤　呈实质性回声增强，不均匀，并可见高回声团，后方伴声影，部分患者伴心包积液。

2. 心包囊肿　一般轮廓清，内透声好，与心包腔相通者称为憩室。

### （五）肉瘤

（1）心腔或心包腔内可见单个或多个结节状或息肉状肿块。

（2）瘤体大小不一，形态不规则，基底面广，边界不清，肿瘤内回声不均匀。

（3）肿瘤附着处心内膜或心外膜中断，心肌遭破坏，室壁运动减弱。

（4）上下腔静脉和肺静脉可受累，部分患者可合并心包积液。

### （六）继发性心脏肿瘤

（1）心包腔内见有结节状肿块，回声不均匀、活动性极差、形态不规整、边缘较粗糙、多伴有心包腔积液。

（2）当肿块位于心肌壁时，多由心脏外侧缘突向心包腔，边界模糊，心外膜回声中断。

（3）心肌浸润时，心肌内见斑点状回声，或局部增厚呈团块状，该处室壁活动减弱或消失。

（4）房室腔内的孤立性肿块，形态不规则，边缘毛糙，可随心动周期往返于瓣口，但瘤体形态无变化。

（5）如肿瘤由静脉直接蔓延而来，可见静脉内径扩张，腔内有肿瘤回声，或可见其有蒂附着于静脉壁，肿瘤较大时，可阻塞静脉引起血流受阻。

（6）当心脏肿瘤较大时可压迫心脏，使心脏正常弧形消失，呈不规则状。主动脉、肺动脉均可受压变形。

## 三、诊断注意点

（1）对于肥胖及肺气肿的患者经胸壁检查显示欠佳，对形体较小的心脏肿瘤及多发性肿瘤，经胸壁超声心动图检查较易漏诊，必要时行经食管超声心动图。

（2）心脏肿瘤无论是良性或恶性，一般血流信号都不丰富或无血流信号，因此血流的多少对肿瘤的良恶性鉴别意义不大。

## 四、鉴别诊断

1. 黏液瘤须与血栓和脂肪瘤鉴别

（1）左心房黏液瘤与左心房血栓的鉴别要点在于黏液瘤通常有蒂，附着面小，可活动；血栓形态不规则，无蒂，附着面大，无活动。

（2）脂肪瘤与黏液瘤鉴别要点在于脂肪瘤多发生在左心室或左心房，而且活动度较小有漂浮感，肿瘤边缘光滑，回声较强，没有分叶。

2. 乳头状弹性纤维瘤与心脏黏液瘤和瓣膜赘生物鉴别

（1）乳头状弹性纤维瘤与黏液瘤的鉴别要点主要是乳头状弹性纤维瘤多附着于瓣膜，而黏液瘤多数附着于房间隔卵圆窝周围。

（2）乳头状弹性纤维瘤与瓣膜赘生物的鉴别要点在于瓣膜赘生物患者多有心内膜炎等病变。

3. 心脏肉瘤需与心脏良性肿瘤鉴别

（1）良性肿瘤通常边界清楚，有蒂，活动度较大，心脏肉瘤则边界模糊，固定在心脏结构上，无运动。

（2）良性肿瘤不直接浸润周围组织，心脏肉瘤直接浸润周边心脏组织、瓣膜、上下腔静脉、肺静脉。

（薛丽丽）

# 第十一节　慢性肺源性心脏病

慢性肺源性心脏病（chronic cor pulmonale，CCP）是由于长期慢性支气管炎、阻塞性肺气肿以及其他肺、胸疾病或血管病变引起的主要侵犯心、肺的疾病，以肺动脉高压、缺氧、二氧化碳潴留、右心室后负荷增大为主要临床特征，最终引起右心功能衰竭和（或）呼吸衰竭，部分患者合并左心功能异常，甚至全身其他系统功能失调。

## 一、定义、病因和发病机制

### （一）定义

CCP 是因肺组织、肺动脉血管或胸廓的慢性病变引起肺组织结构和功能异常，导致肺循环阻力增加以及肺动脉压力增高，进而使右心肥厚、扩大，甚至发生右侧心力衰竭的心脏病。

（二）病因

据统计，国内将近 80% 的 CCP 由慢性阻塞性肺疾病（chronic obstructive pulmonary disease，COPD）发展而产生。中华医学会呼吸病学会慢性阻塞性肺疾病学组在 2002 年制定的慢性阻塞性肺疾病诊治指南中指出，COPD 是一种以气流受限为特征的疾病，气流受限不完全可逆，呈进行性发展，与肺部对有害气体或有害颗粒的异常炎症反应有关。COPD 与慢性支气管炎和肺气肿关系密切，其长期病变造成的呼吸性细支气管气腔扩大、形态不均伴随肺泡及其他组成部分的正常形态被破坏和丧失，致使气道阻塞、肺泡缺氧以及二氧化碳滞留，逐渐形成肺动脉高压，增加右心负担，最终导致右心肥厚、扩大成为肺源性心脏病，心脏前负荷的增加又加速这一过程的进展。

近年来限制性通气障碍疾病造成 CCP 的发生有所增多，此类疾病包括如肺结核、广泛性肺纤维组织增生、各种胸廓和脊柱畸形等，由于肺组织广泛损坏、变性、切除、实变、不张、胸膜粘连、胸廓或脊柱变形等导致肺组织和胸廓扩张受限。其他较少见的引起慢性肺源性心脏病的病因还包括弥散功能障碍性疾病，如硅沉着病、石棉肺、结节病、弥漫性肺间质纤维性病变等，以及肺动脉分支的慢性阻塞性疾病，如结节性多发性动脉炎和广泛性肺动脉栓塞等。

（三）发病机制

右心后负荷增加是 CCP 的重要发病机制，而肺动脉高压是后负荷增加的主要原因。对于 COPD 患者，肺动脉压升高主要是由于肺小动脉收缩和血管重构使肺小动脉阻力增大所致，其中肺泡缺氧和低氧血症起到重要作用：缺氧能使肺血管内皮受损而致肺血管床内收缩和舒张因子的产生失平衡；缺氧使肺小动脉离子通道发生变化使细胞内 $Ca^{2+}$ 增加导致血管收缩；缺氧使肺小动脉内膜增厚、纤维化，并引起中层平滑肌增生导致管腔狭窄。此外，COPD 患者肺内毛细血管的减少、由于凝血功能失常所致的肺血管内微血栓或血栓形成、因红细胞增多致使血黏度增加，以及心排血量和肺血容量的增加等，均参与肺动脉高压的形成。

## 二、病理及病理生理

CCP 在病理学上典型的心脏病理改变是右心室肥厚和右心系统腔径扩大。病情进展过程中肺循环阻力和压力逐渐增高，为应对这一血流动力学变化，占心室壁的肉柱和室上嵴发生肥大，右心室腔逐渐扩大，右心室前壁横向扩大，心尖区向前方和两侧扩大，肺动脉圆锥明显膨隆。病理学上，室上嵴厚度和右心室壁厚度被认为是诊断右心室肥大敏感且可靠的指标。

由 COPD 发展而形成的 CCP，其肺动脉高压的进展过程非常缓慢，即便是病情已显著进展的患者，肺动脉压力通常也只是中等程度增高。对于 COPD 患者，明确何时出现肺动脉高压非常有意义。研究表明 COPD 自然病程早期，肺循环的异常改变在肺动脉高压出现之前若干年就已经存在，这个阶段仅仅在进行运动试验时才可能发现肺动脉压升高，静息状态下并无征象。至病程后期，静息状态下亦出现肺动脉压增高。CODD 进展为 CCP 过程中肺动脉压缓慢升高，使右心室有足够时间去适应压力负荷的增加，这期间室腔扩大导致右心室收缩末期和舒张末期容量增大，每搏量基本不发生改变，而右心室射血分数有所下降。

## 三、超声心动图表现

### （一）二维超声心动图

理论上二维超声心动图可从各个切面和角度显示整个右心系统，包括腔静脉，右室壁，右心室流入道和流出道腔径，三尖瓣，肺动脉瓣，肺动脉主干以及左右分支。CCP 多见于老年人伴 COPD 患者，因肺气肿或其他肺部及胸廓病变导致心脏位置下移，部分个体声窗范围狭小，多数患者伴不同程度肺功能减退，不能进行有效的屏气动作予以配合，直接影响心脏二维图像喷量。操作时需将探头向下、向内侧移动，置于 4 ~ 6 肋间近中线处，甚至在剑突下区域扫查方能显示心脏结构。

1. 右心扩大，右心室壁增厚　于胸骨旁左心室长轴切面，左心系列短轴切面，心尖四腔切面均显示不同程度右心室和右心房内径增大，这是长期右心负荷过重的结果。部分重症病例，心尖四腔切面显示右心室组成心尖的主要部分，心尖变圆钝，整个右心室失去正常时新月形或三角形结构，呈椭圆形。见图 8 - 63 和图 8 - 64。

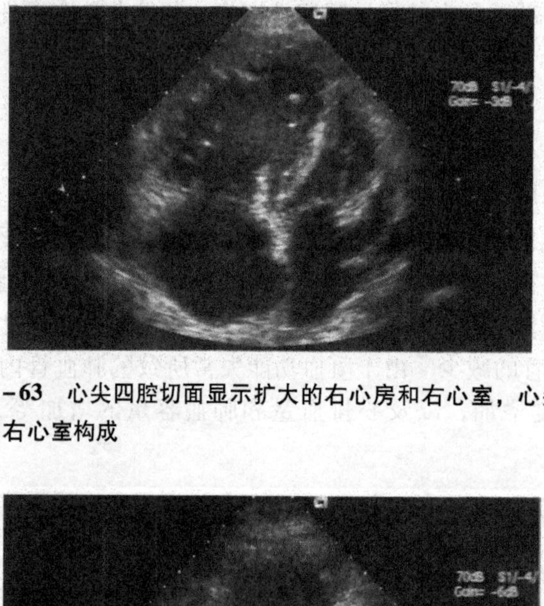


**图 8 - 63　心尖四腔切面显示扩大的右心房和右心室，心尖主要由右心室构成**

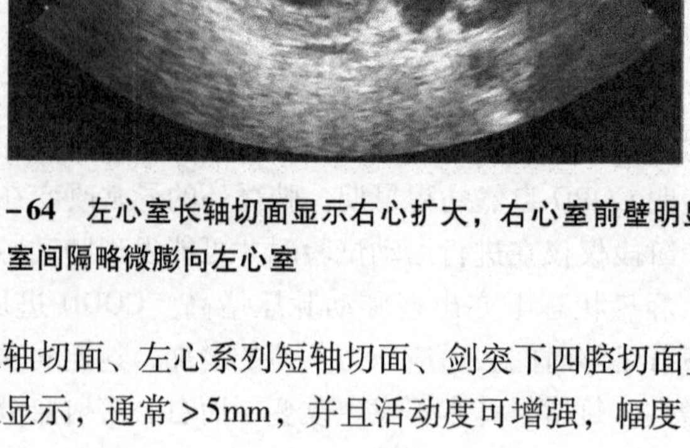

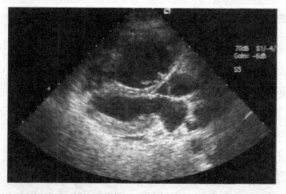


**图 8 - 64　左心室长轴切面显示右心扩大，右心室前壁明显增厚，室间隔略微膨向左心室**

于胸骨旁左心室长轴切面、左心系列短轴切面、剑突下四腔切面显示右心室壁不同程度增厚，尤以前壁易清楚显示，通常 >5mm，并且活动度可增强，幅度 >6mm。

由于室上嵴位置特殊，参与形成的肌束在不同个体中的结构和形态复杂多变，二维超声扫查并不能显示其全貌。因此，室上嵴增厚尽管在病理学上很有意义，二维超声心动图无法进行有效测量。

2. 右心室流出道及肺动脉增宽　胸骨旁右心室流出道切面以及心底水平大血管短轴切面显示右心室流出道增宽，>30mm。病程早期右心室腔尚未明显扩大时，右心室流出道内径已经扩大，在连续动态监测中发现该指标可随病情的变化有所增减。

心底水平大血管短轴切面显示肺动脉主干内径增宽，通常>28mm，或者肺动脉主干内径大于主动脉内径。另外，左、右肺动脉亦明显增宽（图8-65），右肺动脉内径如>18mm为支持诊断的指标（正常人右肺动脉内径<16mm）。一些病例中偶尔可发现肺动脉管腔内局部附壁血栓形成（图8-66）。

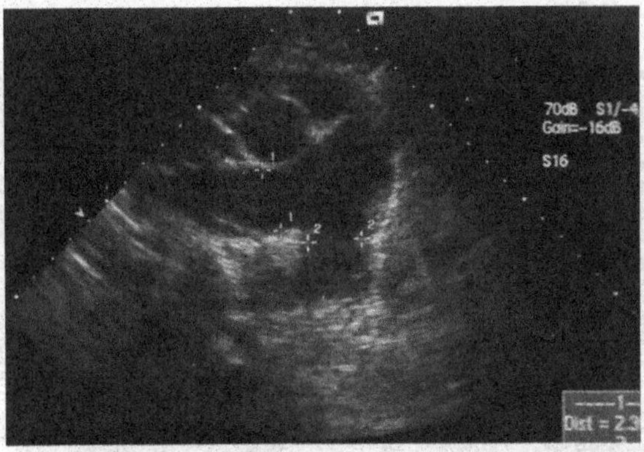


**图8-65　近心底短轴切面显示增宽的肺动脉主干及三右分支**

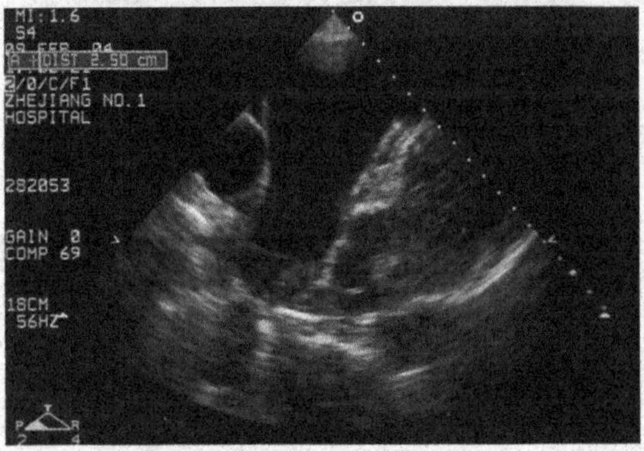


**图8-66　近心底短轴切面显示增宽的肺动脉腔内附壁血栓形成**

3. 左心室、室间隔的变化以及心包腔积液　COPD所致的CCP，大多肺循环血流量减少，这使左心房充盈程度下降，左心房内径测值变小。长期右心负荷过重和肺动脉高压导致在右心室发生形态学变化的基础上左心室几何形态逐渐发生改变，失去原来的椭圆形态，变得狭长，内径测值明显减小，最终整个心脏表现为右心占优势。

病程后期，胸骨旁左心室长轴和短轴切面可显示室间隔一定程度增厚，并且失去常态地向左心室一侧膨隆（图8-64），协同右心室舒缩而运动。

少数患者出现心包腔积液，表现为脏层和壁层心包间不同宽度的带状液性暗区。

4. 腔静脉及其属支扩张　长期肺动脉高压致右侧心力衰竭时，上腔静脉、下腔静脉及肝静脉均扩张。上腔静脉位于胸骨后方较难在经胸超声心动图显示，下腔静脉和肝静脉扩张可分别于剑突下下腔静脉长轴切面和肋缘下斜切面得以显示。腔静脉除内径扩张以外，管径随呼吸运动而变化的幅度明显下降，可以＜50%，重者甚至消失。

（二）M 型超声心动图

1. 右心室腔和室壁改变　右心室内径和流出道内径增大，右心室前后径＞20mm，右心室流出道内径＞30mm。左心室与右心室内径之比＜2。右心室前壁厚度＞5mm。

2. 室间隔运动改变　早期室间隔运动变化不明显，重症或病程晚期室间隔由于协同右心室做功及参与右心室搏出，表现为活动度明显下降并最终与左心室后壁呈同向运动（图 8－67）。

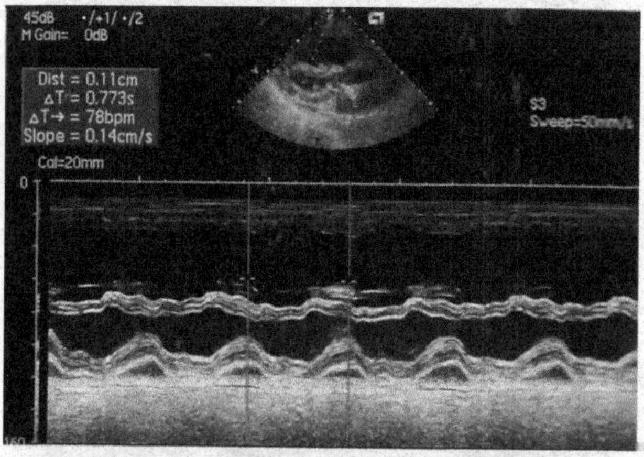


**图 8－67　M 型曲线显示室间隔与左心室后壁同向运动**

3. 肺动脉瓣活动曲线改变　正常人肺动脉瓣活动曲线于舒张晚期可示明显 a 波（图 8－68），肺动脉内压力增高时 a 波变浅（图 8－69），＜2mm，严重时 a 波消失。

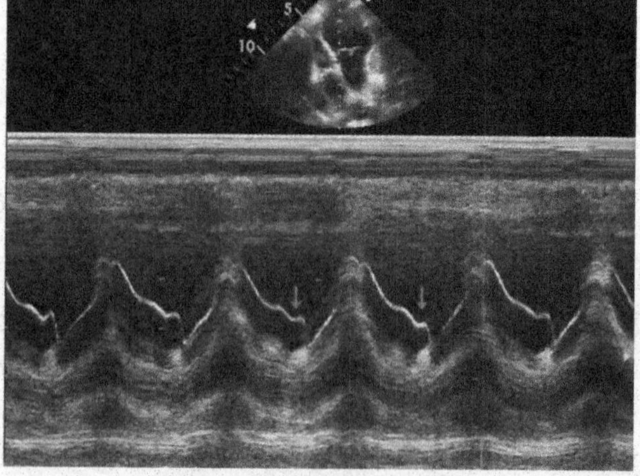

**图 8－68　正常人肺动脉瓣 M 型曲线显示舒张晚期 a 波（↓所示）**

由于右心室需克服肺动脉内增高的压力，使射血前期时限延长，导致肺动脉瓣延迟开放。右心室收缩期间，如压力不能克服肺动脉内压力而保持肺动脉瓣在全收缩期开放，则可使后者在收缩中期提前关闭，形成“V”型活动曲线，如右心室压力在收缩中后期再次超过肺动脉压致肺动脉瓣又一次开放，则形成“W”型活动曲线（图 8－69）。

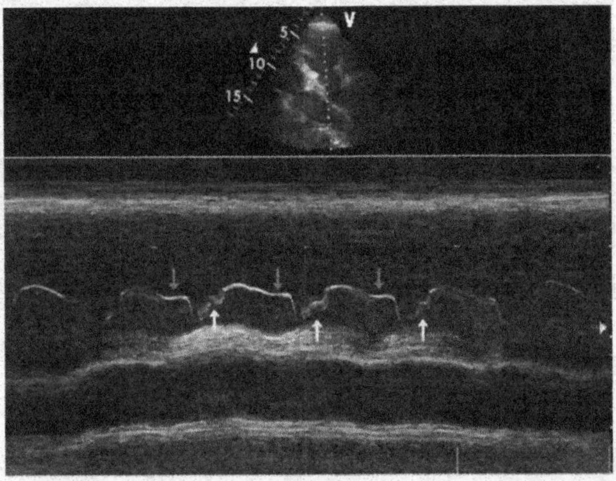

**图 8－69 肺动脉高压时肺动脉瓣 M 型曲线示 a 波明显变浅近于消失（↓所示），收缩期瓣叶二次开放形成“W”型活动曲线（↑所示）**

4. 房室瓣活动曲线变化 整个右心系统负荷增加致三尖瓣活动度增大，E 峰波幅增高，DE 与 EF 斜率均上升，A 峰波幅则可能降低。

如左心室形态变化明显，心脏以右心占优势，则二尖瓣活动度明显下降，E 峰和 A 峰波幅均减低，EF 斜率下降。

5. 左心大小改变 早期左心室和左心房内径改变不明显，右心负荷过重及持续肺动脉高压则造成左心室容量减少，内径测值减小，左心房前后径亦明显减小。

（三）多普勒超声心动图

在 CCP 的临床诊治中，超声多普勒技术的主要作用始终围绕肺动脉血流动力学监测，重点是通过对三尖瓣和肺动脉瓣血流的检测评估肺动脉压力。

1. 彩色多普勒血流显像（color Doppler flowimaging，CDFI） CDFI 可于心脏各个断面显示三尖瓣反流和肺动脉瓣反流的空间分布，根据反流束的方向和部位引导脉冲波多普勒和连续波多普勒获取清晰完整的频谱，从而进行定量分析。

CCP 进展过程中出现进行性右心室和右心房扩大，三尖瓣环被动扩大，而瓣叶本身并无特殊改变，客观上造成瓣叶对合不良直至出现功能性关闭不全。胸骨旁心尖四腔切面 CDFI 显示发生于收缩期、自右心室经三尖瓣和扩大的瓣环射入右心房的反流信号。早期反流束可以呈细束状沿不同方向射入右心房，当右心明显扩大时，反流束逐渐增粗，面积增大，通常沿右心房中部行进。如反流速度明显增快，CDFI 显示反流信号呈五彩镶嵌的图像（图 8－70）。

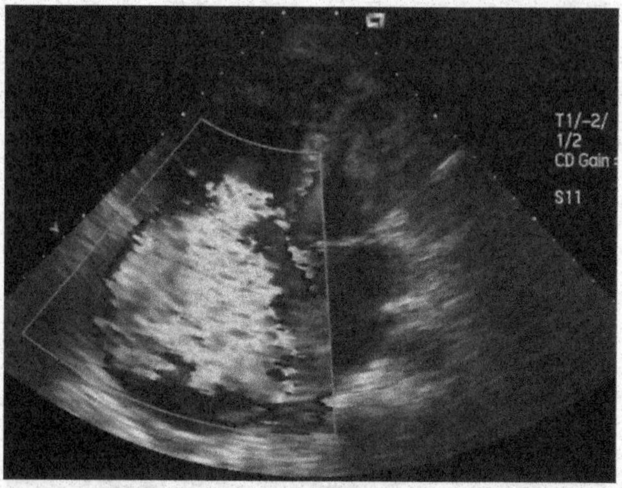


图 8－70　心尖四腔切面 CDFI 示收缩期右心房内大量五彩三尖瓣反流信号

由于右心室流出道和肺动脉主干内径增宽，肺动脉瓣环亦扩大，致肺动脉瓣关闭不全。CDFI 于心底水平大血管短轴切面可显示发生于舒张期、自肺动脉主干经肺动脉瓣进入右心室流出道的反流信号。反流束的增粗代表反流量的增加，反流速度增快时呈五彩镶嵌的图像（图 8－71）。

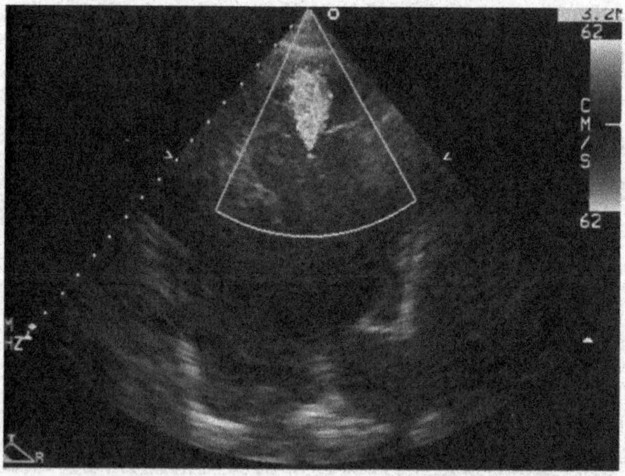


图 8－71　心底短轴切面 CDFI 示舒张期右心室流出道内肺动脉五彩反流信号

2. 脉冲波多普勒（pulse wave Doppler，PWD）

（1）肺动脉瓣口收缩期血流频谱：PWD 用于获取肺动脉瓣口收缩期血流频谱，取样容积置于肺动脉瓣上（肺动脉腔内）距瓣尖 1cm 处。正常肺动脉瓣口收缩期血流频谱形态呈倒三角形，中间无充填，加速支和减速支基本对称，峰值速度出现于收缩中期（图 8－72），流速为 50～130cm/s，可因呼吸运动的影响有所波动。正常人肺动脉瓣收缩期血流加速时间为（137±17）ms。

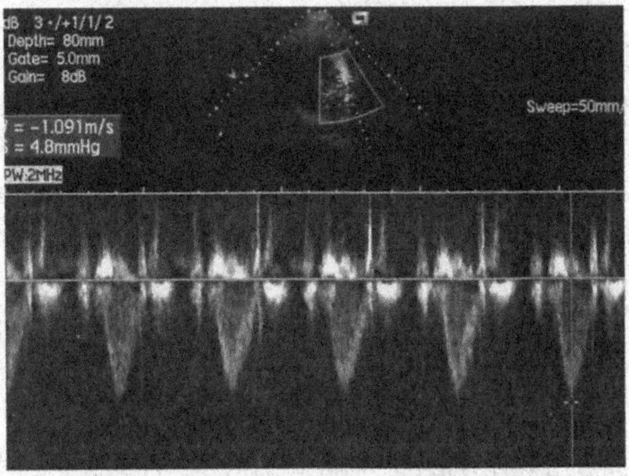


图 8-72 正常人收缩期肺动脉瓣口血流频谱图，形态对称，峰值居中

肺动脉压增高时，肺动脉瓣口收缩期血流频谱呈现为不对称三角形，加速支变得陡直，加速时间缩短［（80±10）ms］，速度峰值前移，峰值可减慢至<60cm/s。此外，肺动脉高压时该频谱还可以表现为血流速度快速达到峰值水平，而后减速，并再次缓慢加速，可在收缩中期以后形成第二个波峰（图 8-73）。

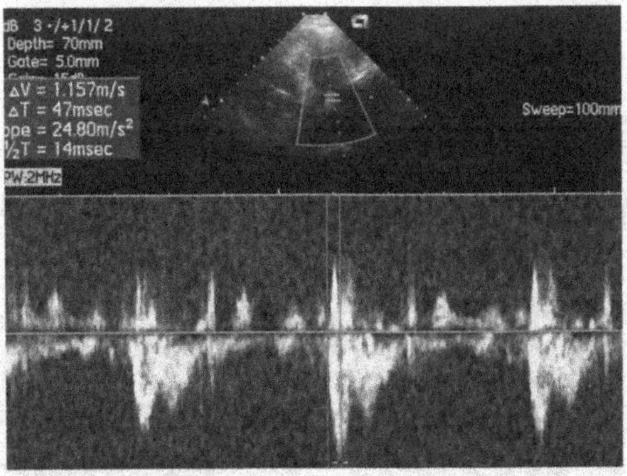


图 8-73 肺动脉压增高时收缩期肺动脉瓣口血流频谱图，形态不对称，峰值前移，并于收缩中期再次加速，出现双峰

结合心电图，可以发现肺动脉瓣开放延迟，右心室射血前期（RVPEP）时间延长，射血时间（ET）缩短，PEP/ET 比值升高，若>0.35 则提示肺动脉高压，正常人该比值为 0.16~0.30。

（2）三尖瓣口舒张期血流频谱：肺动脉高压时，右心室舒张压亦增高，PWD 于胸骨旁心尖四腔切面获取三尖瓣口舒张期血流频谱，其峰值速度减慢。如同时伴有较严重的三尖瓣关闭不全，收缩期的大量反流使右心房血容量增加，舒张期流经三尖瓣口的血流量也相应增加，此时三尖瓣舒张期血流频谱峰值速度可增高，E 峰加速度增快。

3. 连续波多普勒（continuous wave Doppler，CWD） 连续波多普勒技术有助于评估

CCP 患者肺动脉压力，为诊疗提供有效信息。

如右心室流出道不存在狭窄或梗阻状况，可以右心室收缩压（right ventricular systolic pressure，RVSP）代表肺动脉收缩压（pulmonary artery systolicpressure，PASP），而右心室流出道舒张压则可代表肺动脉舒张压（pulmonary artery diastolic pressure，PADP）。应用 CWD 获取三尖瓣和肺动脉瓣反流频谱后，能进一步测量和估算肺动脉内压力。

（1）肺动脉收缩压（PASP）估测：胸骨旁心尖四腔切面以 CWD 取样线获取三尖瓣反流频谱，测量其最大反流速度，根据修饰后的伯努利方程：$\Delta P = 4V^2$，计算收缩期右心室与右心房之间压力阶差 $\Delta P_{右心室-右心房}$，右心室收缩压则为室房之间压差加上右心房压力。

$\Delta P_{右心室-右心房} = 4V^2$（V 为三尖瓣最大反流速度）

右心室收缩压（RVSP）$= \Delta P_{右心室-右心房} +$ 右心房压

右心房压力的估测可用 2 种方法：一种是以右心房大小来评估，当右心房内径正常时为 5mmHg，轻、中度增大时为 8～10mmHg，重度增大时为 15mmHg；另一种是以下腔静脉内径及其随呼吸运动的变化情况来评估，具体见表 8－4。

**表 8－4　测量下腔静脉内径评估右心房压力**

| 下腔静脉内径（cm） | 随呼吸变化幅度（%） | 右心房压（mmHg） |
|---|---|---|
| <1.5 | 100 | 5 |
| 1.5～2.5 | >50 | 5～10 |
| 1.5～2.5 | <50 | 10～15 |
| >2.5 | >50 | 15～20 |
| >2.5 +明显扩大 | 0 | >20 |

以上述方法估算的右心室收缩压（RVSP）值，在无流出道梗阻情况下即代表以多普勒技术获得的肺动脉收缩压（PASP）测值（图 8－74）。

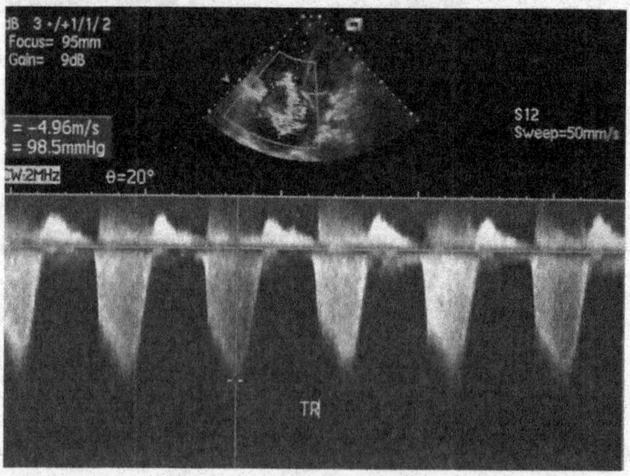


**图 8－74　由 CWD 所测的三尖瓣反流频谱显示最大反流速度近 5m/s，根据修饰后的伯努利方程可知右心室与右心房间压差将近 100mmHg，加上右心房压（此例右心房压可用 15mmHg），提示 PASP 约 115mmHg**

（2）肺动脉舒张压（PADP）估测：心底水平大动脉短轴切面，清楚显示右心室流出道和肺动脉主干，以 CWD 取样线获取肺动脉瓣反流频谱，测量其最大反流速度，同样根据修饰后的伯努利方程（$\Delta P = 4V^2$），计算肺动脉主干与右心室流出道之间压力阶差 $\Delta P_{肺动脉-右心室流出道}$，加上舒张期右心室压，可代表无流出道梗阻状态下肺动脉舒张压（PADP）（图 8－75）。右心室舒张期压力可以右心房舒张压近似替代。

$\Delta P_{肺动脉-右心室流出道} = 4V^2$（V 为肺动脉瓣最大反流速度）

肺动脉舒张压（PADP）$= \Delta P_{肺动脉-右心室流出道}$ + 右心室舒张压

$\approx \Delta P_{肺动脉-右心室流出道}$ + 右心房舒张压（以 5mmHg 计算）

（3）肺动脉平均压计算：肺动脉平均压可按下列 2 种方法进行计算。

肺动脉平均压 =（PASP + 2PADP）/3

PASP 和 PADP 可用前述方法计算。

肺动脉平均压 = 80 － ACT/2

ACT 为肺动脉瓣收缩期血流频谱加速时间，以 ms 为单位。

根据世界卫生组织（WHO）规定，静息状态下肺动脉平均压 > 25mmHg，运动过程中 > 30mmHg 可诊断肺动脉高压。我国第三届全国肺心病心功能专题会议制定了国内肺动脉高压诊断标准（高原地区除外）：静息状态下，肺动脉平均压 > 20mmHg，肺动脉收缩压 > 30mmHg；运动状态下，肺动脉平均压 > 30mmHg。国内标准认为静息状态下肺动脉平均压已高于正常时，称为显性肺动脉高压；如静息状态下肺动脉平均压正常，而运动时 > 30mmHg 则称为隐性肺动脉高压。

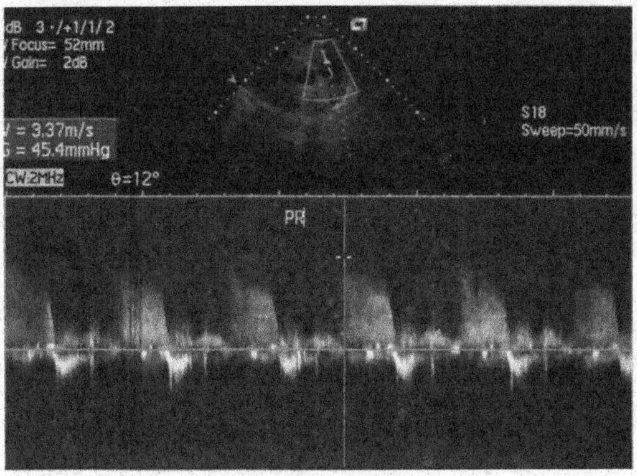


**图 8－75　由 CWD 获取肺动脉反流频谱**

频谱估测肺动脉与右心室流出道间压差约 45mmHg，加上右房舒张压 5mmHg，则肺动脉舒张压约为 50mmHg

肺动脉压力是判断慢性肺源性心脏病患者肺循环血流动力学状态的重要指标，准确估测肺动脉压力对临床诊治工作和判断预后具有重要意义。尽管可以用心导管测压的方法来评估肺动脉血流动力学，但作为一种侵入性技术，目前在慢性肺源性心脏病患者中并无广泛应用。而超声多普勒技术作为非侵入方法之一，并且估测结果与心导管法测值具良好相关性，在临床工作中已得到广泛应用。

4. 肺动脉高压时心功能改变

(1) 右心功能改变：长期肺动脉高压导致右心房、室腔径扩大，室壁增厚，右心前、后负荷均增加，以后负荷增加为主要改变。与左心室相比，右心室心搏量受后负荷影响更为明显，患者较早地出现收缩功能减低，表现为右心室射血分数（EF）下降，可以用超声心动图二维面积长度法或 Simpson 法等进行测量和计算。EF 是临床应用最广泛的右心室收缩功能指标，一般认为 EF <50% 提示收缩功能下降。

三尖瓣环收缩期位移（tricuspid annular planeaystolic excursion，TAPSE），代表三尖瓣环水平心肌组织收缩期自心底部向心尖部缩短的程度。取胸骨旁心尖四腔切面，在二维超声的引导下将 M 型取样线通过三尖瓣环侧壁处获得 M 型曲线，测量舒张期与收缩期三尖瓣环位移的差值即为 TAPSE。TAPSE 提供了右心室排空及收缩期右心室运动的信息，肺动脉高压致右心室功能受损时，TAPSE 测值显著降低，与右心室 EF 的改变呈正相关。因此，TAPSE 也可作为评估右心室收缩功能的指标，据文献报道，正常人 TAPSE >1. 5cm。

胸骨旁心尖四腔切面将脉冲波多普勒取样容积置于三尖瓣叶右心室侧，获取舒张期血流 E 峰和 A 峰最大速度，并计算 E/A 比值，该值在明显肺动脉压升高时较正常人低，但并不一定出现 E/A 比值 <1 的现象。

(2) 左心功能改变：持续肺动脉压增高将造成左心室功能损害。由于右心扩大肥厚，室间隔参与右心室做功等原因，影响左心室舒张早期血流充盈，致使二尖瓣口血流频谱 E 峰最大速度降低，A 峰最大速度增高，EA 比值 <1。左心室射血分数亦可显著降低，EF <50%。

## 四、超声心动图新技术在慢性肺源性心脏病中的应用

所有应用于本病临床研究的超声心动图技术无非关注两个问题，一是如何精确地测量右心容量和机械运动，以准确评价右心功能；二是如何早期发现肺动脉压增高并定量评估。

### (一) 实时三维超声心动图（Real - timethree dimensional echocardiography，3 - DE）

由于右心室形态复杂，受负荷状态影响发生的形变程度较大，右心室流入道和流出道不在同一个二维平面，并且右心室腔内肌小梁结构数目众多，经胸二维超声心动图对右心功能的精确定量受到一定限制。实时三维超声心动图可不受右心室形态结构的限制，快速显示三维立体结构分布，尤其经食管实时三维超声心动图能获取更清晰的图像，全方位显示右心室流入道、流出道和心尖部的形态细节，较二维图像更准确地估测右心室容量并计算 EF。与普通二维方法相比，用三维方法测算的右心室 EF 与右心导管和放射性核素心室造影的结果有更高的相关性。

### (二) 组织多普勒成像（tissue Dopplerimaging，TDI）

1. Tei 指数和组织速度图　应用多普勒组织成像技术获取右心室游离壁和三尖瓣瓣环运动频谱，可用单个频谱进行 Tei 指数计算。Tei 指数又称心肌活动指数（myocardial performance index，MPI），是一个评价心脏收缩与舒张整体功能的指标，计算方法为等容收缩时间加等容舒张时间之和除以射血时间。无论取自室壁抑或瓣环，右心 Tei 指数均与血流动力学变化和右心功能密切关联。此外，右心室游离壁及三尖瓣瓣环运动频谱中收缩期 Sa 波和舒

张早期 Ea 波的峰值速度亦与右心室病变程度以及 EF 相关，在右心室功能异常的个体中 Sa 波和 Ea 波峰值速度明显下降。

2. 应变及应变率（strain and strain rate）　应变反映心肌组织在张力的作用下发生变形的能力，应变率是应变的时间导数，反映心肌组织发生变形的速度。利用组织多普勒成像技术进行右心室应变及应变率分析，可以克服常规组织速度图定量心肌病变节段时受邻近正常组织的速度干扰。据研究，COPD 合并肺动脉高压的患者，其右心室应变及应变率测值明显低于不伴肺动脉高压的 COPD 患者和正常人群，表明肺动脉高压时右心室功能受损，与创伤性血流动力学检测以及磁共振对右心功能的评估结果一致。

### （三）声学造影技术（contrast echocardiography）

声学造影技术的应用主要是为了让造影剂强化部分患者微弱的三尖瓣和肺动脉瓣反流信号，清晰地显示反流频谱全貌，更有效地测量肺动脉压力。造影剂的另一个作用是充盈室腔后可以使右心室内膜面显示更清晰，从而更准确地评估右心室容量变化和心功能。

### （四）经食管超声心动图（transesophageal echocardiography，TEE）

经食管超声心动图被认为能够成功地显示肺动脉主干和左右分支腔内血栓，并在一些重症病例中揭示其治疗前后的变化。但是，TEE 的总体应用不如经胸超声心动图或 CT 广泛，临床诊治指南中并不推荐 TEE 作为本病的常规检查手段。

## 五、鉴别诊断

超声心动图技术诊断 CCP 时应当注意，尽管二维声像图和多普勒技术能够比较敏感地检出病理形态学和血流动力学方面的改变，但这些变化不具特异性。右心系统腔径扩大，右心室壁增厚，三尖瓣和肺动脉瓣反流，肺动脉压升高等并非 CCP 特有，其他心血管疾病可以存在相似改变，必须结合临床病史以及各项检查资料，综合分析后才能作出正确诊断。从超声心动图诊断角度，需要与一些疾病进行鉴别。

CCP 引起的肺动脉高压是一种继发性改变，须与由其他原因引起的肺动脉高压区别。先天性心脏病房间隔缺损，Ebstein 畸形，风湿性心瓣膜病二尖瓣狭窄等疾病均可表现为右心扩大、右心系统及肺动脉血流动力学改变，由于二维超声图像能够明确显示其异常的结构，如房间隔回声中断，二、三尖瓣瓣叶回声、形态、位置或启闭活动异常，超声多普勒技术可显示局部相应的分流、狭窄、反流的信号，与此类疾病进行鉴别诊断并不困难。

CCP 右心室壁增厚应与各种原因的右心室流出道梗阻、肺动脉瓣狭窄区别。后两者结构上的异常亦能在二维声像图显示，超声多普勒技术则可显示不同于 CCP 的血流动力学改变，其肺动脉腔内处于相对低压状态，右心室为高压腔，因而肺动脉压不能用本节前述方法进行估测。

单从超声心动图角度，COPD 所致的肺动脉高压与原发性肺动脉高压鉴别诊断比较困难。二维声像图和超声多普勒显示两者几乎相同的改变，必须结合临床病史才能作出判断。

作为一种无创性影像学技术，超声心动图目前广泛应用于 CCP 的临床诊治。通过定期的心脏超声检测，可以了解疾病动态进展情况，及早发现肺动脉高压。右心室 EF 和肺动脉压力测值是最重要的评估指标，持续的 EF 下降和肺动脉压升高提示预后不佳。与预后相关的超声检测指标还包括：右心房大小，有否合并心包积液，右心室 Tei 指数和三尖瓣环收缩期位移。

（张兆志）

## 第十二节　常见先天性心脏病介入治疗的超声技术

1966 年，Rashkind 医生首次开展了经导管房间隔切开术，掀开了先天性心脏病（先心病）介入治疗新的一页。发展至今，先心病介入治疗已在国际和国内广泛开展，介入器械和手术技术的不断改进，也逐年拓展了介入治疗的范围。目前常见的先心病，如房间隔缺损、动脉导管未闭、单纯肺动脉瓣狭窄及部分类型室间隔缺损的经导管介入治疗，经过十余年的临床实践及中、远期疗效观察，在解剖结构适合的病例中成功率已达到 97% ~98%。随着国际交流的增加，国内部分先进的心脏中心也有选择地开展了一些少见且有一定难度的介入治疗，例如冠状动脉瘘封堵、室间隔完整的肺动脉瓣闭锁射频打孔并肺动脉瓣球囊扩张术，主动脉瓣狭窄球囊扩张术，主动脉缩窄支架成形术以及复合畸形或某些复杂先心病的介入与外科“镶嵌手术”，取得了满意的临床效果。由于相对经典外科手术有不开胸，不输血，住院时间短等优点，介入治疗已成为近年临床治疗常见先心病首选的治疗方法。为规范介入手术，减少和避免并发症，保障手术成功和患者的安全，适应证的术前及术中把握，术中、术后监测与随访都对超声心动图医生提出了更严谨的要求。

介入治疗适应证的术前遴选，绝大多数依赖经胸超声心动图，部分经胸声窗不满意的患者采用镇静下二维食管超声心动图协助诊断。对于介入术中的监测和引导，国际通用经食管二维超声心动图，部分患者应用心腔内二维超声心动图。国内在介入治疗发展初期应用经食管二维超声心动图引导术中操作，目前对声窗良好的患者大多采用二维经胸超声心动图，少数患者图像不满意，在体重允许的范围内应用经食管超声心动图指导。心腔内超声心动图在发达国家开展较多，目前国内仅有极少数医生掌握该项技术，临床报道不多，且器械成本较高，应用有体重限制，国内至今尚未规模开展。经胸三维超声心动图目前的技术还不能满足方便实时的径线测量和全容积血流观测，经食管三维探头还存在年龄、体重等应用局限，仍停留在科研病例及少数病例报道水平，尚未普及使用。经胸及经食管二维超声心动图的观察目的相同，但获得影像不同。下面将分病种对先心病介入治疗的临床超声技术予以阐述。

### 一、房间隔缺损介入超声技术

房间隔缺损（房缺）依据胚胎学发病机制以及解剖学特点分为原发孔型房缺（即常说的Ⅰ孔型）、继发孔型房缺（中央型）、静脉窦型房缺（上腔型和下腔型）、冠状窦型缺损或混合型缺损。其中继发孔型是房缺中最常见的类型，约占 70%，也是目前介入治疗中主要选择的封堵类型。其他类型缺损需经外科手术矫治。

在继发孔房缺中，中小型缺损部分可以自然闭合，总体自然闭合率约 87%。3mm 以下的房缺在 1 岁半内自然闭合率近 100%，缺损在 3 ~8mm，1 岁半内 80% 以上可自然闭合，但缺损在 8mm 以上时，其自然闭合率极低。观察中还发现右室内径正常者，其房缺自愈率较高，约为 63.6%，而右室内径增大者，其房缺自然愈合率仅为 9.5%。故此，在考虑房缺患者介入治疗时机时，除考虑解剖结构、年龄及器械因素还应考虑其自然愈合因素。

### （一）适应证与禁忌证

1. 适应证

（1）基本适应证：

1）患者年龄通常≥3 岁。

2）房缺类型为继发孔型。

3）有症状或发现心脏扩大。

4）外科术后残余分流。

5）不合并必须外科手术的其他心血管畸形。

（2）超声心动图选择标准：

1）缺损直径≥5mm，建议最大封堵直径不大于 36mm。

2）心房水平分流方向为左向右。

3）右心增大（依据体表面积校正）。

4）缺损边缘至冠状静脉窦，上、下腔静脉及肺静脉口的距离不小于 5mm；距房室瓣口应不小于 7mm。

5）房间隔全长应大于所选封堵器左房侧碟盘直径（碟的直径比腰径大 14mm，腰径与测量缺损大小相近）。

6）不合并肺动脉高压或为轻中度肺动脉高压。

2. 禁忌证

（1）缺损类型为原发孔型房缺及静脉窦型房缺。

（2）严重肺动脉高压并房水平右向左分流，动脉血氧饱和度 <92%。

（3）伴有与房缺无关的严重心肌疾患或瓣膜疾病。

（4）近 1 个月内患感染性疾病，或感染性疾病未能控制者。

（5）出凝血功能障碍或有近期出血性疾病。

（6）封堵术中必经路径心脏结构存在血栓，如左心房或左心耳血栓。封堵器安置处有血栓存在，导管插入处有静脉血栓形成。

（7）合并其他必须外科矫治的心脏畸形。

### （二）超声心动图遴选原则及术中超声引导技术

1. 介入术前经胸超声心动图

（1）常用遴选切面及测量意义：

1）心尖四腔心切面及胸骨旁四腔心切面：四腔心切面常被用来观察房缺，但较高位置的胸骨旁四腔心切面由于声束与房间隔更垂直，与彩色血流更平行，故而更易准确显示房间隔缺损，相反，心尖四腔心切面较易出现假阳性，特别是在对中小型房缺的判断中。

在四腔心切面显示房缺时，缺损的下缘与二、三尖瓣瓣环相邻，为房缺的前下缘，是封堵房缺适应证选择中极重要的边缘；缺损的上部残缘为房缺的后上缘。此切面常用作介入术中封堵器释放的引导切面。

2）大动脉短轴切面：也是房缺适应证选择的重要切面。此切面显示主动脉在房间隔前方。缺损前方邻近主动脉侧边缘为前缘，相对的边缘为缺损后下缘，后下缘也是房缺封堵中决定适应证的重要边缘。后缘如显著残短且组织菲薄，支撑无力，其他边缘亦不满意，则不宜行介入手术。

3）剑突下双心房切面：此切面展示左心房，右心房以及上下腔静脉与右房连接，用于观察房缺残缘的上缘和下缘，并除外静脉窦型房缺。这一切面也是临床选择房缺介入适应证依赖的切面，是显示房间隔缺损的长轴切面，通常能给出房缺最大直径。

（2）测量内容：介入术前超声心动图主要用于探查房缺的类型，位置及周边毗邻关系，大小和个数。介入病例选择继发孔型房间隔缺损，最大缺损径不应超过40mm，多发孔房缺且位置不相邻者宜除外介入适应证。右室大小及肺动脉压亦在此测量范围中。

2. 介入术中经胸超声心动图引导　近年国际较多应用的房缺封堵器类型有Amplatzer、Starflex、Helex等，其中Amplatzer是近十年国际和国内普遍应用，安全性高，疗效良好的房缺封堵器。国内近几年也生产了同类产品并应用于临床，部分产品疗效与Amplatzer可相媲美。此封堵器由双碟组成，两碟之间为“腰”，“腰”的直径大小标为房缺封堵器号数。左房侧碟的边缘径为7mm，因此选择封堵器时，除考虑房缺残缘及周围组织的情况外，还需测量房间隔全长，封堵器型号应至少大于房缺最大径4mm加上14mm后总径不大于房间隔全长方为安全（图8－76）。

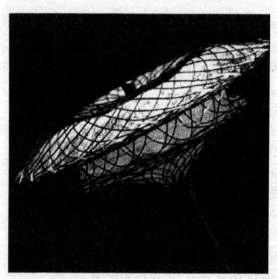

**图8－76　国际及国内介入较多应用的Amplatzer房缺封堵器**

可见左右两侧碟间为封堵器“腰部”

（1）经胸超声心动图术中引导步骤：

1）四腔心切面：显示导管介入术中导引钢丝穿过房间隔并在左房侧打开封堵器左碟，同时显示左碟与房间隔间距。引导左侧碟靠近房间隔同时，右房侧碟释放。释放后立即观察双侧碟位置是否正确，是否位于一侧心房，彩色多普勒显示房水平分流是否消失。同时观察封堵器复形情况是否满意。然后观察周边毗邻结构，如封堵器与肺静脉，二、三尖瓣距离是否满意。

2）胸骨旁大动脉短轴切面：四腔心位完成封堵引导后，立即转至此切面再次确认封堵器位置，显示两侧碟盘是否夹抱主动脉，而不是偏移到一侧心房，复形是否满意，房水平分流情况。

3）剑突下双心房切面：封堵器完全释放前最后确认的切面，显示房间隔残缘夹在封堵器两碟中央，封堵器位置固定，形态满意，不造成腔静脉梗阻。彩色多普勒血流确认房水平分流消失，上下腔静脉血流未见异常。

（2）经食管超声心动图在房缺介入术中的应用：经食管超声心动图在房缺介入术中一直是国际上常规应用的辅助诊断手段。国内介入手术技术成熟后，经食管超声引导导管介入手术已较少使用，但对透声窗欠佳的病人仍需使用。此外，外科小切口开胸介入手术中，经食管超声心动图仍为依赖的引导手段。操作分为如下步骤。

1）封堵术前常用切面判断房缺大小和边缘条件：

食管中段四腔心切面（0°）：确认房间隔缺损前下边缘良好（与房室瓣距离满意，间隔组织发育好），适宜封堵。

大动脉短轴切面（30°）：确认房缺前上缘（与主动脉的边缘关系），及后下边缘是否符合房缺封堵的超声遴选适应证。

双腔静脉长轴切面（120°）：确认房缺边缘与腔静脉关系，除外静脉窦型房缺。

2）术中经食管超声引导步骤：

四腔心切面（0°～20°）：显示传送鞘穿过房间隔缺损进入左房，封堵器左碟在左房内打开，并指引术者拉向房间隔，到位后施放右房侧碟，完成操作。在此确认房间隔夹闭在两侧碟之间。彩色血流多普勒显示房水平分流消失。

大动脉短轴切面（30°）：迅速转至此切面再次确认封堵器夹抱在主动脉两侧，而不是一端全部在一侧心房内，并观察分流情况。

双腔静脉长轴切面（120°）：非常重要的切面，确认封堵器是否夹在房间隔两侧，是否影响上下腔静脉血流。对于后下边缘不好的患者尤应注意下腔静脉端短小残缘是否牢固地夹在封堵器两碟间，有否移位和脱落可能。如后下边缘太差在观察中即会出现房水平分流，而且可能逐渐增加，视为封堵失败，不应最终施放，而应考虑立即选择外科处理。（图8－77）

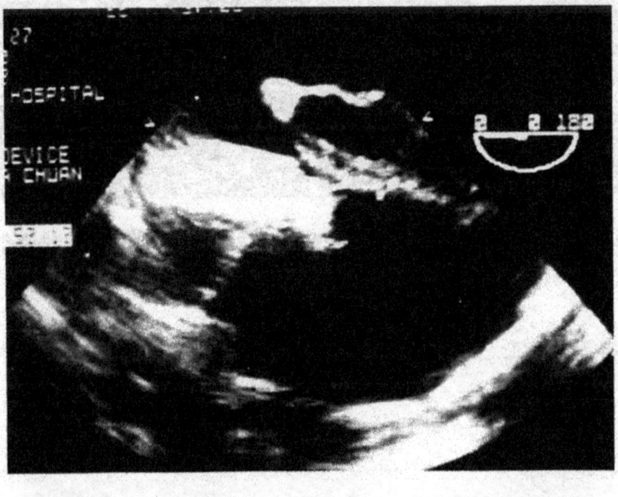


**图8－77 经食管四腔心切面（0°）术中引导房缺封堵**

显示房缺过大，外科术中封堵器释放后脱落，掉落至三尖瓣侧

## 二、室间隔缺损介入超声技术

室间隔缺损（室缺）的临床介入治疗主要针对肌部室缺和部分膜周室缺。早期介入只限于肌部室缺，近 10 年开始对部分膜部和膜周室缺进行封堵。由于膜周室缺封堵需面对更复杂的解剖空间关系，如传导束走行区域等，使其封堵路径的建立及介入技术难度增大，因而适应证选择需更谨慎严格。从 1988 年 Lock 等医生首次应用双面伞关闭室缺以来，已有多种装置应用于室缺的经导管介入治疗，如 CardioSEAL 双面伞、Sideris 纽扣式补片和弹簧圈等，但由于操作复杂，并发症和残余分流发生率高，未能得到临床推广。1998 年 Amplatzer 发明了肌部室缺封堵器成功治疗了肌部室缺，但是由于肌部室缺发病率低，临床应用有限。2002 年 Amplatzer 在房间隔缺损封堵器和动脉导管未闭封堵器研制的基础上，研制出膜周偏心型室缺封堵器，较多应用于临床。国内同期镍钛合金膜周室缺封堵器研制成功并在临床应用中迅速改进，使室缺的介入治疗适应证范围进一步扩大，成功率有所提高。同时，房室传导阻滞和三尖瓣反流等并发症也降低了。国内自 2002 年至今，超声医生与导管医生共同见证了室缺封堵器的改进和操作技术的进步，也逐步建立了膜周和肌部室缺介入适应证和及禁忌证以及超声心动图的筛选原则。专为肌部室缺封堵设计的 Amplatzer 封堵器（图 8－78）于 1998 年始用于患者，沿用至今，效果良好，是目前最受欢迎的肌部室缺封堵器。

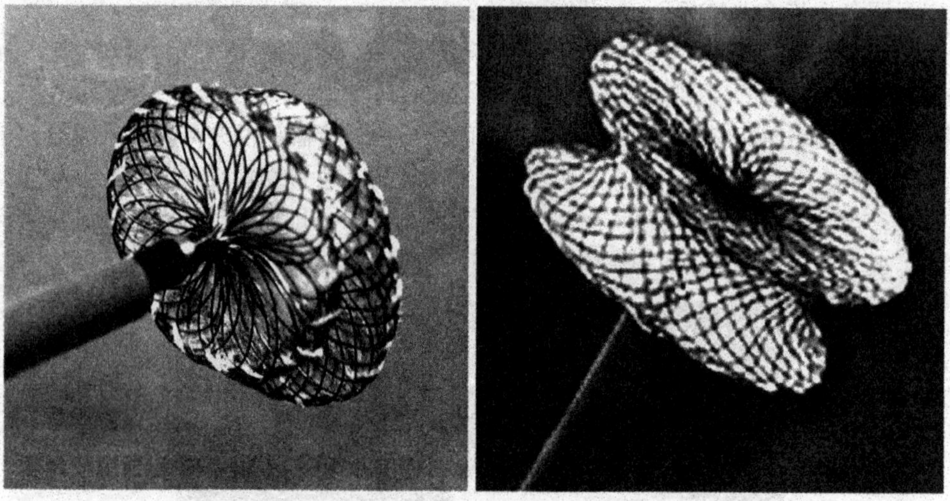

**图 8－78　目前较多应用的 Amplatzer 型膜部和肌部室缺封堵器**
膜部室缺封堵器（左）；肌部室缺封堵器（右）

### （一）适应证与禁忌证

1. 适应证

（1）基本要求：

1）年龄：通常应≥3 岁。

2）先天性膜周部或肌部室间隔缺损。

3）外科手术后残余分流。

4）心肌梗死或外伤后室缺。

5）小型室缺发生心内膜炎感染治愈后 3 个月。

（2）超声心动图测量标准：

1）有血流动力学异常的单纯性膜部室缺，直径在3～12mm。

2）室缺上缘距主动脉右冠瓣≥2mm，无主动脉右冠瓣脱入室缺，无主动脉瓣反流。

3）室缺边缘距三尖瓣≥3mm，无三尖瓣中度及以上反流或三尖瓣装置发育异常。

4）肌部室缺大小4～14mm，儿童一般应≤10mm。

5）左心室正常值高限或扩大。

6）肺动脉压正常或轻度升高。

2. 禁忌证

（1）感染性心内膜炎，心内有赘生物，或存在其他感染性疾病。

（2）即将安置封堵器处的部位有血栓存在，导管插入径路中有静脉血栓形成。

（3）巨大室缺或缺损解剖位置不良，导致封堵器放置后影响主动脉瓣或房室瓣功能，或周边结构距离不足以施放封堵器（封堵器碟盘直径大于腰径8mm）。

（4）主动脉瓣脱垂，遮盖室缺。或主动脉瓣中度以上反流。

（5）重度肺动脉高压伴双向分流。

（6）合并出血性疾病或凝血功能异常。

（7）合并明显的肝肾功能异常。

（8）术前有二度以上房室传导阻滞。

（9）心功能不全，不能耐受操作。

### （二）超声心动图遴选原则及术中超声引导技术

目前国内封堵膜部室缺较多应用经胸超声心动图遴选患者和术中引导。外科术中封堵膜周室缺和肌部室缺引导仍沿用经食管超声心动图技术，但临床较少应用。

1. 介入术前经胸超声心动图

（1）常用遴选切面及测量意义：

1）心尖五腔心切面：心尖五腔心切面常被用来观察膜周室缺的形态和位置及空间毗邻关系，并在此精确测量室缺大小。重要的是在清晰显示室缺时在左室面测量室缺基底中断的大小是否符合适应证范围，观察右室面是否有膜部瘤形成及走态。彩色多普勒技术探明室缺实际分流口大小，以及分流是否集中呈一束，这点关系重要，往往决定封堵后是否残存分流。此外缺损上缘与主动脉瓣的关系十分重要，如其残缘与主动脉瓣距离小于2mm，则封堵时损伤主动脉瓣的概率增加，风险较大。膜部瘤的形态也很重要，形态规整的膜部瘤，破口集中，封堵效果往往不错，如看到破口极不规则，血流显示多个破口而没有较集中的大口，封堵效果可能受到影响。

肌部室缺如位于前间隔极易在此切面显示，并可测量缺损上下残存间隔是否适宜施放封堵器。同时显示缺损在左右心室面的不同大小。

2）双心室流入道切面：此切面在封堵膜周室缺时用于观察缺损与三尖瓣的关系，可判断夹闭室缺后是否影响三尖瓣的功能，造成显著的反流。可以确认后间隔肌部室缺的位置。

3）大动脉短轴切面：进一步确认室缺是否为膜周型，及是否位于9～12点的位置。同时可以观测主动脉瓣是否凸入室缺。

4）左心室长轴：可以显示增大的左心，室缺分流方向，室缺的位置和主动脉瓣的关系是否满足封堵适应证。

（2）测量内容：介入术前超声心动图主要用于探查室缺位置及周边毗邻关系、大小和个数。介入病例选择继发孔型房间隔缺损，最大缺损径不应超过适应证要求。肌部多发室缺宜除外介入适应证。左右室大小及功能，肺动脉压亦在此测量范围中。

2. 介入术中经胸超声心动图引导步骤

（1）胸骨旁五腔心切面：引导鞘管到位穿过室间隔缺损，施放左室侧封堵器后引导拉向室间隔，靠近缺损后施放右侧伞，彩色多普勒即刻观察分流是否消失。主动脉瓣是否出现反流，三尖瓣功能是否有影响。肌部室缺是否有残余分流。

（2）胸骨旁大动脉短轴切面：立即转至此切面再次确认封堵器位置形态，复形是否满意，室水平分流情况。

（3）左室长轴切面：显示室间隔残缘夹在封堵器两碟中央，封堵器位置固定，形态满意，不造成主动脉瓣功能损害，确认室水平分流消失。

## 三、动脉导管未闭的介入超声技术

动脉导管未闭（patent ductus arteriosus，PDA）是较常见的先天性心脏病。其发病率占先天性心脏病的10% ~21%。早产儿发病率明显增加。女性多见，男女比例约为1 ：3。动脉导管未闭直径的大小决定患者的临床表现是否严重。动脉导管长期多量的动脉水平分流常致左心扩大，所以目前认为动脉导管未闭一经诊断就应该进行治疗，且绝大多数患者是可以通过介入方法治愈的。我国动脉导管未闭的封堵工作开始于20世纪90年代，这项介入技术发展至今已非常成熟。目前公认最好的封堵器类型是Amplatzer型蘑菇伞（图8 -79）。

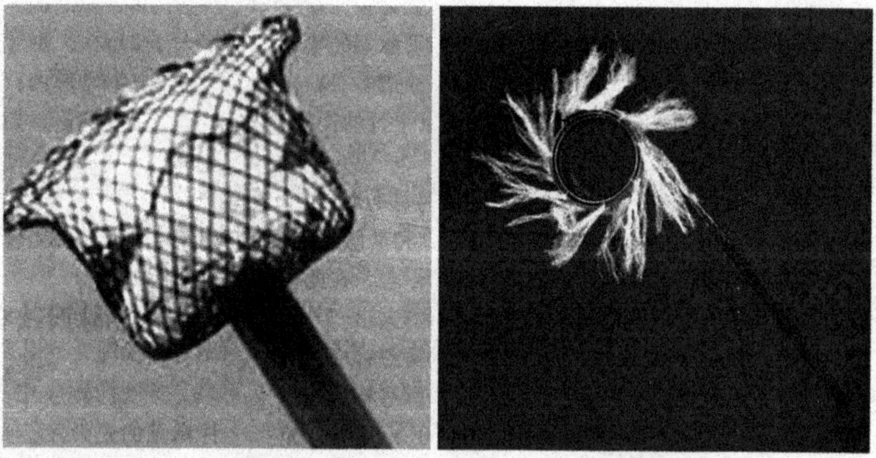

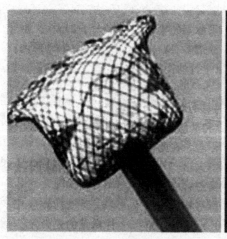

**图8 -79　Amplatzer型蘑菇伞（左）和Cook可控弹簧圈（右）**
封堵伞的大盘端在介入术中将放在降主动脉侧

### （一）适应证和禁忌证

1. 适应证

（1）体重≥8kg（个别病例放松至4 ~8kg）。

（2）具有临床症状和心脏超负荷表现。

（3）不合并必须外科手术的其他心脏畸形。

（4）超声测量动脉导管的肺动脉端直径大于等于2mm。

（5）细小动脉导管（小于 2mm），但有细菌性心内膜炎病史，已经治愈 3 个月以上。

（6）合并与动脉导管分流相应的左心扩大引起的轻至中度二尖瓣关闭不全。

（7）合并轻至中度主动脉瓣狭窄和关闭不全。

（8）外科结扎动脉导管术后残余分流。

2. 禁忌证

（1）导管相对患者体重过粗，封堵器无法正常释放者。

（2）患有感染性疾病未控制，如心内膜炎，心脏瓣膜和导管内有赘生物。

（3）严重肺动脉高压出现右向左分流。

（4）合并必须外科手术矫治的心血管畸形。

（5）依赖动脉导管生存的患者，如室间隔完整的大动脉转位，肺动脉瓣闭锁，主动脉弓重度缩窄和离断等。

（6）合并其他不宜手术和介入治疗疾病的患者。

### （二）遴选原则及术后监测要点

正确地应用经胸超声心动图遴选患者是保证手术成功的重要步骤。动脉导管封堵术中无需超声引导，但术后密切监测同样重要。

1. 常用遴选切面及测量意义

（1）大动脉短轴切面：这一切面是首先发现动脉导管分流的切面。可观察到导管肺动脉端的分流宽度和主动脉端的分流宽度，识别导管的形态。多数导管为漏斗形。所以测量“漏斗”的腰部直径即为肺动脉端的导管直径，也是决定封堵器大小的重要数值。频谱多普勒在此测量动脉导管的左向右分流速度有声束平行的优势。可以准确判断肺动脉高压的程度。

（2）胸骨旁左高位切面（或主动脉弓移行切面）：此切面用于显示三血管征，即左右肺动脉和动脉导管。此切面可以清晰显示动脉导管的全程走行形态，在此核实动脉导管肺动脉端的内径，决定封堵器的大小。导管肺动脉端内径小于 2mm 时，可以选择弹簧圈封堵。当患者胸骨旁高位图像不满意时应选择主动脉弓移行切面（在主动脉弓长轴切面水平逆时针旋转 30°）作为补充切面观察导管肺动脉端内径和降主动脉内径是否适宜施放封堵器，尤其是相对体重发育较大的封堵器。

（3）四腔心切面：确认左心增大及大小和二尖瓣发育情况，除外二尖瓣器质性反流。观察有否心包积液，以区别术中可能出现的心包损伤。

（4）左心长轴切面：具体测量左室大小和收缩功能。

（5）测量内容：介入术前超声心动图主要用于探查导管形态，肺动脉端直径大小。过大的缺损应考虑是否可以进行介入治疗。左室大小及功能，肺动脉压亦在此测量范围中。

2. 介入术后经胸超声心动图观测

（1）大动脉短轴切面：可以清晰显示封堵器位置是否正常，有否移至肺动脉端或降主动脉端（图 8－80）。彩色血流多普勒探查左右肺动脉分支流速是否正常，或明显加快大于 2m/s。

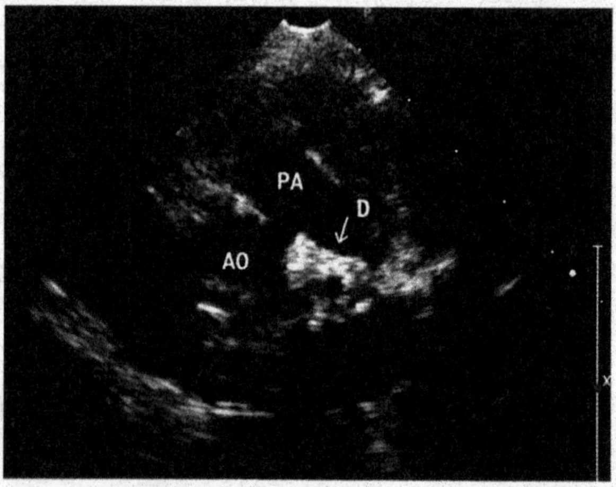


图 8-80　术后 72h 封堵器移位至肺动脉端，阻挡肺动脉分支入口

（2）胸骨旁左高位切面（或主动脉弓移行切面）：长轴展示肺动脉封堵器在导管两端的形态。如封堵器过多移向降主动脉侧，则引起降主动脉狭窄，血流速度增快大于 2m/s。如封堵器过多移至肺动脉端，则可见封堵器位于肺动脉内。这两种情况属封堵器放置不当或移位，应密切随诊，如继续移位则选择外科手术结扎导管并取出封堵器。

（3）左心长轴切面：具体测量左室大小和收缩功能，比较术前应有明显改善。

## 四、肺动脉瓣狭窄扩张术

肺动脉瓣狭窄（pulmonary stenosis，PS）是一种常见的先天性心血管畸形，占所有先天性心脏病的 8% ~10%。1982 年，Kan 等首先报道采用球囊扩张导管进行肺动脉瓣球囊扩张术获得成功。我国 20 世纪 80 年代末期也相应开展了同样的手术。多年来的临床应用研究表明球囊肺动脉瓣成形术为安全、有效的治疗肺动脉瓣狭窄方法，对于大部分的病例，经皮球囊肺动脉瓣成形术已经替代外科开胸手术成为医生和患者的首选治疗。

### （一）适应证与禁忌证

1. 介入适应证

（1）典型单纯肺动脉瓣狭窄，跨肺动脉瓣压差≥40mmHg。

（2）对于青少年及成人患者，跨肺动脉瓣压差≥30mmHg，同时合并劳力性呼吸困难、心绞痛、晕厥或先兆晕厥等症状也是治疗指征。

（3）没有肺动脉瓣显著发育不良。

（4）室隔完整的肺动脉瓣膜性闭锁，右室发育正常或轻度发育不良，可先行射频打孔，再进行球囊扩张术。

（5）重症肺动脉瓣狭窄伴左室腔小及左室功能低下，可行逐步分次球囊扩张。

2. 禁忌证

（1）合并肺动脉瓣下漏斗部狭窄或伴肺动脉瓣上狭窄。

（2）重度发育不良型肺动脉瓣狭窄。

（3）婴儿极重型肺动脉瓣狭窄合并重度右室发育不良或右心衰竭。

（4）极重度肺动脉瓣狭窄或室隔完整的肺动脉瓣闭锁合并右心室依赖性冠状动脉循环。

（5）肺动脉瓣狭窄伴需外科处理的三尖瓣重度反流。

## （二）经胸超声心动图观察内容

1. 术前观测重点

（1）瓣环径大小测量：瓣环径大小的测量帮助选择球囊大小。通常选择球囊/瓣环的比值为1.2~1.4。所以测量瓣环的直径乘以1.2或1.4估计扩张球囊的大小。常用切面为大动脉短轴切面或右室流出道长轴切面，清晰显示肺动脉瓣膜运动后，停帧选择瓣环最大直径。同时在此测量收缩期肺动脉瓣最大开放径。严重肺动脉瓣狭窄瓣尖部粘连明显，收缩开放径极小，圆顶征明显（图8－81）。

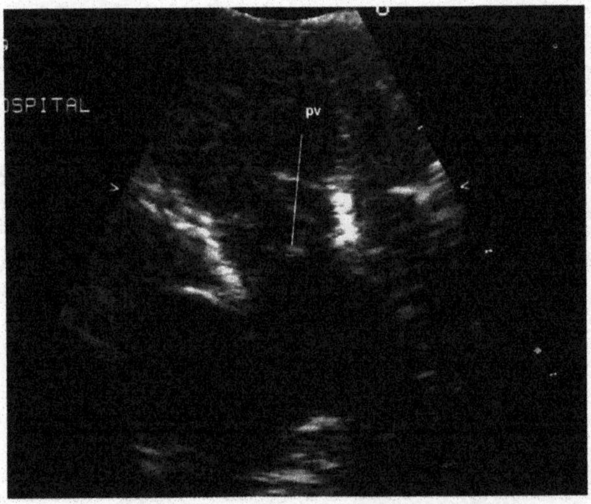


图8－81　肺动脉瓣严重狭窄圆顶征

（2）右室及流出道发育情况：选用四腔心切面观察右室腔发育是否满意，室壁是否肥厚，心肌运动是否有力。右室流出道长轴切面看是否有局限梗阻，除外肺动脉瓣上瓣下狭窄，及血流多普勒确认是否有严重肺动脉瓣和三尖瓣反流。三尖瓣反流法测量右心室收缩压，评估右室功能，同时注意左心功能是否正常。

（3）肺动脉瓣狭窄程度判定：最好在剑突下右室流出道切面测量肺动脉瓣上压差，已取得最小声束夹角，更接近实际压差。一般跨瓣压差小于50mmHg为轻度，50~80mmHg为中度，大于80mmHg为重度。

（4）心房水平分流及动脉水平分流：严重肺动脉瓣狭窄常伴卵圆孔开放，并可能出现房水平分流。四腔心切面常观及房水平右向左分流；往往发生在严重狭窄病人。合并动脉导管未闭的患者扩张术中血氧饱和度有一定保障，有助手术安全进行。

2. 术后观测内容

（1）右室流出道长轴切面观察肺动脉瓣的开瓣运动是否良好，频谱多普勒检测肺动脉瓣上流速是否降低到满意值。有极重度肺动脉瓣狭窄的患者可能不能一次扩张达到正常的范围，但应取得明显的压力下降。另应注意肺动脉瓣是否有中量以上的反流，可能影响术后的血流动力学稳定。

（2）四腔心切面观察术前严重狭窄的患者多有中~重度三尖瓣反流，术后应有明显改善。三尖瓣反流法估测右室压力应较术前有下降。房水平分流术前如为右向左，术后可能转为左向右分流或双向分流，提示右心压力下降，扩张效果明显。

因球囊扩张过程极易发生球囊瞬间移位，所以有时造成三尖瓣腱索损伤，导致三尖瓣术后反流增加。应引起注意。观察三尖瓣结构及运动情况。

（3）评价心室收缩功能和室壁间隔运动情况，有否心包腔积液。评价整体恢复。

（张兆志）

# 超声检查与诊疗精要

（下）

潘虹霞等◎主编

吉林科学技术出版社

# 第三篇

# 腹部超声

## 第九章　胃肠超声

### 第一节　胃肠道的超声检查和正常声像图

#### 一、胃肠道超声检查

（一）检查前准备

①检查前日晚餐进清淡易消化饮食，忌食产气食品。当日检查前禁食；②胃超声检查前让患者饮水 500 ~ 600ml，必要时可饮 1 000ml，排除胃内气体，形成良好的超声透声窗；③胃内有大量潴留物时，应先进行洗胃；④如患者已做胃肠钡餐造影或胃镜检查时，建议次日再进行超声检查；⑤超声检查肠道前日应常规进行清洁洗肠；⑥大肠检查时，当日必要时可同时行温生理盐水 1 000 ~ 2 000ml 灌肠；⑦怀疑胃肠穿孔或梗阻患者禁止使用口服胃造影剂。

（二）超声检查方法

1. 胃口服造影剂　可分三种：①均质无回声类：最常用水。操作简单方便，但无回声与胃壁的低回声病变反差小，不利于小病变的检出，且胃排空较快；②均质等回声类：如胃窗 – 85 超声显像剂。均质等回声能提高胃壁低回声病变的检出率，且排空时间相对长；③混合回声类：如海螵蛸混悬液、汽水、双氧水等。但敏感度低，很少使用。

2. 体位　一般采用仰卧位和右侧卧位。必要时可采用坐位或半坐位。经直肠检查时，需用腔内探头经肛门插入，患者取胸膝卧位。

3. 胃的扫查方法　根据胃的各部位按顺序，依次从食管下段贲门、胃底、胃体、胃角、胃窦到幽门和十二指肠球部进行缓慢、连续的扫查，同时可以配合体位的改变从而得到满意的图像。

（1）横向扫查：从剑突下至脐上，向下顺序连续进行横切面扫查，依次可观察到胃底部、胃体、胃大弯、胃窦部和胃角。

（2）纵向及斜向扫查：于剑突下平行与胃体长轴，从左至右进行连续纵向扫查，依次可观察到胃大弯、胃体长轴、胃小弯；沿左季肋扫查，可观察到食管下段贲门长轴。探头向左上方偏移可观察到胃底部。在胃角的横切面顺时针旋转探头约60°斜向扫查，可观察到胃窦的长轴。

(3) 扫查时应注意观察内容：①胃腔充盈情况、胃腔整体和各断面形态，有无胃腔的狭窄；②胃壁：有无限局性增厚、胃壁层次结构是否清晰、连续性是否完整；③胃腔内容物排空情况及胃蠕动方向和强度；④发现可疑病灶时应以其为中心行多切面扫查。详细了解病灶浸润范围、深度、胃壁僵直度及周围情况；⑤疑似胃癌时应检查肿瘤与邻近脏器关系，肝脏、腹膜后淋巴结及腹腔内有无转移等。

4. 十二指肠及空回肠的扫查方法

(1) 十二指肠：十二指肠分球部、降部、水平部和升部四部分。在显示胃窦长轴切面后探头右移可观察到球部，再依次向下、向左作纵向和横向扫查，可观察到降部、水平部和升部。

(2) 空回肠：由于其范围广，走行无规律，可在整个腹腔内行纵、横及斜切面相结合的"交叉式"、"拉网式"扫查。

5. 大肠的扫查方法　一般可分为经腹壁、盐水灌肠经腹壁和经直肠扫查三种方法。

(1) 经腹壁扫查：右肋弓下扫查，于肝右叶下方、右肾上，可观察到结肠肝曲，探头沿右侧腹向下扫查，可观察到升结肠。左肋弓下扫查可显示脾和左肾，其内侧为结肠脾曲，探头沿左侧腹向下扫查，可观察到降结肠；从结肠肝曲到脾曲作横向扫查，可观察到横结肠。从体表探测直肠病变，可适当充盈膀胱，在耻骨上进行矢状和横断扫查，于前列腺、精囊或子宫、阴道的背侧可看到直肠。

(2) 盐水灌肠法：先经肛门插入 Foley 导尿管，将气囊充气，在超声监视下以均匀速度注入温度为37～40℃的生理盐水。与此同时，经腹部进行扫查。检查顺序一般从直肠→乙状结肠→降结肠→结肠脾曲→横结肠→结肠肝曲→上结肠→回盲肠。注水量应考虑到患者的耐受力和充分显示到病变。

(3) 经直肠检测：用直肠专用探头或腔内探头置入肛门作360°旋转扫查。

## 二、正常胃肠道声像图

1. 正常胃声像图　空腹时胃腔内可见气体强回声，随胃蠕动发生变化，胃壁呈低回声，厚薄均匀，边缘完整。饮水后胃腔充盈扩大，呈液体回声伴小气泡漂浮，胃壁层次结构显示清晰。

(1) 食管下段－贲门部：探头沿左季肋缘向外上扫查，在肝左外叶脏面、腹主动脉前方可见倒置漏斗状图像（即食管下段－贲门长轴切面图），中心为管腔内气体高回声，前后两条线状弱回声为前后壁肌层，外侧高回声为浆膜，其上端呈尖端向后上的鸟喙状结构。将探头旋转90°，可在肝左外叶脏面与腹主动脉间看到靶环状图像（即食管下段－贲门短轴切面图）。

(2) 胃底：在食管下段－贲门长轴切面图，探头沿左肋弓向左上腹纵行扫查，肝左外叶脏面有含液胃腔，呈椭圆形，后上方与左侧膈肌紧贴，下前方与胃体上部相连、左侧与脾脏相邻。

(3) 胃体：平行于胃长轴作纵向扫查，可显示胃体长轴；沿胃长轴垂直扫查，可显示胃体的短轴，从而观察胃的前后壁和胃的大弯、小弯。

（4）胃窦部：胃体短轴切面向下扫查，可见左、右两个分离的圆形或椭圆形液性无回声区，右侧图像为胃窦部短轴切面、左侧图像为胃体。探头下移，两个无回声区相靠近呈类“∞”形，相交处胃壁为胃角。右肋弓下扫查，可显示胃窦长轴切面。

2. 肠管正常声像图

（1）十二指肠声像图特征：十二指肠位置固定，球部位于胆囊内下方，胰头的右前方。幽门开放时可见液体充盈，呈长锥状含液结构，与胆囊长轴平行。球部远端与降部相连，降部远端向左侧与水平部相连，形成“C”形环绕胰头。

（2）肠管回声有三种表现：①进食后充盈状态：肠管内充满混有气体的肠内容物，形成杂乱的回声反射，后方有声影，大量游离气体可形成强回声，并有多重反射；②空腹状态：周边肠壁呈低回声，中心肠腔内可见气体强回声反射；③肠积液状态：肠管内有大量液体时，表现为管状无回声，肠壁五层结构清晰可见，并可见呈“鱼刺征”样排列的小肠黏膜皱襞或结肠袋。

（赵海涛）

# 第二节 胃癌

胃癌是发生于胃黏膜的恶性肿瘤，是最常见的恶性肿瘤之一，占我国消化道肿瘤的第1位，发病年龄多见于40～60岁，男女比约为3∶1。

胃癌可以发生于胃的任何部位，最常见于胃窦，其余依次为胃小弯、贲门区、胃底及胃体；以腺癌和黏液癌最多见。胃癌的病理变化分为早期胃癌和进展期胃癌两大类。局限于黏膜层的小胃癌称为原位癌，浸润深度未超过黏膜下层的称为早期胃癌，超过黏膜下层的称为进展期胃癌，也叫中晚期胃癌。

早期胃癌常无明显症状，随着病情进展，逐渐出现胃区不适、疼痛、呕吐、消化道出血等，晚期胃癌可引起腹水、恶病质。进展期胃癌易侵及周围脏器和转移到附近淋巴结。

## 一、超声表现

### （一）二维灰阶超声

早期胃癌胃壁局部增厚常>1.0cm，肿瘤位于胃壁的第1至第2层内，超声检查显示困难。

我国胃癌研究协作组1981年在Borrmann胃癌分型的基础上提出的6种胃癌分型有许多优点，超声依据其特点的分型也较其他方法准确。两种分型的超声表现如下：

1. 结节蕈伞型（Borrmann Ⅰ） 肿瘤向腔内生长，呈结节状或不规则蕈伞状，无明显溃疡凹陷。表面粗糙如菜花样、桑葚状，其基底较宽。

2. 局限增厚型（盘状蕈伞型） 肿瘤所在处胃壁增厚，范围局限，与正常胃壁分界清楚。

3. 局限溃疡型（Borrmann Ⅱ） 肿瘤呈低回声，中央凹陷呈火山口状，溃疡底一般不平，边缘隆起与正常胃壁分界清楚。

4. 浸润溃疡型（Borrmann Ⅲ） 溃疡凹陷明显，溃疡周围的胃壁不规则增厚区较大，与正常胃壁分界欠清楚。

5. 局限浸润型　壁局部区域受侵，全周增厚伴腔狭窄，但内膜面无明显凹陷。

6. 弥漫浸润型（Borrmann Ⅳ）　病变范围广泛，侵及胃大部或全胃，壁增厚明显，胃腔狭窄，部分病例可见胃黏膜层残存，呈断续状，胃壁第3层强回声线（黏膜下层）紊乱、增厚，回声减低、不均匀。

（二）彩色多普勒超声

较大肿瘤实质内常发现有不规则的血流信号。

（三）超声对胃癌侵及深度的判断

1. 早期胃癌　肿瘤范围小、局限、胃壁第3层（黏膜下层）存在。当黏膜下层受侵时此层次则呈断续状。对此类型中隆起型和浅表隆起型显示较好，对浅表凹陷型和凹陷型显示率低。早期胃癌的确诊要依靠胃镜活检。

2. 肌层受侵　胃壁第3、4层回声线消失，但第5层线尚完整，胃壁趋于僵硬。

3. 浆膜受侵　胃壁最外层强回声线外隆或不光滑。

4. 侵出浆膜　胃壁第5层强回声线中断，肿瘤外侵生长，和相邻结构不易分辨。

（四）胃癌转移征象

1. 淋巴结转移　容易累及的淋巴结。主要包括：贲门旁，胃上、下淋巴结，幽门上、下淋巴结，腹腔动脉干旁淋巴结，大网膜淋巴结等。肿大的淋巴结多呈低回声，部分与肿瘤融合，呈现肿瘤向外突出的结节。

2. 其他转移　肝脏、脐周围、腹膜、盆腔及卵巢是胃癌转移的常见部位，胃癌的卵巢转移称为克鲁肯贝格瘤（Krukenberg tumor），表现为囊实性肿瘤，多是双侧受累。

## 二、诊断要点

管壁不规则增厚或肿块形成，肿瘤实质呈低回声，欠均匀；溃疡凹陷出现“火山口”征。病变未侵及固有肌层时胃壁蠕动减缓，幅度减低，随着病变向固有肌层浸润和管壁明显增厚，则出现胃壁僵硬、蠕动消失；胃排空延迟甚至胃潴留。较大肿瘤常造成管腔狭窄。

## 三、鉴别诊断

超声诊断胃癌常须鉴别的疾病有胃炎、胃溃疡、胃嗜酸性肉芽肿等非肿瘤性胃壁增厚性疾病，另外尚须与其他类型胃部肿瘤相鉴别。

## 四、临床评价

超声检查作为无创性检查方法，具有操作简便、无痛苦，可以反复检查等优点，除进行筛选检查外，对因病重或年老体弱等不宜做X线或胃镜检查者，尤具实用价值。早期胃癌的超声诊断效果稍差，常需胃镜检查确诊。超声检查主要用于进展期胃癌的诊断，能显示胃癌的断面形态，测量肿瘤的大小，判断癌组织的浸润深度，发现肿瘤的周围和远处转移等，从而确定临床治疗方案，减少晚期胃癌的剖腹探查率。但超声显示胃部肿瘤的能力决定于肿瘤本身的大小、形态和位置，小于10mm的肿瘤难以在空腹时显示，肿块型比管壁增厚型容易发现。胃底及小弯垂直部扫查易受气体干扰及声窗局限，此处胃癌容易漏诊。

（姚　飞）

# 第三节 胃间质瘤

胃肠道间质瘤（gastrointestinal stromal tumors，GIST）是来源于胃肠道原始间叶组织的肿瘤，是近年来随着免疫组化及电镜技术发展而提出的新的病理学概念。GIST 具有非定向分化的特征，是一种有潜在恶性倾向的侵袭性肿瘤，约占胃肠道恶性肿瘤的 1% ~3%，其中约 50% ~70% GIST 发生于胃。

## 一、病理

胃间质瘤大多数起源于胃壁第 4 层肌层，少数起源于第 2 层黏膜层。好发部位依次为胃体、胃窦、胃底部、贲门等部位，多为单发亦可多发；肿瘤大小不等，直径多在 5cm，但也有大到 10cm 以上者。良性肿瘤呈圆形或椭圆形，边界清晰，呈膨胀性生长，向胃腔内外突起，但不向周围胃壁及胃周组织浸润；恶性间质瘤呈不规则或分叶状，肿瘤黏膜面常可形成溃疡灶，瘤体内可见液化坏死灶和钙化斑块。

## 二、临床表现

胃间质瘤可发生于任何年龄，多发于 50 ~70 岁之间中老年人，男女发病率基本相同。大多数无临床症状，在体检超声检查中意外发现。当肿瘤较大或伴表面溃疡形成时，可出现上腹部不适或消化道出血等症状，并可在上腹部触及肿块。

## 三、超声检查

### （一）良性胃间质瘤声像图表现（图 9 -1）

（1）肿物源于胃壁肌层，形态规则，呈圆形、椭圆形。

（2）肿物内一般呈均质低回声，境界清楚。

（3）肿物好发于胃体，以单发为主，直径小于 5cm。

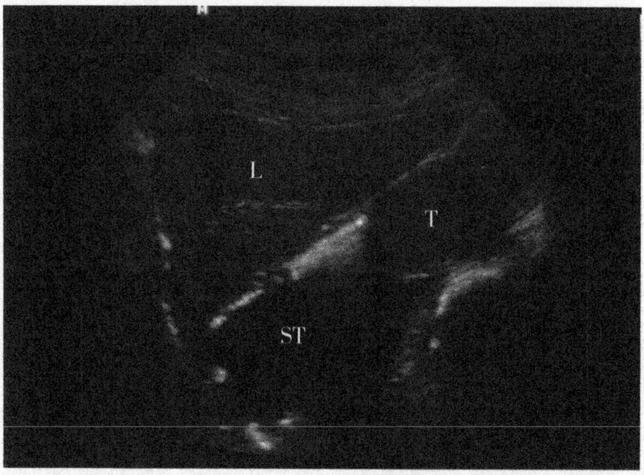


**图 9 -1 胃间质瘤**

突入胃腔 L：肝；T：肿瘤；ST：胃腔

(4) 肿物黏膜面一般光滑，少数肿物表面可有溃疡凹陷。

(5) 肿物可以位于胃壁间、突入腔内或凸向腔外。

(6) CDFI 可检出点状血流信号。

(二) 恶性胃间质瘤声像图表现

(1) 肿物直径常在 5cm 以上，以单发多见。

(2) 肿物形态不规则或呈分叶状，内部回声不均质，较大的瘤体内可见液性区或强回声光团，后方伴声影。

(3) 肿物黏膜面可完整或破坏，常伴较大的溃疡凹陷。

(4) CDFI 可检出较丰富血流信号。

(5) 转移征象：①与周围组织界限不清；②淋巴结转移；③脏器转移，主要是肝脏，典型的转移瘤可见“靶环征”或“牛眼征”。

## 四、鉴别诊断

1. 胃息肉　与突入腔内的胃间质瘤鉴别。胃息肉向胃腔凸出，直径较小，多在 1 ~ 2cm，基底窄，有蒂和胃壁相连，内多呈中等回声。

2. 淋巴瘤　与胃壁间的胃间质瘤鉴别。淋巴瘤源自黏膜下层，肿瘤呈浸润性生长，侵及范围广，肿瘤内部回声较低，近似于无回声。

3. 胃癌　与恶性胃间质瘤鉴别。胃癌呈浸润性生长，胃壁层次破坏明显，范围广泛。

（姚　飞）

# 第四节　先天性肥厚性幽门狭窄

先天性肥厚性幽门狭窄（congenital hypertrophic pyloric stenosis，CHPS）是婴儿时期原因不明的胃幽门肌层肥厚、幽门管狭窄，造成胃幽门不全性梗阻的外科疾病。见于新生儿，发病率约为 1/1 000，以男婴多见。目前病因有几种假说：先天性肌层发育异常、神经发育异常、遗传或内分泌因素的影响等。

## 一、病理

病理改变主要是幽门环肌肥厚，幽门增大呈橄榄形，幽门管变窄并增长，胃蠕动增强，幽门管部分突入十二指肠球部，形成“子宫颈样”改变。

## 二、临床表现

临床症状主要是呕吐。患儿在出生后三周左右开始呕吐，呈喷射状，进行性加重，呕吐物为食物，不含胆汁。多数患儿右上腹可触及橄榄形肿物。患儿表现为消瘦，体重无明显增加或反而减轻。

## 三、超声检查

声像图表现

(1) 胃幽门部胃壁呈对称性环状增厚，以肌层低回声增厚为主。纵切面呈“梭形”或

"宫颈征"，横切面似"靶环征"（图9-2）。

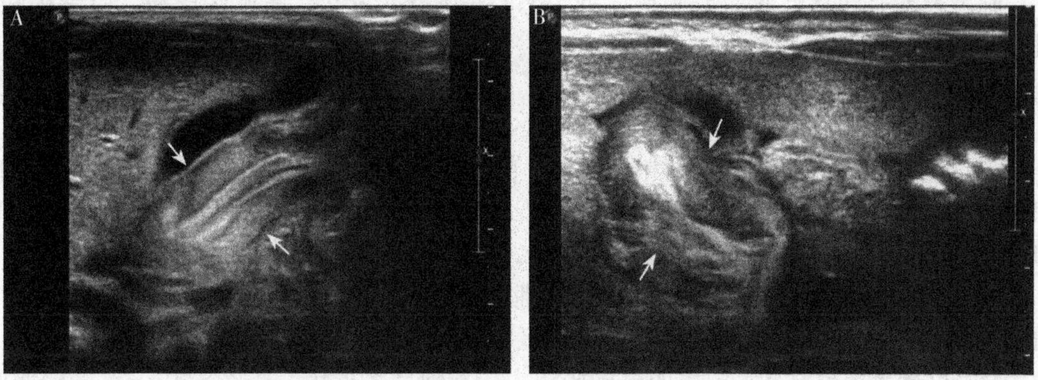


**图9-2 先天性肥厚性幽门狭窄（箭头所示增厚的幽门壁肌层）**

A. 胃幽门长轴图像，呈"宫颈征"；B. 胃幽门短轴图像，呈"靶环征"

（2）增厚胃壁厚度≥0.4cm，长度≥2.0cm，前后径≥1.5cm。

（3）幽门管腔明显变窄，胃内容物通过受阻，胃体腔可扩张，内可见较多的潴留物回声。胃幽门部可见逆蠕动。

### 四、鉴别诊断

新生儿胃幽门部肌层增厚伴喷射状呕吐即可做出正确诊断。

1. 先天性十二指肠梗阻　先天性十二指肠梗阻亦可引起胃腔的扩张，但无幽门壁增厚及管腔狭窄的超声表现，一般不难鉴别。

2. 幽门痉挛　幽门痉挛时会出现一过性胃幽门部肥厚、幽门管增长，动态观察可以帮助鉴别。

### 五、临床价值

超声检查先天性肥厚性幽门狭窄具有特征性声像图表现，方法简单、安全，且诊断准确率高，是本病的首选检查方法。

（刘春节）

## 第五节　急性阑尾炎

急性阑尾炎（acute appendicitis）是阑尾发生的急性炎症。为外科临床常见病，是最多见的急腹症，居各种急腹症的首位。正常阑尾超声不易显示；但阑尾炎性肿大时或伴有积液时，超声检查可以发现病变阑尾的图像。

根据急性阑尾炎的发病过程将其分为4种病理类型：单纯性阑尾炎、化脓性阑尾炎、坏疽性（穿孔性）阑尾炎、阑尾周围脓肿。单纯性阑尾炎表现为阑尾轻度肿胀，管壁各层均有水肿，炎症细胞浸润，以黏膜及黏膜下层为著，管腔内少许渗液；化脓性阑尾炎表现为阑尾显著肿胀，浆膜高度充血，被纤维蛋白与脓性渗出物覆盖，或被大网膜包裹，管腔内小脓肿形成，积脓，腹腔有渗出液。坏疽性（穿孔性）阑尾炎为阑尾管壁缺血、坏死、穿孔，并有较多渗出液，周围可形成炎性包块和脓肿。

临床表现有转移性腹痛或阑尾区痛、恶心、呕吐、发热、阑尾区压痛、肌紧张和反跳痛。

## 一、超声表现

超声直接征象为阑尾增粗、“靶环”征、阑尾壁层次不清等；间接征象如阑尾区低回声团、超声麦氏点征阳性、回盲部淋巴结肿大、腹盆腔积液，阑尾腔内偶见粪石强回声等。CDFI 显示阑尾壁及其周围血流丰富。

急性单纯性阑尾炎超声显示阑尾轻度肿胀，管壁稍增厚，直径 > 6mm，浆膜回声不光滑，管壁层次欠清晰，腔内可见少量液性暗区。周围无明显液性暗区。

化脓性阑尾炎超声显示阑尾明显肿胀粗大，长轴呈手指状，直径 > 10mm。管壁增厚，层次不清，厚薄不一，浆膜回声稍强，纵切呈腊肠样，横切呈同心圆形，腔内可见密集强光点漂浮。阑尾周围见少量无回声暗区包绕。

坏疽性阑尾炎阑尾肿胀显著，形态不规则，管壁明显增厚，各层次结构不清，浆膜层可有回声中断，腔内回声杂乱，见片状不均匀低回声。阑尾周围渗出物增加，可见不规整液性暗区。阑尾周围、肠间隙及盆腔可见不规则无回声区。

阑尾周围脓肿声像图显示阑尾失去规则的条状形态，形态无法辨认，可见强弱不等的点状同声，在阑尾区周围见圆形或类圆形的无回声区、低回声或混合回声团块，边界不清、不规则，周边可因大网膜包裹而呈强回声，邻近肠管蠕动减弱，肠襻间隙及腹盆腔可见积液。

## 二、诊断要点

阑尾增粗呈同心圆征、阑尾壁层次不清；阑尾区低回声或混合回声团块，腹盆腔积液，阑尾腔内偶见粪石强回声等。

## 三、鉴别诊断

阑尾炎及阑尾周围脓肿需与多种右侧附件病变鉴别。

## 四、临床评价

超声已成为急性阑尾炎最重要的影像学检查手段，除单纯性阑尾炎及后位阑尾炎容易漏诊外，其余各型阑尾炎的超声诊断准确性都较高，特别是高频超声具有很高的临床应用价值。超声检查可以鉴别急性阑尾炎的程度和病理类型，判断阑尾穿孔、阑尾周围脓肿，并与其他急腹症相鉴别，为临床医师选择治疗方案和手术时机提供重要的参考指标。但是超声检查也有一定的局限性，肠道气体的干扰可能造成阑尾无法显示，不能做出正确的超声诊断。

（赵海涛）

# 第六节 肠梗阻

肠内容物不能正常向下运行通过，称为肠梗阻，是临床常见而又严重的一种急腹症。

肠梗阻根据病因和病理表现，分为机械性肠梗阻和麻痹性肠梗阻；根据梗阻的程度，分为完全性和不完全性肠梗阻。梗阻部位以上肠管扩张、积液、积气，严重者并发肠穿孔和肠壁坏死。机械性肠梗阻的扩张肠管蠕动活跃，梗阻远端常见肿瘤、结石、肠套叠等；麻痹性肠梗阻的肠壁蠕动波减缓甚至消失。肠梗阻主要症状有阵发性腹部绞痛、腹胀、呕吐，机械性肠梗阻肠鸣音亢进，完全性肠梗阻时无排便和排气。梗阻晚期常发生水、电解质紊乱。

### 一、超声表现

（1）肠管扩张，腔内积气、积液。

（2）肠壁黏膜皱襞水肿、增厚，排列呈鱼刺状（又称“琴键”征）。

（3）机械性肠梗阻肠壁蠕动增强，幅度增大，频率加快，甚至出现逆蠕动，肠内容物反向流动；麻痹性肠梗阻肠管扩张，肠蠕动减弱或消失。

（4）绞窄性肠梗阻时肠蠕动减弱，腹腔内出现液体回声。

（5）梗阻病因的诊断：机械性肠梗阻远端出现异常回声对于病因的确定有重要帮助，常见病因有肿瘤、异物、肠套叠、肠疝等；麻痹性肠梗阻可以出现在机械性肠梗阻晚期，更多见于手术后或其他急腹症，手术后表现为全肠管扩张，继发于其他急腹症时肠管的扩张局限而轻微。

### 二、诊断要点

肠管扩张，腔内积液、积气，肠壁蠕动增强或减缓，伴有腹痛、腹胀、呕吐、排气排便减少或无。

### 三、鉴别诊断

肠梗阻需与肠套叠、急性阑尾炎、急性腹膜炎、急性胰腺炎等急腹症鉴别。

### 四、临床评价

超声检查能够重复多次，若能持续发现肠管扩张，即可诊断肠梗阻。超声检查肠梗阻的意义在于能够确定梗阻的部位、程度、原因等，简变易行。

（徐鹏博）

## 第七节　结肠、直肠癌

结、直肠癌是发生于结、直肠黏膜上皮细胞的恶性肿瘤，在胃肠道肿瘤中占第二位，是最常见的大肠肿瘤。大肠癌是常见的消化道恶性肿瘤，占胃肠道肿瘤的第二位，可发生于大肠的任何部位。最常见为直肠，其次为乙状结肠、盲肠、升结肠、降结肠和横结肠，结肠癌占40%。

肠癌的大体分类为4型：①息肉型：肿瘤向腔内呈息肉状、结节状、菜花状，多为分化良好的腺癌；生长缓慢，转移迟，预后好。②溃疡型：癌组织向肠壁深层及周围浸润，溃疡呈火山口样，表面污秽；多为腺癌，分化差，淋巴转移早。③浸润型：癌组织纤维组织多质硬，局部肠壁增厚；沿肠壁环状浸润，造成管腔环状狭窄；镜下为硬癌，常早期血路或淋巴转移。④胶样癌：呈柔软胶冻状，半透明；多为黏液腺癌或印戒细胞癌。

临床表现有血变、腹痛、腹部包块、腹部不适、胀气、排便习惯改变、腹泻与便秘交替等。

## 一、超声表现

### （一）二维灰阶超声

肠壁不均匀增厚或见不均匀团块回声，呈“假肾”征（周边实质性低回声似肾脏的皮质，中心残腔内的气体为强回声似肾脏集合系统，彩超不能显示肾脏特有的树形血流信号）。纵切面时显示肠腔狭窄变形，中央为扭曲走行的细线样气体强回声。周边肿瘤组织多表现为实性低回声均匀或不均匀团块。病变处肠壁僵硬，肠蠕动减弱或消失，近端肠腔扩张，肠内容物滞留，肠蠕动可增加。超声检查有时常因发现肝脏转移病灶后，在检查肠道而发现结肠肿瘤。

### （二）超声分型

1. 结节团块型　病变肠管壁局限性增厚隆起，肿瘤呈结节状向肠腔内突起，表面高低不平基底宽多<20mm，内部回声呈低回声或中等回声。

2. 菜花、溃疡型　病变肠管壁局限性不规则增厚隆起，肿瘤呈环状、半环状，基底宽常>50mm，表面凹凸不平为菜花状，肠腔环形狭窄；肠壁层次被破坏，表面形成不规则、深达浆膜层溃疡凹陷，呈“火山口”征，周边隆起，表面附着絮状黏液呈不规则中等或强回声，周围肠管壁不对称性增厚，病变肠管变形、蠕动消失。

3. 扁平隆起型　病变肠管壁局部增厚，回声较低，层次、边缘紊乱不清，黏膜面高低不平，肠壁僵硬。

### （三）彩色多普勒超声

病灶内部可见较丰富血流信号，频谱多普勒显示为高速高阻血流。

## 二、诊断要点

肠壁不均匀增厚或见不均匀团块回声，呈“假肾”征，肠腔狭窄。病灶内部可见较丰富血流信号。

## 三、鉴别诊断

结肠癌与其他肠道、肠系膜占位性病变及肠套叠易于混淆，需要仔细鉴别。

## 四、临床评价

超声检查可以了解肿瘤生长的部位、大小、范围，观察肠壁浸润情况，有无邻近脏器受累、转移及淋巴结转移；尤其是经直肠超声对直肠癌的术前分期、治疗方案及术式选择均有较好的指导作用。是其他结、直肠癌检查方式的有益补充。但由于受肠道气体和肠内容物的影响或位置较深、较低，往往容易漏诊，尤其是对较小的肿瘤；发现肿块时位置定位诊断的正确率不及钡灌及结肠镜。

（徐鹏博）

# 第十章 肝脏超声

## 第一节 肝脏检查方法和正常声像图

### 一、肝脏超声检查方法

肝脏超声扫查是目前首选的肝脏影像检查法，是腹部最常用的诊断技术之一，也适用于肝脏的毗邻器官、胆系、胰腺和右肾等。肝脏扫查时，要注意其与周围脏器的关系和图像改变。

为保证清晰显示，患者于检查当日应禁早餐。当日如同时胃肠钡餐透视检查，则应先行超声检查。若腹内积便或积气较多，宜于前夜服用泻药以促使排出粪便和消化道内积气，仍需空腹候检并禁吸烟。

（一）操作手法

操作手法为在仪器设备调节到最合适状态后，如何具体显示病灶及图像特征等重要内容。它包括：①体位；②探头部位；③声束扫查切面及系统性扫切；④熟悉声路“死角”及易漏区、复杂区；⑤辅助显示。

1. 体位

（1）平卧位：为最常用的体位，它适合于显示左、右各叶大部区域，但对右后叶、右后上段、右膈顶区等处显示不满意。

（2）左侧卧位：是一个必要的补充体位。用以详细观察右叶最外区、后区、右肝-肾区、右膈顶部、肝右静脉长支等重要部位。寻找门静脉主干、右支、右前支及其小分支，右后支及其小分支等。因体位变动后肝脏与肋骨间位置改变，可显出肋骨所盖的浅部。

（3）右侧卧位：在显示左外叶（尤其在胃充气时）特别有用。

（4）坐位或半卧位：在显示肝左、右膈顶部小病灶，以及移开被肋骨所遮盖的肝脏浅表部使之显示时可能有较大帮助。

2. 探头部位　可分为右肋下、剑突下、左肋下、右肋间四处。

（1）右肋下位主要显示左内叶、尾状叶、右前叶、右后叶及第一、第二肝门。

（2）剑突下位主要显示左内叶、尾状叶、左外叶的内侧部及第二肝门。

（3）左肋下位主要显示左外上段、左外下段及左叶的外侧角及左下角。

（4）右肋间位主要显示肝脏右前、右后叶各段及膈顶区。

3. 声束扫查切面　可分为纵切、横切及斜切三种。

（1）纵切：各种探头部位均可作纵切。凸阵或扇扫探头亦可作肋间纵切，但线阵探头作肋间纵切不满意，声像图常为肋骨遮盖形成多处暗条。纵切面尚可分为矢状切及冠状切两类：凡与腹壁接近垂直的纵切面名矢状切，与腹壁接近平行的纵切面名冠状切。

（2）横切：各种探头部位均可作横切。用线阵作肋间横切时亦受肋骨遮盖所限制，而凸阵、扇扫探头不受所限。

（3）斜切：肋间斜切多指声束切面平行于肋间的各组斜切面，各类探头可同样获得。肋下斜切多指与肋缘平行的各组切面，即右肋间斜切与右肋下斜切两者声束切面接近垂直。

4. 系统性扫切探头　沿皮肤表面作规律性顺序滑移，或者其皮肤接触面不变，而依靠侧动探头角度改变体内声束切面的角度。系统性扫切可在一个有限空间内观察许多连续的顺序切面，既能获得该区内组织结构的空间连续概念，又可顺序搜索该区以显示较小占位病变。

（1）连续顺序纵行或横行扫切：适用于肋下、剑突下区，可显示一立方形体内的空间信息。

（2）连续顺序侧角扫切：适用于肋间、肋下及剑突下区，可显示一立体锥体内的空间信息。

（3）声束交叉定位：在获得某区内占位声像图后，应取另一探头位置，与前一声束切面相垂直的另一切面进行搜索、显示。凡在2个不同的声束切面（特别2个接近垂直的声束切面）中均可显示肝内占位者，可确定其为真实的肝内占位性病变。

5. 扫查区“死角”、易漏区、复杂区

（1）扫查区“死角”：通常指肝脏为肺或骨骼所掩盖的区域。大致有如下几处：①肝右前上段及右后上段的膈顶部；②左外叶外侧角区；③沿肝脏表面的肋骨下区。

（2）易漏区：系指检查过程中特别容易疏忽的部位。常见于右叶下角、右后上段的外侧区、尾状叶等处。

（3）复杂区：系指解剖结构比较复杂的部位。主要为第一肝门区、第二肝门区等处。

6. 辅助显示　为解决上述检查中的难题，可使用一些辅助显示方法。

（1）改变体位：肝脏因重力作用产生移位，使原在“死角”区内的病灶得以显示。

（2）呼吸动作：使肝脏与肋骨、肋间产生相对运动，使原在“死角”区内的病灶得以显示。

（3）呼气后屏气：使膈顶区肺泡内空气反射尽量退出肝的膈部，则大大增加膈顶区病灶的显出率。

（4）吸气后屏气：使肝脏向足端位移，特别适合于显示为肋缘所盖的肝表面及下角部病灶。此外，由于肝脏在肋缘下面积的增加，便于声束的肋下斜切切面，可用最大倾角向头端扫切，增加其显示范围。

（5）尽量侧角扫查：肋间切面亦应用上述原则寻找，有时在侧角甚大时方可显示病灶的存在。

### （二）纵切扫查

由剑突下区起，直至整个右侧胸壁进行矢状切扫查，将探头长轴朝向被检者矢状面进行。剑突下区扫查可对肝左叶作大致全面探测，适用于观察肝脏表面、边缘，左叶大小和尾状叶状态。由肝左叶外段最边缘处从左向右移动。首先可见肝左静脉走行于门静脉外侧上、下两支之间。稍右移，嘱被检者做深呼吸，取对肝表面之垂直矢状扫查，获左外段最大图像，由此测定左叶大小。通过腹主动脉和下腔静脉两幅纵切图像进行常规观察。腹主动脉层扫查在最大吸气状态下，头足径为左叶上下径，腹背径为前后（厚）径。尾状叶位下腔静脉稍左方大致同一水平，其大小、厚薄的个体差异较大。再稍右移，便可见与门静脉左支脐部末端相接、伸向腹侧下方脐孔的高回声带，为肝圆韧带，甚或可观察到其中的线状管腔结构。

由左乳头线依次向右作纵切矢状扫查，于正中线左3cm至正中线右6cm区内可显示肝脏形态的轮廓。以右肋缘下，由内（左）向外（右）矢状切扫查，可依次显示胆总管、门静脉主干，胆囊窝和下腔静脉，以及胆囊与右肾。

经右侧胸壁冠状切扫查适用于对肝右叶的评价和测量右叶大小，腋中线肝右叶冠状切的最大长度即为肝右叶横径。

肝脏矢状切扫查由内及外可得腹主动脉、下腔静脉矢状切面图，肝－胆囊矢状切面图和肝－肾矢状切面图，此均属重要的必查断层图像。

本扫查的缺点是右前胸和侧胸壁扫查时，消瘦患者受肋骨声影影响其图像常欠完整。

### （三）右肋间扫查

右肋间扫查是探测肝脏中必需的途径。通常，被检者取稍偏左侧卧位，探头置于第7～9肋间，由上而下，由前胸壁至侧胸壁，依次侧角扫查。在肋间扫查测得的肝脏前后缘间的垂直距离为肝右叶前后径。

经右肋间扫查，肝右叶门静脉分支也可沿其长轴获得显示，因而方便右叶四个分段的鉴别。即清晰可辨分布于前上、前下（由第7肋间查定前段支）和后上、后下（由第8、9肋间查定后段支）四段的门静脉支，又可查定划区右前右后两段的肝右静脉及其长支。

本扫查法可显示右肋缘下扫查时的盲区，即由腋前线扫查以门静脉前支为中心观察并可显示肝右静脉和部分下腔静脉，以及部分胆囊声像。在肝右叶严重萎缩的肝硬化、Chilaiditi综合征、进餐后、肥胖或肝肿瘤等右肋缘下扫查容易出现肝右叶盲区的检例，本途径甚为有用。

### （四）右肋缘下扫查

右肋缘下扫查能显示为右肺下部所遮盖的肝脏部分。线阵探头扫查辅以凸阵探头或扇扫探头，常可窥察整个肝脏全貌。探头先置右季肋下区透过肝显示右肾，并由外（右下）方沿肋缘向内（左上）方逐步滑动扫查，直至胸骨下端处。重点显示第一及第二肝门。此际，常须患者从左侧卧位逐渐放平以配合扫查并嘱采取腹式（膈）深呼吸，以使肝脏下移而暴露更好。如作胸式深呼吸，则吸足气而鼓胸缩腹却适得其反，肝脏上升反而不易扫查。

于右肋缘下中部，可显示出门静脉左支横（水平）段、向腹壁垂直的脐部和其右侧的胆囊。由脐部向左右追踪，可见门静脉之肝左内叶及左外叶分支。脐部右侧（胆囊侧）常可显示肝圆韧带的高回声带。扫查面稍向头端倾斜，便可显示肝右前叶上段（$S_8$）。门静脉右前段支呈椭圆形。更稍上倾探头，显示右前下段支。探头扫查面再向头端倾斜，可见肝中静脉与肝右静脉之间的门静脉右前上支横切面图像。

探头扫查面倾向足端，即显示门静脉右后段支。背侧稍浅层为右后上段支（$S_7$），深层为右后下段支（$S_6$）。

于右肋缘下中段稍上，与门静脉不同断层水平扫查，可显示肝静脉。同时显示肝右静脉和肝中静脉较属常见，可作为肝右叶分段的标志。在此图面上，肝右静脉与肝中静脉之间，门静脉右支呈圆形横切面。结合门静脉右叶前、后段分支，可予区分肝脏右叶的四段。此扫查图形中，在深吸气后屏息状态下肝静脉径增大而较易显示。

更向右上方侧动探头角度，可显示膈肌下肝穹隆区。再稍内移，即见门静脉左支、胆囊以及其间的肝左叶内段。

### （五）剑突下斜－横切面扫查

剑突下斜－横切扫查适用于对肝左叶的观察。被检者取仰卧位，上消化道积气过多、肝萎缩或肥胖者可取半坐位。探头横置或左端稍向上斜置于剑突下正中略左，侧动探头以变换扫查面，即可显现门静脉左支脐部及其分支左叶外段两支并行的腹、背支。扫查面更倾向头端，可于腹、背两支之间探测到向左前方走行之肝左静脉。

将探头稍向右移，可显示出门静脉左支横段和脐部。由脐部向右分出几条左内支。门静脉左支横段背侧为包绕下腔静脉的肝尾状叶。脐部向背侧有一线状光带，此为静脉导管韧带可作为尾状叶与左外叶的分界。扫查面倾向头端，可观察到走行于肝左内叶和右前叶之间的肝中静脉。肝左外叶与内叶界线处可见高回声的肝圆韧带。将扫查面倾向足端，则可显示胆囊及胆囊窝。位于门静脉左支横段腹侧，胆囊窝、肝中静脉与肝圆韧带之间的区域即为左内叶（$S_4$）。

## 二、正常肝脏声像图及正常测值

### （一）正常肝脏形态、轮廓、大小、表面、边缘状态

正常肝脏呈楔状，右叶厚而大，向左渐小而薄。其大小、形态因体型、身长与胖瘦而异，肝右叶厚径与体表面积和胸厚径显著相关。矮胖体型者，肝左右径宽，下缘位置较高，左叶外缘常达左锁骨中线外，即多呈横宽的水平肝型。瘦长体型者，肝左右径窄，前后径较薄而上下径较长，下缘常及肋缘下或呈垂直肝型。正常型肝脏断层的轮廓规则而光滑。由实时显像仪探测肝脏大小，实际上只能取得大致的指标。以平行于腹主动脉的剑突下区矢状扫查最大吸气时头－足端长度测值为左叶长径（U），以同时之前－后（腹－背侧）测值为厚径（LD）。肝右叶厚度与胸廓前后径有关，右叶长径（m）系右侧胸壁腋中线最大长度。通常情况下，平稳呼吸时在右锁中线肋缘下探测不到肝脏，当深呼吸时长度可达肋缘下 1cm 左右。肝脏各径的生理参考值见表 10－1。

表 10－1　超声肝脏各径线正常测值（cm）

| 切面 | | 例数 | 平均值 |
|---|---|---|---|
| 右肋下肝最大斜径 | 男 | 65 | 12.33 ± 1.29 |
| | 女 | 65 | 12.20 ± 1.08 |
| 右叶厚 | 男 | 63 | 9.39 |
| | 女 | 65 | 8.72 |
| 右叶长（右锁骨中线） | 男 | 33 | 11.28 |
| | 女 | 33 | 10.67 |

续表

| 切面 | | 例数 | 平均值 |
|---|---|---|---|
| 右叶长（腹主动脉前） | 男 | 63 | 7.28 |
| | 女 | 65 | 7.31 |
| 左叶厚 | 男 | 63 | 5.82 |
| | 女 | 65 | 5.17 |
| 左右叶最大横径 | 男 | 63 | 18.72 |
| | 女 | 65 | 17.21 |

在吸气时，剑下纵切扫查观察正常肝脏左叶表面呈均匀平滑的线状中回声。正常肝脏边缘的主要观测目标左叶下缘或右叶下缘均尖锐，唯左叶近圆韧带处可显略肿。右肝缘一般为薄边或微呈钝角，其与腹壁形成之角度通常不大，前面和下面的充实度亦不显示膨满，更无突出。

### （二）肝实质

正常肝脏实质回声强度常低于膈肌回声，稍低于或基本等同于胰腺实质回声，而高于肾脏皮质回声强度。在仪器条件相同情况下，肥胖者肝实质回声水平可相对提升，同时远区出现衰减现象。必须注意，正常肝脏声像也有高或弱回声的部分。出现弱回声的区域有：①右肋缘下扫查的胆囊颈部后方；②肝门区（出现率较低）；③门静脉脐部以及壁回声较强的门静脉某段的后方。相反，出现高回声可能误认为异常者有：①肝圆韧带，在右肋缘下扫查图上门静脉脐部与胆囊之间，紧靠脐部；②肝镰状韧带，在剑突下（上腹部）横切扫查图上。

### （三）肝内血管

1. 肝动脉　肝固有动脉内径（0.33±0.12）cm，峰值流速<50cm/s；肝动脉右前支及左矢状段支二维图上较难显示管径，在超声彩色血流成像指示下用脉冲多普勒法可测得峰值流速分别在46~57cm/s及47~55cm/s间；RI分别在0.56~0.59及0.57~0.60间；PI分别在0.89~0.97及0.91~0.99间。通常认为肝动脉占肝脏血流总量25%。峰值流速20cm/s左右及低RI波形。可能因回声能量甚低而不在CDFI中显示。但移植肝的肝动脉血供重要，肝动脉阻塞可导致灾难性的肝管坏死。但在移植肝的肝动脉吻合口远端在多普勒血流曲线上常表现为湍流等形态，与正常动脉内血流不同。

2. 门静脉　门静脉主干内径（1.17±0.13）cm（0.9~1.7cm）；右干（0.9±0.12）cm；右前支（0.66±0.19）cm；右后支（0.64±0.14）cm；左支横段（9.38±0.19）cm。门静脉主干内血流方向一般向肝性，但流速并非恒定。吸气时流速增大，呼气时减少，在每一心动周期中亦具规律性变化。流速值15~26cm/s间（图10-1）。

3. 肝静脉　肝左静脉较细，内径0.5cm左右；肝中静脉及肝右静脉内径均在1cm左右。使用超声彩色血流成像时，LHV、MHV在横切图中极易显示；RHV常需变换体位及侧动探头角度，使“声束-流向”夹角θ减小后显示。

正常肝静脉内血流呈搏动性，在脉冲多普勒曲线上呈W形。第1个向下的谷为“S”，与右室收缩期的右心房充盈相关；继之，为第1个向上的峰“V”，为三尖瓣开放以前、右房的过度充盈所致；第2个谷为“D”，与V峰相接。D谷为右室舒张期三尖瓣开放时右房内血流因右室负压增加而回流，同时增加了体循环系统的静脉血向右房的回流；D谷之后为第2峰A，为右房收缩（右室舒张后期）时，血流双向流动（既向右室亦向上、下腔静脉）的结果。在向下腔静脉内流动的逆向血流传导至肝静脉内，产生一个A峰（图10－2）。

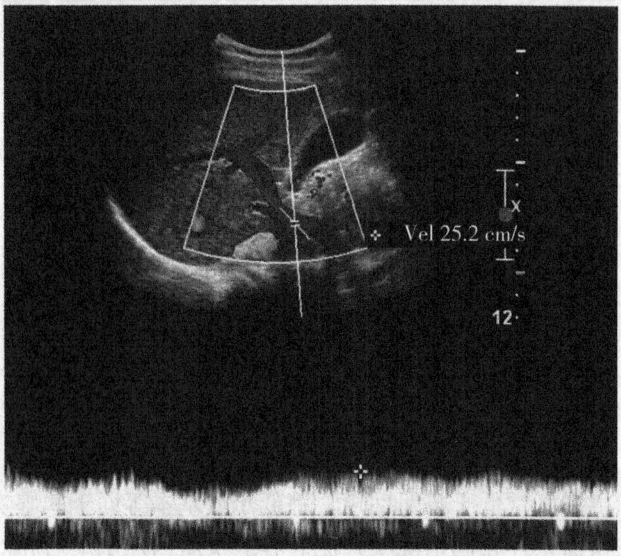


**图10－1　脉冲多普勒检测门静脉**

经右肋间门静脉主干纵切图。红色为门静脉主干的流道。下方曲线为门静脉主干内多普勒血流流速曲线

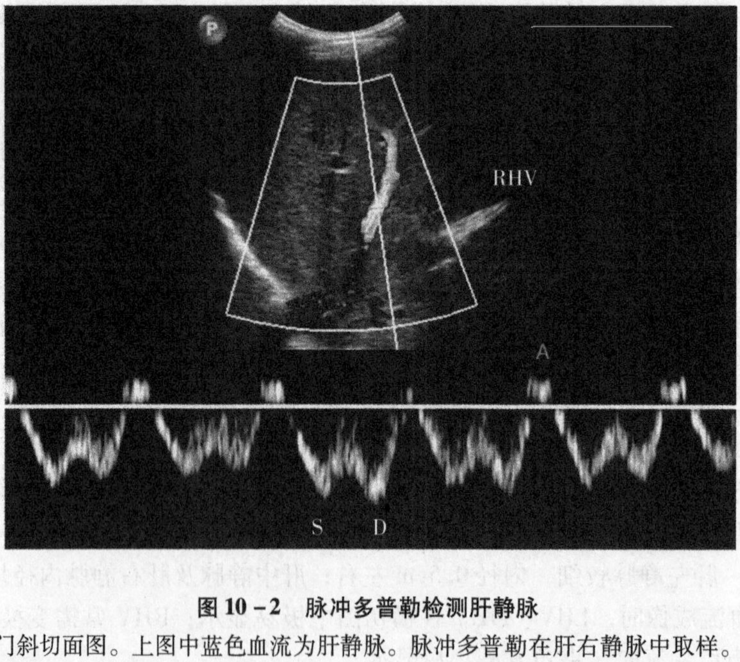


**图10－2　脉冲多普勒检测肝静脉**

肋下经第二肝门斜切面图。上图中蓝色血流为肝静脉。脉冲多普勒在肝右静脉中取样。下方为肝静脉内脉冲多普勒流速曲线。曲线基本在零基线下方，示离肝性血流。曲线呈现2个负峰、1切迹及1正向小峰。第一负峰（S）较宽，与右室收缩相关；第2峰（D）较尖，与右室舒张有关，正向小峰（A）与右房收缩有关

（赵海涛）

## 第二节 原发性肝癌

原发性肝癌（primary hepatic carcinoma，PHC）是指发生于肝脏的上皮性恶性肿瘤。原发性肝癌发病具有明显的地域性，多发于南部非洲和亚洲，欧美、北非和中东少见。世界范围内，原发性肝癌居男性恶性肿瘤的第6位，居女性的第11位。我国是原发性肝癌的高发区，全世界每年20万～30万人死于原发性肝癌，我国约占其中的40%。高分辨率超声已能发现<1cm的小肝癌。目前，国内外学者一致公认，超声是普查初筛原发性肝癌的首选方法。

原发性肝癌分为来源于肝细胞的肝细胞癌（hepatocelluar carcinoma，HCC），来源于胆管上皮的胆管细胞癌（cholangiocarcmoma，CCC），以及来源于二者的混合型肝癌（combined hepatocellular and cholangiocarcinoma，cHCC－CCC）。

HCC占原发性肝癌的76%～97%，其病因与乙肝病毒感染、丙肝病毒感染、肝硬化等因素有关。肝细胞肝癌患者多数合并肝硬化。大体上，癌肿一般质软，常有出血坏死，偶尔发生瘀胆而呈绿色。光镜下，癌细胞呈不同程度的分化，常有脂肪变。高分化者癌细胞间有丰富的血窦样腔隙，低分化者主要以实性生长类型为主，其间很少血窦样腔隙，仅见裂隙状血管。肿瘤易侵犯门静脉沿门静脉在肝内转移，晚期可向肝外转移。1979年，我国肝癌病理协作组分为4个类型：弥漫型、块状型、结节型和小癌型。

胆管细胞癌发病率远远低于肝细胞肝癌，发病率占原发性肝癌的2.5%～24%。与肝细胞肝癌不同，胆管细胞癌无地区高发特征，很少合并肝硬化。其病因与华支睾吸虫感染、胆管结石、孤立性单房性囊肿等相关。大体上，肿瘤常为灰白、实性、硬韧的结节，结节中常见坏死和瘢痕。光镜下大多数为分化不同程度的腺癌，肿瘤常有丰富的间质反应。癌细胞常侵及汇管区、汇管区血管或神经周围，早期常循淋巴引流途径形成肝内转移或转移至局部淋巴结。晚期可经血行转移至全身各器官。大体上分为结节型、巨块型和弥漫型3类。

混合型肝癌是特指含有肝细胞癌和胆管细胞癌两种类型的肿瘤。其发病率低，占原发性肝癌的2%～7.6%。与肝炎病毒感染有关。大体形态可分为肝细胞癌为主型、胆管细胞为主型和分离型，肝细胞癌为主型最多见。

原发性肝癌早期临床症状不明显，常在中晚期出现症状，主要包括肝区疼痛，腹胀、乏力、消瘦、发热、进行性肝肿大或上腹部包块等。原发性肝癌平均存活期仅为7个月，预后不良，常因肝功能衰竭、肿瘤破裂、胃肠道出血或恶病质死亡。

### 一、超声表现

#### （一）二维灰阶超声

1. 巨块型肝细胞肝癌　肿块直径>5cm。呈圆形、椭圆形或分叶状，一般与肝实质分界清楚，周边常有低回声带，肿瘤内部多呈不均匀的混合回声或高回声，有“结中结”表现。癌肿局部向外浸润时，周围的低回声带变得模糊甚至中断不清：胆管细胞癌肿块形态多不规则或呈椭球形，无晕环征，多呈高回声，边界不清晰，其远端胆管可呈不同程度的扩张。

2. 结节型　肿块直径3～5cm，一个或多个圆形或椭圆形，边界较清晰，边缘多有低回声晕，有时可见侧方声影。肿块以呈不均匀高回声或低回声多见，可见“镶嵌”样结构。

胆管细胞癌多为类圆形或不规则形，可呈高回声、等回声或低回声，边界不清晰，偶可见低回声晕环，其远端胆管多扩张。

3. 弥漫型　肝细胞肝癌者肝脏体积增大，形态失常，边缘呈结节状，肝内正常纹理结构紊乱。肿块弥漫分布于整个肝脏，大小不一，分布不均匀，有的呈不规则斑块状分布。肿瘤结节边界不清，周缘无声晕，内部回声强弱不等，以不均匀低回声多见。肝内门静脉管壁显示不清及残缺，常可见管腔内充填实性癌栓。胆管细胞癌肿块大小不等、形态不一，自低回声至高回声不等，常伴有肝内胆管扩张。

4. 小癌型　癌结节 <3cm。癌结节多呈圆形或椭圆形，70% 瘤结节为低回声，也可为等回声、高回声及混合同声，内部回声一般有随着肿瘤体积增大，而由低回声到等回声、高回声、混合回声的变化。瘤结节边界清楚，轮廓线较光整，周边多有低回声的声晕，声晕较完整，宽度可达 1 ~ 3cm。有时小肝癌可呈“镶嵌”样回声。多数小肝癌后方回声轻度增强及可见侧方声影。

### （二）多普勒超声

肝细胞肝癌的生长进程不同，肿瘤的血液供应特点不一。高分化型肝细胞肝癌具有低肝动脉和低门静脉双重血供，肿瘤血供经肝静脉流出，CDFI 可见瘤内或其边缘低弱的搏动性及稳态血流信号，血流频谱显示为低速的肝动脉及门静脉，有时可见肝静脉血流频谱。低分化肝细胞肝癌主要以肝动脉供血，经门静脉流出，CDFI 可见瘤内或其边缘较丰富的搏动性及稳态血流信号，血流频谱多为高速高阻的动脉血流，峰值血流速度可达 70 ~ 90cm/s，RI >0.5 ~ 0.7，有时可见流出的门静脉血流。

肿瘤较大时，周边可见半环绕血流信号或受压移位的肝静脉、门静脉血流。当肿瘤侵犯血管发生动静脉瘘时，引起较大的压力阶差，而产生高速低阻的血流信号。肝固有动脉内径增宽，血流易于显示，血流速度增加。门静脉、肝静脉或下腔静脉内常可见的癌栓，癌栓内多可见动脉血流频谱，据此可与血栓相鉴别。

胆管细胞癌多为低血供，CDFI 难以显示其内的血流信号，少数在癌肿周边或内部可见动脉血流信号。癌肿常侵犯门静脉时，导致该处的管腔闭塞，管壁界限不清晰，CDFI 难以探及受侵门静脉的血流信号。

混合型肝癌主要取决于肝细胞和胆管细胞的比例，如以肝细胞癌为主型，则可在瘤体内探及高速低阻的动脉血流频谱，如以胆管细胞癌为主型，瘤体内则血供很少，难以探及彩色血流信号。

### （三）超声造影

原发性肝癌绝大部分由肝动脉供血，经肘静脉注射造影剂后，病灶中肝动脉相呈现明显均匀高增强信号，门脉相开始快速消退，延迟相已完全消退呈低增强，超声造影时相变化呈现“快进快出”的增强特点。较大的肿块中心有出血、坏死时，动脉相则呈不均匀高增强，即坏死液化区域无血供，造影后显示为无灌注；某些原发性肝癌超声造影无典型的“快进快出”的增强特点，而表现为门脉相和延迟相病灶的消退减慢或无明显消退，有研究表明不典型的增强表现与肿瘤的分化程度有关。

胆管细胞癌病灶中肝动脉相呈现周边不均匀高增强信号，门脉相开始快速消退，延迟相已完全消退呈低增强，表现为“少进快退”，部分表现为造影剂充盈缺损。

### （四）周围组织继发超声表现

1. 肝内转移征象　表现为原发病灶周围肝组织内见散在的实性团块回声，即卫星结节，结节呈圆形或椭圆形，大小0.5～1.5cm，边界清晰，有声晕，内部回声多为低回声。门静脉、肝静脉及下腔静脉癌栓形成，以门静脉内癌栓最常见。超声可见静脉腔内出现实性均匀中、低回声团块，可部分或完全堵塞管腔，静脉管壁大多正常，也可受侵而连续中断。肝癌有时会侵蚀门静脉管壁而形成假性静脉瘤（图10－3）。

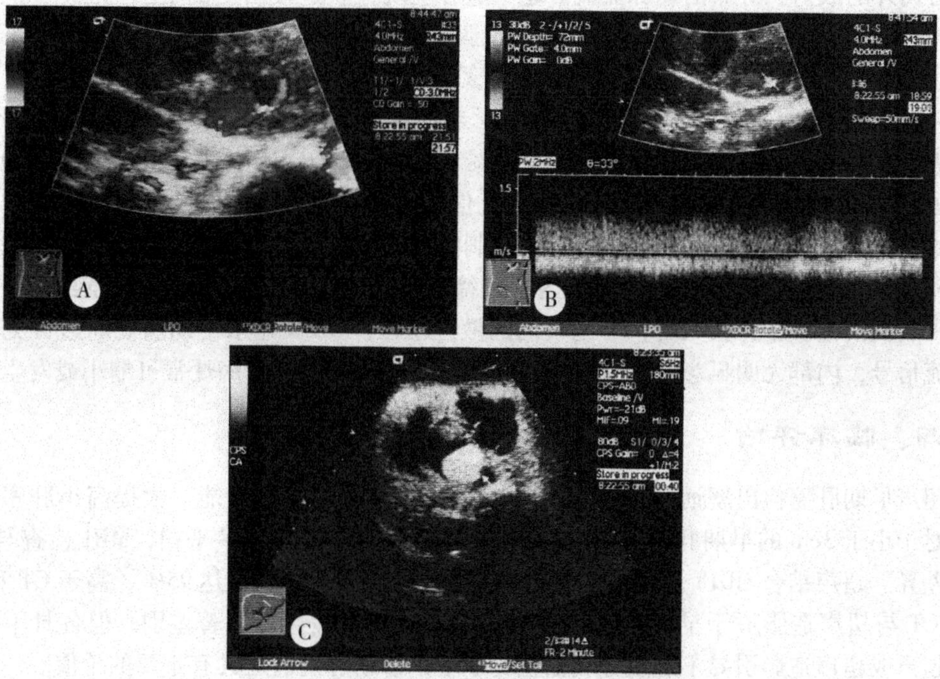


**图10－3　显示门静脉壁受侵袭形成假性静脉瘤**

A. 彩色多普勒；B. 频谱多普勒；C. 超声造影

2. 肝内挤压征象　表现为肿瘤邻近肝包膜时，可挤压肝包膜向外膨隆，形成“驼峰”征。邻近肝静脉、门静脉或肝段下腔静脉时，可挤压静脉管腔造成狭窄，走行弯曲。挤压肝内胆管造成狭窄时，可见远端肝内胆管扩张。

## 二、诊断要点

（1）肝内可见单个或多个低回声或高回声的实性团块。

（2）团块内或周边可见点状或条状血流信号，频谱多普勒显示为动脉血流频谱。

（3）超声造影显示有“快进快出”的增强特征。

（4）有时可见门静脉或下腔静脉癌栓形成。

## 三、鉴别诊断

1. 肝血管瘤　声像图表现为圆形或类圆形的高回声光团，边界清晰，内部回声呈筛网状或蜂窝状，无声晕，无血管挤压征象，常无肝硬化病史。CDFI其内难以显示彩色血流信号，部分可见低速连续的静脉血流频谱，超声造影呈“慢进慢出”的增强特征。

2. 肝硬化增生结节　多为低回声病灶，也可为高回声，边界不清，结节周围无声晕。CDFI 显示结节内无明显的血流信号。超声造影增生结节多呈 3 期等增强表现。部分增生结节有晚期消退现象，考虑有发生不典型增生可能，必要时可在超声引导下穿刺活检进行鉴别诊断。

3. 局灶性结节性增生（FNH）　较小的病灶与原发性肝癌难以鉴别，CDFI 可显示自结节中心向外的放射状分布的动脉血流。超声造影呈现“快进慢出”的增强特征。

4. 肝腺瘤样增生　形态呈类圆形，无包膜，周边无低回声声晕。其与微小肝癌和肝硬化增生结节难以鉴别，超声造影有一定鉴别诊断价值。

5. 肝炎性假瘤　病灶可呈圆形、类圆形或哑铃形，边界清晰，多呈欠均匀的低回声，边缘无低回声声晕，后方回声一般无明显衰减。纤维结缔组织增生并钙化时，病变为高回声并可见强回声钙化。CDFI 一般探及不到血流信号，少部分可见动脉及门静脉血流。在超声定性诊断困难时，应积极进行超声引导下穿刺活检。

6. 肝脓肿　早期为低回声，脓腔内有结缔组织增生时，可出现不规则强回声，肿块的边界一般较模糊。脓肿较大时，可见其内的液性暗区。CDFI 显示早期病灶周边可见较丰富的血流信号，内部无明显彩色血流信号。动态观察或经抗炎治疗病灶常可缩小或发生变化。

### 四、临床评估

超声早期肝癌检出率远远高于 AFP 检查，超声与 AFP 相结合能大大提高小肝癌的检出率。对于小于 3cm 的早期肝癌，超声的检出率和准确性略低于 CT 平扫，MRI 检查与 CT 无明显差异。超声结合 CDFI 及频谱多普勒对原发性肝癌的检出率高达 95%，高于 CT 和 MRI。增强 CT 与超声造影对于早期原发性肝癌的检出率和准确性无显著差别，但各具不同的优势。超声或超声造影引导下经皮穿刺活检对于鉴别诊断肝内病灶具有重要的价值。

（赵海涛）

## 第三节　转移性肝肿瘤

全身各组织器官的恶性肿瘤均可转移至肝脏，胃肠道肿瘤多经门静脉转移至肝；其他脏器肿瘤多经体循环至肝，亦有经淋巴系统或直接侵犯者。

### 一、病理

显微镜下病理改变与原发脏器中的病理相同。肿瘤在肝脏内迅速生长。

### 二、临床表现

病史：①原发脏器的肿瘤症状，如胃癌可具长期慢性溃疡病史及黑粪史，卵巢癌具内分泌紊乱等，或有原发脏器恶性肿瘤的手术史；②肝肿大；③肝区疼痛；④肝区扪及结节；⑤消瘦明显；⑥食欲缺乏；⑦体重下降；⑧明显黄疸等。

转移性肝癌（metastatic hepatic carcinoma）早期可无任何症状和体征。发展至较大、较多时，可扪及肝肿大及明显结节，可出现上腹不适或疼痛，消瘦，消化不良等症状。

实验室检查常出现原发灶的生化指标异常，如CA199，CEA，CA125等，除生殖腺恶性肿瘤转移外，AFP多阴性。

## 三、超声检查

### （一）二维声像图

依原发灶不同，其在肝内转移灶的声像图可有相异的特征。

（1）乳腺癌：肝内出现单个或多个结节。呈牛眼征或声晕样（图10－4）。

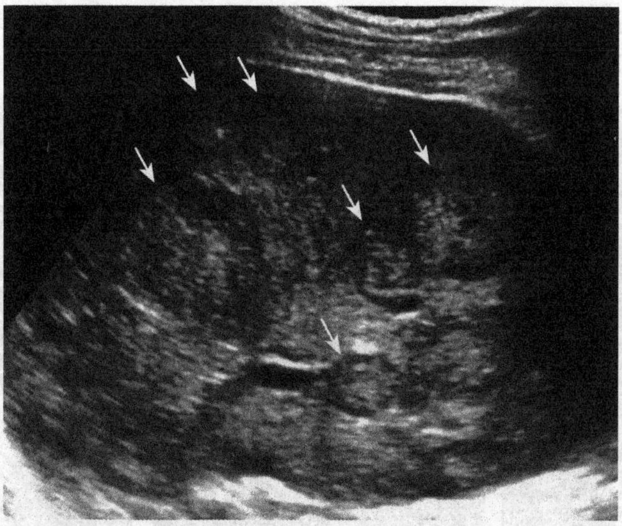

图10－4　乳癌肝转移瘤二维声像图箭头所示肝内散在大小不等的转移结节，有暗环（箭头所示）

（2）胃癌：可具两种不同表现。或为边缘清晰的高回声结节；或为囊实性肿瘤，系具分泌功能的腺癌转移。

（3）胰腺癌：可为0.5cm以下的均匀低回声小结节，无后壁回声增强；亦可为囊实性肿瘤，腺癌分泌物积聚成液区。

（4）结肠癌：边界清晰的高回声结节在声像图上无特异性；但亦可呈现钙化型强回声结节，其后方具清晰声影，较有特异性。

（5）肺癌：腺癌呈高回声结节或分隔型囊实性肿瘤；燕麦细胞癌多为牛眼样图形。

（6）肾癌：肾腺癌多为高回声结节，亦有报道在少数病例中出现钙化者；肾盂癌多为低回声结节。

（7）胆囊癌：多为低回声结节，边缘常不规则。

（8）十二指肠肉瘤：可呈现低回声结节、高回声环状分层结节或中心无回声区的放射状分布声像图。

（9）卵巢癌：可出现高回声结节、分隔型囊实性结节或在甚少病例中出现钙化型结节。

（10）恶性淋巴瘤：弱回声结节，包膜十分清晰，可伴中心花蕊状增高回声小点。

（11）黑色素肉瘤：低回声结节，包膜十分清晰，中心部分具较多的点状高回声；亦可为较大的实质性高回声结节，其中心为小型无回声区。

（二）彩色多普勒

彩色多普勒常能测及转移性肝癌病灶内的彩色血流，但其血供常较原发性肝癌为少，常表现为短线状或点状彩色血流，脉冲多普勒可检测到动脉血流，其 RI 及 PI 均与原发性肝癌相似，无统计学上差别。部分病例仅在转移性结节周围呈现血管围绕或结节内部无血流。

（三）超声造影

注射造影剂后，转移性肝癌的病灶常在动。脉期呈快速环状增强或整体增强，峰值时常呈环状高回声或高回声改变；但转移性肝癌消退较快，常在动脉晚期或门脉早期即呈低回声改变，出现的时间明显比原发性肝癌为早。同时，在造影增强期间，尤其在门脉期，通过连续扫查显示肝内低回声病灶可提高肝内其他转移灶的检出（图 10－5）。

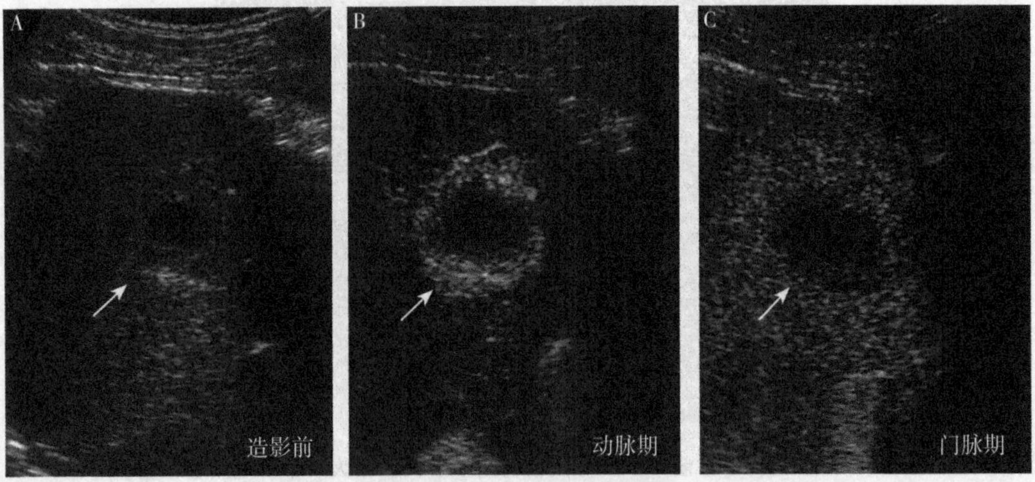


**图 10－5　转移性肝癌超声造影表现**

A. 造影前：肝右叶见低回声不均质团块（箭头所示），边界不清，形态不规则，其中心回声更低；B. 动脉期：静脉注射超声造影剂后，肝右叶病灶在动脉期呈快速环状增强（箭头所示），回声强度明显高于周围肝实质，中心见不规则无增强区；C. 门脉期：肝右叶病灶原环状增强区域快速减退呈低回声（箭头所示），中央始终为不规则未增强区

（赵海涛）

## 第四节　肝血管瘤

肝血管瘤（hepatic hemangioma）是肝脏最常见的良性肿瘤约占肝脏良性肿瘤的 41.6%～70%，其发病率为 0.32%～2%，可发生于任何年龄，女性多于男性。好发于肝右叶，以单发为多，但多发者亦可达 10% 以上。

### 一、病理

小者直径小于 5mm，大者可达 10cm 以上。肝血管瘤大多属海绵状血管瘤。切面为圆形或楔形，呈蜂窝状，由多数细小血管所组成，亦可由较少的粗大血管所组成，可在局部管腔内产生血栓，血栓可进一步纤维化完全堵塞管腔甚至钙化等。新鲜的海绵状血管瘤标本具弹性，可受压变形并在去压后恢复。

## 二、临床表现

多数肝血管瘤病例无任何症状，常在体检时偶然发现。亦有部分病例主诉肝区或右上腹部疼痛。肝血管瘤体积较大者可压迫胃肠道发生食欲不振、消化不良，饭后饱胀、嗳气、恶心、呕吐等症状。极少数肝包膜下血管瘤可破裂出血而发生急腹症。

小型肝血管瘤常无任何体征。中型或较大血管瘤可出现肝脏肿大，少数大型肝血管瘤可在上腹部扪及巨大肿块，一般质地中等或较软，在瘤体表面加压有弹性感，亦有少数病例腹部听诊可闻及血管杂音。

实验室检查少数病例具血小板减少，低纤维蛋白原血症。增强 CT 和 MRI 有帮助诊断。

## 三、超声检查

### （一）二维超声图像

肝血管瘤在声像图上一般表现：

（1）肝内出现边界十分清晰的占位病变（图 10－6）。

（2）外形可为圆形、椭圆形或不规则形。

（3）常具边缘裂开征或血管进入、血管穿通征（图 10－7）。

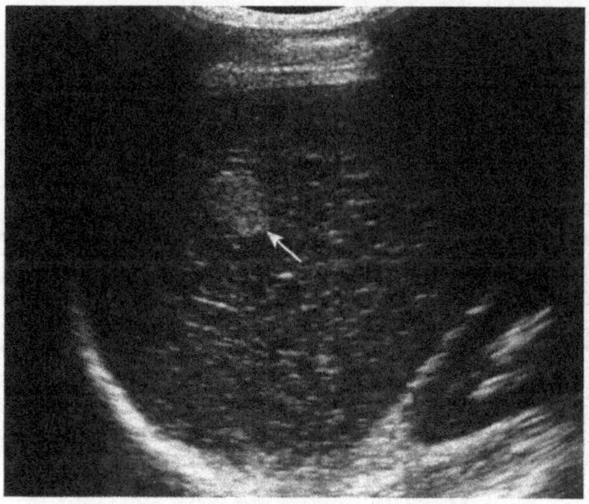

**图 10－6 肝血管瘤二维声像图**

显示肝右时高回声实质肿块，边界清晰，内分布均匀（箭头所示）

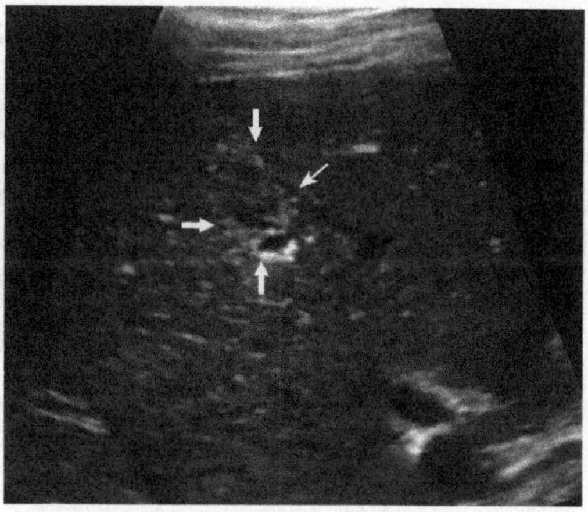

**图 10－7 肝血管瘤（血管穿通征）声像图**

肝内见稍高回声实质团块，内回声分布欠均匀（粗箭头所示），其边缘见无回声管道样结构穿过（细箭头所示）

### （二）小型（<3cm）肝血管瘤的二维声像图表现

1. 高回声型　多见。文献报道在 25 个手术证实的血管瘤分析中，0.3～3cm 直径 15 个。其中高回声占 93.33%（14/15）。高回声型小血管瘤内部为均匀光亮区，间以芝麻点状大小的无回声区。2cm 以上者常可显示边缘裂开征。

2. 低回声型　较少见。低回声型占位 6.67%（1/15）。表现为周围甚厚的边缘（<2mm），似浮雕状。内部为圆形、椭圆形、管状的较粗血管壁，而管腔内则为血液。低回声

型常可见较粗的血管进入或者血管穿通征。

### （三）中型及大型（>10cm）肝血管瘤的二维声像图规律

1. 分型

（1）高回声型：较少，占1/6～1/5。声像图表现与小型的高回声型一致，但易见血管进入及穿通征，内部有较多的小的无回声区。

（2）低回声型：较多，占1/3左右。其边缘更厚，内部管道更清晰。

（3）混合型：为上述高、低回声型的各种组合。占50%左右。

2. 加压后形变　生长在肋缘下方肝脏内的中、大型肝血管瘤，在固定超声探头时于周围加压，可见其中肿瘤的浅部向深部渐被压扁，如同海绵受压一样；去压后较快地呈弹性回复。在肋缘遮盖部的肝脏，可行深吸气后屏气使肿瘤移位至肋缘下方后再作加压试验。但生长在高处的肝血管瘤，如肝脏的膈顶部、肝脏的中、上部，均无法做此试验。

### （四）肿瘤生长速度

肝血管瘤的生长速度一般极为缓慢。用超声随访测量，肿瘤尺寸可数年不变。或者生长极慢，每年的径线增长不超过2～3mm。然而，亦有少数病例发现肝血管瘤后，在数月至1年内其直径增长较快（在5～10mm内），并出现新病灶，可持续1～2年，以后又趋稳定。其真实原因不明。是否与该段期间中某些激素或血液生化成分改变有关，尚待深入研究。

### （五）彩色多普勒

（1）中、小型肝血管瘤的外周常无血管围绕。

（2）多数肝血管瘤结节内部彩色多普勒无彩色血流显示；约17%左右可出现结节内彩点状、短线状或树枝状。但脉冲多普勒中RI<0.50，PI<0.90。

### （六）超声造影

周围静脉注射超声造影剂后，显示肝血管瘤在动脉期呈周边部环状增强，并逐渐呈结节样向中央延伸，在门脉期或延迟期病灶全部填充呈高回声或等回声均匀团块。如肝血管瘤较大，则病灶可不完全填充，则病灶中央呈不规则形的无回声区。这些表现在超声造影表现中具有特征性。

## 四、鉴别诊断

1. 小肝癌　大多数为内部低回声，其包膜细薄；而低回声型小血管瘤则具厚壁，并常见边缘裂开征与血管进入等。

2. 原发性肝癌　大型血管瘤如具管腔内血栓者，回声紊乱，分布不均，但具加压后形变。肝癌亦可回声紊乱，但无加压后形变，且常伴声晕、子结节，门静脉或肝静脉内癌栓等特征。

3. 肝血管平滑肌脂肪瘤　发病率甚低，具细薄包膜，内部呈高回声为主，内部回声较均匀，后方可有轻度衰减现象。彩色多普勒可测及低阻性动脉血流。（图10－8）。

4. 肝血管肉瘤　为肝血管瘤的恶变。发病率极低。二维声像图上难与血管瘤作鉴别。应根据临床表现、肿瘤迅速生长并出现恶病质等综合判断（图10－9）。

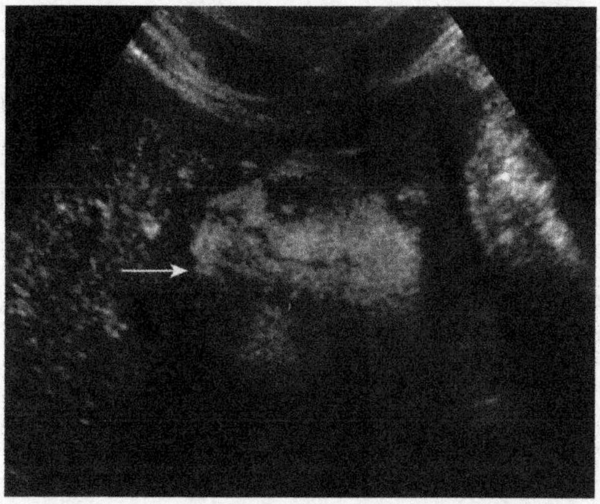

图 10－8　肝血管平滑肌脂肪瘤二维声像图
肝左叶见稍高回声实质团块（箭头所示），内部回声分布不均匀

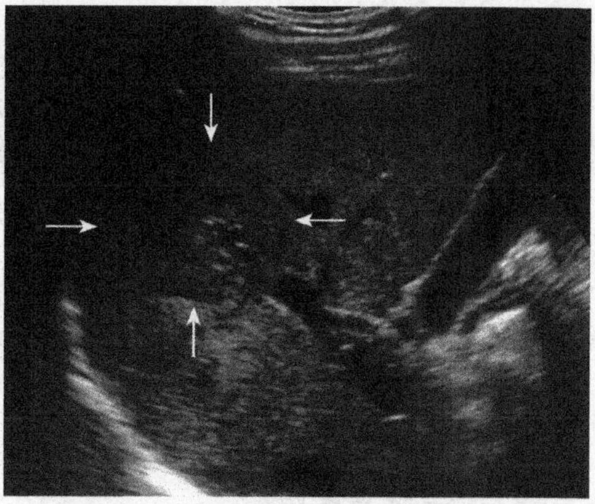

图 10－9　肝血管平滑肌肉瘤二维声像图
肝左叶见 60mm×51mm 稍高回声实质团块，内部回声不均匀

### 五、临床价值

（1）对拟行手术切除病例，可精确测定肝血管瘤的大小、部位及肝内重要结构间的关系，做术前充分准备。

（2）在肝血管瘤的鉴别诊断中，常规超声对其诊断有较高的准确性，尤其对高回声型肝血管瘤更为明显，但对低回声型肝血管瘤的诊断，常规超声符合率较低，而超声造影对诊断肝血管瘤具有决定性作用。

（赵海涛）

## 第五节　肝脓肿

肝脓肿（liver abscess）一般有典型症状，临床易于确诊。但少数慢性肝内感染仅有轻微症状，肝内炎症及脓肿进行缓慢，不易确诊。由于肝脓肿主要的病理结果是组织的坏死、液化，超声极易从体外测出。较其他各类医学影像技术均更方便、有效。

### 一、病理

肝脓肿可分阿米巴肝脓肿及细菌性肝脓肿两大类。其病源及病理变化如下。

1. 阿米巴肝脓肿　阿米巴原虫多经门静脉进入肝脏。于门静脉小支内发生栓塞、溶组织等作用。局部肝组织坏死形成脓肿。脓肿周围结缔组织增生，脓肿内部为坏死的肝细胞、红白细胞、脂肪、脓细胞、脓栓及夏科－雷登晶体。脓肿邻近的肝组织可呈现炎症反应。

2. 细菌性肝脓肿　一般在败血症后细菌经肝动脉进入肝脏。通常为多发小型的脓肿，少数情况可为较大脓腔。大体病理变化与阿米巴脓肿相似，但脓腔内无夏科－雷登晶体。

小型肝脓肿用药后可自愈，亦可逐渐发展、扩大。由数个小脓肿融合成一个大脓肿。慢性肝脓肿壁可纤维化，甚或钙化。

## 二、临床表现

1. 症状　发热、右上腹痛为主要症状。热度可高到39°～40°，常伴盗汗。疼痛多为持续性钝痛。呼吸时加重。有时病员主诉右上腹痛伴明显触痛。阿米巴肝脓肿常有痢疾史。

2. 体征　肝脏肿大，有明显压痛。肝区叩击痛明显。有时可发现胸、背部局部肿胀，肿胀部位亦有压痛。严重者可有黄疸。

3. 实验室检查　白细胞常超过20 000/$mm^3$，中性可达85%～90%。细菌性肝脓肿血培养可能阳性；阿米巴性肝脓肿在粪中可能找到溶组织阿米巴原虫。

## 三、超声检查

（一）二维声像图

（1）肝内出现一个或多个占位病变，典型者壁厚，且整个脓肿壁的厚度不均。一般外壁比较圆整，而内壁常极不平整，如虫蚀样（图10－10）。少数脓肿壁较薄，内壁亦可平整。

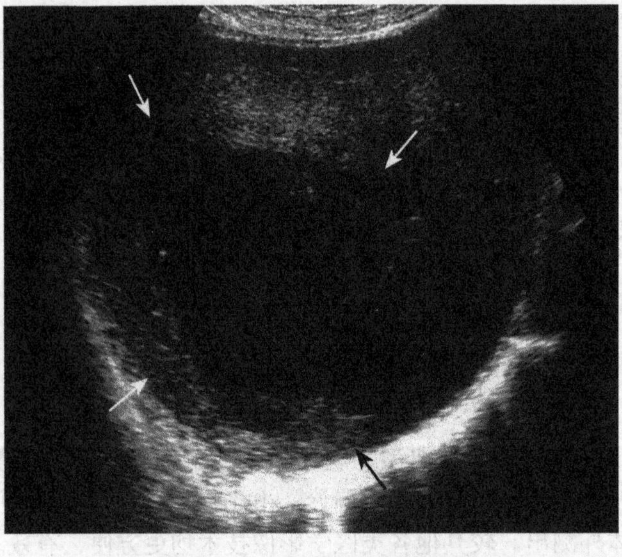

**图10－10　肝脓肿二维声像图**

肝右叶巨大低回声脓肿，内壁不平整（箭头所示）

（2）肝脓肿后壁一样具回声增强效应，与肝囊肿相似。

（3）肝脓肿侧壁一般显示清晰，无回声失落现象。

（4）肝脓肿后方回声亦见增强，但强度比囊肿稍弱。

（5）内部回声可为：

1）低回声，分布均匀，改变体位或压放后可见其中低回声旋动。

2）粗回声，分层分布，最下方为斑片状；稍浅为粗点状，再上为细粒状；最上可为清液。

3）清液状，其底部呈长条带或大片斑片状回声。

4）澄清液体。

(6) 周围炎症反应，在大多数肝脓肿外壁之外，具有环状由亮渐暗的分布。

(7) 慢性脓肿囊壁钙化时，可显示其上方的半圈亮弧形反射。此反射下方为清晰声影。内部回声为声影所掩盖，不能显示。

(8) 极少数情况下脓肿内部伴产气杆菌。则有气体后方的彗星尾征（comet tail sign）出现。

### （二）彩色多普勒

在完全液化的肝脓肿，彩色多普勒未能显示彩色血流；但在液化不完全或者肝脓肿早期或痊愈期时，常可在实质部分显示彩色血流，脉冲测及动脉曲线，但 RI 多小于 0.6。

### （三）超声造影

超声造影常显示肝脓肿内部未见增强，但脓肿壁可有轻度增强，并与肝实质同步减退。但在未完全液化的肝脓肿，超声造影常呈蜂窝状的增强。

## 四、鉴别诊断

1. 原发性肝癌　内部低回声或不均回声的肝脓肿需与肝癌作鉴别。一般以厚壁、周围炎症反应为脓肿的图像特征。在一些慢性肝脓肿或周围炎症反应消退情况下，更难与肝癌进行鉴别。超声引导穿刺活检或引流有助于诊断。或者用药物试验治疗并以超声随访占位性病灶的大小改变，肝脓肿可在几天或十数天内出现较明显的变小。

2. 肝囊肿　已完全液化具稀薄脓液的肝脓肿应与肝囊肿鉴别。其主要观察点为侧壁情况。肝脓肿壁层一般较厚，亦可较薄。但因脓肿壁经过炎症后形成，内具较多、较乱的纤维组织，具甚多散射界面。因而，脓肿具清晰的侧壁，但囊肿则无。其次，可观察其内壁是否毛糙不平。肝脓肿内壁常可显示高低不平，不像肝囊肿的内壁光滑。

## 五、临床价值

超声显像能清晰地显示脓肿的形态、大小、数目、内容物是否稠厚以及增厚的腔壁等，尤其对定位诊断有重要价值。但是肝脓肿在不同时期可表现不同，尤其在早期或无症状时，常规超声检查有一定困难。超声造影对其诊断有肯定作用。同时，超声引导对病灶穿刺抽脓、作细菌培养和涂片检验，还可抽吸引流和注射抗生素进行介入性治疗。

（赵海涛）

# 第六节　脂肪肝

脂肪肝（fatty liver）主要为正常的脂质代谢途径紊乱，肝细胞中的中性脂肪、脂质沉着堆积过多，超过生理含量引起的可逆性改变。肝脏大小正常或出现不同程度肿大，肝区回声可显示出不同程度异常。

## 一、弥漫性脂肪肝

### （一）病理

正常肝脂肪含量约 5%，肝内脂肪的含量增加至 40% ~50%，或全肝脏 1/3 肝小叶脂肪沉积，称脂肪肝，其中主要为中性脂肪，其余为卵磷脂和少量胆固醇。长期营养不良、慢性感染或中毒、肥胖病、内分泌失常、糖尿病、酒精中毒性肝病或高脂肪、高胆固醇饮食均可引起脂肪肝。脂肪在肝内浸润过量，形成脂肪滴散布在肝组织和肝细胞内。大小不等的脂肪颗粒，使肝细胞肿大，内出现类脂空泡，严重者肝细胞呈类似脂肪组织的脂细胞。脂肪充盈肝细胞内可减弱其功能，易受亲肝毒物所损害，形成肝硬化。脂肪肝内的脂肪滴可相互融合成大脂肪泡或脂肪囊肿，囊肿破裂，多伴局部炎性反应至坏死，纤维化。脂肪沉积多为弥漫性，在小叶中心或小叶的周边，也可呈不均匀的局灶性脂肪沉积。肝脏外观肿大，呈黄色，或土黄色，肝内血管受压。早期脂肪肝为可逆性，合理治疗后可恢复正常。

#### （二）临床表现

近年来脂肪肝的发病年龄趋向广泛，从年轻肥胖者至老年，患者体重多超过年龄与身高的标准，特别在肥胖儿童。临床上多无自觉症状，部分可表现为轻度食欲缺乏，腹胀，维生素缺乏，易疲劳等一般症状。

重度脂肪肝时，肝肿大，肝包膜膨胀，韧带牵拉或脂肪囊肿破裂，炎性反应可致肝区痛及至发热。有饮酒史或肝炎期内体重明显增加。化验检查胆固醇、谷丙转氨酶、血糖等增高。

#### （三）超声检查

（1）肝大小可正常，或轻度～中度增大，边缘钝，呼吸时上下移动幅度小。严重脂肪肝与相邻的胆、右肾分界含糊，因肝内沉积的脂肪似一“脂肪带”。

（2）肝脏左右叶呈弥漫性、密集的细小点状回声分布，回声强度比脾、肾回声为高，称明亮肝（bright liver）。肝区回声分布欠均匀，常表现为肝脏前部区域回声增高，而肝脏远区回声逐渐降低呈衰减样，整个肝区透声性降低，似有一层“薄雾”样视觉效果（图10－11A）。

（3）典型的脂肪肝时，其肝内血管明显减少，纹理不清，肝静脉门静脉分支回声减弱，门脉内有点状回声。

（4）腹部皮下脂肪层增厚，有时增厚的脂肪层延续至肝脏的周围，呈厚0.5～2cm相对低回声层中间有网状高回声条索，似肝周“脂肪垫”。

弥漫性脂肪肝在灰阶超声上可分为：①轻度：肝实质回声密集增强；②中度：肝内血管显示不清，膈肌回声显示中断；③重度：肝脏后部分回声明显衰减，肝内血管及膈肌回声无法显示。

### 二、非均匀性脂肪肝

肝细胞内脂肪堆积，局限于肝的一叶，数叶呈不规则分布。脂肪沉着区与非沉着部分复杂交错。通常右前叶胆囊与门静脉右支间，或右后叶或左内叶为多（图10－11B）。其发病原因可能与局部门静脉血流紊乱，干扰肝内脂质代谢有关。

#### （一）超声检查

局灶性脂肪肝在灰阶超声上呈高或稍高回声区，边缘尚清楚但不规则，类似血管瘤的表现。有时高回声区可占据肝的一段或一叶。但该高回声区不具有立体感且周围血管走向正常，彩色多普勒显示该处肝内血管走向未中断，超声造影表现为该高回声区与肝实质同步增强同步减退。

弥漫性非均匀性脂肪肝占据肝实质的大部分，呈稍高回声，边缘不整，其间夹杂的正常肝组织呈岛屿状相对低回声区，易误为“病灶”。

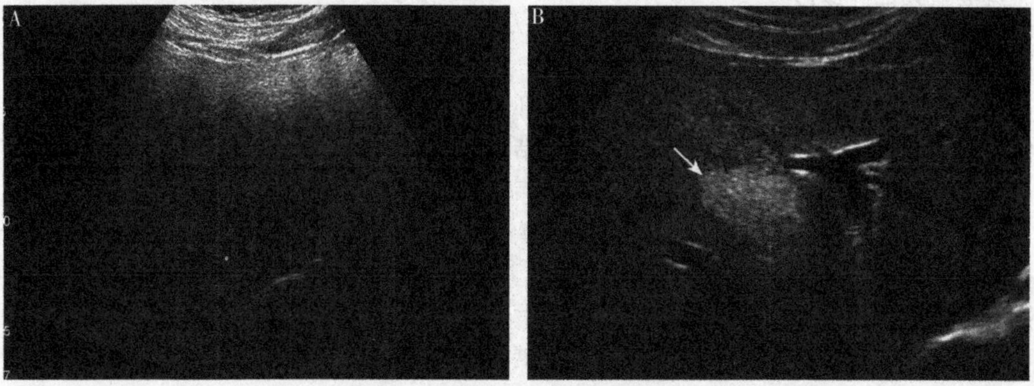

**图 10－11 脂肪肝二维声像图**

A. 弥漫性脂肪肝：肝区呈弥漫性、密集的细小点状回声，比脾、肾回声增高，称明亮肝或肝区回声分布不均匀，前段增高，远区衰减，整个肝区透声性差；B. 局灶性脂肪肝：肝左叶内出现的局限性的高回声区（箭头所示）

（二）鉴别诊断

1. 肝硬化　常表现为肝内回声增粗增强分布不均匀，部分呈现结节状回声改变。

2. 弥漫型肝癌　常见肝内回声不均匀，增粗增强，并可在门静脉内出现实质样回声团块，这对于鉴别脂肪肝有很大帮助。

3. 肝血管瘤　需与局灶性脂肪肝鉴别。肝血管瘤常呈高回声，边界清晰，彩色多普勒未见彩色血流。超声造影能明确诊断。

（三）临床意义

超声诊断脂肪肝的敏感性和特异性取决于其病变的严重程度。文献显示超声诊断的敏感性约为 60% ~100%，特异性约为 77% ~95%。特异性不高主要与部分脂肪肝患者合并肝硬化有关。同时，超声检查可作为脂肪肝疗效随访的有效手段。

（赵海涛）

## 第七节　肝硬化、门静脉高压

### 一、肝硬化

肝硬化（cirrhosis）是由多种进展性肝病引起的终末期不可逆病变。其发病率逐年增高，已成为全球致死率较高的疾病之一。发病高峰在 35 ~48 岁，男女比例约为 8 ：1。以肝组织弥漫性纤维化、再生结节和假小叶形成为特征的慢性病变。其特点为弥漫性肝细胞变性、坏死和再生，纤维组织增生，使肝脏正常结构呈结节样变，缩小，质地变硬。病因和病理分类有多种，一般根据其形态学或病因学进行分类。在西方国家，最常见的原因是酒精性肝硬化，表现为肝内弥漫性小结节。在我国，多为肝炎后肝硬化。临床通常分为结节性肝硬化和胆汁性肝硬化。酒精性肝硬化通常表现为肝内弥漫性小结节性肝硬化（结节大小相仿，直径＜3mm）。丙肝后肝硬化多表现为肝内散在分布的大结节（结节大小不一，直径＞3mm）。其他诸如自身免疫性肝炎、胆源性肝硬化、Wilson 病、慢性肝瘀血、寄生虫病等引起的多为大小结节混合性肝硬化。

（一）病理

结节性肝硬化以肝细胞损害为主，包括坏死后大结节性（直径＞3mm）肝硬化和门静脉性肝硬化，以及酒精中毒、营养不良性小结节性（＜3mm）肝硬化，或大结节与小结节混杂存在的混合型肝硬化。门静脉性肝硬化与慢性中毒、营养不良、肠道感染、寄生虫肝病、消化吸收障碍等多种病因有关。慢性病毒性肝炎在非血吸虫病流行区是形成坏死后肝硬化的主要原因。绝大多数肝炎发病后 2～3 个月内痊愈，少数病例发展成门静脉性肝硬化、坏死后肝硬化或胆汁性肝硬化。

其病理改变有：早期肝脏轻度增大，进展期肝逐渐缩小变形，半数肝硬化肝脏中度缩小，体积增大者与脂肪含量增加有关，随着病变发展肝脏体积逐渐缩小，肝越缩小质地越硬。坏死后肝硬化，肝脏轮廓变形较显著，表面有大小不等的结节，由宽窄不等的结缔组织束收缩形成塌陷区，有时肝的大部分特别左叶可萎缩。门静脉性肝硬化的肝脏有细小、弥漫性和不均匀的结节组成，周围肝小叶的结缔组织束较狭窄、整齐，肝切面结节大者直径 1cm，小者不足 1mm。肝硬化结节多呈圆形，不整齐，肝脏呈棕黄或带有绿色，结节间有白色结缔组织。显微镜下可见结缔组织增生，肝小叶破坏，紊乱的肝小梁和闭塞或扩大的肝静脉窦构成结节（假小叶）。假小叶及肝实质纤维化的形成直接压迫门静脉，并可压瘪门静脉、肝静脉的小支，或使血管移位，纤维组织收缩，血管扭曲、闭塞，造成肝内循环障碍，导致门静脉回流受阻，肝供血转而依靠肝动脉扩张代偿，肝动脉分支与门静脉小支吻合，高压的肝动脉血流进入门静脉造成门静脉高压。门静脉亦可与肝静脉小支间形成分流。失代偿期由于门静脉高压及肝功能不全，导致血浆胶体渗透压降低，继发性醛固酮和抗利尿激素分泌增多，继而形成腹水。

（二）临床表现

肝硬化患者临床表现各异，大约有 60% 的患者表现为肝病症状。常表现为多系统受累。肝功能受损和门静脉高压为其主要临床表现。代偿期临床症状较轻，缺乏特异性。体检可发现肝脏轻度肿大，肝区触痛。实验室检查肝功能正常或轻度异常。失代偿期表现为肝功能减退，出现一系列全身症状如乏力、体重减轻、低热等；消化系统症状如厌食、腹胀、腹泻等；血液系统障碍，表现为低白蛋白血症、水肿、腹水、贫血、出血倾向；排泄解毒功能减退；内分泌失调可出现肝掌、蜘蛛痣、水钠潴留；胆汁分泌和排泄功能障碍可表现为黄疸。终末期可表现为多种并发症，例如门静脉高压多表现为侧支循环形成（食管胃底静脉曲张、腹部静脉曲张、痔静脉扩张），脾大（脾亢）。在由肝炎病毒感染的患者中，原发性肝癌的发生率会大大增加。其他并发症包括：食管胃底静脉曲张破裂出血、自发性细菌性腹膜炎、肝性脑病、水电解质和酸碱平衡紊乱、肝肾综合征、肝肺综合征、门静脉血栓形成等。门脉高压可致脾大、腹水、腹壁静脉曲张或呕血。X 线食管吞钡或内镜检查发现食管静脉曲张。

（三）超声检查

早期肝硬化：肝大小变化不明显，典型酒精性肝硬化者肝脏可中度增大，肝包膜尚光滑，肝实质密集或较密中小点状，肝内回声普遍增高，透声性差，血管走行基本正常，无特征性的声像图改变。

典型肝硬化：对有一定的图像特征声像图表现，超声能提示肝硬化的明确诊断，但不能区别门静脉性、坏死后性肝硬化。胆汁性肝硬化需结合肝胆系统病史提示。

1. 肝脏大小位置 结节性肝硬化的肝脏常缩小，肝右叶上、下径变短，肋间扫查示肝脏厚度变薄，以肝左叶缩小最为明显和常见，检查时需深吸气方能显示肝左叶全貌，致使肝左右叶最大横径变小。缩小的肝脏向右季肋部上移，肝上界较正常位置抬高一个肋间，肝左叶被牵拉至右侧软骨处，结肠肝曲上移至肋弓以内，致使右锁骨中线与右肋下斜径不易测及，应取右前斜位腋中线，肋间内检查可显示肝右叶的情况。需要指出，有些肝硬化因肝动脉血流增加，或血吸虫、酒精性肝硬化的肝左叶可代偿性增大。

2. 肝包膜、边角和形态 肝包膜增厚，回声增高，厚薄不均，肝表面凸凹不平，呈锯齿状，小结节状，或粗结节状，在出现腹水时更为清晰。肝边缘角变钝或不规则。肝横切面失去正常的楔形形态，矢状切面上不呈三角形，而似椭圆形。

3. 肝实质 弥漫性增高，呈密集、较密大小不一的点状，如散在的粟粒大，小米粒大至高粱米大的粗颗粒样及不规则的高回声、斑片条索（图 10－12），透声性差，因肝脏纤维化使声能被反射、吸收、散射而逐渐减少，衰减增加，肝区远方回声降低。

4. 肝内外血管 肝硬化后期由于纤维结缔组织收缩牵拉，肝内外血管粗细不均匀，或纹理紊乱，亦可致血管扭曲、闭塞而不显示。肝内肝静脉主干及分支变细，肝静脉平均直径 0.56cm（正常 0.77cm）。门静脉：肝内 1 级分支的管腔略增粗，门静脉主干内径明显增宽对估价肝硬化程度有较大意义，左支矢状部多增粗常因肝缩小牵拉右移。肝内纤维化越重，门静脉回流受阻越显著，门静脉主干、右干及左支矢状部血流可明显增加。肝动脉：肝硬化门静脉高压时由于肝内静脉的扭曲、闭塞、循环障碍，肝动脉可代偿性增宽，肝动脉与门静脉吻合支交通形成，肝动脉血流量增加，因此肝左叶或尾状叶可代偿性增大。肝固有动脉较正常易显示，常在门静脉主干、右干的前面及门静脉左支后面与其平行，亦可在门静脉胆管之间出现，或环绕门静脉主干而行。肝内、外动脉均增宽，其直径达 4～10mm，而与其并行的胆管直径正常。增宽的肝动脉不对称性分布，可从肝总动脉发自腹腔动脉的分叉起点沿其分布的走行追踪探测确定。增宽的肝动脉管壁回声较高，有搏动性，用脉冲多普勒检测到其收缩期高速血流可与门静脉及胆道进行相鉴别。

5. 脾大、腹水 脾大极为常见，肿大程度与肝硬化严重程度相一致。并伴腹水、侧支循环形成。腹水表现为，在缩小的肝脏周围，被肝硬化无回声区所包绕，并衬托出肝表面高低不平的硬化结节。大量腹水时可在脾周围或腹腔内出现大面积无回声区（图 10－13），最大径可达 10cm 左右，并可见肠管似海藻样在腹水中飘荡。

胆囊：肝硬化时，胆囊可随肝缩小、向右上后移位至腋前线，或游离在肝下缘漂荡在腹水中。胆囊壁增厚，或呈双层，其间为低回声，此征象并非为急性胆囊炎，可能因肝纤维化血管萎缩，胆囊静脉回流受阻，胆囊静脉压增高，引起胆囊壁水肿，或与肝功能障碍血浆蛋白降低有关。文献报告肝硬化时，胆石症的发生率较无肝硬化者为多。

胆汁性肝硬化、肝脏缩小不明显，肝区回声增高，可伴肝内或肝外胆道扩张，或原发病的表现。

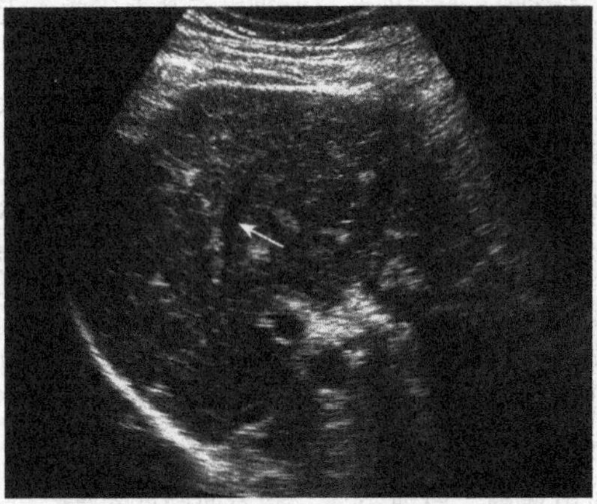

图 10-12　肝硬化二维声像图

肝内实质回声增强增粗，分布不均匀，见散在分布的稍高回声结节，边界不清（硬化结节）。肝静脉变细（箭头所示）

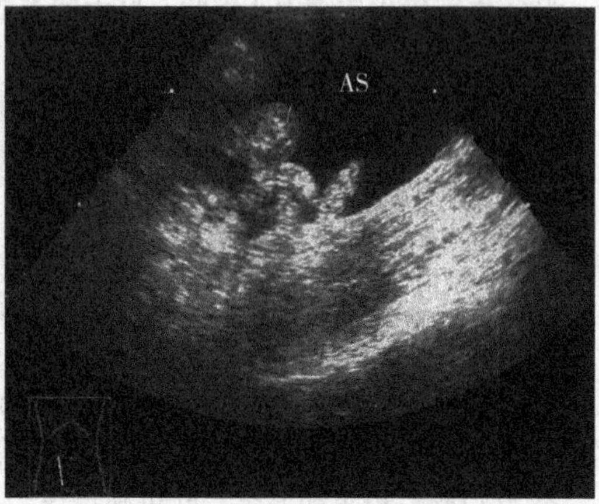


图 10-13　下腹部二维声像图

显示下腹部腹腔内大片无回声区，为腹水（AS）

## 二、门静脉高压

肝硬化门静脉高压（portal hypertension）患者常因脾大、腹水就诊，或因食管静脉曲张破裂消化道大出血而急诊抢救，远期门体分流性脑病、肝性脑病的发生使患者遭受长期难以摆脱的折磨。由于肝炎、酒精中毒、寄生虫病的流行等，对肝硬化门静脉高压的病因不易控制，加之病程进展隐蔽缓慢，尽管对本病的诊断、治疗不断改进提高，目前还不能彻底有效的防治该病。

### （一）病理

门静脉为独立的血液循环，回流胃、肠、脾、胆等消化道的静脉血，正常肝血流第一肝门供血，门静脉系统占肝血流入量 75%，肝动脉占 25%。三支肝静脉由第二肝门进入下腔静脉为肝血流出道，流入量与流出量呈生理性动态平衡。肝内阻塞性病变时肝静脉由于纤维结缔组织收缩牵拉，肝静脉粗细不均匀，血管扭曲，紊乱或不清，主干变细，严重者可闭塞，从而是肝静脉流出受阻。

门静脉主干、右干及左矢状部内径增宽，肝硬化纤维性变越重，血流受阻越显著，血管内径越宽门静脉压力越大，血管扩张回流受阻，进而门静脉侧支循环建立和开放。而肝血供不足，部分肝动脉代偿性增宽使血流量增加，增宽的肝动脉不对称性分布或形成肝内动静脉短路，加重门静脉高压且出现脾肿大和腹水。

### （二）超声检查

1. 检查方法　空腹，饮水充盈胃，以排除气体扩大声窗，以肝、脾为声束进路。仔细观察及反复调整体位，减低声束与血管走行方向间的夹角，以获取最佳图像。

（1）彩色血流：异常彩色血流的部位、形态、沿彩色血流追踪血管的行径。血流朝向探头的肝动脉呈鲜红，门静脉红、暗红色；血流背离探头呈蓝色；动-静脉瘘呈红蓝混合的花色血流。

（2）多普勒血流曲线：测量用同步心电图做时相标志，连续观察 30～50 个心动周期。测量肝动脉（HA）血流的收缩期最大速度（Vmax,）、舒张期末期最低速度（Vmin）、时间平均速度（V）、血流时间速度积分及血流速度频谱开始与同步心电图 Q 波的时间差（△t），计算肝动脉的阻力指数（RI）与搏动指数（PI）。门静脉（PV）、脾静脉（SPV）、肠系膜上、下静脉（SMV）、侧支血管等为连续性低速血流曲线。肝静脉近第二肝门处血流呈三相峰，收缩期 S 峰，舒张期 D 峰，舒张末期反向 A 峰（正常 S＞D）；或 S 与 D 峰之间有反向的第四峰。血流速度高低与呼吸心跳有关，低速血流（＜5mm/s）需降低滤波阈值才能显示。

2. 门静脉高压的声像图表现

（1）门静脉：PV 主干明显增粗，左、右支亦增粗。血流呈红色，血流曲线为连续性血流，通常峰值速度＜20cm/s。少数上腹部气体多者，PV 血流曲线显示不佳。有文献报告门静脉扩张（＞13mm）是门静脉高压的特征，其门静脉主干平均为 19mm，左支 17.4mm，右支 17.7mm，脾门部静脉 13mm，均较正常明显增宽。

（2）肝固有动脉：肝固有动脉较正常易显示。在门静脉主干、右支的前面及门静脉左支后面与其平行，亦可在门静脉与胆管之间出现或环绕门静脉主干而行，肝动脉肝内分支与门静脉走行一致。肝动脉管壁回声较高，有搏动性，其血流呈橘红或橘黄色，内径平均为（0.64±0.26）cm，最高流速 92.2cm/s。

（3）肝静脉血流：呈蓝色，在肝实质内为低速血流。部分肝静脉管腔变细，在肝实质内壁管可显示不清，仅见粗细不均，迂曲的蓝色血流。多普勒血流曲线呈 S＜D 峰，出现第四峰或 S、D 峰相连呈驼峰。

（4）脐静脉重新开放：是肝内型门静脉高压的重要依据。重新开放的脐静脉位于肝左内、外叶之间的肝圆韧带内，横切面显示脐静脉呈圆形的无回声区，周围被肝圆韧带的高回声包绕。长轴切面肝圆韧带呈无回声管腔，一端与门静脉左支囊部、矢状部相通，另一端至肝下缘延续至腹壁，长 6～7cm 呈暗红色血流。脐静脉血流显示连续低速血流曲线，重新开放的脐静脉血流的多少与门静脉高压的严重性呈正相关。部分脐静脉重新开放与腹水同时存在。依据脐静脉重新开放程度的声像图分为三度：轻度，脐静脉近门静脉左支囊部肝圆韧带有细小的无回声管腔，内径 0.4cm 以下，彩色显示暗红色，血流曲线为低速静脉血流，此型轻度脐静脉开放，易忽略；中度，脐静脉呈管状由门静脉左支囊部开始至肝边缘，部分与腹壁静脉曲张相连，内径 0.4～0.7cm；重度，扩张的脐静脉内径＞0.8cm 呈粗管状，同时伴有显著的腹壁静脉曲张。

（5）肝内静脉不规则扩张：在门静脉左支矢状部或右前叶支周围，肝组织中的静脉扩张，呈红、蓝色的“窦道样”或不规则形的“湖泊样”血池，伴连续性低速度血流曲线与门静脉相同。可能来自回流受阻的门静脉分支不规则的局部扩张。

（6）门静脉内离肝血流：正常门静脉呈单一暗红色，门静脉高压时探头方向不变，门静脉主干或左支矢状部内同时显示红、蓝双色血流。多普勒亦呈相应的正、负双性低速血流曲线。

（7）腹壁静脉曲张：超声束沿腹壁、胸壁表浅与粗细不均的曲张静脉血管长轴切面，显示串珠样无回声区内径 0.3～0.5cm，彩超呈红色或蓝色伴低速血流曲线。一端与肝内开放的脐静脉延续，另端与腹壁深层小动脉形成花色 A－V 瘘，呈高速度连续血流，与“风暴吼叫”样声谱。

（8）门静脉周围静脉扩张与门静脉血栓海绵样变性：胃左、胃十二指肠、肠系膜上、下静脉扩张，肝门横切面呈“蜂窝样”低回声，长轴呈“蚯蚓状”红、蓝相间彩色血流，连续性低速血流曲线略大于正常的门静脉速度。门静脉腔内透声极差，边缘不清，有多个高低不等血栓的高回声，或充满絮状斑片回声，彩色多普勒显示其不规则的红、蓝色点线状血流，为门静脉血栓海绵样变性。

（9）食管胃底静脉曲张：胃冠状静脉在十二指肠第一段后方上缘注入门静脉，并与食管下端静脉丛吻合，其血流由奇静脉入上腔静脉。正常胃冠状静脉用高频彩超，空腹胃内充满水在胃小弯侧可见蓝色的静脉血流。门静脉高压时胃冠状静脉扩张其直径 7～18mm，平均 12mm。文献报告从剑突下肝左叶后方食管末端，可探测到增粗曲张的食道下段静脉（图 10－14）。

（10）脾及其血流：脾大，脾门区脾静脉增粗（图 10－15）。脾门区脾静脉增粗 >1cm。

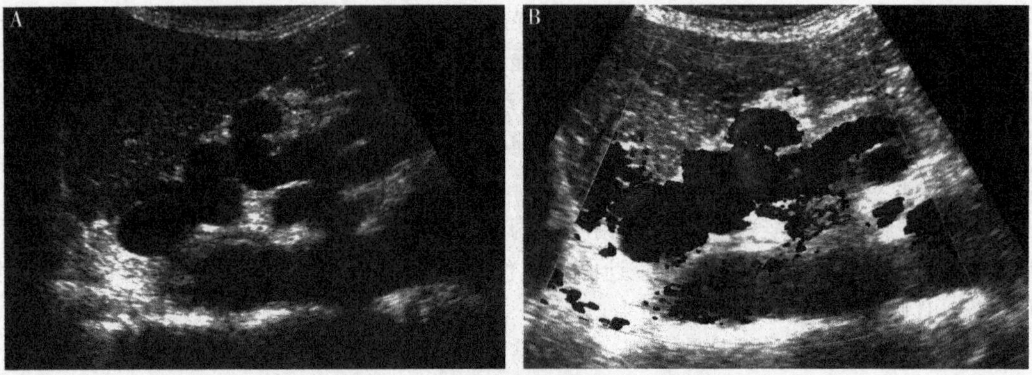


**图 10－14　肝硬化门脉高压侧支循环**

A. 二维声像图：胃底静脉曲张呈扭曲的无回声管道结构；B. 彩色多普勒示胃底静脉曲张为彩色血流所填充

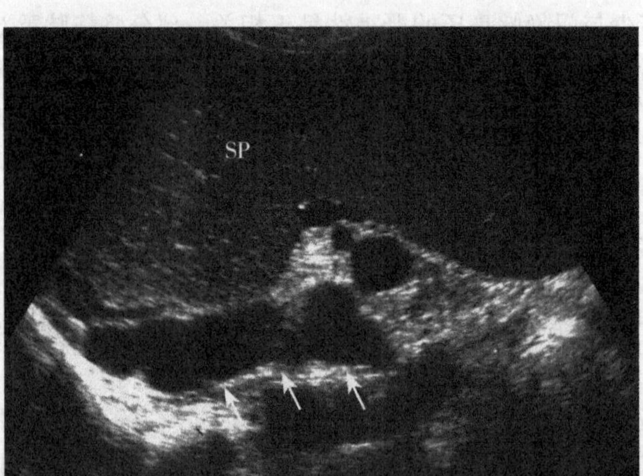


**图 10－15　门静脉高压脾肿大二维声像图**

SP：肿大的脾脏伴脾静脉曲张，内径大于 15mm（箭头所示）

**（赵海涛）**

# 第十一章　胆道超声

## 第一节　胆道系统超声扫查技术

### 一、患者的准备

（1）为了保证胆囊、胆道内有足够的胆汁充盈，并减少胃肠内容物和气体的干扰，在超声检查前，须禁止使用影响胆囊收缩的药物，并须禁食 8h 以上。通常在检查前一天晚餐后开始禁食，次日上午空腹进行检查。

（2）腹胀严重者，可在检查前 1～2d 服用消导理气中药或者口服消胀药物，如口服二甲基硅油片，每天 1～2g，每日 3 次，对消除肠道气体有明显作用，然后再行超声检查。若有肠内容物干扰时，可在灌肠后施行超声检查。

（3）在超声检查前两天，避免行胃肠钡剂和胆道 X 线造影检查，若患者急需胃肠钡剂和胆道造影检查，应安排在超声检查以后进行，因钡剂或造影剂可能干扰超声检查。胆囊、胆管和胃肠道内如有钡剂的残存，会影响胆囊的超声显示，且可能引起误诊。

（4）观察胆囊收缩功能和胆管通畅程度，应准备好脂餐试验。其方法：患者空腹时实行超声检查胆囊部位、大小并记录，然后嘱患者高脂肪、高蛋白饮食（油煎鸡蛋 2 个），食后 30min，1h、2h 各检查 1 次，分别测量胆囊的大小并记录供对照。若患者不能高脂肪、高蛋白饮食，可口服 50% 硫酸镁 30ml 代替。

### 二、判定标准

（1）胆囊收缩功能良好：餐后 2h 内胆囊排空或缩小 >2/3，属正常。

（2）胆囊收缩功能较差：餐后 2h 内胆囊收缩 <1/2 者，属可疑。

（3）胆囊收缩功能差：餐后 2h 内胆囊收缩 <1/3 者，属不正常。

（4）胆囊无收缩功能：餐后 2h，胆囊大小同空腹，若空腹胆囊 < 正常大小，多提示有重度病变而失去功能，若胆囊增大，则表示胆囊以下有梗阻。不伴黄疸者，梗阻部位在胆囊颈或胆囊管。

（5）小儿或不合作者，可给予催眠药后在睡眠状态下行超声检查。

### 三、检查体位

1. 仰卧位　为常规检查体位，检查时，患者平静呼吸，腹部放松，两手平放或置于头部，暴露上腹部，做超声各种方法扫查，亦可进行肋间斜断面扫查。

2. 左侧卧位　患者向左侧卧 45°左右，使肝和胆囊向左下移位，可提高胆囊和肝外胆管中下段病变的超声显示率，同时可减少胃肠气体干扰，有利于胆囊颈部结石及结石移动的观察。

3. 半坐位　常用于特别肥胖的患者或高位胆囊，主要是观察胆囊结石移动情况。

## 四、超声扫查技术

1. 右肋缘下纵断面　探头置于右肋缘下，与肋弓基本呈垂直，让患者适当深吸气时，左右侧动探头，可以显示较完整的胆囊长轴断面。以此断面为基准，做胆囊的纵断面和横断面扫查，可显示胆囊内部结构及其周围组织关系（图 11－1）。

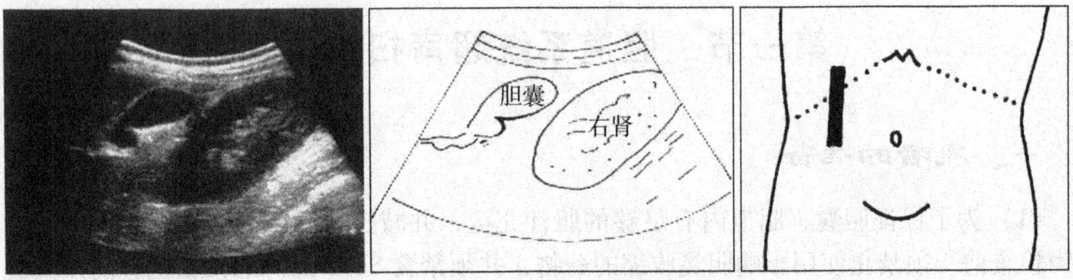


**图 11－1　右肋缘下纵断面扫查**

2. 右肋缘下斜断面　探头置于右肋缘下，并与右肋缘平行或呈一定角度，此断面可显示门静脉的左、右、矢状部。根据前述胆管走行的特点，可显示伴行的肝左管和肝右管（图 11－2）。

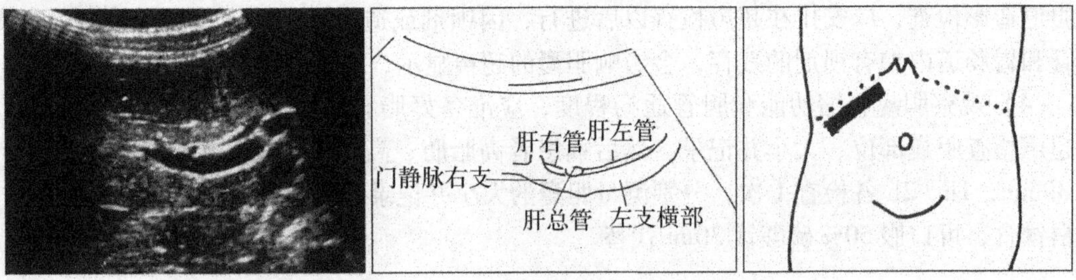


**图 11－2　右肋缘下斜断面扫查**

3. 右肋间隙斜断面　探头置于第 6～9 肋间扫查，可显示右前叶和肝后叶内胆管及肝总管的纵断面，同时可清晰显示胆囊结构，特别是对肥胖患者非常有效（图 11－3）。

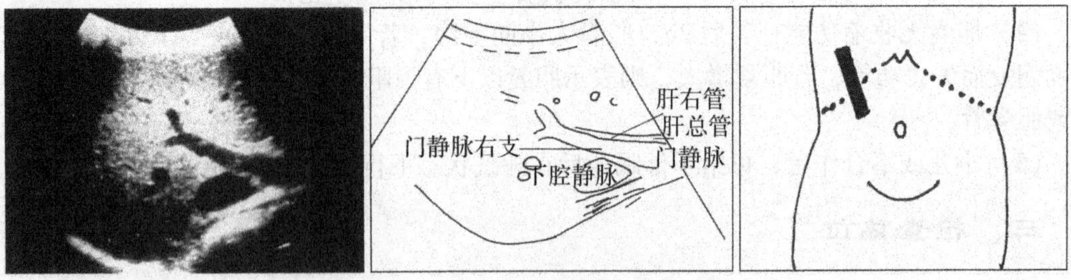


**图 11－3　右肋间隙斜断面扫查**

4. 剑突下横断面　探头置于剑突下稍偏右，声束指向膈顶，嘱患者深呼吸，可显示门静脉左支构成的“工”字形或肝左管（图 11－4）。

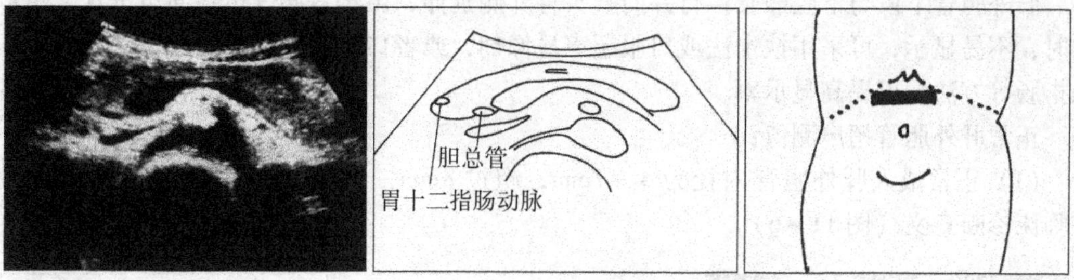


图 11-4 剑突下横断面扫查

（郭志英）

## 第二节 正常胆道系统声像图

### 一、正常胆囊声像图

正常胆囊的纵断面呈梨形、长茄形或椭圆形，胆囊轮廓清晰，囊壁线明亮，曲线光滑整齐，胆囊腔内呈无回声暗区。后壁回声增强，显示典型的囊性结构。

正常胆囊超声测值：正常胆囊长径一般不超过 7cm，前后径不超过 4cm，胆囊壁厚度一般不超过 3mm（图 11-5）。

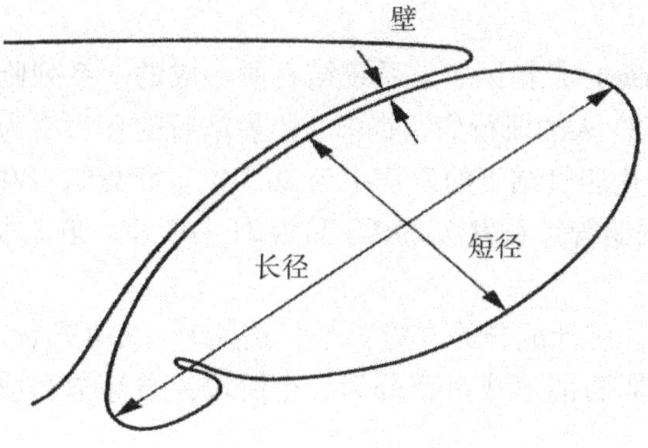


图 11-5 正常胆囊测量

### 二、正常胆管声像图

胆总管的探查，一般采用肋下斜切面、剑突下纵切面、肋间斜切面及上腹部横切面等扫查方法。胆总管的探查，常以胆囊、门静脉主干或胰头等组织，作为声像图的解剖标志。

超声检查不易发现胆囊管与肝总管的汇合口，因此不再严格区分肝总管与胆总管，统称为肝外胆管。

超声显像将肝外胆管分为上下两段，上段相当于肝总管和胆总管的十二指肠上段。自肝门发出后与门静脉伴行，超声检查中易显示，其图像表现为位于门静脉前壁的管道，与门静脉平行形成双管结构，其直径小于或等于门静脉的 1/3，内径小于 5mm，其间可见肝动脉左支的圆形横切面。

肝外胆管下段与下腔静脉伴行并向胰头背外侧延伸，由于胃肠气体强回声干扰，超声检查时，不易显示，可采用饮水法或口服超声显像剂，或者口服二甲基硅油片等充盈胃腔、十二指肠等方法，可提高显示率。

正常肝外胆管超声测值：

（1）正常成人肝外胆管内径为 4 ~7mm，超过 8mm，可提示轻度扩张，若大于 9mm，有临床诊断意义（图 11 -6）。

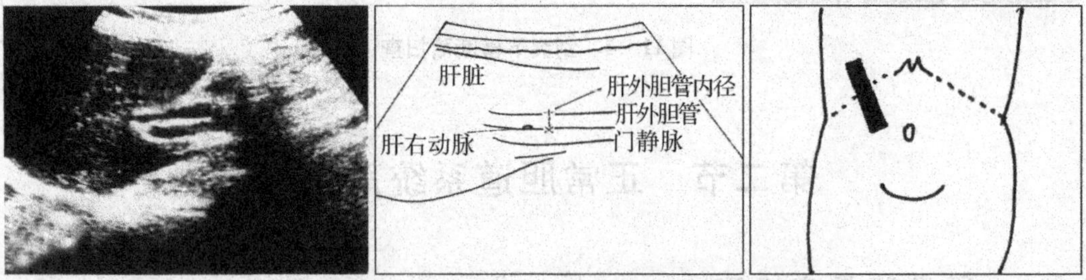


**图 11 -6　正常肝外胆管内径测量**

（2）12 岁以下小儿肝外胆管内径为 2 ~3mm，一般不超过 4mm。

（郭志英）

# 第三节　胆石症

胆石症（cholelithiasis）是指因胆道系统结石所形成的一系列临床病理改变。任何人群均可发生。我国一组 8585 人的流行病调查中，胆囊结石的发病率为 24. 3%，肝外胆管结石的发病率为 46. 5%，肝内胆管结石的发病率为 29. 0%。胆囊结石和肝外胆管结石发病高峰年龄是 51 ~60 岁，肝内胆管结石发病高峰年龄为 31 ~40 岁。肝内胆管结石在胆系结石中病死率最高，为 4. 2%。

胆石的成因较复杂，胆汁成分的改变、寄生虫感染、细菌感染、代谢障碍、溶血性贫血等原因均可形成胆石。胆石的形成过程分为 3 个阶段：胆汁饱和或过饱和；起始核心的形成，逐渐形成结石。

## 一、胆囊结石

胆囊结石（cholecystolithiasis）是最常见的胆囊疾病，好发于中年肥胖女性。胆囊结石中以胆固醇结石和混合性结石多见。由于结石对胆囊壁的刺激，易合并胆囊炎，最终导致胆囊缩小，胆囊壁增厚。胆囊结石合并胆囊癌发生率较高。

根据胆石成分的不同，可将胆石分为以下几种类型：①胆固醇结石。②胆色素结石。③混合性结石：主要由胆固醇、胆色素、钙盐、蛋白、金属离子等成分构成。④其他结石：碳酸钙结石、瓷瓶胆囊为少见结石，胆囊壁胆固醇沉着症也被部分学者归为胆结石。

胆囊结石常引起急性和慢性胆囊炎，其临床表现不同。急性结石性胆囊炎表现为有季肋部疼痛，向右肩部放射。早期发热和中性粒细胞升高不明显，恶心多，呕吐少。后期 Murphy 症阳性，右上腹有明显的腹紧张、压痛、反跳痛，呼吸受限。慢性结石性胆囊炎主要表现为右上腹不适、隐痛、饱胀感、嗳气，食用油脂较多的食物后，以上症状会加剧。

## （一）超声表现

1. 典型声像图　胆囊腔内出现强回声团块，团块后方伴有声影，团块可随体位变化在囊腔内移动（图 11 –7）。

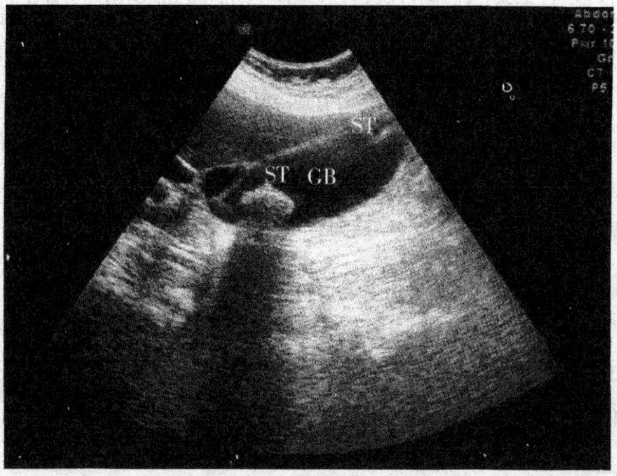


图 11 –7　典型胆囊结石

2. 非典型声像图　充满型胆结石表现为“WES”（wall – echo – shadow）征：W 为胆囊壁高回声，E 为结石强回声，S 为声影。在胆囊壁高回声和结石强回声间可见一线状低回声，可能为残存的胆汁。泥沙状胆结石表现为胆囊腔内出现黏稠的细小回声光带，随体位移动而在胆囊壁上移动，其形态常常因移动而发生变化，常可见弱声影，有时声影不明显（图 11 –8）。直径小于 3mm 的松软的结石，其后方往往不伴有声影，可根据体位改变是否移动进行诊断。当结石嵌于胆囊颈部或哈氏囊时，往往引起胆囊积液（图 11 –9），压迫肝总管引起肝总管部分或完全梗阻时，进而产生胆汁性肝硬化时，称为 Mirizzi 综合征。胆囊壁罗 – 阿窦内结石时，壁内可见单个或多个强回声，后方伴“彗星尾”征。

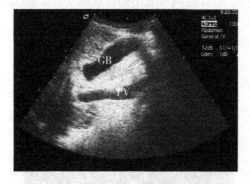

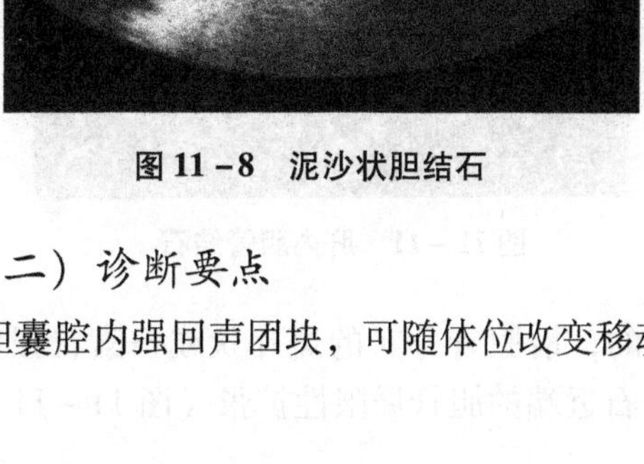


图 11 –8　泥沙状胆结石

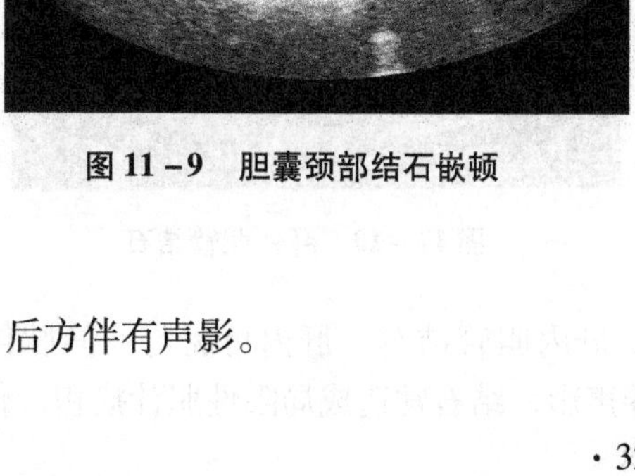

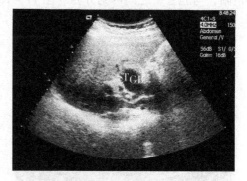


图 11 –9　胆囊颈部结石嵌顿

## （二）诊断要点

胆囊腔内强回声团块，可随体位改变移动，后方伴有声影。

（三）鉴别诊断

1. 十二指肠气体　胆囊体部与十二指肠紧邻，十二指肠气体回声常常被初学者误诊为胆囊结石，可多切面进行扫查之后观察回声是否在胆囊腔内，如还不能鉴别，可保持强回声团块的切面，仔细观察团块形态是否发生变化，十二指肠蠕动时会造成肠腔气体大小的变化。必要时可嘱咐患者饮水200ml，团块中如可见液性回声通过，则为十二指肠气体。

2. 胆囊内胆泥、组织碎屑、脓性团块、息肉等　长期禁食患者，胆汁淤滞，可形成胆泥，胆泥为均匀稍低回声，形态可随体位变化，有时胆泥可合并结石。急性化脓性胆囊炎时，胆囊内坏死组织碎屑、脓性分泌物等可形成团块状回声，但其透声性较结石好。胆囊内隆起样病变与结石不同的是不随体位移动并与胆囊壁相连。

（四）临床评估

目前，超声是公认的诊断胆结石的首选方法。超声对胆囊结石诊断敏感性达97%～100%与MRI相近（97.7%），特异性达93.6%～100%，准确性90.8%～93%。超声在确定结石数目和大小方面优于CT，对含钙结石的敏感性方面低于CT。对于过度肥胖或肠气干扰严重的患者，可进行多切面、多体位、多重复检查。

## 二、胆管结石

胆管结石（calculus of bileduct）较为常见，根据来源分为原发性结石和继发性结石，根据部位分为肝外胆管结石和肝内胆管结石可引起胆管壁炎症，出现充血、水肿、增生和纤维化，导致胆管壁增厚。结石嵌顿可造成胆管完全性梗阻。

肝内胆管结石患者疼痛不明显，而常表现为周期性发热寒战，黄疸往往不明显。胆总管结石常出现胆管阻塞三联症，即右上腹疼痛、发热寒战、黄疸，如发生急性阻塞性化脓性胆管炎时，还可出现休克和精神异常症状。

（一）超声表现

1. 肝外胆管结石　胆管腔内见伴有声影的强回声团块，部分可呈中等同声或低回声，边界清晰，与胆管壁之间可见分界（图11－10）。胆管近端可见不同程度的扩张，胆管壁稍增厚。有时改变体位可见强回声团块移动。

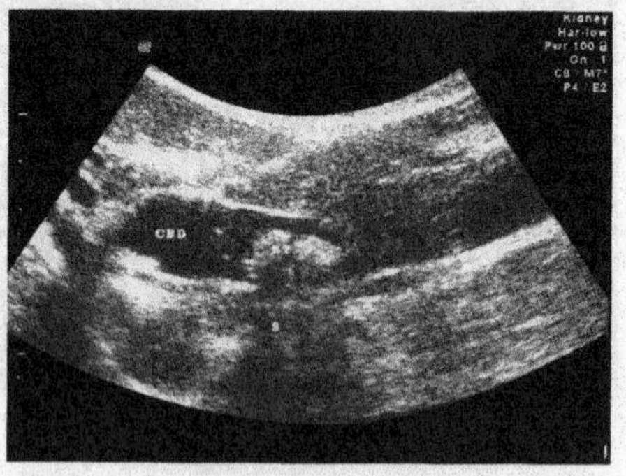


图11－10　肝外胆管结石

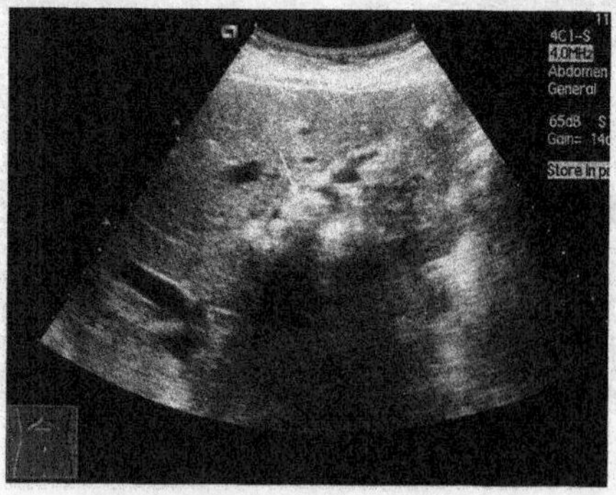


图11－11　肝内胆管结石

2. 肝内胆管结石　肝内可见与门静脉伴行的，沿胆管分布的斑片状或条索状强回声，后方伴声影，结石常造成局限性胆汁淤积，使结石近端的胆管局限性扩张（图11－11），与门静脉呈平行管征。

（二）诊断要点

肝外胆管内强回声团块，后方伴声影，近端胆管扩张。肝内沿胆管分布的斑片状或条索状强回声，后方伴声影，近端胆管扩张。

（三）鉴别诊断

1. 胆道积气　胆肠吻合术后，胆道积气，常可见沿胆管分布的条索状强回声，仔细观察该强回声，可随呼吸出现闪烁运动，后方伴“彗星尾”征，无胆管扩张。

2. 正常肝圆韧带　肝左叶内强回声结构，后方伴声影，转动探头，显示为起自矢状部向前方延伸至肝包膜处的带状强回声结构。

3. 肝内钙化灶　为肝内强回声光点，不伴有胆管扩张。

（四）临床评估

超声是胆管结石首先的检查方法，但肝外胆管结石诊断较胆囊结石困难，且检出率较肝内胆管结石低。原因是胃肠气体干扰及胆汁对比条件差等。临床上对高度怀疑胆管结石而又未能显示结石的患者，采用脂餐法、饮水法或胸膝位法，可提高肝外胆管结石检出率。

（郭志英）

## 第四节　急性胆囊炎

急性胆囊炎（acute cholecystitis）是指细菌感染胆囊而发生急性炎症改变的疾病。多由胆囊结石梗阻引起，也可为非结石性急性胆囊炎。

临床表现主要有右上腹疼痛，持续性加重，向右肩和右腰背部放射，伴有恶心、呕吐。结石性急性胆囊炎主要表现为胆绞痛，非结石性胆囊炎主要以右上腹持续性疼痛为主。单纯性胆囊炎症状较轻，疼痛局限于胆囊区。化脓性胆囊炎呈剧痛，有尖锐刺痛感，疼痛范围大，病变常累及胆囊周围组织甚至累及腹膜，引起腹膜炎。疼痛阵发性加剧时，患者常有吸气性抑制。随着疼痛的加剧，轻者表现为畏寒、发热，重者表现为寒战、高热。多数患者出现 Murphy 征阳性，即右肋下胆囊区深压痛与触压时深呼吸受限。

### 一、超声表现

1. 急性单纯性胆囊炎　胆囊轻度增大，胆囊壁轻度增厚，胆囊腔饱满，有时可见细小的炎性渗出光点。无特异性声像图改变，应密切结合临床表现进行诊断。

2. 急性化脓性胆囊炎　胆囊肿大，胆囊壁弥漫性增厚，厚度多大于5mm，多呈向心型，部分呈偏心型，胆囊壁水肿常呈“双壁”征，部分病例壁回声可增厚减弱。胆囊壁各层界限模糊，浆膜层和黏膜层回声增强。囊腔内常可见细点状、斑块状低回声团块，为炎性渗出物、坏死组织和淤积的胆汁混合而成（图 11－12）。大部分患者胆囊腔内可见到结石强回声，尤其在胆囊颈部常可见嵌顿的结石。胆囊“莫非”征阳性。

3. 急性坏疽性胆囊炎　在急性化脓性胆囊炎特征基础上，胆囊壁明显增厚，且厚薄不均，回声杂乱，强弱不等并呈多层低回声带（图 11－13）。气性坏疽时，并可见胆囊腔内气体强回声。

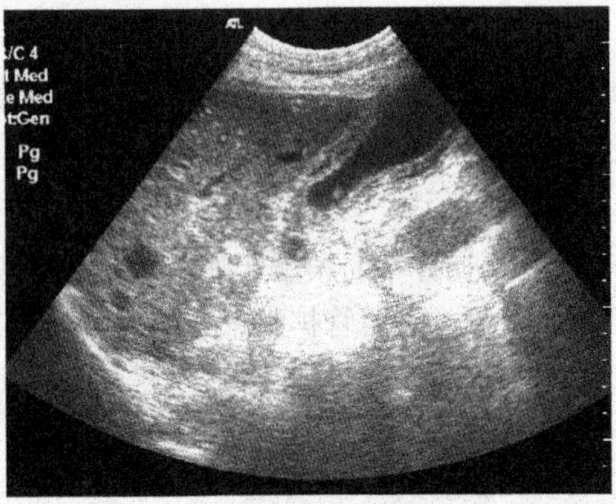

图 11－12　急性化脓性胆囊炎

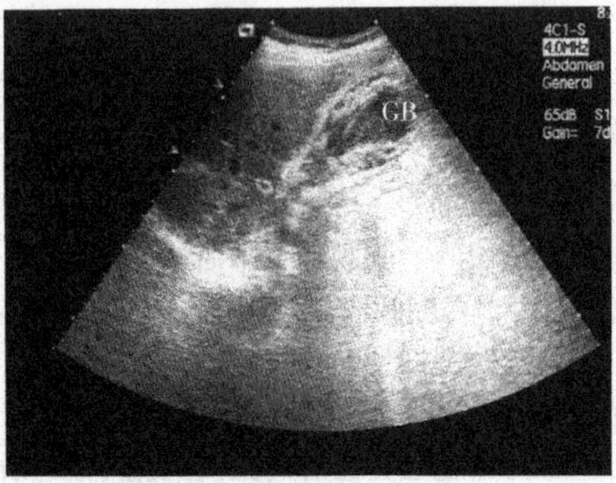


图 11－13　急性坏疽性胆囊炎

4. 常见并发症　胆囊穿孔是急性胆囊炎常见的并发症，常并发于急性坏疽性胆囊炎。穿孔部位的胆囊壁连续性中断。穿孔部位和程度不同可形成不同的超声表现。如穿孔部位发生在胆囊床部位，常常形成胆囊周围脓肿，胆囊周围出现边界不清的无回声暗区，暗区内可见大量的细小光点漂浮（图 11－14），如穿孔部位位于胆囊底部时，多形成局限性腹膜炎，表现为局限性包裹性无回声暗区，暗区内可见不均匀的光点或强弱不等回声。严重时形成弥漫性腹膜炎，表现为腹膜增厚，回声强弱不等，分布不均匀，腹腔可见范围不一的积液。胆囊出血也是常见并发症之一，表现为胆囊腔内见细小低回声光点，或凝聚成后方无声影、可随体位改变移动的团块。

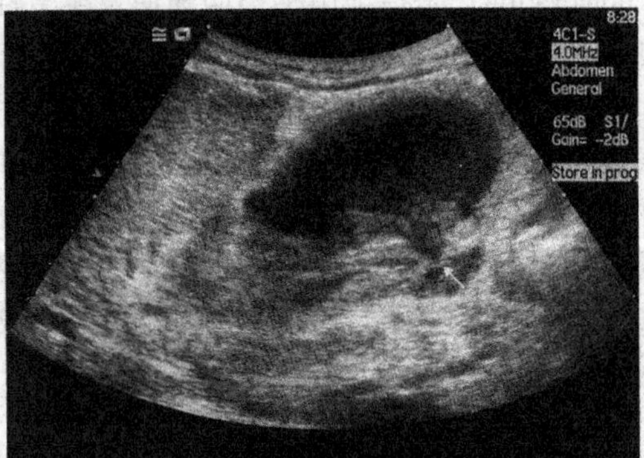


图 11－14　胆囊穿孔

## 二、诊断要点

胆囊肿大，胆囊“莫非”征阳性，胆囊壁弥漫性增厚，呈“双壁”征，囊腔内强回声结石，或细点状回声，胆囊周围无回声区。

## 三、鉴别诊断

1. 胆囊增大　如因胆管梗阻引起的胆囊体积增大，胆囊壁薄而光滑，压痛不明显，常可发现造成胆管梗阻的原因。

2. 胆囊壁增厚 餐后、急性肝炎、肝硬化、右心衰竭、腹水等均可引起胆囊壁增厚，呈双边，应结合临床进行鉴别，慢性胆囊炎和胆囊腺肌症的胆囊壁增厚，胆囊不肿大，胆囊“莫非”征阴性。

### 四、临床评估

超声能根据胆囊腔的大小、壁的变化、囊腔内的回声和胆囊周围回声的变化，不仅能迅速对急性胆囊炎进行诊断，而且可以对其引起的并发症进行诊断，是临床急诊急性胆囊炎首选的影像学诊断方法。

（郭志英）

## 第五节 急性化脓性胆管炎

急性化脓性胆管炎（acute suppurative cholangitis）是指在胆管发生的化脓性胆管炎症。该病发病急，病势凶险。国内报道该病死亡率为4.5%～43.5%，国外报道死亡率为20%～87.5%。临床上主要包括急性胆道系统感染、急性中毒性休克和急性中毒性中枢神经系统损害等方面的症状。主要表现为 Revnold 五联症，即腹痛、畏寒发热、黄疸、休克、意识障碍等。

### 一、超声表现

肝外胆管明显扩张，管壁增厚，回声增强。管腔内可见细密点状或絮状回声，并可见低回声或中等不定形物。胆管内常可见结石或胆道蛔虫回声。胆囊明显增大，肝内胆管扩张。产气杆菌感染时，胆管内可见气体强回声。

### 二、诊断要点

胆管扩张，壁增厚模糊，管腔内可见细密点状回声、临床有急性胆道感染症状。

### 三、鉴别诊断

1. 硬化性胆管炎 表现以胆管壁明显增厚，回声增强，管腔多狭窄为特征。

2. 胆管结石急性梗阻 两种疾病均可见胆管扩张，并常有结石同声。但急性梗阻性化脓性胆管炎临床感染症状明显，而胆管结石急性梗阻虽发病急骤，但无急性感染症状。

### 四、临床评估

超声检查能对大部分急性梗阻性化脓性胆管炎迅速、准确进行诊断。能将其与其他急腹症进行鉴别，是一种有效的诊断急性梗阻性化脓性胆管炎的影像学方法。

（郭志英）

# 第六节 胆囊癌

胆囊癌（carcinoma of gallbladder）是指发生于胆囊上皮的恶性肿瘤。胆囊癌比较少见，仅占恶性肿瘤的0.3% ~6%。我国对全国3922例胆囊癌患者临床流行病调查结果显示，胆囊癌发病率占胆道疾病的0.4% ~3.8%，合并胆囊结石的占49.7%，男女比为1 ：1.98，发病高峰年龄为60 ~70岁。胆囊癌的病因不明，与胆结石、瓷器胆囊、胰胆管异常连接和慢性特异性肠道炎症等有关。60%发生于胆囊底，30%发生于胆囊体，10%发生于胆囊颈。

胆囊癌无特殊的临床表现，临床表现酷似胆囊炎，还可表现为黄疸。消化道主要表现为上腹部胀气不适、食欲不振、恶心呕吐，进行性消瘦。触诊时在右上腹胆囊区可触及肿块，肿块质地坚硬、结节状、表面不光滑。晚期可出现腹水。

## 一、超声表现

胆囊癌的二维灰阶声像图可分为4种类型：

1. 隆起型　好发于胆囊颈部，可单发或多发。超声可见向腔内突出的中等回声或低回声团块，呈乳头状、蕈伞状或结节状，基底较宽，表面不平整，胆囊壁回声中断。病灶体积一般较小，大小1 ~2.5cm。常合并多发结石时，应仔细扫查，以免漏诊。

2. 厚壁型　胆囊壁呈弥漫性或局限性增厚，病灶多呈低回声，以颈部和底部多见，黏膜线不平整，回声中断。需与慢性萎缩性胆囊炎和胆囊腺肌症相鉴别。

3. 混合型　该型较多见。胆囊壁呈局限性或弥漫性增厚，伴向囊腔内突出结节状或蕈伞状低回声或中等回声团块。

4. 实块型　胆囊体积增大，胆汁液区基本消失，代之以实性低回声的肿块，边缘不规则，内部回声不均匀、杂乱，其内常可见结石强回声或不均匀的斑点状强回声。该型常侵犯肝脏及胆囊周围组织，而使肿块与受侵犯的组织界限不清（图11 –15）。

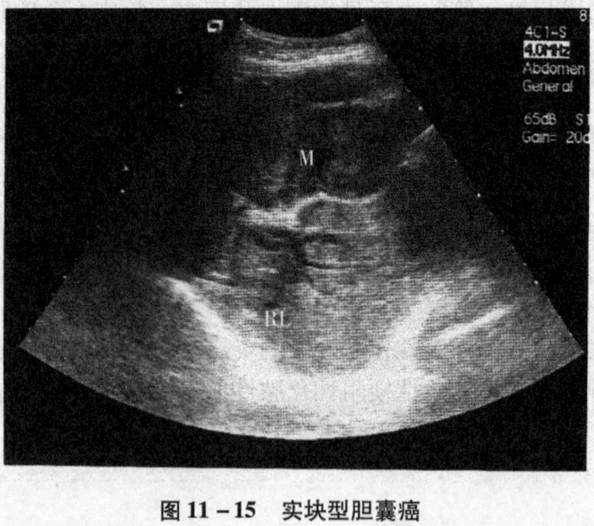


图11 –15　实块型胆囊癌

彩色多普勒超声显示病变基底和内部有较丰富的血流信号；频谱多普勒显示为动脉血

流，多呈高速高阻型。有研究显示超声造影病变区动脉相呈高增强，消退早于肝实质。

## 二、诊断要点

胆囊内实性团块回声或胆囊壁局限性或弥漫性增厚，表面不平整，胆囊壁回声中断，病变内部有动脉血流信号。

## 三、鉴别诊断

1. 胆囊腔内血凝块、黏稠脓液　胆汁声像图呈实性改变时，与胆囊癌鉴别困难；但仔细观察胆囊轮廓光整，外壁光滑连续，CDFI 内无血流信号。

2. 慢性胆囊炎、胆囊腺肌症　胆囊腺肌症表现为胆囊壁增厚，壁内可见小囊状结构，壁内强光点伴“彗星尾”征；慢性胆囊炎囊壁连续无中断。CDFI 显示内部均无明显血流信号。厚壁型胆囊癌壁呈不规则局限性或弥漫性增厚，壁内一般无小囊状回声。

## 四、临床评估

超声能实时显示胆囊癌的部位、范围及其向周围组织侵犯情况，是临床公认的诊断胆囊癌的首选检查方法。胆囊癌是胆道系统常见的恶性肿瘤，恶性程度较高，预后较差，早期诊治极为重要。因此对于年龄 50 岁以上，胆囊内大于 10mm 的隆起性病变，并伴有结石和局部胆囊壁增厚的患者，应严密超声监测，对早期诊断有重要价值。胆囊癌进行 X 线胆囊造影时，多不显影。CT 能较清晰地显示胆囊癌组织的图像，能为判断胆囊癌的浸润及扩散情况提供有价值的信息。MRI 诊断胆囊癌的敏感性和特异性不优于超声。

（郭志英）

# 第十二章　胰腺超声

## 第一节　胰腺的检查方法

### 一、检查前准备

检查前一天晚吃清淡少渣食物，禁食豆、奶等易产气食物。检查前禁食 8 ~ 12 小时，在上午空腹状态下做检查。超声检查应在当日钡餐、胃镜等检查前先施行。这是因为胰腺位于消化道后方，优先检查可最大限度避免肠气干扰、同时避免钡剂等干扰胰腺的显示。对胰腺显示欠佳的患者，可嘱其饮水或口服声学造影剂 500 ~ 800ml 后检查，能够改善检查效果。

### 二、仪器条件

（一）仪器

常规检查胰腺，对超声仪器无特殊要求，但是高分辨率的仪器能获得质量较好的切面图像，便于详尽分析与诊断。

（二）探头

检查成人胰腺需用 2 ~ 5MHz 凸阵探头，肥胖者可用 2 ~ 5MHz 探头。检查儿童和婴幼儿选用 5 ~ 10MHz 凸阵或线阵探头。

### 三、体位

（一）仰卧位

为胰腺首选及最常用的检查体位。患者深吸气，使横膈向下，通过尽可能下移的左肝作为声窗检查胰腺。

（二）坐位或半坐位

当胃和横结肠内气体较多时，取坐位或半卧位，使肝脏下移，覆盖胰腺，以肝脏作声窗，并推移充气的胃和结肠，避免胃肠气体干扰，常能改善对胰腺的显示效果。特别是饮水后坐位，使胃体部下降，能为扫查胰腺提供良好的声窗。

（三）侧卧位

当胃和结肠内气体较多，胰尾部显示不清时，饮水后取左侧卧位，使气体向胃幽门或十二指肠及肝曲移动，便于显示胰尾。同样，向右侧卧位使气体向胃底及脾曲移动，便于显示胰头、胰体。

## 四、标准切面

### （一）横切面

即胰腺长轴切面。主要标志为胰腺后方的脾静脉长轴。应显示：胰头（包括钩突）、胰颈、胰体、部分胰尾和主胰管。此外，还应识别并熟悉以下结构：胆总管和胃的横切面、腹主动脉、下腔静脉、肠系膜上动静脉、腹腔动脉、肝动脉、脾动脉、左肾静脉、十二指肠上部、十二指肠水平部。

### （二）矢状切面

1. 经胰头矢状切面　标志为下腔静脉长轴。应显示：胰头短轴或矢状切面和下腔静脉长轴。还应识别：肝左叶、肝总管、门静脉主干切面、十二指肠上部、水平部。

2. 经胰颈矢状切面　标志为肠系膜上静脉长轴。应显示：胰颈短轴切面、肠系膜上静脉及其背侧的胰腺钩突部。此外，尚应识别十二指肠水平部。

3. 经胰体矢状切面　标志为腹主动脉长轴。应显示：胰体短轴切面、腹主动脉、肠系膜上动脉。此外，尚应识别脾静脉、胃体、十二指肠水平部。

4. 经胰尾矢状切面　标志为脊柱左缘和左肾。应显示：胃、胰尾、脾动静脉和左肾。饮水后取坐位，易于识别。

胰腺纵切面是观察胰腺肿瘤对周围大血管有无侵犯的重要切面。

### （三）左季肋部斜切切面

显示胰尾和左肾上极、左肾上腺的关系。利用彩色多普勒显像（CDFI）对于观察脾脏、脾动静脉与胰尾关系十分有利。

### （四）左肋间斜切切面

以脾脏为声窗，沿脾门血管显示胰尾的脾侧，对左季肋部斜切面扫查胰尾与脾血管显示困难的病例尤为有效。

## 五、注意事项

胰腺易受胃肠气体干扰，影响检查效果，是超声检查较困难的腹腔脏器之一。熟悉胰腺与毗邻组织的解剖关系及声像图上的解剖标志，有利于其显示，其中最重要的是胰腺后方的脾静脉。在口服造影剂和胃肠气体较多检查困难的患者，应首先确定脾静脉的位置，然后于其前上方寻找胰腺。易误诊或混淆的情况有：

（1）横切面扫查，当胰头部肿瘤不明显、胰管均匀性扩张时，勿将扩张的胰管视作脾静脉而漏诊胰腺病变。彩色多普勒血流显像（CDFI）有助于两者鉴别。

（2）胰腺周围肿大的淋巴结与胰腺紧贴时，很容易被误认为胰腺肿瘤，应多切面仔细扫查，淋巴结肿大通常为多发，而胰腺肿瘤单发多见。

（3）后腹膜纤维化时横切面声像图显示为近似胰腺的回声带，勿将其视为胰腺而漏诊胰腺病变。后腹膜纤维化常发生于腹主动脉与肠系膜上动脉之间，脾静脉后方，不符合胰腺的解剖位置。

(4) 勿将胰头部的十二指肠内积液误诊为胰腺囊性病变，可通过观察有无肠蠕动或改变体位来加以分辨。

(郭志英)

## 第二节 胰腺正常声像图及正常值

### 一、胰腺正常声像图

胰腺超声扫查以横切面最常用，横切面观察，胰腺大致可分为三种形态。①蝌蚪形：胰头粗而体尾逐渐变细；②哑铃形：胰腺的头、尾粗而体部细；③腊肠形：胰腺的头、体及尾几乎等粗。

正常成人胰腺的回声较肝脏稍高，无被膜，边缘光滑、整齐，有时和周围组织的界限不十分清晰，边缘显示不及肝、肾清楚，部分正常胰腺内可见主胰管回声，但内径小于2mm（图12－1）。

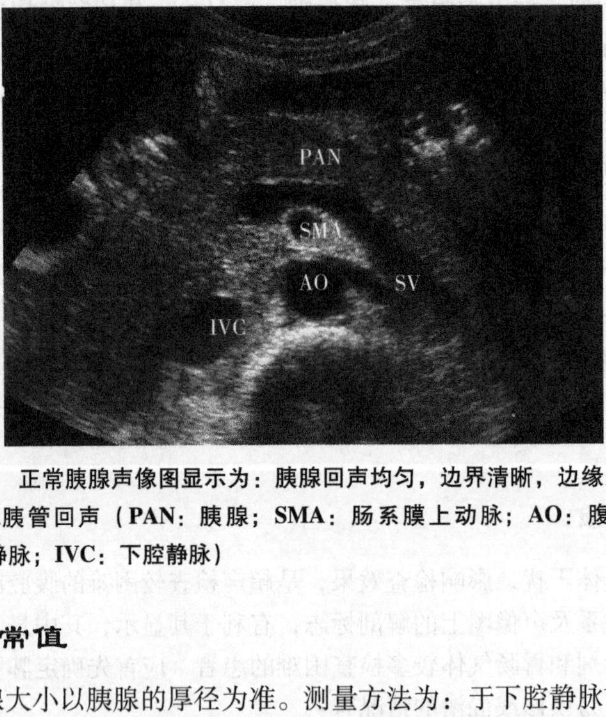


图12－1　正常胰腺声像图显示为：胰腺回声均匀，边界清晰，边缘光滑、整齐，未见胰管回声（PAN：胰腺；SMA：肠系膜上动脉；AO：腹主动脉；SV：脾静脉；IVC：下腔静脉）

### 二、胰腺正常值

目前公认的胰腺大小以胰腺的厚径为准。测量方法为：于下腔静脉前测量胰头；于肠系膜上静脉和脾静脉汇合处前方测量胰颈；于腹主动脉前测量胰体；于脊柱或腹主动脉左缘左肾前测量胰尾。

由于胰腺的形态个体差异较大，胰腺不同部位测值的正常范围变化也较大。此外，不同年龄段的胰腺大小也有一定差别，老年人胰腺有不同程度萎缩。胰腺的上下径大于前后径。临床习惯以前后径，即厚度判断胰腺是否肿大。

综合国内外诸多位学者的测值报道，胰腺前后径正常参考值如表12－1。

表 12－1　成人胰腺正常值

| 部位 | 正常（cm） | 可疑异常（cm） | 异常（cm） |
|---|---|---|---|
| 胰头 | <2.0 | 2.1～2.5 | >2.6 |
| 胰体 | <1.5 | 1.6～2.6 | >2.6 |
| 胰尾 | <1.2 | 1.2～2.3 | >2.3 |
| 胰管 | <0.2 | 0.2～0.3 | >0.3 |

（彭于东）

## 第三节　胰腺炎症性病变

### 一、急性胰腺炎

急性胰腺炎是由多因素引起的胰腺急性炎症过程，严重者可伴有多器官损害，是常见的急腹症之一，是由各种病因导致胰酶溢出腺泡和腺管，导致胰腺实质和周围组织发生自身消化的过程，多由胆系疾病、暴饮暴食、酗酒、创伤、ERCP 后诱发。主要临床表现为上腹痛、呕吐、发热、白细胞增多、血和（或）尿淀粉酶升高。病理上将急性胰腺炎分为水肿型和出血坏死型两种，相对于临床的轻症急性胰腺炎（MAP）与重症急性胰腺炎（SAP）。

轻症急性胰腺炎即水肿型，以腹痛和消化道症状为主。重症急性胰腺炎即出血坏死型胰腺炎，病性急剧凶险，除上述症状加重外，尚有胰外并发症的表现，如败血症、ARDS、低血钙等，病死率很高。

#### （一）超声诊断标准

1. 水肿型　胰腺多呈弥漫性肿大（图 12－2），形态饱满，轮廓线光整、清楚。少数局限性肿大者，多见于胰头和胰尾，与胰头副胰管或胰尾部胰管梗阻形成的局限性炎症有关。胰腺内部回声减弱，但多为均匀分布的细小回声点。如为慢性胰腺炎急性发作，胰腺内部回声点可分布不均、强弱不等。水肿严重的胰腺可因回声明显减低而似囊性表现，注意此种水肿型胰腺炎易向重症型转化。胰腺因水肿透声性增加，后方回声较清晰或增强，但因肿大胰腺的压迫或渗出，后方脾静脉和门静脉可变细或显示不清。

2. 出血坏死型　胰腺常重度肿大，严重时可增大达 3～4 倍，边缘显示不规则，境界不清晰。胰腺内部回声因出血、坏死变得不均匀，可出现粗大的强回声斑块或弱回声及无回声相混杂（图 12－3）。胰腺邻近组织水肿或炎症渗出，导致胰腺周围出现低回声带，或者脂肪坏死皂化形成高回声皂化斑块。胰管不扩张或轻度扩张，胰管管壁平滑均匀。胰周积液或脓肿及假性囊肿形成（图 12－4），也可有腹水、胸腔积液、肠腔扩张、积液或积气。

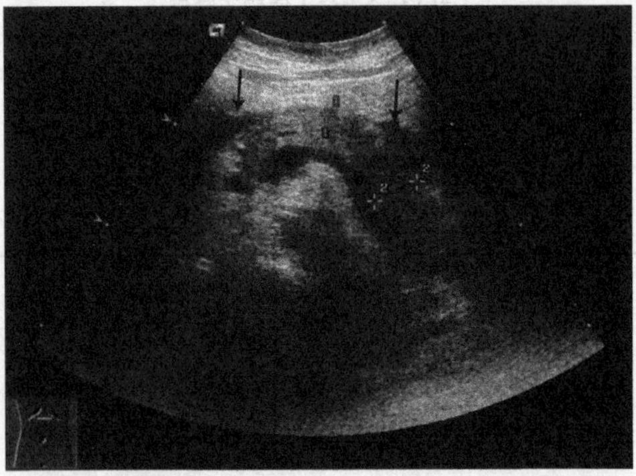

图 12－2　急性水肿型胰腺炎声像图，超声检查示胰腺外形增大，主胰管轻度扩张，胰周见低回声层（黑色箭头所示）

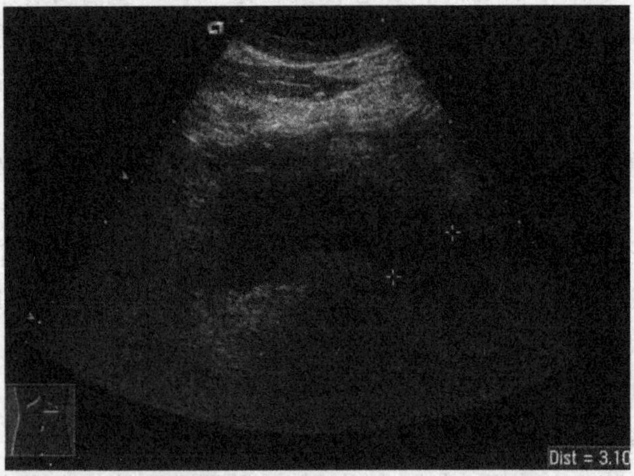


图 12－3　出血坏死型胰腺炎，胰腺明显肿大，回声减低，轮廓不清，胰腺后方脾静脉受压变细，显示不清

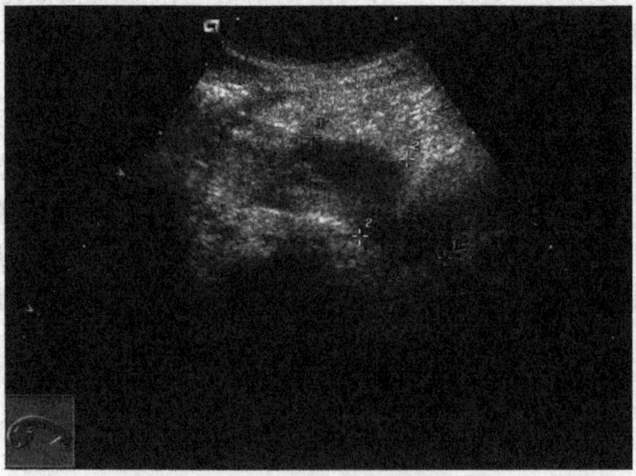

图 12－4　胰腺体尾部周边可见不规则液性暗区为胰周积液

### （二）鉴别诊断

大多数急性胰腺炎除了较为典型的临床症状，也有较典型的超声表现，但需注意，急性胰腺炎超声表现明显滞后于临床症状及血尿淀粉酶异常，急性期一般尚无声像图改变。另外部分病例在恢复期或部分水肿型胰腺炎病例超声检查胰腺回声可无明显改变。

1. 与胰腺癌相鉴别　主要发生在胰腺炎如为局限性肿大时，应与胰腺癌相鉴别。胰腺癌为低回声不规则肿块，轮廓模糊、向周围浸润生长、后方回声衰减、主胰管扩张并在肿块处管腔截断，疑难病例需结合病史、CA19－9、胰淀粉酶检查等，必要时行超声引导下活检。

2. 与慢性胰腺炎相鉴别　结合病史易鉴别，声像图上慢性胰腺炎胰腺回声强弱不均，胰管呈不规则扩张，或胰管内结石、胰腺实质内钙化。

## 二、慢性胰腺炎

慢性胰腺炎是指胰腺反复发作或持续存在的炎症病变。病理改变为胰腺广泛纤维化、局灶性坏死及胰导管内结石形成或弥漫性钙化，可引起腺泡和胰岛细胞萎缩和消失，常有假性囊肿形成。发病原因可由急性胰腺炎迁延所致，也可与自身免疫、胆道结石或感染、慢性酒精中毒等因素有关。其主要临床症状为反复发作的上腹痛、腹胀及厌油腻，严重者出现脂肪泻以及糖尿病。

### （一）超声诊断标准

不同病理类型的慢性胰腺炎有不同特征的声像图表现。

（1）病情早期或急性发作期胰腺轻度肿大或局限性肿大，但不如急性炎症明显，其中局限性肿大者称局限性胰腺炎。约50%的病例胰腺大小正常，少数病例至病情后期，胰腺萎缩而较难显示。

（2）胰腺形态僵硬、轮廓不清，边缘不规整，与周围组织的界限不清，是慢性胰腺炎的重要超声表现。

（3）胰腺实质回声增强，分布不均匀，可见点状、条状高回声带，系纤维化病变所致。胰实质内钙化或小结石，表现点状、簇状或斑片状高回声团，可伴有声影（图12－5，图12－6）。

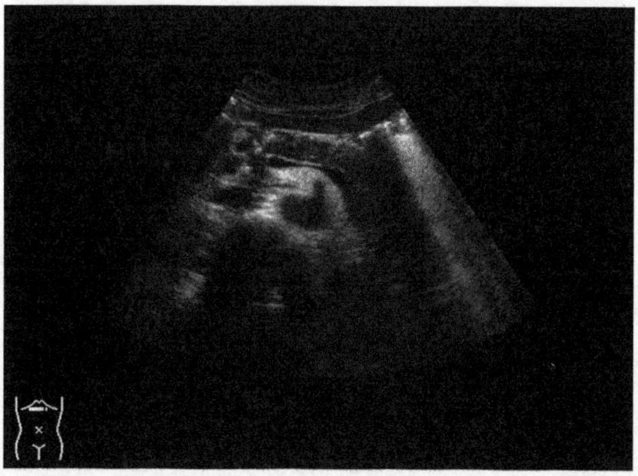

图12－5　超声检查发现胰头多发强光斑，提示为慢性胰腺炎伴胰头多发钙化斑

（4）主胰管不规则扩张，管径粗细不均，走行扭曲或呈串珠状（图 12－7）。主胰管内结石，常为多发，呈圆形或弧形强光团伴有声影（图 12－8），对慢性胰腺炎有确诊价值。

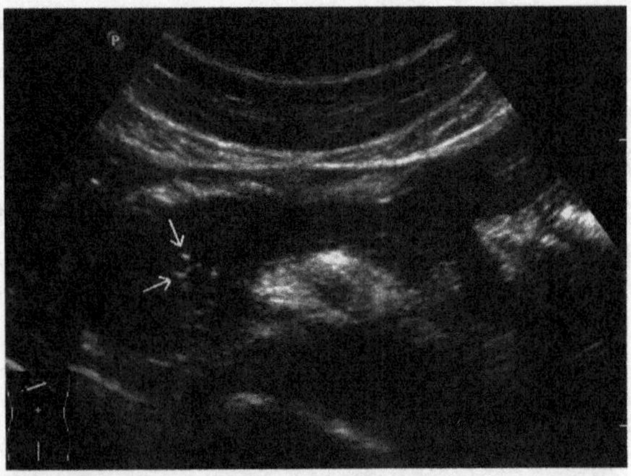

**图 12－6　慢性胰腺炎，超声检查示胰头局限性肿大，内见多个细小强光斑**

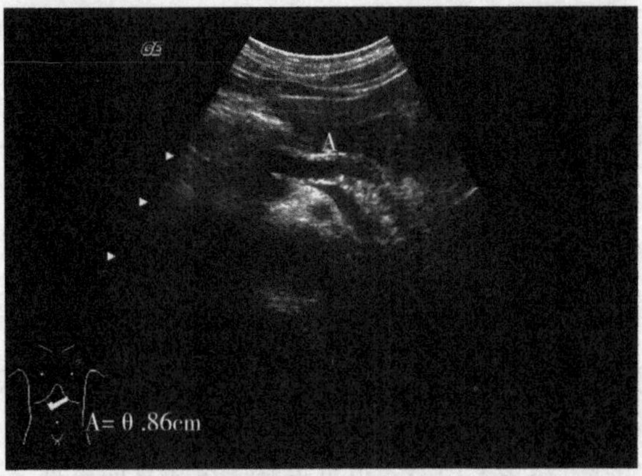


**图 12－7　胰腺萎缩伴主胰管扩张，胰尾后缘回声呈高回声光斑**

主胰管内径 A＝0. 86cm

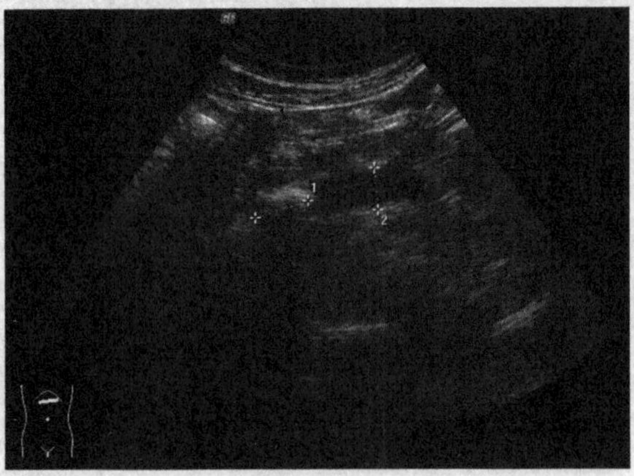

**图 12－8　胰腺外形增大，胰颈部胰管内结石伴扩张**

（5）胰腺炎症局部或周围出现无回声区，囊壁较厚而不规则，边界模糊，囊内可见弱回声，提示胰腺假性囊肿的形成。

（二）鉴别诊断

1. 慢性胰腺炎与全胰腺癌不难鉴别　胰腺癌时肿块多为恶性肿瘤超声表现：①胰腺形态变化显著，呈膨胀性生长状态，并向周围浸润。②后方回声衰减明显。③周边器官移位。④胰周淋巴结肿大。⑤周围血管受压或被侵犯。慢性胰腺炎多伴胰腺钙化通常无浸润侵犯周围结构表现。

2. 慢性局限性胰腺炎与胰腺癌鉴别　较难，需结合多种影像学检查，近来超声造影技术已经有较高鉴别诊断价值，但必要时仍需超声导向穿刺活检。

## 三、慢性局限性胰腺炎

慢性局限性胰腺炎是胰腺炎中少见的病理形态学改变，即为胰腺局限性炎症性肿大，形成肿块。并可累及胆管，病分患者可出现黄疸，从临床和各种影像学上均易误诊为肿瘤，故又称肿块性胰腺炎。

声像图表现：肿块好发于胰头部，少见于胰尾部，表现为局部轻度肿大，肿块边界欠清晰（图 12－9，图 12－10）。内部回声与慢性胰腺炎所处病期有关，若系慢性胰腺炎急性发作引起者，以相对均匀的弱回声型多见，若由胰腺局部纤维化所致，以不均匀分布的粗斑点状强回声型多见。胰管可有不同程度扩张，追踪胰管可发现狭窄的胰管穿入肿块，称“胰管穿通”征，是区别胰腺癌的特征性表现。肿块透声较好，后方无衰减现象。部分病例胆总管呈轻度扩张，典型时下段显示为狭窄状穿入肿块内。

超声造影：见肿块在增强和消退均与胰腺实质相一致，是肿块性胰腺炎的诊断要点之一。

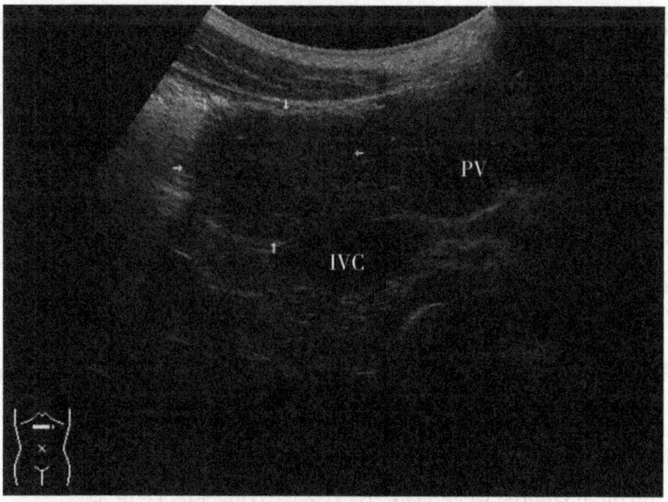


**图 12－9　胰头部局限性胰腺炎（白色箭头所示）**

IVC：下腔静脉；PV：门静脉

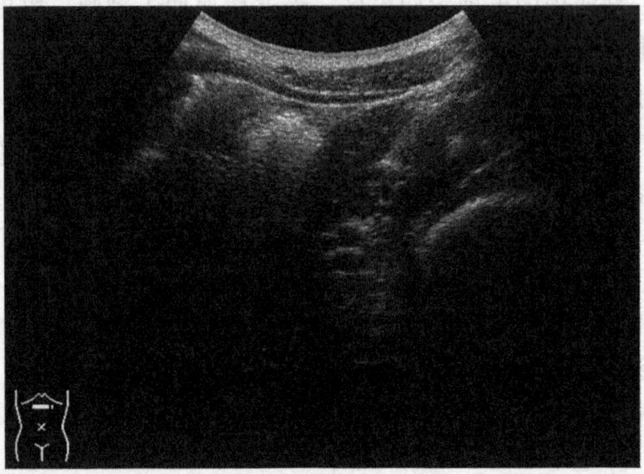

图 12－10　同上病例，行超声引导穿刺活检后病理证实为胰腺炎

## 四、自身免疫性胰腺炎

自身免疫性胰腺炎（autoimmune pancreatitis，AIP）是由自身免疫炎症介导，以血清 IgG4 水平增高，胰腺肿大和胰管不规则狭窄为特征的一种特殊类型的慢性胰腺炎。

最早由 Sarles 等于 1961 年首次报道病例，1995 年日本的 Yoshida 等首次提出自身免疫性胰腺炎（AIP）的概念，是慢性胰腺炎的一种独立分型。其发病机制尚不清楚，可能与自身免疫性疾病相关，又称为自身免疫相关性胰腺炎。目前国外文献报道，AIP 发病率不超过慢性胰腺炎的 6.6%，平均发病年龄分别是 62.2（32～76）岁和 56（14～77）岁，国内文献报道较少。

AIP 的大体病理学特征为弥漫性变硬和致密性增大，炎症可累及整个胰腺，也可局限于胰腺的一部分，以胰头多见。本病可累及胆管系统，通常导致其远端的狭窄和炎症，类似原发性硬化性胆管炎，因此，自身免疫性胰腺炎主要表现为梗阻性黄疸、胰腺弥漫性增大、纤维化伴淋巴浆细胞浸润和主胰管不规则狭窄，其次为轻度腹痛、体重下降以及老年新近发生的糖尿病等，一般无胰腺炎发作。本病除胰腺病变外，可伴有胰外表现，合并其他自身免疫性疾病。

虽 AIP 有其自身临床表现、影像学、血清学和组织学特点，但因缺乏特异性指标，目前尚无统一的全球公认诊断标准。普遍认为血清 IgG4 增高对诊断有重要意义。

### （一）超声诊断标准

（1）典型的 AIP 的超声表现为胰腺弥漫性增大，回声减低呈“腊肠样”（图 12－11 至图 12－13），部分病例病变可局限，多见胰头部，主胰管不规则狭窄。

（2）胰腺实质及胰管内极少出现钙化、结石。

（3）60% 以上病例伴有胰腺段胆管狭窄改变，引起梗阻性黄疸。

（4）较少出现胰腺周围积液甚至假性囊肿。

（5）多数病例无胆囊结石及饮酒史等胰腺炎诱因。

对不典型 AIP 可行穿刺活检取得病理依据，还可行激素试验性治疗，如激素治疗有效应考虑本病。

典型超声表现+穿刺病理+血清学 IgG4+激素治疗有效即可诊断。

## （二）鉴别诊断

AIP 与胰腺癌鉴别要点：①AIP 主胰管不规则狭窄，胰腺癌多为胰管在肿块处截断，远端胰管明显扩张；②AIP 胰腺实质肿大明显，胰腺癌除肿块处胰腺大外，近肿块远端胰腺实质萎缩；③AIP 一般不侵犯胰周大血管。周围淋巴结肿大情况不如胰腺癌多见。

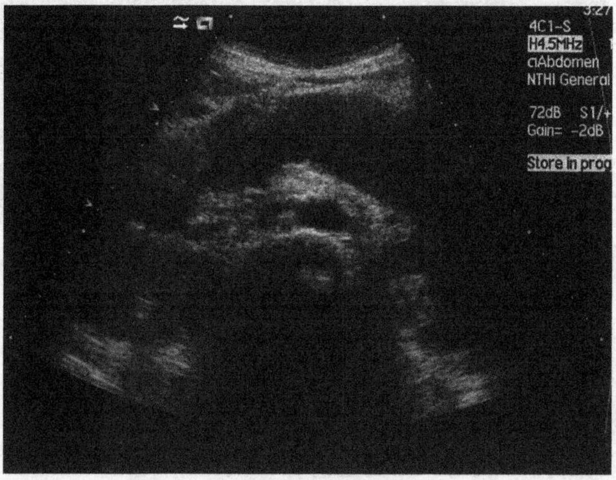


**图 12-11　女，64 岁，腹部不适，皮肤瘙痒入院，超声发现胰腺弥漫性大伴回声减低，边界尚清，周围未见明显液性暗区**

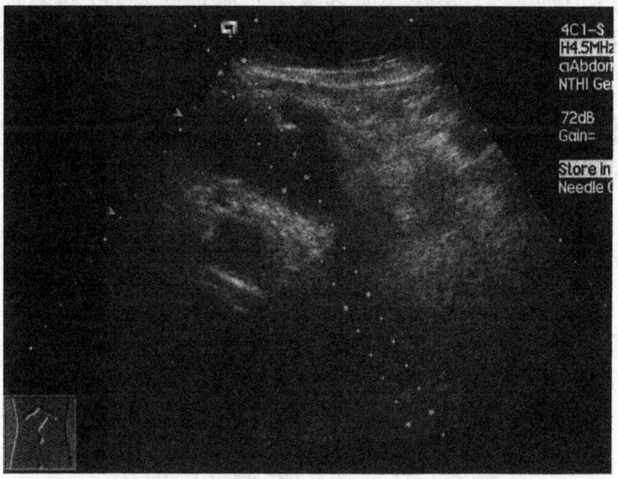


**图 12-12　同上病例，血清 CA19-9 增高，为明确诊断，行超声引导穿刺活检，病理报告为胰腺纤维组织增生伴淋巴细胞浸润，形态符合自身免疫性胰腺炎诊断**

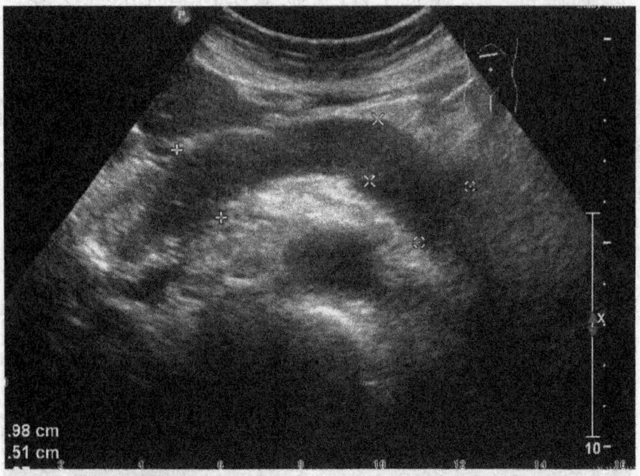


图 12－13 同上病例，激素治疗后 2 个月，胰腺肿胀程度明显减轻

附：

（一）美国 MayoC linic 医院的 AIP 诊断标准

（1）可明确诊断的组织学特征。

（2）特征性的胰腺 CT 和胰管影像及血清 IgG4 水平升高。

（3）激素治疗有效。≥1 条标准者即获确诊。

（二）亚洲标准（日本、韩国在 2008 年推出）

1. 影像学（2 条必备） ①胰腺实质影像学：腺体弥漫性/局限性/局灶性增大，有时伴有包块和（或）低密度边缘。②胰胆管影像学：弥漫性/局限性/局灶性胰管狭窄，常伴有胆管狭窄。

2. 血清学（可仅具备 1 条） ①血清高水平 IgG 或 IgG4。②其他自身抗体阳性。

3. 组织学 胰腺病变部位活检示淋巴浆细胞浸润伴纤维化，有大量 IgG4 阳性细胞浸润。

其中 2 条影像学为必备条件，血清学和组织学可仅具备其一：手术切除的胰腺标本组织学表现为 LPSP 时，也可做出 AIP 诊断。

4. 可选择的标准 对激素治疗的反应。

（彭于东）

## 第四节 胰腺囊性病变

胰腺囊肿是由多种原因所致的胰腺囊性病变，可分为真性囊肿和假性囊肿两类。真性胰腺囊肿少见，包括先天性囊肿和潴留性囊肿。假性囊肿较真性囊肿多见，多在胰腺炎症之后发生，囊肿为胰周组织包裹渗出液和胰液而成，体积较大，多有明显的临床症状。

### 一、真性囊肿

胰腺真性囊肿是指原发性或继发于胰腺组织本身的胰腺囊性肿块，一般较小，囊壁来自腺管或腺泡上皮组织。其区别于假性囊肿的最主要的特点为真性囊肿囊壁内覆盖有上皮细胞，而假性囊肿则无上皮细胞覆盖。真性囊肿分为以下几种。

1. 先天性囊肿　又称先天性多囊胰，因胰腺导管、腺泡发育异常所致，多见于小儿，与遗传因素有关。超声显示胰腺实质内单个或多发的圆形或椭圆形无回声区，边界清晰，后壁回声增强。因囊肿较小，多发密集的小囊肿往往不能显示其液性囊腔，仅表现为胰腺实质回声明显增强而不均匀。如胰腺呈多囊结构，并显示有多囊肝或多囊肾时则有助于先天性多囊胰的诊断。先天性多囊胰极少见。

2. 后天性囊肿

(1) 潴留性囊肿：为较常见的真性囊肿，由于胰腺炎症、胰管狭窄或阻塞引起胰液潴留而形成。超声显示胰腺实质内无回声暗区，多为单发，体积不大，位于主胰管附近的胰实质内。有时可见暗区与扩张的胰管相通。如出现慢性胰腺炎的超声图像则有助于本病的诊断(图12－14，图12－15)。

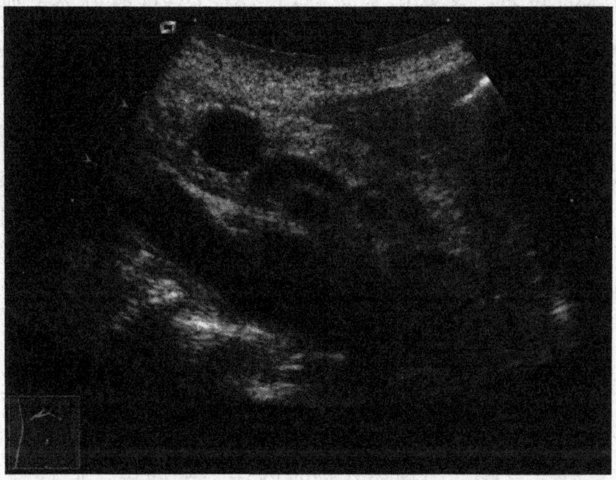

图12－14　胰头部囊肿

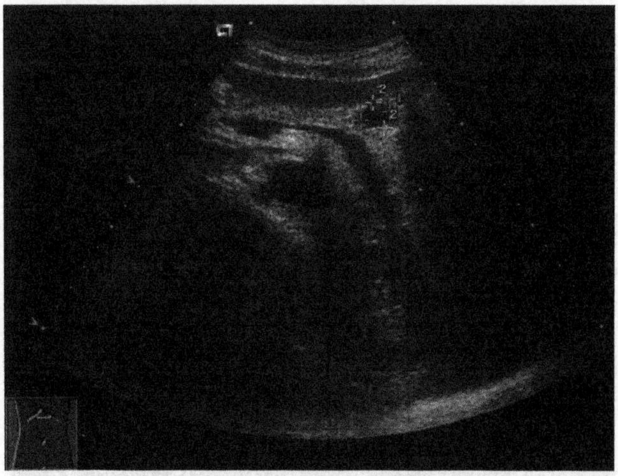

图12－15　胰体尾部囊肿

（2）增殖性囊肿：包括胰腺囊腺瘤、囊腺癌。超声图像见本节的囊腺瘤和囊腺癌。

（3）寄生虫性囊肿：主要为发生于胰腺的包虫囊肿。本病由于吞食细粒棘球绦虫卵引起的一种疾病，多发生于肝，偶见于胰腺。超声显示囊肿呈圆形、壁厚、回声增强，内为无回声区，如有子囊或头节可见囊壁有高回声突起或囊中的高回声团。

鉴别诊断

（1）与胰周血管断面鉴别，应用彩色多普勒可加以鉴别。

（2）与假性囊肿鉴别，假性囊肿多在胰腺炎病史后出现，且囊肿较大，形态不规则，囊腔内可见絮状坏死组织回声。

## 二、假性囊肿

胰腺假性囊肿是继发于急、慢性胰腺炎、胰腺外伤或胰腺手术后。因囊壁本身无上皮细胞故称假性囊肿。系由于胰液、渗出液和血液等的聚积，刺激周围组织，继而纤维组织增生包裹形成，多位于胰腺的周围，少数位于胰内，一般较真性囊肿大。临床特点有急性胰腺炎、慢性胰腺炎或上腹部外伤史，上腹痛、腹胀以及上腹部可触及囊性包块。

### （一）超声诊断标准

胰腺或胰周部位探及圆形、椭圆形或不规则形无回声区，早期因囊壁不成熟，其边缘显示模糊或不完整，以后囊壁增厚至数毫米，囊壁强回声清晰规整。一般囊肿体积较大，与胰腺关系密切。彩色多普勒显示囊腔内无血流信号（图 12 – 16）。有坏死组织或继发感染者囊内可探及絮状低回声团块（图 12 – 17）。囊肿随体积增大可压迫及挤压周围器官，引起相应临床症状及超声表现。假性囊肿自发性破裂时，患者突然腹痛，超声显示囊肿变小，壁不完整及腹水。

### （二）鉴别诊断

胰腺假性囊肿多数为急慢性胰腺炎的并发症之一，结合临床病史可以与真性囊肿区别。与真性囊肿相比假性囊肿壁较厚，出现坏死物时内伴杂乱回声，假性囊肿多凸向胰腺外周，并伴有胰腺实质回声改变。胰尾部的假性囊肿可以通过呼吸运动与脾囊肿及肾上极囊肿鉴别。

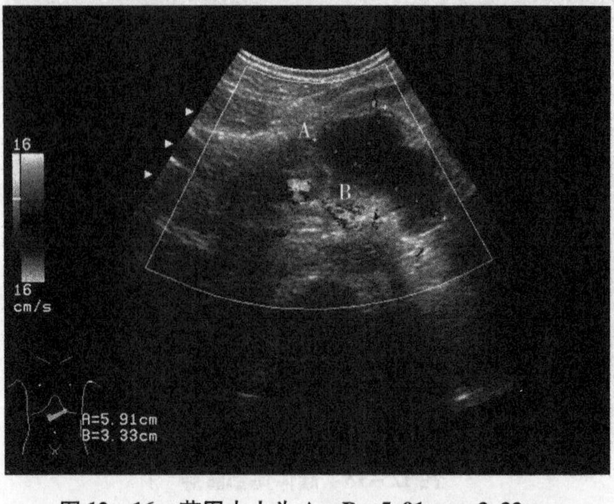


图 12 – 16　范围大小为 A × B = 5.91cm × 3.33cm

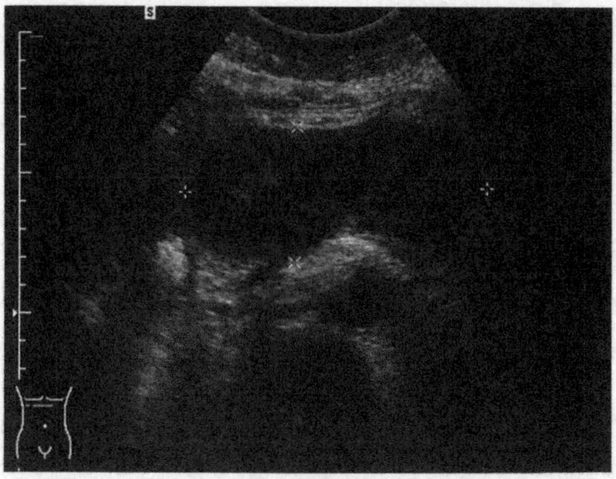


图 12－17　胰腺假性囊肿伴坏死组织

## 三、囊腺瘤与囊腺癌

胰腺囊腺瘤为发生于胰腺组织的囊性肿瘤。根据 1978 年 Compagno 提出的病理分型，可分为浆液性囊腺瘤和黏液性囊腺瘤。目前仍不能确定囊腺瘤的起源，但多数学者认为来源于胰腺导管上皮囊性增生。肿瘤生长较慢，多见于女性，早期临床症状多不典型，仅有轻微的右上腹痛和消化道症状，易被忽略。肿瘤较大，引起压迫症状或体检时才被发现。

1. 浆液性囊腺瘤　属于良性，肿瘤由多数内含浆液微小囊组成或大小囊混杂，可有中央星形瘢痕。小囊内衬以单层扁平上皮，不分泌黏液，肿瘤有完整的包膜，表面平滑，囊内不形成乳头，无恶变倾向。

2. 黏液性囊腺瘤　由较大的单房和多房囊肿组成，囊壁厚薄不均，内衬以高柱状上皮，分泌黏液，各囊间为纤维结缔组织形成间隔，厚薄不一，内壁可见乳头状结节突起。有恶变成为囊腺癌的倾向。胰腺囊腺瘤的囊腔与胰管不通，囊液中淀粉酶含量不高。

3. 黏液性囊腺癌　较为罕见，呈多囊腔，囊壁细胞呈柱状或乳头状生长，伸到腔内，甚至充满囊腔。可向肝内转移。一般认为，囊腺癌由囊腺瘤转变而来。

### （一）超声诊断标准

1. 浆液性囊腺瘤　肿瘤呈圆形，边缘平滑，境界清晰，内部为无数大小不等的无回声小囊，组成密集蜂窝状结构，有时因多数囊肿微小超声表现为类似实质性肿块的高回声或低回声灶（图 12－18A，图 12－18B），但后方回声增强为其特征。

2. 黏液性囊腺瘤　肿块呈类圆形或分叶状，包膜完整，囊壁轮廓清晰。内呈多房囊性结构，囊腔可大于 2cm，可有较厚的强回声分隔带（图 12－19A），囊壁较厚，内壁欠平整，可有乳头状结构向腔内突起。超声造影显示乳头状突起和分隔回声带可见造影剂增强（图 12－19B）。

3. 胰腺囊腺癌　影像学和术中肉眼所见均很难与胰腺囊腺瘤相鉴别，只能根据病理检查而确诊。但可见恶性肿瘤间接征象：①二维超声，显示肿块囊壁实性成分较多或小乳头状形态不规则（图 12－20A），囊壁有模糊残缺的浸润性特征，进一步发现周围淋巴结转移和肝转移征象则有诊断价值（图 12－20B）。②彩色多普勒超声，囊腺癌内血供丰富，易检出血流信号（图 12－21），如肿瘤侵犯周围血管，出现相应的超声表现。

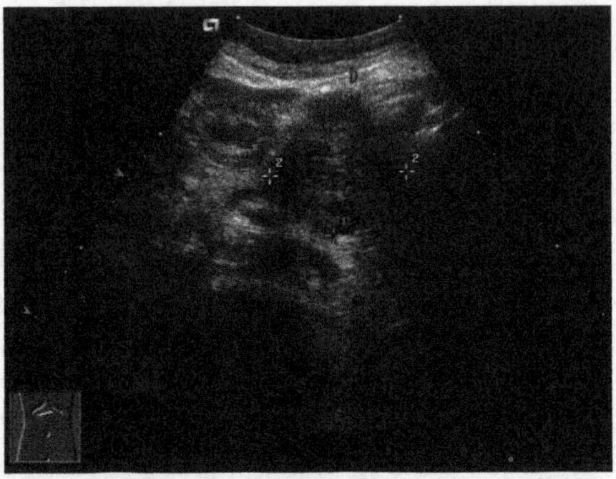

图 12－18A　超声检查示胰腺体部一类圆形囊实性占位，内可见多个无回声小囊，呈蜂窝状。超声诊断为胰腺囊实性占位

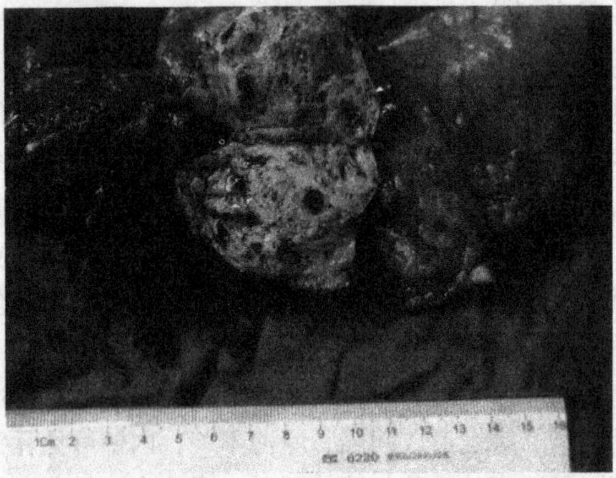

图 12－18B　术中切开肿瘤可见纤维成分构成的蜂窝状结构，囊腔较小。术后病理证实为浆液性囊腺瘤

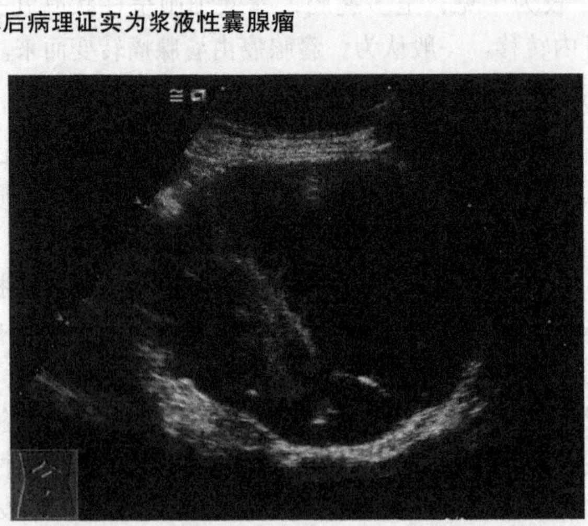

图 12－19A　女，45 岁，左上腹胀痛半年，超声检查发现胰腺尾部囊性占位伴分隔，分隔回声较强。超声诊断为胰尾部囊性占位，首先考虑黏液性囊腺瘤

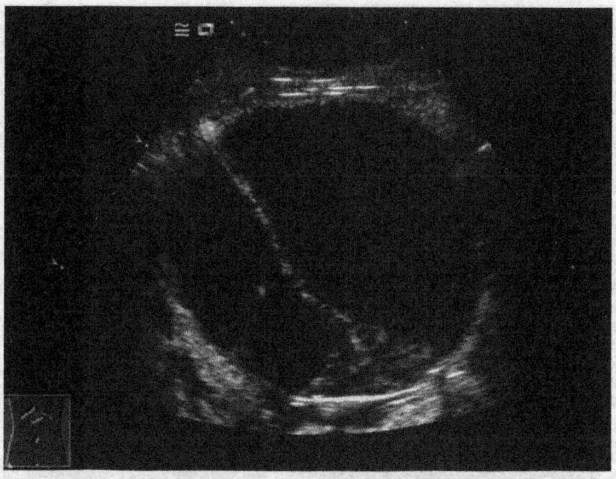

图 12－19B　超声造影显示囊内分隔造影剂增强，分隔旁絮状回声无增强易考虑坏死物。手术病理证实为胰腺黏液性囊腺瘤

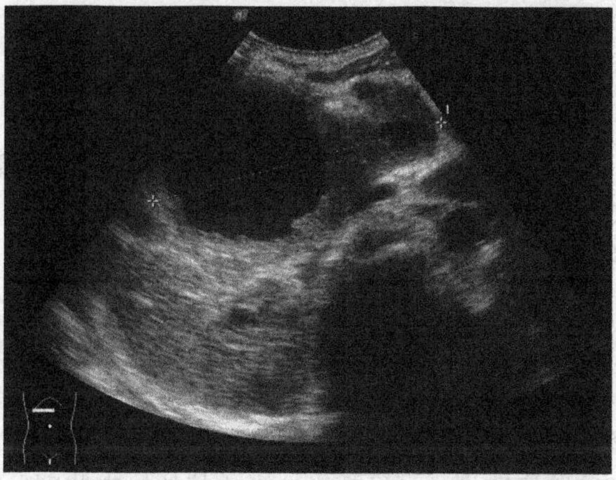

图 12－20A　男，53 岁，腹胀伴黄疸，超声检查示胰头部巨大囊实性占位，囊壁不规则增厚伴主胰管扩张。病理证实为黏液性囊腺癌

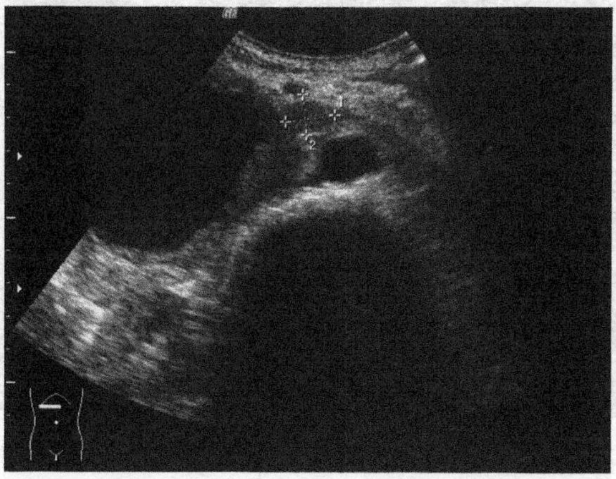

图 12－20B　腹主动脉旁淋巴结肿大，提示囊腺癌伴淋巴结转移

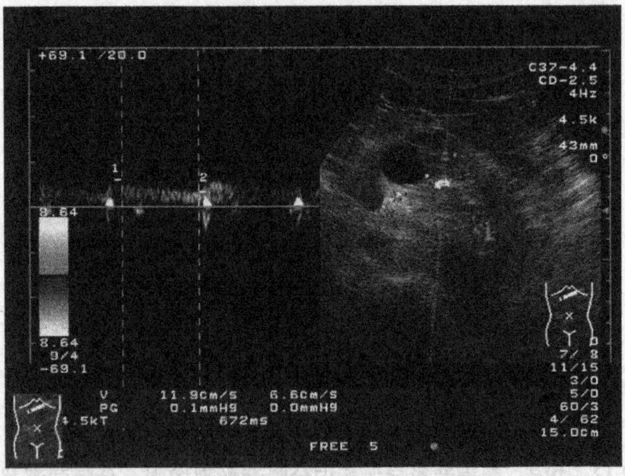


图 12－21　彩色多普勒显示胰腺囊腺瘤内探及动脉频谱

## （二）鉴别诊断

1. 胰腺癌　主要与浆液性囊腺瘤鉴别，前者内部为实性低回声，后方回声衰减明显，常伴胰管扩张，肿块内几乎无血流信号。

2. 胰腺假性囊肿　主要与黏液性囊腺瘤鉴别，假性囊肿囊壁内部无乳头状突起，有胰腺炎或胰腺外伤的病史。

3. 胰岛素瘤　有明确的低血糖病史，肿瘤较小，圆形实性肿物，内部血流丰富，较容易鉴别。

4. 囊腺瘤　病灶整体回声表现可随病灶大小及囊实性成分比例变化而变化，但典型病例均可见囊实性成分，黏液性囊腺瘤囊腔多数较大，易与其他肿瘤鉴别，少数浆液性囊腺瘤病例因囊腔很小，呈实体样回声（图 12－22 至图 12－24），易误诊为囊实性假乳头状瘤或胰腺内分泌瘤，并需与胰腺癌鉴别，可行超声造影或其他检查鉴别。

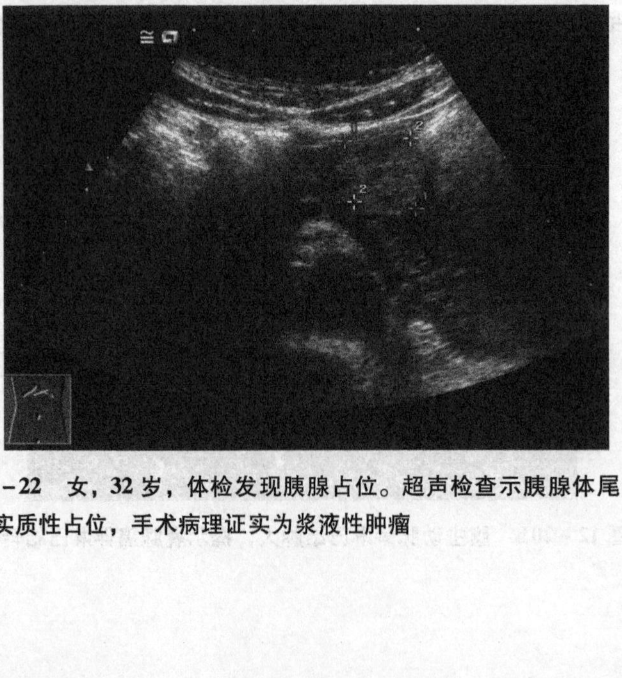

图 12－22　女，32 岁，体检发现胰腺占位。超声检查示胰腺体尾部一圆形实质性占位，手术病理证实为浆液性肿瘤

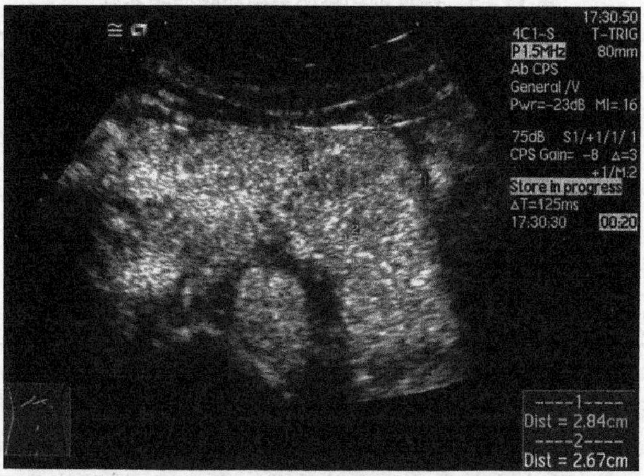


**图 12-23　同一病例，超声造影动脉期 20s，肿瘤增强，与周围正常胰腺实质回声相近**

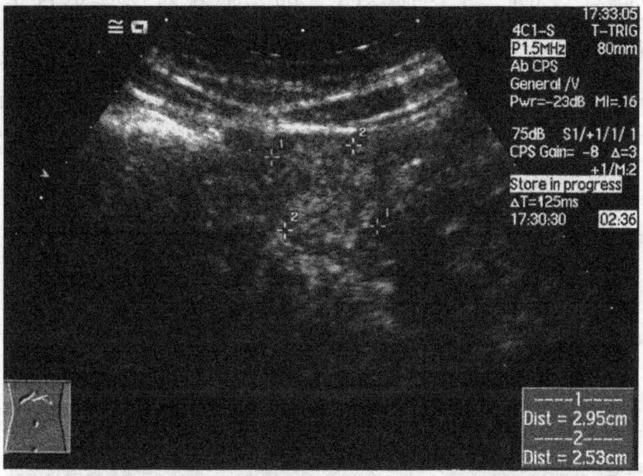


**图 12-24　同一病例，超声造影动脉期 2.5min，肿瘤仍呈高回声，略高于周围正常胰腺实质回声**

（潘虹霞）

# 第五节　胰腺实性占位性病变

## 一、胰腺内分泌肿瘤

胰腺内分泌肿瘤占胰腺肿瘤的 1% ~2%，分为功能性和无功能性两大类。

功能性胰腺内分泌肿瘤是一组具有内分泌功能的肿瘤，肿瘤细胞可起源于胰岛内的内分泌细胞，亦可起源于胰腺外的内分泌细胞。包括胰岛素瘤、胃泌素瘤、胰高血糖素瘤、舒血管肠肽瘤、生长抑素瘤和类癌。因分泌不同的肽类激素，临床上出现不同的内分泌紊乱综合征，见表 12-2。

表 12-2 胰岛细胞瘤的类型和临床综合征

| 肿瘤名称 | 分泌激素 | 临床综合征 |
|---|---|---|
| 胰岛素瘤 | 胰岛素 | 低血糖综合征 |
| 胃泌素瘤 | 胃泌素 | 佐林格-埃利森（Zollinger-Ellison）综合征 |
| 胰高血糖素瘤 | 胰高血糖素 | 糖尿病综合征 |
| 舒血管肠肽瘤 | 血管活性肠素 | 致腹泻综合征（Vermer-Morrison） |
| 生长抑素瘤 | 抑生长素 | 抑制综合征 |
| 类癌 | 5-羟色胺等 | 类癌综合征 |

上述功能性胰腺内分泌肿瘤以胰岛素瘤最多见，占胰腺内分泌肿瘤的70%～80%，是由胰岛B细胞生成。99%胰岛素瘤位于胰腺内，约1%位于胰外。绝大部分肿瘤直径<3cm，平均直径在1～2cm。90%肿瘤为单发，10%为多发。约10%的肿瘤为恶性，可发生肝及淋巴结转移，但组织病理学诊断不能确定良、恶性。恶性胰岛素瘤的诊断是依据同时或其后有无出现转移灶来确定。胰岛素瘤由于分泌胰岛素过多而引起患者反复发作性低血糖症。典型临床表现为惠普尔三联征（Whipple三联征），即：①禁食后诱发低血糖症状；②血糖<2.78mmol/L；③口服或静脉注射葡萄糖后症状缓解。95%以上的患者有这些典型表现。

无功能性胰岛细胞瘤因不产生胰岛素，患者常无症状，主要因上腹部发现肿物，或体检偶然被发现，肿瘤多位于胰腺体尾部，缓慢生长，一般体积较大，有完整包膜，多呈球形或分叶状，与胰腺组织分界清晰，可发生不同程度的出血、囊性变或钙化。

### （一）超声诊断标准

1. 胰岛素瘤

（1）显示胰腺实质内的圆形或卵圆形的肿物，形态多较规整，边界清晰，有时可见包膜回声。

（2）肿物内部多呈均匀的低回声或“无回声”，透声好，有时易误诊为囊性（图12-25）。

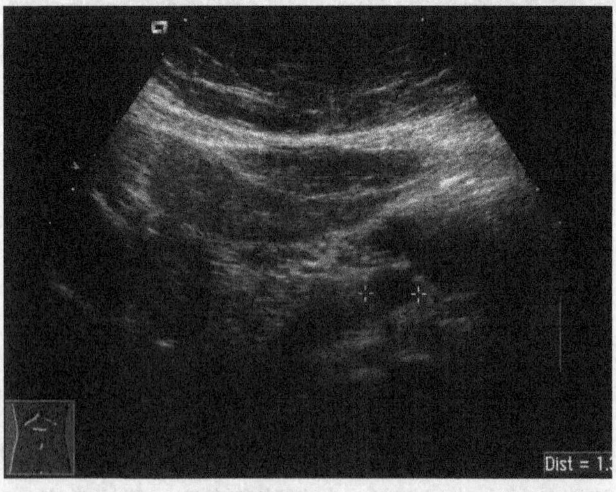

图12-25 女，46岁，阵发性低血糖，检查发现胰体尾交界处“无回声”结节，类似囊肿，边界清晰，大小约1.3cm。超声诊断为胰体尾部胰岛素瘤，经手术病理证实

（3）肿瘤体积较小，体外超声不易显示，内镜超声（EUS）有助于检出病变。

（4）肿瘤内部血流信号丰富，超声造影多为高增强，少数为等增强（图 12－26 至图 12－28）。

（5）恶性胰岛素瘤又称为胰腺神经内分泌癌，体积较大，边界不整，有浸润性生长趋势，并淋巴结和远处器官转移（图 12－29，图 12－30）。

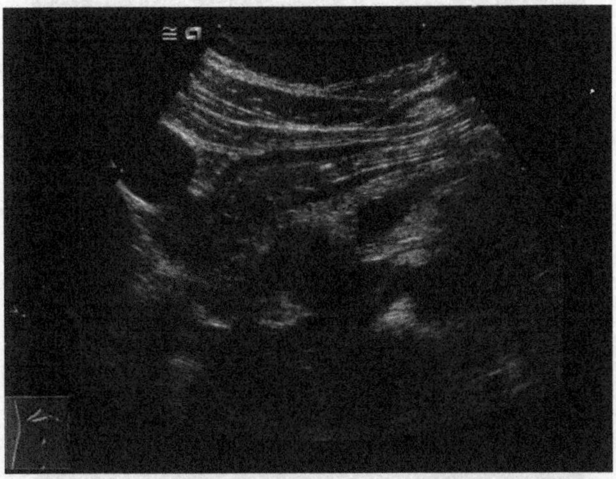

**图 12－26　男，51 岁，反复晨起头晕伴视物模糊，血糖：1.1mmol/L，给予补糖等对症支持治疗 15min 后好转。超声检查示胰颈部低回声占位，形态欠规则，边界尚清，内部回声均匀。超声诊断为胰颈部胰岛素瘤。经术后病理证实**

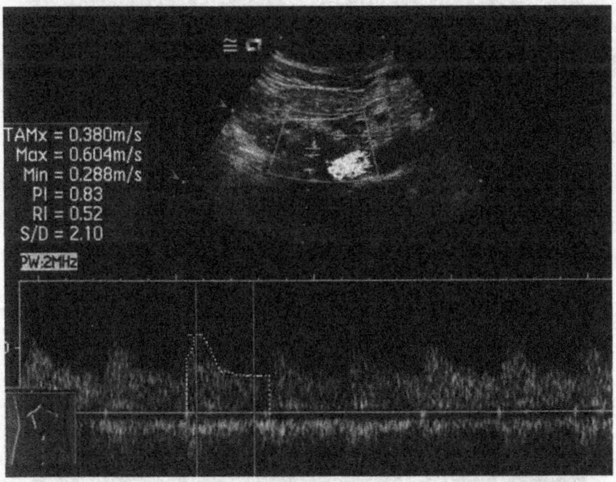


**图 12－27　彩色多普勒显示低回声占位内血供丰富，探及动脉频谱**

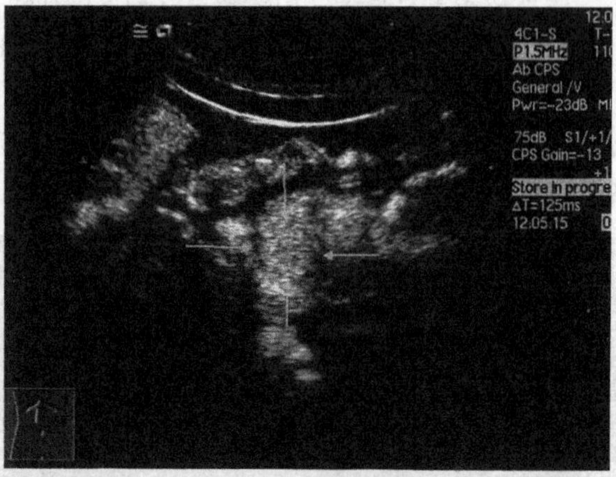


图 12－28　超声造影示病灶动脉期快速整体等增强

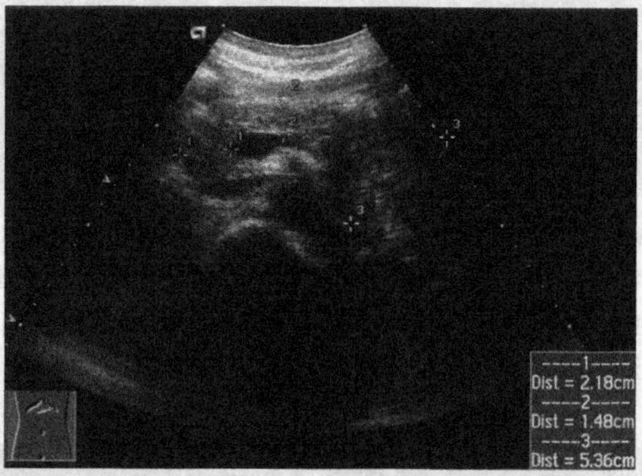


图 12－29　男，48 岁，腰背部隐痛。胰尾部发现偏强回声实质性团块，内回声不均，边界不清，向周围浸润。超声诊断为胰腺占位，恶性肿瘤首先考虑。手术病理证实为胰腺神经内分泌癌

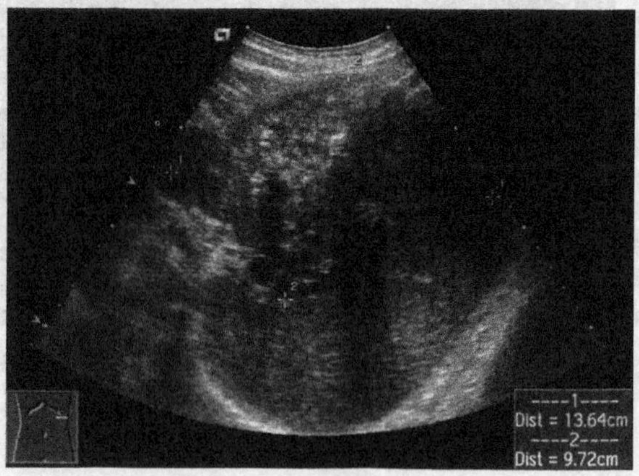


图 12－30　胰尾肿块向脾门部生长，侵犯脾，与脾分界不清

2. 无功能性胰岛细胞瘤　上腹可探及一较大肿物，和胰腺实质不能分开，呈圆形、椭圆形或分叶状，边界清楚、光滑，较小肿块多呈较均匀的低回声，较大肿块内部回声常不均匀，可有钙化，部分呈无回声区，为囊性变所致，彩色多普勒可见肿块内血供丰富。肿块多见于胰体尾部（图 12－31）。

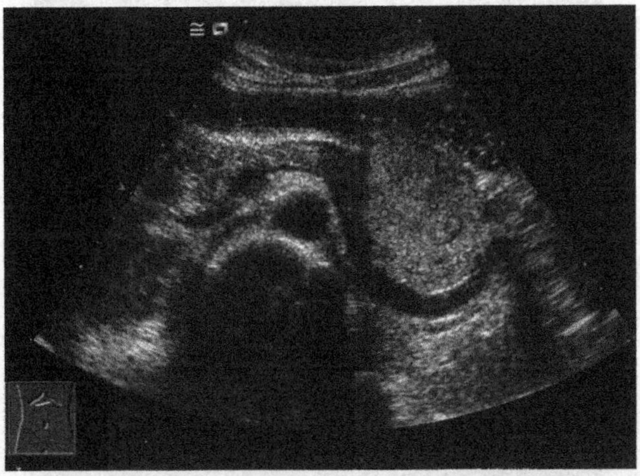

**图 12－31　女，58 岁，体检发现胰腺占位，嘱患者饮水后行超声检查，示胰尾部偏强回声团块，大小约 6.5cm×5.6cm，边界清，内部回声欠均，局部可见细小无回声区。超声诊断为无功能性胰岛细胞瘤，经手术病理证实**

### （二）鉴别诊断

无功能性胰岛细胞瘤与其他胰腺占位性疾病相比，无明显临床症状，多为出现压迫症状就医或常规体检发现。主要需同其他胰腺周围脏器肿瘤鉴别。肿块位于胰尾时，应与胃或左肾肿瘤相鉴别，饮水后观察，可与胃肿瘤相鉴别。脾静脉的走行，是区分肿瘤来源的重要标志。脾静脉前方的肿物，考虑来自胰腺，脾静脉后方的肿物来自左肾或腹膜后。本瘤与胰腺癌易鉴别，胰腺癌生长快，常有肝内转移，伴有恶性征象等。

## 二、实性假乳头状瘤

胰腺实性假乳头状肿瘤是一种少见的低度恶性的上皮性肿瘤。最早由 Frantz 于 1959 年首先报道。占所有胰腺外分泌肿瘤的 0.2%～2.7%。主要以年轻女性（15～35 岁）为主，但也可发生于老年妇女和男性患者。

实性假乳头状肿瘤同时具有实性和乳头状两种组织学结构特点，被认为是一种交界性、具有低度恶性的肿瘤。多数患者预后良好，极少数病例发生局部浸润、复发或转移。

### （一）超声诊断标准

胰腺实质内探及圆形或类圆形肿物，边界清晰，包膜光滑，内部回声随其囊实性成分比例不同而改变，分为囊性为主型、实性为主型、混合型。以实性为主型多见，呈均匀或不均匀分布可伴有小的囊性成分（图 12－32，图 12－33）。彩色多普勒于肿块周边或实性部分可探及稀疏的血流信号，部分可测及动脉及静脉频谱（图 12－34A，图 12－34B）。超声造影时动脉期多可见肿块内造影剂不均匀充填（图 12－34C）。

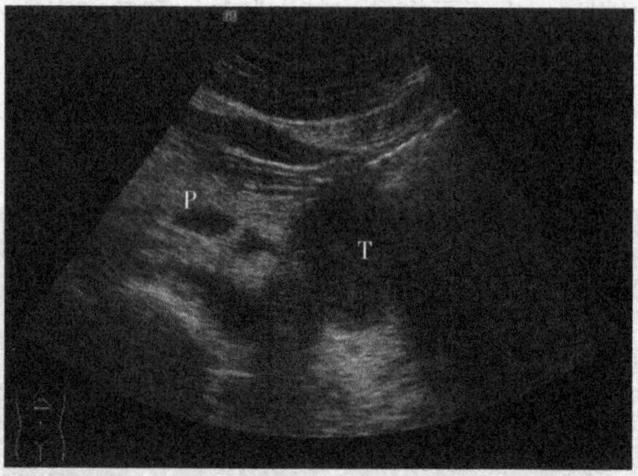


**图 12－32　胰腺体尾部低回声团块，边界清，内部回声欠均，超声诊断为胰腺体尾部占位。手术病理为胰腺实性假乳头状瘤**

P：胰腺；T：肿块

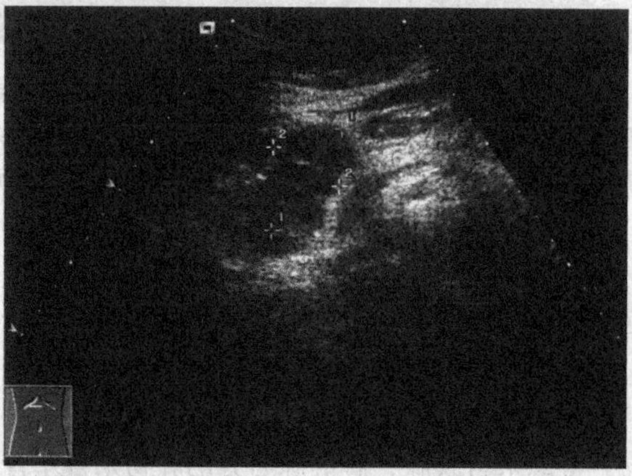

**图 12－33　胰头部一椭圆形低回声团块，边界清，内回声不均，超声诊断为胰头部占位。手术病理为实性假乳头状瘤**

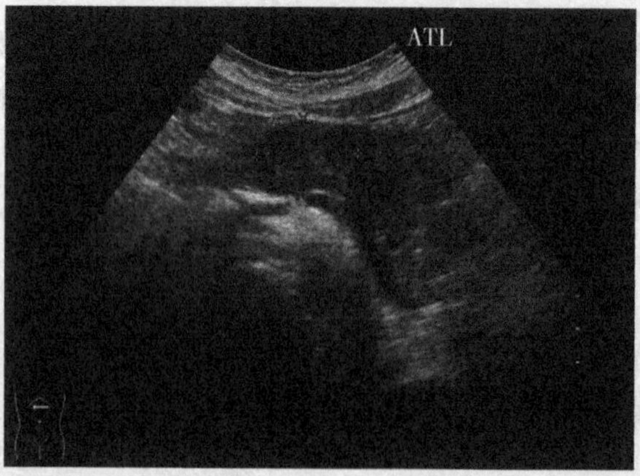


**图 12－34A　胰腺体部等回声团块，边界尚清，内回声欠均匀，超声诊断为胰腺体部良性占位。手术病理为实性假乳头状瘤**

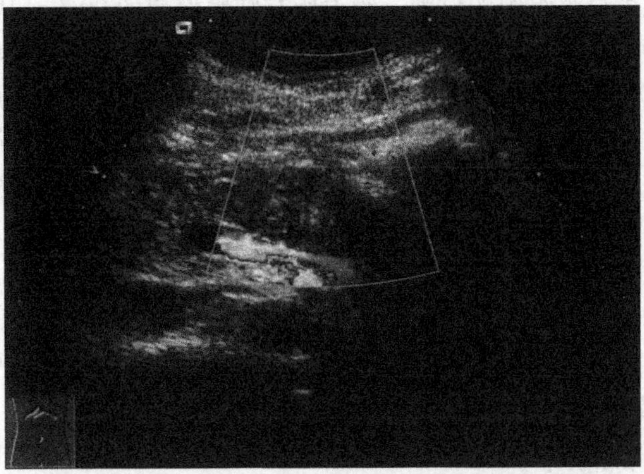

图 12－34B 彩色多普勒示肿块内探及少量血流信号

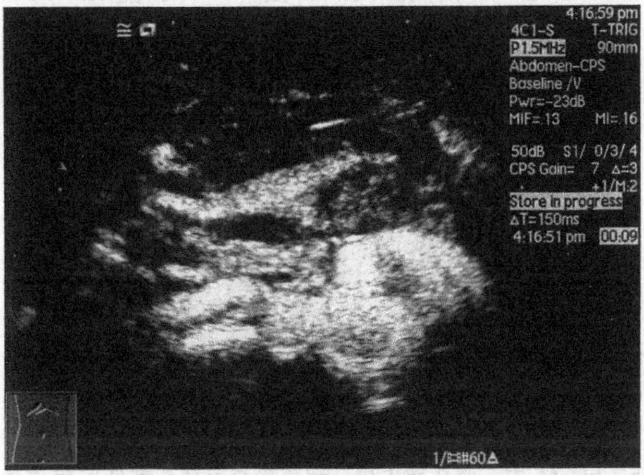


图 12－34C 超声造影示肿块动脉期增强，略低于周围胰腺实质

（二）鉴别诊断

1. 与胰腺浆液性囊腺瘤较难鉴别　实性假乳头状瘤肿块内实性成分较多，仅在局部可见无回声区，一般无囊腺瘤特征性蜂窝状囊性暗区。

2. 与胰腺神经内分泌肿瘤鉴别　结合临床症状可以与胰岛素瘤相鉴别，但与无功能性胰岛细胞瘤较难鉴别，需行穿刺活检。

3. 与胰腺癌易鉴别　实性假乳头状瘤肿块形态多为圆形或类圆形，边界清晰，有包膜，不伴有浸润性生长改变。

## 三、胰腺癌

胰腺癌是胰腺最常见的恶性肿瘤，肿瘤细胞大多来自胰管上皮，部分是由胰腺腺泡细胞发生的腺泡细胞癌和胰岛细胞发生的胰岛细胞癌，近年来发病率有增高的趋势。胰腺癌好发于胰头部，约占3/4，体尾部约占1/4。胰腺癌多数呈局限性实性肿块，大者常可突出于胰腺表面，小的可完全埋在胰腺组织内。少数侵及全胰，呈弥漫型或多结节型。通常所指的胰腺癌是指发生在胰腺外分泌组织的癌肿，约占所有胰腺癌症的90%。从大体观，胰腺癌为实质性，质硬，切面灰白色，由于癌细胞呈浸润生长，伴有纤维组织增生，其边界不清。

胰腺癌的早期症状不明显，可表现为轻微上腹痛和消化不良，其后可出现腹痛、体重减轻、黄疸以及顽固性腰背疼痛等症状，有时可触及肿块或肿大的胆囊，大部分胰腺癌发现时已经到了晚期，出现腹胀、腹水等。胰体、尾癌的症状较胰头癌更为隐蔽。

目前普遍认为胰腺发现肿块伴有肿瘤标记物CA19－9异常升高者就应强烈怀疑胰腺癌，进行进一步影像学检查。

胰腺癌的转移途径主要是直接浸润，此外还常伴有淋巴结的转移。血行转移主要经门静脉转移，并可形成门静脉内癌栓，肝转移的发生率最高，其次为腹膜、肺、肾上腺。

（一）超声诊断标准

常规二维及多普勒超声：

（1）胰腺内肿物是诊断胰腺癌的最直接的依据，显示为不规则或分叶状的团块，轮廓及边界不整或不清，呈“蟹足”样向周围浸润（图12－35，图12－36）。

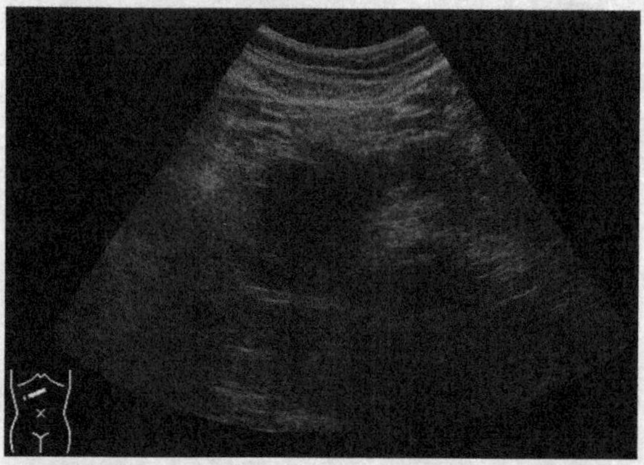

图12－35　男，65岁，胰头部占位，超声检查示胰头部低回声占位，边界不清，形态不规则，呈浸润性生长。超声诊断为胰头癌，手术病理证实

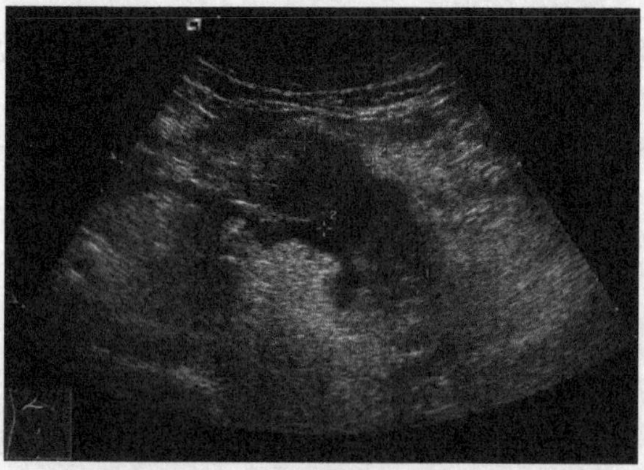

图12－36　男，61岁，体检发现胰腺占位，图示胰体尾部低回声团块，形态不规则，胰腺包膜不光整。病理证实：胰腺癌

（2）多数在肿块相应部位显示胰腺局限性肿大，膨出，全胰腺癌者胰腺呈弥漫性增大而形态失常。

（3）较小肿瘤多为均匀低回声，或仅有少许散在光点，后方回声衰减不明显（图 12－37A）。较大的肿块，因伴有坏死、出血等改变，在低回声内出现粗大不均的强回声斑点，多伴后方回声衰减。偶见坏死液化形成无回声区。

（4）胰管扩张，是胰腺癌的重要征象。胰头癌和胰体癌，胰管不同程度均匀扩张，内壁平滑，并可显示自梗阻段至胰尾（图 12－37B，图 12－38）；发生于胰管上皮的肿瘤，首先引起胰管扩张，典型时可见胰管内中等回声肿瘤；胰尾癌主胰管多不扩张。发生在胰腺钩突部的肿瘤一般不累及胰管、胆管，易导致漏诊。

（5）胰头癌或肿大的淋巴结浸润或压迫胆总管，引起梗阻以上的胆管扩张，胆囊肿大。超声可见扩张的胆总管中断于胰腺的低回声肿物内。

（6）周围血管的压迫和浸润：肿瘤附近的血管被推移、挤压、变形，或管腔内实性回声，或被肿瘤包绕（图 12－39，图 12－40A）。

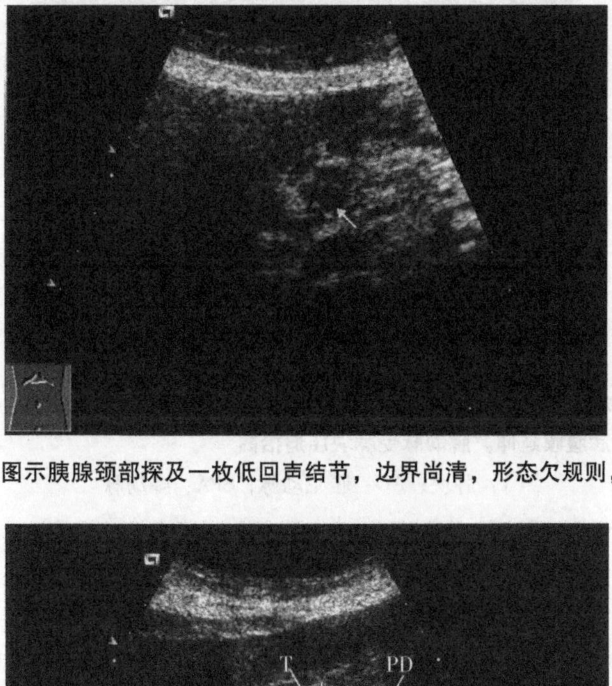

**图 12－37A　图示胰腺颈部探及一枚低回声结节，边界尚清，形态欠规则，后方无衰减**

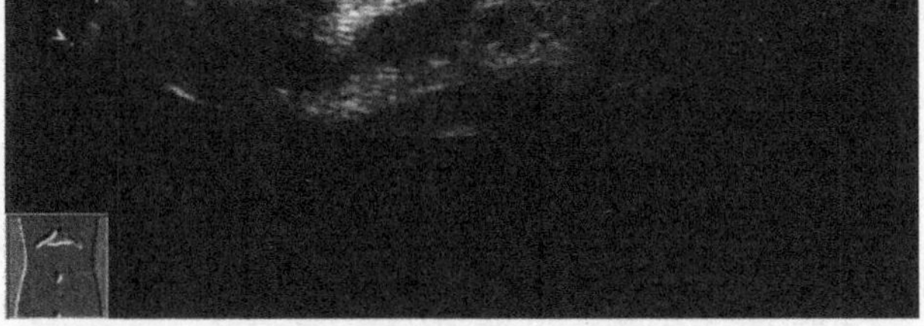


**图 12－37B　超声检查示此低回声结节，与主胰管关系紧密，主胰管轻度扩张。超声诊断为胰腺癌，经手术病理证实**

T：低回声结节；PD：主胰管

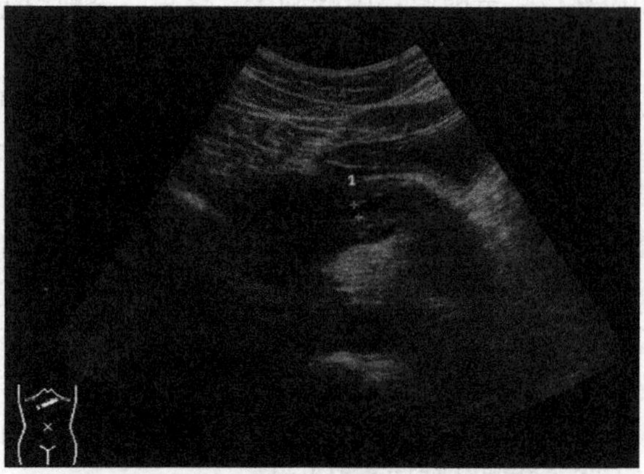

图 12－38　胰头部占位，肿块致主胰管扩张

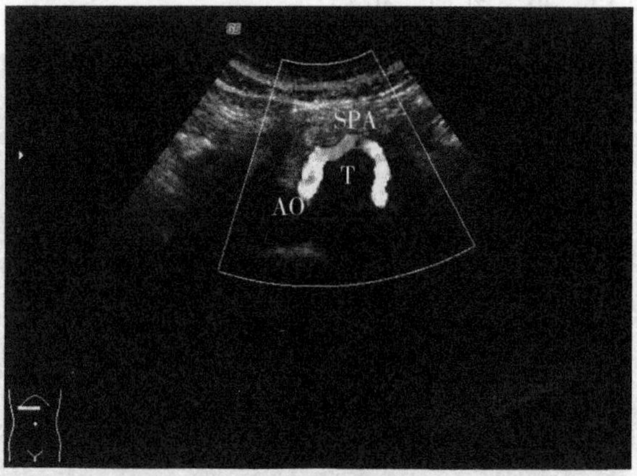


图 12－39　男，66 岁，胰腺癌伴转移，超声检查示胰体尾部占位向深部后腹膜延伸，脾动脉受肿块压迫抬高

T：肿块；AO：腹主动脉；SPA：脾动脉

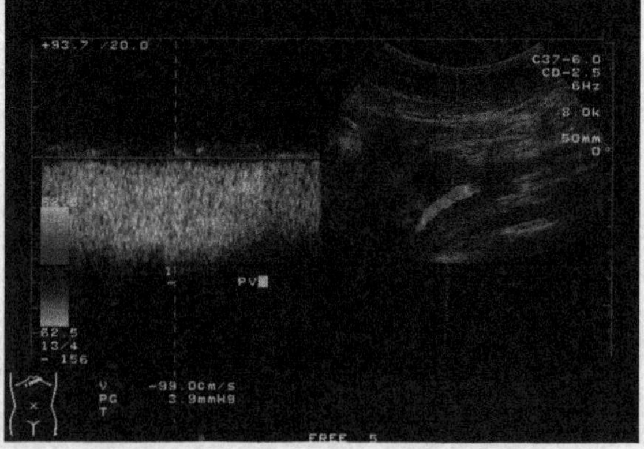


图 12－40A　胰腺癌侵犯包绕肠系膜上静脉汇入门静脉处，致管腔变细，局部流速增快达 99.0cm/s

PV：门静脉

（7）周围器官的侵犯：常侵犯的器官有十二指肠、胃、脾等。

（8）淋巴结或血行转移：胰腺癌淋巴转移较早，表现为胰周圆形或卵圆形的多发结节，直径多在 1 ~ 2cm，呈弱回声或中等回声。肝是胰腺癌血行转移最常见的脏器（图 12 - 40B）。胰腺癌病变组织内血供不丰富，超声造影对鉴别诊断有较大诊断价值。

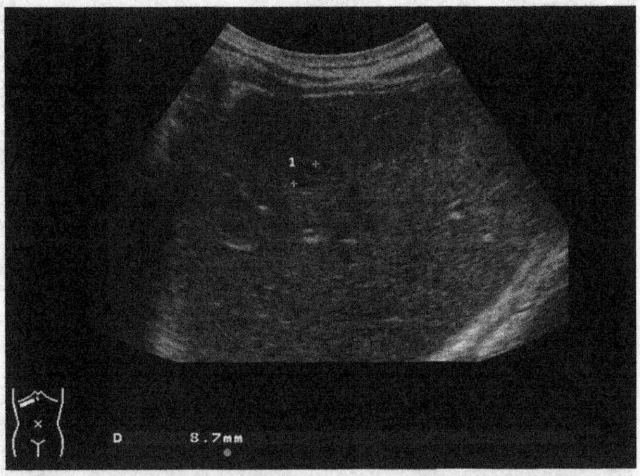


**图 12 - 40B　超声示肝内低回声结节，周边伴声晕，超声诊断为胰腺癌肝转移，经穿刺活检证实**

超声造影：典型胰腺癌造影增强模式为动脉期肿块内呈低增强，或肿块周边不均匀增强，内部有不规则的无增强区，造影开始增强时间晚于胰腺实质而开始减退时间早于胰腺实质，呈晚进快出特点（图 12 - 41A，图 12 - 41B，图 12 - 41C）。

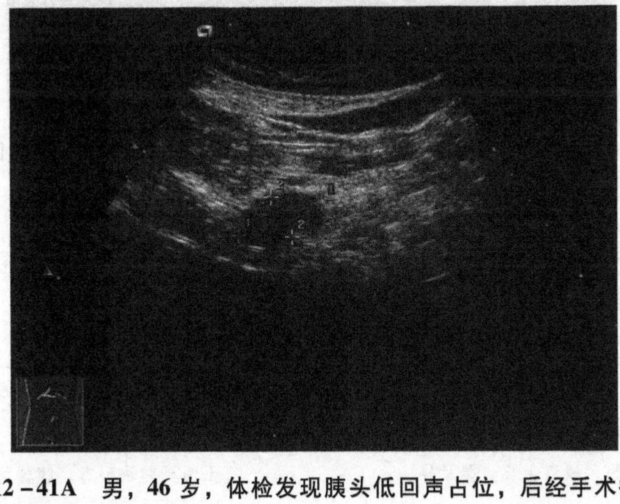

**图 12 - 41A　男，46 岁，体检发现胰头低回声占位，后经手术病理证实为胰头低分化腺癌**

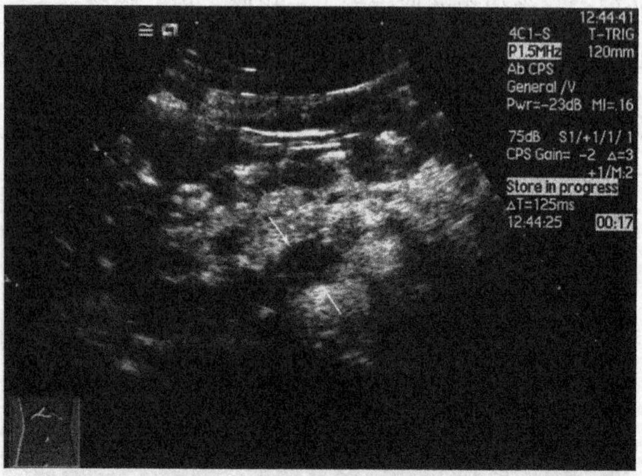


图 12-41B　超声造影检查示动脉期病灶为低增强，低于周边胰腺实质回声

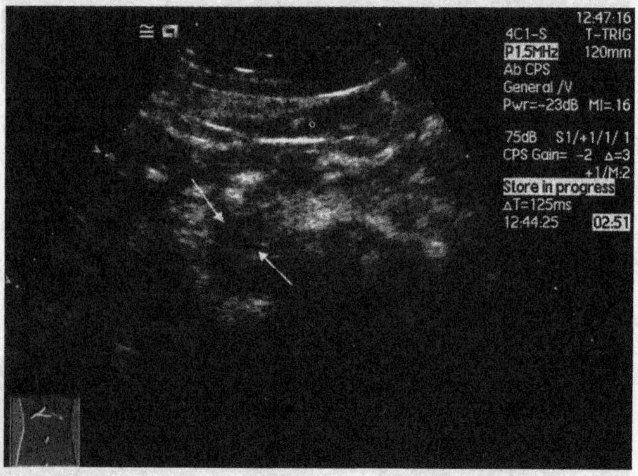


图 12-41C　超声造影后期病灶仍呈低增强，低于周边胰腺实质回声

### （二）鉴别诊断

胰腺癌超声表现多样，需与多种胰腺良恶性疾病如慢性局限性胰腺炎、胰腺囊腺瘤、胰岛素瘤鉴别。胰腺癌与慢性胰腺炎鉴别见表 12-3。

表 12-3　胰腺癌与慢性胰腺炎鉴别诊断

| | 胰腺癌 | 慢性胰腺炎 |
|---|---|---|
| 病史、化验 | 病情隐匿，逐渐加重 | 反复发作，淀粉酶升高 |
| 肿块形态 | 局部肿大，浸润生长，蟹足样 | 无明显肿块形态，胰腺整体改变 |
| 内部回声 | 不均匀低回声 | 弥漫性增强 |
| 胰管改变 | 呈均匀性增宽（早期改变）晚期也可为串珠状 | 呈不均匀串珠状增宽 |
| 转移征象 | 肝转移灶及后腹膜淋巴结大 | 无肝病变，胰周淋巴结少数可探及结构多不破坏 |

壶腹周围癌与胰头癌比较，其主要特点是：①病灶较小即可出现胆管扩张、黄疸；②肿瘤发生在管腔内，而非外压性；③肿瘤血供较丰富；④胰腺肿大不明显。

## 四、壶腹周围癌

壶腹周围癌包括壶腹部癌、胆总管末端癌、胰管末端癌和十二指肠乳头癌。它们主要的病变是肿瘤阻塞胆道引起梗阻性黄疸。本病的特点是黄疸出现较早，手术切除率高，预后相对较好。

### （一）超声诊断标准

（1）壶腹部位于胰腺与十二指肠之间，正常不易显示。当壶腹周围癌致胰胆管扩张时，沿胆总管长轴顺时针旋转向下追踪，可能检出肿物。多为低回声肿物，圆形，边界不清，扩张的胆总管在此低回声肿物处中断（图 12－42，12－43A）。但由于肿物体积往往较小，肿物周围缺乏均质回声的对比参照物，显示率不高，要辨认出 1cm 以下的肿块仍有困难。

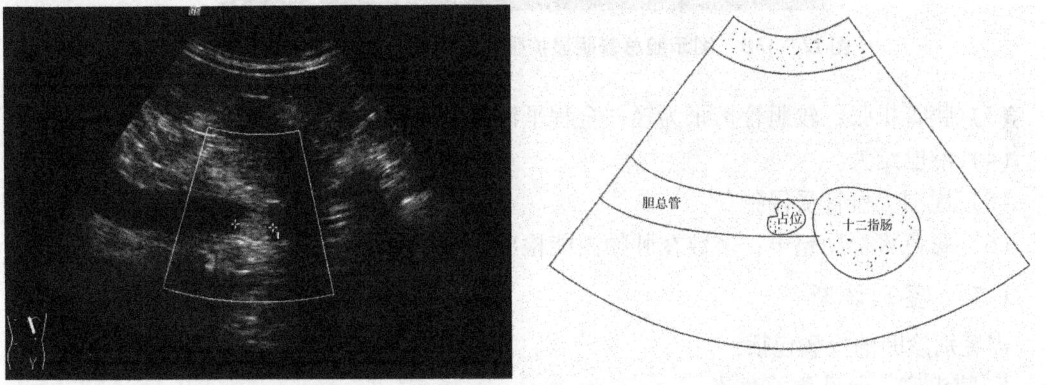


**图 12－42　男，55 岁，黄疸 1 周，图示胆总管下段偏低回声占位，局部胆管扩张，手术病理证实为总胆管下段癌**

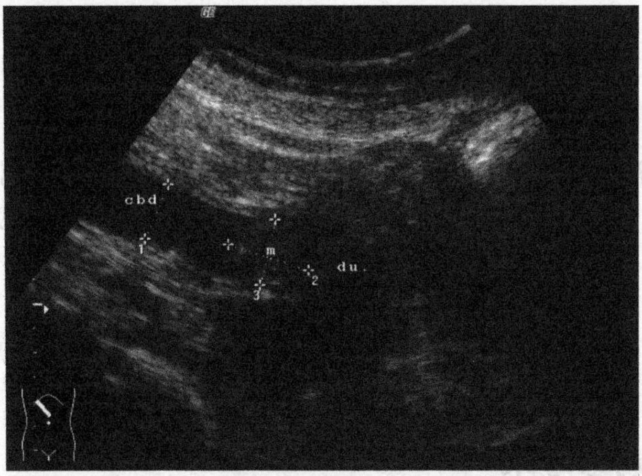


**图 12－43A　女，68 岁，腹痛伴黄疸，图示胆总管下段低回声占位伴胆总管扩张。超声诊断为壶腹部癌，经手术病理证实**

cbd：胆总管；du：十二指肠

（2）胆管扩张：肝内外胆管均匀、平滑地扩张，胆管内可有胆泥沉积（图 12－43B）。

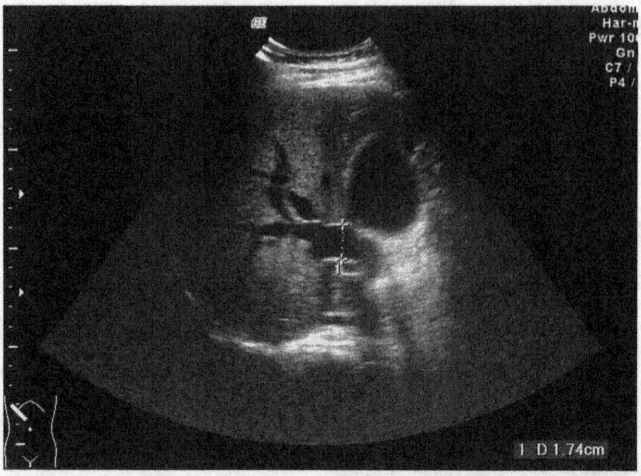


图 12－43B　图示胆总管明显扩张，肝内胆管扩张呈树枝样改变

（3）胰管扩张：较胆管扩张为轻，全程平滑扩张，内径 >0.3cm。

（4）淋巴结大。

（5）周围大血管受侵犯。

（6）彩色多普勒超声：多数在肿物内能检出血流信号。

### （二）鉴别诊断

需鉴别诊断的疾病包括：

1. 胰头癌　参见相关章节。

2. 胆总管下段结石　结石常常嵌顿于壶腹部，为强回声，伴声影。部分声影不明显的结石与肿瘤的鉴别困难，需行 EUS 或 ERCP 检查。

（潘虹霞）

## 第六节　胰腺的介入性超声

20 世纪 70 年代初，国外学者开始将超声引导经皮抽吸活检技术应用于胰腺肿块，以取得良恶性病理诊断。但由于胰腺癌伴有纤维组织增生和炎症反应，早期文献报道，其诊断敏感性仅 50%～86%，而随着超声引导技术的提高和穿刺引导架及穿刺针的更新，1993 年国外学者报道超声引导自动活检（18G）可以显著改善诊断敏感性。目前，超声引导胰腺穿刺技术在国内外大中型医院普遍开展，穿刺项目也由原先的单纯活检，扩大到胰腺假性囊肿的穿刺引流、胰腺囊肿穿刺抽液等，具有重要的临床应用价值。

### 一、细针穿刺活检术

胰腺为腹膜后脏器，前方有胃及十二指肠，后方为脾动静脉、腹腔大血管，因此，在行超声引导胰腺穿刺时，应特别小心，尽可能避免损伤胃肠道及后方大血管，穿刺针应控制在 18G 或更细的穿刺针，根据肿块大小选择合适的穿刺针的活检长度，减少术后并发症的发生。胰腺肿块伴有主胰管扩张时，穿刺针应在病变组织上取材，避免损伤扩张胰管引起重症胰腺炎。个别疑难病例穿刺时还可应用抽吸式活检针，实时监控穿刺针的活检范围，并行细胞学涂片检查。

## 二、假性囊肿穿刺外引流术

主要应用于重症胰腺炎伴胰腺周围巨大假性囊肿形成时，可通过置管外引流减轻炎症病变，避免胰液及坏死物在腹腔内蔓延，引起腹膜炎等并发症。超声引导穿刺时，应选择合适的进针路线，胰体及胰头周围假性囊肿穿刺应注意避开胃肠道及腹壁下血管，胰尾部穿刺时应注意避开脾、左肾及结肠。

## 三、囊肿穿刺抽液检查

用于胰腺囊性占位时囊液定性检查，并减轻胰腺囊肿压迫症状。

（潘虹霞）

# 第十三章　脾脏超声

## 第一节　超声检查方法和正常声像图

### 一、超声检查方法

#### （一）检查前准备

一般无需特殊准备，但不宜在饱餐后进行，以免脾过度地向后上方移位。为了清楚地显示脾门区、胰尾、左肾附近肿物，或进行左上腹部病变的鉴别诊断，应在空腹情况下进行检查。空腹检查后饮水 300～500ml（小儿可在哺乳后）再查，可以提高脾脏及其周围脏器的清晰度和显示率，有利于脾脏肿物的鉴别诊断。

#### （二）体位及扫查方法

1. 右侧卧位　此体位比较方便，故最常用于脾脏的厚径和长径测量。将探头置于脾区第 8、9、10、11 肋间并靠近腋中线和腋后线，寻找位于左肾外上方的脾脏长轴图像。选择脾脏最长径及有脾门的血管处停帧，测量脾长径和厚径。也可将探头旋转 90°，作脾脏横断面扫查，选择脾门血管清晰处测量脾的宽径，但是后者临床上比较少用。检查时可适当侧动探头，观察脾脏包膜和实质内有无异常回声，并用彩色多普勒血流显像技术（CDFI）注意观察脾门部及脾血管在脾内的延伸。

2. 仰卧位　也是常用的探测体位。将探头放左腋后线附近，可作脾冠状扫查，以显示脾、肾及其与脊柱关系，但容易受肋骨声影的干扰。将探头角度偏向腹侧直至显示脾门，此为前倾冠状断面，同样可用于脾厚径和长径测量（图 13－1）。仰卧位检查时操作不够方便，但可补充右侧卧位扫查的不足，尤其适合于危重病患者。

在脾大时，可将探头沿左侧肋缘下向左肩方向侧动扫查，声束指向膈面，观察脾脏实质内有无局灶性或弥漫性病变。

3. 俯卧位　不常用。多在脾萎缩，或右侧卧位、仰卧位扫查难以显示脾图像，或少数脾显著肿大需与腹膜后肿瘤的鉴别时应用。

### 二、正常脾声像图

#### （一）二维超声图像

1. 正常脾脏声像图　正常脾纵断图（沿肋间扫查）略呈半月形，边缘稍钝。膈面呈整齐而光滑的弧线形回声，部分被肺气混响（多次反射）遮挡；脏面略凹陷，回声较高，有特征性的脾门切迹和脾血管断面（图 13－1）。脾实质表现为非常均匀的点状中等水平回声，比左肾皮质回声稍高。

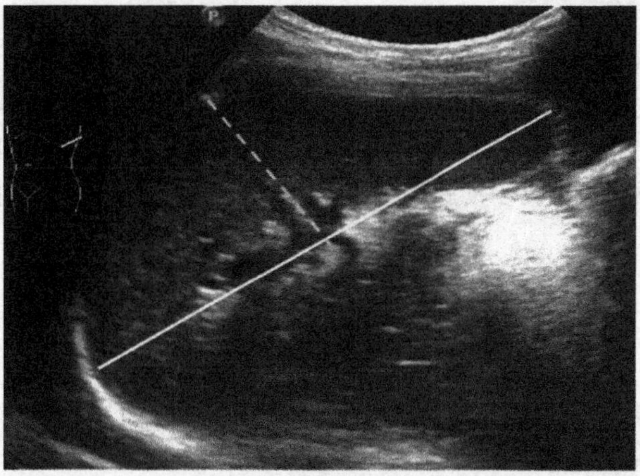


图 13－1　正常脾脏声像图和超声测量方法（前倾冠状断面）

虚线：代表脾厚径，白线：代表传统长径（脾下端至作肺下缘），脾门部血管清晰可见

通过腋后线冠状断面，可以清楚显示脾与左肾、脊柱和肺的毗邻关系；通过左上腹横断扫查（最好采取坐位和饮水，或口服造影剂），可清楚显示胰腺体尾部后方的脾静脉，观察脾门部的脾血管及与胰尾关系；通过左肋间斜断扫查不仅可以观察脾轮廓和内部回声，对于脾门和脾血管进行彩色多普勒检查观测血流变化也极为有利。

2. 副脾声像图　偶尔在少数正常人的脾门附近可发现副脾，呈小圆形或椭圆形结节，与脾实质回声相同，属正常变异，切勿误诊为脾门淋巴结肿大或胰尾肿瘤（图 13－2）。

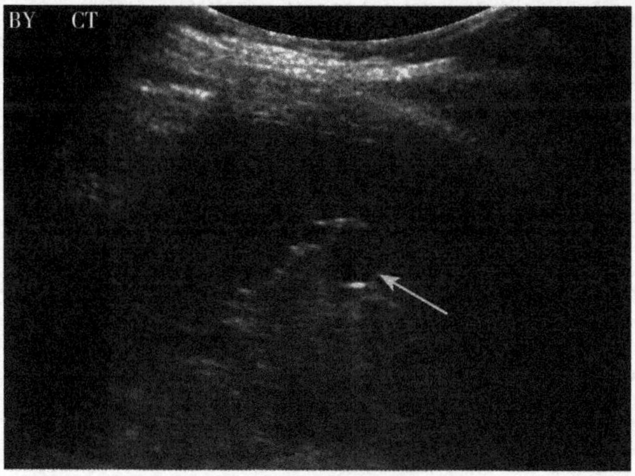


图 13－2　副脾声像图（箭头所示）

## （二）多普勒超声

彩色多普勒血流显像显示脾血管呈条状从脾门处进入脾实质内，并在其内分支，呈树枝状分布，通常可显示一到二级分支。脾静脉血流为蓝色，脾动脉血流为红色。脉冲多普勒超声显示脾静脉为连续性血流频谱，可受呼吸等因素的影响；脾动脉呈与心率一致的搏动性血流频谱。约有半数副脾有血管分支与脾动静脉相通，CDFI 可显示。

（三）超声造影

注射超声造影剂 10 ~ 15 秒后，脾内小血管由脾门处开始呈放射状向内分支样增强，随后脾实质开始不均匀增强。40 ~ 50 秒后，脾实质呈均匀增强，持续 5 ~ 10 分钟。若存在副脾，注射造影剂后，副脾与脾脏呈同步增强、同步减退，其内部回声与脾实质回声相同。在造影早期，有时可观察到 1 支小动脉由脾门开始出现，并进入与其对应的副脾内。

（刘春节）

## 第二节　脾超声测量和正常值

脾的形态比较复杂而且多变异，其解剖位置又比较隐蔽，加上肋骨和肺内气体产生的影响，为准确的超声测量带来困难。

（一）脾径线测量

测量指标有厚径、长径、宽径三种。其中，以右侧卧位厚径、长径测量方法最为简便、实用。也可采用仰卧位，注意将探头放在腋后线上，选择适当的脾脏断面。

1. 脾厚径　通过左侧肋间前倾冠状断面显示脾长轴断面的脾门，以脾动、静脉为标志，测量脾门至脾膈面的间距。

2. 脾长径　通过左侧肋间前倾冠状断面显示脾的最大长轴断面图像，测量其上下端间距。

3. 脾宽径　垂直于脾长轴切面，在脾门处测量其最大横径。

婴幼儿、儿童和成人脾脏测值（表 13－1）和（表 13－2）。

**表 13－1　成人脾脏的正常测值（cm）**

| 脾脏 | 长径 | 宽径 | 厚径 |
|---|---|---|---|
| 成人（男） | 9.0 ±1.1 | 5.5 ±1.6 | 3.1 ±0.6 |
| 成人（女） | 8.5 ±1.5 | 5.4 ±1.5 | 2.9 ±0.5 |

注：引自张武等，物理医学杂志，1989，11（4）：123－126.

**表 13－2　婴幼儿及儿童脾脏的正常测值**

| 年龄 | 脾长径（cm） | | | |
|---|---|---|---|---|
| | 第十百分位数 | 中位数 | 第九十百分位数 | 建议上限值 |
| 0 ~ 3 个月 | 3.3 | 4.5 | 5.8 | 6.0 |
| 3 ~ 6 个月 | 4.9 | 5.3 | 6.4 | 6.5 |
| 6 ~ 12 个月 | 5.2 | 6.2 | 6.8 | 7.0 |
| 1 ~ 2 岁 | 5.4 | 6.9 | 7.5 | 8.0 |
| 2 ~ 4 岁 | 6.4 | 7.4 | 8.6 | 9.0 |
| 4 ~ 6 岁 | 6.9 | 7.8 | 8.8 | 9.5 |
| 6 ~ 8 岁 | 7.0 | 8.2 | 9.6 | 10.0 |
| 8 ~ 10 岁 | 7.9 | 9.2 | 10.5 | 11.0 |

续 表

| 年龄 | 脾长径（cm） | | | |
|---|---|---|---|---|
| | 第十百分位数 | 中位数 | 第九十百分位数 | 建议上限值 |
| 10~12岁 | 8.6 | 9.9 | 10.9 | 11.5 |
| 12~15岁 | 8.7 | 10.1 | 11.4 | 12.0 |

注：引自 Rosenberg HK，et al. AJR，1991，157：119－121.

临床上超声评价脾脏大小，以长径和厚径较常用，因为两径线与脾脏实际大小和重量相关性较好。

### （二）脾脏面积超声测量

利用仪器电子测定面积装置，进行脾脏轮廓描绘，直接读数。亦可采用面积代表值：长×厚进行评估。

### （三）脾脏体积测定

成人和儿童脾脏体积测定方法复杂，需特殊设备，三维超声探头扫描范围有限，实际应用比较困难。胎儿脾体积测量可采用三维超声计算机辅助脏器分析技术（VOCAL），有一定的实用价值。

与体积测定相似的脾脏测量指标尚有脾脏体积代表值。根据尸检体积代表值与脾重的相关研究，证实了两者呈高度相关。体积代表值＝长×厚×宽。正常成人脾面积、面积代表值、体积代表值（表13－3）。

**表13－3 成人脾脏的面积、面积代表值和体积代表值**

| 脾脏 | 面积（$cm^2$） | 面积代表值（$cm^2$） | 体积代表值（$cm^3$） |
|---|---|---|---|
| 成人（男） | 26.6±6.5 | 30.6±6.8 | 175.2±77.5 |
| 成人（女） | 24.3±6.8 | 27.2±6.5 | 136.7±63.8 |

（刘春节）

## 第三节 脾大的超声诊断

脾大多数是全身性疾病的局部表现，引起脾大的原因为：①肝硬化、门脉高压、门静脉海绵样变、巴德－基亚里综合征、慢性右心衰竭等导致的瘀血性脾大。②急慢性病毒性肝炎、血吸虫病等肝病变以及各种细菌或病毒所致感染性疾病、贫血等，可引起脾的反应性肿大。③淋巴造血组织疾病如白血病、恶性淋巴瘤、网状内皮细胞增多症等，可引起脾浸润性肿大。④代谢性异常如肝糖原贮积综合征。⑤自身免疫性疾病等。

1. 声像图表现 ①正常脾在左肋缘下不能探及，其前缘不过腋前线，当超声显示脾超过上述范围时，应提示脾大。②脾厚度＞4.0cm，或脾长度＞10cm时，应考虑有脾大的可能。③脾内回声改变与病因密切相关。感染性脾大以轻度肿大多见，内部回声均匀；瘀血性脾大时脾静脉增宽，脾内静脉扩张，脾内回声随时间的推移由低向高变化血液病性脾大时，肿大程度多较显著，其内部回声因细胞浸润回声减低。

2. 脾大分型

(1) 脾轻度肿大：脾形态轮廓未见异常，各径线测值稍大于正常值。在仰卧位平静吸气时，肋缘下刚可探及脾，深吸气时，脾下极在肋缘下 2～3cm。

(2) 脾中度肿大：脾失去正常形态、轮廓，各径线测值明显增大。在仰卧位平静吸气或呼气时肋缘下均可探及脾，深吸气时，脾下极在肋缘下 >3cm 至脐平面。脾前缘切迹较浅而模糊。彩色多普勒显示脾静脉常增粗，脾内血流也略增多。

(3) 脾重度肿大：脾失去正常形态及轮廓，各径线测值显著增大。脾两极处轮廓圆钝，脾前缘切迹消失。周围脏器可被肿大脾推挤而向四周移位。脾下极超过脐平面，可达盆腔。彩色多普勒超声显示脾静脉内径明显增宽，可扭曲扩张，类似海绵样结构或静脉瘤形成。

3. 临床意义　超声可确定脾有无肿大及肿大的程度，并对肿大程度的变化进行监测。根据脾大的某些声像图表现，对病因的诊断也有一定的提示意义：如白血病、恶性淋巴瘤等恶性肿瘤细胞对脾的弥漫性浸润，常使脾明显肿大，脾实质回声减低，分布较均匀；而肝硬化、特发性门静脉高压症及血吸虫病等引起的脾大依据病史、原发病的超声所见及脾的回声改变如脾内散在分布的点状强回声，类似满天星样结构等亦可做出较明确的病因诊断。但总体上由于对弥漫性脾大的病因缺乏相应特异性声像图改变，鉴别诊断有一定的限度。

(刘春节)

## 第四节　脾良性局限性病变

### 一、脾囊肿

脾囊肿是脾内的囊性病变，可分为寄生虫性囊肿（如棘球蚴虫囊肿）和非寄生虫性囊肿。非寄生虫性囊肿分为真性囊肿和假性囊肿。真性囊肿较少见，75% 为假性囊肿。

1. 病理生理　①真性囊肿，一般为单发，多位于包膜下，壁薄，囊内含浆液，偶尔发生囊内出血，囊肿周围出现厚壁纤维组织。②表皮样囊肿，有纤维性厚壁，囊内壁光滑，覆以鳞状上皮，有小梁，囊内为红色或棕色黏稠液体，含胆固醇结晶。③假性囊肿，继发于外伤性血肿、脾梗死吸收后，囊壁为致密结缔组织，无内衬上皮，囊内容物为浆液性或血性液。④脾包虫囊肿，由感染棘球蚴虫引起，大都为单发。囊壁分两层，内囊由角质层及生发层组成，外囊壁较厚，由周围被挤压的脾组织及纤维结缔组织构成，囊内多为清亮液体，囊壁内可出现钙化。

2. 不同类型脾囊肿声像图的特征

(1) 真性囊肿：脾内见类圆形无回声区，囊壁薄而清晰，内透声佳（图 13－3）。

(2) 表皮样囊肿：单发，囊壁可见，内部可有弥漫性弱、中等强度的回声，其后壁及后方组织回声增强（图 13－4）。

(3) 假性囊肿：囊壁厚，病变多位于脾包膜下。若囊壁钙化，可显示斑块状强回声伴声影。

(4) 脾包虫囊肿：内有子囊或孙囊形成“囊中囊”。内壁脱落时，囊内出现不规则条带状回声，呈“蜂窝状”或“车轮状”。

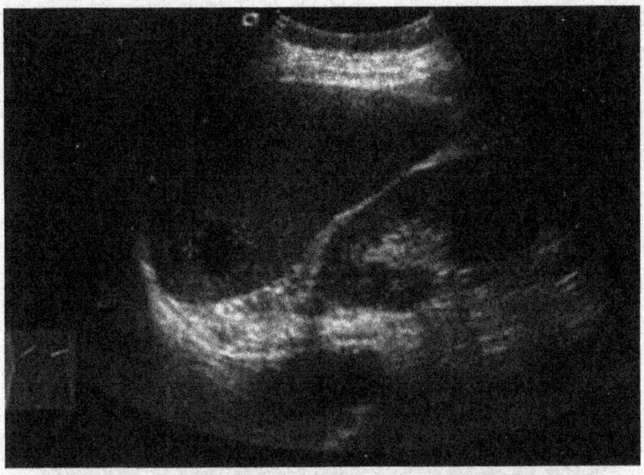

图 13－3 女，45 岁，体检发现脾占位，超声见脾上极一枚无回声区，边界清晰，后伴增强效应。超声诊断：脾单纯性囊肿

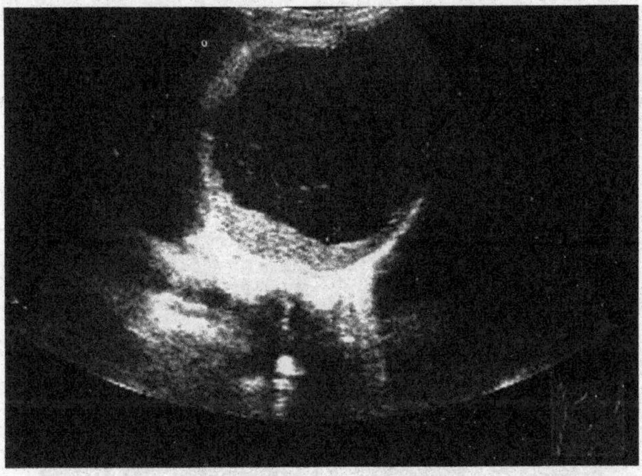

图 13－4 女，32 岁，体检发现脾占位。超声见脾内一枚无回声区，边界清晰，后方伴增强效应，无回声区内见散在强光点漂浮。术后病理诊断：脾表皮样囊肿

## 二、脾结核

脾结核是指结核杆菌侵入脾后发生的炎症性病变。病理类型分为三型：①粟粒型，是相对早期阶段，脾内仅有散在的粟粒样结核结节。②干酪坏死型，进展期，脾内出现大小不等的脓腔，其内充满干酪样坏死组织和脓液。③钙化型，稳定好转期，脾内有多数钙化灶。

声像图：①粟粒型，急性期粟粒性结核现已不易见到，表现为脾轻、中度肿大，内部回声增强或无特殊改变。粟粒结核钙化者，脾实质内均匀密布的小点状强回声或斑片状强回声，多数无声影。偶尔有彗星尾征或有线状声影。②干酪坏死型，脾中、重度肿大，脾内有多个大小不等、形状不规则的混合性回声区，内部可有液化形成的无回声区，其间可见散在的细点状回声。接近被膜的病灶，可使脾表面呈结节状隆起（图 13－5）。病灶穿破后可形成膈下寒性脓疡，而表现为该部位的无回声区，内有细小回声光点。脾周围炎和脾周粘连时

导致脾随呼吸运动减弱或消失，脾脏面的肠管粘连时可见固定不动的肠气回声。③钙化型，脾轻度肿大，脾内有单个或多个点状、团块状强回声，其后方伴有声影。

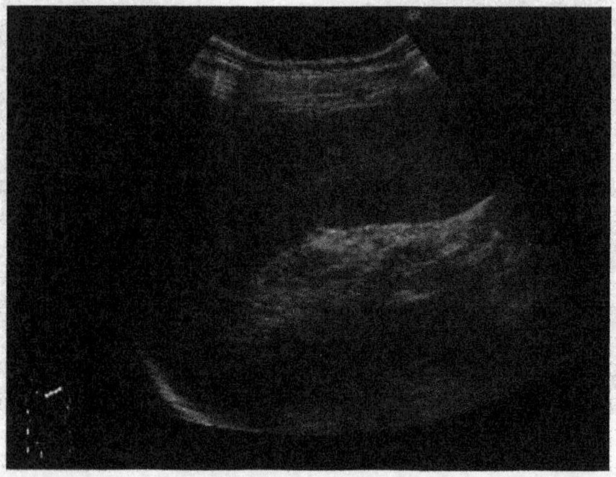

图13－5A　女，27岁，低热伴左上腹不适半年，超声显示脾轻度肿大，回声分布不均呈结节感

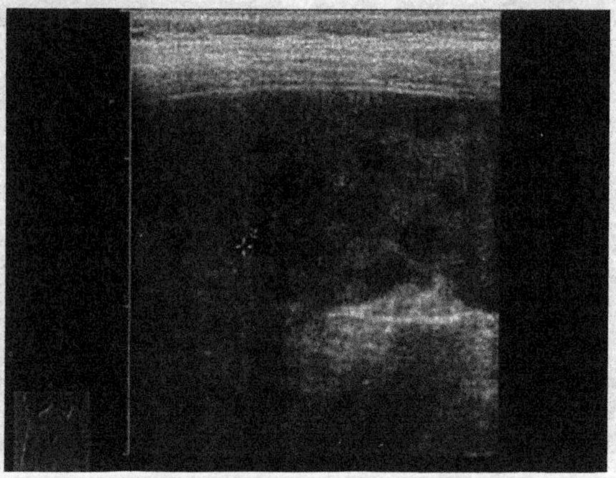

图13－5B　高频超声扫查，显示脾内多发片状低回声区，形态不规则，边界清晰，超声诊断：脾结核。术后病理诊断：脾结核

## 三、脾脓肿

较少见，常继发于全身感染性疾病后，细菌经血行至脾，也可经邻近器官的直接感染或经淋巴道感染。临床表现：发热、寒战、脾区疼痛、压痛、腹肌紧张和脾大。

声像图：脾大，肿大的程度与脾脓肿的大小和数目有关。病变早期表现为单个或多个圆形或不规则形的回声增高或减低区。随病情进展，脓肿坏死液化后呈现边界清楚的无回声区，壁较厚，内缘不整齐，内有散在的小点状或斑片状回声，可随体位改变漂动。超声引导穿刺抽出脓液可明确诊断并引流治疗。

## 四、脾梗死

脾梗死通常是由于脾动脉分支被堵塞的结果，梗死原因有栓塞（如治疗性碘油栓塞、左心瓣膜血栓或左房附壁血栓脱落），脾动脉内膜的局限性纤维化增厚，以及其他伴有脾大的疾病，如白血病、真性红细胞增多症、瘀血性脾大等。小的梗死灶多为楔形，底朝被膜。较大者形态不规则。如果血栓含有化脓菌可继发脾脓肿形成。

1. 临床表现　为左季肋部突发性疼痛，向左肩部放射。梗死范围大或合并感染者，可伴发热。

2. 声像图　①病变常位于前缘，呈楔形或不规则形，病变早期内部常呈低回声，边缘处回声更低，常为单个，也可多发，基底较宽，朝向包膜，尖端指向脾门（图 13－6，图 13－7）。②随病程延长，病变纤维化后内部回声逐渐增高，分布不均匀；局部钙化后出现伴声影的斑片状强回声或液化后形成不规则的液性暗区，可发展成为假性囊肿。③脾可增大，有时亦可变形。④CDFI：梗死区无血流信号显示，超声造影梗死区域全程未见造影剂充填，无增强回声。

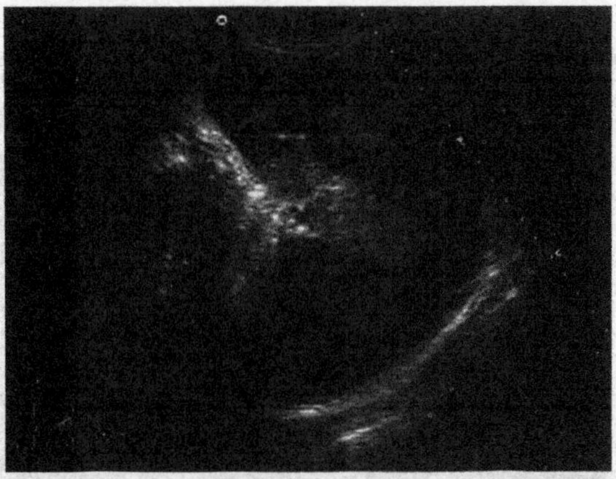

**图 13－6　男，45 岁，脾栓塞术后 1 周复查。脾内发现多发楔形的低回声区。诊断：脾梗死**

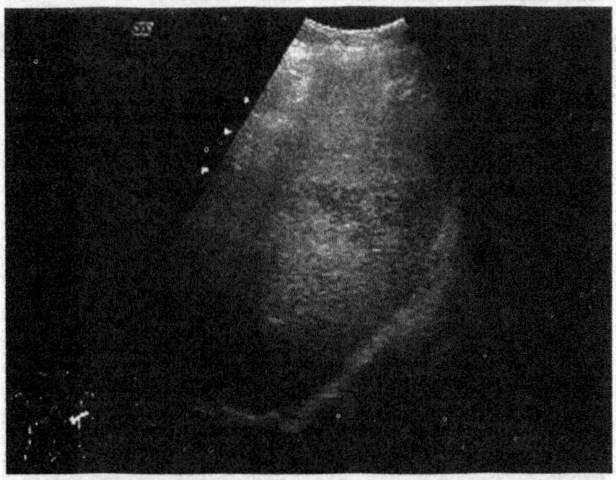

**图 13－7　女，32 岁，有白血病病史，突发左上腹疼痛 1d。脾内可见一片状楔形的低回声区。诊断：脾梗死**

（刘春节）

# 第五节 脾良性肿瘤

## 一、脾血管瘤

脾血管瘤多为海绵状血管瘤，偶为毛细血管瘤，是脾最常见的良性肿瘤，但远不如肝血管瘤多见，分为结节型和弥漫型两种。结节型脾血管瘤诊断较易，声像图特征与肝血管瘤相似，可为单个或多个结节，呈边界清晰、边缘不规则的回声增强区（图 13－8），有的可见周围血管进入病灶的边缘裂隙现象。瘤体内回声一致，其间可见回声较低的圆点状或细管状结构。较大者表现为分布不均匀的低回声，混合回声或瘤体内血窦形成的不规则无回声区（图 13－9，图 13－10）。当有纤维化时，回声呈现不均匀性增高。弥漫型脾血管瘤容易和其他病变相混淆，脾不同程度肿大和外形改变，脾内弥漫多发大小不等结节，边界显示不清，CDFI 显示肿块周边有绕行的动脉和门静脉样血流，内部无血流显示。超声造影表现：多数病灶增强早期均匀或不均匀性增强，晚期消退，这与大部分肝血管瘤的造影模式不同。

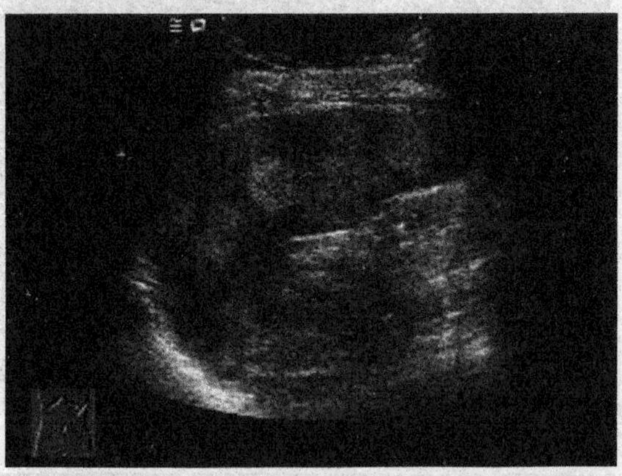

**图 13－8 女，35 岁，体检发现脾占位。脾内多枚大小不等高回声团，境界清楚，团块边缘欠光滑。病理诊断：脾血管瘤**

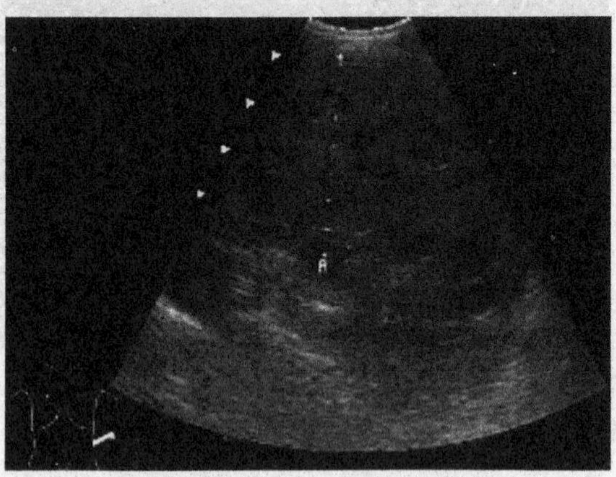

**图 13－9 女，40 岁，体检发现“多囊脾”1 个月余。脾外形增大，内部探及散在大小不等的无回声区。病理诊断：脾血管瘤**

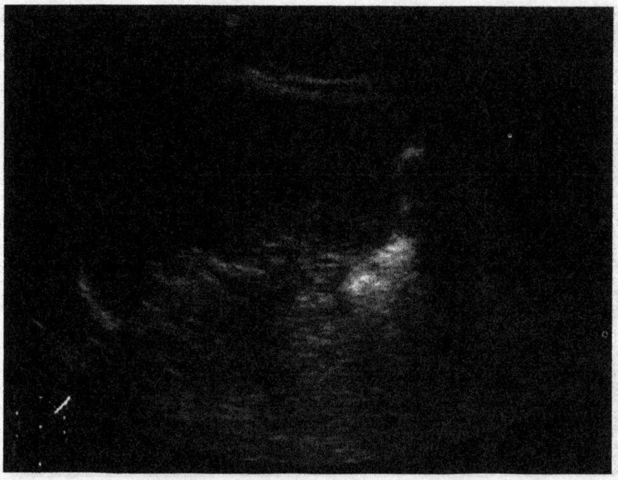

图 13－10 女，40 岁，右季肋部酸胀 5 年余，加重两个月就诊发现脾占位。脾下极探及一边界清楚混合回声团，内呈多房网格状改变。病理诊断：脾血管瘤

## 二、脾错构瘤

脾错构瘤是临床少见疾病，是脾的一种良性肿瘤。脾错构瘤的组织发生基础，通常认为是由于脾胚基的早期发育异常，使脾正常构成成分的组合比例发生混乱，一种减少而另一种增多，但其构成成分和正常成分基本一致，临床一般无明显症状。

脾错构瘤声像图一般认为边界清晰的强回声结节，与血管瘤较相似。但 1 例脾错构瘤内部回声略低于脾实质，边界欠清晰，周边无血管出入（图 13－11）。超声造影示肿块动脉期强化，后期增强仍略高于脾实质。

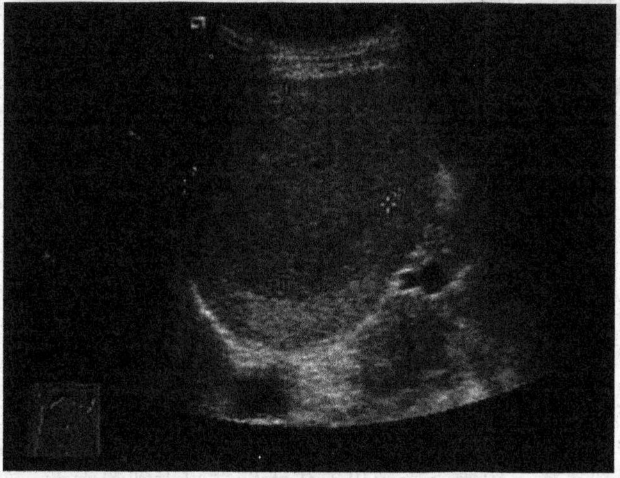

图 13－11A 男，38 岁，体检发现脾占位。超声发现脾内一偏低回声团块，边界欠清

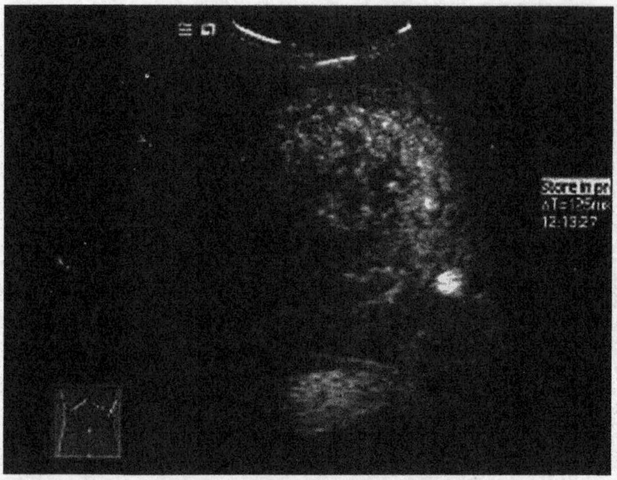


图 13－11B　超声造影示动脉期强化

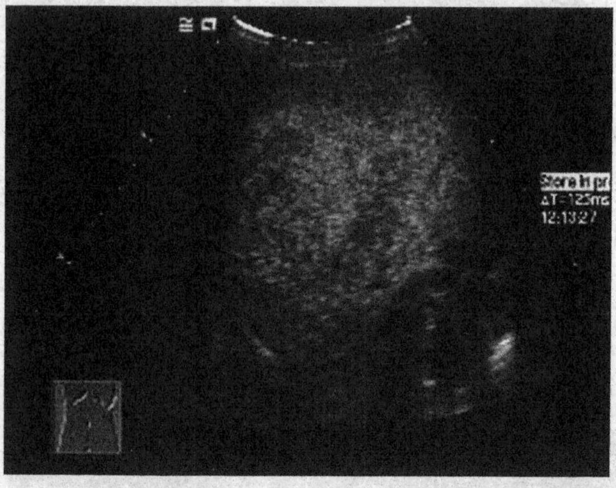


图 13－11C　后期增强仍略高于脾实质。病理诊断：脾错构瘤

（刘春节）

## 第六节　脾外伤

脾脏是腹腔脏器中最易受伤的器官之一，外伤性脾破裂占腹部外伤的 20% ~40%，脾血供非常丰富，单纯性脾破裂死亡率约为 10%，若合并多发伤，死亡率达 15% ~25%。

脾破裂的临床表现与损伤程度、失血速度有关。一般患者常有不同程度的腹痛，伤后开始左上腹疼痛逐渐延及下腹，以致全腹部钝痛，有压痛，呈持续性；轻度肌紧张和反跳痛。有 1/3 患者可有左肩部疼痛。包膜下破裂可发生于伤后数天到数十天。如失血迅速，则出现失血性休克的症状、体征。腹腔穿刺可抽出不凝固的血液。

## 一、超声表现

### （一）二维灰阶超声

脾外伤声像图表现依据损伤部位、程度及损伤后时间不同而表现不同。

1. 真性破裂　脾包膜及脾实质均受损。多表现为脾包膜连续性中断或不完整，或包膜下有局限性无回声区。脾脏增大变形，脾实质早期常以高回声为主，随着损伤区脾组织间炎性渗出、肿胀、出血量增多，表现为低或无回声为主，实质内回声不均匀。

小的破裂或发生于上极的破裂，脾脏声像图可无明显异常。严重破裂者脾脏失去正常形态，边界模糊不清，实质回声紊乱，可见不规则低回声区。

脾周及腹腔内可见游离液性暗区及杂乱回声。脾蒂撕裂时，脾脏大小及内部回声均可正常，但脾门、脾周围及腹腔内可出现无回声或低回声区。

2. 中央型破裂　脾体积不同程度增大，轮廓清楚、光整，脾包膜未见连续性中断。脾实质受损，未波及边缘，实质内回声不均，呈不规则的增强或减低回声区或可见单个或多个不规则低回声或无回声区。腹腔内未见游离暗区及异常回声团块。

3. 包膜下破裂　脾脏肿大、形态失常，被膜光滑、完整，脾包膜未见连续性中断。脾实质受损，波及边缘，包膜与脾实质之间可见半月形或梭形、无回声或低回声区，呈局限性隆起。内见细点状回声。出血时间较长时，则表现为血凝块形成的线网状高回声，或机化形成的高回声条索。当血肿较大时，血肿处脾实质可有凹状压痕。腹腔内多无游离暗区，脾实质受压，脾周或腹腔内无液性暗区。

### （二）彩色多普勒超声

彩色多普勒显像在真性破裂和中央型破裂时，可见实质损伤区内血流束中断、挤压或紊乱。

### （三）超声造影

真性破裂可见破口及实质内破裂处呈充盈缺损，活动性出血时，可见增强血流信号向脾外溢出；在中央型破裂则表现为实质内不规则的充盈缺损区或不均匀低增强区；而包膜下破裂则显示脾实质充盈良好，脾周见月牙形无增强区（图 13－12～图 13－14）。

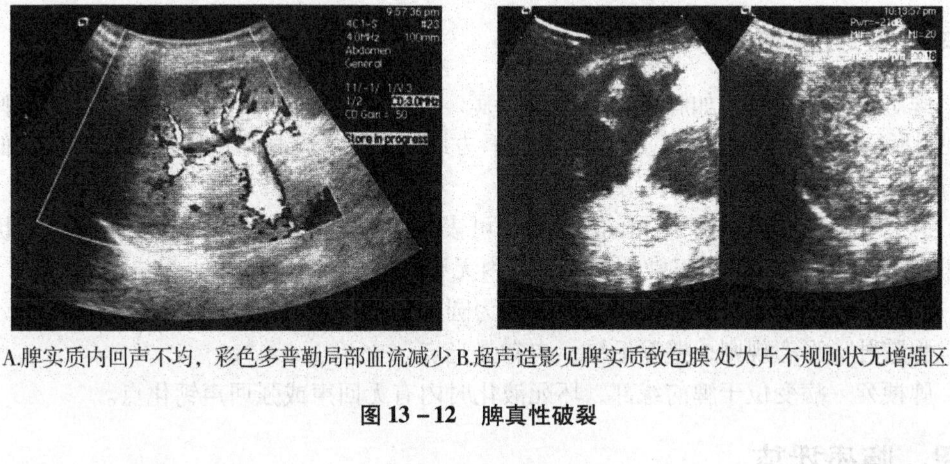


A.脾实质内回声不均，彩色多普勒局部血流减少 B.超声造影见脾实质致包膜 处大片不规则状无增强区

**图 13－12　脾真性破裂**

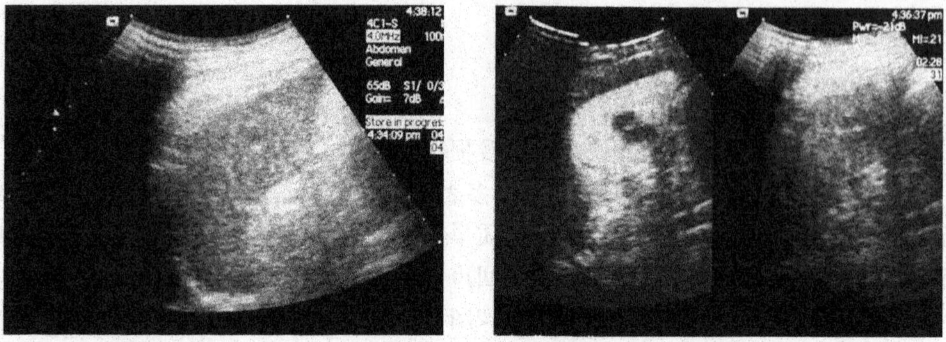


A.脾内回声不均匀　　B.超声造影见脾实质内片状无增强

**图 13－13　脾中央型破裂**

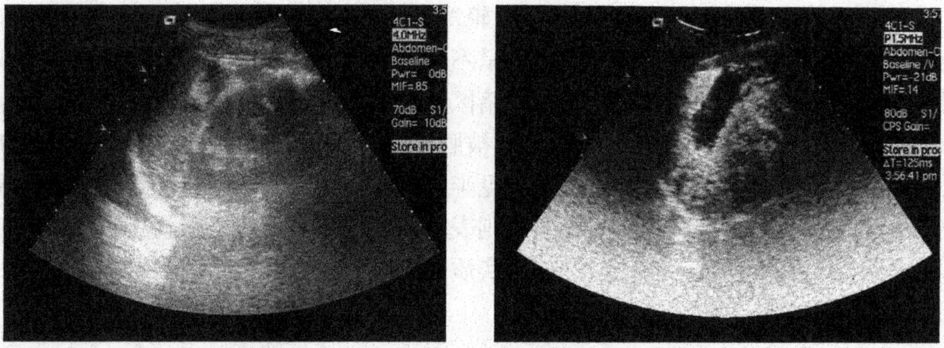


A.彩色多普勒显示脾包膜下液性暗区内无血流信号　B.超声造影显示脾脏均匀增强，包膜下见条状无增强区

**图 13－14　脾包膜下破裂**

## 二、诊断要点

根据左侧胸腹部外伤史，脾内、脾周不规则低回声或高回声，腹腔见异常液性暗区及超声造影表现等，即可诊断脾外伤破裂。

## 三、鉴别诊断

1. 脾脏囊肿性疾病　如脾囊肿、脾包虫病、脾囊性淋巴管瘤等，它们均表现为脾实质内出现圆形或椭圆形无回声区，边缘清晰，后方回声增强，与梭形的脾包膜下血肿相似，结合外伤史和声像图的动态变化，可资鉴别。

2. 脾分叶畸形　本病由于深陷的脾切迹可表现为自脾表面向实质内延伸的裂缝状回声带，脾呈分叶状，内部回声正常。腹、盆腔内无积血现象。

3. 脾血管瘤　境界清，边缘尚规则，多为圆形，回声多增强，内呈管状结构。

4. 脾脓肿　形态规则，壁厚毛糙，内有强光点。

5. 脾梗死　病变位于脾前缘部，坏死液化时内有无回声或强回声钙化点。

## 四、临床评估

脾外伤是外科常见的急腹症，往往合并其他脏器损伤，如不及时诊断常危及生命。超声检查以迅速、简便、不受病情危重限制等，为脾外伤的第一线诊断技术，检出敏感性为90%。但有时脾上极破裂常因肺气干扰、脾破裂因裂口小且血凝块覆盖或因包膜下出血少时可出现漏诊。然而，超声造影可直观、准确地显示脾脏的损伤部位，是否存在活动性出血。脾外伤检查时，如二维超声结合超声造影检查则可防止漏诊。同时对有腹腔积液而脾脏扫查无异常者，不能轻易排除脾破裂可能，应对其进行动态观察，以防漏诊。

脾脏具有重要的生理功能，特别是其强有力的免疫功能，对于抗感染及抗肿瘤具有重要的作用。故此，保脾治疗脾外伤逐渐成为共识，如微创选择性栓塞破裂的脾动脉达到止血的目的。超声及其造影技术的应用，可为临床制订合理安全的治疗方案，对栓塞效果进行临床评估，可随访观察病情，为临床提供有价值的信息。

（刘春节）

# 第十四章　肾、输尿管和膀胱超声

## 第一节　肾脏检查方法与正常声像图

### 一、检查方法

#### （一）仪器条件

宜采用中高档实时超声诊断仪，常规应用凸阵、线阵。由于肾上腺有时受肋骨遮挡显示不清，用凸阵、扇扫式或小型凸阵探头扫查更好。探头频率选用3.5～5MHz，婴幼儿和瘦小成人可用5～7MHz。

仪器调节：大致按肝脏超声检查中规定的仪器调节方法进行。

#### （二）检查前准备

一般无需特殊准备。但若同时检查膀胱、输尿管、前列腺或盆腔其他结构，可让被检查者在查前保持膀胱充盈（注：饮水后如果过度充盈膀胱，可能使肾盂、肾盏显示格外清晰，勿误认为“肾盂扩张”或“肾积水”）。

#### （三）体位和扫查途径

既可采用仰卧位，也可采用左、右侧卧位；俯卧位比较少用。

1. 侧卧位经侧腰部扫查

（1）左侧卧位检查右肾：被检查者右手抬举至头部，在右腰部利用肝脏为声窗对右肾纵断面和冠状断面检查，即右肾长轴断面。

（2）右侧卧位检查左肾：被检查者左手上举至头部，在左腰部利用脾脏为声窗对左肾进行纵断面和冠状断面扫查，即左肾长轴断面。

注意：肾的冠状断面扫查以肾门为主要标志。它是全面观察肾脏细微结构（包括包膜、皮髓质、肾盂、肾盏和肾血管）极为重要的长轴断面，可用来显示肾与腰大肌、脊柱等结构相邻关系；有利于肾脏长宽径的准确测量，还便于与X线肾盂造影、MR等影像做比较观察。此外，在左肾还可以显示肾门血管，特别有利于检测左肾动脉血流有无异常。

（3）侧卧位系列肾脏横断扫查——短轴断面：应自上而下或自下而上进行一系列肾脏横断面，常需呼吸配合，其图像质量常较背部扫查为好。

2. 仰卧位前腹壁扫查　被检查者仰卧于诊断床上，双臂置于枕旁。此体位适合于右上腹经肝右肾扫查（纵断和横断，需深吸气屏气配合）。左上腹部因有胃气干扰，此途径观察左肾存在困难，需饮水使胃充盈，坐起来再查。这种扫查技术，对于观察左肾及其邻近器官如胰尾、脾脏及血管等非常有利，值得重视。

3. 俯卧位背部扫查　用于经腹扫查困难者。俯卧位由于第12肋骨遮挡，扫查时需要深吸气，肾脏纵断扫查不易充分显示肾上腺。也可根据长轴进行肾脏自上而下的横断扫查。

（四）扫查步骤方法

1. 肾的长轴扫查　包括肾脏纵断面和冠状断面扫查。观察肾脏长轴系列断层图像及其与邻近器官的关系。还可在被检查者深呼吸或屏气时扫查，根据需要停帧摄影或录像记录。

2. 肾的横断扫查　将探头沿肾脏长轴转 90°。嘱被检者深吸气进行肾的系列横断面观察。自肾上腺开始经肾门至肾下极来回进行。在肾门水平检查时需注意肾血管及附近有无肿物和淋巴结肿大。

3. 重点进行实时灰阶超声检查　然后，根据需要进行 CDFI 和频谱多普勒超声检查和必要的记录。

## 二、正常声像图

（一）肾脏纵断面

肾脏的纵断面呈椭圆形或扁卵圆形，肾的包膜清晰、光滑。肾皮质呈均匀的中低水平回声。肾锥体呈圆形或三角形弱回声区；小儿肾锥体回声更弱，勿误认为小囊肿。肾中央部分为肾窦区包括收集系统（肾盂、肾盏）、血管和脂肪，呈不规则的高水平回声。肾皮质和肾锥体之间短线或点状较强回声代表弓形血管。高分辨力仪器常能清楚地显示肾盏、肾盂轮廓，甚至包括其中无回声的含液部分。彩色超声能够清晰显示肾动静脉及其肾内分布。

（二）肾脏的横断面

肾脏的横断面在肾门部呈“马蹄铁”形。靠近肾的上极或下极则呈卵圆形或圆形。同样，肾的周缘部分为均匀低水平回声，中心部分为不规则的强回声。在肾门部常见肾血管的图像。

（三）肾脏的冠状断面声像图

肾脏的冠状断面是与纵断面不同的而又非常重要的长轴断面。它能够显示肾脏和肾周全貌，包括肾包膜、实质（皮质、髓质）、肾盏和肾盂以及肾动静脉。

（四）正常肾脏超声测量

1. 测量技术方法　应寻找肾的最大冠状断面测出其长径和宽径。最好在肾门水平横断面上测量厚径。最大纵断面也适合于肾脏长径测量。注意尽可能选择整个肾脏包膜显示最清晰时“冻结”图像并测量。

体外实验超声测量研究说明，若不重视上述正规测量技术，肾脏长径测值容易过小，厚径测值可能偏大。

2. 正常值　根据北京大学第三医院 143 例（17～65 岁）286 只正常肾超声测量研究资料，2～3 倍标准差和标准误差（0.04～0.05）均在合理水平。以下正常值可供参考：

男组：平均肾长径（10.6 ±0.6）cm，宽径（5.6 ±0.5）cm，厚径（4.2 ±0.4）cm。

女组：平均肾长径（10.4 ±0.6）cm，宽径（5.4 ±0.4）cm，厚径（4.0 ±0.5）cm。

（李玉燕）

## 第二节　输尿管、膀胱检查方法与正常声像图

### 一、输尿管超声检查方法

（一）仪器条件

与肾脏检查相同。首选凸阵探头，频率3.5MHz或以上，小儿可用≥5MHz探头。谐波成像和实时复合扫描技术有助于清楚显示输尿管腔及其微小病变。

（二）检查前准备

嘱患者饮水300～500ml，待膀胱充分充盈后检查。必要时肌内注射呋塞米后检查（呋塞米试验），以发现输尿管不完全阻塞和不典型狭窄。

（三）体位和扫查步骤方法

1. 仰卧位　患者平卧，上肢自然上举，充分暴露腹部至耻骨联合。

（1）经侧腹壁－肾脏行冠状断面扫查注意利用肾脏做声窗显示肾门，除了解肾盂有无扩张外，重点观察肾盂输尿管连接处及输尿管上段有无扩张、狭窄、黏膜增厚及其他疾病。扫查时适当加压，可排除肠气干扰。

（2）经前腹壁沿输尿管近段走行方向自上而下行纵断扫查在主动脉和下腔静脉外2cm左右追踪观察有无扩张的输尿管腹段，其管壁有无异常。

（3）经腹壁膀胱充盈观察输尿管远段有无扩张及病变：①耻骨联合上方横断和斜断面扫查膀胱三角区，观察输尿管的壁间段及其开口处，了解有无扩张、结石。②CDFI：有助于显示双侧输尿管口喷尿和有无不典型小结石（显示快闪伪像）。

2. 侧卧位　充分暴露前腹、侧腹及背部。先显示肾脏长轴及肾门结构，观察肾盂及输尿管连接处有无病变。然后沿输尿管走行自上而下行纵断扫查，观察输尿管腹段有无病变。该体位可分别从前腹、侧腹及背部进行补充扫查。

注：少部分患者需俯卧位经背部做肾脏冠状扫查，显示肾门结构和肾盂输尿管连接部后，再沿腰大肌走行对输尿管腹段进行纵断扫查。此体位由于髂骨影响，不能显示输尿管中下段。

### 二、输尿管正常声像图

正常输尿管较细，位置深在，故声像图一般不易显示。膀胱高度充盈时，经腹壁－膀胱斜行扫查，可见输尿管盆腔段及膀胱壁间段显示＜5mm的细管状结构，输尿管开口处有轻微隆起，略向膀胱突起；经腹壁－膀胱横断扫查，可见膀胱背侧－对输尿管开口处的轻微隆起，CDFI显示双侧输尿管口喷尿现象，似红色火苗状交替出现（图14－1）。

### 三、膀胱超声检查方法

（一）仪器条件

1. 经腹部膀胱超声检查　采用实时超声诊断仪，首选凸阵探头，扇扫、线阵亦可，频率3.5～5MHz。儿童可用5～7MHz探头。

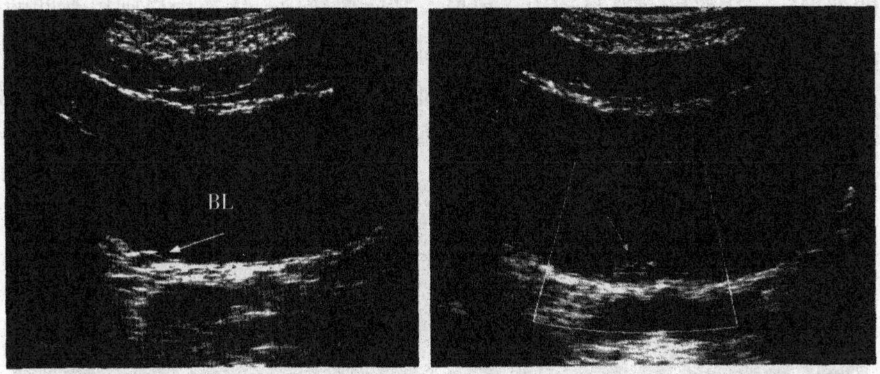


图 14－1　膀胱输尿管开口部位（下）灰阶声像图及 CDFI 显示红色喷尿现象

2. 经直肠超声检查　可用线阵或双平面探头，频率 5～9MHz。适用于对膀胱颈部、三角区和后尿道细微病变的观察。

3. 经尿道膀胱内超声检查　经尿道膀胱内超声检查仅用于膀胱癌分期。早年采用配有尿道探头的超声仪，须由泌尿科医生通过膀胱镜插入带球囊旋转式高频探头，频率可达10～12MHz，做 360°旋转式扫查。

### （二）检查前准备

经腹部和经直肠扫查需适度充盈膀胱。嘱患者憋尿，或在检查前 40min 饮水 500ml 左右，直至有明显的尿意。避免过度充盈膀胱。必要时可通过导尿管向膀胱注入无菌氯化钠溶液 250～400ml。经尿道扫查应对探头和器械按规定进行浸泡消毒。

### （三）体位

经腹部扫查采用仰卧位，充分暴露下腹部至耻骨联合。经直肠扫查采用侧卧位，暴露臀部和肛门区。经尿道扫查采用膀胱截石位。

### （四）扫查途径和方法

1. 经腹部扫查　在耻骨联合上方涂耦合剂。首先进行正中纵断扫查。在清晰显示膀胱和尿道内口后，将探头分别向左右两侧缓慢移动，直至膀胱图像消失。然后进行横断，先朝足侧方向扫查膀胱颈部及三角区，随后将探头向上滑动直至膀胱顶部。

2. 经直肠扫查　操作方法见前列腺。

3. 经尿道扫查　此法宜与膀胱镜检查合用。在退出外套管之前经尿道置入无菌尿道探头，故不增加患者痛苦。经外套管上的输水管注入氯化钠溶液，适当充盈膀胱。由外向内缓慢移动探头做 360°旋转扫查，对膀胱壁各部位依次全面观察。

在对膀胱扫查过程中，重点观察膀胱壁的轮廓、各层回声的连续性和完整性、厚度，内壁有无局限性凹陷或隆起。注意有无占位性病变以及其浸润程度。对占位性病变应做 CDFI 和频谱检查，注意肿物内血流信号特征。

## 四、膀胱正常声像图

在尿液充盈条件下，膀胱壁整齐光滑，厚薄均匀，黏膜－黏膜下和肌层很薄，层次清晰（图 14－2）。

膀胱的外形：正中纵断面略呈钝边三角形，其底部较尖，尿道内口则以微凹的“V”形为特征（图 14－2A）。膀胱的正中旁断面呈圆形。在下腹部耻骨联合水平以上做横断面扫查时，膀胱大致呈圆形（图 14－2B）；自此平面向足侧倾斜扫查时，因受骨盆侧壁影响，膀胱的两个侧壁陡直，故外形略呈“方形”但其四角是圆钝的。

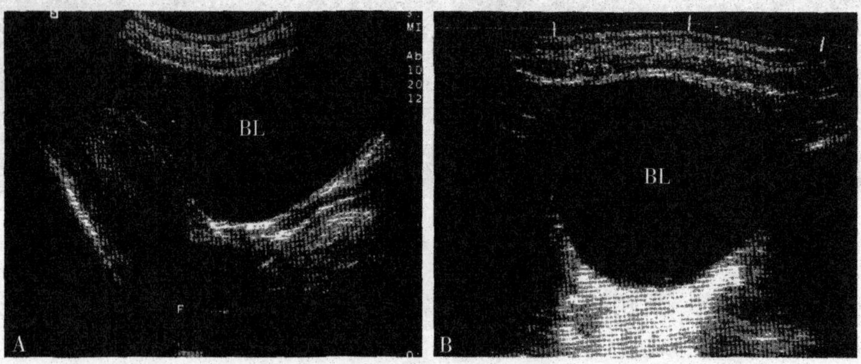


**图 14－2　正常膀胱声像图**

A. 纵断面，显示女性膀胱（BL）与子宫－阴道关系；B. 横断面（耻骨联合以上水平）

注意事项：

（1）在膀胱未充盈条件下，黏膜皱襞和肌层变厚，不宜进行膀胱壁尤其是黏膜厚度的测定。

（2）对于膀胱壁各个部分，包括膀胱三角区以及双侧输尿管口附近，左、右侧壁和前壁，均应做全面扫查。

（3）膀胱前壁、后壁图像容易受伪像干扰，注意采用组织谐波成像技术（THI）可能有所改善。

（4）为了仔细辨认膀胱前壁有无肿物及有无血流信号，可以采用 7～14MHz 高频探头。

**（李玉燕）**

## 第三节　多囊肾

多囊肾为先天性遗传性双肾发育异常，分常染色体显性遗传多囊肾病（autosomal dominant polycystic kidney disease，ADPKD）和常染色体隐性遗传多囊肾病（autosomal recessive polycystic kidney disease，ARPKD）两类。前者也称成人型，比较多见，发病年龄一般在 40～60 岁，多以腹部肿物、高血压、血尿、腰痛等来诊。后者，以往称“婴儿型”，可发生在围产期、新生儿期、婴儿期和少年期各年龄段，婴幼儿易因肾衰竭夭折，少年期以合并肝纤维化和门静脉高压更突出，所幸均比较少见。

### 一、超声表现

1. 成人型多囊肾　典型进展期患者一般中年以上，双肾显著增大，表面不规则，肾皮质、髓质内许多大小不等囊泡样无回声和低回声结构（注：低回声通常代表囊内陈旧性出血，少数合并囊内感染），囊壁清晰、整齐。肾窦区被多数囊泡压迫变形，甚至显示不清。

早期病情轻者（多见于对患者子女的超声筛查），声像图表现可不典型，囊肿数目较少，有时酷似多数性肾囊肿应注意鉴别。

2. 婴儿型多囊肾　本病少见，发病年龄包括围产期和儿童，特点是双肾肿大，弥漫性回声增强。

### 二、诊断与鉴别诊断

根据前述超声征象诊断多囊肾一般没有困难。需要注意鉴别的疾病有以下几种。

1. 多数性单纯肾囊肿　部分患者单侧或双肾有多数性囊肿，故与多囊肾有相似之处。但肾囊肿数量较少，发生在肾皮质，肾窦回声比较完整，且无家族史，故比较容易区别。

Bear 提出多囊肾的诊断标准与年龄有关：有家族史的患者，30 岁以下至少有 2 个囊肿，单侧或双侧皆有；30 ~ 59 岁至少有 2 个，而且双肾受累；60 岁以上至少有 4 个，而且双肾受累。

2. 重度肾积水　某些断面可似多囊或多房囊状，因而可能与多囊肾混淆。利用肾冠状断面扫查，特别注意寻找有无残存肾实质（残存肾实质很像较厚而不太整齐的囊壁），以及肾的"囊腔"是否与其他囊腔甚至和扩张的肾盂相通。此为鉴别的要点。多囊肾为双侧性，多数囊肿大小相差悬殊，每个囊壁清晰，彼此不相通。此外，多囊肾的表面常高低不平，致使肾轮廓和肝肾间界限不清，与肾积水境界清楚的肾包膜轮廓（有时尚见残存的薄层肾实质）形成了鲜明对比。根据这些超声特点可以对两者进行鉴别。

3. 多囊性肾发育异常　本病属先天性非遗传性发育异常，常为单侧肾累及。若为双侧性肾脏受累，其结局早已是胎死宫内。本病好发于围产期胎儿、新生儿和 2 岁以内的婴幼儿，多因腹部包块来诊，成年人少见（本病围产期可以见到）。超声表现：①一侧肾区多囊性肿物，囊肿大小不等，常失去肾脏外形，以致与成人型多囊肾混淆；肾实质和肾窦显示不清。②对侧肾代偿性肥大，回声正常。这些，与多囊肾双肾受累表现全然不同。本病预后良好，可以手术治疗，据称腹部肿物也可能渐趋消失，故正确的超声诊断有着重要意义。

### 三、临床意义

超声是多囊肾最好的影像学诊断方法。超声诊断多囊肾具有高度准确性（97%）。超声不仅适用于多囊肾的诊断与鉴别诊断，还可作为有效的筛选检查手段对患者的家庭成员进行检查，对于家族中早期无症状患者的职业选择、劳动力安排具有重要意义。有学者主张，超声引导囊肿穿刺抽液减压，对于多囊肾患者可能一时性缓解症状或改善其肾功能。

（李玉燕）

## 第四节　肾囊肿

肾囊肿有以下多种类型：肾皮质囊肿（单纯性肾囊肿，包括孤立性和多发性肾囊肿）、多囊肾、肾髓质囊性变（海绵肾）、多囊性肾发育异常等。这里重点讨论单纯性肾囊肿。

单纯性肾囊肿（simple renal cyst）病因未明，发生率随年龄而增长。尸检研究发现，50 岁以上者半数有之。囊肿的壁菲薄，其中充满澄清液体。小的囊肿直径仅几毫米或几厘米，一般无临床症状，大的囊肿可以形成腹部肿物。这种囊肿常单发，也称孤立性囊肿；部分患者有 2 个以至数个，称多发性肾囊肿，也可双肾皆有囊肿。本病预后良好，即使双肾多数性囊肿也呈良性经过，与先天性多囊肾不同。

单纯性肾囊肿与复杂性肾囊肿（complex renal cyst）的区别在于复杂性肾囊肿囊壁稍厚或钙化，囊内可以有分隔、钙乳沉淀或因合并出血、感染出现囊内回声增多。

## 一、超声表现

一般呈圆形或椭圆形；囊壁菲薄（几乎难以辨认）、光滑整齐；囊内无回声；囊肿后方回声增强。以上为典型单纯囊肿声像图标准，囊肿的大小不等（图 14－3）。有的囊肿两旁尚可见到由于边缘回声失落引起的侧边声影。此外，囊肿在肾内常造成肾皮质和肾窦弧形压迹，外生性囊肿也可向外隆起使肾包膜产生局部隆起。CDFI 检查：囊内无血流信号，或许在囊壁偶见少许绕行的血流信号。

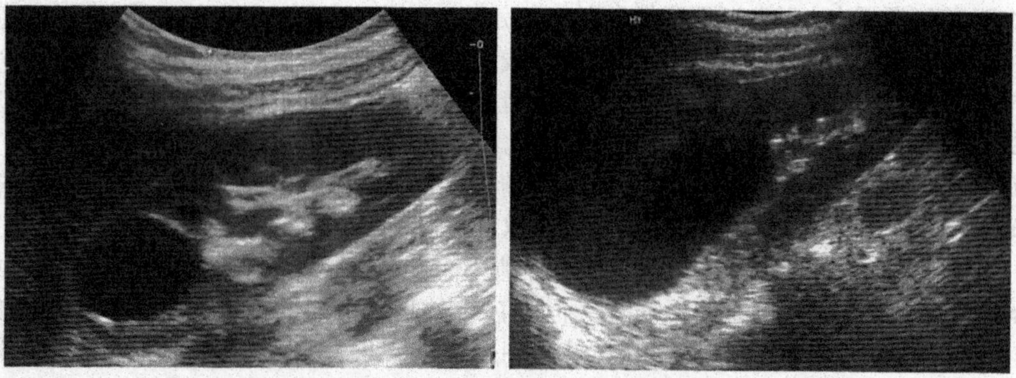

图 14－3　单纯性肾脏囊肿声像图

## 二、诊断与鉴别诊断

1. 单纯性肾囊肿　一般容易诊断。然而，超声表现并不都是典型的。例如：直径 <1cm 或更小的囊肿内部常出现低水平回声（部分容积效应伪像所致，采用谐波成像或改变扫查位置有助于改善图像质量）；位置很深的单纯性囊肿其壁回声可以显得不够锐利和清晰。

2. 多发性肾囊肿　即多数性单纯囊肿患者。对于双侧性多数性肾囊肿，尚应与多囊肾做仔细鉴别（见多囊肾）。

3. 复杂性肾囊肿　少部分肾囊肿呈分叶或多房状，内有细线样分隔回声；极少数肾囊肿壁出现“彗星尾”征，斑点状或弧形强回声（代表钙化），或伴有钙乳沉淀引起的分层回声（图 14－4）。囊肿内合并出血或感染时，可出现弥漫性低回声或沉渣状回声。复杂性肾囊肿也称不典型肾囊肿，必须与小肾癌进行鉴别（可进一步检查如增强 CT 和定期随访）。

4. 肾盂旁肾囊肿　起源于淋巴管，其囊肿位置特殊，在肾窦区出现圆形或椭圆形无回声结构。可呈单房性（图 14－5A），部分呈多房性。后者呈细线样分隔，极易与肾积水混淆。其特点是囊肿只占据一部分或大部分肾中央区，不可能完全具有肾积水的特征——肾小盏扩张，囊肿与肾锥体之间或多或少存在肾窦脂肪强回声（图 14－5B）。

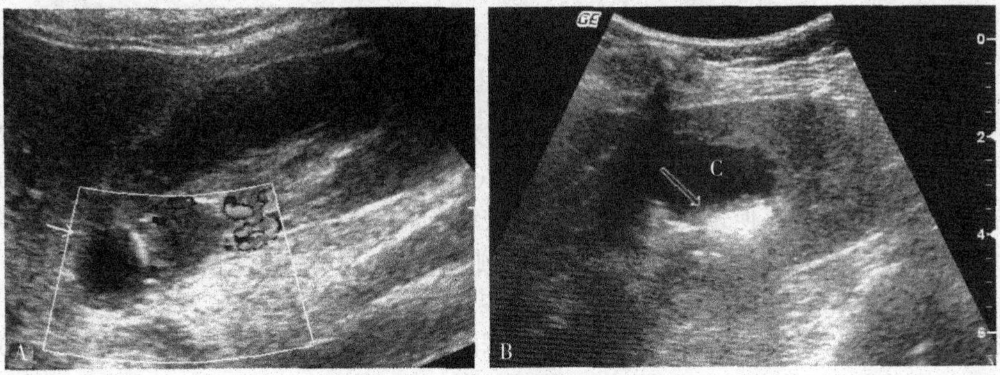


**图 14－4　复杂性肾脏囊肿声像图**

A. 肾上极小囊肿囊壁钙化，无血流信号；B. 钙乳肾囊肿（C）底部细点状强回声分层平面（↑），代表钙乳沉淀

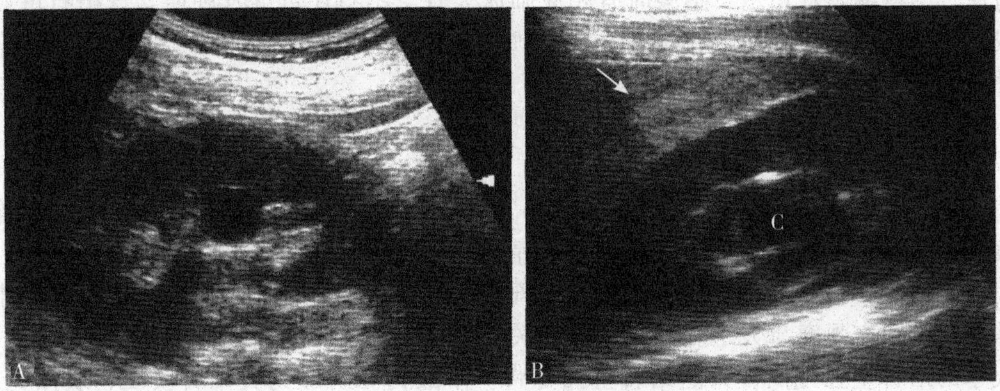


**图 14－5　肾盂旁肾囊肿声像图**

A. 肾中央区典型肾盂旁囊肿；B. 肾盂旁囊肿（C）较大，内有细线样分隔。↑肝内血管瘤

## 三、临床意义

（1）超声诊断肾囊肿的敏感性超过 X 线肾盂造影和放射性核素扫描，可靠性高达 95% 以上。多数体积不大（＜5cm）的无症状而具有典型单纯囊肿表现者，由于预后良好，经超声诊断可免除穿刺、肾动脉造影等损伤性检查或手术探查。

（2）对于不符合典型单纯囊肿的患者，即复杂性肾囊肿需进一步明确囊肿性质。尤其对于囊壁较厚和分隔较厚，伴有实性成分和钙化的囊肿，应特别注意 CDFI 检查有无丰富血流信号以除外肿瘤，必要时进一步做超声造影、增强 CT 扫查或超声引导下穿刺活检。

（3）超声引导穿刺引流和乙醇硬化治疗适合于体积超过 5～6cm 有症状的肾囊肿和合并出血、感染的肾囊肿。业已公认，这种微创技术几乎可以完全替代手术和腹腔镜手术治疗。

（李玉燕）

## 第五节 肾结石

结石的种类很多，大小不一，主要成分为草酸钙和草酸钙与磷酸钙混合性结石（80%~84%），碳酸钙与磷酸镁铵混合性结石（6%~9%），尿酸结石（6%~10%），胱氨酸结石（1%~2%），其他为黄嘌呤结石、磺胺结石、纤维素结石、黏蛋白结石等（1%~2%）。肾结石常为含有两种成分的混合结石，例如草酸钙与磷酸钙、磷酸钙与磷酸镁铵等。草酸钙结石表面光滑或呈桑葚状，X线显影最佳；磷酸盐结石表面粗糙，常呈鹿角状，往往形成于尿路感染的碱性尿中，X线显影尚佳；尿酸结石表面光滑或粗糙，X线显影差；胱氨酸结石、黄嘌呤结石等表面光滑质软，X线不显影。相比之下，超声对所有成分的结石均可显示。

临床上肾结石患者主要表现为腰痛、血尿。腰痛可为阵发性剧痛即肾绞痛，也可以是隐痛。肾绞痛出现在引起梗阻时，多为结石降入输尿管内。血尿可以是肉眼血尿或镜下血尿。结石继发肾积水、感染时有相应临床表现。结石还可继发肿瘤。肾结石可以是单发，也可多发，单侧多见，双侧性者占8%~17%。结石与梗阻和感染互为因果，常同时并存。

### 一、超声表现

（1）肾结石的声像图表现依结石的大小、形态多变，依结石的成分不同在超声图像上也表现各异，主要为强回声光团，其后方伴清晰的声影。

（2）结石一般呈圆形强回声光团、光斑或光点。大小不一，大的可达数厘米，小者仅数毫米。回声强度与大小和结构成分有关，小结石可显示其全貌，回声呈强光点；中等大小的结石呈强光团；大的结石呈强光带。草酸钙和磷酸钙类结石质硬、表面光滑，显示为弧形强回声，后方声影明显，而尿酸、胱氨酸及黄嘌呤类结石透声性较好，可显示结石全貌。

（3）结石的移动性主要与结石的大小及肾内液体的多少有关，当肾内液体的增多、结石相对较小时，随体位改变结石就可以移动。

海绵肾的结石很小，表现为双侧肾内各锥体回声明显增强，以乳头部最明显，呈放射状排列，后方无声影或有弱声影。

肾钙质沉淀症为双侧性，早期仅显示为肾髓质边缘出现一圈高回声带，使肾锥体的轮廓显示清晰、完整，进展期高回声带向内增宽并逐渐占据整个髓质（图14-6）。后方声影的有无与钙质的沉积量有关，一般无声影。

肾钙乳症的结石强回声呈水平的层状，后方伴声影，随体位改变而移动。肾盂源性囊肿出现在囊肿肾盂旁的无回声区内。

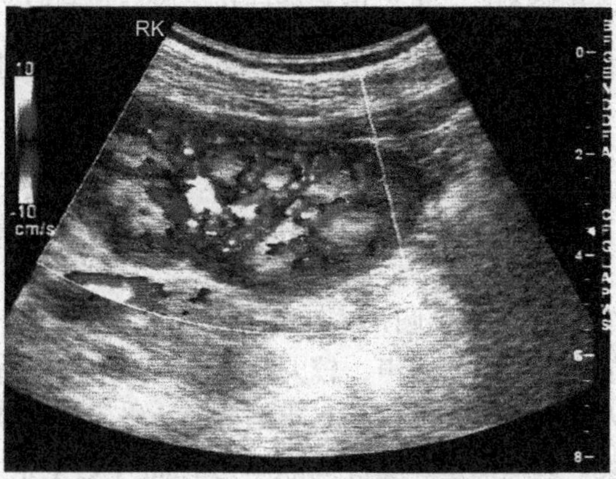


图 14-6　肾钙质沉着症

肾锥体为强光团取代，肾内血流分布正常

## 二、诊断要点

典型肾结石表现为肾窦区出现强回声光团，后方伴清晰的声影。

## 三、鉴别诊断

中、大型结石容易明确诊断，小结石需注意与管壁钙化（呈细条状或等号状）以及肾窦区强的结构反射（多为细条状）鉴别。

肾结核的钙化斑位置较表浅、边缘毛糙。

## 四、临床评估

超声诊断肾结石敏感性和特异性都很高，常为临床首选检查方法，特别是对于 X 线阴性结石的诊断作用较大。

（李玉燕）

# 第六节　肾肿瘤

## 一、肾细胞癌（renal cell carcinoma）

为肾脏最常见的恶性肿瘤，又称肾癌，约占肾脏恶性肿瘤的 85%。多见于 40 岁以上成人。病理学分为透明细胞癌、乳头状癌、嫌色细胞癌、集合管癌和肾癌未分类，其中最常见的是透明细胞癌，占 70% ~80%，又称为普通肾癌。肿瘤呈实质性、圆形或分叶状，有假包膜，与周围肾组织分界清晰，大的肿瘤内有出血、坏死和钙化。乳头状癌常伴有出血和囊性变，囊性变可达 40% ~70%。多房性囊性肾细胞癌是一种特殊类型的肾细胞癌，具有纤维囊壁，内部全部为囊和间隔，间隔可厚至数毫米，间隔上有上皮细胞（含有透明细胞），这种肾细胞癌低度恶性，生长慢，预后较好。肾细胞癌多为单肾单发性，少数可多发或双肾同时发生。肾细胞癌多见于肾脏上、下两极，尤其是上极。肿瘤侵入肾盂、肾盏出现血尿，侵入肾静脉形成癌栓并扩散至全身，沿淋巴系统转移至肾门引起肾门淋巴结肿大。肾癌早期可无明显症状，临床表现主要为无痛性肉眼血尿，但位于肾周边部和向外生长的癌肿出现血尿较晚。

（一）超声表现

（1）肾脏形态失常，局部增大，局部肾包膜向外隆起，由于肾脂肪囊的强回声分界，肿块边缘尚清。

（2）肾实质内出现实质性肿块，圆形或不规则形，有球体感，肿块大小不一，多呈低回声或中等回声，3cm左右也可为高回声，较大的肿块内部出现出血、坏死的无回声区，甚至囊性变。较大的结节内可有多个小结节，且小结节的边缘回声稍低。少见的多房性囊性肾细胞癌呈多房性囊性肿块，边缘清楚，囊腔间隔厚约1mm至数毫米。

（3）肾窦回声受挤压移位，出现局限性凹陷、中断甚至肾盂积水。

（4）肾癌转移征象中较常见的是肾静脉内癌栓，其中右肾静脉癌栓通过肋缘下斜切时易于显示，癌栓沿肾静脉至下腔静脉，肾门淋巴结肿大显示为肾门处局限性低回声区。

（5）彩色多普勒表现有4种类型：①抱球型：肿瘤的周边部显示丰富的彩色血流，呈弯曲状或绕行，肿瘤内见点状和条状彩色血流（图14－7）。②星点型：肿瘤内有少数点状彩色血流，而外周很少。③丰富血流型：肿瘤内部血流丰富，显示为肿瘤众多的点状、条状和分支状彩色血流，而彩色多普勒能量图显示呈盘曲成丝球状的彩色血流信号。④少血流型：肿瘤内部血流很少或无血流。频谱多普勒显示，主要为高速的动脉血流。多数肿瘤内可检测到较丰富的动脉血流，但仍比肾实质血流稀疏。丰富血流型均为透明细胞癌，抱球型多数也为透明细胞癌，乳头状细胞癌内血流稀少。嫌色细胞癌血流甚少，多房性囊性肾细胞癌在囊壁或间隔可见血流。肿瘤附近的肾脏血流受压、移位。

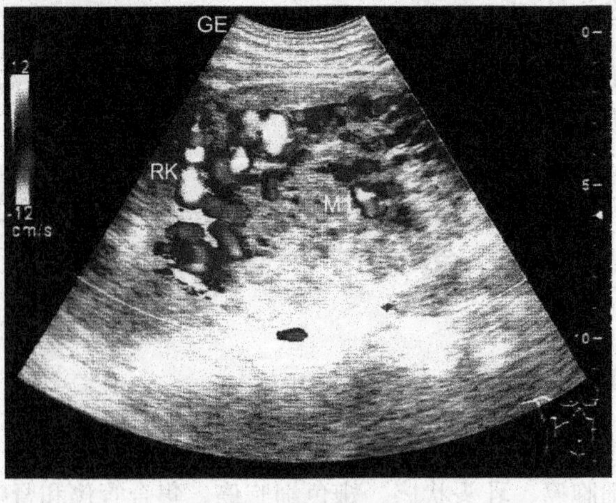


**图14－7　肾细胞癌CDFI**

抱球型肿瘤血管，肿瘤（M）周边与肾实质相邻部分可见粗大的绕行血流，肿瘤内见点状血流

（6）肾静脉血栓的彩色多普勒显示肾静脉内血流缓慢或中断，而肾周可见代偿增粗的静脉，迂曲状。

### （二）诊断要点

肾脏形态失常，肾实质内出现实质性肿块，低或中等回声，较大的结节内可有多个小结节，且小结节的边缘回声稍低。肾窦回声受挤压移位，可有肾门淋巴结肿大及肾静脉血栓。多数肿块内可检测到较丰富的动脉血流，但仍比肾实质血流稀疏。

### （三）鉴别诊断

1. 肾盂癌　发生在肾盂肾盏内，血尿出现的时间早，肿瘤体积较小，常合并有肾盂积水。

2. 囊性肾细胞癌与肾囊肿　肾囊肿出血或含有胶冻样物质时其内可有弱回声，但其边缘较光滑平整，后方回声增强。而肾细胞癌壁较厚、不规整，壁上多可检测到动脉血流。必要时可做穿刺活检或细胞学检查。

3. 肾柱肥大　位于肾中部的肾柱肥大，似一低回声肿块，大小一般不超过3cm，可压迫肾窦回声凹陷。但其回声均匀，回声强度与肾皮质相似，且与肾皮质回声相延续而无明显界限，肾表面无异常突起，其附近的肾锥体形态正常。彩色多普勒检查其内无肾癌血流，其旁的肾动脉亦无受压变形。

4. 肾上腺肿瘤　肾上腺肿瘤位于肾上极上方，与肾脏有线状高回声分解，为肾周脂肪组织受压而成，在肾包膜、肾上腺肿瘤包膜间呈“海鸥”征。

5. 肾实质脓肿　肾实质脓肿患者一般有明显的临床症状，例如腰痛、发热、血象升高等。动态观察，脓肿内部回声由低回声向无回声转变。

### （四）临床评估

肾细胞癌出现症状时已经较大，超声诊断并不难。早期发现的较小肿瘤鉴别困难时，可做穿刺活检。

## 二、肾盂癌（carcinoma of renal pelvis）

多发生于40岁以上的成年人，是发生在肾盂肾盏的癌肿，发病率明显低于肾实质癌。病理类型主要为移行上皮癌，其中约80%为乳头状癌，20%为结节性实体癌。肿瘤常使肾盏漏斗部或肾盂与输尿管连接部发生梗阻，导致肾积水。临床上血尿出现较早，表现为无痛性、间歇性全程血尿。

### （一）超声表现

（1）肾盂肾盏内出现小的低回声或中等回声病灶，部分肾窦强回声中断或扩张，较大肿瘤（>1cm）时有肾盂分离，无回声环绕小肿块使其边界及附着点更清楚（图14-8）。

（2）彩色多普勒难以检测到瘤内血流，有的可在瘤内或其基底处仅检测到点状、棒状、短条状血流，频谱为低速的动脉血流。

### （二）诊断要点

肾盂肾盏内出现小的低回声病灶，有肾盂积水时肿块可清晰显示。彩色多普勒有时可检测到点状、棒状、短条状动脉血流。

### （三）鉴别诊断

肾盂腔内血凝块扩张的肾盂腔内形成中等无回声团，在患者改变体位时可有移动。

（四）临床评估

肾盂肿瘤临床症状出现较早，超声检查时肿瘤体积一般较小，表面可有坏死脱落，需注意与血凝块相鉴别。

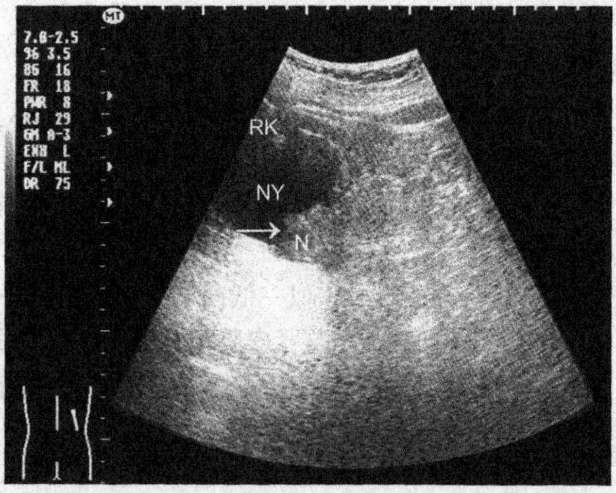


**图 14－8　肾盂癌**

右肾盂积水，内见中等低回声肿块，病理为移行上皮癌

## 三、肾血管平滑肌脂肪瘤（renal angiomyolipoma）

是一种较常见的良性肾肿瘤，又称肾错构瘤（renal angiomyolipoma），中年女性多见。可以是单发或多发，单侧或双侧。肿瘤由成熟的血管、平滑肌和脂肪组织交织而成，含大量的结缔组织，形态呈圆形，表面无包膜，但与肾组织分界清楚。肿块大小不一，由于瘤内容易发生出血，使肿瘤在几天内迅速增大，出血吸收后瘤体缩小，但可再次出血使瘤体再次增大。临床多无症状，多在影像学检查时发现。大的肿瘤可出现腰部胀痛及腹部肿块。肿瘤内出血时瘤体迅速增大，患者有突发腰痛、低热和腹部肿块。

（一）超声表现

（1）肿瘤较小时，表现为肾实质内接近肾包膜处出现小的圆形较强回声光团，边缘规则，边界清晰，内部回声致密较均匀，后方无声影。

（2）较大的肾血管平滑肌脂肪瘤内容易发生多次出血形成不规则低回声区或无回声区，或者形成由高回声与低回声交错排列的混合回声，类似洋葱样。

（3）彩色多普勒检查，较小的肿瘤内一般无血流显示，较大的肿块内有动脉血液供应，血流速度中等。

（二）诊断要点

肾实质内接近肾包膜处的圆形强回声光团，边缘规则，边界清晰，内部回声致密较均匀，后方无声影。较大的肿瘤内可见低回声或无回声，或呈洋葱样。

（三）鉴别诊断

成人肾实质其他类型的良性肿瘤很少见，肾血管平滑肌脂肪瘤主要是与高回声型肾癌鉴别，后者边界模糊，形态不规则，周边可有声晕，后方回声可有衰减，周边组织可有受压，彩色多普勒肿瘤内部及周边可探及血流信号。

（四）临床评估

肾血管平滑肌脂肪瘤常于肾超声检查时偶尔发现，由于其超声表现较典型而易于诊断，但由于小的肾细胞癌可表现为高回声，鉴别困难时可做穿刺活检以及定期追踪观察。

## 四、肾母细胞瘤（nephroblastoma）

绝大多数发生在小儿，尤以 5 岁以内小儿多见，是小儿最常见的恶性肿瘤。又称 Wilms 瘤或肾胚胎瘤，约 95% 发生在单侧肾，双侧较少见。肿瘤常位于肾脏的上下极，很少侵犯肾盂。肿瘤大小不一，由于肿瘤恶性程度很高，发现时肿瘤已生长至很大。肿瘤呈圆形或椭圆形，表面光滑，有假包膜，与肾组织分界清晰。内为实质性，易发生变性、坏死和出血。肿瘤生长迅速，容易转移，主要通过肾静脉血行转移或经淋巴结转移至肾门部。

（一）超声表现

（1）肿瘤较大，近圆形，多位于肾上极或下极，与肾组织分界清晰，残余肾脏相对较小，呈茄形，被挤压至一边（图 14－9），肾盂、肾盏受挤压出现肾积水，并向下或向上推挤移位。

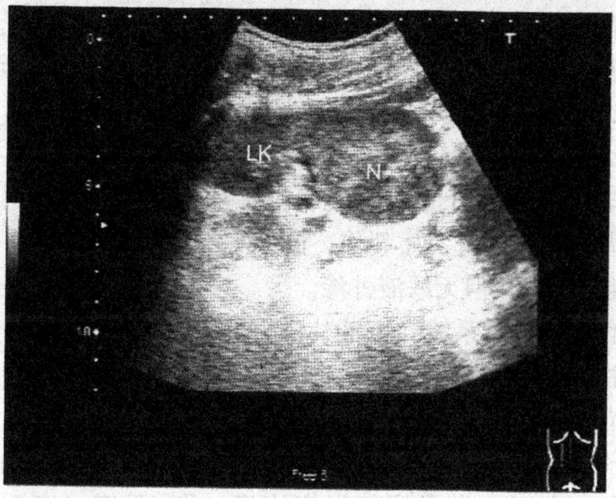


**图 14－9　肾母细胞瘤**

患者，9 岁。左肾下极见较大的实质性肿块，有假包膜，边界尚清晰。病理肾母细胞瘤

（2）肿瘤边缘整齐、平滑，界限清楚，内为不均匀实质性回声，中等偏强或稍低，其内常可见液化坏死形成的不规则无回声区。

（3）肿瘤侵犯肾包膜后，肿块与周围组织分界不清，肾静脉转移时沿肾静脉到下腔静脉可见低回声的癌栓，肾门淋巴结转移时引起肾门淋巴肿大。

（4）彩色多普勒检查，肿瘤边缘和内部有明亮、粗大的血流显示，呈长条状、分支状和点状。频谱多普勒显示为高速高阻力血流频谱二声学造影使显示的肿瘤血管数目明显增加、长度延长、分支增多。

（二）诊断要点

儿童肾内发现较大的不均匀的实质性肿块，其内为中高回声，并有不规则无回声，边界清楚、平整，周围肾结构受压。彩色多普勒检查肿瘤边缘和内部有明亮、粗大的动脉血流显示。肾门淋巴结和肾静脉可有转移。

（三）鉴别诊断

小儿肾内发现较大的肿块首先考虑肾母细胞瘤，结合超声表现一般易予诊断。需鉴别的疾病为来自腹膜后的神经母细胞瘤，后者也多见于小儿，发现时已体积很大，超声显示其位于腹膜后，推挤肾脏整体异位、变形，常越过腹中线生长。

（五）临床评估

对于肾母细胞瘤，根据患者年龄和超声表现一般可做出诊断。

（李玉燕）

## 第七节　肾外伤

闭合性肾损伤可分肾挫伤、肾实质裂伤（包膜破裂）、肾盏（肾盂）撕裂、肾广泛撕裂（全层裂伤，甚至肾蒂断裂）等多种类型。肾挫伤可发生在肾实质内，也可引起包膜下血肿；肾包膜破裂引起肾周围积血和积液；肾外筋膜破裂引起腹膜后血肿。肾外伤可合并其他脏器损伤如肝脾破裂，此时也可伴有腹腔出血，肾蒂撕裂者常引起严重的出血性休克。

肾外伤分级标准（美国创伤外科协会，1989）。

Ⅰ级：肾挫伤/非扩展性包膜下血肿（无肾实质裂伤）。

Ⅱ级：非扩展性肾周血肿或肾实质裂伤，深度 <1cm。

Ⅲ级：肾实质裂伤 >1cm，但无尿液外渗。

Ⅳ级：肾实质裂伤累及集合系统（尿液外渗），节段性肾动脉或静脉损伤，或主干肾动脉或静脉损伤伴局限性血肿。

Ⅴ级：肾碎裂、肾蒂撕裂伤或主干肾动脉栓塞。

肾外伤的实用分类方法还有：Ⅰ. 轻度（肾实质挫伤，包膜下小血肿，小的肾皮质撕裂），占大多数（75% ~85%），并且适合保守治疗；Ⅱ. 重度（撕裂伤延伸至收集系统，有肾节段性坏死/梗死），仅占10%，可以保守或外科处理，具体取决于严重程度；Ⅲ. 灾难性损伤（血管蒂和粉碎性损伤）；Ⅳ. 肾盂输尿管结合部撕裂伤。其中，Ⅲ、Ⅳ伤势严重，共占5%，需紧急手术治疗。总体来说，闭合性钝性损伤大多数病情相对较轻，可以采用保守疗法。因此，肾外伤程度的分级诊断是很重要的。

### 一、超声表现

1. 肾实质挫伤

（1）肾包膜完整：局部肾实质回声不规则增强，其中可有小片回声减低区。

（2）包膜下少量出血：在包膜与肾实质之间，可能出现新月形或梭形低回声区或高回声区，代表包膜下出血（新鲜出血易被忽略），提示肾实质可能有轻微裂伤，但超声未能显示（声像图假阴性）。

（3）CDFI 无明显异常。

2. 肾实质裂伤（伴包膜破裂）

（1）肾周围积液（积血）征象显著：即肾包膜外有无回声或低回声区包绕。多量出血时，肾的大部分被无回声区包绕。

（2）肾破裂处包膜中断现象，局部肾实质内可有血肿引起的局部低回声和裂隙。破裂处可位于肾中部，或肾脏上、下极，但常规超声检查可能不易找到，除非裂伤范围较大。

3. 肾盏撕裂伤（往往与实质病变并存）

（1）肾实质回声异常增多，或有小片低回声区，包膜完整。

（2）肾中央区扩大伴有不规则回声，与肾实质的边界模糊不清。

（3）肾盂扩张征象集合系统因血块堵塞时发生。扩张的肾盂肾盏中常有不规则低水平回声。

4. 肾广泛性撕裂伤　有同时伴有上述两型表现，其中肾周大量积液征象十分突出（积血、尿液），断裂、损伤的肾脏结构模糊不清。CDFI 有助于显示肾血管及其分布异常，肾梗死区内缺乏血流信号。

超声造影与肾外伤的类型和分级诊断。

Ⅰ级：肾包膜完整，包膜下见新月形无增强区，肾实质内未见异常的无增强灶。

Ⅱ级：肾包膜可连续或不连续，包膜下或肾周可见带状或半月形无增强区，实质内见不规则无增强区，范围 $<1cm$，肾窦局部可因受压迫而变形。

Ⅲ级：实质内见斑片状无增强区（范围 $>1cm$），但未达集合系统。

Ⅳ级：肾实质内大片状无增强区，并与肾盂相通，可见肾盂分离现象。

Ⅴ级：肾碎裂，组织碎成 2 块以上，可有造影剂外溢或肾实质完全不增强。

## 二、临床意义

（1）常规超声尽管方便易行，非常适合多数闭合性肾损伤患者的诊断和初步筛查、初步了解肾损伤的类型和严重程度，也适合于保守观察治疗患者于肾脏外伤的影像随诊检查，然而必须承认，常规超声敏感性、特异性均较差，存在着假阴性，CDFI 的敏感性也差，不足以解决肾外伤的临床分型。对于病情危重的“灾难性肾外伤”，以及临床怀疑多脏器损伤的患者，宜首选增强 CT 扫描并采取其他应急措施。

（2）传统认为，增强 CT 是肾外伤的分级诊断的金标准。研究证明，超声造影/对比增强超声（CEUS）新技术通过显示肾实质的血流灌注情况，进一步查明肾损伤的范围、破裂部位、有无节段性梗死，以及有无活动性出血，从而做出精确的分级诊断，准确率接近增强 CT 检查。超声造影简便易行，比较经济，对于指导临床治疗具有重要实用价值。

（3）增强 CT 不仅能够全面地评价肾外伤，明确损伤类型及范围，了解肾的血流灌注和肾脏的功能，CT 还具有诊断肝、脾、肾等多脏器损伤的优势（有报道，发生率高达 60%～80%），故多年来发达国家常以增强 CT 作为肾和其他实质脏器外伤的首选影像诊断方法。

（李玉燕）

# 第八节　输尿管疾病

## 一、输尿管超声解剖

输尿管为成对器官，左右各一，走行于腹膜后，为腹膜外位的肌性器官，分为上、中、下三段。上端约平第2腰椎上缘处起自同侧肾的肾盂，下端开口于膀胱的三角区，长20～30cm，管径平均0.5～1.0cm，最窄处口径只有0.2～0.3cm。上段（腹段）为自肾盂出口向下至跨越髂总动脉末端或髂外动脉起始部的前面，位于腰大肌前方。中段（盆段）为自髂动脉前方向下内至膀胱壁，男性向内下经直肠前外侧壁与膀胱后壁之间，再经精囊顶上方斜穿膀胱壁，女性再跨越髂内动脉前方，经卵巢后方、再经直肠前外侧壁与膀胱后壁之间斜穿膀胱壁。下段（膀胱壁内段）自膀胱壁外缘到输尿管开口处，长1.5～2cm，在空虚的膀胱两侧开口的距离约为2.5cm。每侧输尿管均有3个狭窄部，狭窄处内径约2mm，是结石常停留的部位，第1个狭窄位于肾盂和输尿管的移行处；第2个狭窄位于输尿管跨越髂动脉处；第3个狭窄位于膀胱壁内。

## 二、超声检查技术

### （一）检查仪器及应用的模式

以凸阵探头成像效果好，容易显示输尿管图像，现多采用变频宽带探头，二维灰阶超声探头频率（中心频率）为3.5～5MHz，彩色多普勒超声频率为2.0～3.5MHz。在肥胖患者选较低频率。

### （二）检查方法及注意事项

1. 检查前准备　检查输尿管病变以空腹为宜，尽量避开肠气，有时需作肠道准备，检查前患者饮水400～600ml，适度充盈膀胱有助于对输尿管的显示。

2. 检查体位　可以取侧卧位、俯卧位及仰卧位。

3. 检查方法

（1）仰卧位或侧卧位腰部冠状切面扫查：嘱患者深呼吸，行肋缘下斜断面。加压显示肾门后，缓慢向内侧下方移行，自肾盂向下追踪显示输尿管，可显示输尿管上段。

（2）俯卧位背部肾区纵向扫查：首先作肾长轴断面，当显示肾窦扩张积水时，调整探头显示肾盂输尿管连接部，自肾盂往下追踪显示输尿管上段至髂嵴水平。

（3）仰卧位下腹部扫查：观察输尿管中段。方法为先显示髂动脉，在髂动脉前方找到扩张的输尿管断面，找到后把超声扫查旋转至显示输尿管长轴切面，然后继续向下追踪观察。

（4）仰卧位下腹部经膀胱扫查：用于观察膀胱侧后方、膀胱壁内段的输尿管以及输尿管出口。彩色多普勒超声可观察输尿管喷尿，有时二维灰阶超声也可观察到喷尿现象。

4. 注意事项

（1）患者肠胀气较重或肠道有较多的粪便，可影响显示效果，对此，超声检查前应作必要的肠道准备。

（2）对输尿管的探测各段采用不同的体位，分段观察，了解整条输尿管情况，对输尿管有无结石、积水、肿瘤做出判断。

（3）对输尿管膀胱壁内段病变的检查：可因膀胱无回声区后方回声过强，而掩盖了病变的回声，适当抑制远场增益，改善该段声像图的清晰度。

## 三、正常输尿管的超声表现及正常值

正常情况下输尿管因内径较窄，在声像图上难以显示。膀胱充盈时或大量饮水后可以显示部分输尿管，管壁呈两条平行的、纤细光滑的带状高回声，中间为细的条状无回声，内径一般2～4mm，不超过5mm，可见蠕动现象。上段输尿管、膀胱后输尿管及膀胱间段输尿管容易显示，而中段输尿管常因肠气干扰显示困难。输尿管于膀胱开口处稍向膀胱腔内隆起，并可见喷尿时的蠕动。彩色多普勒血流显像和能量图均可灵敏地显示输尿管出口处向膀胱内喷出的尿流，表现为细而色艳的彩色流束射向膀胱腔中部，喷射一段距离后散开，形似“火焰”状（图14－10），喷尿为间歇性；反之，也可由喷尿处寻找到输尿管出口。有时二维灰阶超声也可观察到喷尿现象，表现为细的光点束由输尿管出口处射向膀胱腔内。

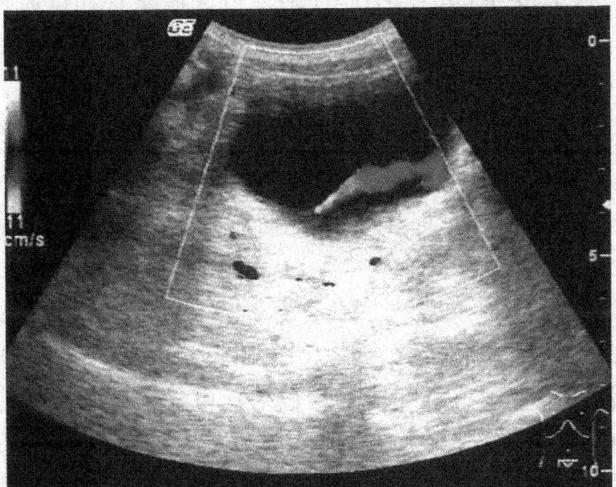


**图14－10　输尿管喷尿现象**

尿流（红色）自右侧输尿管出口处射向膀胱腔内

## 四、报告内容

### （一）二维灰阶超声

（1）首先观察有无肾积水：对肾积水者，应向下追踪观察，观察输尿管是否扩张，扩张的程度、范围、程度和形态；扩张中断的部位有无梗阻性病变及其回声特征。

（2）观察输尿管无回声区清晰度，有无点状或云絮状回声漂浮。

（3）对输尿管肿瘤，需观察病变的位置、大小、形态、内部回声、毗邻关系及有无脏器转移。

### （二）彩色多普勒超声

输尿管肿瘤应观察肿瘤内部及周围的彩色血流信号，并用频谱多普勒测量血流动力学参数。观察膀胱三角区两侧输尿管出口有无喷尿现象及其喷尿频率、方向、形态等。

## 五、适应证

（1）肾区或输尿管区疼痛。

（2）怀疑输尿管肿瘤。

（3）输尿管结石。

（4）血尿。

（5）泌尿系反复发作的感染。

（6）疑有先天性输尿管畸形。

## 六、输尿管疾病的超声诊断

### （一）输尿管结石（ureteral calculus）

1. 病理与临床表现　原发于输尿管的结石很少见，绝大多数输尿管结石来自肾脏。结石多停留在输尿管3个生理狭窄部位，引起梗阻，造成输尿管和肾盂积水，输尿管结石多为单侧，停留在输尿管下1/3段者多见。

结石在下降过程中对局部输尿管黏膜刺激、损伤致水肿及梗阻，常引起输尿管痉挛，出现绞痛症状，绞痛可向腹股沟、会阴部及大腿内侧放射。由于结石对黏膜的损伤和引起炎症，常出现不同程度的血尿，黏膜水肿则加重输尿管梗阻。结石对输尿管黏膜长时间刺激可出现小的息肉，又进一步加重梗阻；输尿管息肉也是结石产生和下降受阻的原因之一。

2. 超声表现　典型输尿管结石表现为在扩张积水的输尿管远端见结石强回声团或弧形的强回声带，与管壁分界清晰，后方伴声影（图14－11～图14－13），常伴有肾盂扩张积水。结石多位于输尿管3个生理狭窄部位。少数结石可无输尿管积水，容易漏诊。彩色多普勒超声检查，有结石的输尿管开口处喷尿现象出现异常，如形态改变（流速低）、频率减少、消失、变细等；输尿管结石常可产生彩色信号，对于深在的结石可帮助诊断，其产生的机理尚未明了。

3. 诊断要点　扩张积水的输尿管远端见强回声团或弧形的强回声，后方伴声影。

4. 鉴别诊断　输尿管结石应与肠道气体相鉴别。膀胱壁内段结石应与膀胱结石相鉴别，后者可随体位改变在膀胱内移动。少数输尿管结石透声性较好，其后方声影较弱或不伴有声影，须注意与输尿管肿瘤、息肉鉴别。

5. 临床评估　声像图呈现输尿管扩张和典型的结石强回声伴有声影者，可以确定为输尿管结石。超声检查中很多因素影响结石的检出率和诊断正确率，由于少数小的输尿管结石可不引起输尿管扩张积水、中段（盆段）输尿管结石受肠气影响常不容易显示，所以，有典型的输尿管结石临床表现，而超声未见到输尿管扩张，也未发现结石强回声者，也不能排除输尿管结石的存在。对X线和CT不能显示的透光结石，超声也能清楚显示，特别是3～5mm的小结石X线和CT显示常有困难，而超声容易显示。

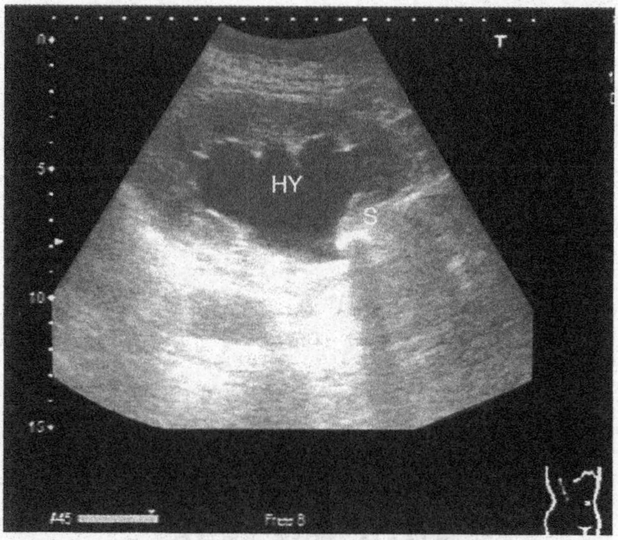


**图 14-11　输尿管上段结石**

结石（s）位于右输尿管与肾盂连接处，肾盂积水（HY）

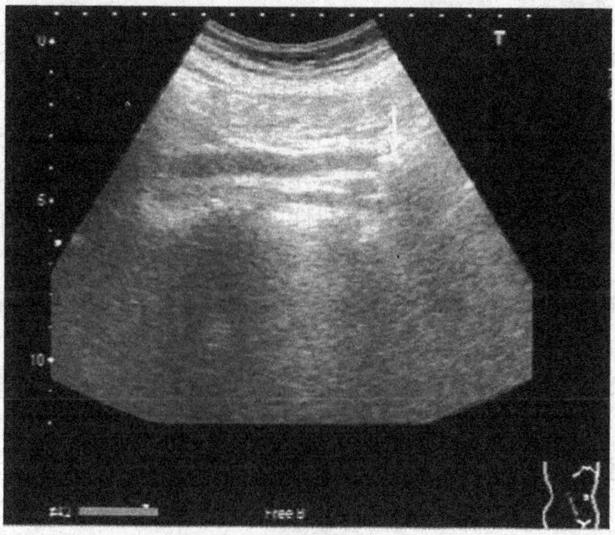

**图 14-12　输尿管中段结石**

结石（箭头处）位于盆段输尿管，输尿管扩张积水，内径 7mm

### （二）输尿管积水（hydroureter）

1. 病理与临床表现　输尿管积水不是单一的疾病，常为其他疾病的伴发症状。引起输尿管积水的原因很多，有输尿管结石嵌顿、输尿管肿瘤阻塞、输尿管炎症、输尿管狭窄、输尿管尿液反流、巨输尿管、输尿管异位开口和输尿管囊肿等。更多的原因是下尿路梗阻。输尿管末端狭窄、输尿管反流和下尿路梗阻均引起整条输尿管积水，早期积水仅限于盆段输尿管，上段由于输尿管肌层蠕动的代偿作用可暂免于积水；长时间病变则输尿管失去代偿作用，造成整条输尿管和肾盂积水。

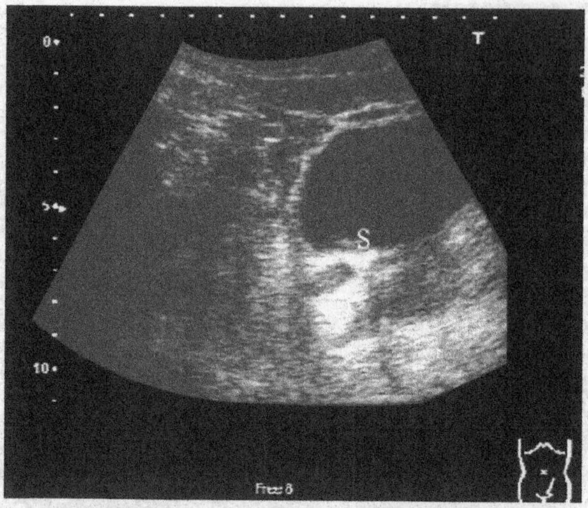


**图14-13 输尿管下段结石**

结石（s）位于左侧输尿管出口处，输尿管全程扩张、积水

不同原因引起的输尿管积水可有不同的临床表现，输尿管结石可在结石下降过程中引起输尿管痉挛，诱发肾绞痛。

2. 超声表现　沿输尿管走行区可见两条平行带状强回声之间出现条状无回声带，无回声带的宽度表示积水的程度。输尿管轻度积水时无回声带一般在1cm以下，重度积水2cm或以上。输尿管黏膜水肿时，平行强回声带出现双重回声，内层回声低于外层。在探及输尿管积水后，稍等片刻，会观察到输尿管蠕动，先是近段输尿管的管腔收缩，继之收缩波向远段传递，最后管腔自近段到远段复原，有节律性。失代偿的输尿管积水不易见到蠕动。彩色多普勒超声输尿管内观察不到彩色信号，可与血管鉴别。

3. 诊断要点　沿输尿管走行区可见两条平行带状强回声之间出现条状无回声带，上段于肾盂相连。

4. 鉴别诊断　二维超声容易与腹腔和盆腔内和输尿管相邻的血管混淆，彩色多普勒超声可鉴别。

5. 临床评估　超声检查容易显示输尿管积水，沿扩张输尿管走行方向可显示引起输尿管积水的原因。与X线静脉肾盂造影相比简单方便，而且减少了患者的X线辐射。

### （三）输尿管囊肿（ureterocele）

1. 病理与临床表现　输尿管囊肿是输尿管下端输尿管口的囊状扩张，向膀胱腔或后尿道膨出。囊壁菲薄，外层覆以膀胱黏膜，内层为输尿管黏膜，多为先天性异常，由于胚胎期输尿管与生殖窦间的一层隔膜吸收不全或持续存在，导致输尿管口狭窄，尿液引流不畅形成囊肿。后天性因素如输尿管口炎症、水肿、黏膜膨胀，造成输尿管口狭窄，并有不同程度梗阻，尿液作用下形成囊肿。囊肿的大小可有周期性改变，即在输尿管蠕动时囊肿扩大，间歇期回缩，形成有节律的膨大与缩小改变。病程持久，输尿管失代偿期囊肿部位以上的输尿管和肾盂出现积水。较大的囊肿会堵塞尿道直至自女性尿道口脱出，造成下尿路梗阻，影响对侧肾脏。囊肿内也常合并结石存在。

早期常无临床症状，晚期出现下尿路梗阻者，可出现如排尿困难、尿潴留、呕吐、厌食、贫血、直到尿毒症。继发感染时有脓尿、血尿、发热、尿频、尿急、尿痛等症状。

2. 超声表现　在膀胱腔三角区输尿管入口处可见圆形的无回声区，囊壁纤细菲薄，输尿管积水时与之相通（图 14－14）。4cm 以下的囊肿实时观察可见其大小随输尿管喷尿现象呈间歇性有节律的循环变化。囊肿合并有结石时囊腔内可见强光团，后方伴声影。输尿管囊肿较大时常合并有输尿管和肾盂积水。巨大的输尿管囊肿在排尿后立即进行超声检查可见膀胱内尿液迅速增多。实时超声可显示尿流从囊腔喷射出。

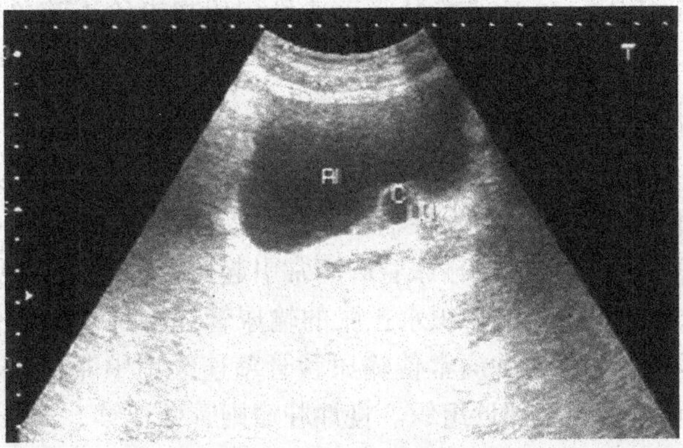

**图 14－14　输尿管囊肿（C）**

左侧输尿管入口处圆形无回声暗区，凸向膀胱腔内

彩色多普勒显示尿流向膀胱内喷出即喷出口，细而明亮；而尿流向囊肿内喷射时流束粗而色暗。尿流的变化与囊肿的大小动态变化有关，囊肿变小时，尿流由囊肿向膀胱腔喷射明显；而囊肿增大时，尿流向囊肿内喷射明显。

3. 诊断要点　膀胱输尿管入口处圆形无回声暗区，输尿管积水时与之相通。

4. 鉴别诊断　输尿管憩室：多位于输尿管与膀胱交界处，不突入膀胱，位于膀胱外并突向输尿管一侧。

5. 临床评估　早期输尿管囊肿无症状，不会作膀胱镜检查，因此不被发现，晚期病例肾功能已损害，静脉肾盂造影不显影，因此也不能明确诊断。超声检查因有尿液作对比，对本病不论属哪一期均能容易做出明确诊断，许多早期病例是在做超声检查时偶尔被发现，超声还可显示输尿管、肾盂积水的伴随征象，是输尿管囊肿首选的检查方法。

### （四）输尿管狭窄（uleterostenosis）

1. 病理与临床表现　先天性输尿管狭窄多见于儿童和青少年，病变多位于肾盂与输尿管连接部位或输尿管进入膀胱处，病理改变为狭窄段肌层肥厚和纤维组织增生；后天性则可由多种疾病（结石、肿瘤、炎症结核、扭曲等）或损伤引起。狭窄近端输尿管扩张，并可导致不同程度的肾积水。

2. 超声表现　根据狭窄部位的不同而出现不同的超声图像改变。位于肾盂与输尿管连接部的狭窄有肾盂积水而无输尿管积水，扩张的肾盂在输尿管连接部位逐渐变窄或突然中断。输尿管上段其他部位和中段的狭窄显示为狭窄部位逐渐变窄，呈尖嘴状，或显示为突然中断，狭窄部位以上的输尿管和肾盂均有不同程度的积水。输尿管膀胱壁段或壁内段狭窄，表现为肾积水，输尿管腹段、盆段均有不同程度扩张，通过膀胱作为透声区观察狭窄部位无梗阻性病变存在，显示管腔逐渐缩窄，管壁回声相对增强。

3. 诊断要点　输尿管狭窄部位逐渐变窄或突然中断，狭窄部位以上的输尿管和肾盂积水。

4. 鉴别诊断　输尿管狭窄超声检查多表现为尿路梗阻征象，无特异性。当狭窄部位显示不清晰时，应与输尿管阻塞性疾病引起的输尿管、肾盂积水鉴别。

5. 临床评估　超声检查容易显示输尿管、肾盂积水，沿扩张输尿管走行方向可显示引起输尿管、肾盂积水的原因。与X线静脉肾盂造影相比超声检查简单方便，而且减少了患者的X线辐射。

（五）输尿管肿瘤（ureteral tumor）

1. 病理与临床表现　原发性输尿管肿瘤多为恶性，多数为移行上皮细胞癌，鳞状上皮细胞癌、腺癌和良性肿瘤较少见。继发性输尿管癌可为肾盂癌的种植、其他部位癌肿经血行和淋巴转移或邻近的肿瘤直接浸润。输尿管肿瘤常引起血尿和输尿管梗阻表现。

2. 超声表现　输尿管肿瘤显示为积水扩张的输尿管远端出现实质性肿块，为中低回声（图14－15），边缘不规则。恶性肿瘤常使输尿管管壁连续性中断，若与输尿管壁分界不清或周围有低回声肿块则已浸润至邻近组织。良性肿瘤则管壁连续、薄且均匀，肿瘤与管壁分界清楚。彩色多普勒在较大的恶性肿瘤内可显示动脉型血流。

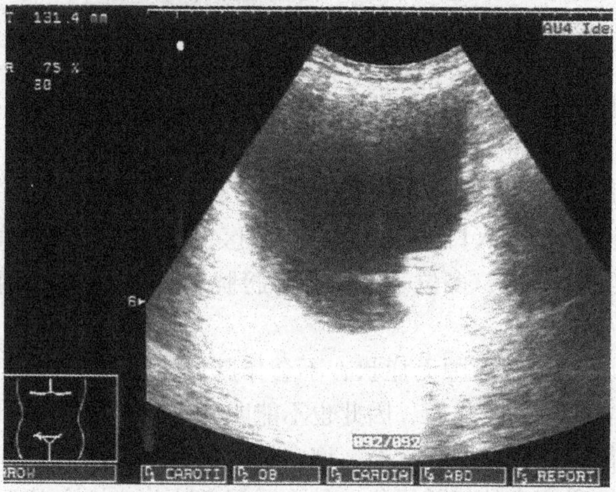


**图14－15　输尿管肿瘤**

左侧输尿管入口处可见实质性中等回声肿块。病理诊断：输尿管移行上皮癌

3. 诊断要点　扩张积水的输尿管远端出现实质性肿块，恶性肿瘤常使输尿管管壁连续性中断；良性肿瘤则管壁连续、薄且均匀，肿瘤与管壁分界清楚。彩色多普勒超声对于较大的恶性肿瘤可显示瘤内的血流信号。

4. 鉴别诊断　主要须与输尿管内凝血块和透声好的结石鉴别。

5. 临床评估　超声可直接显示肿块，还可显示肿块与周围组织关系，但超声很难发现中上段输尿管小肿瘤，阴性结果不能排除输尿管肿瘤，应进一步做其他检查。

（六）巨输尿管（megaureter）

1. 病理与临床表现　又称为原发性巨输尿管症、先天性输尿管末端功能性梗阻，是一种先天性畸形，由于输尿管的神经和肌肉发育不良，使输尿管的蠕动排尿功能减弱和尿液引流障碍而致的输尿管严重扩张，由输尿管末端功能性梗阻引起，并无机械性梗阻，也无输尿管反流。

2. 超声表现　肾盂、输尿管积水，输尿管显著扩张，尤其以中段（盆段）输尿管最为严重，内径可达2cm或以上了迂回弯曲或呈巨大的囊状，而输尿管膀胱壁内段不扩张，可见输尿管无回声区在出口部与膀胱无回声区经由窄小的管道相连通，输尿管可有蠕动，蠕动波到膀胱壁内段中止。输尿管壁薄而光滑，内无回声透声性好，合并感染或出血则可见光点回声，合并结石则有强光团伴声影。本病可单侧发生或双侧发生。

3. 诊断要点　输尿管除膀胱壁内段以外全程显著扩张，可有蠕动。

4. 鉴别诊断　与输尿管反流鉴别：后者多为双侧性，无蠕动，继发性者有下尿路梗阻，膀胱一般有小梁小房和残余尿。

5. 临床评估　本病患者一般无临床症状，多在超声检查时偶然发现。

### （七）输尿管异位开口（ectopic ureteral orifice）

1. 病理与临床表现　输尿管异位开口是输尿管开口位于膀胱三角区的两侧上角以外的部位，多数合并有重复肾和完全性输尿管重复畸形，且主要为上位肾的输尿管开口异位。异位开口的部位变异较大，男女也有所不同。男性多为后尿道，也可开口于膀胱三角区低位、膀胱颈部、精囊、射精管等处。女性多为前庭和阴道，也可开口于膀胱三角区低位或颈部，尿道、宫颈或官腔等处。异位开口位于膀胱内的不出现尿失禁，开口于膀胱以外则会引起尿失禁。女性输尿管异位开口于前庭和阴道时有阴道排尿表现。

2. 超声表现　有异位开口的输尿管常可见扩张积水。如输尿管异位开口于膀胱内，超声表现为扩张的输尿管下端向膀胱靠拢，并通入膀胱三角区以外的位置，彩色多普勒观察膀胱的一侧可见两个出口喷尿，两个出口喷尿的尿量、频率不一致，异位开口的输尿管喷尿多较弱，膀胱另一侧于输尿管开口处有正常喷尿现象。异位开口于膀胱以外者，扩张的输尿管下段不向膀胱靠拢，于膀胱后方向下、向内通入到后尿道（男性）、阴道或前庭（女性），或其他异位开口处。合并重复肾畸形者，异位开口的输尿管多与上位肾连接，且上位肾多有肾盂积水等表现。

3. 诊断要点　重复肾和完全性输尿管重复畸形，异位开口的输尿管扩张积水。异位开口于膀胱内，扩张的输尿管下端向膀胱靠拢并通入膀胱三角区以外的位置，彩色多普勒观察于膀胱同一侧可见两个出口喷尿；异位开口于膀胱以外，扩张的输尿管下段于膀胱后方向下、向内通入到其他部位。

4. 临床评估　对于有重复输尿管畸形同时合并尿失禁的患者，应注意观察有无异位输尿管开口存在。

（李玉燕）

## 第九节　膀胱肿瘤

膀胱肿瘤是泌尿系肿瘤中最常见的肿瘤之一，95%为恶性，分为上皮性和非上皮性两种。上皮组织来源的肿瘤占全部膀胱肿瘤的98%，主要有移行上皮细胞乳头状癌、腺癌、鳞状上皮细胞癌和移行上皮乳头状瘤，以移行上皮乳头状癌占绝大多数。非上皮性膀胱肿瘤约占膀胱肿瘤的2%，恶性的有横纹肌肉瘤、平滑肌肉瘤、纤维肉瘤等，良性的有血管瘤、纤维瘤、平滑肌瘤等；膀胱肿瘤可以发生在膀胱的任何位置，但绝大多数发生在膀胱三角区，其次为两侧壁。可以是单发，也可多中心发生。

膀胱癌的预后与肿瘤的分期、类型、分化程度和累及的范围密切相关，其中以分期最为重要，而分化程度越差，浸润膀胱肌层的可能性越大，转移的机会也越多。

临床上膀胱癌多发生于40岁以上的成人，典型表现包括肉眼血尿，它是最常见症状，约75%患者为首先出现。血尿可以是间歇性的或持续性的无痛性全程肉眼血尿。膀胱颈部和三角区肿瘤或有血凝块阻塞尿道者可引起排尿困难，出现膀胱刺激症状，即尿频、尿急和尿痛。侵犯输尿管下段者引起同侧输尿管和肾盂积水。晚期肿瘤腹部可出现包块，并出现贫血、消瘦等恶病质症状。

## 一、超声表现

### （一）二维灰阶超声

超声检查对膀胱肿瘤的检出与肿瘤的部位和大小有关，位于膀胱三角区、前壁和顶部，或直径小于0.5cm的肿瘤容易漏诊。膀胱肿瘤的直接声像图表现主要为肿瘤由膀胱壁向膀胱腔凸起和向膀胱壁浸润：①乳头状瘤向膀胱腔凸起，呈中等回声或高回声光团，基底部较窄或有蒂与壁相连，边缘清晰，后方无声衰减，改变体位光团不移动或有轻微晃动。肿瘤形态多样，可呈乳头状、指状、结节状、菜花状或不规则形。膀胱壁连续性好，肌层回声清晰、完整。②分化好的移行上皮乳头状癌表现与乳头状瘤相似。分化不良的乳头状癌基底宽广，并浸润肌层或向膀胱外凸起，膀胱壁连续性不好、呈局限性回声减低（图14-16），甚至可呈现类似膀胱“穿孔”一样的回声减低，此处膀胱壁往往被肿瘤深度浸润。③鳞状上皮细胞癌和腺癌呈浸润生长，基底部宽，凸向膀胱腔内的部分少，早期即侵犯肌层，肿瘤底部的膀胱壁有缺损。④少数膀胱癌呈弥漫性壁增厚，内壁不平滑，腔内超声扫查时膀胱壁层次不清，需注意与膀胱炎症、结核区别。膀胱内出血时腔内出现较多的光点及光点群，有时需要导尿和充洗膀胱后才能真正显示肿瘤的部位及形态。肿瘤阻塞输尿管下段时引起患侧肾盂积水。

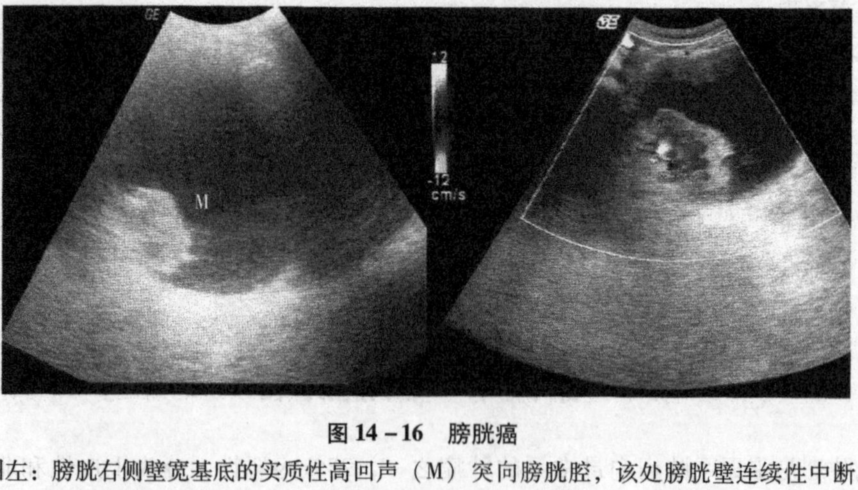


**图14-16　膀胱癌**

图左：膀胱右侧壁宽基底的实质性高回声（M）突向膀胱腔，该处膀胱壁连续性中断。

图右：膀胱癌内见分支状血流，由基底部进入。病理膀胱移行上皮乳头状癌 $T_3$ 期超声结合肿瘤病理特征对膀胱肿瘤的分期：

$T_{is}$、$T_0$ 期和 $T_1$ 期：肿瘤基底部局限于黏膜层，超声显示肿瘤附着基底部与膀胱黏膜的高回声相连，膀胱壁回声无明显改变。

$T_2$ 期：肿瘤基底与黏膜层、浅肌层相连，分界模糊，但深肌层仍呈低回声。

$T_3$ 期：肿瘤基底部肌层回声带不连续，甚至局部回声更低，肌层有局限性增厚，但浆膜面高回声尚连续，也无远处转移。

$T_4$ 期：肿瘤基底部膀胱壁层次不清，全层连续性“中断”，周围组织器官有转移征象。

### （二）彩色多普勒超声

膀胱癌在基底部常可见动脉血流进入肿瘤，色彩较明亮。多数瘤体内可见点状、短棒状或分支状血流。能量多普勒超声能更敏感地显示肿瘤血管。

## 二、诊断要点

膀胱壁上向膀胱腔内凸起的实质性肿块，改变体位时不移动，膀胱壁连续性中断。彩色多普勒超声显示由癌肿基底部有动脉血流进入肿瘤，多数瘤体内可见点状、短棒状或分支状血流。

## 三、鉴别诊断

1. 前列腺肥大　部分前列腺肥大或两侧叶肥大者，前列腺明显向膀胱内凸，酷似膀胱肿瘤，前者以排尿困难为主，后者以血尿为主。前列腺肥大者凸出膀胱处表面平滑，内部回声均匀或稍强，纵断面扫查其内可见后尿道走行，上端可见后尿道口小凹，膀胱壁连续，无回声中断。

2. 前列腺癌　前列腺癌增大时可以向膀胱凸起，甚至破坏膀胱壁，但癌肿主体在前列腺内，膀胱壁向内凹，而膀胱肿瘤多向腔内突起，向外侵犯前列腺时膀胱壁往往被破坏或外凸。

3. 膀胱壁小梁　见于前列腺肥大引起排尿困难造成膀胱逼尿肌肥厚，黏膜面出现壁小梁突入膀胱腔内要区别膀胱肿瘤，特别是复发性膀胱肿瘤，膀胱壁小梁是多发性、环绕膀胱壁周围分布，大小基本类似，横断面呈圆隆状，纵断面呈条状，膀胱壁回声增强，无回声减低表现，往往合并膀胱憩室存在。

4. 腺性膀胱炎　由膀胱黏膜上皮细胞过度增生后形成，腺体呈绒毛状或半圆形小丘类似肿瘤，但其表面光滑，内部回声较强，膀胱壁无浸润征象。

5. 膀胱凝血块　与膀胱肿瘤鉴别主要靠仔细观察改变体位时膀胱内团块是否移动，与膀胱壁是否相连。彩色多普勒显示肿块内无血流信号。

6. 膀胱壁子宫内膜异位症　在膀胱和子宫之间的膀胱后壁出现低回声肿块，肿块位于膀胱壁层内，并向膀胱方向隆起，粗看很像宽基底的膀胱肿瘤浸润膀胱全层，但膀胱黏膜光滑完好，被覆在低回声区表面，内无血流信号。

7. 输尿管黏膜脱垂　与输尿管口附近的膀胱小肿瘤的声像图上很难区别，如果能发现内部结石或者顶端有喷尿现象时，有助于鉴别。

## 四、临床评估

超声检查膀胱肿瘤可提供下列信息：①有无肿瘤。②肿瘤的个数。③肿瘤的大小。④肿瘤生长部位和与输尿管出口的关系。⑤肿瘤的临床分期。⑥初步判断肿瘤的病理类型。⑦肿瘤内部血供情况。超声检查与膀胱镜检查的比较：①超声可检出 0.5～1.0cm 直径的肿瘤，膀胱镜可检出更小的肿瘤。②超声对地毯样早期肿瘤难免遗漏，膀胱镜容易检出。③超声测定肿瘤大小较膀胱镜准确。④超声对肿瘤的临床分期较膀胱镜准确，但膀胱镜可作活检对肿瘤病理定性。⑤超声为无损检查方法，且不受肉眼血尿和尿道狭窄等的限制，膀胱镜对患者带来痛苦或不适且视野受肉眼血尿影响，尿道狭窄妨碍膀胱镜的导入。⑥膀胱前壁与底部交界处及其两侧角为膀胱镜检查容易遗漏的地方，超声却能发现这些部位的肿瘤。⑦超声可以显示盆腔淋巴结转移，而膀胱镜不能。总之，超声检查与膀胱镜检查各有长处和不足，应相互补充。临床医师须充分了解其优缺点，对两种方法取长补短，运用自如，才能收到好的效果，指导对肿瘤的治疗。

（李玉燕）

# 第十五章 腹部大血管超声

## 第一节 超声检查方法

仪器应用彩色多普勒超声诊断仪，可提供形态学和血流动力学两方面的信息。彩色多普勒血流显像，既可确定血流的空间分布、特征，也可以准确引导频谱多普勒取样容积的定位。一般采用凸阵宽频探头，频率 2 ~5MHz。

受检者取仰卧位，需空腹，检查腹主动脉置探头于腹正中线偏左约 1 ~2cm 内纵切和横切面扫查，观察腹主动脉全程直至左、右髂总动脉分叉处。此外，还可采用冠状切面，右侧卧位通过脾肾声窗，左侧卧位通过肝肾声窗显示腹主动脉。检测下腔静脉置探头于腹正中线右侧约 2 ~3cm 内进行纵切和横切面扫查。观察上自肝静脉左、中、右三支汇合处（第二肝门)、在肾门水平（左、右肾静脉)，直至髂总静脉分叉处。检测腹腔动脉和肠系膜上动脉时，首先纵切显示腹主动脉长轴，在胰体上缘水平处显示腹腔动脉开口于腹主动脉前壁，在腹腔动脉起点下方约 1cm 处向前壁发出肠系膜上动脉。检查时首先使用二维超声了解血管及其相关器官解剖结构，然后使用彩色多普勒血流显像检查血管长轴切面，显示血流空间分布及异常血流后，再进行频谱多普勒检查。

观察内容：二维图像包括血管外形、走行、管壁厚度、内径、内膜有无增厚、斑块，管腔有无狭窄及闭塞。彩色多普勒血流显像包括血流空间分布及异常血流的出现部位。频谱多普勒检测血流频谱曲线及血流参数。

（薛丽丽）

## 第二节 正常声像图及多普勒血流频谱曲线

腹主动脉二维超声图像：纵切面在脊柱偏左侧、肝左叶后方可见一条管状无回声结构，管壁光滑而规则，随心脏节律一致跳动。上段腹主动脉近膈肌处所处位置最深，其内径也最大，随腹主动脉逐渐下降，其位置也沿着脊柱前方逐渐变为表浅，并向腹壁接近，内径也逐渐减小。横切面显示可见在脊柱强弧形回声前方，正中线偏左侧，呈现圆形无回声区。有些老年人，由于腹主动脉明显硬化、扭曲，在一个纵切面上难以获得血管全貌图像，必须通过不同方向进行分段显示，在横切面上，会因切到扭曲的血管而误认为截面积显著增大而误诊为腹主动脉瘤。正常成人腹主动脉近段（近膈肌处）内径为 1. 5 ~2. 8cm，中段（胰腺水平）为 1. 1 ~2. 5cm，远段（在近分叉处）常小于 2cm。

### 一、腹主动脉的主要分支二维超声图像

（1）腹腔动脉在正中线左侧约 1cm 处纵切，腹腔动脉开口于腹主动脉前壁，呈粗短杆

状突起，管状暗区顶部不封闭，腹腔动脉恰位于肝尾状叶下方，肠系膜上动脉和胰腺的上方。通常，腹腔动脉与腹主动脉垂直或与腹主动脉形成向头侧的夹角，腹腔动脉的分支呈"T"征（"海鸥征"）左侧翅膀是脾动脉，右侧翅膀是肝总动脉。由于肠系膜上动脉近侧段没有分支，所以这个"T"字结构能够鉴别出腹腔动脉和肠系膜上动脉。

（2）肠系膜上动脉纵切面二维超声图像上，显示在腹腔动脉起点下方约 1 ~ 2cm 处，起自腹主动脉前壁，肠系膜上动脉与腹主动脉前壁成锐角（约 30°），向足侧行进时，二维超声图像上可观察到其位置在胰腺及脾静脉后方，位于左肾静脉前面，往下经胰腺钩突及十二指肠第三段前面，而进入肠系膜，正常内径为（0. 6 ±0. 09）cm。该动脉是寻找胰腺、肾静脉及肾动脉的重要标记。正常左肾静脉在肠系膜上动脉后方走行汇合于下腔静脉。

（3）肾动脉一般均从横切面进行观察，当探头平行置于第 1、2 腰椎水平，在显示腹主动脉横切面后，将探头稍向上、下移动，可见圆形的腹主动脉两侧有管状结构向左、右肾门方向前进。右肾动脉的起点比左侧低，血管较细长从下腔静脉后方进入右肾门；左肾动脉从腹主动脉分出后，直接进入左肾。必要时，可以采取侧方腰部冠状切面或前腹肋间或肋缘下横切面，特别是侧方腰部冠状切面，其优点是在该切面充分利用肾脏作透声窗来显示肾动脉，可获得最小的肾动脉和声束夹角图像显示良好肾动脉彩色血流信号及血流频谱。肾动脉内径右侧为（4. 5 ±0. 6）mm，左侧为（4. 4 ±0. 6）mm。

下腔静脉肝段有肝脏做为透声窗，容易显示，为了避免伪像，检查时必须纵扫和横扫相结合。肝段以下的下腔静脉由于位置较深，而且前面有肠气干扰，一部分受检者可能显示不清，从而影响检查效果。横切扫查时，可显示不同水平下腔静脉的横断图像，位于腹主动脉的右侧，下腔静脉二维超声图像纵切面上呈两条规则、光滑的平行线状回声，为一条宽窄不均的管状结构，随心脏舒缩及呼吸有明显波动。横切面可见在脊柱回声右前方，腹主动脉的右侧，管腔左右径宽而前后径窄，呈椭圆形或较扁平的无回声区，其管腔也随心脏舒缩及呼吸运动有变化。正常下腔静脉内径近心段为 2. 0cm，中段为 1. 9 ~ 2. 1cm，远心段为 1. 7 ~ 1. 9cm。

## 二、下腔静脉主要属支二维超声图像

1. 肝静脉　显示肝静脉一般采取右肋缘下斜切扫查，让患者深吸气后屏气，在肝下移的情况下，将探头方向指向膈肌，并侧动探头，可以在肝脏近膈顶处观察到下腔静脉横断面和三支肝静脉汇入下腔静脉的切面像。右肝静脉（1. 05 ± 0. 24）cm，中肝静脉（0. 96 ± 0. 2）cm，左肝静脉（0. 8 ±0. 12）cm。

2. 肾静脉　一般采取横切面进行观察，右肾静脉较短，自右肾向左水平下走行，汇入下腔静脉的右侧壁。左肾静脉较长，起自左肾向右水平走行，走行于肠系膜上动脉的后方，跨过腹主动脉前方，汇入下腔静脉的左侧壁。

## 三、门静脉及其分支二维超声图像

1. 门静脉　探头置于脊柱右前方先找到下腔静脉纵切面图，此时在其前方可见一个椭圆形的门静脉暗区，然后将探头头端向外沿门静脉解剖走向作轻微倾斜扫查，可见斜跨下腔静脉之前的边缘清晰管状无回声区，自下向右上至第一肝门进入肝脏，此段为门静脉主干。正常门静脉主干内径为 8 ~ 13mm，不随呼吸运动变化，易与肝静脉区别，横切面显示门静脉截面是薄壁圆形无回声区，位于下腔静脉的右前方。

2. 脾静脉　在脐上4～6cm处横切二维超声图像可显示位于胰腺后方的脾静脉，即为脾静脉的胰后段，向左追踪至脾门处，可观察到脾门处脾静脉。正常脾静脉内径肝侧为（0.62±0.1）cm（0.5～0.9cm），脾侧为（0.47±0.18）cm（0.3～0.8cm）。

3. 肠系膜上静脉　横切面二维超声图像显示肠系膜上静脉位于肠系膜上动脉的右侧，恰在胰颈之后，呈圆形或椭圆形暗区。正常测值内径为（0.8±0.24）cm（0.5～1.2cm）。

### 四、腹部血管多普勒血流频谱曲线

正常腹主动脉血流频谱曲线收缩期呈陡直角上升尖峰窄带正向波形，舒张期流速较低，从上到下流速有下降趋势。腹主动脉主要分支动脉，如：腹腔动脉及肝、脾动脉等显示为低阻力型曲线。肠系膜上动脉血流频谱介于腹主动脉和腹腔动脉之间。

门静脉血流频谱曲线呈向肝性连续性低速血流，平均流速约20cm/s，不受呼吸影响，可有轻微的心脏搏动影响，餐后30～50分钟，流速明显增加，而下腔静脉、肝静脉受右房压力影响，呈三相波，即在舒张期向右心房方向显示两个较高速度的负向波（S波和D波），吸气时流速增快。心房收缩期出现逆向血流，显示一个正向波（a波）。静脉血流频谱曲线，随着自近心端向远端波动逐渐减弱，以致转为速度较均匀的曲线。

（薛丽丽）

## 第三节　腹部大血管疾病

### 一、腹主动脉瘤

#### （一）病理

常见病因是动脉硬化，其次为创伤、感染、中层囊性坏死、梅毒及先天性异常等引起。腹主动脉瘤的基本病理改变是动脉壁中层弹力纤维损坏、变性、断裂、形成瘢痕组织、动脉壁失去弹性，在血流冲击下逐渐膨大，形成动脉瘤。根据动脉瘤的结构，可分为三类：①真性动脉瘤：动脉瘤壁与主动脉壁延续，多发生在肾动脉水平以下，髂动脉分叉上方部分；②假性动脉瘤：动脉瘤壁由纤维组织、血块机化物、动脉壁等共同组成。多由外伤及感染等原因，血液从破损动脉壁口外流，在动脉周围形成血肿，此后，血肿的内表面被内皮覆盖，形成瘤壁，内腔仍无血管相通；③夹层动脉瘤：又称壁间动脉瘤，由于血流从撕裂的内膜口向疏松的中层流入，使中层撕开，形成一个假血管腔，假腔的另一端又再破入血管腔内，形成一个血流通道。

#### （二）临床表现

常见症状为中上腹或脐周出现搏动性包块，包块处有时可听到收缩期杂音。夹层动脉瘤可出现剧烈胸腹痛。

#### （三）超声检查

1. 真性动脉瘤

（1）二维超声图像：病变段腹主动脉局限性扩张，多呈梭形或纺锤形。当动脉某段一侧管壁受损，该侧呈局限性囊状扩张，横径增宽明显，前后径增大可不明显。并发附壁血栓时，在管壁上有一片低实质回声块，自内壁向管腔突出（图 15－1）。当瘤体较大时，可显示缓慢血流形成“云雾状”血液流动回声。

真性动脉瘤诊断标准：

1）腹主动脉最宽处外径较相邻正常段外径增大 1.5 倍以上。

2）最大径（外径）>3.0cm。

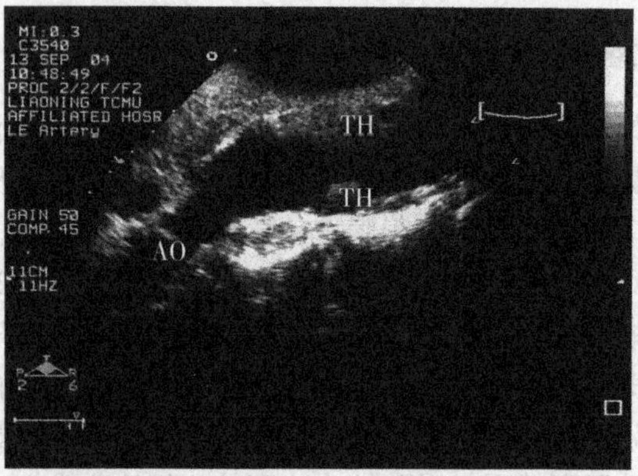


**图 15－1　腹主动脉瘤纵切面二维超声图像：显示瘤体呈囊状扩张后壁有附壁血栓**

AO：腹主动脉；TH：血栓

符合以上两标准之一可诊断。

在检查时要主要观察动脉瘤的大小，观察有无附壁血栓以及血栓的位置。确定动脉瘤的部位，判断是否累及肾动脉。

（2）频谱多普勒：动脉瘤内呈低速涡流，狭窄处呈高速血流。

（3）彩色多普勒显像：瘤腔内收缩期呈现流速缓慢暗红色或暗蓝色，瘤体较大时，显示瘤体内有红、蓝相间的涡流或漩流。

2. 假性动脉瘤

（1）二维超声图像：主动脉旁显示厚壁无回声区，其壁回声由外向内，回声强度逐渐减弱，与主动脉壁不连续，搏动不明显。瘤体大，开口小，瘤壁不光滑。

（2）频谱多普勒：取样容积置于腹主动脉破口处可获得双向特征性的频谱，即全收缩期高速血流和全舒张期反向中速血流信号。

（3）彩色多普勒显像：显示收缩期高速射流呈镶嵌色彩经破口进入瘤体，舒张期转换彩色从破口再流向主动脉，瘤体内可形成红、蓝相间的漩流。

3. 夹层动脉瘤

（1）二维超声图像：显示腹主动脉管腔被分成两部分，即真腔和假腔，假腔内径一般大于真腔。动脉壁内膜分离，管腔内可见细线样回声，随血管搏动而飘动，断端呈飘带样运动。纵切面显示双层管壁，外层为高回声，内层为细弱撕裂内膜回声，中间为剥离形成的假腔。横断面呈双环状（图 15－2）。

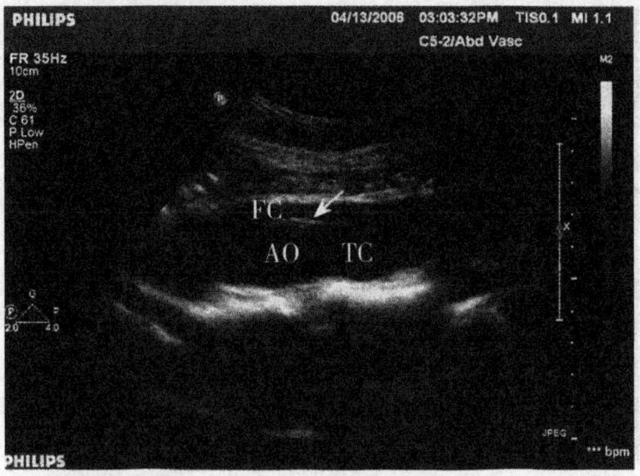


**图 15－2　腹主动脉夹层动脉瘤纵切面二维超声图：显示动脉壁内膜分离，管腔内有细线样回声（箭头所示）**

AO：腹主动脉；TC：真腔；FC：假腔

（2）彩色多普勒显像：真腔内血流快，方向与正常动脉相似，假腔内血流慢而不规则。

（3）频谱多普勒：收缩期真腔内血流速高，而假腔内流速缓慢。

夹层动脉瘤真腔与假腔的鉴别：

1）在收缩期开始先向假腔侧移动，管腔扩张者为真腔，另一腔为假腔。

2）频谱多普勒检测收缩期血流速快者为真腔，流速缓慢者为假腔。

3）彩色多普勒血流显像，收缩期腔内血流色明亮者为真腔，反之，为假腔。

### （四）临床价值

超声检查可为临床诊断提供动脉瘤的形态和血流动力学资料，对瘤体波及范围判定和瘤内有无血栓诊断，以及动态随访观察均有重要价值。

## 二、门静脉栓塞

### （一）病理

门静脉栓塞可由血栓和癌栓引起。门静脉栓塞可形成肝外型或称肝前型门静脉高压，肝癌由于输出静脉－肝静脉阻塞，肿瘤血液沿门静脉分支逆行至较大分支，甚至到达门静脉主干，形成瘤栓。

### （二）临床表现

门静脉栓塞可出现门静脉高压症状，表现脾肿大、腹水等体征。门脉癌栓形成除肝癌临床症状外，一般无其他特异症状。

### （三）超声检查

1. 二维超声图像表现　门静脉管腔内出现团块状实质性低回声，呈圆形或椭圆形，有时可完全阻塞整个管腔（图 15－3）。门静脉血栓阻塞时管壁回声可变得模糊不清，并在其周围形成侧支循环，呈筛网状改变。

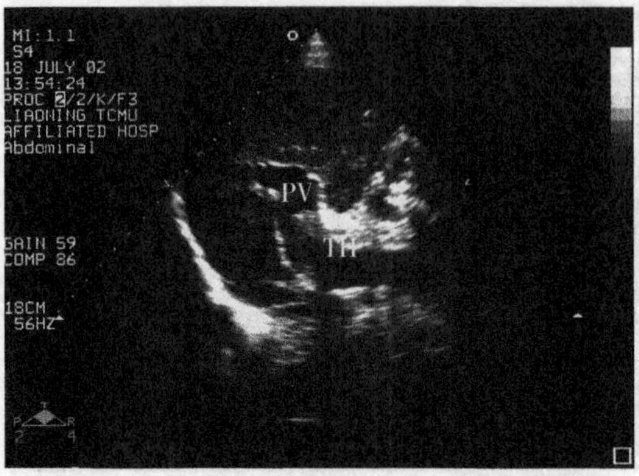


图 15-3 门静脉血栓（TH）二维超声图像

PV：门静脉；TH：血栓

2. 彩色多普勒血流显像 可见门静脉管腔内血流局部受阻或变细，完全阻塞者则显示血流中断。癌栓者团块状内可见点状血流进入。

3. 频谱多普勒 完全阻塞则无血流信号，部分阻塞管腔狭窄处可测及高速血流信号。

（四）临床价值

超声检查可提供门静脉栓塞的形态和部位及阻塞程度，可通过彩色多普勒检测有助于栓子良、恶性鉴别。

## 三、下腔静脉阻塞综合征

（一）病理

根据肝静脉、肾静脉汇入下腔静脉的部位，将下腔静脉分为三段：①上段：也即肝段，为肝静脉汇入处以上的部分；②中段：肝静脉与肾静脉汇入处之间的部分；③下段；肾静脉汇入处以下部分。下腔静脉阻塞肝段的病因可为先天性下腔静脉内纤维隔膜和肝静脉炎性闭塞。目前，把下腔静脉肝段或肝静脉以及二者均有狭窄、阻塞者，称其为 Budd - Chiari 综合征。将下腔静脉中、下段阻塞称之为下腔静脉阻塞综合征，其病因主要是血栓形成，病因也可为下腔静脉本身炎症或其周围炎症、肿瘤的浸润或压迫，造成狭窄或闭塞。血栓可继发于下肢，或盆腔静脉血栓向下腔静脉扩展而成。

（二）临床表现

主要表现为肝、脾大，腹水和门静脉高压，侧胸壁和侧腹壁静脉曲张、下肢水肿等。

（三）超声检查

1. 二维超声图像 ①肝段下腔静脉梗阻（称其为 Budd - Chiari 综合征）显示下腔静脉汇入右房处下方，管腔狭窄或闭塞，管腔内可见向上凸出或斜行的膜状分隔（图 15-4），也可见为团块状回声。肝静脉管腔纤细或闭塞，也可见阻塞远侧腔静脉扩张。此外，尚可显示肝、脾肿大，肝大以尾叶肿大为显著，内部回声减低。②下腔静脉血栓形成：腔内可见低或中等回声团块（图 15-5），表面不光滑，外形不规则，附着于血管壁一侧或呈环形附着，导致管腔狭窄或闭塞，管壁回声增高，个别病例下腔静脉栓塞有可能是肾癌形成癌栓蔓延到下腔静脉所致。病变远段静脉属支扩张，抬高下肢后扩张更明显，内径随呼吸运动变化消失，乏氏动作时股静脉内径不增宽。将下腔静脉中、下段阻塞称之为下腔静脉阻塞综合征。

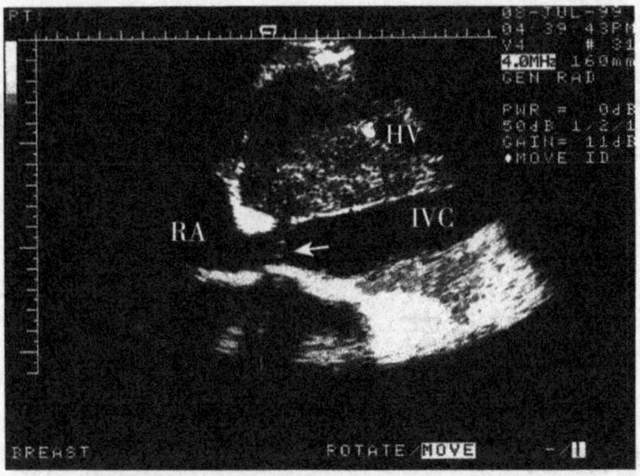


**图 15－4　Budd－Chiari 综合征**

RA：右心房；HV：肝静脉；IVC：下腔静脉　箭头示下腔静脉肝段模型狭窄

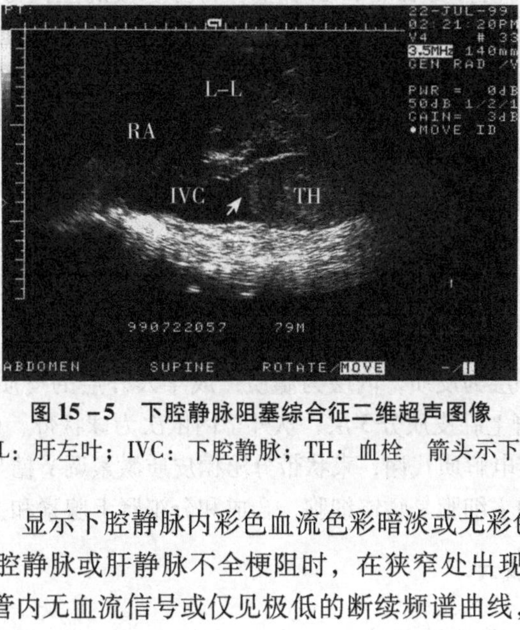


**图 15－5　下腔静脉阻塞综合征二维超声图像**

右心房；L－L：肝左叶；IVC：下腔静脉；TH：血栓　箭头示下腔静脉中下段栓塞

2. 彩色多普勒显像　显示下腔静脉内彩色血流色彩暗淡或无彩色血流通过。

3. 频谱多普勒　下腔静脉或肝静脉不全梗阻时，在狭窄处出现持续单相高速湍流。完全梗阻时，梗阻远端血管内无血流信号或仅见极低的断续频谱曲线，也可显示为逆流曲线，不受呼吸和心动周期影响。

### （四）临床价值

超声检查可确定下腔静脉和肝静脉病变位置、形态、范围和程度，并可提供血流动力学改变信息，观察侧支循环形成，对手术治疗方式，评价手术治疗效果均有重要价值。

**（薛丽丽）**

# 第十六章　腹部其他疾病超声

## 第一节　肾上腺疾病

### 一、肾上腺超声解剖

#### （一）肾上腺位置与形态

肾上腺为左右成对的内分泌器官，位于左、右肾上极的上内方，腹膜后隙内脊柱的两侧，如以椎骨为标志，则平第 11 胸椎高度，属腹膜外位器官。肾上腺的毗邻，左肾上腺前面的上 2/3 借网膜囊与胃后壁相隔，下 1/3 与胰尾、脾血管相邻，内侧缘接近腹主动脉。右肾上腺的前面为肝脏，前面的外上部没有腹膜，直接与肝的裸区相邻，内侧缘紧邻下腔静脉，有小部分位于下腔静脉后方。左、右肾上腺的后面均为膈（膈肌脚）。肾上腺的形态，左侧为近似半月形，右侧近似三角形，每侧肾上腺由前中脊、侧翼和中翼组成，每个翼都很薄。肾上腺外周有完整的致密的结缔组织包膜，周围为脂肪囊，肾上腺与肾共同包在肾筋膜内。

#### （二）肾上腺解剖

肾上腺分为两层，外层为皮质，内层为髓质，成年人外层的皮质占肾上腺的 90%，内层髓质仅占腺体的 10%。肾上腺皮质分 3 层，从外至内依次为球状带、束状带及网状带。球状带分泌盐皮质激素调节水与电解质代谢，束状带分泌糖皮质激素调节糖与蛋白质代谢，网状代分泌性激素。肾上腺髓质的主细胞是嗜铬细胞，合成和分泌肾上腺素和去甲肾上腺素。

### 二、超声检查技术

#### （一）检查仪器及应用的模式

肾上腺体积小且位置较深，患者体型胖瘦差别大，对仪器要求高，仪器必须有较高的分辨力和较好的远场聚焦能力。一般应用扇形或凸形探头，二维灰阶超声成人一般选择探头频率（中心频率）为 2. 5 ~3. 5MHz，儿童及新生儿则采用探头中心频率为 5. 0 ~7. 5MHz。彩色多普勒超声频率为 2. 0 ~3. 5MHz。

#### （二）检查方法及注意事项

1. 检查前准备　检查肾上腺以空腹时进行为宜，必要时服用轻泻剂或消胀片以减少肠气干扰。

2. 检查体位　最常用的体位是侧卧位，其次可以取俯卧位、仰卧位，必要时可采用站立位，以肝脏和脾脏作为透声窗。

3. 检查方法

（1）经腰部扫查：最佳切面是斜冠状切面，在左、右肾上极的上方纵行扫查，扫查线以腋前线为中心，沿第7～10肋间做斜行扫查，以肝脏或脾脏作为声窗。横切扫查时可以显示肾上腺区肿块与腹主动脉及下腔静脉的关系。

（2）经腹部途径：右肋缘下斜切面和横切面，在肾上极的上方和内侧、下腔静脉或腹主动脉外侧寻找肾上腺。右肋缘下纵切面，自下腔静脉或腹主动脉外侧至肾上极之间扫查，可显示肾上腺。必要时大量饮水后以胃作为声窗进行探测。深吸气时以肝脏作为声窗，有助于观察右侧肾上腺。

（3）经背部途径：俯卧位，在背部肾区做纵向扫查，于肾上极的上方和内侧、下腔静脉或腹主动脉外侧寻找肾上腺。

肾上腺检查时应注意多个切面，多个体位联合扫查，以提高肾上腺的显示率，避免漏诊。

4. 注意事项　肾上腺位置深，体积小但分布范围较大，外形多变，因此同一切面的声像图无固定形态，肿瘤可发生在任意部位，所以容易漏诊。扫查时先找到肾上极，嘱受检者缓慢呼吸或暂停呼吸，以减少肋骨对声束遮挡的影响。右侧肾上腺区可见三角形高回声带，其内为右侧肾上腺。肾上腺的探测途径是多样化的，腰部、背部、侧腰部都有人应用，每次探测应采用多体位、多断面、多角度探测，才可能提高显示率。在检查过程中，要随时调节仪器的增益、聚焦深度和动态范围，使感兴趣区获得尽可能清晰的显示，有利于小病变的检出。

## 三、正常肾上腺的超声表现及正常值

正常成年人肾上腺显示较困难，随着仪器分辨率的提高和检查技术的改善，肾上腺显示率有所提高，右侧肾上腺有肝脏作为声窗，其超声显示率高于左侧肾上腺。正常右侧肾上腺呈扁长的三角形、倒“V”字形或倒“Y”字形，位于右肾上极的内上方、肝右叶的下后方、下腔静脉的外侧及后面、右膈肌脚的前方。左肾上腺呈月牙形在左肾上极的内前方、胰尾和脾静脉的后上方、腹主动脉的外侧、左膈肌脚的前方。正常肾上腺皮质呈中等或稍低回声，成人不容易区分皮质与髓质，新生儿和胎儿肾上腺的髓质呈高回声。双侧肾上腺体积大致相等，长度为4～6cm，宽2～3cm，厚0.5～0.9cm。由于肾上腺位置较深，彩色多普勒超声常难以检测到血流信号。

## 四、报告内容

1. 二维灰阶超声　肾上腺位置、大小、形态，内部回声；肾上腺病变的位置、大小、形态、内部回声、毗邻关系。

2. 彩色多普勒超声　由于肾上腺位置较深，彩色多普勒血流对深部组织的显示效果较差，肾上腺内有病变时，高档彩色多普勒超声诊断仪可显示病变内部及周围的血流信号，频谱多普勒超声可检测血流类型，测定血流动力学指标，如最高、最低流速，阻力指数（RI）、波动指数（PI）等。

## 五、适应证

（1）皮质醇增多症。

（2）醛固酮症。

（3）肾上腺皮质功能减退症。

（4）肾上腺肿瘤。

（5）肾上腺性征异常。

（6）肾上腺囊肿、血肿。

（7）肾上腺转移癌。

## 六、肾上腺疾病的超声诊断

### （一）肾上腺皮质增生（hyperplasia of the adrenal cortex）

1. 病理与临床表现　肾上腺皮质增生是皮质的良性增生，可以是原发性，也可是继发的，原发多为双侧性；继发的多为脑垂体病变分泌促肾上腺皮质激素（ACTH）过多，或垂体外病变产生一种类似 ACTH 的物质所致。皮质增生可很明显，皮质增厚达正常的 1 倍以上；也可很轻微的，超声探测无异常发现。有的皮质增生呈结节性，结节很小，多数在 1cm 以内。不同的皮质细胞增生，分泌功能不同，表现也不同。

临床表现最常见的是皮质醇增多症（即库欣综合征），本病女多于男，多发生于中青年，表现为向心性肥胖（满月脸、水牛背）、皮肤紫纹、多毛、颜面部痤疮等。其次为肾上腺性征异常症，表现为性早熟，第二性征向异性方向发展，出现男性女性化或者女性男性化。球状带增生可引起醛固酮增多症，表现为高钠血症和低钾血症、碱中毒、高血压、多尿等。

2. 超声表现

（1）二维灰阶超声表现：双侧肾上腺增厚，呈较均匀性低等回声（图 16－1），有的中央可见纵向的细条状高回声。有的肾上腺皮质呈结节样（瘤样）增生，表现为类似小肿瘤的低回声区（图 16－2）。继发改变有：皮下脂肪层、肾周围脂肪层和肾上腺周围脂肪回声均明显增厚。皮下脂肪层增厚呈低回声暗带，肾周围脂肪层为网状中等回声，肾上腺周围脂肪为明亮的高回声。

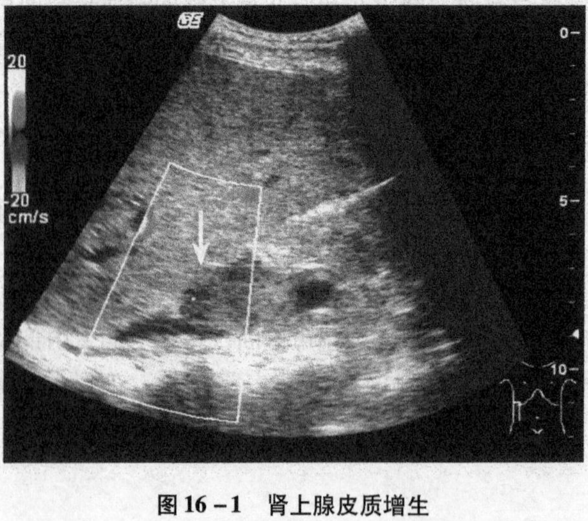


**图 16－1　肾上腺皮质增生**

右侧肾上腺（箭头所指）明显增厚，冠状切面呈三角形

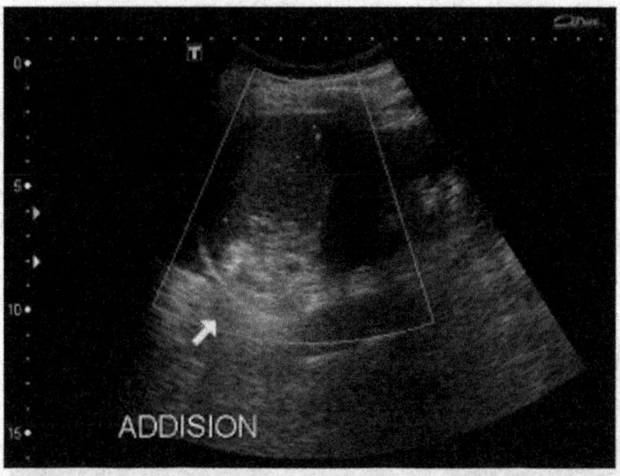


图 16－2　肾上腺皮质瘤样增生

左侧肾上腺区可见似瘤样的低回声团

（2）彩色多普勒超声：由于肾上腺的位置较深，多数增生的肾上腺内不能显示血流，或仅有少许微弱的点、条状血流显示。

3. 诊断要点　临床有肾上腺皮质功能亢进的表现，超声多断面扫查肾上腺呈弥漫性增厚。

4. 鉴别诊断

（1）肾上腺皮质小肿瘤：肿瘤多为单侧、单发，局灶性。肿瘤呈圆形低回声或弱回声，低于正常肾上腺组织。对侧肾上腺萎缩。

（2）肾上腺浸润性病变：某些肿瘤或感染可能波及肾上腺，使其明显增大，受浸润部位回声较高。肾上腺失去正常形态，以局部增大为主，临床上无皮质功能亢进的表现。

5. 临床评估　肾上腺皮质轻度增生超声常不能发现异常，超声能检出的肾上腺皮质增生往往已很明显，超声诊断肾上腺皮质增生的敏感性和特异性差，低于 CT。

## （二）肾上腺皮质腺瘤（adrenocortial adenoma）

1. 病理　肾上腺皮质肿瘤多为良性肿瘤。皮质腺瘤分为功能性和无功能性，常为单侧、单发，可发生在肾上腺的任何部位，一般较小，直径 1～3cm，呈圆形或结节状，有完整的包膜，切面实性，呈金黄色或棕黄色，可见出血、坏死、小囊性变区，偶有钙化。一侧肾上腺发生功能性皮质腺瘤，另一侧肾上腺皮质萎缩。

2. 临床表现

（1）分泌过量糖皮质激素者称皮质醇腺瘤，易引起柯兴综合征，本病女多于男，多发生于中青年。表现为向心性肥胖（满月脸、水牛背）、皮肤紫纹、多毛、颜面部痤疮等。

（2）分泌大量醛固酮者称为醛固酮腺瘤，主要症状是为高钠血症和低钾血症、碱中毒、高血压、多尿等，血压常为中等度升高，用降压药治疗效果差。

（3）无内分泌功能的皮质腺瘤，这种肿瘤临床上无症状，不易发现，常在普查或检查其他疾病中偶然发现。

（4）肾上腺性征异常症。表现为男性早熟、女性假两性畸形，女性男性化，男性女性化等。

3. 超声表现　在肾上腺部位探及圆形或椭圆形低回声区（图16－3），大小不等，多为1～3cm，有球体感，边界清楚，有较明亮而完整的包膜回声。另有少部分边界凹凸不齐，呈分叶状，内部回声或为均匀低回声，或为不均匀回声，低于正常肾上腺回声，后方回声衰减不明显。醛固酮腺瘤患者一般较瘦，皮下脂肪和肾周围脂肪少，肾上腺病变回声较库欣综合征患者清晰。无内分泌功能的皮质腺瘤对侧肾上腺正常，功能性皮质腺瘤对侧肾上腺萎缩。彩色多普勒超声在肿瘤内一般探测不到血流信号。右侧肾上腺区圆形低回声团，边界清晰。

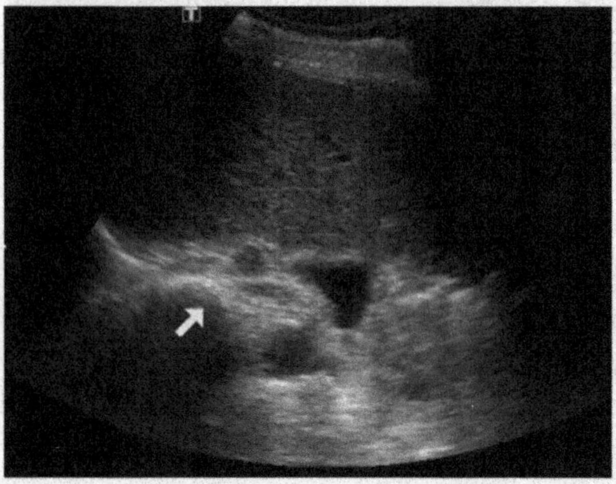

**图16－3　肾上腺皮质腺瘤**
病理为肾上腺皮质腺瘤

4. 诊断要点　肾上腺区探及圆形或椭圆形低回声实质性肿块，有明亮的包膜。彩色多普勒超声在肿瘤内一般探测不到血流信号。

5. 鉴别诊断　临床表现有助于对肾上腺皮质腺瘤的诊断与鉴别诊断，但结节状的肾上腺皮质增生与肿瘤较难鉴别。肾上腺皮质腺癌体积常较大，多大于3cm，边缘不平整或边界模糊，分叶状，内可有出血坏死的小无回声，彩色多普勒超声检查肿瘤内可见血流信号。肾上腺周围器官如肾上极肿瘤或肝脏肿瘤，由多切面观察及深呼吸时观察，可见肿瘤与肾上腺分离，而与所在脏器（肾脏或肝脏）无分界。

6. 临床评估　CT对于肾上腺肿瘤的显示在定位、定性方面等均优于超声，且可行平扫和增强扫描对照观察，故CT为最有诊断价值的检查方法。超声对于体瘦和儿童检查效果较好，特别是对于囊性与实性肿块的鉴别较CT敏感，但对于肥胖者，特别是左侧肾上腺的小肿瘤显示效果较差。

（三）嗜铬细胞瘤（pheochromocytoma）

1. 病理与临床表现　嗜铬细胞瘤起源于肾上腺髓质者约占90%，其余发生在交感神经节和旁交感神经节以及体内其他部位的嗜铬组织。肾上腺嗜铬细胞瘤发生于其髓质的嗜铬细胞，90%病变为单侧，且多见于右侧，切面呈灰白或粉红色，经含重铬酸盐液染色后呈棕黄色、棕黑色，常有出血、坏死和囊性变，外周有完整包膜，肿瘤体积大小相差很大，常见瘤体直径4～5cm，呈圆形或椭圆形。肾上腺恶性嗜铬细胞瘤约占10%，肿瘤表面隆凸不平，可有临近脏器浸润、远处转移及血管内癌栓等。

临床表现主要为儿茶酚胺分泌增多引起，表现为阵发性高血压或持续性高血压阵发性加剧，以及其他高代谢状态，如发热、高血糖、基础代谢高等。挤压或按摩肿瘤可诱发血压急剧升高。主要表现为头痛、心悸、多汗、恶心、呕吐、腹痛、视觉模糊等，严重者面色苍白、四肢发凉，甚至发生脑溢血或肺水肿。

2. 超声表现　肾上腺区出现肿块图像（图16-4），中等大小，多数大小4~5cm，呈圆形或椭圆形，轮廓线清楚，有高回声的包膜，呈明亮的光带，光滑平整，此强回声带与肾包膜的回声形成“海鸥”征，是区别肾上极的征象。内部呈均匀的低至中等回声，合并坏死、出血、囊变时，呈一处或数处大小不等、形态不一、边界清楚的无回声区。彩色血流图有时会在肿瘤内显示星点状血流信号。

右侧肾上腺肿瘤可挤压肝右后叶，使肝脏局部变形，包膜内陷，肿瘤压迫右肾可致肾局部变形、移位。左侧肾上腺肿瘤可压迫左肾。

肾上腺外嗜铬细胞瘤最常出现的部位是肾门附近，其他较常见部位为腹主动脉和下腔静脉之间、腹主动脉旁、髂血管旁等，少见部位有膀胱、睾丸、卵巢、脾脏、颈动脉体等处。

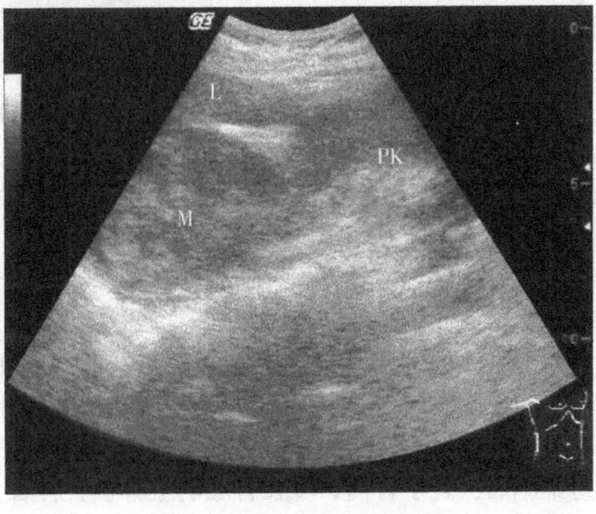


**图16-4　肾上腺嗜铬细胞瘤**

有侧肾上腺的圆形实质性中等回声肿块（M），有包膜。病理诊断为嗜铬细胞瘤

3. 诊断要点　发作性高血压病且药物难以控制，肾上腺区探及较大的实质性中低肿块，有光滑完整的包膜回声，内多有囊性变。

4. 鉴别诊断

（1）肝癌：较大的右侧肾上腺嗜铬细胞瘤往往从后、下方突向肝右叶，有时误为肝右叶或尾叶肿瘤。深呼吸运动时肾上腺肿瘤与肝脏上下移动没有一致性，以及肿瘤具有明亮边界可以鉴别。

（2）肾肿瘤：较大的肾上腺肿瘤可压迫肾脏，使之变形或移位，有时易误认为肾上部肿瘤。但肾上腺肿瘤与肾脏具有边界，而肾肿瘤则与肾实质无明确分界，深呼吸肾上腺肿瘤与肾脏有错位现象。

（3）脾及胰尾肿瘤：左肾上腺肿瘤于背部纵切图上要与脾鉴别，并应与胰尾肿瘤鉴别，大的肾上腺肿瘤使脾静脉向前移位，胰尾肿瘤则使脾静脉向后移位。

（4）胰头部肿瘤：右侧肾上腺肿瘤还应注意与胰头部肿瘤鉴别，前者使下腔静脉向前移位，后者使下腔静脉向后受压。

5. 临床评估　嗜铬细胞瘤手术治疗效果好，若能早期诊断与定位，及时手术摘除，患者预后好，如贻误诊断，可引起患者心脏、脑部及肾脏等脏器的严重损害。超声和 CT 为嗜铬细胞瘤的主要检查方法，超声检查 90% 可明确诊断，并准确显示肿瘤的大小、形态、部位及其周围毗邻关系，特别是超声检查操作灵活，利于查找腹腔内病灶。

### （四）神经母细胞瘤（neuroblastoma）

1. 病理与临床表现　为最常见的小儿恶性肿瘤之一，发病率仅次于肾母细胞瘤。神经母细胞瘤最常见部位是肾上腺髓质，约占 50%，其余可发生在交感神经系统的任何部分、腹膜、纵隔和颈部的交感神经结等。

神经母细胞瘤体积大，表面呈结节状，质硬，血运丰富。某些婴幼儿的神经母细胞瘤，细胞可以完全分化为神经结细胞而转化为良性的神经结细胞瘤，有的肿瘤甚至完全消失。如果肿瘤恶性程度高，生长迅速，短期内突破包膜侵入周围组织或器官，常引起肝脏、骨骼的转移，不引起内分泌紊乱。

临床上，神经母细胞瘤患儿多以上腹部肿块就诊，肿块很大，伴有疼痛、消瘦、贫血、发热等症状。部分患儿因肿块位置深，发现较晚，就诊时已出现转移的表现。

2. 超声表现　超声检查显示腹部巨大的实质性非均质的肿块，直径在 10cm 左右或更大。肿块形态不规则或分叶状，轮廓清楚，内部回声不均匀，呈实质性中等稍强回声，并可见钙化强回声光斑，或液化后的不规则无回声区，后方回声可有衰减。彩色多普勒超声可在肿块内部及周围探测到较丰富的血流信号。肿块推挤肾脏向下移位，肝脏转移可在肝脏内发现多个稍强回声团，呈“牛眼”征，且多有钙化斑。

3. 诊断要点　幼儿腹部巨大的实质性非均质的肿块，轮廓清楚，内有钙化强回声光斑或液化后的不规则无回声区。彩超显示肿块内部及周围探测到较丰富的血流信号。肿块推挤肾脏向下移位。

4. 鉴别诊断　肾母细胞瘤：位于肾内，多在肾脏的上下极，肾脏大部分受破坏，可压迫肾盂引起肾盂积水，肿块多呈圆形，形态较规则，边缘尚清，内部呈实质中等回声，可有液化，肿块易侵犯肾静脉。

5. 临床评估　超声是神经母细胞瘤的主要检查方法，约 90% 可明确诊断。超声检查操作灵活，有利于查找有无转移病灶、估计病情的发展程度。

### （五）肾上腺髓样脂肪瘤（myelolipoma of the adrenal gland）

1. 病理与临床表现　髓样脂肪瘤可以发生在肾上腺皮质，也可发生于髓质。是一种无功能性的良性肿瘤。由不同比例的脂肪和髓样组织所构成。患者一般无临床症状，少数大的肿瘤可因瘤内出血或推挤邻近器官而产生上腹部不适、腹痛等症状。

2. 超声表现　肾上腺区出现三角形、新月形、椭圆形或不规则的高回声团块（图 16－5），边界清晰，有包膜，内部回声较均匀，呈筛网状或致密的较强回声，回声强度稍高于肾周脂肪，其形状也可随呼吸有所改变。彩色血流图肿块内部血流极少或无血流显示。

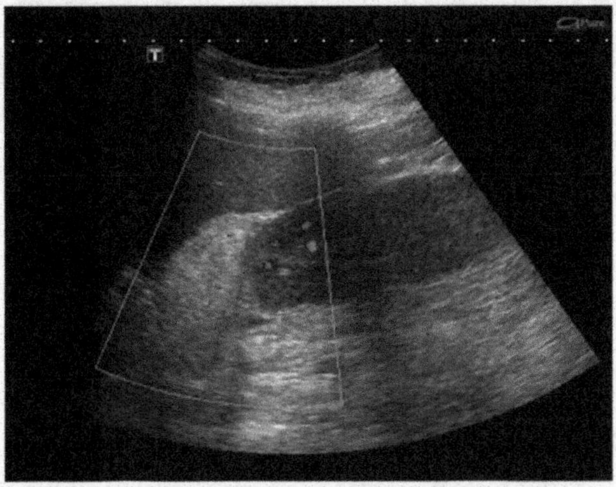

**图 16-5　肾上腺髓样脂肪瘤**

右侧肾上腺区椭圆形高回声肿块，边界清晰规则。病理诊断为髓样脂肪瘤

3. 诊断要点　肾上腺区较均匀的高回声肿块，边界清晰，有包膜，形状可随呼吸运动有所改变。

4. 鉴别诊断

（1）肾上极的肾周围脂肪组织：呈三角形，两侧肾上腺区对称存在，无包膜回声。

（2）肾上腺其他肿瘤：多呈圆形或椭圆形，有球体感，不随呼吸运动而变形，功能性的肾上腺肿瘤结合临床表现可帮助诊断。

（3）肾血管平滑肌脂肪瘤：位于肾上极的肾血管平滑肌脂肪瘤，因其高回声表现与肾上腺髓样脂肪瘤十分相似，但其位于肾内，呼吸时可随肾脏上下移动，但不变形。

5. 临床评估　髓样脂肪瘤的超声表现有一定的特异性，彩色血流图检查在肿瘤内部基本无血流信号，可作为常规检查。CT 对髓样脂肪瘤的诊断也有很高的特异性，且可确定脂肪的含量。

### （六）肾上腺皮质癌（adrenocortical carcinoma）

1. 病理与临床表现　肾上腺皮质癌较少见，以儿童相对多见，少数发生在成人。多为单侧单发。瘤体大小不等，但多数体积较大，7～20cm 不等，呈圆形、椭圆形或分叶状，境界不清，内常有出血、坏死及囊性变。体积小的可有包膜，分化好的似腺瘤。易发生局部浸润和转移。

肾上腺皮质腺癌可分为功能性或无功能性，但绝大多数是功能性的，临床主要表现为皮质醇增多症和性征异常。无功能性皮质腺癌常在肿瘤较大时才就诊，常以腰疼、局部肿块或出现转移性病灶为主要临床表现。

2. 超声表现　肾上腺区出现中等回声或低回声的实质性肿块（图 16-6），小于 3cm 的腺癌与腺瘤二维灰阶图像相似；中等大小的癌肿边界回声明亮，呈圆形、椭圆形或分叶状实性肿块，内部回声分布较均匀，合并坏死液化或出血时显示为无回声暗区；大于 5cm 的腺癌，边界欠清楚，内部回声不均匀，有不规则无回声暗区。彩色多普勒超声在肿瘤内常可探测到丰富的血流信号。下腔静脉和肝脏等脏器转移可出现相应的病灶。

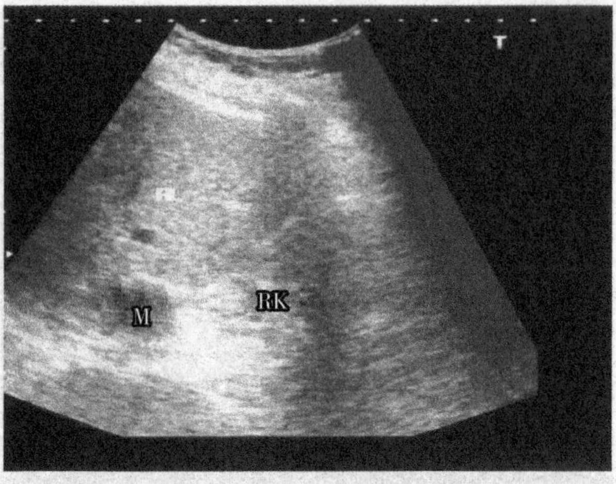


**图 16-6 肾上腺皮质腺癌**

右侧肾上腺圆形低回声区（M），边界尚清晰，边缘稍不平整。病理诊断为肾上腺皮质腺癌

3. 诊断要点 肾上腺区出现较大的实质性肿块，呈分叶状或表面欠平整，内为中低回声，常可见液性暗区。彩色多普勒超声在肿瘤内常可探测到丰富的血流信号。

4. 鉴别诊断 主要与肾上腺其他肿瘤和肾上腺周围组织的肿瘤相鉴别。

5. 临床评估 肾上腺皮质腺癌体积多数比较大，超声容易显示，彩色多普勒超声可观察肿瘤内部血流情况及肿块与周围血管的关系。而 CT 对于肿瘤的定位、定性均优于超声，且可行平扫和增强扫描对照观察，故 CT 为最有诊断价值的检查方法。

（七）肾上腺囊肿（adrenal cyst）

1. 病理与临床表现 肾上腺囊肿较少见，有真性和假性两类，前者由淋巴管上皮或者血管内皮构成；后者多为外伤、出血引起。

肾上腺一般无临床症状，囊肿较大时可推挤肾脏下移，出现肾区胀痛。

2. 超声表现 肾上腺囊肿表现为圆形无回声区，一般 3～5cm 大小，内部透声性好，囊壁薄，边界光滑整齐，后方回声增强。囊壁有钙化时，囊壁上可见强回声光团，或呈弧形强回声。彩色多普勒超声检查囊肿壁上一般探测不到血流信号。

3. 诊断要点 肾上腺区圆形无回声区，壁薄且光滑，后方回声增强。

4. 鉴别诊断 需与外凸的肾上极囊肿相鉴别，左肾上腺囊肿需与胰尾假性囊肿鉴别，多切面仔细观察，可见这些囊肿与来源脏器有附着关系。

5. 临床评估 本病无症状，多为影像检查时偶然发现。US、CT 常为首选检查方法。MRI 多在鉴别诊断中选用。

（八）肾上腺转移瘤（metastatic tumors of theadrenal gland）

1. 病理与临床表现 肾上腺转移瘤并非少见，仅次于肺、肝、骨骼的转移，位于第四，多以血循环转移为主。肾上腺转移瘤最常见的原发性肿瘤是肺癌，依次是乳腺癌、甲状腺癌、结肠癌等。多无症状，少数有肾上腺功能低下。

2. 超声表现 肾上腺区出现低回声区（图 16-7），可为双侧性病变，圆形、椭圆形或分叶状，内部回声可均匀或不均匀。双侧发生者两侧病灶不一定对称，合并出血、坏死或钙化时，肿瘤内有不规则无回声或强回声。彩色多普勒超声显示肿瘤内可见较丰富的动静脉血流信号。

3. 诊断要点　有原发部位肿瘤病史，双侧肾上腺出现实质性低回声区。彩色多普勒超声显示肿瘤内可见较丰富的动静脉血流信号。

4. 鉴别诊断　主要与肾上腺肿瘤或肾上腺周围器官肿瘤相鉴别，须结合病史。

5. 临床评估　超声检查方便、价格较低，是首选检查方法。彩超可用来观察肿瘤内部的血流情况及与周围血管的关系。

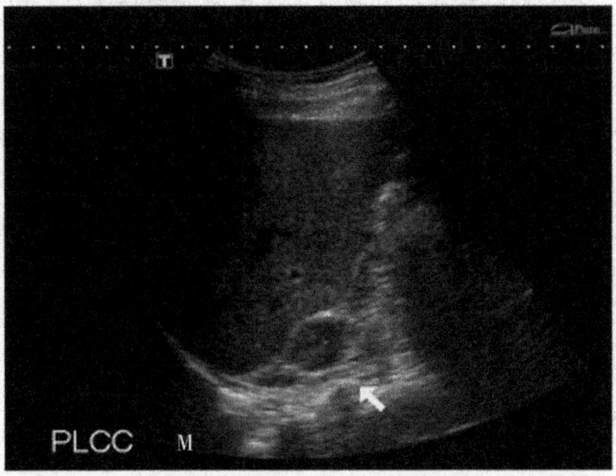


图 16－7　肾上腺转移瘤，为肺癌转移至左侧肾上腺

（郭志英）

## 第二节　腹膜腔和腹膜后间隙疾病

### 一、腹膜腔超声解剖

#### （一）腹膜腔位置与形态

腹膜腔是壁层腹膜与脏层腹膜共同围成的潜在性的浆膜腔隙。壁层腹膜衬于腹、盆壁的内面，脏层腹膜衬于腹、盆腔脏器的表面。正常情况下，腹膜腔内仅有少量浆液，以便于脏器之间滑动，减少摩擦。男性腹膜腔完全封闭，女性腹膜腔可通过输卵管腹腔口于外界相通。腹膜上起自膈肌顶部，下至盆腔底部，前方有腹直肌及部分腹横肌、腹内外斜肌，两侧面有腹横肌、腹内外斜肌，后面有脊柱、腰大肌和腰方肌。

#### （二）腹膜腔结构特征

腹膜腔被腹膜衍生的韧带、网膜、系膜等划分为不同的区、间隙、沟或窦等。大体分区以横结肠系膜和横结肠为界，将腹膜腔分为结肠上、下两区。

1. 结肠上区　为膈与横结肠及其系膜之间的腹膜腔，总称膈下间隙，内分为 7 个间隙：肝右上间隙、肝左上前间隙、肝左上后间隙、肝右下间隙、肝左下前间隙、肝左下后间隙

（即网膜囊）和膈下腹膜外间隙。

2. 结肠下区　位于横结肠系膜与小骨盆上口之间的腹膜腔，其中有右结肠旁外侧沟、左结肠旁外侧沟、右结肠下间隙和左结肠下间隙。

网膜囊亦即肝左下后间隙，又名小腹膜腔。上起自左冠状韧带后叶；下界为网膜囊下隐窝，即横结肠系膜经胃和横结肠之间的间隙进入大网膜前后叶之间的间隙；前界自上而下为小网膜、胃后壁浆膜及胃结肠韧带；后界为腹后壁、胰腺前壁、左肾上部及左肾上腺前面的腹膜壁层；左界自上而下为胃隔韧带、胃脾韧带（内有脾静脉、脾动脉和胰尾）、脾肾韧带及脾脏；右界为下腔静脉反折至肝的腹膜，网膜囊右侧缘有门静脉主干、胆总管及肝动脉。肝尾叶位于网膜囊内，门静脉的属支冠状静脉在小网膜两层间通过。胃左淋巴结也位于小网膜内。

腹、盆腔脏器位于腹膜腔外，依腹膜覆盖程度分为三类：

（1）腹膜内位脏器：脏器表面几乎完全被腹膜包被，有脾、卵巢和输卵管、胃、十二指肠球部、空肠、回肠、盲肠、阑尾、横结肠、乙状结肠等。

（2）腹膜间位脏器：脏器三面或一半以上的表面为腹膜覆盖，有肝脏、胆囊、升结肠、降结肠、子宫、膀胱和直肠上段等。

（3）腹膜外围脏器：脏器仅一面被腹膜覆盖，脏器位于腹膜后面，有肾、肾上腺、输尿管、胰腺、十二指肠降部、水平部和升部、直肠下段等。

## 二、腹膜腔超声检查技术

### （一）检查仪器及应用的超声模式

检查仪器为B型或彩色多普勒超声诊断仪。探头以凸阵探头成像效果好，容易避开骨骼的遮挡或者肠道气体干扰。二维灰阶超声探头频率（中心频率）为3～3.5MHz，小儿和体瘦者可选用5MHz，新生儿选用7.5MHz，肥胖患者可选2～2.5MHz。

### （二）检查方法及注意事项

1. 检查前准备　通常应在空腹进行，以避免肠气干扰，肠道气体较多时可口服缓泻剂或清洁灌肠。若病情严重或为急性疾病，则无需任何准备。盆腔检查应适当充盈膀胱。

2. 检查体位　常用仰卧位，必要时可改变体位观察。

3. 检查方法　正常情况下腹膜腔在声像图上不能显示或者难以显示，一般依据周围脏器的邻接关系定位腹膜腔结构，因此超声检查中要清晰显示邻接脏器的形态结构。

4. 注意事项　超声扫查显示肠间和脏器周围的游离无回声暗区或者局限性液性暗区，依据周围脏器可做出解剖定位，但不能判定腹水的性质。肠系膜肿块活动度大，如果肿块体积小，加上肠道气体干扰，常常容易漏诊，此时需要改变体位多角度扫查，加压推开肠道气体，使肿块得以清晰显示。

## 三、正常腹膜腔的超声表现

腹膜腔为一潜在间隙，正常状态下超声检查不显示，只能依据解剖标志定位。前腹壁和侧腹壁的壁层腹膜在声像图上表现为连续、平滑的高回声细线，深部的肠道在深呼吸时可上下移动。脏器表面的高回声细线是脏层腹膜的界面回声，在声像图上构成脏器的轮廓。

## 四、腹膜腔超声检查报告的内容

### （一）二维灰阶超声

（1）腹膜是否光滑、整齐、连续。

（2）壁层腹膜、脏层腹膜和腹膜形成的结构有无占位性病变，如有则观察其位置、大小、形态、回声特征、活动度、与周围脏器和血管的位置关系等。

（3）腹膜间隙有无积液、积气，是否随体位改变或加压探头而变化。

### （二）多普勒超声

腹膜占位性病变周围及内部有无血流信号及血流动力学表现。

## 五、腹膜腔超声检查适应证

（1）腹腔脏器或全身性疾病合并腹腔积液。

（2）腹膜炎症性病：变化脓性腹膜炎、结核性腹膜炎及其腹腔脓肿。

（3）腹腔内出血（损伤性或者自发性）。

（4）腹膜肿瘤原发性或者继发性肿瘤。

（5）腹透、腹腔置管等。

（6）对液性占位病变定位或超声引导下穿刺抽液与注射药物治疗，对实质性占位病变在超声引导下穿刺活检。

## 六、腹膜腔疾病的超声诊断

### （一）腹膜腔积液

1. 病理与临床表现　腹膜腔积液（腹水）是由于各种原因引起的腹膜腔内有液体积聚，积液量可多可少，可为游离性亦可为局限性，可为水性（渗出液、漏出液）、血性、脓性或混合性。腹膜腔积液是一种较为常见的临床病征，患者常无特异性表现，可由多种疾病引起。常见病因有腹膜炎症、门脉高压症、恶性肿瘤、肝硬化、心脏和肾脏疾病、低蛋白血症、腹部外伤等。

2. 超声表现　腹膜腔内有不规则的液性暗区，少量游离腹水常聚集在局部低位的腹膜腔间隙，如盆腔、肝肾间隙或肠间，前后径一般为 1～3cm，加压探头或改变体位，积液暗区可出现大小变化、变形或消失，除去压力或恢复体位后在原部位或低位处仍见液性暗区；中量腹水主要分布于侧腹部和中下腹部，一般前后径在 5～6cm，可见肠管漂浮于液性暗区中，如无肠梗阻则可见肠蠕动；大量腹水液性暗区分布在全腹腔脏器周围，最大前后径 8～10cm 或以上（图 16－8），腹腔内脏器受压。局限性包裹性腹膜腔积液局限于腹腔某个部位，形态圆形或膨隆，形态不取决于脏器边缘形态，探头加压时形态无改变，体位改变时无回声区不移动，如出现弥漫性的光点、光斑，常提示有出血或感染。

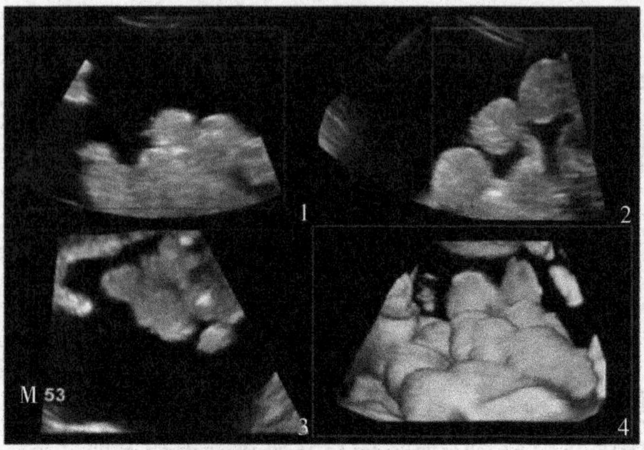


**图 16－8　大量腹水**

腹腔大的腹水暗区内见肠管漂浮

3. 诊断要点　腹腔内有不规则的液性暗区。

4. 鉴别诊断

（1）腹部巨大囊肿：与大量腹水的超声表现较相似，巨大囊肿可寻找到包膜，其液性暗区并无漂浮的肠管，而将胃和肠管挤压至囊肿一侧或后方，来自下腹的巨大囊肿可向上挤压至剑突、肋下，如巨大卵巢囊肿；自上腹部的大囊肿，如假性胰腺囊肿可将胃往上挤，肠往两侧及下腹挤。

（2）局部肠管扩张积液：位置局限，压迫液性暗区可消失，去除压力后液体常不再出现，动态观察肠蠕动时液体可随之流动。

5. 临床评估　腹水患者临床上很多见，若能及时做出正确诊断和恰当处理，可避免或减少并发症。临床查体对大量腹水容易发现，对微量、少量腹水易漏诊。超声诊断腹水既灵敏又准确，对腹水的范围大小、位置、腹膜厚薄及肠蠕动情况均能详细记录，还可大体估计液体量，选择性定位穿刺，协助临床早期做出正确判断。但是，超声诊断腹水定性常较困难，例如对腹水是脓性、血性难以区分。

## （二）腹膜炎及腹腔脓肿

1. 病理与临床表现　腹膜炎分为原发性和继发性，以继发性较多见。常见有结核性腹膜炎、继发于腹腔脏器的感染、胃肠道和胆道穿孔、腹部脏器破裂及腹部手术合并感染等。腹膜炎可局限在局部腹膜腔隙内而自愈或形成脓肿，如产生大量渗出液可发展为弥漫性腹膜炎。膈下脓肿位于膈下、横结肠及其系膜之上的间隙内，多继发于腹内脏器化脓性感染、空腔脏器穿孔或上腹部手术后并发感染。盆腔脓肿多继发于急性阑尾炎穿孔或腹膜炎，炎性渗出液因重力作用向下聚集在盆腔。

临床表现主要为腹胀、腹痛、压痛或反跳痛、腹肌紧张，以及全身感染中毒症状，如发热、乏力、食欲不振、血白细胞升高等，重者可发生感染性休克。

2. 超声表现

（1）腹膜腔积液：游离腹水依液体量的多少而有不同表现（见本节“腹膜腔积液”），腹膜增厚，可有粘连，积液暗区可出现点、斑状沉积回声，或条带状强回声连接于腹膜与脏器间、脏器与脏器间。炎症早期积液先聚集在病灶或者穿孔部位附近，或局限形成脓肿，大量积液则弥漫分布于肠间和脏器周围。

（2）腹腔脓肿：局部脓肿形态可不规则，或呈圆形、椭圆形，内部为低回声或无回声暗区，慢性脓肿壁较厚，脓腔内可见漂浮的中等回声光团或点状回声（图16－9），产气细菌感染在脓腔内可见气体强回声。如脓液黏稠者脓肿可类似实质性肿块。

（3）其他继发性改变：如胃肠穿孔，腹腔内可出现游离气体；麻痹性肠梗阻，肠蠕动减弱或消失，肠管内有大量积气、积液。

（4）彩色多普勒超声显示脓肿壁上可见血流，而腔内部无血流显示。

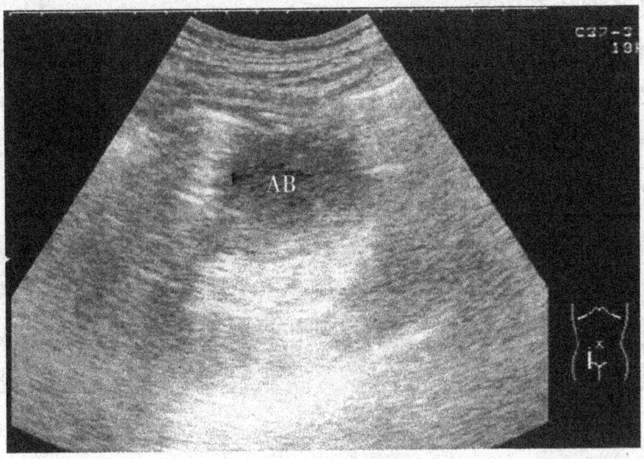


**图16－9 腹腔脓肿**

腹腔脓肿呈液性暗区，内可见较多的光点回声，后方回声增强

3. 诊断要点　急性感染临床症状，腹腔内显示积液暗区或局部脓肿表现，穿刺抽出脓液可明确诊断。

4. 鉴别诊断

（1）非粘连型腹水：由心、肝、肾脏疾病和低蛋白血症等引起的腹水，腹水为游离性，透声性好，无粘连与包裹。首先出现在腹腔与盆腔的最低部位，如肝肾间隙、膀胱直肠窝、结肠旁沟等处，腹膜可均匀性轻度增厚，脏层与壁层腹膜分界明确，无光带相连。

（2）癌性腹水：有癌肿的原发病灶，无临床急性感染病史。癌性腹水增长迅速，腹水常为大量，不易吸收。

5. 临床评估　现代超声诊断仪能较好地分辨肠管和系膜结构，实时动态、任意切面成像、高分辨力、易于重复观察，通过观察声像图的动态变化及其对治疗的反应，可以获得更丰富的诊断信息，从而判定病变的性质。

### （三）腹膜原发性肿瘤

1. 病理与临床表现　常见腹膜原发性肿瘤为腹膜间皮瘤。腹膜间皮瘤组织学无论良性或恶性预后均差，分为局限型、弥漫型、弥漫结节型、结节型及囊状型。局限性腹膜间皮瘤容易复发，极少数可转变为弥漫型。腹膜间皮瘤主要侵及腹膜的脏层和壁层，浆膜面匍匐生长，腹膜及网膜呈大片状增厚及大小不等不规则结节样肿块，有时互相融合成较大肿块。腹腔及盆腔形成大小不等包块，肠系膜增厚，肠管壁受累，严重者形成肠粘连梗阻，腹水，晚期可有血行及淋巴结转移。

腹膜间皮瘤早期无症状，肿瘤增大主要表现为腹痛、腹胀、腹水征阳性、腹部及盆腔触及包块等。

2. 超声表现　腹膜局限性增厚，部分呈结节状，部分融合成较大肿块；可伴有腹水，量多少不一；伴有不完全性肠梗阻和肠粘连的改变。

3. 诊断要点　腹膜局限性增厚或者不规则肿块合并腹水，但超声表现无特异性。

4. 鉴别诊断

（1）腹膜转移性肿瘤：癌性腹膜炎大多合并腹水，并可见腹腔内脏器粘连，转移结节由于重力作用，癌肿多种植在盆腔。

（2）结核性腹膜炎：多继发于肠结核、盆腔结核或者肠系膜结核等。

5. 临床评估　超声检查可显示腹水，腹膜增厚或者肿块，并可确定肿块的物理性质，实性、囊性或者混合性。但腹膜间皮瘤的超声表现缺乏特异性，不能明确诊断。

### （四）腹膜继发性肿瘤

1. 病理与临床表现　腹膜继发性肿瘤多数为腹腔脏器肿瘤侵犯腹膜腔后，种植于浆膜，肿瘤的数量不定、大小不一，多种植在盆腔腹膜和小肠系膜，晚期可遍布全腹膜。常引起癌性腹膜炎，产生大量腹水和腹腔内脏器粘连，腹水为浆液性或血性。常见腹膜转移的癌症有胃癌、结肠癌、胰腺癌、卵巢癌等。患者多为癌症晚期，临床表现为恶异质、腹胀、腹痛、腹水及腹部包块。

2. 超声表现

（1）癌性腹膜炎：腹膜不规则增厚，壁层腹膜呈结节状或带状，多见于盆腔腹膜、小肠系膜处。腹水表现为肠间和脏器周围游离的液性暗区。肠管、大网膜粘连明显，在腹水衬托下显示为含气的不均质肿块。

（2）原发肿瘤：在一些原发脏器可发现原发肿瘤。

3. 诊断要点　有原发肿瘤病史，超声显示腹水，壁层腹膜呈结节状或带状不规则增厚。腹水中找到癌细胞可确诊。

4. 鉴别诊断　主要原发性腹膜肿瘤和结核性腹膜炎鉴别。

5. 临床评估　早期腹膜转移癌常无特殊症状，多因检查原发肿瘤时发现。超声检查有助于临床估计预后，发现腹膜种植者已经失去手术机会。

## 七、腹膜后间隙超声解剖

腹膜后间隙为一填满脏器和各种组织的巨大潜在性腔隙，位于腹后壁前方，介于腹膜壁层与腹内筋膜之间，上起自膈肌，下至骶骨岬和盆膈，两侧以腰方肌外缘和腹横肌的腱部为界。此间隙向上经腰肋三角与后纵隔相通，向下与盆腔腹膜外间隙延续。前面是后壁层腹膜及腹内脏器的附着处，主要有肝右叶后面的裸区、十二指肠的降部和横部，以及升结肠和结肠、直肠一部分等。后面为腰大肌、腰方肌等。腹膜后间隙一部分在髂窝，并与骶骨前盆腔腹膜后间隙相通，其后壁为腰大肌的连续部分，外侧为髂肌。

腹膜后间隙内主要组织器官有胰腺、肾、肾上腺、输尿管、大部分十二指肠、腹主动脉、下腔静脉、腹腔动脉、肠系膜上下动静脉、髂总及髂内外动静脉、脾动静脉、肾动静脉、腹腔神经丛及交感神经干、淋巴组织、疏松结缔组织等。

腹膜后间隙由前向后可分为3个间隙：

1. 肾前间隙 位于后壁层腹膜与肾前筋膜之间及升结肠和降结肠的后方，内有胰腺、十二指肠降部、横部和升部、升降结肠、肠系膜血管、淋巴结和肝、脾、胰血管。此间隙向上延伸至肝脏的裸区，向下经髂窝与盆腔腹膜后间隙相通，肠系膜根部两层腹膜之间的区域，也可视为肾前间隙的一部分。

2. 肾周间隙 由侧腹壁的腹横筋膜向后、向内分成的肾前筋膜和肾后筋膜围成，两层筋膜间充满脂肪组织并包裹肾脏，故又称肾脂肪囊。肾后筋膜向内附着于腰椎体，肾前筋膜则越过腹主动脉和下腔静脉的前方与对侧肾前筋膜相延续，左右肾周围间隙在肾前筋膜下方相通。肾前筋膜和肾后筋膜在肾脏和肾上腺上方融合成为膈下疏松组织。此间隙内有肾、肾上腺、输尿管、肾血管和肾周脂肪等。

3. 肾后间隙 位于肾后筋膜与覆盖腰大肌和腰方肌前面的髂腰筋膜之间，内有腰交感干、血管、乳糜池、淋巴结和脂肪等。

## 八、腹膜后间隙超声检查技术

### （一）检查仪器及应用模式

凸弧型探头显像效果好，探头频率（中心频率）一般取3.0～5.0MHz。常规二维灰阶超声和彩色多普勒超声模式。

### （二）检查方法及注意事项

1. 检查前准备 空腹8～12h，肠道气体较多时可口服缓泻剂或清洁灌肠。检查盆腔或下腹部时需排清大便并充盈膀胱。检查前两天禁止做钡餐和钡灌肠。

2. 检查体位 检查时患者一般采用仰卧位，根据情况可采用侧卧位和俯卧位，为鉴别肿块是否固定于腹膜后间隙，还可采用胸膝卧位。

3. 检查方法

（1）对可触及的肿块者，在肿块区进行纵断、横断及斜断面观察，注意肿物与邻近组织器官的关系。

（2）对未触及肿块者，应从肋缘至腹股沟自上而下、从左到右做系列连续扫查观察。

（3）腹部后间隙的超声解剖定位主要是通过观察腹膜后脏器、腹膜后大血管、脊柱、腹膜后壁肌肉进行的。还可通过显示肾脏和肾脂肪囊外面的肾前后筋膜，将腹膜后间隙区分为肾前间隙、肾周间隙和肾后间隙。

4. 注意事项 腹膜后间隙检查常需要加压探头，但对疑为嗜铬细胞瘤的病例可能诱发高血压危象，腹主动脉瘤可能破裂，故操作宜轻柔，并注意患者的反应。

## 九、正常腹膜后间隙超声表现

腹膜后间隙位于腹腔深部，前有胃肠气体干扰，后有脊柱、髂骨和肌肉阻挡，超声检查显示不容易，在肥胖者更困难。正常状态下腹膜后为一潜在间隙，主要是借助间隙与脏器和腹膜后大血管的位置关系进行判断。腹膜后间隙常用以下几个超声扫查断面观察：

1. 沿腹主动脉长轴及旁开的纵切面 沿腹主动脉长轴及旁开扫查，显示腹主动脉及其主要分支动脉、下腔静脉及其属支等，十二指肠横部、胰体和肠系膜上动脉位于肾前间隙。

2. 沿胰腺长轴及上下的横切面　显示胰腺、十二指肠降部、胆总管下段、门静脉和脾静脉，以及肠系膜上动脉相当于腹膜后肾前间隙；腹主动脉和下腔静脉在肾周间隙。

3. 经肾横断面　显示肾门部肾动静脉、肾周间隙。肾和肾血管所处空间是肾周围间隙，肠系膜上动静脉在肾前间隙内走行。

4. 经髂腰肌和髂血管的下腹横切面　显示脊柱前缘呈强回声带，脊柱两侧腰大肌和腰方肌呈宽带状弱回声。髂外动静脉、输尿管均位于后腹膜和髂腰筋膜间的间隙。

## 十、腹膜后间隙超声检查报告的内容

1. 维灰阶超声　腹膜后间隙是否有肿块积液等病变，以及病变的形态、大小、内部回声、边界、活动度及与周围组织器官的关系。

2. 彩色多普勒超声　显示病变内部及周围的血流信号，频谱多普勒超声检测血流类型，测定血流动力学指标，如最高、最低流速，阻力指数（RI）、波动指数（PI）等。

## 十一、腹膜后间隙超声检查适应证

（1）超声检查腹膜后肿瘤（原发和继发肿瘤）。

（2）腹膜后含液病变，如血肿、脓肿等。

（3）手术后腹主动脉瘤切除术后，腹膜后肿瘤切除术后。

（4）超声引导下穿刺活检及介入治疗。

## 十二、腹膜后间隙疾病的超声诊断

### （一）腹膜后间隙炎症

1. 腹膜后间隙脓肿

（1）病理与临床表现：腹膜后间隙脓肿由于腹膜后或邻近脏器、脊柱的炎症蔓延或穿孔所致，常见原因有腹膜后阑尾炎、出血性坏死性胰腺炎、肾盂肾炎等。致病菌以大肠杆菌最常见，其他如葡萄球菌、链球菌、厌氧菌等。腹膜后脓肿由于位置深，症状隐匿，早期诊断困难。

临床症状有寒战、发热、白细胞升高等，感染部位疼痛，有的可触及压痛性肿块。

（2）超声表现：

1）往往在肾周、髂窝等部位出现境界较清楚、形状及轮廓稍不规则的无回声区或低回声区（图 16－10），前后径较小，一般为单房，有的在深部可见较多的细小光点、光斑回声，变动体位后，深部回声可呈漂浮现象，并重新分布至整个病变区。壁回声厚而不规则，回声较强。

2）常局限于一个腹膜后间隙，也可由于瘘道而形成多个不规则积液区，例如肾后间隙的脓肿可向上、向下聚集，向上可延伸至肾脏的后方，推挤肾脏向前移位，向下脓肿可聚集于髂窝，形成髂窝脓肿。

（3）诊断要点：腹膜后间隙内出现轮廓模糊的液性暗区或低回声区，壁厚而不规则，内可见光点、光斑回声。临床表现有助于诊断。

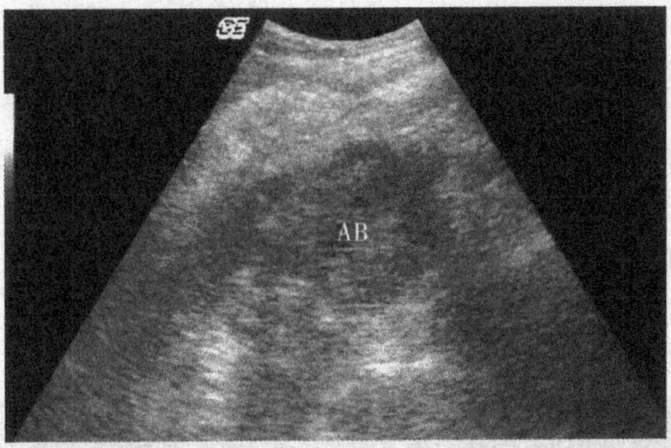


**图 16－10　腹膜后脓肿（髂窝脓肿）**

位于髂窝的腹膜后脓肿（AB），呈边缘不规则、较模糊的低回声肿块状

（4）鉴别诊断：

1）囊性淋巴管瘤多见于婴幼儿，无手术史及寒战、发热等临床症状。声像图呈单房或多房无回声区，包膜完整、光滑，可有细小分隔，液体呈均匀的无回声。当淋巴管囊肿继发感染，其内液体变浑浊，表现为液体低回声内有颗粒性回声点游动现象，借此可以和实性肿瘤相鉴别。

2）腹膜后血肿有外伤史有助于鉴别。

（5）临床评估：超声不仅可直接观察到腹膜后间隙的无回声暗区，还可观察肿块与周围组织的关系，并可在超声引导下穿刺抽脓、注射药物治疗。

2. 腹膜后间隙结核

（1）病理与临床表现：常在腹膜后形成寒性脓肿，病变主要来自腰椎和第十二肋骨结核，或肾结核，穿破后进入腹膜后间隙而形成，可沿腰大肌鞘膜向下流至髂窝等部位。其内容物主要是干酪样坏死和液化物质。

临床表现除有原发部位结核症状外，还可出现腰腹痛、腹部包块等。

（2）超声表现：腰椎结核引起的椎旁脓肿多呈局限性梭形肿块，贴近椎体，边界清楚，内部呈中等回声或弱回声。脓肿破溃进入腹膜后间隙，显示在腰大肌后方长条形、轮廓尚清晰的低回声区，一直延伸到腹股沟区，病变内的低弱回声内可有漂浮现象。

（3）诊断要点：临床有结核症状，腰椎、肾脏等部位有原发病灶。超声检查在腹膜后发现弱回声或者无回声，轮廓较清晰，可提示诊断。

（4）鉴别诊断：主要与腹膜后非特异性感染的脓肿相鉴别，后者的临床表现有较大的不同。

（5）临床评估：临床上有脊柱或肾结核病史和体征者，X 线检查已能明确有无脓肿。临床症状隐匿，体征也不明显者，超声检查可首先发现脓肿。

### （二）腹膜后间隙血肿

1. 病理与临床表现　腹膜后血肿多为外伤后或脊柱、腹部手术后、股动脉穿刺等的并发症。临床症状因损伤部位、严重程度和出血多少而异。常因合并其他脏器损伤引起的症状更为突出，以至掩盖了腹膜后血肿征象。多数患者有腹痛，背痛和血肿区压痛，肠麻痹较常见。盆腔腹膜后血肿可出现直肠刺激症状，有里急后重感和大便次数增多，直肠指诊常可触及血肿。急性大量出血则可导致失血性休克症状。

2. 超声表现

（1）急性出血时腹膜后间隙出现无回声或低回声肿块（图 16－11），肿块呈圆形、椭圆形或不规则形，肿块前后径 < 上下径。

（2）血肿壁可较厚而不规则，如有血块形成而呈高、强回声，随访观察可见血肿逐渐吸收演变过程。

（3）附近脏器可因血肿挤压而移位。

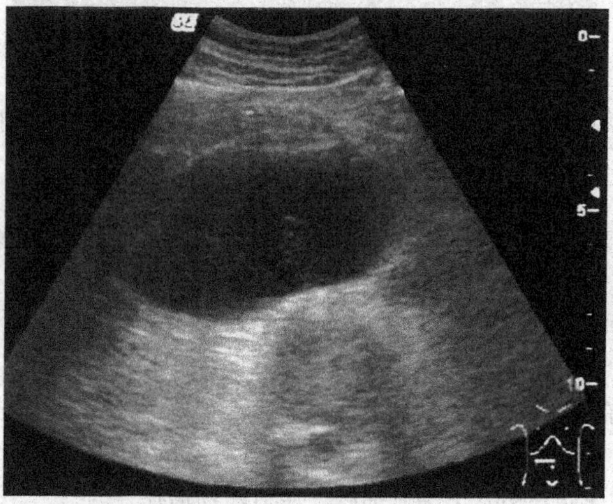

**图 16－11　腹膜后巨大血肿**

由股动脉穿刺所致腹膜后巨大血肿，呈巨大的椭圆形液腔

3. 诊断要点　临床上有外伤史或手术史，腹膜后间隙出现无回声或低回声肿块，腹膜后邻近结构解剖位置改变。

4. 鉴别诊断

（1）囊性淋巴管瘤：多见于婴幼儿，声像图呈单房或多房无回声区，有完整的包膜回声，较薄而光滑整齐。

（2）腹膜后脓肿：无外伤史，有手术史，临床表现有寒战、发热、白细胞升高等表现，脓肿部位疼痛。

5. 临床评估　有外伤史，超声检查对腹膜后血肿有肯定的诊断价值。超声不仅可直接观察到腹膜后间隙的无回声暗区，还可观察肿块与周围组织的关系。

## （三）腹膜后间隙肿瘤

1. 原发性腹膜后实质性肿瘤

（1）病理概要与临床表现：是指除了肾、胰腺和十二指肠等脏器来源的腹膜后间隙的肿瘤。腹膜后原发性肿瘤的组织来源复杂，以间叶性肿瘤最为常见。常见肿瘤有：脂肪肉瘤（脂肪瘤）、平滑肌肉瘤（平滑肌瘤）、纤维肉瘤（纤维瘤，纤维瘤病）、恶性间皮瘤、血管肉瘤（血管瘤）、淋巴血管肉瘤（淋巴瘤）、恶性神经鞘瘤（神经鞘瘤）、恶性神经节瘤

（神经节瘤）、恶性畸胎瘤（良性畸胎瘤）等。发病率虽不高，但大多数（约 70%）为恶性肿瘤。除恶性淋巴瘤外，肿瘤一般在局部浸润，较少发生远处淋巴结转移。

临床表现初起一般无症状，多数患者在肿瘤生长至相当大后才引起发现。较大的肿瘤临床表现为腹部包块、腹痛和胃肠压迫症状等。挤压肝外胆道导致黄疸；压迫下腔静脉、髂静脉或淋巴管则有阴囊和下肢浮肿；侵犯腰丛和髂丛神经根引起腰背痛和下肢痛，往往提示恶性肿瘤。硬而固定的肿块多为恶性或错构瘤；柔软而有弹性者常为脂肪瘤或脂肪肉瘤。

（2）超声表现：原发性腹膜后实质性肿瘤超声表现的一般规律：

1）肿瘤位置较深、活动度小除巨大肿瘤外，其前壁距腹壁一般较远，在肿瘤与腹壁之间常可见有大网膜及肠系膜的中等回声和含气肠腔的强回声及其蠕动。肿瘤的后缘很深，常紧贴脊柱前缘、腰大肌、腰方肌、脊柱前方的大血管，向前推移腹膜腔脏器（如肝脏、胃、小肠等），大者可抵达前腹壁，压迫腹膜后大血管或有时将其顶起。腹膜后肿瘤随呼吸移动度小。

2）肿瘤的形态常为多形性，境界较清晰　由于肿瘤发生在腹膜后狭窄的间隙内，使肿瘤的生长受到一定限制。与腹腔内肿瘤不同，其切面形态在声像图上呈多形性：较小的肿瘤往往上下径、左右径较长，前后径明显为小，呈扁平的长圆形；肿瘤较大时，其后壁的轮廓常受脊柱、骶骨及髂骨的限制而紧贴其上，前缘则受前方脏器的限制而产生压迹，因而使肿瘤的形态常呈多形性，如在肿瘤的前后缘出现弧形凹陷，或整个肿瘤形态一端较大、一端较小，有的尚可形成哑铃状。

3）脂肪肉瘤、平滑肌肉瘤、纤维肉瘤、恶性间皮瘤、恶性畸胎瘤等实质性肿块边界不规则，可无包膜或有较强的类似包膜回声。内部回声不均匀、强弱不等，但以低回声多见。瘤体内可因中心坏死、出血、囊性变等，出现肿块内部不规则无回声或低回声区，有钙化时可见强回声光斑或光团。

4）频谱及彩色多普勒检测：恶性肿瘤瘤体内及瘤体周边动静脉血流信号丰富，频谱多普勒检测为低阻型血流。良性肿瘤仅周边有少许血流，内部大多无血流。

（3）腹膜后肿瘤定位方法诊断要点：

1）腹膜后肿瘤位置深在、相对位置固定，随呼吸和体位变换的活动幅度比腹腔脏器小，此特点在上腹部尤为明显。验证方法：腹部纵向扫查，将肿瘤显示于图像中央部位，嘱患者做腹式深吸气，腹壁向前隆起，可见腹腔脏器（肝脏、脾脏、胃肠）向足侧移动，位于肿瘤旁的腹腔脏器可以移到肿瘤腹侧（肿瘤和腹壁间），犹如在山腰的登山者攀上或越过山峰，故称为“越峰”征。

2）肿瘤“悬吊”征，用于中等大小的腹部肿瘤定位。患者取膝－肘俯卧位，探头在腹部扫查，腹腔肿瘤因重力作用压向腹壁，胃肠等被压扁，或被挤压到肿瘤周围。腹膜后肿瘤因受后腹膜限制则不能向腹壁移动，后壁与后腹壁相连，此为肿瘤“悬吊”征阳性。

3）挤压腹膜后脏器（如肾脏、胰腺、腹主动脉、下腔静脉）移位，形态、位置改变，或使升、降结肠向前、前内侧移位的肿瘤为腹膜后肿瘤。

4）腹膜后肿瘤可以压迫肾盂、输尿管或十二指肠，引起泌尿系或十二指肠梗阻。

5）腹膜后大血管后方或其周围的肿瘤可确认为腹膜后肿瘤。腹主动脉、下腔静脉、肾脏等尚可部分或全部被肿物包绕，也提示肿瘤来源于腹膜后。

（4）原发性腹膜后实质性肿瘤鉴别诊断：

1）纤维肉瘤肿物巨大，多呈圆形或椭圆形，境界较清楚，可出现类似包膜回声。内部为不均匀的混合回声，低于周围组织（图16－12）。瘤体内可有不规则的坏死液化区，常见小的钙化。

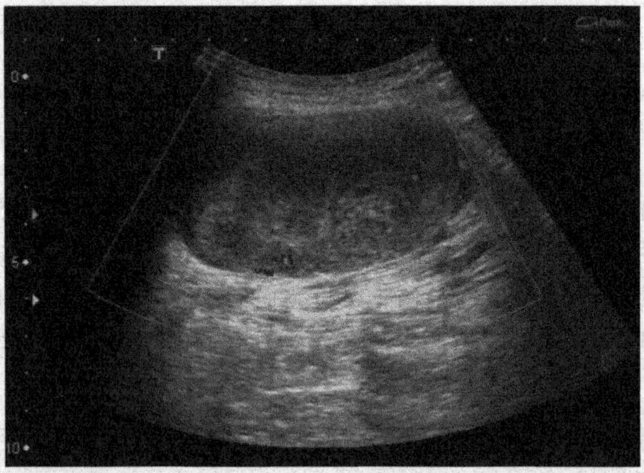

图16－12　纤维肉瘤

2）良性神经源性肿瘤：多发生于脊柱两侧。肿瘤呈类球状或分叶状，边界清楚，有包膜回声。瘤体内部常伴有程度不同的弥散小出血灶，使内部回声趋向不均匀，较大坏死液化灶可呈无回声。肿瘤常单发为主。

3）恶性神经源性肿瘤：肿瘤多为不规则体，瘤体一般较大，边界较清楚，内部回声不均。内部常有弥漫出血灶，或伴有较大不规则坏死液化区。

4）脂肪瘤：肿瘤边界清晰，内部以较均匀的高回声为主。有时瘤体后方伴有声衰减。

5）脂肪肉瘤：瘤体内回声由低至较强回声不等（图16－13）。生长速度快，边界不整或欠清晰，常呈分叶状。内部回声不均、变性或坏死，可见回声减低和液化。单发为主，也可有二三个肿瘤同时出现。

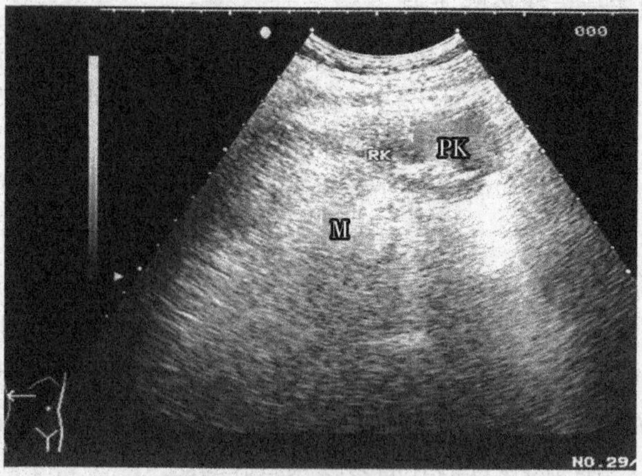


图16－13　腹膜后脂肪肉瘤

瘤体巨大，内为不均质的高回声，边缘不规整。癌肿将右肾向前推挤

6）平滑肌肉瘤较大的原发和继发性平滑肌肉瘤在形态结构上不容易区别。较小肿瘤多为分叶状，边界清晰；大者可达 20cm 以上，边界欠清晰。肿瘤内部回声为不均匀的低回声，有时瘤内伴有液化。肿瘤周围经常伴有淋巴结转移，容易在肝脏出现转移灶。较大肿瘤内部容易出现坏死液化。液化区可在实质的任何部位，形态各异，单个或数个并存。有钙化灶形成时可出现局灶性强回声，并伴有声影。

7）脊索瘤：易发生在骶骨或腰椎部位，和脊柱紧贴。肿物无明显包膜。边界欠清晰，实质回声点细小均匀，以低回声为主，在实质内或其边缘处可见散在小点状、条状强回声，并伴有声影，实质和囊性部分之间的分界清晰平整。

8）间皮肉瘤：边界欠清晰，常有不规则钙化。软组织回声点较粗，不均匀，液化区一般不大。

9）恶性淋巴瘤：病变多见于腹腔大血管周围，呈大小不等的圆形或椭圆形低或弱回声区（图 16－14），有时因内部回声较低而易误诊为囊肿。边界清楚，轮廓光整，可呈结节状，当邻近数个淋巴瘤粘连融合时可呈分叶状或大块状。病变推挤腹膜后大血管移位，出现肠系膜上动脉和腹主动脉间距增宽，腹主动脉与下腔静脉距离增大等，腹腔动脉旁的病变可使肝动脉和脾动脉抬高或异位。彩色多普勒血流显像可显示淋巴瘤内的血流，并可判断淋巴瘤与腹膜后大血管及其分支的位置关系。

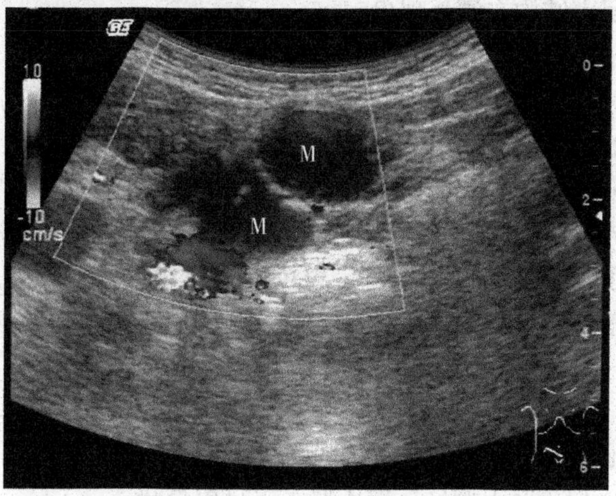


**图 16－14　腹膜后恶性淋巴瘤**

位于右侧髂血管周同，呈多个圆形或椭圆形弱回声区，边界清楚，内可见血流

2. 腹膜后囊性肿瘤

（1）淋巴管囊肿：多呈圆球或椭圆形，囊壁薄而平滑（图 16－15），可有细小分隔，单房或多房。液体呈均匀的无回声。当淋巴管囊肿继发感染，其内液体变浑浊，表现为液体低回声内有颗粒性回声点游动现象，借此可以和实性肿瘤相鉴别。

（2）囊性畸胎瘤：

1）圆形或类圆形肿瘤，常有完整包膜。

2）囊液结构复杂多变稀薄液体为液性低回声，容易观察到小颗粒物的移动，稠厚液体则呈低到较高回声，颗粒性物质在其中的移动现象常不明显。有时可见强回声伴声影，则提示骨骼或牙齿等结构的存在。

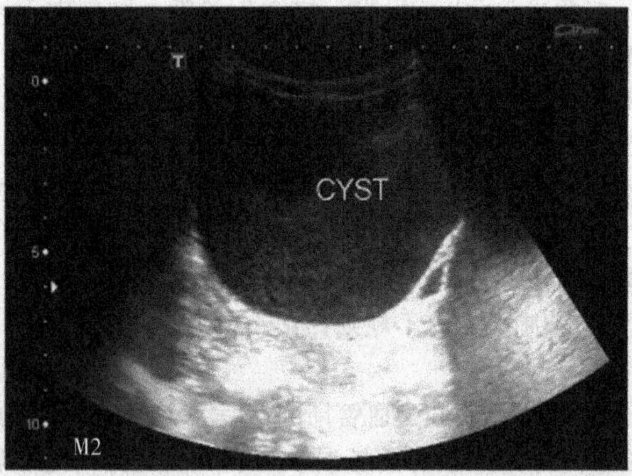


**图 16－15　腹膜后淋巴管囊肿**

呈圆液性暗区，囊壁较薄而平滑

3）脂类物质和毛发混合时常为一较强回声团块结构，后方多伴有声影，若周围有液体伴随，探头加压时强回声结构有漂浮现象。

4）脂－液结构：当稀薄的脂类漂浮于一般液体上时，超声呈现高回声在上，液体的无或低回声在下的图像，脂－液交界处为一个和水平面一致的线段，称为脂－液面。

腹膜后囊性肿瘤的鉴别诊断

（1）输尿管囊肿：囊肿多位于输尿管末端并凸向膀胱内，如位于肾脏至膀胱之间的呈长筒状囊肿，常伴有同侧肾脏形态或结构改变。

（2）假性胰腺囊肿：多位于胰腺周围，也可以出现在髂窝、脾脏周围和盆腔。囊肿的形态大小各异，多为单发，也可呈多发或内有分隔，有的囊液中可见小而容易移动的点状回声。

（3）包虫囊肿：多为继发性（90%）。典型的包虫囊肿超声表现与肝内包虫囊肿相似，若同时发现肝脏或其他脏器、部位有包虫囊肿样图像时则可确诊。

（4）肾上腺囊肿：位于肾上腺区，壁不厚，多呈单囊状。

（5）卵巢囊肿：位于附件区，呈单囊或多分隔状。大的可占据大部分腹腔。

（6）阑尾黏液囊肿：位于回盲区，囊肿多不规则，囊液回声不均匀，囊壁不厚。

（7）阑尾囊性黏液腺癌：位于回盲区，囊肿多不规则，囊液回声不均匀，囊壁厚薄不一而容易破裂。破裂后的囊肿消失或不完整，腹腔内有大量积液，液体稠厚，有絮状回声移动。

（8）游离性腹水：腹水位于双侧腹膜腔、膈下、小网膜囊、各脏器间隙和隐窝部位。平卧位时少量液体常积聚于肝肾间或脾肾间，盆腔也是少量腹水时最容易到达的部位。区域性腹水常提示局部的脏器有病变。

临床评估超声诊断腹膜后原发性肿瘤的意义在于可以明确肿瘤的解剖定位，了解肿瘤的大小、数量，肿瘤的物理性质是囊性、实质性还是混合性，周围脏器有无粘连、浸润，还可作为手术后患者的长期随访观察。

3. 继发性腹膜后肿瘤

（1）病理概要与临床：腹膜后继发性肿瘤以原发于腹腔消化系统、盆腔脏器和睾丸的恶性肿瘤，转移到腹膜后淋巴结较多见，这种腹膜后淋巴结转移癌较腹膜后原发性肿瘤更为多见。人体其他部位的恶性肿瘤侵犯腹膜后间隙主要是通过两种途径：①直接扩散：腹膜后脏器（如肾赃、肾上腺、胰腺和十二指肠等）的恶性肿瘤，或是附着于后腹膜的脏器（如直肠和结肠等）的肿瘤直接向腹膜后浸润生长；②通过淋巴道转移：其他部位的原发肿瘤通过不同淋巴转移途径转移至腹膜后，位于腹腔动脉旁的腹腔淋巴结群是腹腔脏器、盆腔脏器、下肢、男性生殖器等部位淋巴结的淋巴汇合处，发生转移较常见，如胃癌常先转移至胃左动脉旁或脾门部淋巴结，再转移到腹腔淋巴结群；结肠癌转移至肠系膜血管周围及腹腔淋巴结；子宫和卵巢癌则转移至骶前、髂血管旁淋巴结再向腹腔淋巴结转移。

临床表现上，恶性肿瘤合并腹膜后转移时，患者多有显著的原发肿瘤表现，或者手术后复发转移，常有消瘦、恶病质、腹水等表现。

（2）超声表现：

1）二维灰阶超声表现：腹膜后淋巴结转移绝大多数多分布于腹膜后大血管（腹主动脉、下腔静脉、髂动脉等）和脊柱周围。肿大的淋巴结多数为较低或弱回声，分布均匀，无明显声衰减（图 16－16）。形状圆形或卵圆形的团块，边界清楚，多个肿大淋巴结可聚集成团呈蜂窝状，甚至融合连成一片，切面呈分叶状或不规则形。较大的肿块内部也可能发生坏死、纤维化等改变，显示为高回声区与弱回声、无回声区混杂成不均质图像。肿大淋巴结也可引起腹膜后血管移位、绕行，侵犯输尿管引起肾积水。

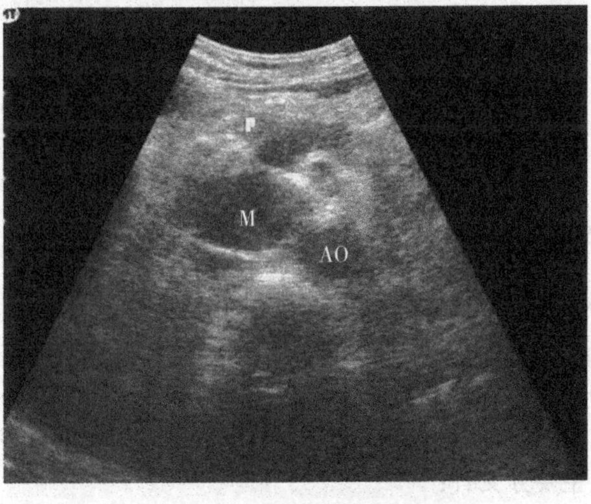


**图 16－16　腹膜后淋巴结转移**

M 为肝癌转移至腹膜后淋巴结

2）彩色多普勒及频谱多普勒表现：肿大的淋巴结瘤体内动静脉血流信号丰富，并可判断肿大淋巴结与腹膜后大血管及其分支的位置关系。频谱多普勒检测瘤内血流为低阻力型。

（3）鉴别诊断：

1）转移性淋巴结肿大：淋巴结发生部位、发展规律与原发灶密切相关。转移首先在距原发肿瘤脏器最近的部位开始，逐渐从单发到多发，并向远处淋巴结扩散。多发的转移性淋巴结最终将融合成复合性包块而失去淋巴结的形态特点，这种包块多包裹在腹主动脉等大血管周围。转移性淋巴结还和原发肿瘤的组织来源相关，肉瘤转移生长速度较快，增大的淋巴结个体较大，实质内容易出现坏死液化，卵巢、胰腺等部位的囊性腺癌的淋巴结转移常呈液性。转移性淋巴结内常有丰富的血流信号，但分布较杂乱。

2）原发恶性淋巴瘤：早期仅能发现数个淋巴结肿大，无特异性。典型的恶性淋巴瘤的淋巴结肿大明显，个体最大直径可达4.0cm以上。多发融合的淋巴结之间的界线清晰可辨，实质回声低弱而均匀，晚期患者的淋巴结常波及腹部较广泛区域。肝、脾常同时受累发生肿大。恶性淋巴瘤可见丰富的血流信号。

3）炎性淋巴结肿大：常有清晰的淋巴结门回声，实质回声多为均匀的低回声，急性炎症性肿大的淋巴结多呈类圆形，内可探及丰富的血流，由淋巴结门部进入后呈树枝状分布；慢性炎症则多为扁圆形，血流稀少或难以显示。

4）结核性淋巴结肿大：受累的淋巴结常为多发性，大小不等，各自的回声有很大的差异，坏死液化部位出现不规则无或低回声，纤维化呈高回声，钙化呈强回声伴声影。腹膜后淋巴结结核多位于腹主动脉、胰腺周围和肠系膜根部，有的有周围脏器（如胰腺、脾脏、腰大肌）等感染。

（4）临床评估：目前大多数腹内肿瘤手术切除仍是首选的根治方法，有无远处淋巴结转移是确定能否根治和预后的重要因素之一。超声检查是肿瘤有无腹膜后淋巴结转移的首选检测方法。

（彭于东）

## 第三节　腹膜后血管疾病

### 一、腹膜后血管超声解剖

#### （一）腹主动脉

腹主动脉位于脊柱左前方，上方于第12胸椎前方经膈肌主动脉裂孔与降主动脉相延续，向下至第4腰椎下缘水平分为左、右髂总动脉。腹主动脉全长14~15cm，直径2~3cm（上段2~3cm，中段1.6~2.2cm，下段1.3~1.7cm），向下逐渐变细，在腹主动脉分叉处上方直径仅为1.5~2cm。主要分支有：

1. 腹腔动脉　为一短干，在平第1腰椎水平发自腹主动脉前壁，平均长约2cm。腹腔动脉向左右分别分出脾动脉和肝总动脉，向前上方分出胃左动脉。

2. 肠系膜上动脉　起于腹腔动脉下方1~2cm处的腹主动脉前壁，与腹主动脉约成30°角向下走行。肠系膜上动脉与腹主动脉之间有左肾静脉和十二指肠第3段通过。

3. 肾动脉　多在第2腰椎水平、肠系膜上动脉起点稍下方起自腹主动脉两侧，右肾动脉起点略低于左肾动脉。左肾动脉较右肾动脉短，两者平均长分别为2.6cm、3.5cm。右肾动脉经过脊柱前方再向右绕过下腔静脉及右肾静脉后方进入右肾门。

4. 肠系膜下动脉　在第3腰椎水平发自腹主动脉前壁。

5. 髂总动脉　为腹主动脉的延续分支，在第4腰椎下缘水平分出。

### （二）下腔静脉

下腔静脉由左、右髂总静脉在第4、5腰椎水平汇合而成。下腔静脉位于脊柱的右前方，沿腹主动脉右侧上行，经肝脏后方的腔静脉窝，穿过膈肌的腔静脉孔开口于右心房。正常成人下腔静脉内径为1.7～2.4cm。下腔静脉的主要属支有：

1. 肝静脉　肝静脉主要有左、中、右3大支，于第2肝门处注入下腔静脉。

2. 肾静脉　肾静脉左右各1支，大部分行程与同名动脉伴行，中左肾静脉较长，经过肠系膜上动脉与腹主动脉之间。

3. 髂总静脉　在骶髂关节前由髂内、髂外静脉汇合而成，右侧较左侧稍短。左髂总静脉的末端经右髂总动脉后穿过，有时受压迫。

### （三）门静脉系统

门静脉系统是消化系的最重要机能血管，由门静脉、肝内的门静脉分支和肝外的脏器属支组成。门静脉系统两端都与脏器的末梢毛细血管丛连接，管腔内无瓣膜，所以在门静脉压力增高后容易发生压力的传导，使侧支循环开放。

1. 门静脉　由肠系膜上静脉和脾静脉在胰颈后方汇合而成，在十二指肠球部后方进入肝十二指肠韧带，继续上行至第1肝门，分成左、右两支进入肝脏。门静脉在肝十二指肠韧带内位于胆总管和肝动脉之后，后面隔网膜孔与下腔静脉相邻。门静脉内径0.5～1.3cm。

2. 肠系膜上静脉　与同名动脉伴行。在小肠系膜根部沿后腹壁上行，于胰颈后方汇入门静脉。

3. 脾静脉　起自脾门向右走行，于胰颈后方与肠系膜上静脉汇合成门静脉。

4. 肠系膜下静脉　与同名动脉伴行，为直肠上静脉出小骨盆后的延续，改称肠系膜下静脉。

5. 胃左静脉　经肝总动脉或肝固有动脉的后方汇入门静脉。

## 二、腹膜后血管超声检查技术

### （一）检查仪器及应用的模式

凸型探头显像效果好，频率一般取2.5～3.5MHz，儿童宜选择5.0～7.5MHz。常规二维灰阶超声和彩色多普勒超声模式。

### （二）检查方法及注意事项

1. 检查前准备　空腹8～12小时，肠道气体较多时可口服缓泻剂或清洁灌肠。检查前两天禁止做钡餐和钡灌肠。

2. 检查体位　检查时患者一般采用仰卧位，根据情况可采用侧卧位和俯卧位。

3. 检查方法

（1）通常在沿腹正中线开始扫查，扫查腹主动脉及其分支，一般在腹正中线偏左1～2cm。

（2）观察下腔静脉时一般在腹正中线偏右1～2cm。

（3）检查时于仰卧位自上而下进行纵切及横切扫查，同时亦可侧卧位观察腹部血管的冠状切面及其分支或属支的纵切。

4. 注意事项

（1）检查时探头加压可推移肠管，能有效减少肠气干扰。

（2）调节仪器和多角度观察，最大限度地减少误差和伪像。

（3）测量时尽量选择平直段，最大限度增加长轴长度的显示，减少入射角。

（4）多普勒取样容积不可超出血管壁，也不能只局限于血管中心，一般占据血管内径的2/3。

## 三、正常腹膜后血管的超声表现及正常值

1. 腹主动脉

（1）纵切面呈一长管状无回声区，管壁为回声较强的平行光带，随心脏节律搏动。

（2）纵切面，彩色多普勒显示腹主动脉血流呈红色，可有多色混叠；脉冲多普勒频谱为收缩期正向单峰，上升支及下降支均陡直，舒张早期为小幅负向波，舒张中晚期转为正向低速血流，正常峰值流速 90～130cm/s。

2. 腹腔动脉及分支

（1）纵向扫查显示腹腔动脉于胰腺上缘后方起自腹主动脉前壁，呈一条短而粗的管状无回声区。横切面显示腹腔动脉与其主要分支肝动脉及脾动脉呈“Y”形。肝总动脉分出后与腹主动脉呈约90°角向右走行，起始段内径0.3～0.5cm。脾动脉分出后沿胰腺上缘向左外方行走至脾门，起始段内径0.4～0.5cm。

（2）彩色多普勒显示腹腔动脉管腔内为红色血流，脉冲多普勒显示血流频谱呈正向双峰型，上升支陡直，下降支缓慢而呈斜坡形，正常峰值流速范围为60～120cm/s。

3. 肠系膜上动脉

（1）纵向扫查时肠系膜上动脉于腹腔动脉下方约1cm处的腹主动脉前壁发出，与腹主动脉呈30°向下走行。横切面肠系膜上动脉呈一圆形搏动无回声区，上端介于脾静脉与左肾静脉之间。肠系膜上动脉起始部管腔内径0.4～0.6cm。

（2）彩色多普勒见管腔内红色血流，脉冲多普勒频谱与腹腔动脉频谱相似。

4. 肾动脉　在第1、2腰椎水平自腹主动脉发出，起始部管腔内径0.4～0.6cm。脉冲多普勒显示血流频谱呈正向单峰型，有的下降支有切迹，上升支陡直，下降支缓慢，正常峰值流速60～90cm/s。

5. 下腔静脉

（1）位于脊柱之右前侧，吸气时内径增宽，呼气时内径变窄。

（2）彩色多普勒示收缩早期至舒张早期为蓝色血流，舒张晚期为红色血流；脉冲多普勒在收缩期和舒张早期显示两个较高速度的负向血流频谱“S”波和“D”波，在吸气时流速均增快。多数在心房收缩期存在一个速度慢、时限短的正向频谱“a”波，使频谱呈三峰型。少数在收缩末与舒张早期之间，又出现一正向波，称为“V”波。

6. 肾静脉　右肾静脉较细短，自肾门左行直接汇入下腔静脉右侧壁。左肾静脉自肾向右经肠系膜上动脉与腹主动脉之间注入下腔静脉左前壁。

7. 门静脉　起自胰颈后方，向右上方走行至第1肝门，内径0.8～1.4cm，脉冲多普勒

示朝肝流向的连续性低速血流，平均流速 14～20cm/s。

8. 脾静脉 横向扫查显示脾静脉位于胰腺后方，其后方为肠系膜上动脉、腹主动脉和脊柱横断面。彩色多普勒显示为离脾流向，脉冲多普勒频谱与门静脉相似。

9. 肠系膜上静脉 在胰颈后方与脾静脉汇合成门静脉，脉冲多普勒频谱与门静脉相似。

## 四、报告内容

1. 二维灰阶超声 血管的起始、走行及与周围血管的关系；血管内径有无变化；有无受压和移位；血管壁有无改变；血管内膜是否连续和光滑；管腔内有无异常回声。

2. 彩色多普勒和频谱多普勒 血流有无、流向、在血管内充盈情况、色彩等，对病变部位及其周围的血流特征进行定性评价，如管腔的空间位置和分布情况、血流增多或减少、流速快慢，以及分流、反流、层流、湍流等。观察血流的频谱形态特征，并测量流速、阻力指数、搏动指数等指标。

## 五、适应证

（1）先天性血管畸形。

（2）血管扩张、狭窄、闭塞等。

（3）血流异常分布，血流分流和反流。

（4）血管手术后监测。

## 六、腹膜后血管疾病的超声诊断

### （一）腹主动脉瘤

1. 病理与临床表现 腹主动脉瘤是指腹主动脉的局限性扩张。腹主动脉管壁粥样硬化是引起腹主动脉瘤的最常见病因，约占 95%，其他病因引起有外伤、感染、梅毒、Marfan 综合征、先天性异常等。

腹主动脉瘤的基本病理改变是动脉壁中层弹力纤维变性、断裂，形成瘢痕组织，管壁失去弹性，受管内动脉压力和血流的冲击而逐渐扩张，形成动脉瘤。

根据动脉瘤的结构，可分为三类：

（1）真性动脉瘤：动脉瘤的壁与主动脉壁延续。此类动脉瘤最常见，约 96% 发生于肾动脉水平以下。

（2）假性动脉瘤：由于外伤、感染、动脉穿刺及插管等原因引起，使动脉壁局部受损破裂，血液从受损的动脉壁外流，在动脉周围的肌肉、筋膜间隙形成血肿，血肿腔与血管相通。一段时间之后血肿外周的血凝块纤维化、内表面被内皮覆盖，此时瘤壁由纤维组织、血块机化物、动脉壁等共同构成。

（3）夹层动脉瘤（也称为壁间动脉瘤）：由于动脉壁中膜变性、坏死，血液从内膜的撕裂口进入管壁，使内膜和部分中膜与外膜分离脱向管腔，外膜向外隆起，形成两个管腔，一个是动脉壁分离后形成的假腔，另一个是动脉原有的真腔。假腔的另一端也可能再破入血管腔内，使假腔形成血液通道。

腹主动脉瘤临床表现主要有腹部搏动性包块、腹痛等，也可无任何临床症状。

2. 超声表现

（1）真性动脉瘤：

1）二维灰阶超声表现（图 16－17）：①腹主动脉局部管腔呈瘤样增大、扩张，内径＞3cm，常在 4cm 以上。当动脉某段的一侧管壁受损时，常导致该侧呈局限性囊状扩张；而断面四周管壁均受损时，局部血管常呈梭形或球形扩张。②动脉瘤的前后壁与其上下的腹主动脉前后壁相连续，其无回声区与腹主动脉的无回声区相连续。③病变区管壁境界清楚，内缘粗糙不平，其周围找不到正常腹主动脉图像。④病变段腹主动脉可见与心律同步的搏动。⑤较大的瘤体内常有血栓形成，表现为膨起的管壁内侧有偏心性或同心圆状的实质性低至中等回声，管腔内液性暗区位于一侧或中央。血栓有钙化时则表现为强回声伴声影。⑥较大的瘤体无回声内血流缓慢，可显示血流形成的云雾状回声。

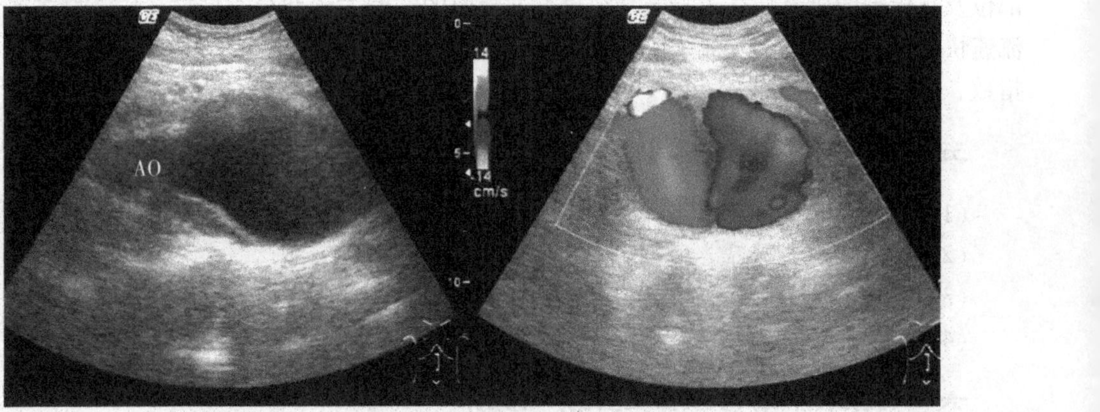


**图 16－17　真性腹主动脉瘤**

图左：腹主动脉（AO）下段呈囊状扩张

图右：CDFI 显示瘤内血流呈红蓝色漩流

2）彩色多普勒表现：腹主动脉瘤内呈现与腹主动脉相连续的彩色血流，血流形态因管腔的大小和有无血栓而异，小的腹主动脉瘤为单色彩色血流，大的腹主动脉瘤多呈五彩镶嵌或为漩流表现（图 16－17）。如瘤腔大，瘤内血流缓慢呈暗红或暗蓝色，仅入口处为高速血流。若血栓较大使管腔狭窄时，则显示为明亮的高速细流束，并呈五彩镶嵌。当腹主动脉瘤累及分支时，显示在分支血管的出口处血流束变细，甚至看不到血流束。

3）频谱多普勒：表现瘤体内呈双向低速填充型紊乱血流频谱，其分支开口处也可呈高速湍流频谱。

（2）假性动脉瘤：

1）二维灰阶超声表现：腹主动脉旁显示厚壁无回声区，壁回声不均匀。若腹主动脉间的开口较大，则可显示与病灶的交通口（图 16－18）。

2）彩色多普勒表现：病灶无回声区内显示紊乱的彩色血流信号。在与腹主动脉的开口处可见来自腹主动脉的彩色血流束，起始部细窄，多呈单色，进入瘤腔后增宽，呈多色分散，血流起始部即为破口处（图 16－18）。

3）频谱多普勒表现：在腹主动脉破口处可测得高速湍流频谱，瘤腔内则为低速湍流频谱。

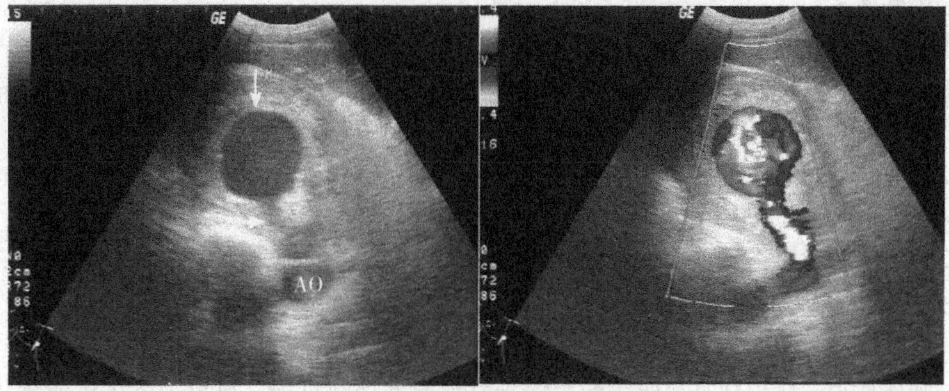


**图 16－18 假性腹主动脉瘤**

图左：假性动脉瘤（竖箭头所指）壁较厚，可见与腹主动脉（AO）之间的通道（横箭头所指）。

图右：CDFI 显示假性动脉瘤及其与腹主动脉间通道内血流

（3）夹层动脉瘤：

1）二维灰阶超声表现：腹主动脉增宽，呈双层管壁，管腔被分成两个腔，即真腔和假腔，一般假腔内径大于真腔。若动脉中层环形剥离，横断面呈双环状，内环为细而弱的内膜回声，随血管搏动颤动，外环为外膜高回声，内外环之间为剥离形成的腔（图 16－19）。有时可见中断处，为破口所在。

2）彩色多普勒表现：真腔内显示彩色血流，血流可因剥离腔的影响而变窄，流速较快呈明亮或五彩血流。若有破口或再破口，可能显示破口处收缩期有血流进入假腔。假腔内血流缓慢呈无规则血流或无血流信号。

3）频谱多普勒表现：变窄的真腔内显示为高速湍流频谱。假腔内可有收缩期正向、舒张期反向的低速湍流频谱。

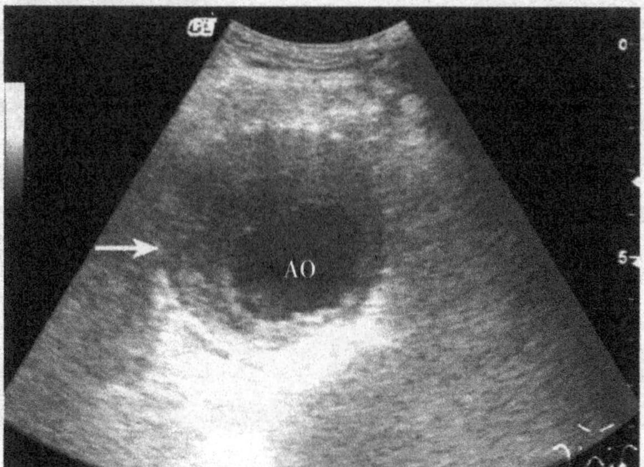


**图 16－19 夹层腹主动脉瘤**

腹主动脉（AO）壁横断面呈双环状，内外环之间为剥离形成的腔（箭头所指）

3. 诊断要点

（1）真性动脉瘤：腹主动脉局限性扩张，内径大于3cm，有血栓形成表现管壁内侧有偏心性或同心圆状的实质性低至中等回声。扩张的腹主动脉内呈现与腹主动脉相连续的彩色血流。

（2）假性动脉瘤：腹主动脉旁见厚壁无回声区，有的可显示两者间有交通口。可见来自腹主动脉的彩色血流束由交通口进入该无回声区内。

（3）夹层动脉瘤：局限性扩张的腹主动脉壁呈双层，管腔被分成真、假两个腔，真腔内彩色血流变窄、流速快，假腔内血流缓慢或无血流信号。

4. 鉴别诊断　主要为3种腹主动脉瘤之间相互鉴别。

5. 临床评估　超声检查对腹主动脉瘤具有极高的诊断价值，可以为临床医生提供动脉瘤的详尽形态和血流动力学资料，特别是对血管瘤波及的范围和瘤内有无血栓，以及血栓的部位、大小进行准确测量，对腹主动脉瘤周围渗漏情况进行准确监测。

### （二）门静脉癌栓

1. 病理与临床表现　多数门静脉癌栓来自肝癌，后者常首先直接侵入门静脉分支形成癌栓，再沿门静脉分支进入较大的分支，直至肝外的门脉主干，也可沿着逆流的血流至门静脉主干形成癌栓。癌栓也可来自消化道、胆系、胰等癌肿的转移。

2. 超声表现

（1）二维灰阶超声表现：门静脉癌栓显示为门静脉内有低至高回声的团块，多充填整个管腔或占据大部分，门静脉显著扩张（图16－20）。由于癌栓常侵犯局部血管壁，使管壁不规整、不平滑，局部管腔向外呈膨胀性扩大，内径可超过其远端的门静脉。癌栓内回声与附近的肝脏肿瘤回声相似。较大的门脉分支或门脉主干内阻塞时，则发生门脉海绵样变性，表现为阻塞的门静脉外周有弯曲的管状无回声，呈蜂窝状改变。

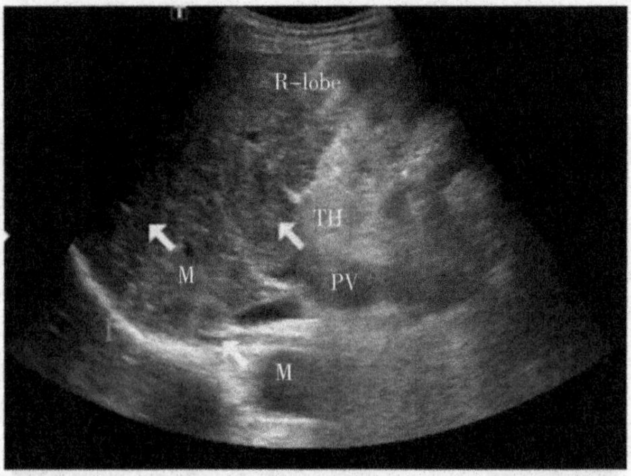


**图16－20　门静脉癌栓**

门静脉主干扩张，内充满实质回声团，管壁不平整

（2）彩色多普勒和频谱多普勒表现：门静脉完全阻塞时，其内血流信号消失。不完全阻塞时，在变窄的管腔内可显示血流信号，速度较阻塞两端的管腔内血流快，狭窄段以后的

血流紊乱。多数癌栓内可显示动脉型血流，癌栓旁可见增粗的滋养动脉。如癌栓内测得高速血流信号，或远端门静脉血流出现反流，则提示有动静脉瘘存在。门脉海绵样变性时，阻塞旁蜂窝状无回声内可见多色血流。

3. 诊断要点　门静脉增宽，管腔内出现实质性低回声，管壁不规整、不平滑，门脉主干或较大分支内癌栓可出现门脉海绵样变性。门静脉完全阻塞时，内血流信号消失；不完全阻塞时，在变窄的管腔内可显示血流信号。多数癌栓内可显示动脉型血流，癌栓旁可见增粗的滋养动脉。门脉海绵样变性时，在蜂窝状无回声内可见多色血流。

4. 鉴别诊断　门静脉内血栓：管壁光滑、平整，管腔内实质团块与管壁之间有界限。彩色多普勒观察血栓内血流信号缺损或消失。

5. 临床评估　超声可观察门脉内有无栓子并判断其性质，还可观察栓子的范围、大小，是否有门脉海绵样变性等。

### （三）门静脉高压症

1. 病理与临床表现　是指门静脉系统血流因各种原因引起血流受阻，压力增高，门脉压从正常的784～1 176Pa增高到2 940～3 920Pa以上。引起门静脉高压症的原因很多，主要有肝硬化、门静脉内栓子、门静脉感染与外伤、布－加综合征、肿瘤压迫等。

临床表现主要有上消化道出血、脾肿大、脾功能亢进、腹水、痔疮等。

2. 超声表现

（1）门静脉及其肝内分支、脾静脉和肠系膜上静脉内径显著增宽，管壁可变薄，有时内径可超过2cm。此外，也可观察到脐静脉重新开放。

（2）脾脏常明显肿大，内部回声增强、增粗。

（3）腹水。

（4）门静脉海绵样变性：门静脉主干或左右支阻塞时，在阻塞的门静脉外周有较多弯曲的管状无回声，呈蜂窝状改变。

（5）引起门脉高压原发疾病的相应表现，例如肝硬化、门脉内瘤栓等。

（6）彩色多普勒显示门静脉内血流速度减低，或出现反流，由进肝血流变成离肝血流。门脉阻塞时，门脉内血流充盈缺损或消失。门脉海绵样变性时，在蜂窝状无回声内可见多色血流。

3. 诊断要点　门静脉系统扩张、脾肿大、腹水。

4. 临床评估　超声可观察门脉系统及其侧支循环情况，发现引起门脉高压的病因，并对TIPPS术后进行随访观察，可作为首选的检查方法。

### （四）下腔静脉阻塞综合征

1. 病理与临床表现　下腔静脉阻塞综合征又称为布－加综合征（Budd－Chiari′s syndrome），是指肝静脉和（或）肝段下腔静脉的完全性或不完全性阻塞所引起的临床综合征，主要表现为肝和脾肿大、门静脉高压和腹水。阻塞的原因可为先天性或后天性，先天性的为肝段下腔静脉内隔膜形成，重者可见管壁增厚，管腔狭窄；后天性的有血管内血栓形成和瘤栓栓塞、血管外病变（肿瘤、脓肿等）的压迫、下腔静脉炎和特发性闭塞等。由于肝脏静脉血液回流部分或完全受阻，导致肝脏瘀血性肿大，尤以尾叶为甚，肝组织可出现变性、坏死及纤维结缔组织增生，严重者导致肝硬化；肝脏侧支循环开放，部分阻塞时各肝静脉之间形成侧支循环，有门脉高压症时，门脉系统侧支循环开放。

临床表现为肝脾肿大、腹水和门脉高压症。

2. 超声表现

（1）肝脏弥漫性肿大，或右叶肿大、左叶缩小。尾叶肿大明显，回声减低。

（2）下腔静脉病变：超声可显示梗阻的部位、类型、范围等，梗阻远端的下腔静脉及肝静脉扩张，管壁随呼吸和心动周期的搏动减弱或消失，加压探头下腔静脉管径无变化。

1）膜型狭窄与阻塞：肝段下腔静脉管腔内可见薄膜状高回声光带，厚约数毫米。不完全阻塞时，膜中央有孔或网状通道；肌性管状狭窄时，可见管壁增厚，回声增强，管腔呈锥形变窄。

2）下腔静脉内血栓形成、瘤栓等阻塞下腔静脉内有实性团块状回声。

3）下腔静脉受压：受压处可见压迫物的团块状回声，管壁变窄或闭塞。

4）下腔静脉炎性狭窄：下腔静脉管壁增厚、毛糙、管腔狭窄，重者管腔可闭塞。

（3）肝静脉改变：

1）肝静脉无病变时，血流回流受阻的肝静脉明显扩张，走向弯曲呈“蛇行”状。

2）肝静脉有病变时，肝静脉近端狭窄、变细、弯曲或闭塞，有时可显示管腔隔膜或团块状栓塞物，或由于肝内占位病变压迫肝静脉而狭窄或闭塞。

3）肝静脉之间可出现相互交通，主要见于肝右和（或）肝中静脉与肝右下静脉之间的交通支，肝右下静脉较粗大。

（4）门脉高压症：约 20% 布 - 加综合征由于门静脉血液回流受阻，引起门脉压力增高，超声表现为门静脉和脾静脉扩张、侧支循环开放、脾肿大、腹水等。

（5）彩色多普勒和频谱多普勒表现：不完全梗阻时，狭窄处血流变细，频谱为湍流。回流阻塞的肝静脉内血流速度减慢，且不受呼吸和心动周期的影响，频谱波形为连续单向、较平直。

完全性梗阻时，梗阻部位远端下腔静脉、肝静脉扩张，内不能显示血流或呈反向血流。梗阻位于某支肝静脉时，可见肝静脉之间交通静脉开放，肝静脉血流不受呼吸、心动周期的影响，血流由梗阻肝静脉流向其他肝静脉。肝尾叶内的肝小静脉和右后肝静脉扩张。

有门脉高压时，门静脉扩张，血流速度减慢。门脉侧支循环开放，并可测得低速血流。

肿瘤栓塞引起的布 - 加综合征，在癌栓光团内可测得彩色血流，频谱为动脉型。

3. 诊断要点　肝脏弥漫性肿大，肝段下腔静脉或肝静脉阻塞，梗阻远端的下腔静脉及肝静脉扩张，并可见侧支循环形成，下腔静脉和肝静脉血流动力学异常。

4. 鉴别诊断　急性布 - 加综合征临床表现多有腹痛、肝肿大和腹水三联征，慢性者有肝肿大、门脉侧支循环和腹水三联征，结合二维灰阶超声和多普勒超声检查，大多数可以明确诊断。但有时需与肝硬化、门脉高压症、脂肪肝等疾病相鉴别，血管造影下腔静脉正常可以明确布 - 加综合征的诊断。

5. 临床评估　彩色多普勒超声可显示梗阻的部位、类型、范围等，梗阻远端的下腔静脉及肝静脉扩张，观察侧支循环形成，是首选的检查方法。

（彭于东）

# 第四篇

# 妇产科疾病超声

## 第十七章　妇科超声

### 第一节　妇科检查方法与正常声像图

#### 一、盆腔内结构的声像图表现

髂腰肌（musculus iliopsoas）位于骨盆内的两侧弱回声，同时有断续的高回声边缘。当自腹正中线向髋部作斜切时可显示。靠头端可见腰大肌与髂肌之间的筋膜鞘所形成的线状高回声。靠尾端即为髂腰肌，横切面上呈椭圆形弱回声区，边缘为高回声光带。大骨盆内的结构常因肠气的干扰或肥胖体型常难以显示。

小骨盆腔内组织结构的识别更具有重要意义。膀胱充盈状态下可在膀胱下方、子宫或阴道的两侧显示闭孔内肌和提肛肌。闭孔内肌占据小骨盆内前外侧的大部分。在耻骨上横切面图能清楚显示。并见由闭孔筋膜构成的该肌边缘，呈高回声。在后内侧阴道横切面的两侧尚可见另一弱回声区即为两侧的肛提肌。在耻骨上横切面向尾端扫查时，子宫下端或阴道两侧之结构，前外侧为闭孔内肌，后内侧为肛提肌，且愈向尾端扫查可因髋臼效应（effects of acetabulum）使充盈膀胱呈正方形（square）。与骨盆侧壁成一定角度纵向扫查可显示头端的闭孔内肌和尾端的肛提肌。小骨盆腔内其他两组肌肉即尾骨肌和梨状肌位于盆腔内头端更深处，常难以显示。

盆腔内的大血管，即髂外动、静脉。识别这些结构在定位诊断上有一定的意义。髂外动、静脉呈管状结构的无回声区，实时超声可显示动脉搏动。在膀胱高度充盈情况下，从腹正中线向髋部斜向扫查可见髂腰肌前方的管状结构，为髂外动、静脉，横切面时即于子宫底部两侧髂腰肌前方显示。但常因肠气干扰显示不清。髂内动、静脉在离腹正中线3cm左右纵向扫查时，即可显示其管状的无回声区，并可见平行的同侧输尿管回声，卵巢位于其前内侧，可作为定位卵巢的标志。卵巢后方的卵巢动、静脉因管腔太小，二维图像一般不易显示。

输尿管呈管状无回声结构，在小骨盆内通过充盈的膀胱在阴道水平上方，无论纵横切面均可显示，有明亮管壁回声，中心部无回声，位于卵巢后方和髂内动、静脉之前方。当实时超声检查时常可显示其蠕动，呈闪烁间歇性回声，在膀胱三角区内可见“射尿反应”（jet effect）。由于输尿管与卵巢和宫颈管紧密相贴，故当卵巢或子宫病变时，常可引起输尿管压迫致使其扩张和肾盂积水。

耻骨上正中线纵向扫查时，可在膀胱与直肠及乙状结肠之间显示子宫、阴道图像及其两侧的附件，包括输卵管、阔韧带、输卵管系膜和卵巢等盆腔内生殖器官。

在小骨盆内、阴道后方有固定与后腹壁的直肠，大约在小骨盆靠头端的1/2，约在第3骶椎水平有乙状结肠，常因肠道内气体和粪便，使其管腔内呈散在的强回声，可随肠蠕动而活动。有时因肠内气体强回声和声影使肠壁显示不清。直肠内水囊检查有助于识别上述结构和后盆腔部的肿块。

此外，当膀胱充盈扩张时，盆腔腹膜内三个潜在的间隙均可在图像上显示。陶氏腔向尾侧伸展约占阴道上1/4，它是最大的间隙，也是腹膜腔最低部位，当腹腔内有积液时是液体最易聚集的部位，同时在后盆腔病变的检查时该部位也具有重要临床意义。

## 二、正常子宫、输卵管和卵巢声像图表现及正常测值

1. 正常子宫的声像图和正常值　纵切面子宫一般呈倒梨形，子宫体（uterine body）为实质均质结构，轮廓线光滑清晰，内部呈均匀的中等强度回声，宫腔（uterine cavity）呈线状高回声，其周围有弱回声的内膜围绕。随月经周期内膜的变化，宫腔回声有所不同。宫颈（cervix uteri）回声较宫体稍高，且致密，常可见带状的颈管高回声。子宫颈阴道部即阴道的前后穹窿间常可呈圆形弱回声。横切面子宫近宫底角部呈三角形，体部则呈椭圆形。其中心部位尚可见宫腔内膜线高回声。通过子宫纵切面观察宫体与宫颈的夹角或其位置关系，可以了解子宫是否过度前倾屈或后倾屈。子宫下端的阴道，其内气体呈线状强回声，壁为弱回声，易于识别。

正常子宫的大小，常因不同的发育阶段，未产妇与经产妇的体型不同，而有生理性的差异。测量方法：当适度充盈膀胱后（以子宫底部能显示为度），先作纵向切面使子宫全貌显示清晰，测量宫体和宫颈的纵径以及宫体的前后径，然后进行横向扫查，自耻骨上缘向中上滑行，连续观察子宫横切面，测量子宫的最大横径，具体测量方法如下（图17－1）。

（1）子宫纵径：宫底部至宫颈内口的距离为宫体长度。宫颈内口至宫颈外口（阴道内气体强回声光带顶端）的距离为宫颈长度。

（2）子宫前后径：纵向扫查时，测量与宫体纵轴相垂直的最大前后距离。

（3）子宫横径：横向扫查时，宫底呈三角形，其左右为宫角部位，此时测量子宫横径不易准确，故应探头稍下移，在两侧宫角下缘的子宫横断面呈椭圆形，使子宫侧壁显示清晰时，测其最大横径。

正常子宫大小取决于年龄和激素水平。成年未育妇女子宫纵径（又叫长径）7～8cm（包括宫颈），前后径2～3cm，横径4～5cm。已生育妇女的子宫稍大，纵径增加约1cm，多产妇女增加约2cm。绝经后子宫萎缩。青春期子宫体长约与子宫颈等长，生育期子宫体长约为子宫颈的一倍，老年期又成为1∶1（图17－2，17－3）。

2. 输卵管及卵巢声像图和正常值　子宫两侧的附件包括输卵管、阔韧带、输卵管系膜和卵巢。横向扫查时可显示两侧子宫角延伸出的输卵管、阔韧带和两侧卵巢。输卵管自子宫底部蜿蜒伸展，呈高回声边缘的管状结构，其内径小于5mm，一般不易显示。卵巢通常位于子宫体部两侧外上方，但有很多变异。后倾位的子宫两侧卵巢位于宫底上方。正常位置的卵巢，其后

外侧可显示同侧的输尿管和髂内血管，可作为卵巢定位的标志。正常卵巢切面声像图呈杏仁形，其内部回声强度略高于子宫。成年妇女的卵巢大小约4cm×3cm×1cm，并可按简化的椭球体公式，计算其容积，即（长×宽×高）/2，正常应小于6ml。生育期妇女，卵巢大小随月经周期而变化，声像图可观察卵泡的生理变化过程，可用于监测卵泡的发育。

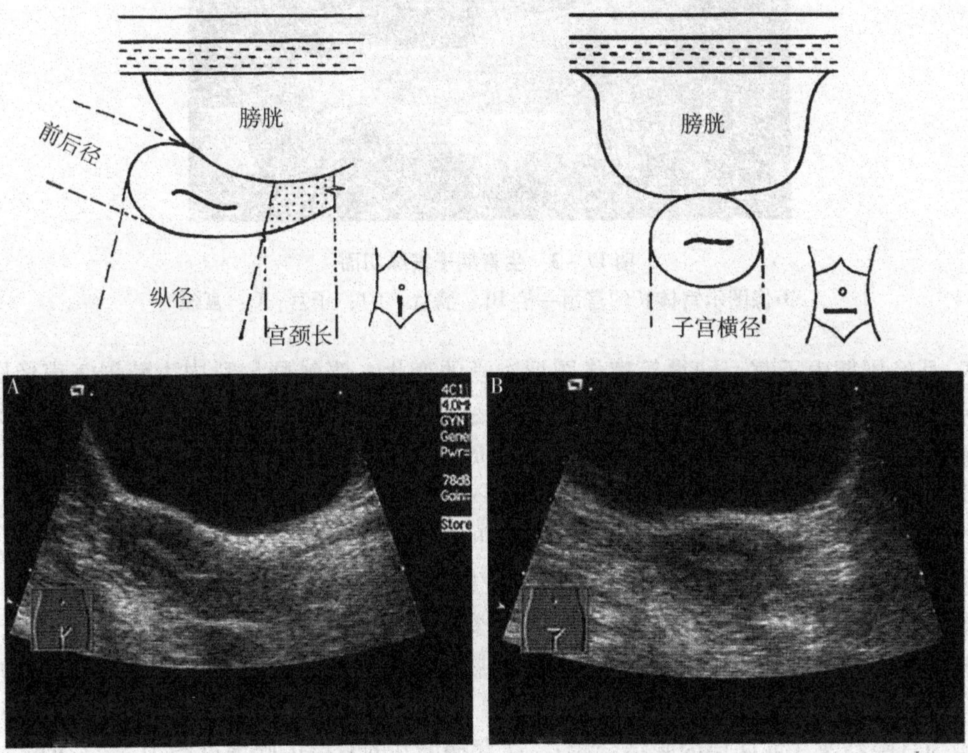


**图17-1　子宫超声测量方法示意图**

A. 子宫纵断面上测量纵径和前后径；B. 子宫横断面上测量子宫横径（宽径）

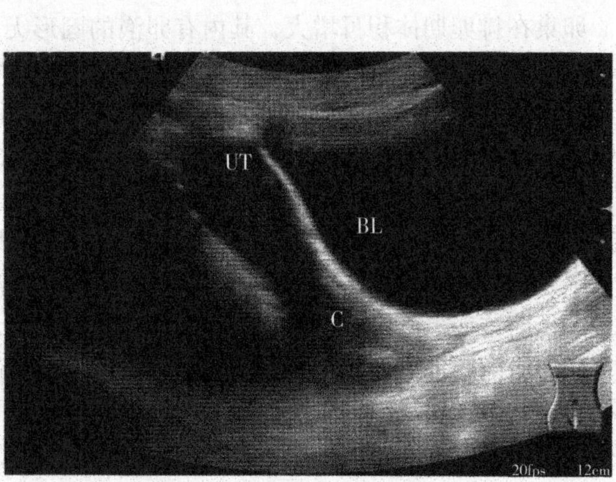


**图17-2　青春期子宫纵切面**

声像图示宫体与宫颈等长 BL：膀胱；UT：子宫；C：宫颈

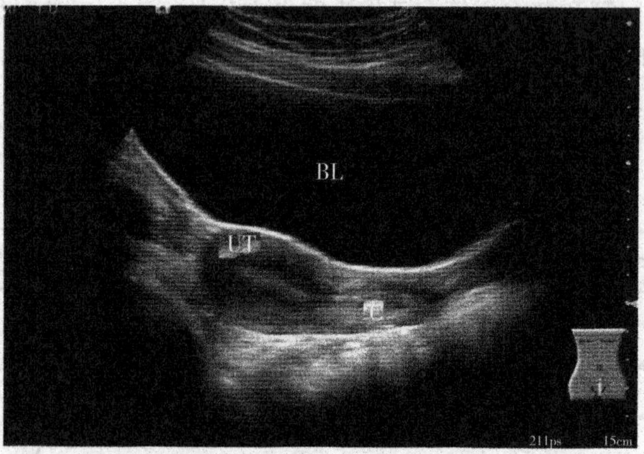


**图 17-3　生育期子宫纵切面**

声像图示宫体长约宫颈一倍 BL：膀胱；UT：子宫；C：宫颈

3. 月经周期中子宫、卵巢等声像图形态学的变化　当解释妇科内生殖器官声像图时，应特别强调了解正常生理改变的重要性，也就是女性生殖器官声像图的解释需要有对影响女性殖系统相互作用的内分泌学知识。子宫内膜周期性变化，不论卵子是否受精，一般分为下列三期（日期计算从月经第一天算起）：①月经期（第 1～4 日）；②增殖期（第 5～14 日）；③分泌期（第 15～28 日）。子宫内膜变化是卵巢的内分泌即雌激素和孕激素作用而出现。排卵前，卵巢以分泌雌激素为主，使内膜仅发生增殖性变化。在排卵后期，在雌激素、孕激素的联合作用下使子宫内膜发生特殊的分泌性变化，子宫内膜的声像图也有相应改变。增殖期内膜多呈线状回声，分泌期和月经期由于内膜水肿，腺体分泌，血管增殖，则表现为典型的“三线”征，即外层为高回声的内膜基底层，内层为低回声的内膜功能层，中央的条状高回声为宫腔黏液（或两层内膜结合线）。生育期妇女的双层内膜厚度约为 5～12mm，分泌期最厚可达 14mm。绝经期后妇女内膜变薄，小于 6mm。当有异位妊娠时，宫腔内蜕膜反应而形成高回声边缘的圆形无回声区（即假孕囊回声）。子宫内膜声像图变化与卵巢内卵泡发育的排卵过程相一致。卵巢在排卵期体积可增大，其内有卵泡的圆形无回声区，大小为 1～2cm。排卵时卵泡位置移向卵巢表面，且一侧无卵巢组织覆盖，并向外突出。排卵后进行黄体期，卵巢内的黄体可较卵泡直径稍增大，边缘皱缩不规则，内有细弱回声光点。此外，排卵期的子宫直肠陷凹内可显示小量的液性无回声区，可能系继发于卵泡的破裂后少量腹腔积血，发生率约 40%。这亦可能与月经间腹痛的病因学有关。

4. 卵泡发育的监测与意义　在卵巢生理功能的研究中，如何精确观测卵泡发育和估计排卵日期，一直是产科临床所关注的重要课题。既往，多依赖于基础体温和血及尿中激素水平的变化来估计排卵日期，但这些检查因不能直接反映卵泡形态学改变，而使临床应用受到限制。二维超声目前已成为监测卵泡发育的重要手段。可以根据超声图像的特征，判断有无卵泡发育以及是否成熟和排卵，连续的超声检查还能发现一些与激素水平变化不一致的特殊情况，如了解有无未破裂卵泡黄素化等情况。根据超声的图像特征可以判断卵泡的成熟度和是否已排卵。

(1) 成熟卵泡的特点:

1) 卵泡最大直径超过20mm:根据国内有关文献报道,排卵前正常卵泡最大直径范围为17~24mm,体积为2.5~8.5ml,有学者报告卵泡<17mm者为未成熟卵泡,多不能排卵。

2) 卵泡外形饱满呈圆形或椭圆形,内壁薄而清晰。或可见内壁卵丘所形成的一金字塔形的高回声。有时尚可见优势卵泡周围有一低回声晕。

3) 卵泡位置移向卵巢表面,且一侧无卵巢组织覆盖,并向外突出。

(2) 已排卵的指征(即进入黄体期):

1) 卵泡外形消失或缩小,可同时伴有内壁塌陷。

2) 缩小的卵泡腔内细弱的光点回声,继而卵泡壁增厚,并有较多的高回声,提示早期黄体形成。

3) 陶氏腔内少量液性无回声区,此种情况约占50%以上。

根据卵泡测值及形态改变,结合尿或血中黄体生成激素(LH)测值进行综合分析,有助于提高预测排卵的准确性。

关于卵泡增长速度一般文献报道为1~3mm/d,临近排卵时增长快,可达3~4mm/d,排卵前5小时可增长7mm。

值得指出的是卵泡的大小固然与卵泡的成熟度有密切关系,然而,过度增大的卵泡常会出现卵子老化或闭锁现象,所以在不孕症的治疗中用药物刺激卵泡发育时,既要掌握成熟卵泡的标准,又要注意防止卵泡过度增大,在适当时候可以应用绒毛膜促性腺激素(hCG)促使卵泡最后成熟,这样有利于获得比较成熟的卵子。

以上观察研究对不孕症的治疗和人类生殖工程的研究均具有重要价值。

## 三、子宫、卵巢血流的监测与意义

子宫和卵巢血供状态可随年龄、生殖状态(绝经前、绝经期或绝经后期)和月经周期而变化。只有充分掌握这些生理性改变,才有助于对病理状态做出正确地判断。

子宫的血流灌注与雌激素和黄体酮的循环水平有关。在绝经前的妇女,随产次的增加,彩色多普勒检测可见血管数量的增加,显示较丰富的血流信号。绝经期的妇女则血管数量减低,这与雌激素水平低下有关。绝经后,子宫血管则更行减少。但若进行了激素替代治疗,则可使子宫血管无明显减少。

在进行频谱多普勒检测时,通过血流阻力指数(RI)和搏动指数(PI)等有关血流参数的测定,即可观察到随月经周期的明显变化。在分泌晚期和月经期RI和PI值增高(RI=0.88±0.1,PI=1.8±0.4),增殖期为中间值,而RI,PI减低是在分泌早、中期。妊娠后RI和PI在放射状动脉和螺旋动脉中明显降低。由于血流的低阻力使子宫肌层和黏膜层有丰富的血流灌注。在绝经后的妇女子宫动脉及其分支显示水平很低,即使能显示多无舒张期血流信号,呈高阻力状态。但若进行了激素替代治疗,多普勒频谱曲线形态可相似于绝经前状态。

卵巢血管供应取决于每侧卵巢的功能状态,通常亦可观察到其随月经周期的变化,卵巢要经历下列变化:滤泡增殖期、排卵期、黄体期和非活动状态。排卵前的卵泡有广泛的毛细血管网,而这些毛细血管网可能是通过前列腺素 $E_2$ 循环水平的增加来调节。这种丰富的血管网可应用经阴道彩色多普勒超声显示。通常位于优势卵泡的周围区,在排卵前2~4天更易于显示。频谱多普勒检测时，RI、PI 值逐渐减低。在黄体生成激素（LH）达高峰时，RI、PI 值最低，呈低阻力状态。

黄体血管的生成和血流阻力与是否妊娠有较大影响。如果妊娠在排卵后的 48～72 小时，黄体便成为血管化，受孕后的 8～12 天（即末次月经的 22～26 天）围绕黄体的周围显示一很强的血管环。频谱检测该血管环，RI、PI 值很低，呈明显低阻力状态。这种表现持续至整个妊娠早期。如果未妊娠，黄体血管则呈中等至较低阻特征和较低的收缩期血流。阻力增加直至 RI 和 PI 最高值需至下一月经周期的第一天。

卵巢动脉主支显示高阻力的血流频谱曲线表现无功能或不活动状态。卵泡增殖期显示中等阻力，而黄体期则 RI 和 PI 值减低。

绝经期和绝经后期卵巢在彩色多普勒血流图显示非常少的血管和多普勒曲线显示为无舒张期的血流信号，呈高阻力指数。进行激素替代治疗的患者偶可检测到极低的舒张期血流频谱。

（屈登雅）

## 第二节　先天性子宫发育异常

### 一、子宫畸形的种类及形态学特点

依据内生殖器官的胚胎发生学异常，子宫先天性畸形可分为如下三类。

1. 中肾管发育不良所致的畸形

（1）双侧副中肾管发育不良所致的畸形：①先天性无子宫：由双侧副中肾管完全未发育所致。形态学表现：为无子宫，双卵巢可发育正常。②始基子宫：由两侧副中肾管汇合后短时间内即停止发育所致。形态学表现：子宫小，宫体厚度<1.0cm，无子宫内膜，双卵巢可发育。临床表现为无月经。③幼稚子宫：由两侧副中肾管汇合后在子宫发育至正常之前停止发育所致。形态学表现：子宫各径线小于正常，宫体与宫颈比例为 3∶2，有子宫内膜，但很薄。临床表现经量稀少。

（2）一侧副中肾管发育不良所致的畸形：主要有单角子宫（uterus unicornis）。由一侧副中肾管发育停止，而另一侧发育完全所致。停止发育的一侧可形成残角子宫。形态学表现：按未发育侧子宫发育情况与发育侧子宫之间的关系分可分为以下几种类型：①双角子宫（uterus bicornis）一侧为残角；②残角子宫（rudimentary uterine horn）发育不全，有宫腔，无宫颈，与发育侧单角子宫腔相通；③残角子宫发育不全，有宫腔，无宫颈，与发育侧单角子宫腔不通；④残角子宫为始基子宫（primordial uterus），发育不全的子宫无宫腔、无宫颈，以纤维束与发育侧子宫腔相连；⑤发育侧的单角子宫有一侧输卵管、卵巢与韧带，一侧子宫完全未发育。

2. 副中肾管融合不良所致的畸形

（1）双侧副中肾管完全未融合所致的畸形：双子宫（uterus didelphys）。全段副中肾管未汇合，形成完全分离的两个宫体、两个宫颈及两条阴道。

（2）双侧副中肾管部分融合不良所致的畸形：根据融合不良的程度，形态学表现如下。①双角双颈子宫：两个子宫体，两个子宫颈，一条阴道；②双角单颈子宫（uterus bicornis unicollis)：两个子宫体，一个宫颈，一条阴道；③弓型子宫（uterus arcuatu)：宫底中央凹陷，宫壁向宫腔突出如马鞍状，此型被认为是最轻型的双角子宫，子宫腔形态大致正常。

3. 双侧副中肾管融合后中隔吸收不良所致的畸形　双侧副中肾管融合后中隔吸收不良形成完全纵隔或亚纵隔子宫（complete uterus septu)。形态学表现：完全纵隔子宫，子宫纵隔达宫颈内口或外口；不完全纵隔子宫，子宫纵隔为部分纵隔，纵隔终止于子宫颈内口之上。

## 二、先天性子宫畸形的声像图表现

先天性子宫发育异常的超声诊断主要靠二维灰阶超声成像技术。三维容积超声成像可立体观察子宫的形态、内膜发育情况和宫腔的形态，对于准确诊断很有帮助。

1. 先天性无子宫（congenital absence ofuterus)　无论在纵切、横切或矢状切面上均不能显示出子宫图像。因先天性无子宫常合并有先天性无阴道，扫查不到子宫的同时常见不到阴道回声。可见双侧卵巢回声。

2. 始基子宫（primordial uterus)　子宫小，宫体厚度 <1.0cm，多数无宫腔线，无子宫内膜回声（图 17 -4)，双卵巢可见。

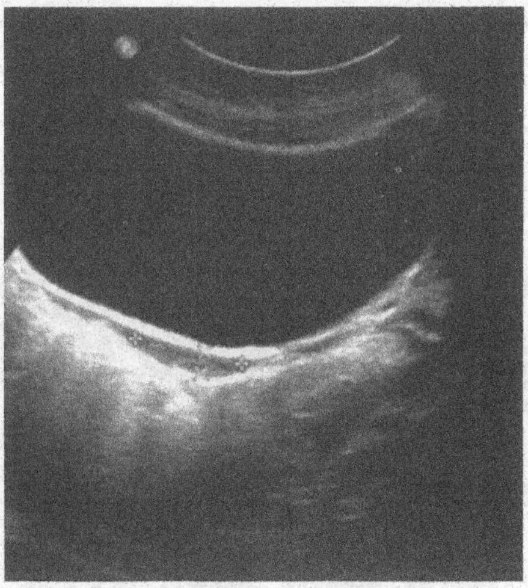

**图 17 -4　始基子宫二维灰阶声像图**

显示子宫小，无内膜回声，无月经

3. 幼稚子宫（infantile uterus)　子宫轮廓及回声正常，各径线 < 正常，宫体与宫颈比例失常，宫颈长度 > 宫体长度。可见内膜及宫腔线回声，但内膜很薄（图 17 -5)。

4. 单角子宫（uterus unicornis)　单角子宫呈牛角形，在发育完好的一侧可探及正常卵巢。子宫的另一侧可有中空或实性的条状物，可与子宫腔相通或不通。

5. 双子宫（uterus didelphys)　纵切能探及左右两个子宫体，两侧子宫体内分别可见子宫内膜回声，每个宫体有各自的宫颈和阴道或两个宫颈一个阴道，但阴道内有完全纵隔。横切子宫底处见两团子宫内膜且宫腔间无组织相连。卵巢发育正常。

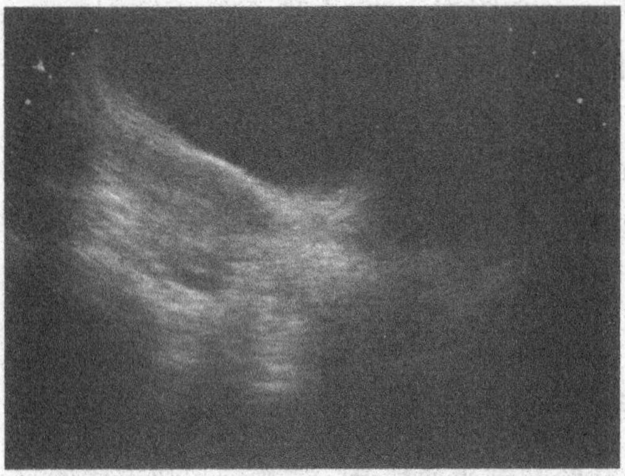

**图 17－5　幼稚子宫二维阶声像图**

显示子宫小，内膜薄

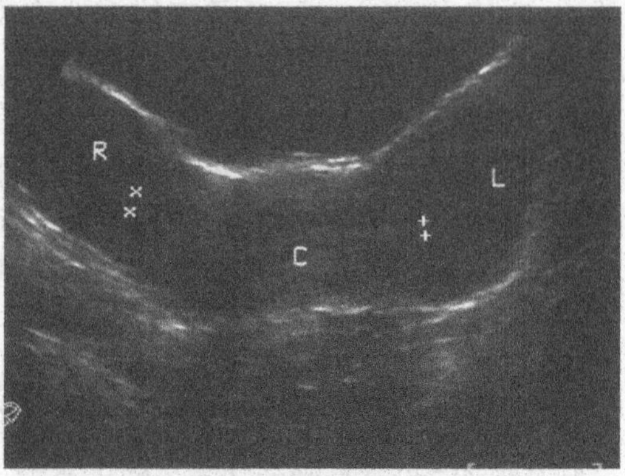


**图 17－6　双角单颈子宫声像图**

子宫横切面：两个子宫腔，其间无组织相连，至宫颈处两团内膜合为一处

6. 双角子宫（uterus bicornis）　双角单颈子宫横切见两个宫体成羊角状，相互分离，各自有独立的子宫内膜，两处内膜至宫颈或宫体中下段合为一处，并与一个宫颈相连，矢状切显示一条宫颈回声和一条阴道线相通（图 17－6）。

7. 纵隔子宫（uterus septus）　子宫横切宫底处增宽，浆膜面平滑、完整。探及两团子宫内膜回声，中间有与子宫肌层回声相似的组织分隔，光镜下该组织成分主要为纤维结缔组织和平滑肌组织。若该分隔将子宫体至子宫颈完全分成两部分，则为完全纵隔子宫（图 17－7），若纵隔仅将子宫体上段分隔成两部分，而子宫体下段合为一个是不全纵隔子宫（图 17－8）。

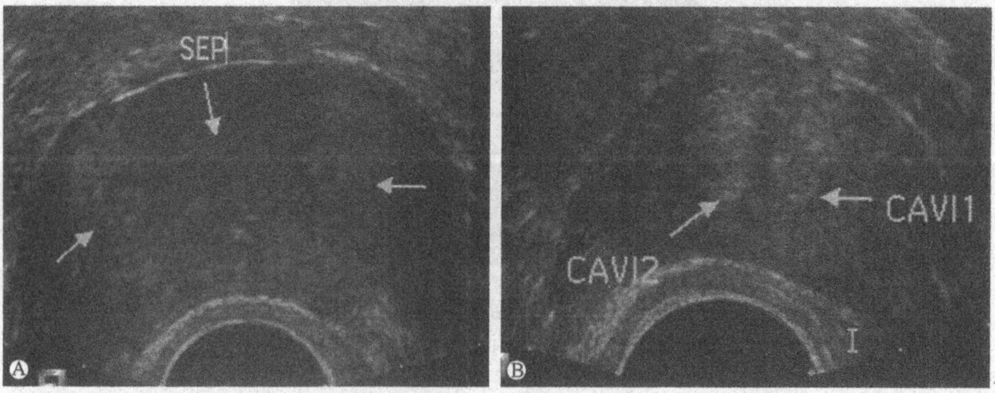


**图 17－7　完全纵隔子宫声像图**

A. 子宫横切面：两个子宫腔，其间有与子宫肌层回声相似的组织相连，子宫轮廓如常；B. 子宫颈横切面：可见两处子宫颈腔

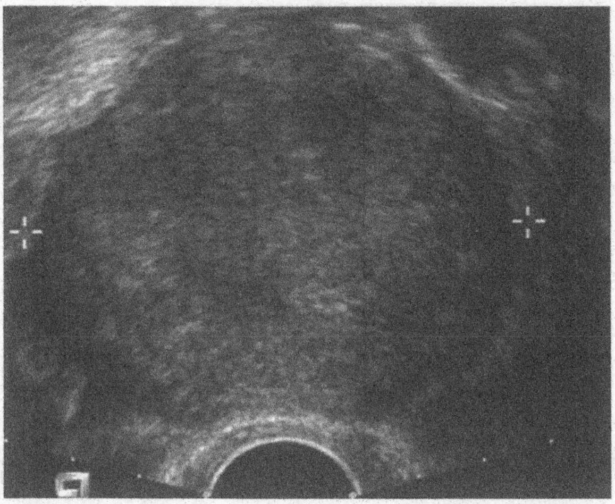

**图 17－8 不全纵隔子宫声像图**

子宫横切面见两团子宫内膜，其间有与子宫肌层回声相似的组织相连，子宫轮廓如常

## 三、先天性阴道畸形

先天性阴道畸形（congenital vagina abnormal）主要有阴道发育不全（无阴道或阴道狭窄），阴道纵（斜）隔。

阴道畸形的声像图表现如下。

1. 先天性无阴道或阴道狭窄（congenitalabsence of vagina） 于膀胱后方扫查不到阴道回声，或虽可探及部分阴道回声但阴道线不清晰或很细（图 17－9）。因先天性无阴道常合并先天性无子宫，故也常扫查不到子宫回声。

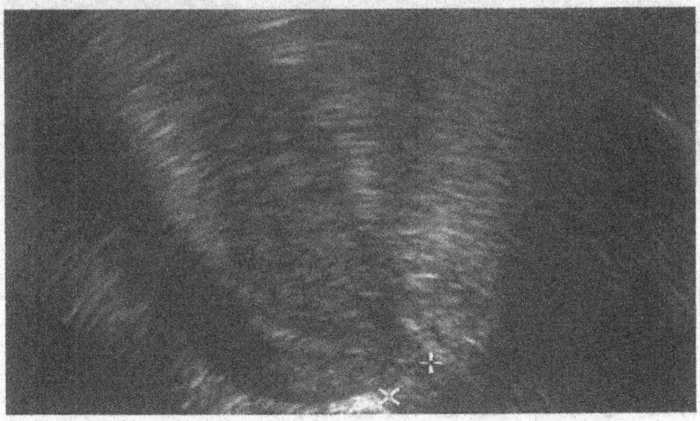

**图 17－9 先天性阴道狭窄声像图**

显示阴道纵切面，显示上段明显狭窄（＋＋）

2. 阴道纵隔（longitudinal septum） 阴道纵隔时超声可探及两条阴道线回声，有时阴道纵隔将阴道分为大小不同的左右两部分，阴道隔紧贴小的一侧阴道壁，常规超声难于显示纵隔回声，超声阴道造影有助于诊断（图 17－10）。

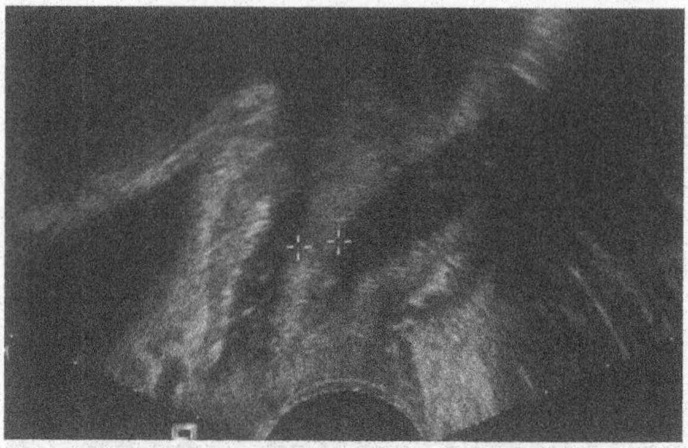

**图 17-10　阴道纵隔声像图**

阴道腔内生理盐水造影图像，显示阴道内有中等回声分隔

3. 阴道斜隔（oblique vaginal septum）　超声显示阴道内中等回声，常合并斜隔腔内积血（图 17-11），需注意与卵巢囊肿相鉴别。

内生殖器官先天性畸形超声检查应注意：子宫畸形时常合并先天性泌尿系统畸形，尤其是肾发育不全及异位肾。故应注意检查肾脏。

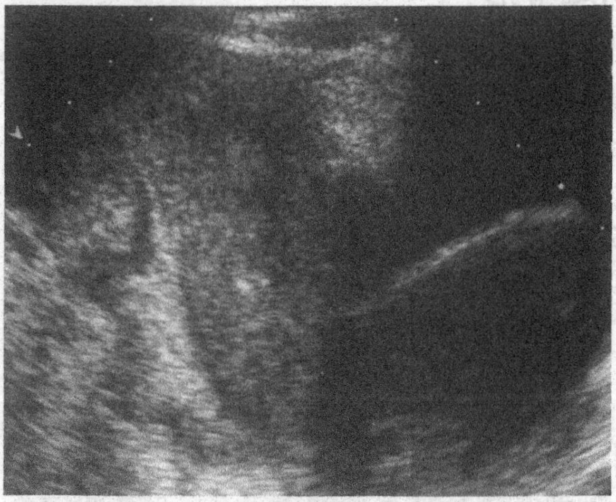

**图 17-11　阴道斜隔声像图**

显示阴道上段积血

## 四、先天性生殖道畸形的鉴别诊断

二维灰阶超声检查生殖道形态可检出大多数的先天性生殖道畸形（congenital genital tract abnormalities），但需注意鉴别诊断：①不对称双子宫或单角子宫另一侧为残角子宫需注意与有蒂的浆膜下肌瘤及卵巢实性肿瘤相鉴别。残角子宫常呈等回声，如果残角子宫内有功能性内膜，可以周期性出血、聚集形成囊性结构，二维灰阶声像图显示为低回声区，但能发现双侧卵巢。如为始基角子宫，表现为回声较均匀的团块，内无内膜回声，常可探及同侧正常卵巢。卵巢肿瘤回声多不均匀，且常较大。有蒂的浆膜下肌瘤常位于子宫两侧，仔细扫查有时可探及与子宫体相连的蒂。②双角子宫需与纵隔子宫及双子宫相鉴别。纵隔子宫外形正

常，两个子宫腔的内膜回声靠得很近，中间有较薄的纤维分隔将其隔开。双角子宫纵切面子宫轮廓基本正常，横切面子宫下段基本正常，在近宫底部横切面时子宫分为两部分，分别有内膜存在，子宫两部分间无组织相连。双子宫时盆腔内探及两个大小基本一致、形态规则、回声均匀的子宫，其体积可较正常子宫稍小，均可探及宫腔线。经阴道彩色多普勒超声在子宫的外侧分别可探及一条子宫动脉。两个子宫大小也可有差异，一侧子宫发育较好，另一侧子宫发育较小。

对于复杂或不典型的生殖道畸形，常规超声检查诊断困难时可行三维超声检查，三维超声可显示子宫的立体结构，对子宫畸形的诊断与鉴别诊断优于二维超声。

#### 五、超声检查的临床意义

子宫畸形常无临床症状，患者可因原发闭经、不孕、习惯性流产、子宫自然破裂等原因就诊。超声能较准确地诊断某些先天性生殖道畸形，鉴别畸形种类，为临床诊断和决定治疗方式提供信息。如纵隔子宫和双子宫的鉴别，纵隔子宫可行宫腔镜纵隔切除，而双子宫的治疗则要手术切除一侧子宫。先天性子宫畸形如纵隔子宫或双角子宫合并妊娠时实施人工流产前准确诊断有助于指导临床操作。

（王　慧（大））

## 第三节　子宫肌层病变

#### 一、子宫肌瘤

病因：子宫肌瘤（uterine myoma）是由于雌激素刺激引起的子宫平滑肌的良性肿物，在育龄妇女中发病率高达40%，是非孕子宫增大最常见的原因。

（一）病理特点

病理上，子宫肌瘤由梭形平滑肌呈涡轮状排列间以不等量的纤维结缔组织构成，周围的肌纤维被压迫形成假包膜。子宫肌瘤无合并变性时呈实质性肿物，可呈球形或不规则形，大小差别很大。小者数毫米，大者可 >20cm。较大的肌瘤可发生变性，如脂肪变、囊性变，较少见的变性有红色变性及肉瘤样变。

（二）子宫肌瘤分类

依据肌瘤与子宫肌壁的关系，将肌瘤分为三类。①肌壁间肌瘤：肌瘤位于子宫肌层内，此型最常见，占60% ~70%。②浆膜下肌瘤：肌瘤突出至腹膜面，约占20%。当肌瘤完全突入阔韧带两叶之间，仅有一细蒂与子宫相连时，称为阔韧带肌瘤。③黏膜下肌瘤：突入至子宫腔内的肌瘤，约占10%。

此外还有一种特殊类型的子宫肌瘤，为子宫静脉内平滑肌瘤病（intravenous leiomyomatosis of theuterus），是一种罕见的子宫良性肿瘤，组织学上起源于子宫平滑肌或子宫血管壁平滑肌向脉管腔内扩展。脉管内平滑肌瘤虽为良性肿瘤但具有恶性肿瘤的生长特性，常见生长至盆腔静脉内、下腔静脉内，偶可见生长至右心房及左心内，形成肿瘤。

（三）临床表现

肌瘤较小时，多数患者无症状；肌瘤较大时，部分患者有腹痛、月经量大或压迫症状，黏膜下肌瘤患者常月经量多。脉管内平滑肌瘤的临床表现与一般的子宫肌瘤患者相同，主要是盆腔包块，子宫增大，经期延长或月经量多，也可表现为绝经后出血。部分患者可有下腹部痛。肿瘤生长至心脏内者可有胸闷，影响至心功能时可有呼吸困难。

（四）声像图表现

子宫肌瘤的声像图表现与肌瘤的位置、大小和有无继发性改变等因素有关。

1. 二维灰阶声像图表现

（1）肌壁间肌瘤（intramural myoma）：子宫增大或出现局限性隆起，致使子宫形态失常，轮廓线不规则，较大的肌瘤可使整个子宫呈一大的结节，难以分辨内膜结构。肌瘤结节可为单个，也可为多个。无继发变性时回声较均匀，多为圆形或类圆形低回声或等回声，周围有时可见假包膜形成的低回声晕圈。肌瘤结节较大时，内部回声可不均匀，成旋涡状。有些肌瘤后方回声衰减或有声影，致使结节边界不清晰，不易准确测量其大小（图 17－12）。肌瘤较大时可压迫和推挤宫腔，使子宫内膜回声移位或变形。当压迫膀胱时，可使之产生压迹与变形，严重时可引起尿潴留或排尿困难。

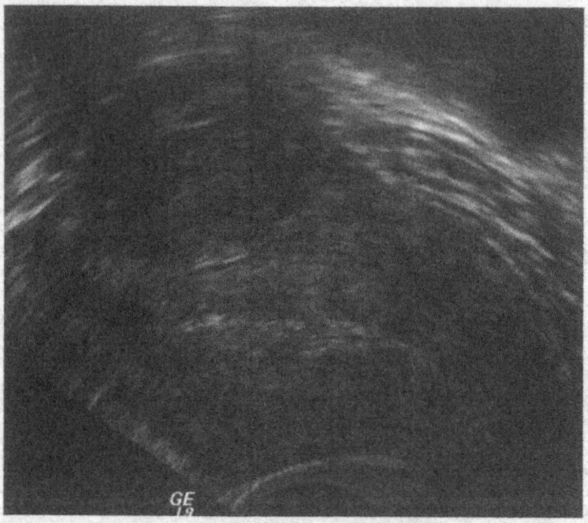


**图 17－12　肌壁间肌瘤声像图**

后壁肌瘤，边界清晰，内部呈低回声

（2）浆膜下肌瘤（subserous myoma）：部分性浆膜下肌瘤超声可见子宫增大，形态失常，浆膜向外呈圆形或半圆形突出，有蒂的浆膜下肌瘤子宫部分切面大小、形态可正常，部分切面见由子宫肌层向外凸出的结节，有蒂与子宫相连。结节可呈低回声或不均匀回声，合并变性时，可呈现相应的声像图表现（图 17－13）。阔韧带内肌瘤超声显示为子宫一侧实质性肿物，多为圆形或类圆形，阔韧带内肌瘤需注意与卵巢实性肿瘤相鉴别。

（3）黏膜下肌瘤（submucous myoma）：随肌瘤的大小不同子宫可增大或正常大小。当肌瘤部分突入黏膜下时具有肌壁间子宫肌瘤的回声特征，同时子宫内膜受子宫肌瘤推挤向宫腔对侧移位与变形。当肌瘤完全突入至子宫腔内时，声像图表现为子宫腔内实性结节，常为圆形，其凸入宫腔内部分表面覆盖子宫内膜，肌瘤蒂部子宫内膜回声中断，表面覆被以子宫内膜（图 17－14）。

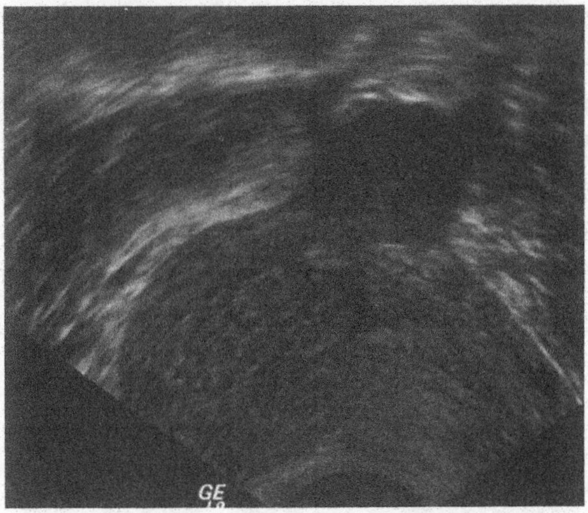

图 17-13 浆膜下子宫肌瘤声像图

子宫后壁低回声结节，边界清晰

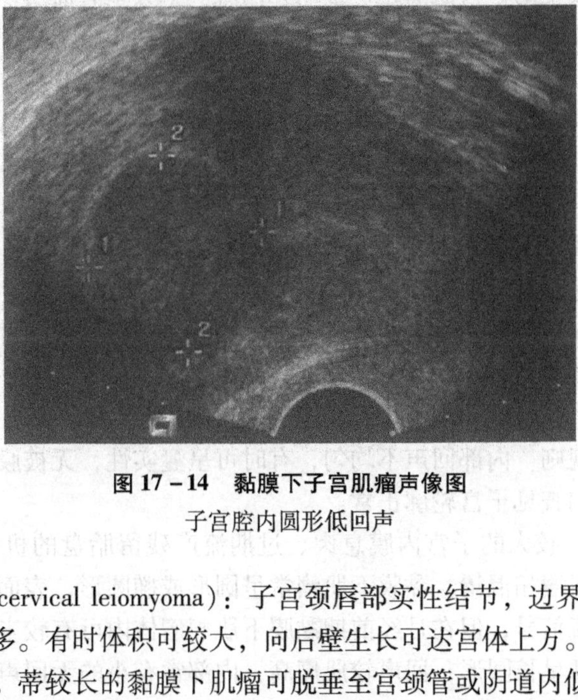

图 17-14 黏膜下子宫肌瘤声像图

子宫腔内圆形低回声

（4）宫颈肌瘤（cervical leiomyoma）：子宫颈唇部实性结节，边界清晰，多为圆形或类圆形，以低回声者为多。有时体积可较大，向后壁生长可达宫体上方。向前壁生长与子宫前壁峡部肌瘤不易鉴别。蒂较长的黏膜下肌瘤可脱垂至宫颈管或阴道内似宫颈肌瘤。

（5）脉管内平滑肌瘤（intravenous uterine leiomyoma）：无特征性表现。与一般的子宫肌瘤相似。表现为肌壁间中低回声区或低回声区，常合并子宫平滑肌瘤或腺肌病，术前常被诊断为子宫肌瘤。但当在子宫肌壁间发现低回声区并向子宫外盆腔内扩展时，应考虑该病的可能。

（6）肌瘤合并变性（myoma degeneration）：肌瘤合并变性坏死时，结节内可出现圆形或不规则形低回声或无回声。肌瘤红色变性声像图表现与肌瘤液化相似，但怀孕的病史可资鉴别。肌瘤内伴钙化可显示为团状或弧形强回声，后方伴声影，怀孕常可使子宫肌瘤发生钙化，有时钙化可于肌瘤周边形成环形强回声，似胎头回声。肌瘤局限性脂肪变性亦表现为强回声，但后方无声影。肌瘤肉瘤样变时表现为短期内肌瘤生长迅速，回声较前减低或不均匀，CDFI 显示肌瘤内血液供应较前丰富。

2. 彩色血流显像表现　彩色多普勒检查可显示肌瘤内的血液供应状态。肌瘤常表现为富血管性。典型的子宫肌瘤血管呈环绕周围或半环状包绕肌瘤，多为高速中等阻力血流频谱，阻力指数（RI）多在 $0.6 \pm 0.1$，有时在较大的肌瘤内及周边可探及 RI $<0.4$ 的低阻力血流频谱。不同月经周期子宫肌瘤内血液供应有变化，月经前期及月经期子宫肌瘤内血流信号较增殖早期丰富，血流阻力较增殖早期偏低。子宫黏膜下肌瘤的彩色多普勒检查有时可在肌瘤基底部探及来自子宫肌层的血管。

3. 三维超声成像　对黏膜下肌瘤和浆膜下肌瘤可显示肌瘤与子宫腔的关系，有助于定位诊断。

4. 静脉超声造影　造影剂由肌瘤周边向内部逐渐增强，在增强早期可见肌瘤与周围组织边界清晰。借此可与子宫腺肌病相鉴别。

### （五）超声鉴别诊断

具有典型声像图表现的子宫肌瘤超声诊断无困难。不典型者需与以下病变相鉴别。

1. 子宫腺肌病　当子宫肌瘤较大，其内合并变性可见有小的无回声区。子宫呈对称性或不对称性增大，当子宫呈不对称性增大时，增厚的子宫肌壁可挤压内膜使其结构显示不清，但肌层回声弥漫性不均匀，无子宫肌瘤的被膜可资鉴别。彩色多普勒血流显像肌瘤常为周边环状血流，而子宫腺肌病的血流分布无规律，常在子宫肌层中央探及分布较紊乱的血流信号。当子宫腺肌病合并腺肌瘤时与子宫肌瘤不易鉴别。

2. 阔韧带肌瘤　须与卵巢实性肿瘤相鉴别，尤其当蒂较细长时。仔细扫查可发现阔韧带肌瘤与子宫间的关系，同时常可探及同侧卵巢。CDFI 在肌瘤蒂部探及血管蒂附着于子宫时，可断定肿物为阔韧带肌瘤。卵巢肿瘤回声常不均匀。当鉴别诊断困难时，经静脉声学造影可显示肌瘤与子宫的关系，有助于鉴别诊断。

3. 盆腔炎性包块　当慢性炎性包块与子宫粘连时可误诊为子宫肌瘤。炎性包块多位于盆腔后部，形态常不规则，内部回声不均匀，有时可呈囊实性，无被膜回声，包块与周围组织粘连严重。多切面扫查见子宫轮廓正常。

4. 子宫内膜病变　较大的子宫内膜息肉、过期流产残留胎盘的机化、局灶性子宫内膜癌等可与子宫黏膜下肌瘤相混淆。黏膜下肌瘤常呈圆形或椭圆形，表面光滑，彩色多普勒血流显像常显示周边血流信号，但在月经前期黏膜下肌瘤瘤体内可有较丰富血流信号，应注意鉴别诊断。内膜息肉常呈长圆形，回声较肌瘤高，内部常有小的无回声区。过期流产的残留胎盘呈高回声，病史可资鉴别。内膜癌常发生于绝经后，病灶形态多不规则或扁平斑块状，表面不光滑，呈菜花或锯齿状，基底多较宽，侵及子宫肌层时，内膜与肌层分界不平滑。CDFI 显示血流分布不均匀，频谱呈低阻力型。

5. 子宫畸形　双角子宫及残角子宫可误为子宫肌瘤。鉴别诊断见子宫畸形部分。

### （六）超声检查的临床意义

超声对子宫肌瘤诊断符合率高，国内外报道均 >90%。二维灰阶超声检查能清楚显示子宫各切面的形态与结构，显示出肌瘤的部位、大小、数目及有无继发性改变、肌瘤与子宫内膜或浆膜的关系，为临床选择治疗方案提供详细信息。如超声检查结果可帮助临床医生选择经阴道还是经腹子宫切除或经阴道子宫肌瘤剔除、经宫腔镜黏膜下肌瘤切除或经腹腔镜子宫肌瘤剔除。此外，二维超声和彩色多普勒血流显像动态观察可较早提示子宫肌瘤是否有恶变倾向，有助于临床决定是否需手术治疗及选择手术方式。

## 二、子宫肉瘤

### （一）病因及流行病学

病因不清。子宫肉瘤（uterine sarcoma）较少见，据报道占子宫恶性肿瘤的1.5% ~ 3.0%，多发生于绝经期前后的妇女，但现在也有年轻未婚女性患子宫肉瘤的报道。

### （二）病理

原发性子宫肉瘤来源于子宫平滑肌组织或子宫肌层内的结缔组织。组织学类型包括内膜样间质肉瘤、恶性中胚叶混合瘤、子宫平滑肌肉瘤及子宫上皮样平滑肌肉瘤。子宫肉瘤恶性程度高，较早易发生血行转移。

### （三）声像图表现

二维灰阶声像图：无明显特征性表现。可表现为子宫增大，形态不规则；肿瘤内回声紊乱，可有不规则的无回声区。正常子宫内膜结构回声消失，宫腔内出现稍低回声结构，与周围肌层分界不清（图17－15）。

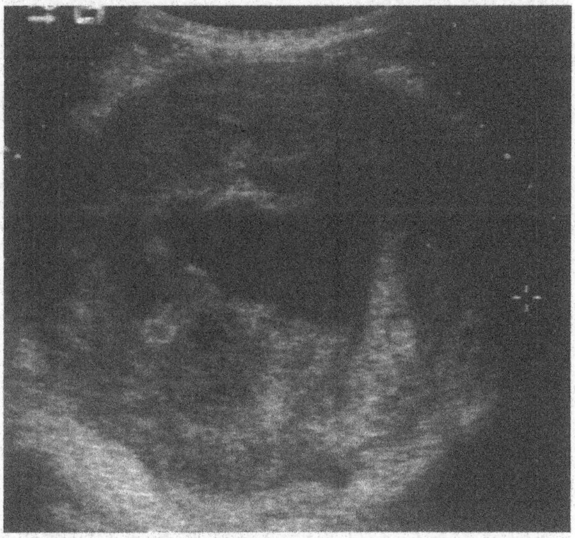

**图17－15　子宫肉瘤声像图**

显示子宫内等回声病灶，内回声不均，有多处无回声

彩色多普勒血流显像表现：子宫肉瘤内常见有较丰富的、分布无规律的低阻力动脉血流信号。

## 三、子宫腺肌瘤

### （一）病因及流行病学

子宫腺肌病是由有功能的子宫内膜腺体细胞及间质细胞异位至子宫肌层内而引起的一种良性病变。病变可为弥漫性，也可为局灶性，好发于子宫后壁。当病灶形成局灶性圆形结节时，称为子宫腺肌瘤。此病多见于30～50岁经产妇女，约50%患者合并子宫肌瘤。临床症状有子宫增大、盆腔疼痛、痛经及月经过多。

### （二）声像图表现

二维灰阶声像图：子宫弥漫性增大或呈球形增大，轮廓清晰，肌层回声弥漫性不均匀，呈放射状，肌壁间可有不均匀的低回声区或大小不等的无回声区。子宫内膜与肌层界限常不清晰。也可表现为子宫肌层不对称性增厚，前壁或后壁肌层增厚，病变区域较正常子宫肌层回声稍低，或成放射状回声衰减（图17－16）。子宫腺肌瘤表现为边缘欠规则的圆形低回声，无包膜，子宫可呈局限性隆起或非对称性增大。子宫腺肌瘤可引起子宫肌层囊肿，超声显示为肌层环形、有明确边界的无回声区。当子宫腺肌病合并子宫肌瘤时与子宫腺肌瘤难于鉴别。

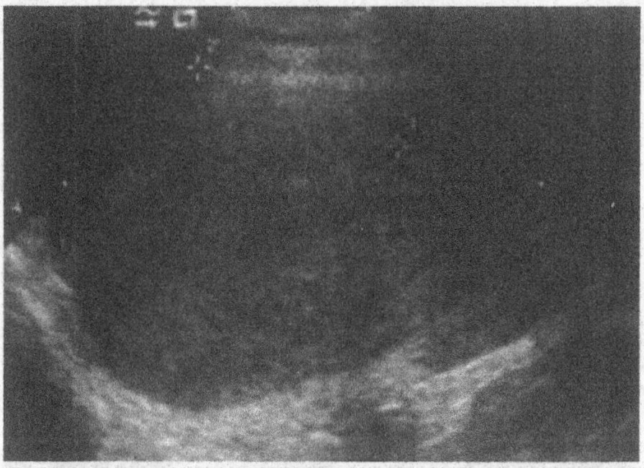

**图17－16　子宫腺肌病二维灰阶声像图**

子宫不对称性增大，后壁明显增厚，回声减低，有小无回声区

彩色多普勒超声：显示血流分布紊乱，动脉血流阻力指数中等，无肿块周围环状血流环绕现象，此点与子宫肌瘤结节的血流分布不同。

经静脉声学造影：注射造影剂后子宫肌层呈弥漫性增强无明确边界。

### （三）超声鉴别诊断

子宫肌瘤：超声检查可从子宫均匀性增大，或前后壁不对称，有小的无回声区作出鉴别诊断。子宫肥大症：超声显示为子宫各径线明显增大，但形态无明显改变，前后壁肌层均增厚，厚度>2.5cm，但回声均匀。子宫内膜显示清晰，无明显变化。彩色多普勒超声检查常无异常发现。

### （四）超声检查的临床意义

超声检查能够显示与子宫腺肌病病理改变相应的子宫声像图。对有典型图像特征者，能做出诊断，对决定治疗方案有帮助。但对子宫腺肌瘤和子宫肌瘤鉴别诊断有困难。经静脉声学造影对诊断有帮助。

（王　慧（大））

## 第四节　子宫内膜病变

### 一、子宫内膜增生

#### （一）病因及流行病学

子宫内膜增生症（endometrial hyperplasia）是内膜腺体和间质的异常增殖，同正常增殖期的内膜相比，子宫内膜增生症伴有腺体和间质的比例失调。子宫内膜增生症可由于单纯雌激素替代治疗、持续的无排卵、多囊卵巢及一些能够生成雌激素的卵巢肿瘤，如颗粒细胞瘤等引起。好发于育龄期妇女。

#### （二）病理

镜下可分为伴有不典型细胞的增生和不伴有不典型细胞的增生，两种类型又可依据腺体量分别分为单纯增生和复杂增生。单纯增生腺体呈囊性扩张，有丰富的细胞间质包绕。复杂增生腺体拥挤，间质少。伴有不典型细胞的增生中，有25%的概率发展成内膜癌。不伴有不典型细胞的增生中发生内膜癌的概率约2%。

#### （三）声像图表现

二维灰阶声像图：典型的子宫内膜增生表现为子宫大小、形态正常或宫体稍大，肌层回声正常，内膜均匀性增厚，回声增强，常呈椭圆形，与肌层边界清晰，也可呈局部或非对称性增厚，囊腺性增生内可见无回声区（图17－17）。多数学者认为内膜厚度 >10mm（包括前后壁内膜）才可诊断子宫内膜增生，但目前尚无统一的超声诊断标准，如内膜明显增厚 >15mm 诊断不困难。

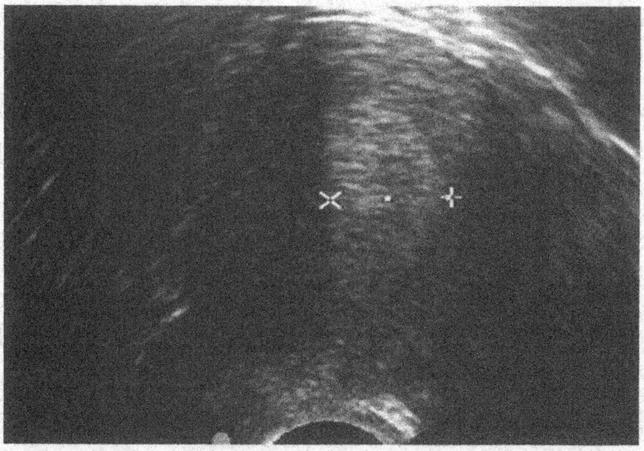

**图17－17　子宫内膜增生二维灰阶声像图**

内膜明显增厚，呈椭圆形，与肌层分界清晰

彩色多普勒血流显像：无特征性表现。采用彩色血流敏感性较高的仪器可于内膜内探及点状血流信号。

## 二、子宫内膜癌

### （一）病因及流行病学

子宫内膜癌（endometrial carcinoma）的病因不十分清楚。可能的发病机制有无孕酮拮抗的雌激素的长期刺激造成子宫内膜的增生性改变，导致癌变。也有老年人绝经后雌激素水平不高而发生子宫内膜癌。子宫内膜癌可能的高危因素有：无排卵，不育，肥胖，晚绝经，多囊卵巢综合征，卵巢肿瘤，如能产生雌激素的颗粒细胞瘤和卵泡膜细胞瘤，外源性雌激素等。子宫内膜癌又称子宫体癌，是女性生殖道常见的恶性肿瘤，占女性生殖道恶性肿瘤的20%～30%。好发于老年妇女，绝经后妇女发患者数占总发患者数的70%～75%，围绝经期妇女占15%～20%，<40岁占5%～10%。临床表现主要为不规则或绝经后阴道出血；异常的阴道排液，排出液常为血性或浆液性，恶臭；肿瘤晚期可出现下腹痛。

### （二）病理

子宫内膜癌是原发于子宫内膜的上皮性恶性肿瘤，其中多数是起源于内膜腺体的腺癌。依据大体病理表现分为三型：①弥漫型：癌组织遍及子宫内膜大部分或整个子宫内膜，使内膜明显增厚、可有不规则的局部突起，癌组织可向肌层浸润。②局限型：病变累及部分子宫内膜，可伴有肌层浸润，子宫体可轻度增大。③息肉型：癌肿呈息肉状凸向子宫腔，癌组织侵及的范围较小。

### （三）声像图表现

二维灰阶声像图：癌症早期癌组织局限于子宫内膜内时，子宫形态及大小可正常或体积稍增大，内膜增厚不明显，肌层回声均匀，与内膜分界清晰。子宫内膜原位癌因局部内膜增厚不明显超声诊断很困难。

肿瘤中晚期，子宫增大，内膜不规则增厚，内部回声不均匀。依据癌组织有无肌层浸润及浸润的程度，内膜与肌层间界限可清晰或不清晰，无肌层浸润时，肌层回声无明显改变。病灶侵蚀肌层后，肌层回声不均。如宫旁有病灶侵蚀，在子宫旁探及偏低回声肿块，形态不规则，与肌层分界不清，内部回声不均。当癌肿缺血坏死时，病灶内部出现不规则低回声区（图17－18A）。局限型时，宫腔内病灶呈稍高回声或低回声，与肌层分界不清。据研究，绝经后妇女，内膜厚度<5mm者内膜癌的可能性小，随着内膜增厚的程度增加，内膜癌的危险性增大。

肌层浸润深度的测量是从子宫内膜与肌层间的界线到肿瘤侵蚀肌层深度的边缘，浸润深度分为未浸润，浸润<50%，浸润>50%。癌组织未侵及肌层，内膜与肌层间分界清晰，低回声晕连续、光滑；癌组织已突破内膜与肌层间的界限，但限于子宫肌层厚度的内1/2时为浸润<50%，超过子宫肌层厚度的1/2时为浸润>50%。

子宫颈的累及是根据子宫颈管增宽，内有回声不均的团块来确定。

彩色血流显像：大部分内膜癌肿瘤内部或周边可见彩色血流信号，呈中到低阻力，部分病灶区血管扩张、分布紊乱（图17－18 B）。

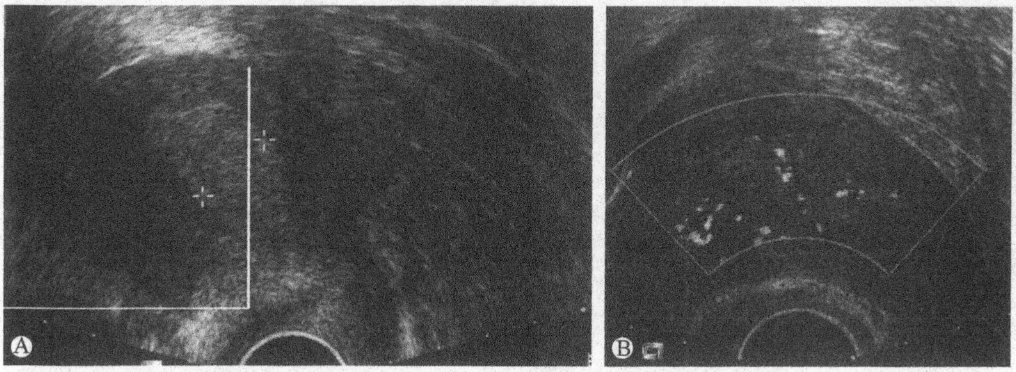

图 17－18 A. 子宫内膜癌二维灰阶声像图，内膜增厚，形态不规则，回声不均匀；B. 子宫内膜癌彩色血流显像，显示内膜癌组织内丰富的分布不规律的血流信号，肌层受浸润部位血流丰富

## 三、子宫内膜息肉

### （一）病因及流行病学

病因不清楚。子宫内膜息肉是妇科较为常见的良性病变，发病率较高，据国内资料统计约为 5.7%。可发生于任何年龄，好发于 50～60 岁。临床症状主要为子宫不规则出血或月经过多，在生育期妇女可造成不孕，也有些患者无任何临床症状。

### （二）病理

组织学上子宫内膜息肉是由过度增生的内膜组织表面覆盖以上皮组织构成，内部有不等量的内膜腺体、间质与血管。可有蒂，也可基底较宽，约 20% 为多发，少见有恶变。有的息肉蒂很长，息肉脱出至宫颈口。

### （三）声像图表现

二维灰阶声像图：子宫增大不明显或略大，宫腔线消失或变形，宫腔内见中～高回声结构，可为单个或多个，大小差别很大，小者数毫米，大者数厘米，常呈舌形、带形或椭圆形（图 17－19A），基底部子宫内膜连续，是与黏膜下子宫肌瘤的重要鉴别点。结节边界清晰，亦可位于颈管内或宫颈外口。当息肉较大时常见宫腔内团状中等回声，其内常可见点状无回声区，系由腺体扩张所致，内膜线显示不清，这种病例与子宫内膜癌不易鉴别。如无合并子宫肌瘤等病变，子宫肌层厚度和回声无异常发现。

彩色血流显像：在较大的息肉蒂部可探及滋养血管（图 17－19B），呈中等高阻力的动脉血流或低速的静脉血流信号。

子宫腔超声造影：对于较小的子宫内膜息肉，子宫腔声学造影对明确诊断很有帮助。无回声的生理盐水可在病灶周围形成一界面，使病灶被清晰显示。

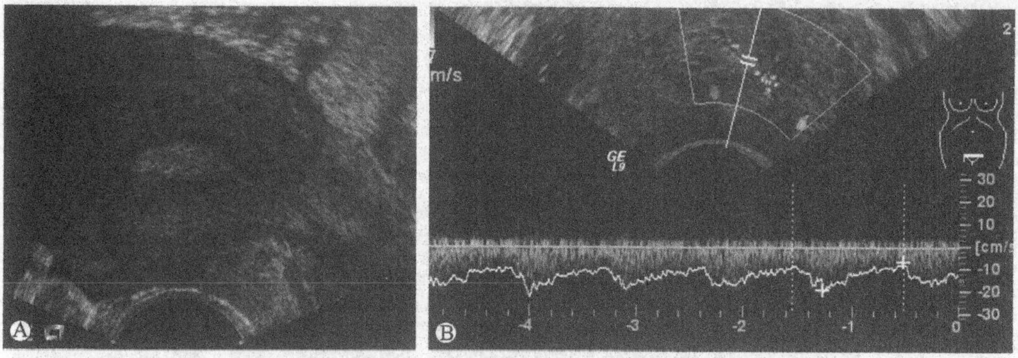


**图17-19 子宫内膜息肉声像图**

A. 二维灰阶声像图，宫腔内团状中等回声，内有大小不等的无回声区，内膜与肌层分界清晰；B. 子宫内膜息肉彩色血流显像，息肉蒂部条状血流信号深入至息肉内，脉冲多普勒呈中等阻力频谱

## 四、子宫内膜萎缩

### （一）病因及流行病学

绝经后随着卵巢功能衰退，雌激素水平降低，卵巢激素的靶器官子宫内膜逐渐萎缩。内膜厚度<5mm。子宫内膜萎缩（endometrial atrophy）是绝经后子宫出血最常见的原因。

### （二）病理

内膜腺体扩张，细胞呈多角形或脂肪变，细胞间质纤维化。

### （三）声像图表现

二维灰阶声像图：依雌激素低落的程度不同，子宫内膜的厚度有所差别，内膜厚度可以明显变薄，为线状高回声，双层厚度<5mm，甚至内膜线显示不清。部分病例可有局部内膜钙化，形成的强回声后方伴声影。宫腔内常伴有积血或积液形成的无回声。

## 五、子宫内膜炎

子宫内膜炎（endometritis）常发生于刮宫后或与盆腔炎症同时存在。

声像图表现：子宫可增大，外形正常，内膜明显增厚、不规则，回声不均匀，宫腔内可有液性回声或气体的高回声。

## 六、宫腔粘连

宫腔粘连（intrauterine adhesion）常发生于创伤后或术后，是不孕和习惯性流产的常见原因。常规超声诊断困难。子宫腔声学造影对明确诊断很有帮助。造影时见宫腔内有桥状粘连带或薄薄的膜，较宽的粘连可妨碍宫腔扩张。

## 七、宫腔内积液、积脓和积血

### （一）病因及流行病学

宫腔内积液、积脓和积血（hydrohystera，pyometra，hemometra）可由宫颈粘连、先天性生殖道畸形、宫颈肿瘤、炎症等原因引起。

(二) 声像图表现

二维灰阶超声：均表现为宫腔内无回声区或低回声。积脓和积血无回声区内可见散在点状中等回声（图 17－20）。经阴道超声在无症状妇女宫腔内发现少量积液属正常表现。

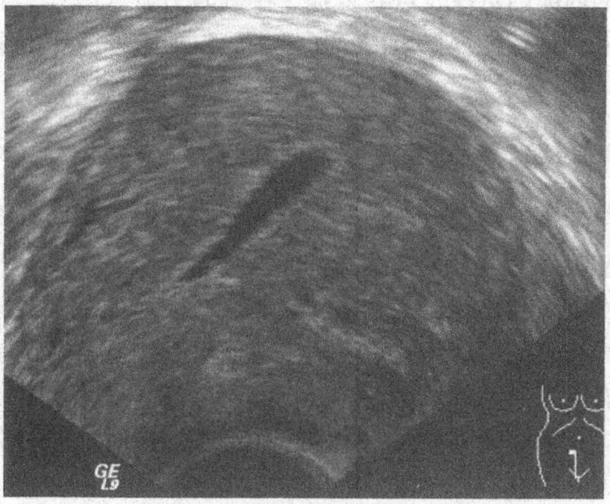


**图 17－20　宫腔内积液二维灰阶声像图**

宫腔分离，内呈无回声区

## 八、子宫内膜病变的超声鉴别诊断

超声发现的子宫内膜增厚可见于子宫内膜增生症、分泌晚期子宫内膜、育龄期妇女长期无排卵所致的子宫内膜增生过长、异位妊娠引起的子宫内膜分泌反应、子宫内膜息肉及子宫内膜癌。典型的内膜增生声像图上表现为内膜均匀性增厚，与肌层分界清楚，内膜内小的无回声区提示为囊腺型内膜增生。

当内膜增厚且回声欠均匀但临床无症状时，需注意与内膜息肉相鉴别。有些正常月经周期妇女，分泌晚期内膜厚度可达 12mm。当子宫内膜过度分泌时，由于内膜不同区域分泌状况不同步，可造成局部内膜的增厚、突起，形成与子宫内膜息肉相似的声像图表现，当经过月经期，子宫内膜脱落后，上述表现即消失。病理学上将此类由成熟子宫内膜构成的息肉样病变称之为功能性息肉。这类息肉具有周期性改变（增生期、分泌期及蜕膜反应），可随月经脱落，在分泌晚期行超声检查时，与非功能性息肉不易鉴别。临床病史及月经情况有助于鉴别诊断。如被检查者的周期为分泌期，平素经期及经量正常，应嘱其月经过后复查超声，以减少误诊概率。较大的子宫内膜息肉需与黏膜下肌瘤相鉴别。内膜息肉基底部内膜连续，黏膜下肌瘤基底部内膜连续中断，肿物表面覆盖以子宫内膜。

子宫内膜癌须与子宫内膜增生、子宫内膜息肉、黏膜下肌瘤及子宫内膜炎相鉴别。内膜癌 80% 发生于绝经后。绝经后妇女未用雌激素替代治疗的情况下，内膜厚度通常 <5mm。在这组人群中，子宫出血常是由于子宫内膜萎缩所致。在绝经后妇女，内膜增厚、表面不光滑，并有子宫出血或阴道排液等临床表现时，要考虑内膜癌的可能性。发生在育龄期或围绝

经期妇女的内膜癌，超声鉴别诊断困难。经阴道超声可以较准确地测量内膜厚度及观察内膜形态，对鉴别诊断有帮助。内膜息肉表面多光滑，基底部内膜线清晰，内膜与肌层界限清楚；子宫内膜增生内膜均匀性增厚，子宫内膜癌时内膜常显示非均质性增厚，其内呈现不规则息肉状团块，局部回声减低或增强。

彩色多普勒超声检查内膜内血流供应状态对鉴别病变的良恶性有帮助。正常分泌期子宫内膜内和内膜增生者的内膜内可探及点状低速、中等阻力血流信号，子宫内膜癌病灶内有较丰富的低阻力血流信号，是其特征。但由于子宫内膜癌缺乏特征性声像图表现，最终诊断需依赖诊断性刮宫。

### 九、超声检查的临床意义

子宫内膜病变的早期诊断主要依靠诊断性刮宫或宫腔镜组织学活检。但超声作为无创性的检查手段对病例的初步诊断具有重要意义。经阴道超声能清晰显示内膜的结构及回声，可较准确地测量内膜的厚度并检出很小的病变，对有无病变和病变的性质给予较准确的提示，如提示有无进一步刮宫检查的必要。三维超声成像能够立体显示内膜形态，对内膜病变和宫腔内病变的鉴别诊断有意义。超声还可对内膜癌的肌层浸润程度和病变范围做出判断，对临床手术前选择手术方式和治疗方案有指导意义。而刮宫只能对子宫内膜癌明确诊断，不能提示癌组织所累及的范围和深度。

（王　慧（大））

## 第五节　子宫颈病变

子宫颈位于膀胱后方，盆腔底部，经腹壁超声检查常显示不满意。经阴道途径扫查可得到满意图像。

### 一、子宫颈囊肿

#### （一）病因及流行病学

子宫颈囊肿（纳氏囊肿，Naooth cyst）常同慢性宫颈炎有关，是常规超声检查最易见到的囊肿。囊肿大小差异较大，可从数毫米至数厘米。可单发，也可多发。较小的囊肿无特殊临床意义，多发较大的囊肿可致子宫颈增大。

#### （二）声像图表现

二维灰阶声像图：子宫前唇或后唇内圆形或类圆形的无回声区，无明显的壁，后方回声增强。囊肿合并出血或感染时，囊内无回声区内可出现细密点状中等回声（图17－21）。当囊肿合并感染造成宫颈粘连或囊肿较大压迫宫颈管造成狭窄时，宫腔内可出现少量积液。

彩色血流显像：病灶内无血流信号。

静脉超声造影：当囊肿合并感染或出血时，囊内有回声，不易与实性肿物相鉴别时，超声造影病灶内无增强可证实其为囊性。

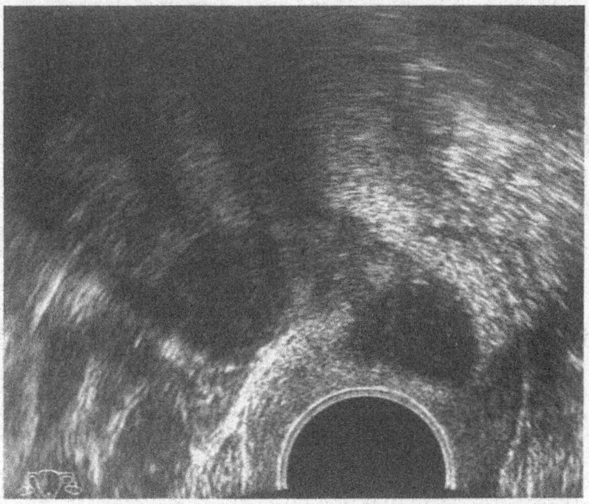

图 17－21 子宫颈囊肿二维灰阶声像图

子宫颈多发囊肿，囊肿边界清，壁薄，内部透声好

### （三）超声检查的临床意义

可显示囊肿的大小、数目、有无合并症如出血等。当囊肿过大出现临床症状时，可在超声引导下穿刺抽吸治疗。

## 二、子宫颈息肉

### （一）病因及流行病学

子宫颈息肉（cervical polyp）是由于子宫颈长期受到刺激造成宫颈内膜组织增生性改变所致。多见于 40～60 岁经产妇女，多无症状，也可有白带增多或点滴状阴道出血。子宫颈息肉是宫颈点状出血最常见的原因。

### （二）病理

多为单发，呈扁圆或长圆形，粉红色，表面光滑，质地柔软，有蒂与宫颈管或峡部黏膜相连，故活动度较大。

### （三）声像图表现

二维灰阶声像图：子宫颈管内中等回声结构，常呈椭圆形。由于息肉回声与子宫颈管内膜回声相似，较小的子宫颈息肉超声诊断困难。

彩色血流显像：对诊断宫颈管内息肉帮助不大。

超声生理盐水造影：子宫腔声学造影时将导管置于宫颈管外口稍上方，使宫颈管内有少量液体可使息肉显示清晰。

### （四）超声检查的临床意义

当宫颈息肉绝大部分脱出至宫颈外口时，直视下即可确诊，无需超声诊断。当息肉较小或蒂较短，息肉位于子宫颈管内时或息肉过大须与宫颈黏膜下肌瘤相鉴别时，超声检查对临床有帮助。超声可判断息肉大小、位置，其内血液供应状况，根据回声特点及结节形态可与子宫颈肌瘤相鉴别。

### 三、子宫颈癌

#### （一）病因及流行病学

宫颈癌是女性肿瘤中仅次于乳腺癌的第二个最常见的恶性肿瘤。好发于20~50岁妇女。目前较明确的病因有人乳头瘤病毒（HPV）感染，与性生活有关的一些因素等。

#### （二）病理

子宫颈癌可有鳞癌、腺癌及其他的恶性肿瘤。早期癌阴道镜下子宫颈有粗糙发红或颗粒状区域，表面略隆起，触之易出血。肿瘤生长明显时以外生性生长为主的肿瘤呈乳头状、息肉状或蕈伞状。以内生性为主的肿瘤瘤组织向周围和深部浸润，外突不明显。如坏死明显，肿瘤表面可出现溃疡。

#### （三）声像图表现

二维灰阶声像图：早期的子宫颈癌超声无明显发现。当肿瘤形成明显结节时，宫颈增大，形态如常或失常，于病变部位见低回声或中、高回声结构，边界常不清晰，形态多不规则。

彩色血流显像：肿块内见丰富的血流信号，常呈高速低阻的动脉血流频谱。

#### （四）鉴别诊断

晚期宫颈癌须与子宫颈肌瘤、宫颈妊娠及恶性滋养细胞肿瘤相鉴别。宫颈肌瘤形态多规则，血流呈肌瘤周边环状。宫颈妊娠及恶性滋养细胞肿瘤有停经史或妊娠史可资鉴别。

#### （五）超声检查的临床意义

子宫颈癌临床容易诊断，尤其子宫颈原位癌或病变早期超声检查无阳性发现。其诊断靠宫颈细胞学检查及阴道镜下组织活检。病变发展到晚期子宫颈形态及内部回声发生变化时，超声检查对其浸润程度有诊断价值。

（屈登雅）

## 第六节　卵巢疾病

卵巢深藏于盆腔，在生命的不同时期，其大小、形态、结构及内部回声有着相应的变化，妇科触诊仅能了解卵巢的大小及质地；CT检查有放射线辐射，且其软组织分辨率低，对卵巢疾病的诊断不占优势；MRI虽然分辨率较CT高，但价格昂贵，在卵巢疾病的诊断中不能普及应用；PET－CT通过观察局部代谢状态发现和诊断疾病，在卵巢疾病的诊断中因不能区分功能性、炎症性，还是肿瘤性高代谢，其应用也有限。超声检查方便、经济、分辨率高，可动态观察，是诊断卵巢疾病最依赖的影像检查技术，准确地诊断卵巢疾病还有赖于超声检查者对卵巢疾病的认识和业务水平，只有在充分了解卵巢的各种生理及病理改变、临床表现及超声声像图表现的基础上，才有可能最大限度地发挥超声影像技术的优势。

青春期前卵巢功能处于相对静止阶段，卵巢较小，无周期性的排卵等功能活动，超声检查卵巢内有可能见到小的卵泡，但不会出现优势卵泡及黄体；绝经后，卵巢的功能活动又回归相对静止，卵巢内的卵泡逐渐减少消失，卵巢体积变小；而育龄期卵巢有规律性地排卵，因而有月经周期，在月经周期的不同阶段卵巢的大小、形态、结构随着卵泡的不断发育成熟、排卵及黄体形成等而出现各种各样的变化，熟知各种生理性变化及其相应的超声声像图变化，是鉴别各种病变的起点。本节将对卵巢的各种生理性改变、非肿瘤性病变、良性肿瘤、交界性肿瘤及恶性肿瘤的超声诊断与鉴别进行描述。

## 一、卵巢的各种生理性改变

### （一）卵泡囊肿

1. 临床情况　卵泡发育不成熟或成熟后不排卵，卵泡不出现闭锁或破裂，因卵泡液潴留持续长大就形成卵泡囊肿，患者无临床症状，常在查体或妇科检查时偶然发现，可自行消失，无需临床处理。

2. 超声表现　囊肿一般较小，多不超过3cm，囊壁菲薄，囊腔内透声性好，CDFI囊壁上无血流信号，随访观察最终消失（图17-22）。

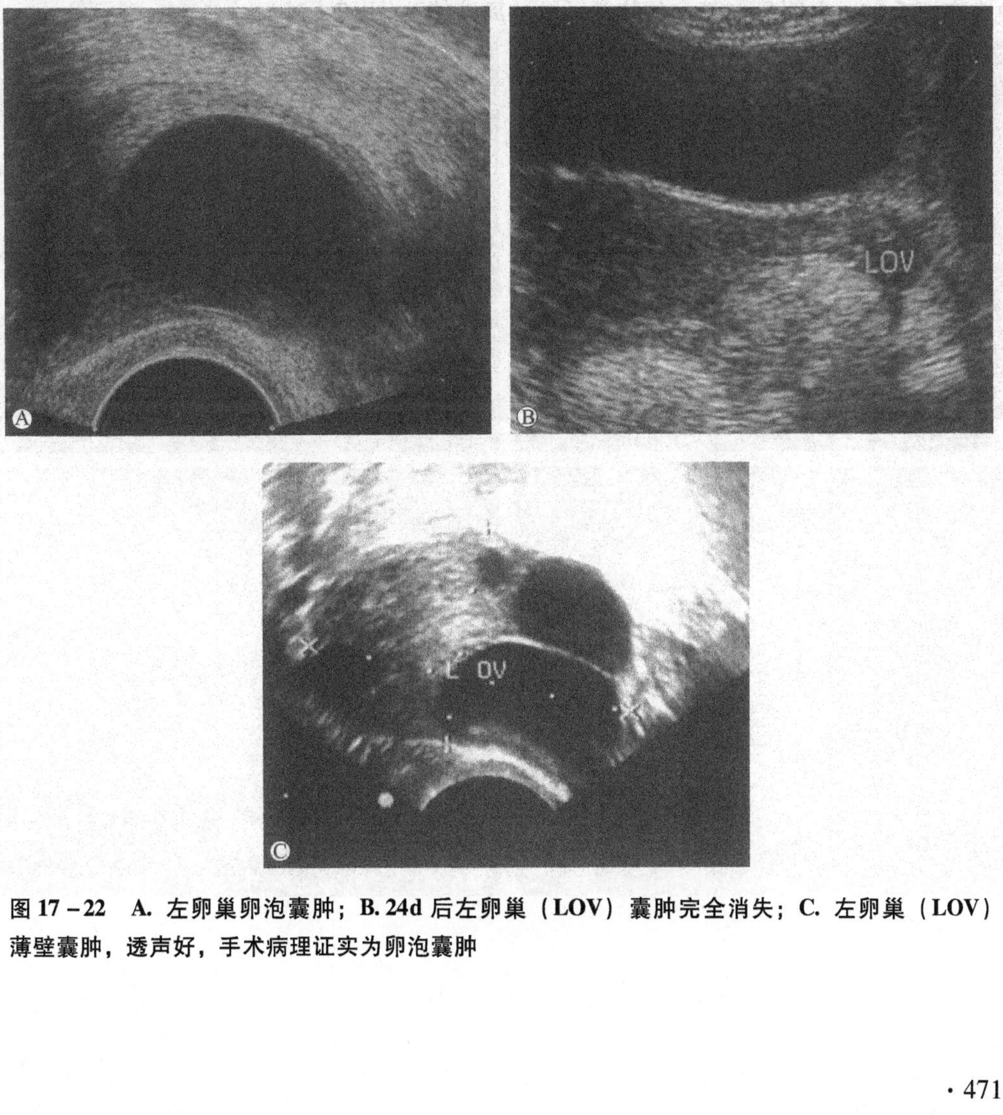


**图17-22　A. 左卵巢卵泡囊肿；B. 24d后左卵巢（LOV）囊肿完全消失；C. 左卵巢（LOV）薄壁囊肿，透声好，手术病理证实为卵泡囊肿**

（二）黄体囊肿

1. 临床情况　囊肿出现于卵泡成熟排卵以后，由于黄体的血管化过程中囊腔内出血过多或出血吸收后黄体腔内积液未吸收形成，患者多无临床症状，当黄体分泌功能活跃时可能出现下腹部疼痛、阴道流血或停经，当黄体由于囊腔内出血量大导致囊壁破裂腹内积血时会出现急腹症的表现，加上有停经史，可能被临床误诊为宫外孕。手术后的病理检查大体标本囊内壁附有一层曲折黄色花瓣膜状物，囊腔内为淡黄色或暗红色液体，显微镜下显示囊肿壁由黄素化颗粒细胞和卵泡膜细胞组成。黄体囊肿是会自行消失不需要处理的，由于认识不足每年在我国都有不少患者因原本不需要处理的黄体囊肿而接受了不必要的手术。

2. 超声表现　多种多样，囊肿多不超过4cm，囊壁较厚，回声可稍增强，囊腔内透声常较差，可表现为网状回声，也可见不规则的絮状回声团，CDFI囊腔内无血流信号，囊壁上有时可见类小乳头样突起，CDFI囊壁上可没有明显血流信号，也可见丰富环状血流信号，类乳头样突起的基底部有时可探及血流信号。囊腔内积液或积血量大时，囊肿的体积也会很大；发生囊壁破裂时，囊肿表面及其周围常可见凝血块形成的不规则不均质低回声包块，该包块常表面毛糙、无明显包膜，盆腔常可见游离液体（图17－23）。

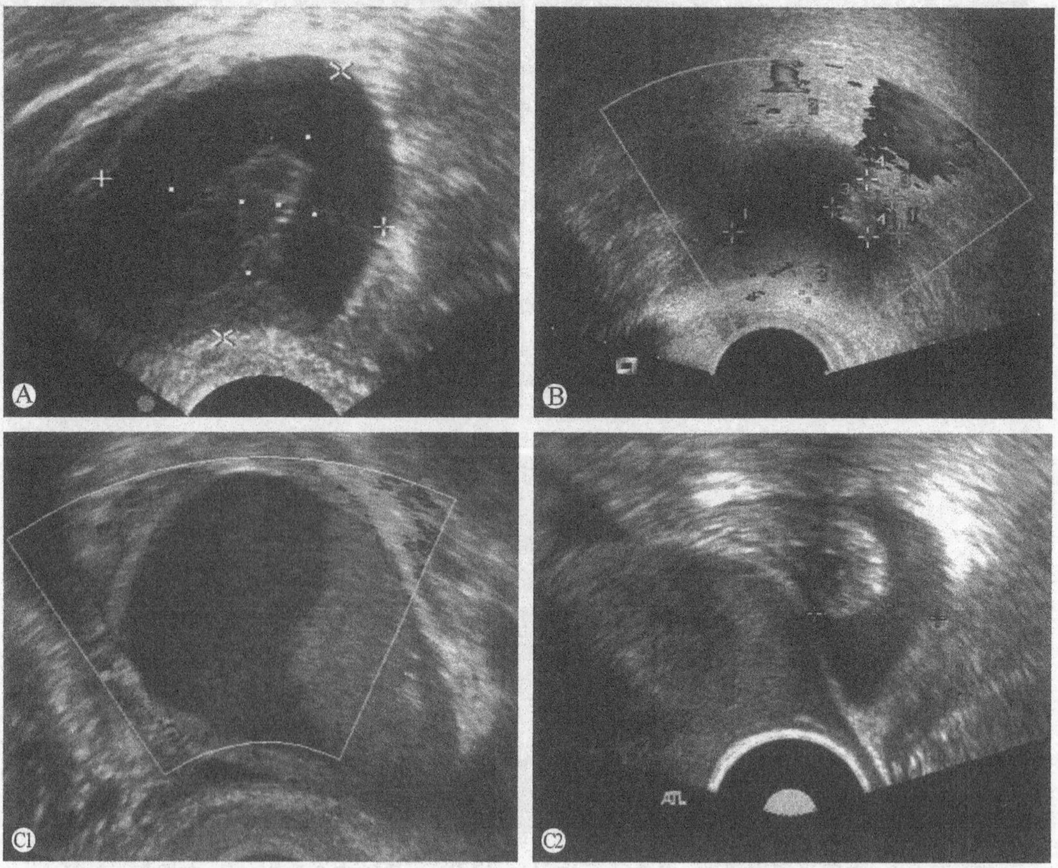

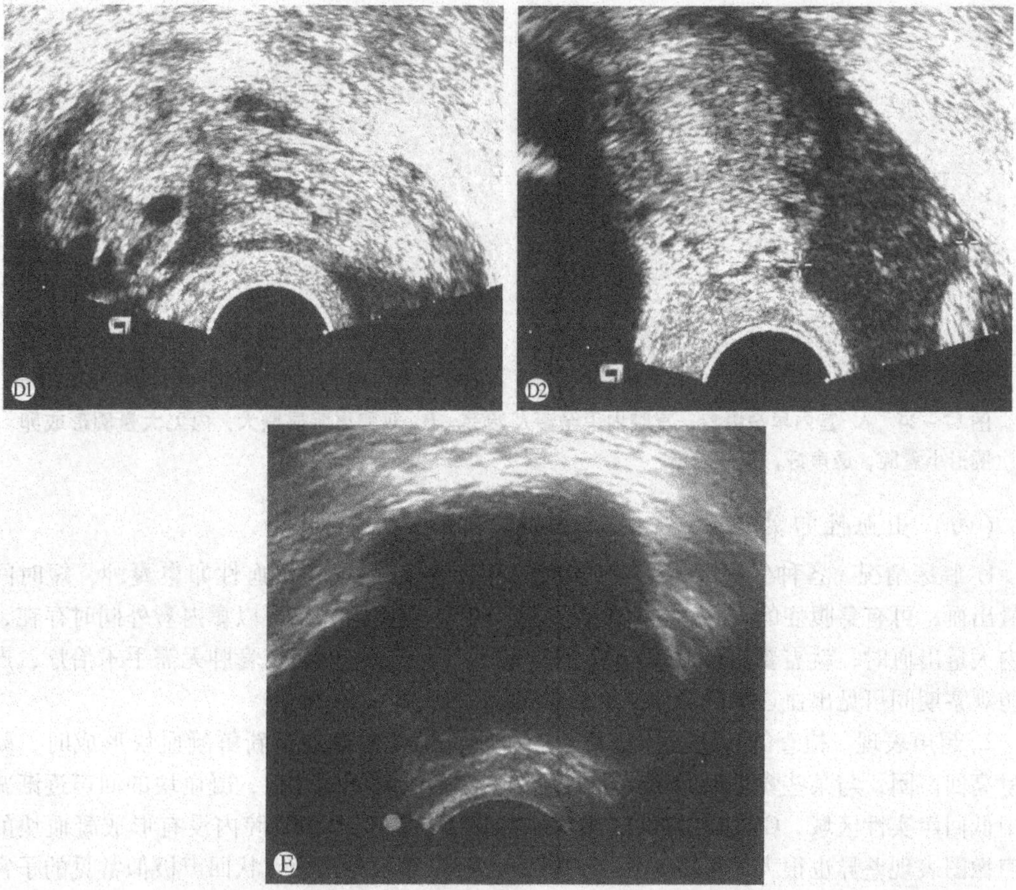


**图 17-23 A. 黄体囊肿囊腔内透声差，可见絮状回声团；B. 黄体囊肿内壁上有乳头样突起，其基底部有少许血流信号；C1. 黄体囊肿囊腔内透声差，有絮状回声团，囊壁上有环状血流信号；C2. 患者盆腔有少量游离液体，透声差，考虑黄体破裂伴少量内出血；D1. 黄体破裂，其表面及旁边见凝血块形成的不均质偏低回声包块；D2. 盆腔可见出血形成的游离液体，透声差；E. 黄体囊肿，壁薄，内有薄壁分隔，透声好**

### （三）黄素囊肿

1. 临床情况　常伴发于滋养细胞肿瘤，也可见于正常妊娠。妊娠或发生滋养细胞肿瘤时，体内高水平的绒毛膜促性腺激素刺激卵巢内的卵泡使之过度黄素化，每个卵泡腔内出现大量渗出液，从而使得卵巢明显增大，甚至超过 20～30cm，明显增大的卵巢可发生蒂扭转、出血、坏死、破裂等，有时患者可合并腹水。黄素囊肿如果没有出现明显的临床症状，可以不予处理，随着体内 hCG 水平的降低，囊肿也会逐渐变小；若出现临床症状，则需要进行相应处理。正常妊娠时出现的黄素囊肿由于超声和临床医师缺乏认识，会误诊为卵巢肿瘤，有些患者为此被切除了双侧卵巢，带来终身痛苦和遗憾。

2. 超声表现　双侧卵巢均明显增大，卵巢内见大量圆形或卵圆形小囊腔，内壁光滑，囊腔内透声好。合并卵巢蒂扭转时，卵巢可有压痛，囊腔内有出血时可见点状回声。腹腔可合并有腹水（图 17-24）。

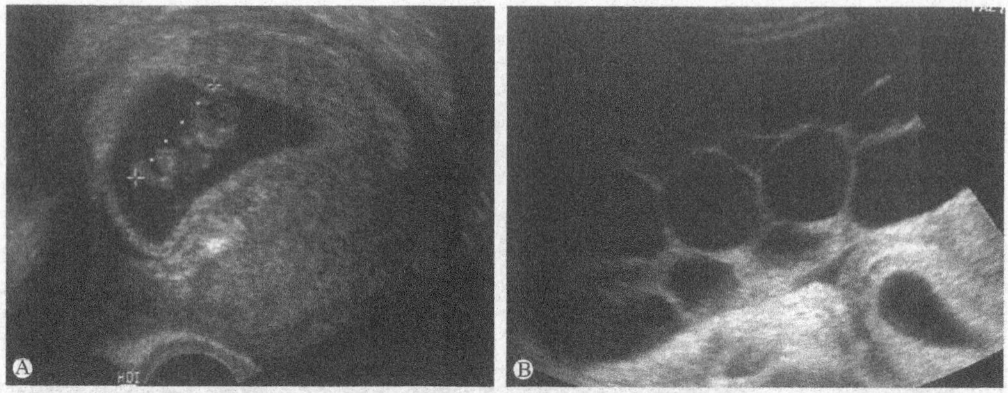


**图 17－24　A. 宫内早孕患者，宫腔内见孕囊及胎芽；B. 双卵巢明显增大，内见大量圆形或卵圆形小囊腔，透声好，囊壁光滑**

（四）出血性卵巢囊肿

1. 临床情况　各种生理性卵巢囊肿合并囊内出血时就成为出血性卵巢囊肿，短时间内大量出血，可有急腹症的症状，出血既可以仅局限于囊腔内，也可以囊内囊外同时存在，当腹内大量出血时，就需要急诊手术，所幸的是绝大部分出血性卵巢囊肿无需手术治疗，严密随访观察期间可见出血逐渐吸收消失，临床症状缓解。

2. 超声表现　检查的时间不同表现千差万别，急性出血期有新鲜凝血块形成时，凝血块呈高回声团，与某些囊性畸胎瘤内的回声相似；随着时间的延长，凝血块的回声逐渐减低呈中低回声实性区域，CDFI 在实性区域内不能显示血流信号；囊腔内没有形成凝血块的积血声像图表现差异也很大，可以是无回声的，也可以显示为密集点状回声极似常见的子宫内膜异位囊肿；还可以是上部无回声下部沉积的分层表现。出血流出囊腔外，盆腔内可见游离液体，有时可见紧贴卵巢附近的凝血块呈无包膜形态不规则欠均质的实性回声，出血量大时，腹腔其他部位也可见游离液体，液体的透声性一般较差（图 17－25）。

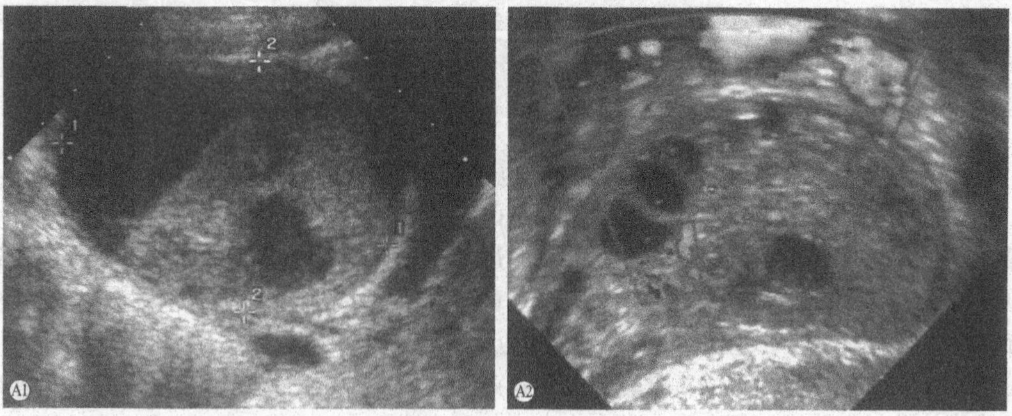

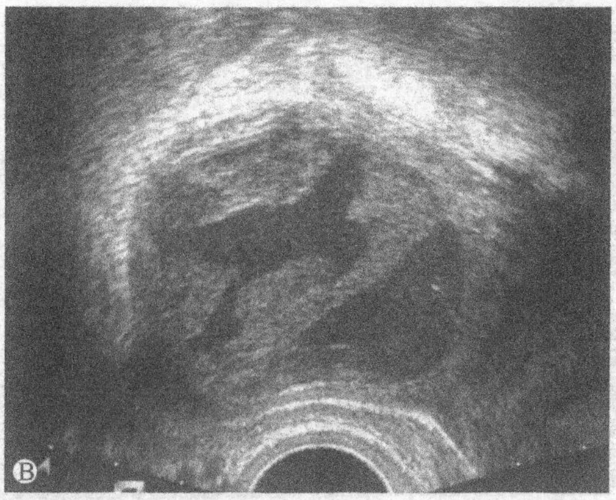


图 17－25　A1. 出血性卵巢囊肿腔内见密集点状回声及絮状回声团；A2. 26d 后复查，囊肿消失；B. 出血性卵巢囊肿，囊腔内见密集点状回声及絮状回声团

## 二、卵巢的非肿瘤性病变

### （一）子宫内膜异位囊肿

1. 临床情况　子宫内膜腺体和（或）间质异位到卵巢实质内伴随着月经周期反复出血在卵巢内形成的囊肿就是子宫内膜异位囊肿，囊腔内为陈旧积血，颜色似巧克力，又称为巧克力囊肿，囊肿没有真正的囊壁，只是被挤压的周围卵巢组织及增生的纤维结缔组织，囊肿的大小在月经周期的不同时期可有变化，多数是逐渐增大，患者多有周期性腹痛（痛经），囊肿有时可自发破裂，引起急腹症。

2. 超声表现　典型的子宫内膜异位囊肿囊壁毛糙，囊腔内充满均匀密集的点状回声，不典型的表现也很多，有的囊腔内类似无回声，有的有分隔，有的有分层现象，还有的由于囊腔内有机化的凝血块，内部回声比较杂乱。结合临床，子宫内膜异位囊肿的术前超声确诊率很高，有时会与卵巢囊性畸胎瘤、黏液性囊腺瘤、出血性卵巢囊肿等混淆。当子宫内膜异位囊肿破裂时，患者因急性剧烈腹痛就诊，超声检查可见卵巢内的囊肿张力低，盆腔可见透声性差的游离液体（图 17－26）。

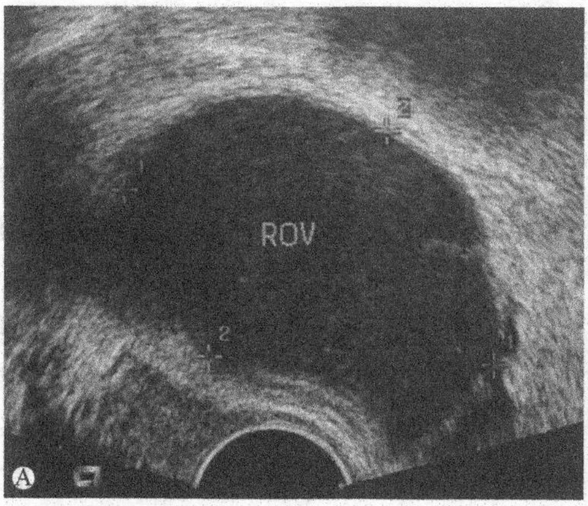


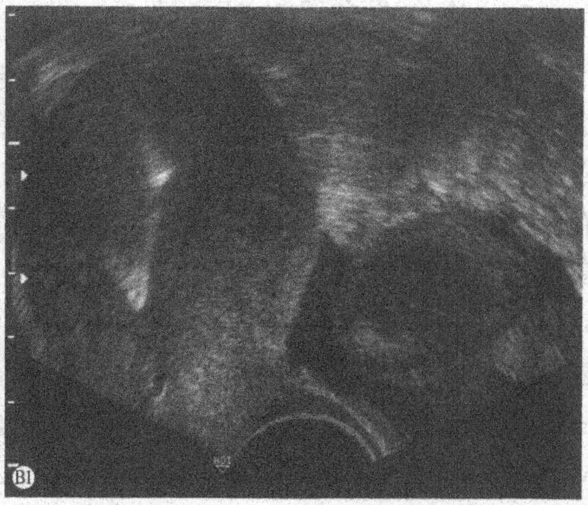

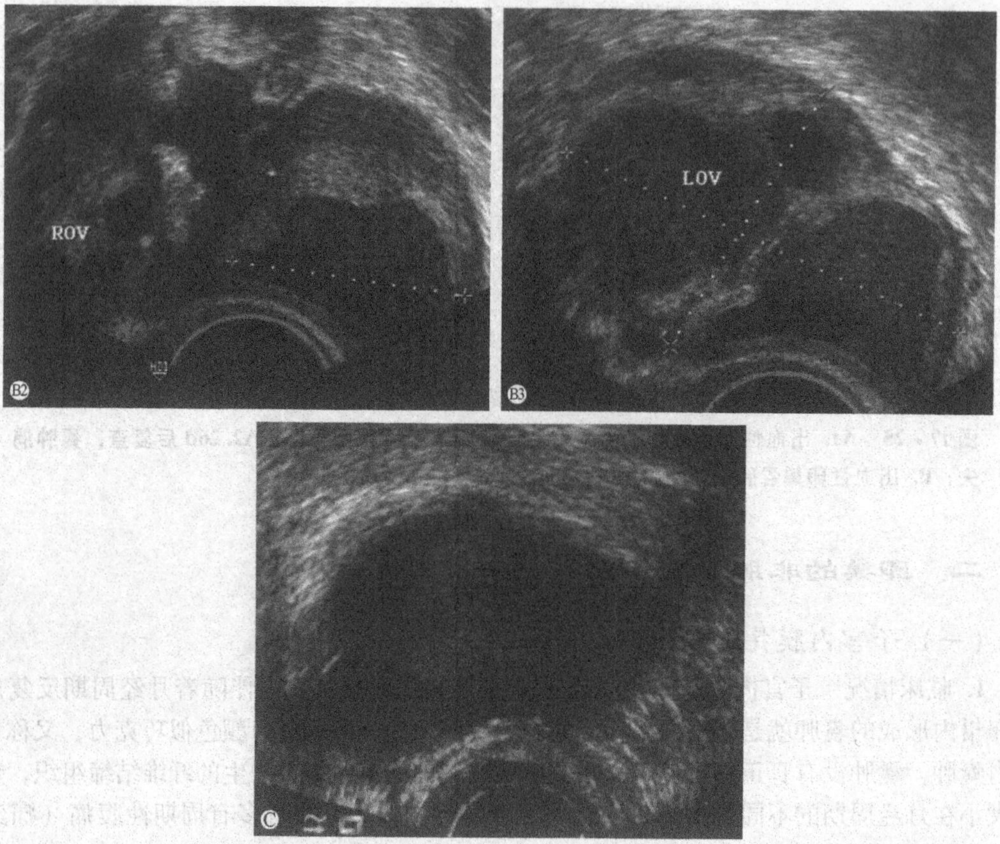


**图 17－26　A. 右卵巢（ROV）子宫内膜异位囊肿，壁厚、毛糙，囊内透声差，充满密集点状回声；B1. 盆腔内见游离液体，透声差；B2. 右卵巢（ROV）无异常，左卵巢囊肿张力低，内透声差，充满密集点状回声，盆腔见游离液体，透声差；B3. 左卵巢（LOV）内见多房囊肿，内透声差，充满密集点状回声，其中一个囊腔张力低，手术病理证实为左卵巢多房性子宫内膜异位囊肿，其中一个囊腔破裂；C. 卵巢子宫内膜异位囊肿，囊腔内透声差，并见凝血块形成的絮状回声团**

### （二）输卵管卵巢脓肿及囊肿

1. 临床情况　严重的妇科感染累及输卵管和卵巢后可形成输卵管卵巢脓肿，患者多有高热、下腹痛，有时能触及盆腔包块，输卵管与卵巢互相粘连，形成脓肿后输卵管腔常与卵巢内的脓腔相通，经过了急性期、亚急性期，进入慢性期后，脓腔内的脓液逐渐演变为清亮的液体就变成了输卵管卵巢囊肿，这是炎症的结局。少数患者急性期的临床表现并不典型，这多与抗生素的应用有关。

2. 超声表现　卵巢常显示不清，附件区可见多房囊性包块，边界常常模糊不清，囊腔内透声差，多为密集点状回声，部分区域呈迂曲管状结构，囊壁厚而毛糙，CDFI 示囊壁及实性区可见较丰富血流信号，病灶局部触痛明显。当转变成输卵管卵巢囊肿后，囊腔内透声性良好，囊壁变薄，与周围组织粘连，部分区域仍可辨认出迂曲的管状结构，卵巢可部分显示或显示不清（图 17－27）。

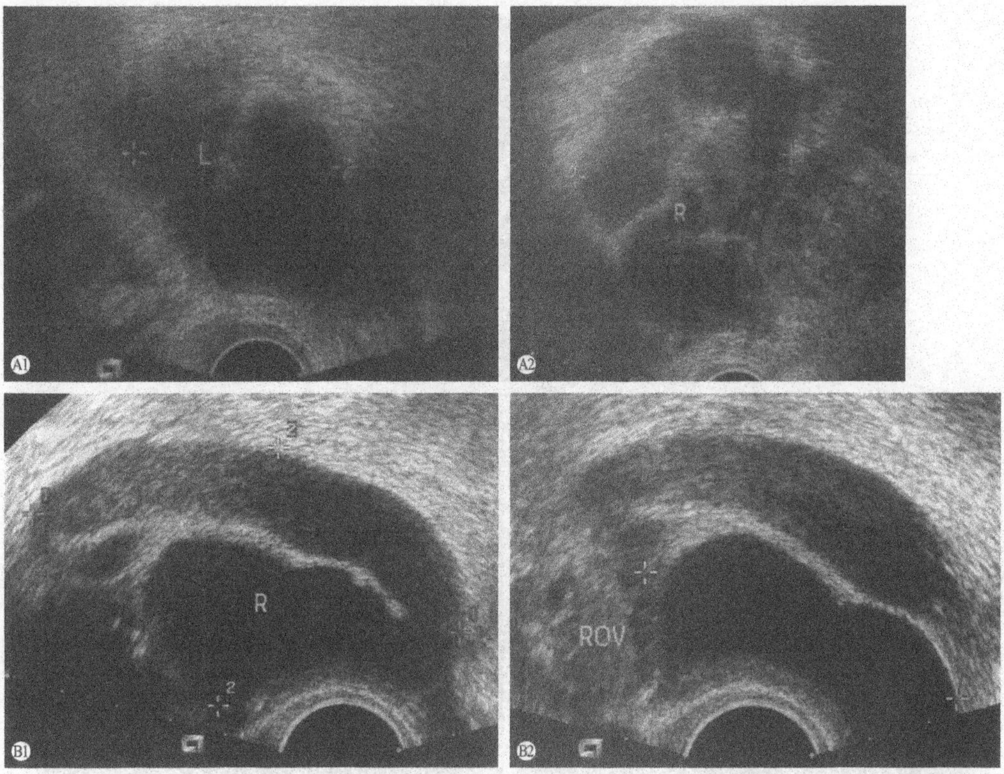


图 17-27 A1. 左输卵管积脓，管腔明显增粗，呈迂曲管状，腔内透声差；A2. 右输卵管积脓，管腔明显增粗，呈迂曲管状，腔内透声差。患者为年轻女性，腹痛、发热住院，手术病理结果证实为双侧输卵管积脓；B1. 右输卵管积水，输卵管明显增粗，迂曲扩张；B2. 右输卵管积水，右卵巢（ROV）显示清晰，未见异常

## （三）卵巢冠囊肿

1. 临床情况　卵巢冠囊肿是位于输卵管系膜或阔韧带与卵巢门之间的囊肿，多发生在育龄妇女，小者仅约 1cm，大者可接近 20cm，多数直径 5～10cm，大多无症状，大多为单纯浆液性囊肿，少数为浆液性囊腺瘤，个别有交界性或恶性改变，有报道卵巢冠囊肿占附件囊肿的 20.9%，卵巢冠囊肿可起源于间皮、副中肾管及中肾管残留。较大的卵巢冠囊肿（直径 6～12cm 多见）可能发生蒂扭转，引起急性腹痛，右侧卵巢冠囊肿蒂扭转可能会被误认为是急性阑尾炎。

2. 超声表现　双侧卵巢均显示正常，卵巢旁附件区可见圆形或卵圆形囊性包块，边界清楚，壁薄光滑，囊内透声好，CDFI 示囊壁上一般无血流信号。若囊壁上有多发乳头样突起，就有可能是浆液性囊腺瘤，局部交界性不能除外；若囊壁上的实性突起体积较大，CDFI 内可见较丰富的血流信号，则不能排除恶性病变。发生蒂扭转时，囊肿一般都有触痛，盆腔内可能出现少量积液（图 17-28）。

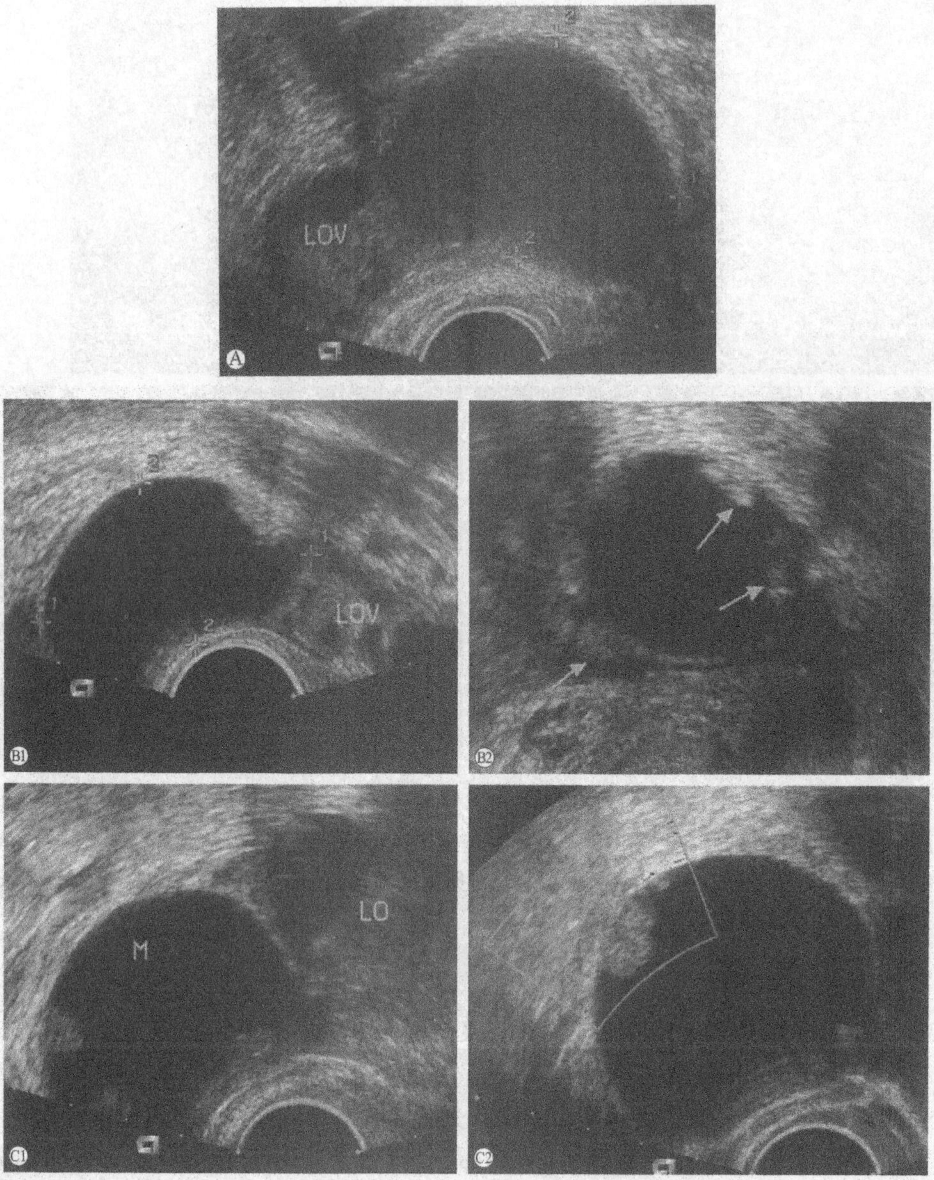


**图 17-28 A.** 左卵巢（LOV）冠囊肿位于左卵巢旁，壁薄、光滑，内透声好；**B1.** 左卵巢旁囊肿，内含实性突起；**B2.** 左卵巢旁囊肿，囊壁上有多个实性突起分别向囊内外生长，手术病理结果为左卵巢冠囊腺纤维瘤；**C1.** 左卵巢（LO）旁囊肿（M），囊内壁可见乳头样实性突起；**C2.** 囊内壁上的实性突起为多发，大小不等，CDFI 示突起内未见明显血流信号。手术病理结果为左输卵管系膜囊性浆液性交界型乳头状囊腺瘤局部癌变及间质浸润

## 三、卵巢的良性肿瘤

### （一）囊性畸胎瘤

1. 临床情况　卵巢囊性畸胎瘤是最常见的卵巢肿瘤，有报道囊性畸胎瘤占卵巢良性肿瘤的38.24%，其中80.97%的患者年龄位于20～40岁，单侧约占88.66%。肿瘤的病理组

织成分最常见的是脂肪、毛发，最常见的并发症是肿瘤蒂扭转；发生于青少年的巨大囊性畸胎瘤有时可能内含原始神经管等组织，为未成熟畸胎瘤；囊性畸胎瘤的患者年龄较大且囊肿体积较大的有发生恶变的可能，最常见的癌变为鳞状细胞癌。囊性畸胎瘤还可能与其他卵巢肿瘤及瘤样病变合并存在，如囊腺瘤、子宫内膜异位囊肿等。囊性畸胎瘤剔除手术后有可能复发，个别患者甚至可以多次复发。

2. 超声表现　由于肿瘤独特的组成成分，囊性畸胎瘤常有特异性的声像图表现，囊腔内散在的毛发常呈线样强回声，毛发缠绕在一起形成团块时呈表面毛糙的弧形强回声带后伴声影；液态脂肪比重轻常浮在囊内液体的上方，呈脂－液分层征；脂肪、毛发、骨组织及其他各种组织混杂存在时表现为囊腔内回声高低不均、杂乱。特异的声像图表现使得囊性畸胎瘤术前超声诊断符合率基本都在 90% 以上，超声误诊的囊性畸胎瘤常常都是声像图表现特异性不够的病例，如囊内均为液态脂肪，可能被误诊为单纯囊肿、子宫内膜异位囊肿等；当囊腔内回声杂乱时，与肠管的结构回声极为相似，经验不足的超声医生可能会漏诊。若囊性畸胎瘤体积巨大，应特别仔细观察囊腔内是否有实性区域，明显的实性团块常提示有癌变（图 17－29）。

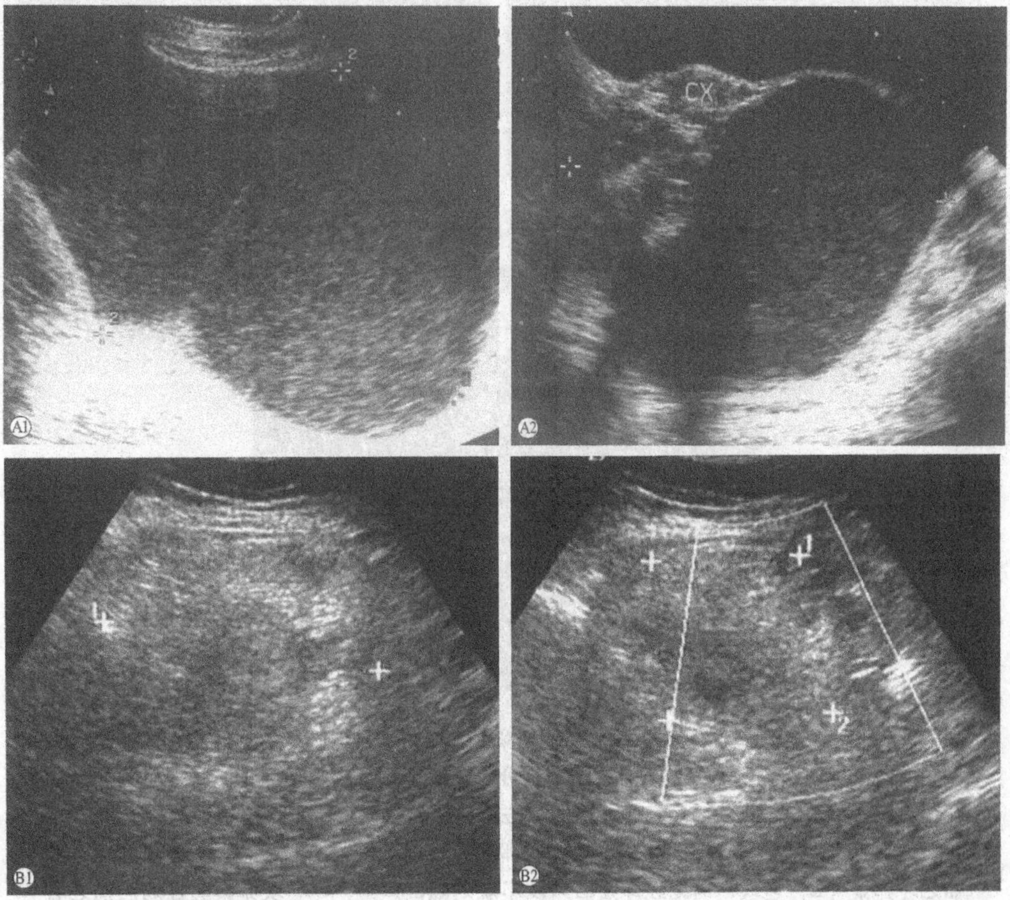

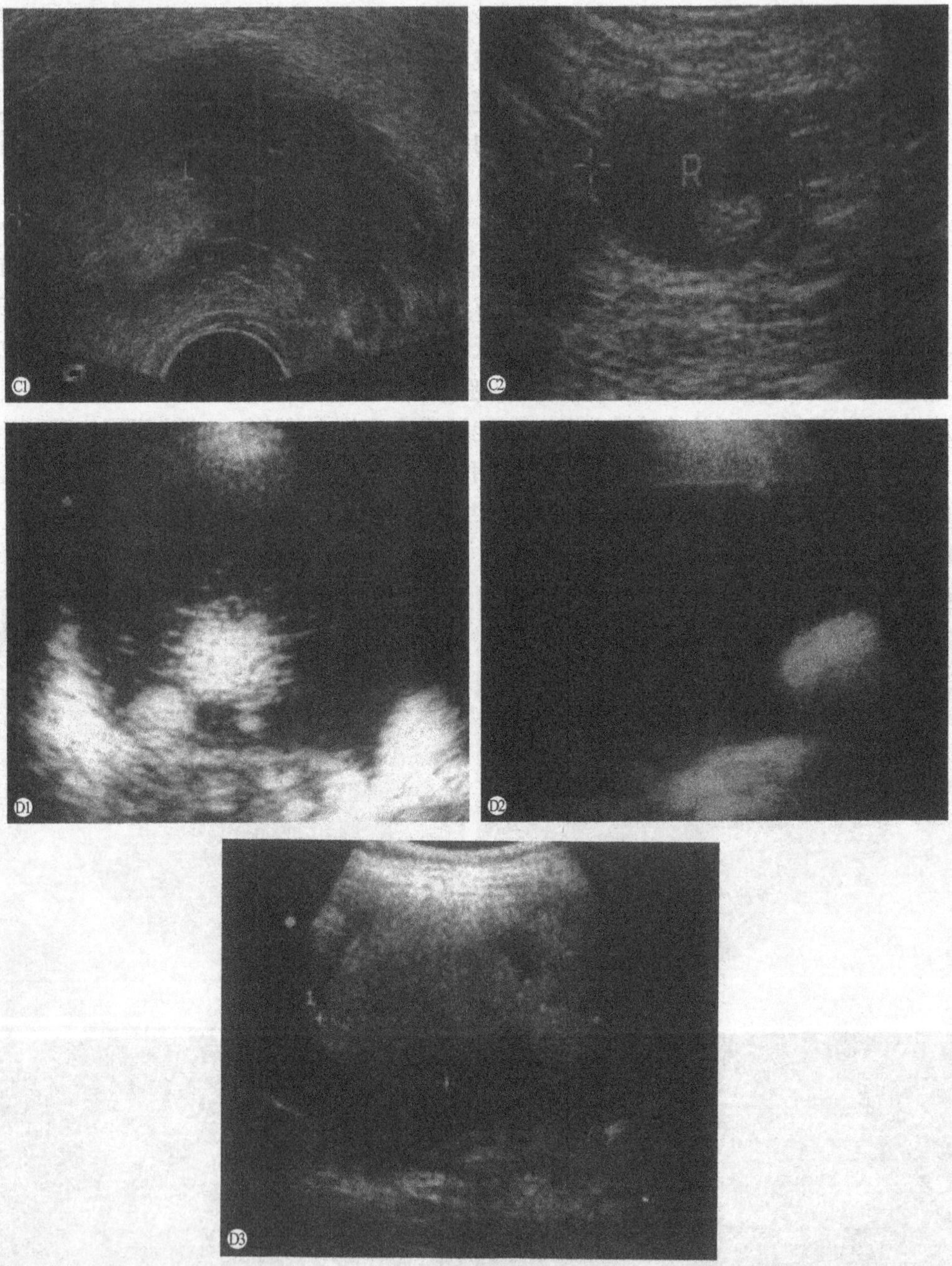


图 17－29　**A1.** 卵巢囊性畸胎瘤第一次超声检查误诊为子宫内膜异位囊肿；**A2.** 再次复查多切面扫查发现囊腔内除了密集点状回声及分隔，还可见不规则强回声团，提示为卵巢囊性畸胎瘤，手术病理证实。**CX.** 宫颈；**B1.** 左附件区包块，内回声强而不均；**B2. CDFI** 示包块内未探及血流信号，手术病理证实为左卵巢囊性成熟性畸胎瘤；**C1.** 双卵巢囊性畸胎瘤之左卵巢（**L**）包块，内见线样强回声及不规则强回声团；**C2.** 双卵巢囊性畸胎瘤之右卵巢（**R**）囊肿，体积小，内见强回声团；**D1.** 巨大卵巢囊性畸胎瘤，囊内见发球形成的强回声团；**D2.** 囊腔内还可见脂液分层征、发丝及面团征；**D3.** 最重要的是囊腔内发现有不规则实性包块，手术病理证实此处为囊性畸胎瘤癌变（鳞状细胞癌）

### （二）浆液性囊腺瘤

1. 临床情况 卵巢浆液性囊腺瘤是较常见的卵巢良性肿瘤，约占卵巢肿瘤的25.0%，大部分为单侧，少数为双侧；约80%为单纯囊性包块，少部分囊壁上有乳头样突起，既可突向囊内，也可突向囊壁外面，80%以上为单房囊肿，少数为多房囊肿，也就是说囊腔内有分隔；囊壁上有时可有沙粒样钙化。囊肿体积以5～10cm较多见，随着保健水平的提高，查体发现的体积较小的囊腺瘤会越来越多，体积巨大的囊腺瘤所占的比例会有所减少。囊腺瘤也会发生蒂扭转，但不如畸胎瘤蒂扭转常见。

2. 超声表现 附件区圆形或卵圆形囊性包块，囊壁薄、光滑，大多数囊肿为单房性，少数囊内有薄壁分隔，囊腔内透声性良好，少数囊内可有较稀疏的点状回声，CDFI示囊壁及分隔上少有血流信号；乳头状囊腺瘤囊壁增厚，可见乳头样突起；当囊壁上有沙粒样钙化时可见强回声斑（图17－30）。

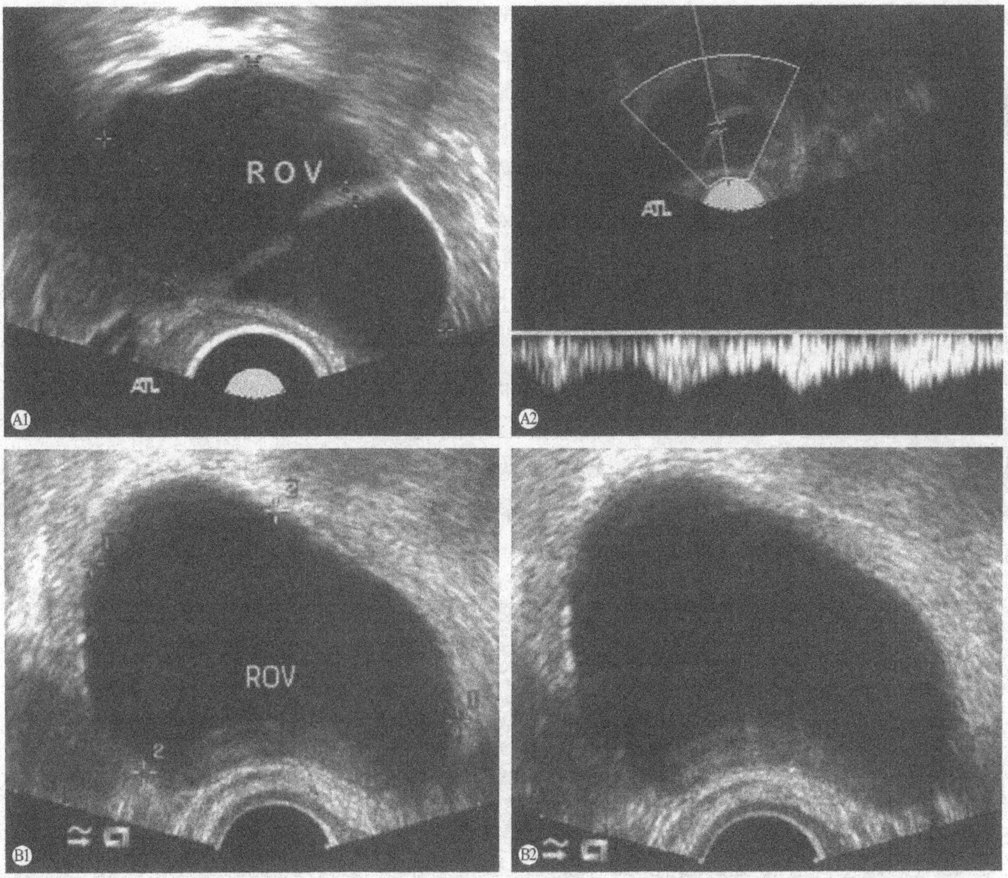

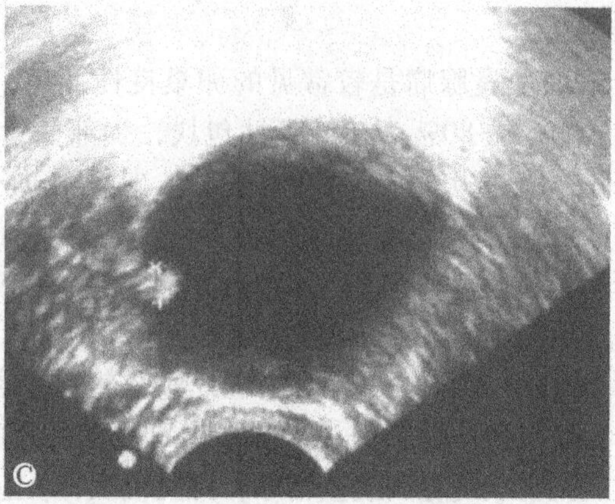

**图 17-30　A1. 右卵巢（ROV）囊肿，内见薄壁分隔；A2. CDFI 示分隔上见少许血流信号，手术病理证实为浆液性囊腺瘤；B1. 右卵巢（ROV）浆液性囊腺瘤，壁薄，囊内透声好；B2. 囊壁上可见颗粒状强回声（沙粒样钙化）；C. 卵巢浆液性乳头状囊腺瘤，囊内壁见乳头状突起**

（三）黏液性囊腺瘤

1. 临床情况　黏液性囊腺瘤近年来似乎较浆液性囊腺瘤常见，其体积多远远大于后者，且多为单侧发生；黏液性囊腺瘤的囊壁通常较厚，囊腔内大多有较多纤细分隔，由于黏液上皮的分泌，囊腔内充满黏液；体积最大的妇科囊性肿瘤就是这种病理类型。黏液性囊腺瘤有可能发生破裂，一旦黏液漏入盆腹腔，黏液上皮就有可能种植于腹膜表面，形成腹膜假黏液瘤。

2. 超声表现　附件区厚壁囊性包块，体积巨大时可充满盆腹腔，囊腔内透声差，多有多条纤细分隔，呈此典型表现的黏液性囊腺瘤术前超声的诊断准确率达 90% 以上。囊壁破裂时，盆腔可见游离液体，透声差。黏液性囊腺瘤较小时，囊腔内可能没有分隔，囊内液透声差呈密集点状回声，囊壁上有时可见沙粒体的强回声钙化斑；此类表现的黏液性囊腺瘤有可能被误诊为巧克力囊肿（图 17-31）。

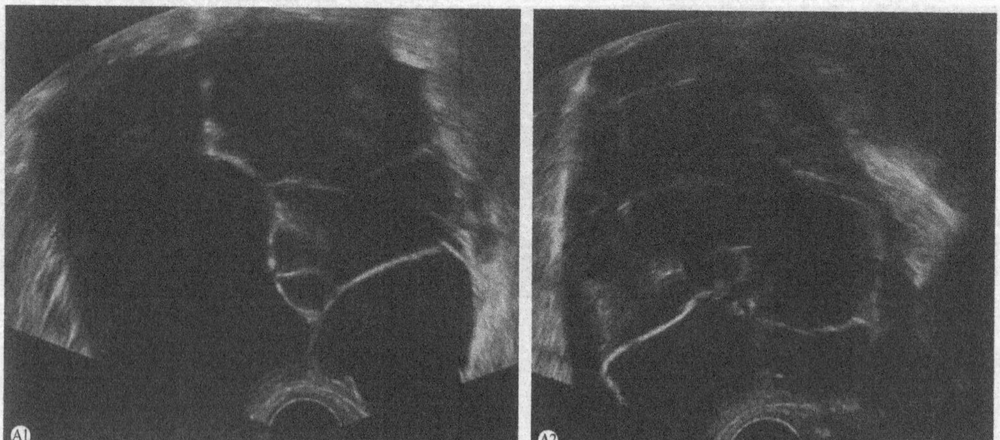

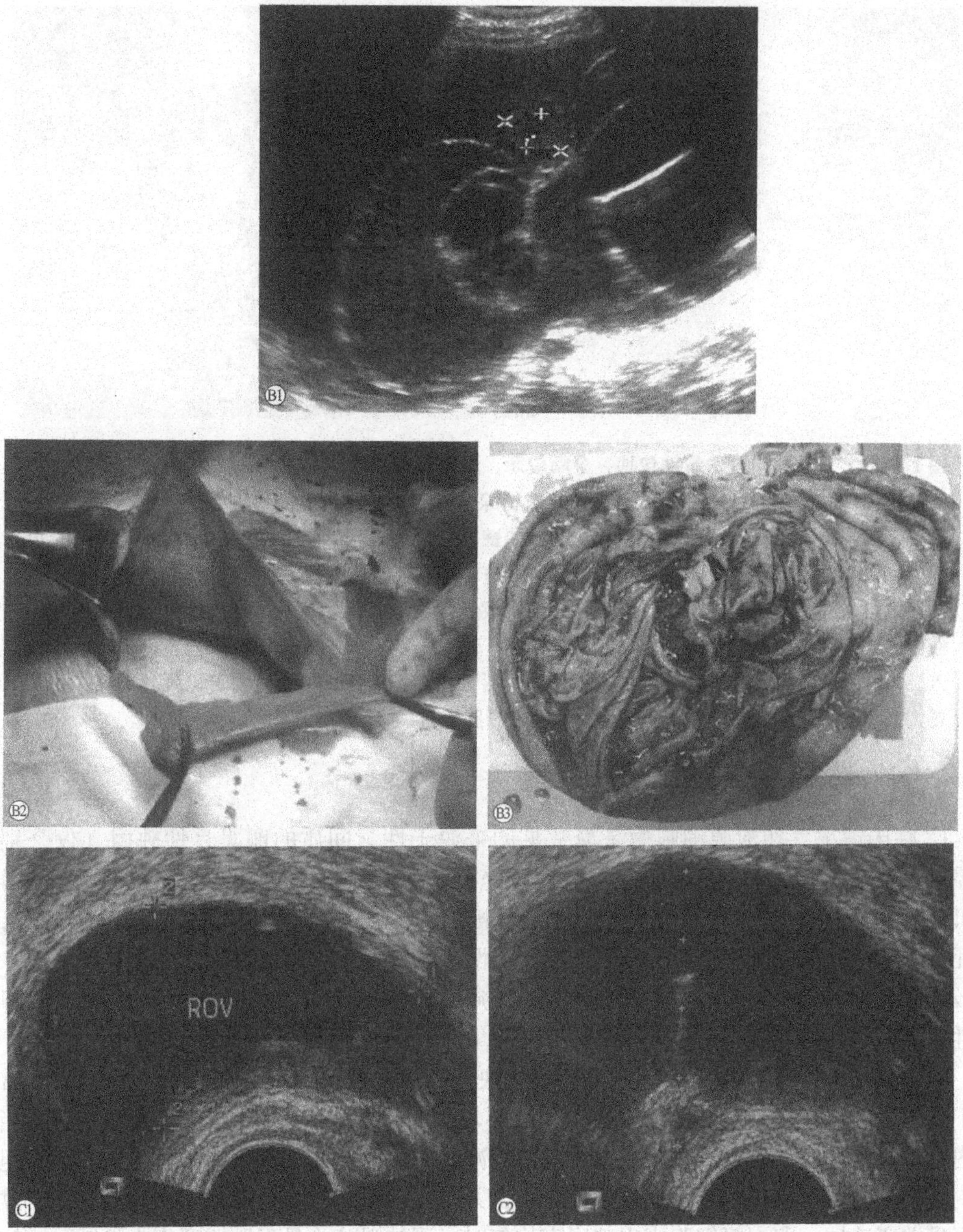
B1
B2
B3
ROV
C1
C2

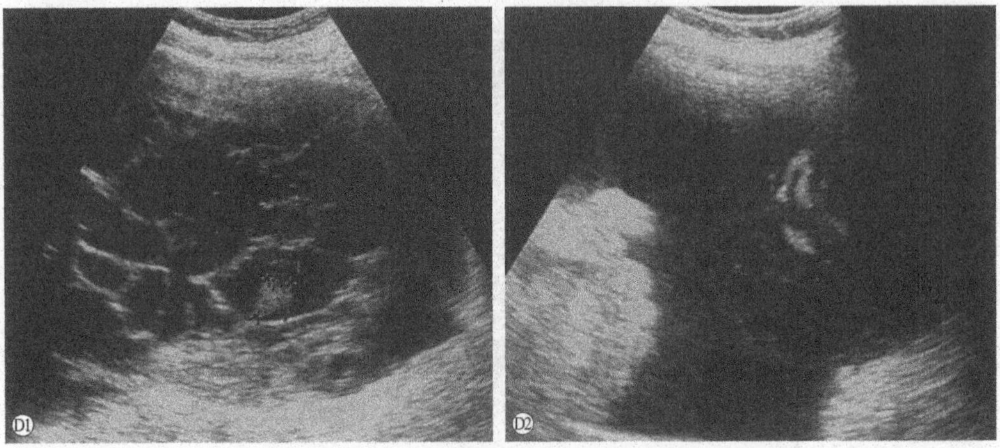


图 17－31　A1. 卵巢多房囊性包块，分隔较薄，囊内透声欠佳；A2. GDFI 示分隔上可见少许血流信号，手术病理结果为左卵巢多房黏液性囊腺瘤；B1. 左卵巢多房囊性包块，壁厚，囊内有多条纤细分隔，囊液透声差；B2. 术中见囊肿壁厚、表面光滑；B3. 术后肿物标本，可见囊壁很厚、囊内分隔纤细，病理诊断为黏液性囊腺瘤；C1. 右卵巢（ROV）囊肿囊腔内透声差，充满密集点状回声，超声诊断为卵巢子宫内膜异位囊肿；C2. 行超声引导穿刺抽液治疗，抽出的液体为淡黄色黏稠黏液，证实为黏液性囊腺瘤；D1. 55 岁老年女性，因腹胀检查发现腹部包块入院，盆腹腔包块巨大，内有较多薄壁分隔，囊液透声性差；D2. 腹腔内可见大量积液，透声差，似胶冻状，手术病理结果为左卵巢黏液性囊腺瘤破裂

### （四）卵泡膜细胞瘤

1. 临床情况　卵泡膜细胞瘤是最常见的来源于性索间质的卵巢良性肿瘤（仅个别卵泡膜细胞瘤为恶性），一般为实性，质地较坚硬，大小不等，体积较大者易发生蒂扭转，且可能合并腹水、CA125 明显升高，此时易被误认为是卵巢恶性肿瘤；当肿瘤内有出血坏死、囊性变、黏液性变时，可表现为囊实性。部分患者无临床症状，查体时发现；体积较大者可触及包块，合并蒂扭转时出现腹痛；体积巨大者，常合并大量腹水，似卵巢恶性肿瘤。

2. 超声表现　附件区类圆形或分叶状包块，表面光滑，内部为实性低回声，后方常伴有不同程度的声衰减，内部回声可均匀也可不均匀，CDFI 示其内血流信号多不丰富；当肿瘤内部呈囊实性时，实性部分后方也常见声衰减；较小的肿瘤，其周边常可见正常卵巢组织结构；当肿瘤内有钙化时，可见强回声斑；合并蒂扭转时，肿瘤可有触痛；合并腹水，盆腹腔可见游离液体。卵泡膜细胞瘤内部回声均匀时，可被误认为是囊肿或巧克力囊肿，应注意其后方回声无明显增强或伴有衰减。卵泡膜细胞瘤还容易被误认为是浆膜下肌瘤，仔细观察其与子宫之间是否有联系很重要（图 17－32）。

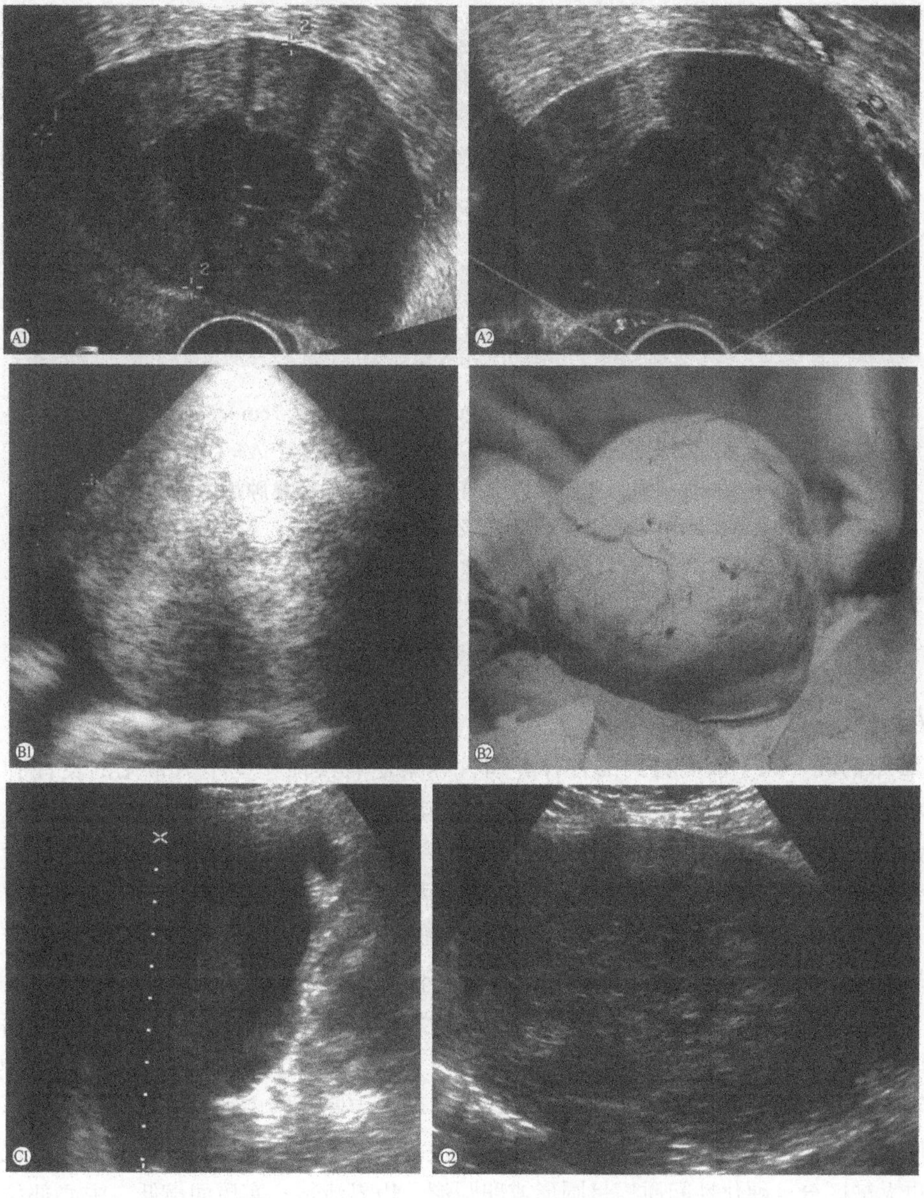
A1
A2
B1
B2
C1
C2

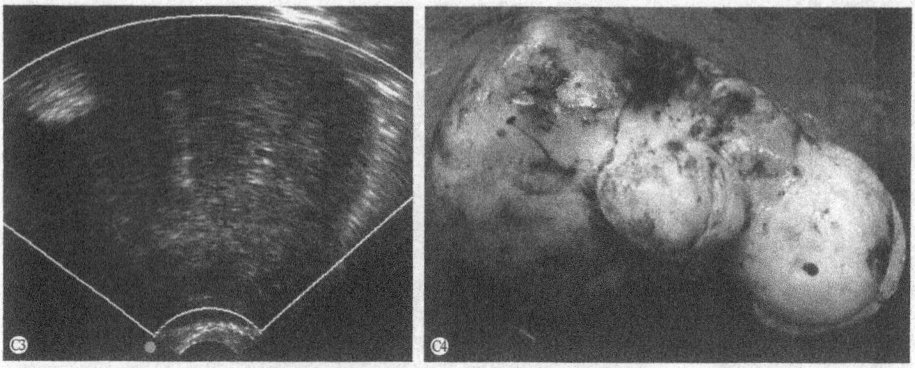

图 17－32　A1. 43 岁女性，查体发现盆腔包块，包块大小 7.7cm×5.0cm×8.1cm，边界清楚，表面光滑，内部见不规则透声区，部分后方伴声影；A2. CDFI 示包块内血流信号不丰富，手术病理结果为左卵巢卵泡膜细胞瘤；B1. 卵巢肿瘤体积大，边界清楚，伴有少量腹水；B2. 术中见肿瘤体积大，表面光滑，质地硬，病理结果为卵泡膜细胞瘤；C1. 老年女性，大量腹水，肿瘤标志物 CA125 明显升高；C2. 盆腔见巨大实性包块，边界清楚，内回声不均；C3. 经阴道彩色多普勒超声检查肿物内血流信号不丰富；C4. 术后标本，肿物外形不规则，表面光滑。病理诊断为卵泡膜细胞瘤

### （五）其他卵巢良性肿瘤

1. 临床情况　除了前面提到的各种肿瘤，卵巢还有其他一些不太常见的良性肿瘤，如卵巢甲状腺肿、纤维瘤、硬化性间质瘤等。这些肿瘤可能有临床症状，也可能没有任何症状，肿瘤大小不一。卵巢甲状腺肿是高度分化的单胚层畸胎瘤，常发生于绝经期前后，肿瘤呈囊实性，囊性区内为胶冻状液体；纤维瘤瘤体内含有大量胶原沉积的纤维细胞，有时可伴有钙化，可与卵泡膜细胞瘤合并存在；硬化性间质瘤常见于年轻人，较罕见，患者可有月经紊乱，肿瘤呈实性，表面光滑，常有中心部位的不规则囊性变。

2. 超声表现　卵巢甲状腺肿多为不规则囊实性包块，回声强弱不均，有时可见钙化或骨骼样强回声，实性部分可有较丰富血流信号，部分患者可伴有腹水，易误诊为卵巢恶性肿瘤；卵巢纤维瘤一般为类圆形或结节状低回声包块后伴明显声影，肿瘤内血流信号不丰富，内部有时可囊性变或黏液性变，有时还可见钙化强回声斑，与卵泡膜细胞瘤有时容易混淆，二者混合存在时更无法区分；硬化性间质瘤呈圆形或卵圆形，边界清楚，实质回声低，中心部位常常不规则囊性变，致周边组织厚度厚薄不均，CDFI 内可见不丰富的血流信号（图 17－33）。

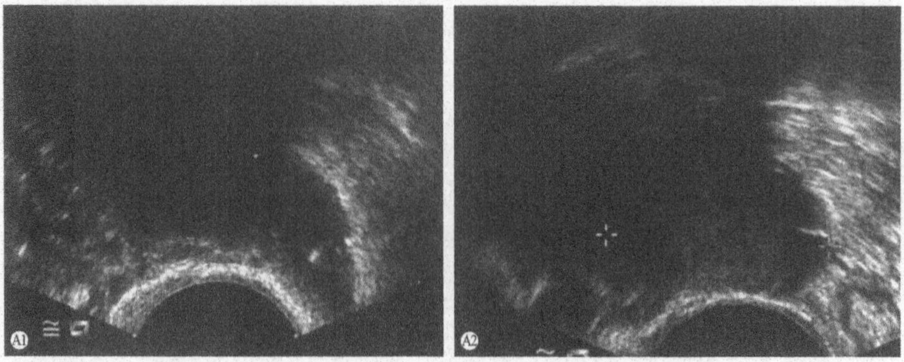

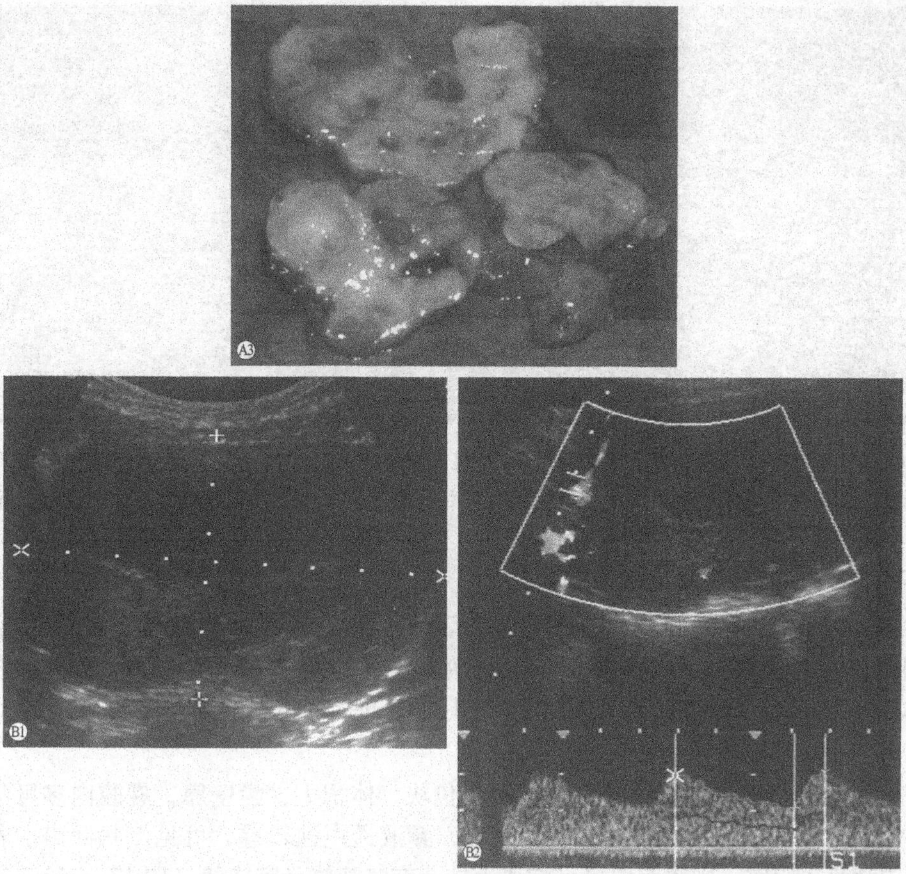


**图 17－33 A1. 右卵巢囊实性肿瘤，实性部分后方伴明显声影；A2. 肿瘤内还可见透声区；A3. 肿瘤术后标本，可见肿瘤内的多处囊性变，病理结果为卵巢纤维瘤；B1. 17 岁女孩月经不调就诊，超声检查见右卵巢囊实性包块，表面光滑；B2. 彩超于肿瘤实性区可见低阻动脉血流频谱，手术病理结果为卵巢硬化性间质瘤**

## 四、卵巢交界性肿瘤

### （一）卵巢交界性浆液性囊腺瘤

1. 临床情况　是卵巢交界性肿瘤中预后最好、生存率最高的肿瘤，常发生于育龄期妇女，大多无明显症状，查体发现或触及下腹部包块就诊，大多单侧发生，少数双侧，肿瘤大小以小于 10cm 多见，少数超过 10cm。多数肿瘤表面有菜花样隆起，可发生腹膜种植，也可累及淋巴结，囊腔内因有实性突起呈囊实性，囊内液多浑浊，也可为血性或淡黄色。

2. 超声表现　附件区圆形或卵圆形包块，表面不光滑或光滑，内部多为囊实性，实性成分为囊壁上的乳头状或块状突起，囊液透声性多较差，CDFI 示较大的实性部分常可探及血流信号，伴有腹水或肿瘤破裂者，盆腔可探及游离液体（图 17－34）。

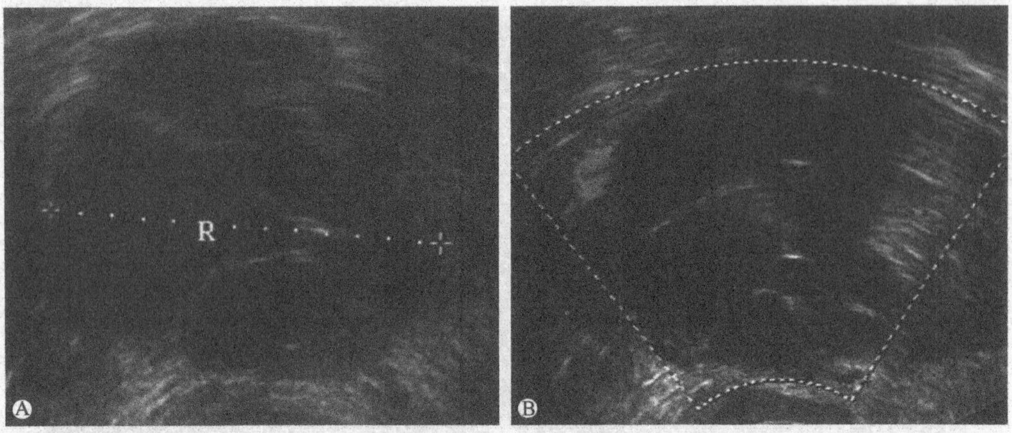


图 17-34　A. 63 岁老年女性，查体发现右卵巢多房囊性包块，大小约 5.1cm×4.1cm×4.7cm；B. 进一步观察可见分隔上由多个小乳头一样突起，手术病理结果为右卵巢交界性浆液性囊腺瘤

（二）卵巢交界性黏液性囊腺瘤

1. 临床情况　可发生于青春期至绝经后的任何年龄，与浆液性交界性囊腺瘤的发生率相似或略高，绝大多数为单侧，个别为双侧，肿瘤多较大，>10cm 的占多数，多房较单房多见，囊内壁上有单个或多个乳头样突起。手术切除肿瘤后，患者长期生存，预后良好。

2. 超声表现　附件区圆形或卵圆形囊性包块，体积大，囊壁厚，囊腔内多可见不规则增厚的分隔，并可见乳头状或实性块状突起，囊液透声性较差，可见点状回声。若肿瘤破裂，囊内液流入腹腔，则腹腔内可见游离液体，有时液体呈胶冻状（图 17-35）。

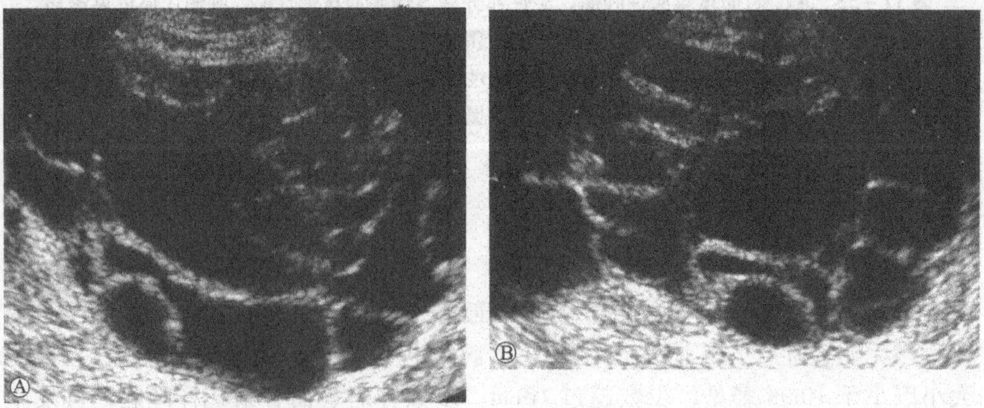

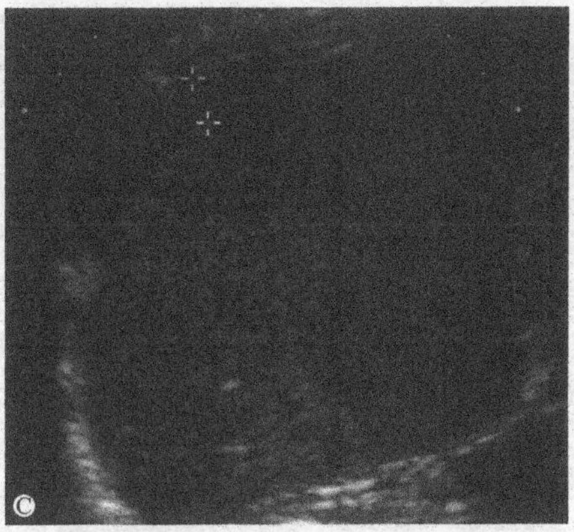


图 17－35 A. 69 岁老年女性，因腹胀自己触及盆腔包块就诊，超声检查发现盆腔多房囊性包块，大小约 15. 7cm×11. 3cm×9. 1cm；B. 囊肿体积大，囊内分隔多，并见乳头样实性突起；C. 腹腔内还可见少量游离液体，此图显示的是肝周少量积液。手术病理结果为左卵巢交界性黏液性囊腺瘤

## 五、卵巢恶性肿瘤

### （一）浆液性乳头状囊腺癌

1. 临床情况 是最常见的卵巢恶性肿瘤，约有一半的患者是双侧的，多见于绝经期前后的人群，早期患者多无任何临床症状，查体发现早期手术则患者的生存率非常高，不幸的是大多数患者出现症状就诊时都已处于晚期，治疗后的五年生存率很低。常见的症状有腹胀、腹痛、盆腔包块。

2. 超声表现 盆腔一侧或双侧探及囊实混合性包块，外形多不规则，边界清晰或欠清晰，CDFI 实性部分多可见较丰富血流信号，盆腹腔常可见游离液体，伴有大网膜转移时可见大网膜明显不规则增厚，CDFI 于增厚的大网膜内可探及较丰富的血流信号，子宫直肠陷窝与膀胱子宫陷窝处腹膜也常有肿瘤的种植转移，表现为腹膜的局限性不规则增厚，CDFI 内常可见血流信号。腹水常由卵巢恶性肿瘤引起，炎性疾病特别是结核也常常出现腹水，附件区也可见包块，但包块通常较小、边界不清、与周围组织多有粘连，结核时大网膜与腹膜也可增厚，但多为均匀一致的弥漫性轻度增厚，腹水内常可见纤维粘连带。卵巢恶性肿瘤有时可合并感染，临床症状是急性盆腔炎症的表现，声像图表现错综复杂，难以做出明确诊断，必要时可考虑行超声引导穿刺活检明确诊断（图 17－36）。

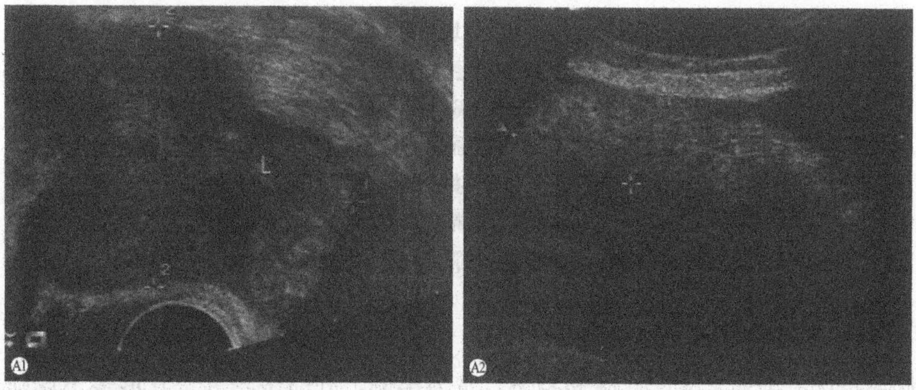

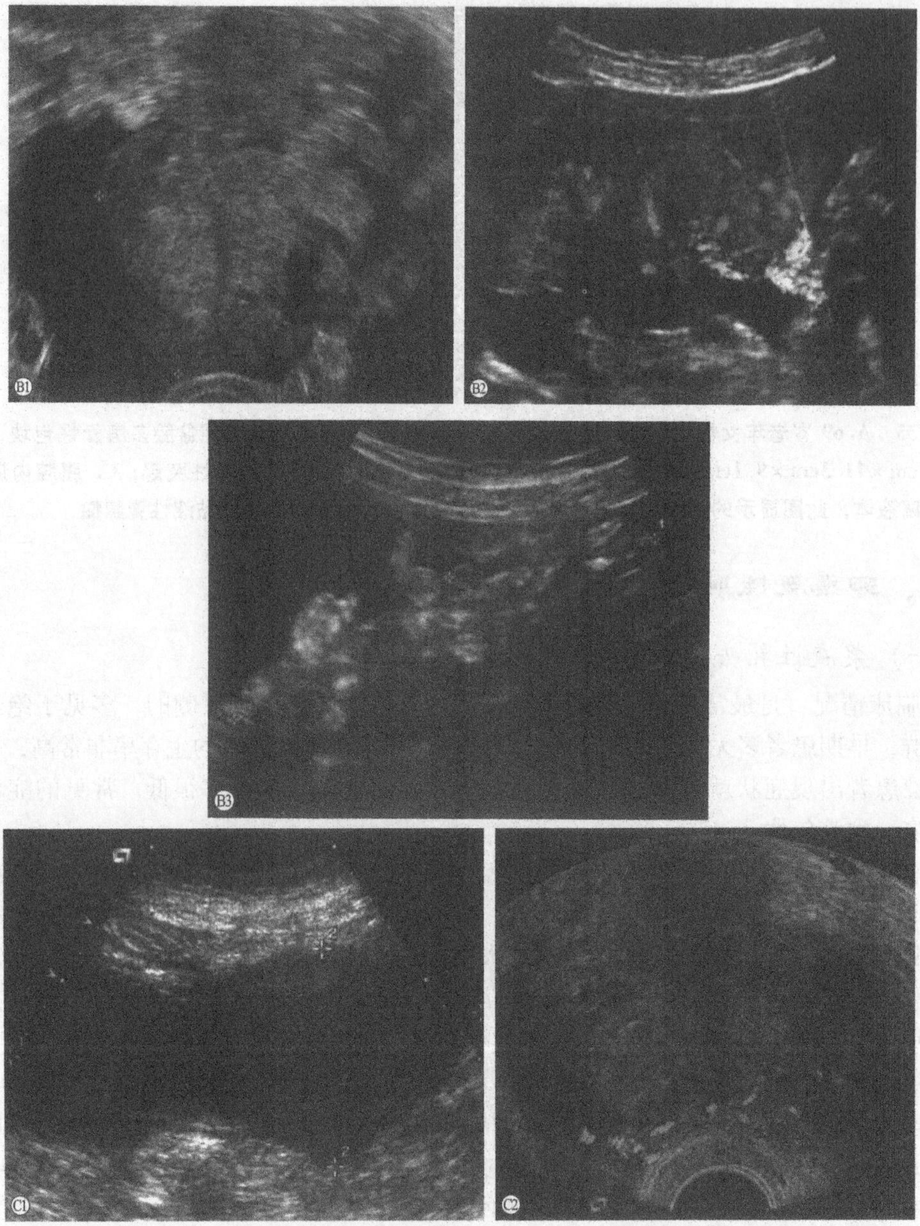


**图 17－36　A1. 经阴道超声检查见左卵巢包块伴腹水；A2. 经腹部超声检查见大网膜显著增厚，手术病理结果为卵巢浆液性乳头状囊腺癌伴大网膜转移；B1. 经阴道超声检查见左卵巢以实性为主的混合性包块伴腹水；B2. 经腹壁超声检查见左卵巢包块内血流丰富；B3. 中上腹部超声检查还可见大网膜明显增厚，回声不均，手术病理结果为左卵巢浆液性乳头状囊腺癌伴大网膜转移；C1. 55 岁女性，左下腹痛伴脓血便及发热入院，经腹壁超声检查见盆腔囊实性包块与周围组织粘连；C2. 经阴道超声检查包块见实性部分血流信号丰富，手术病理结果为左卵巢癌伴脓肿**

### （二）黏液性囊腺瘤癌

1. 临床情况　不如浆液性囊腺癌多见，常为单侧，肿瘤多较大，外形多不规则，主要症状是腹部包块。

2. 超声表现　盆腔囊实性包块，实性部分血流信号较丰富，有腹水时盆腹腔可见游离液体，可有其他部位的转移表现。声像图上很难提示肿瘤的病理类型。

（三）内胚窦瘤

1. 临床情况　又称卵黄囊癌，是高度恶性的卵巢肿瘤，好发于10～20岁的年轻女性，肿瘤一般生长很快，体积较大，患者多因腹部包块、腹胀就诊，由于肿瘤可分泌胎甲球，患者血清αFP常明显升高。

2. 超声表现　盆腔探及巨大实性包块，边界清楚，内部回声不均，常见多个大小不等的囊性区，CDFI内血流信号较丰富（图17－37）。

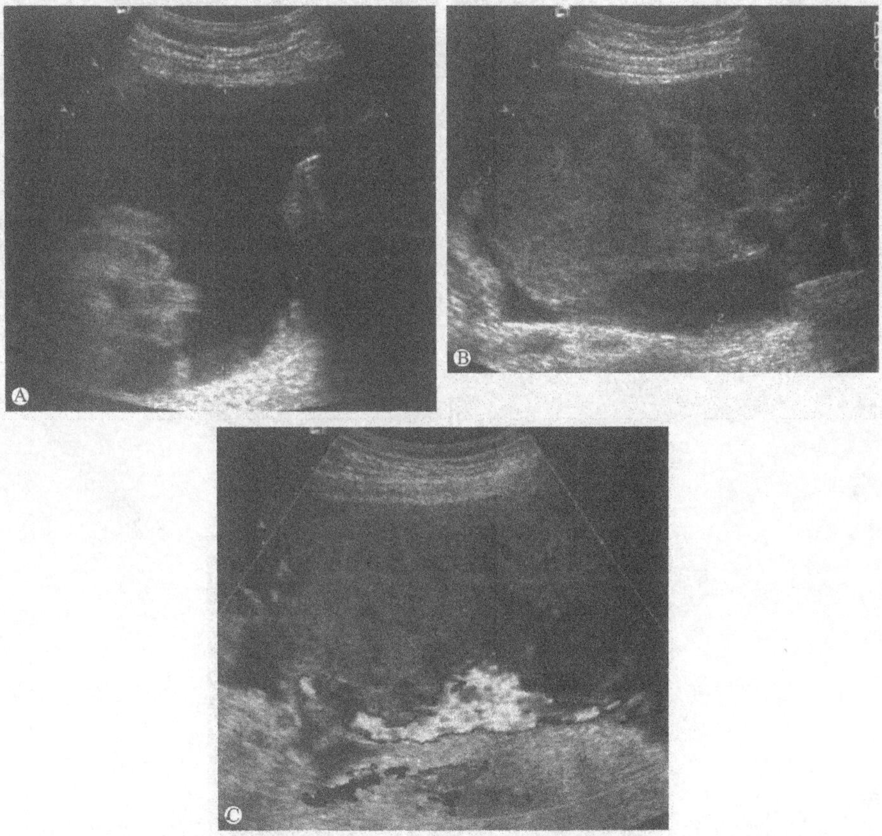


**图17－37　A. 19岁年轻女性，腹胀10d入院，超声检查可见腹腔内有大量游离液体；B. 左卵巢可见巨大实性包块内有多处不规则透声区，化验血AFP值>20 000μg/L；C. CDFI包块内可见丰富血流信号。术中见腹腔内淡红色腹水5 000ml，左卵巢肿瘤表面有破口，病理结果为左卵巢内胚窦瘤**

（四）颗粒细胞瘤

1. 临床情况　是低度恶性的卵巢肿瘤，好发于育龄期，青春期或绝经后也有发生，肿瘤可分泌雌激素，常有高雌激素水平的临床症状，如性早熟、月经不调、绝经后阴道流血等。肿瘤一般为中等大小，实性，表面多光滑，质地多较软，肿瘤内常有出血囊性变。

2. 超声表现　附件区实性包块，边界清楚，内部回声不均匀，常可见多发小囊性区，CDFI 示肿瘤内有丰富血流信号（图 17－38）。

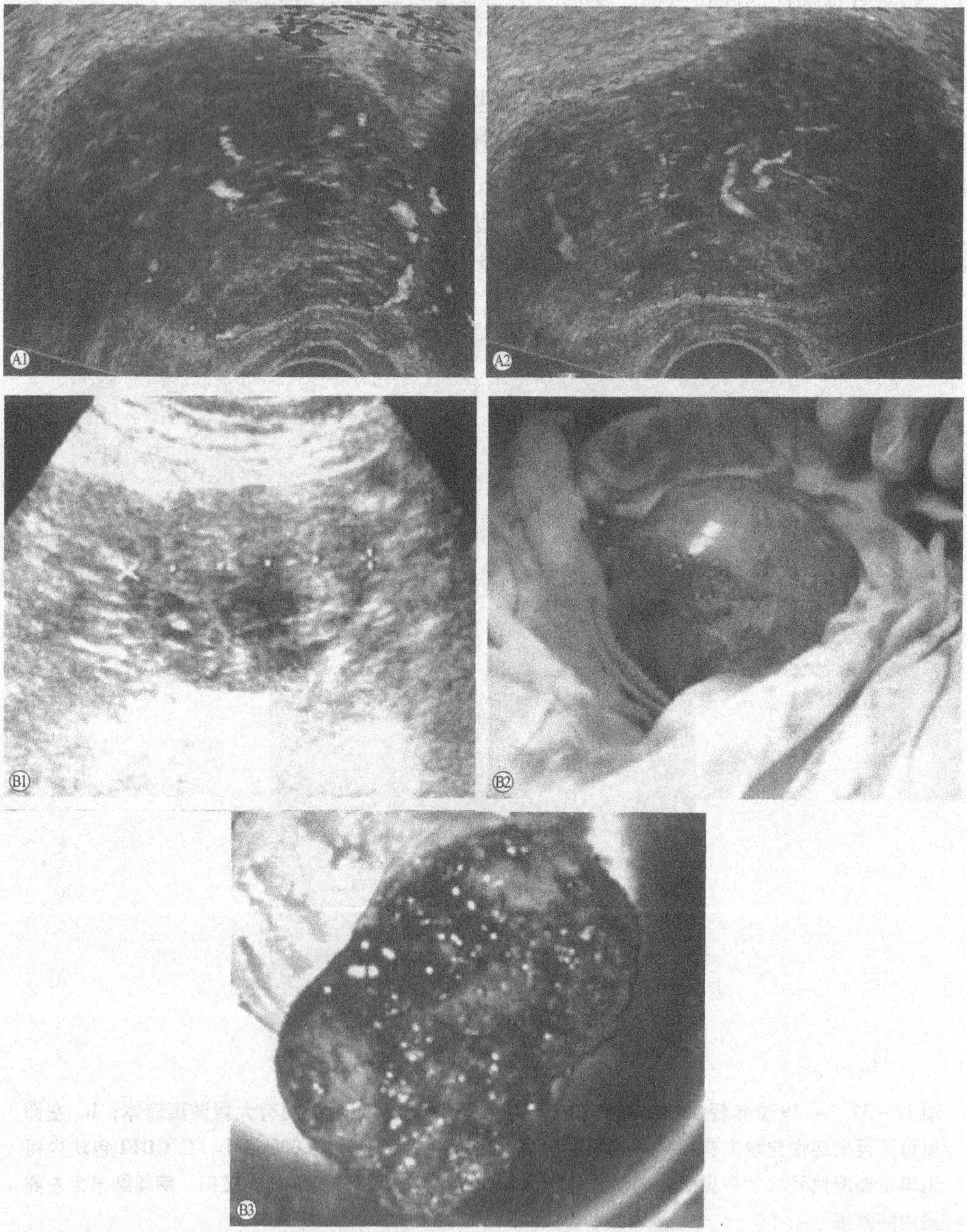

**图 17－38　A1.** 43 岁女性，月经不调就诊，超声检查见左卵巢实性包块，内可见多处小透声区；**A2.** CDFI 包块内可见丰富血流信号。手术病理结果为左卵巢颗粒细胞癌；**B1.** 63 岁老年女性，因绝经后出血就诊，经阴道超声检查发现宫腔息肉，宫腔镜摘除息肉病理检查提示子宫内膜增生；1 个月后复查超声发现卵巢包块，呈实性内有小透声区；**B2.** 术中发现肿瘤质地较软，包膜张力较高，腹腔镜触碰肿瘤包膜后包膜破裂；**B3.** 术后切开肿瘤，可见肿瘤内有较多出血及凝血块，病理结果为颗粒细胞瘤

## （五）卵巢转移癌

1. 临床情况 胃肠道恶性肿瘤、乳腺癌等常发生卵巢转移，有些转移发生于原发肿瘤发现并治疗之后，有些则是因为发现转移癌就诊而后才发现原发肿瘤，还有个别患者转移癌手术后一直无法明确原发病灶的部位。卵巢转移癌常常是双侧的。

2. 超声表现 双侧卵巢均可见实性包块，表面光滑，双侧包块多大小相似，少数可大小不一致，有些包块内可见内壁光滑的小囊性区，CDFI 多可见树枝状的血流信号，盆腔可见游离液体，子宫直肠窝有时也可见种植转移病灶。既往恶性肿瘤病史有助于卵巢转移癌的诊断，发现双侧卵巢实性包块内有树枝状血流信号，则要高度怀疑卵巢转移癌，应进一步检查胃肠道、乳腺等，查找原发部位（图 17－39）。

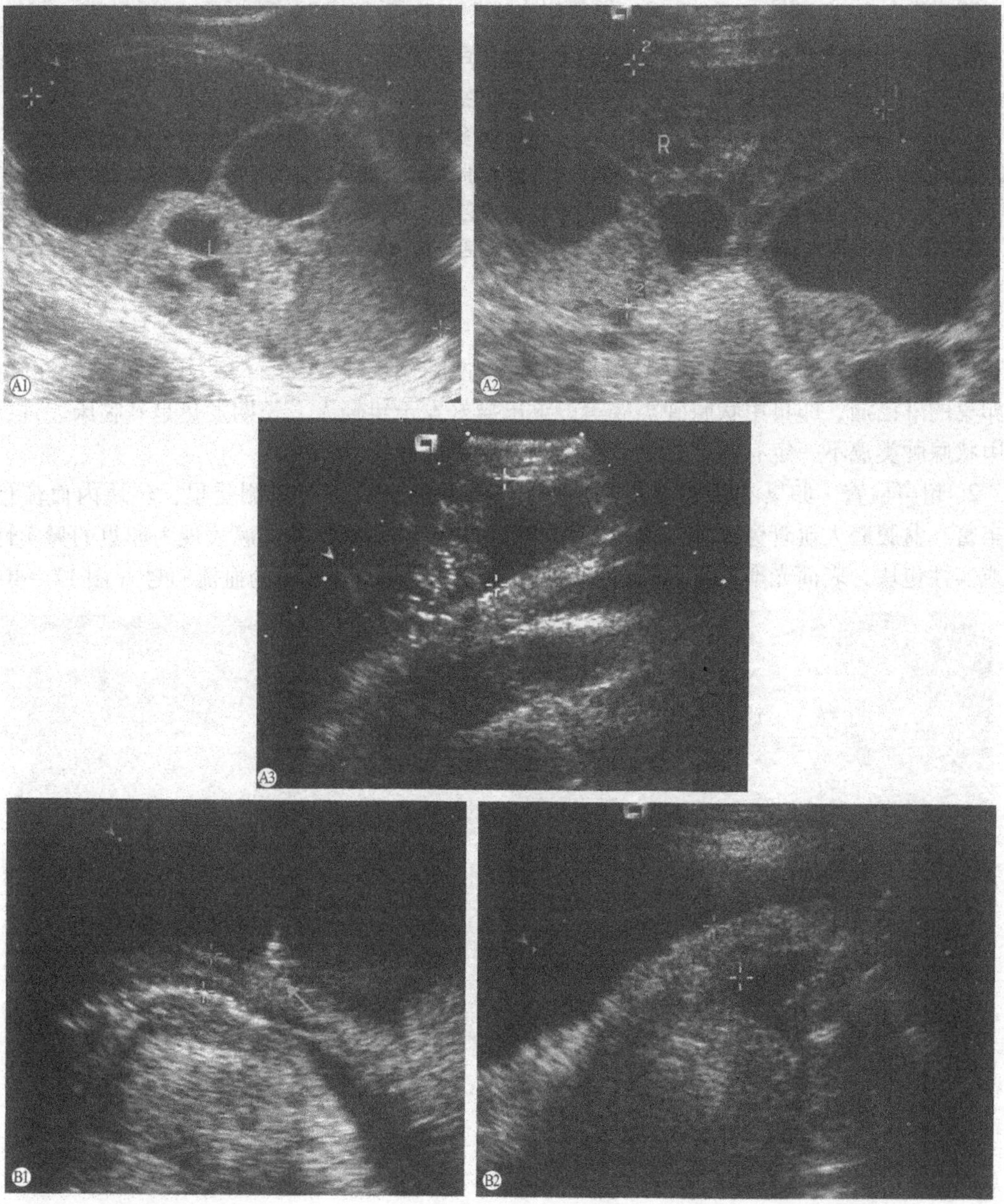

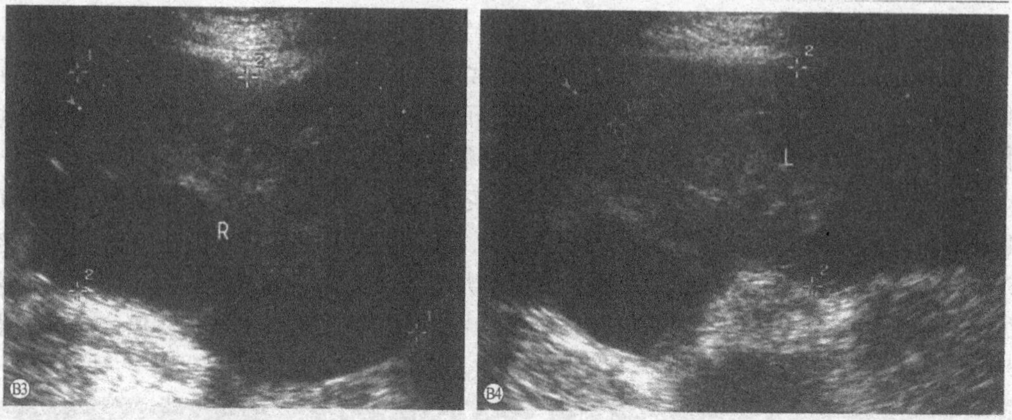

**图 17－39　A1. 25 岁女性，因发现腹部包块一周、月经不调 3 个月就诊，超声检查见左卵巢巨大实性包块，内有多个囊性区，囊性内壁光滑；A2. 右卵巢也可见相同性质的包块；A3. 腹腔内还可见少量腹水。手术切除卵巢肿瘤，冰冻病理为转移性腺癌，最终手术病理诊断为阑尾中分化腺癌双卵巢转移；B1. 42 岁女性，因胃痛 3 个月伴腹胀入院。超声检查可见胃壁增厚、腹水；B2. 腹水中可见大网膜增厚；B3. 右卵巢可见较大实性包块内有多处透声区，透声区内壁光滑；B4. 左卵巢也见相同性质的包块。行包块超声引导穿刺活检病理结果为 Krukenberg 瘤**

### （六）其他卵巢恶性肿瘤

1. 临床情况　除了上述相对常见的卵巢恶性肿瘤，卵巢还有一些较罕见的恶性肿瘤，如卵巢的淋巴瘤、卵巢甲状腺肿类癌等。淋巴瘤好发于年轻人，长期发热是其临床表现；卵巢甲状腺肿类癌不一定有临床症状，有的可能有类癌综合征。

2. 超声检查　卵巢淋巴瘤常表现为卵巢的低回声包块，可双侧受累，包块内血流信号较丰富，盆腹腔大血管旁可探及多发肿大淋巴结。卵巢甲状腺肿类癌表现为卵巢的囊实性包块或实性包块，表面光滑或呈结节状，CDFI 肿瘤内可见丰富低阻的血流信号（图 17－40）。

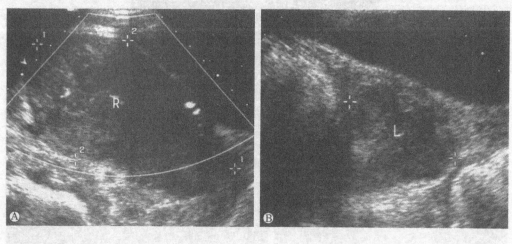

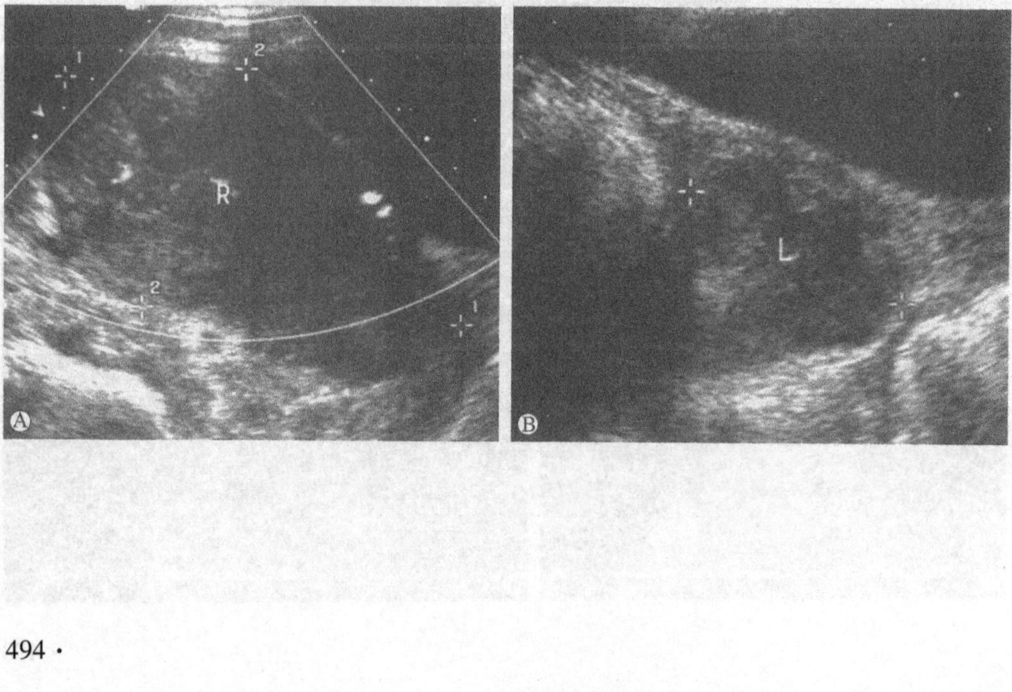

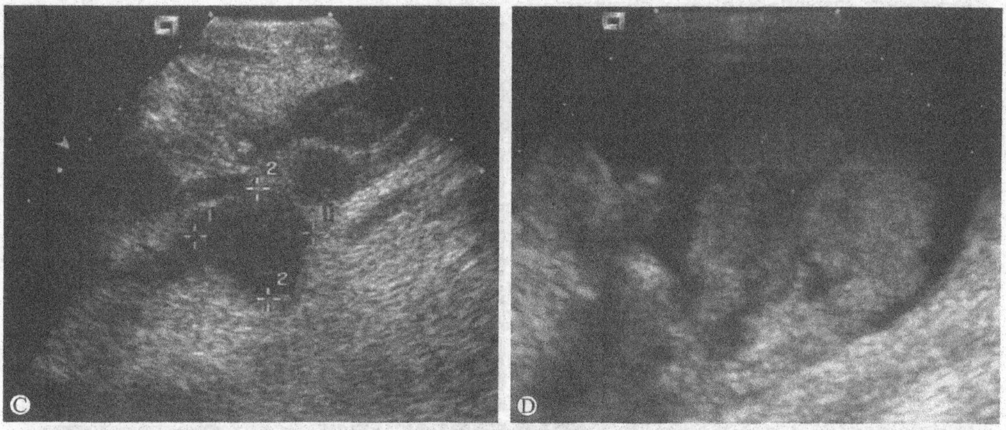


图 17－40 A. 15 岁女孩，发热 3 个月就诊，超声检查见右卵巢低回声包块，内部血流较丰富；B. 左卵巢也见低回声包块；C. 盆腹腔大血管周围还可见多个大小不等的肿大淋巴结；D. 腹腔可见游离液体。行右卵巢包块超声引导下穿刺活检，病理结果为弥漫性间大细胞性淋巴瘤

（屈登雅）

## 第七节 输卵管疾病

输卵管纤细狭长，间质部与宫腔相连，伞端呈喇叭口状，正常输卵管与盆腔内的肠管混在一起，超声无法识别，当输卵管有病变时，输卵管增粗、管腔内有积液、形成结节或包块，超声常常可以识别，结合临床病史、化验检查结果，常可判断出病变的性质。输卵管疾病主要有输卵管炎症及肿瘤，还有少量子宫内膜异位病例。

### 一、输卵管炎性疾病

1. 临床情况 输卵管炎性疾病分为急性与慢性，急性输卵管炎症，患者可有发热、腹痛，慢性炎症可有下腹坠胀不适。急性炎症期输卵管增粗、管壁增厚、管腔内可有积脓，累及卵巢时可形成输卵管卵巢脓肿；慢性炎症期输卵管管壁变薄，管腔内积液变得清亮。

2. 超声表现 急性患者在附件区卵巢旁可见迂曲的厚壁管状结构，CDFI 囊壁上常可见丰富的血流信号，囊腔内可见积液，透声差，可探及密集点状回声，病变部位触痛明显；当炎症累及卵巢后，无法显示正常卵巢，附件区被厚壁多房囊性包块或囊实性包块占据，囊壁上或实性区血流丰富。慢性患者附件区可见薄壁囊性结构，呈迂曲管状或多房性，囊腔内透声好，CDFI 囊壁上多无明显血流信号，卵巢可显示或显示不清（图 17－41）。

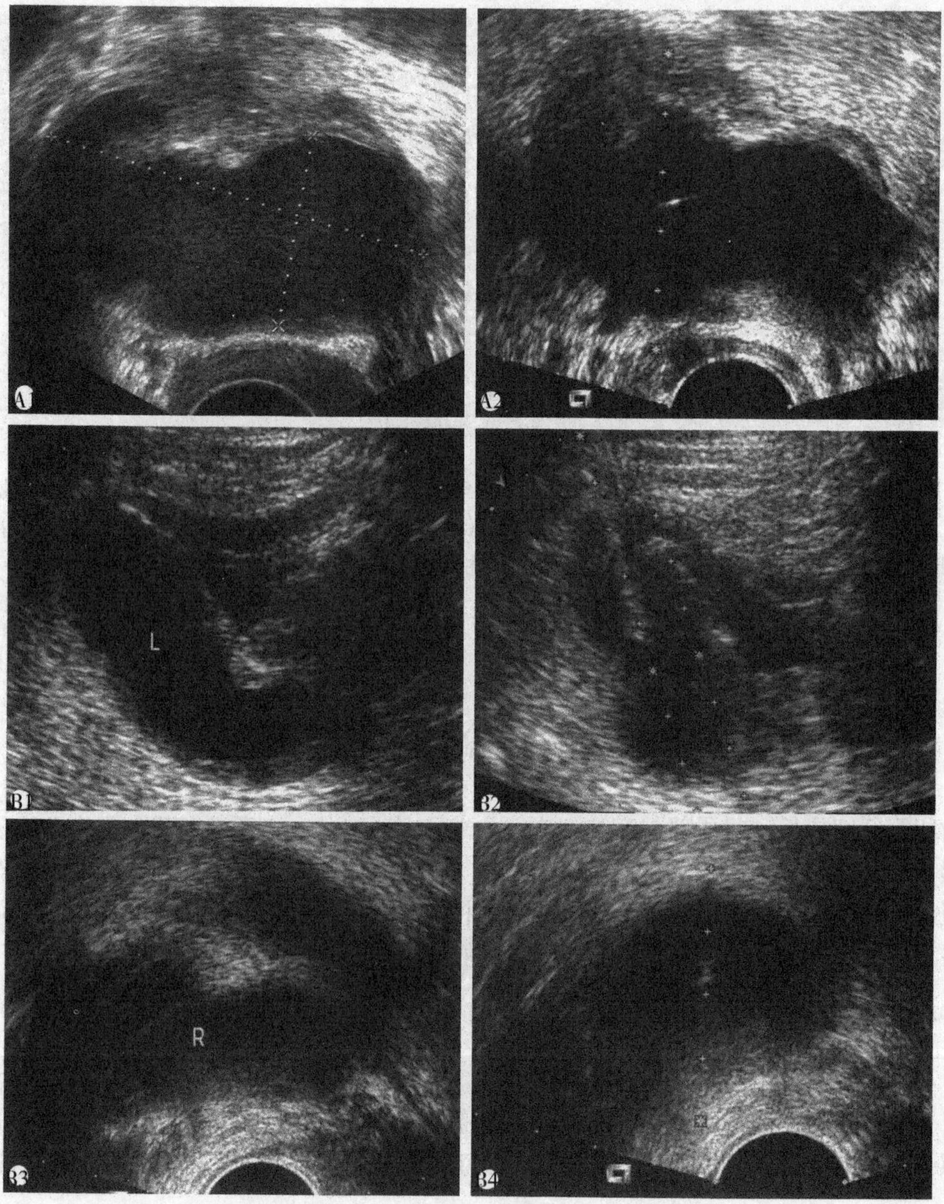


图 17－41　$A_1$. 33 岁女性，腹痛半个月入院抗炎治疗一周，近两天发热，体温 38.7℃，经阴道超声检查见右输卵管增粗，腔内充满液体，张力高，透声差；$A_2$. 行超声引导穿刺，抽出脓液 40ml，证实为右输卵管积脓；$B_1$. 45 岁女性，腹痛发热就诊，经腹壁超声检查见左输卵管增粗，腔内积液、透声差；$B_2$. 行超声引导穿刺抽出脓液 23ml，证实为左输卵管积脓；$B_3$. 该患者右侧也见输卵管增粗，较左侧更明显，腔内可见积液，透声差；$B_4$. 行经阴道超声引导穿刺，抽出脓液 42ml，治疗后症状迅速消失

## 二、输卵管肿瘤

1. 临床情况　输卵管肿瘤少见，多发生于中老年尤其是绝经后患者，常见的病理类型是癌，罕见的病理类型是恶性苗勒混合瘤，临床症状主要有下腹部包块、阴道排液、阴道流

血、腹胀、腹痛等。输卵管癌早期诊断困难，约有一半的患者就诊时已是晚期，可伴有腹水、CA125 升高，可有卵巢及大网膜转移，临床表现易与卵巢癌及子宫内膜癌相混淆，术前少有明确诊断者，多在术后病理检查时明确诊断。

2. 超声表现 输卵管癌的声像图表现多无特异性，可为腊肠形、不规则形，可为实性、囊实性或囊性，囊性者囊腔内透声性很差，可为迂曲管状结构，实性或囊实性包块的实性部位 CDFI 常可见丰富血流信号。包块旁探及正常卵巢有助于输卵管肿瘤的诊断，但概率很低，晚期患者常可探及腹水及转移病灶，如“网膜饼”。绝大多数患者术前超声仅可提示盆腔恶性肿瘤，多数会被疑为卵巢癌，个别囊性型可能误诊为输卵管积水，临床有阴道排液、包块为腊肠形、包块旁探及正常卵巢等少数较有特点的患者有可能术前提示输卵管癌的诊断（图 17 - 42）。恶性输卵管苗勒混合瘤超声表现与卵巢恶性肿瘤更无明显差异。

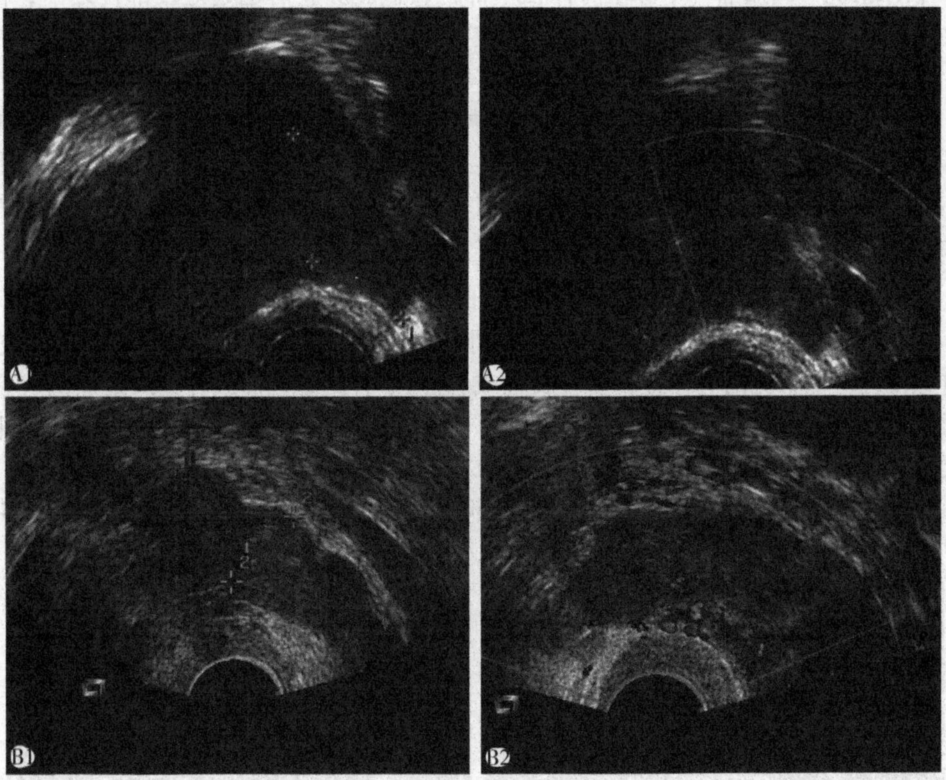


**图 17 - 42 $A_1$. 55 岁女性，绝经后阴道排液 2 年，超声检查见左附件区腊肠形管状结构，内有较多实性成分；$A_2$. CDFI 实性区域可见血流信号，考虑恶性肿瘤。手术病理结果为左输卵管癌；$B_1$. 53 岁女性，绝经 2 年，阴道出血伴排液 4 个月入院。超声检查见左附件区腊肠形低回声包块；$B_2$. CDFI 包块内可见较丰富血流信号。手术病理结果为左输卵管癌**

（王 慧(大)）

# 第八节　盆腔疾病

子宫与附件位于盆腔，盆腔原发性疾病与妇科疾病常常相互累及和混淆，仔细鉴别明确诊断对治疗方案的制定至关重要。盆腔的疾病可来源于腹膜后，可来源于肠道，可来源于泌尿道，也可能是医源性的，超声检查的实时性加上一些辅助检查方法和检查途径的灵活应用，能使大部分患者获得明确的诊断。

## 一、盆腔腹膜后来源的疾病

### （一）畸胎瘤

1. 临床情况　畸胎瘤可来源于身体任何部位，盆腔腹膜后也是好发部位之一，由于卵巢囊性畸胎瘤是最常见的，鉴别肿瘤来源很重要，腹膜后来源的畸胎瘤手术治疗的方法和难度与卵巢囊性畸胎瘤很不一样，妇科医生有时难以胜任。

2. 超声表现　肿瘤的内部结构及超声图像与卵巢囊性畸胎瘤相似，腹膜后来源的畸胎瘤与卵巢没有关联，肿瘤的基底位于腹膜后，鉴别的要点是直肠位于肿瘤的侧前方而不是其后方，为判断肿瘤与直肠的位置关系，可采用经直肠超声检查，没有直肠检查探头时可采用直肠指诊经腹壁观察。

### （二）神经源性肿瘤

1. 临床情况　神经来源的肿瘤包括神经鞘源性、神经节细胞源性和副神经节系统源性，盆腔神经源性肿瘤常见的有神经鞘瘤（良性或恶性）、神经纤维瘤或神经纤维瘤病（良性）、神经母细胞瘤、节细胞性神经瘤，多为实性，一般边界清楚，内部可有囊性变和钙化，CT对这类肿瘤的定性、定位诊断更具优势。

2. 超声表现　基底位于盆腔后部或后外部实性包块，外形规则或不规则，边界多清晰，直肠、髂血管受肿块挤压常发生从后往前、从外向内的移位（图 17 -43）。

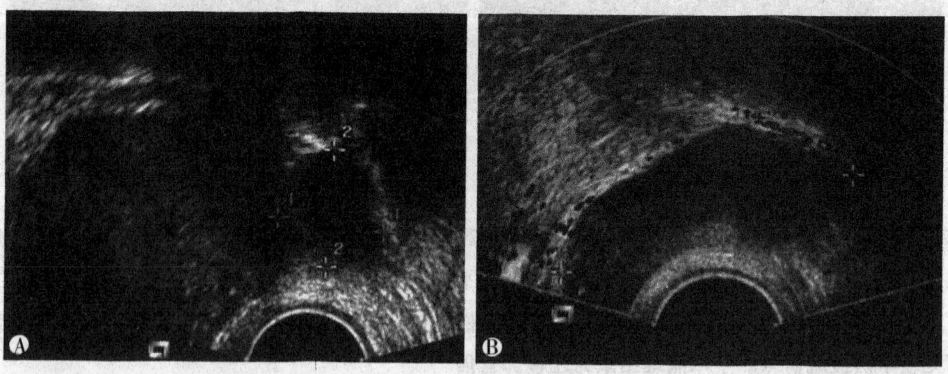

**图 17 -43　A. 24 岁女性，无症状，查体发现腹部包块就诊，经阴道超声检查子宫后方、骶骨前方可见一低回声包块，边界清晰；B. 包块大小约 5. 2cm × 2. 0cm × 1. 9cm，CDFI 示包块内血流信号不丰富。手术病理结果为神经纤维瘤伴黏液样变，肿瘤自一骶孔发出**

## 二、来源于肠道的疾病

### （一）阑尾肿物

1. 临床情况　阑尾一般位于右下腹，阑尾肿物常需与右附件来源的病变进行鉴别。阑尾的病变常见的有阑尾黏液囊肿、黏液性囊腺瘤、黏液腺癌等。阑尾黏液囊肿是慢性炎症的结果，由于近端管腔阻塞，黏液上皮分泌的黏液无法排出潴留在腔内形成；黏液性囊腺瘤是良性肿瘤性病变，对大体标本的肉眼检查与黏液性囊肿无法区别，病理切片的显微镜观察是确诊手段；黏液腺癌不多见，晚期患者可能与卵巢癌混淆，由于腹腔内的液体是胶冻状的黏液，用普通腹穿针穿刺抽液往往抽不出液体。

2. 超声表现　阑尾黏液囊肿及黏液性囊腺瘤都表现为右下腹腊肠形或椭圆形囊性包块，边界清楚，表面光滑，活动好，囊腔内透声性很差，CDFI 肿物内无血流信号，仔细观察可发现肿物的下端为盲端，上端与回盲部相连；晚期阑尾黏液腺癌肿瘤都有破溃，右下腹可见不规则不均质、边界欠清的包块，多为混合性，有时内部可见钙化，腹腔内常充满黏液形成腹膜假黏液瘤，缺乏经验者会认为是大量腹水，大网膜常可见肿瘤种植转移形成的“网膜饼”（图 17－44）。

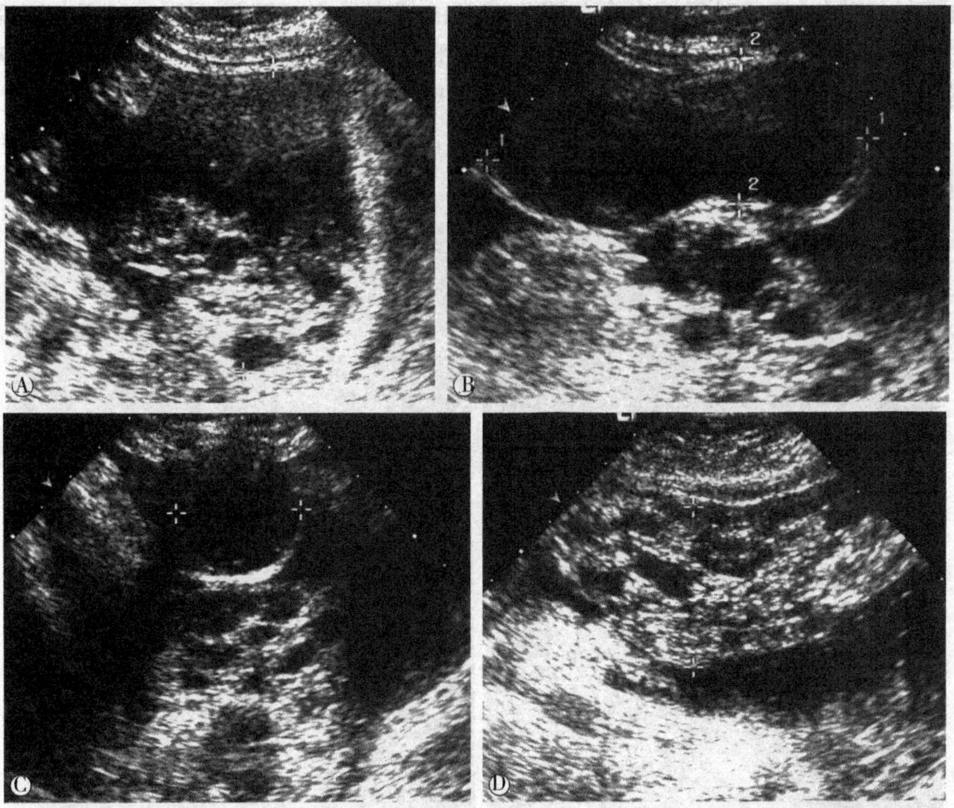


**图 17－44　A. 76 岁老年女性，因腹胀、腹部包块半年拟诊卵巢癌收住妇产科，超声检查见腹腔内大量积液，透声差，似胶冻样；B. 右下腹可见腊肠形囊性包块，壁不规则增厚；C. 包块横切面也可见囊壁不规则增厚；D. 中上腹部可将大网膜明显增厚，手术病理结果为大网膜腹膜假黏液瘤，伴阑尾、双卵巢、一侧输卵管及子宫黏液性囊腺瘤**

### （二）其他部位肠道来源的肿物

1. 临床情况　位于盆腔附近的小肠、结直肠与子宫附件相邻，这部分肠管的包块在妇科检查时很可能被误认为是妇科来源，如小肠的平滑肌瘤、结肠与直肠癌等，小肠的肿瘤一般活动度很大，结直肠肿瘤位置一般比较固定，有些患者有症状，有些可能无明显异常感觉。

2. 超声表现　小肠的平滑肌瘤为边界清晰的圆形低回声肿物，内部回声较均匀，CDFI 肿瘤常可见血流信号，有时可见肿瘤与小肠肠管关系密切，有些外生性肿瘤很难显示与小肠的关联；结直肠肿瘤均可见相应肠段的增粗、肠壁规则或不规则增厚，边界多清楚，CDFI 肿瘤内多可见丰富的血流信号。能显示正常的子宫及卵巢，也能帮助排除妇科疾病。

## 三、盆腔医源性肿物

1. 临床情况　妇科手术及其他盆腔手术偶尔会发生纱布等医疗用品遗留盆腹腔的意外情况，患者多有临床症状，或轻或重，诊断治疗不及时常给患者带来极大痛苦。

2. 超声表现　纱布遗留在盆腹腔的时间长短不同、合并感染的情况不同，其声像图表现也不尽相同。遗留时间短未合并明显感染的超声检查时可见后伴明显干净声影的肿物，采用高频探头仔细观察肿物表面可发现有低回声带环绕，遗留时间长内部有大量脓液时就表现为囊实混合性包块，肿物的边界一般比较清晰，似有包膜，肿物的实性部分后方常伴有声影，CDFI 肿物内一般探不到血流信号，此类表现常被误诊为卵巢囊性畸胎瘤（图 17－45）。

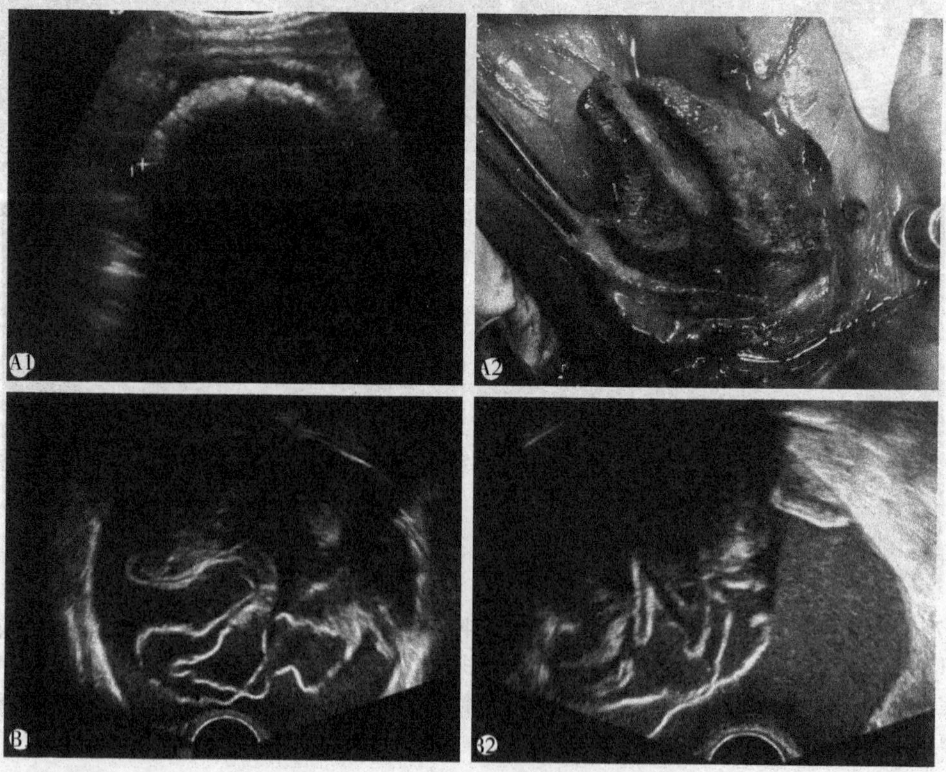

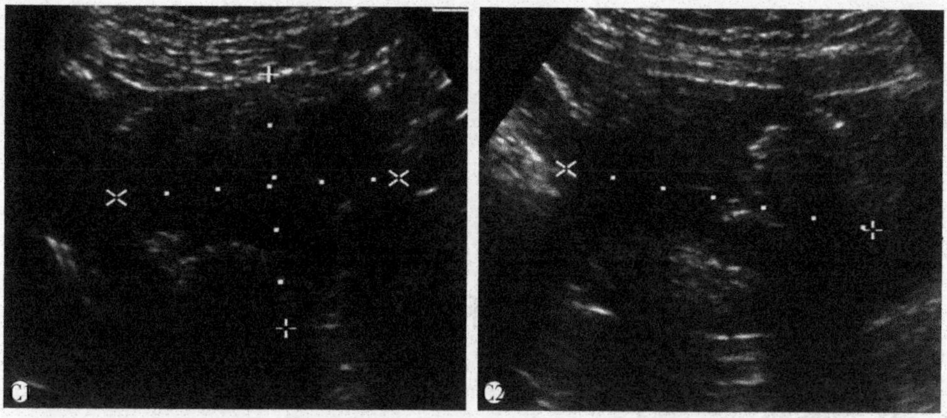

图 17－45　$A_1$. 宫颈癌术后左腹痛并包块就诊，超声检查见左下腹强回声包块伴干净声影，考虑纱布遗留腹内；$A_2$. 将纱布取出；$B_1$. 61 岁老年女性，因排尿极其困难就诊检查发现盆腔包块入院，7 年前曾因子宫脱垂手术治疗，半年后症状再现，伴排尿困难，逐渐加重。超声检查见盆腔囊性包块，边界清楚，内有条带样物后伴声影；$B_2$. 囊液透声性差，条带状物后方声影明显。手术病理结果为盆腔纱布伴脓肿形成；$C_1$. 32 岁，因下腹不适 3 个月就诊，超声检查提示卵巢囊肿入院。超声检查可见左下腹囊性包块，边界清楚，囊腔内可见强回声团后伴声影。患者 6 年前曾行剖宫产手术；$C_2$. 纵切面同样显示左附件区囊性包块边界清楚，囊内有强回声团后伴声影。手术病理结果为腹壁下脓肿（纱布腹膜外残留）

（王　慧（大））

# 第十八章　产科超声

## 第一节　产科检查方法

### 一、仪器条件

需高分辨力实时超声诊断仪。常用线阵或凸阵式探头，频率为3～5MHz。仪器如果备有扇扫式探头（3.5MHz）和阴道探头（5～7.5MHz），则更为理想。

### 二、检查前准备

（1）检查早期妊娠，包括异常妊娠和并发症时，膀胱需保持适当充盈。

（2）中晚期妊娠（孕12周以后至分娩前），胎儿检查则无需充盈膀胱。检查宫颈机能不全和前置胎盘者例外。

（3）经阴道超声检查，需在排尿后进行。检查者应动作轻柔，如阴道流血较多时宜改用经直肠扫查。经阴道检查，一定向患者解释清楚，在患者接受的情况下才能开展，如果操作医师为男性，宜有第三人在场。

### 三、检查时体位

1. 经腹部检查　一般取仰卧位。遇以下情况，有时需采取侧卧位：①为了变换胎儿位置。②妊娠子宫过大，孕妇难以仰卧。

2. 经阴道检查　取膀胱截石位。

### 四、检查方法

1. 经腹壁扫查　充分暴露腹部和耻骨联合上缘。在检查部位涂耦合剂。在子宫范围内做纵断、横断、冠状切等断面，自左至右，由上而下全面扫查。注意要寻找子宫腔内有无妊娠改变，如观察早孕期的妊娠囊、胎芽、胎心搏动等，中晚期妊娠的羊膜、胎儿、胎盘、羊水等。进行必要的产科生物学测量，以估计孕龄，了解胎儿生长发育状况，扫查时还应注意子宫壁有无肿物并与妊娠伴随的生理性改变如子宫收缩所致局部增厚、扩张的血管鉴别。此外，还应注意观察两侧附件有无肿物回声，是否存在盆腔游离积液。

胎儿不同部位有特殊扫查方法，请参考相关专著。

2. 经阴道扫查　将涂有耦合剂的阴道探头套上安全套，再涂无菌耦合剂，置于阴道穹隆部，向前、后、左、右扫查（注：无阴道探头者，可试用直肠超声检查，但效果不及阴道超声）。

3. 经会阴部扫查　将涂有耦合剂的凸阵探头套以保护薄膜，探头表面再涂耦合剂，置于大阴唇表面，进行矢状断面和横断面超声扫查。会阴途径仅作为辅助手段，主要用于测量宫颈长度，诊断宫颈机能不全、宫颈扩张程度及前置胎盘分型。

（屈登雅）

## 第二节　早期妊娠超声检查与声像图特征

### 一、妊娠囊

妊娠囊（gestational sac）是超声最早发现的妊娠标志，中央为极小的无回声区（为绒毛液），其周边为一完整的、厚度均匀的强回声囊壁，代表正在发育的绒毛与邻近的蜕膜。随着妊娠囊的增大，囊壁回声强度高于子宫肌层，厚度至少不低于2mm。正常妊娠囊的位置在子宫中、上部，当受精卵种植到蜕膜化的子宫内膜后，妊娠囊一侧邻近子宫腔回声线，但子宫腔回声线无挤压、移位，有人将此称为“蜕膜内征”，在极早期诊断中较有价值。

随着妊娠囊的增大，它对子宫腔的压迫越来越明显，形成特征性的“双绒毛环”征（double decidual sac sign）或“双环”征（图18－1）。这一征象在妊娠囊平均内径为10mm或以上时能恒定显示。

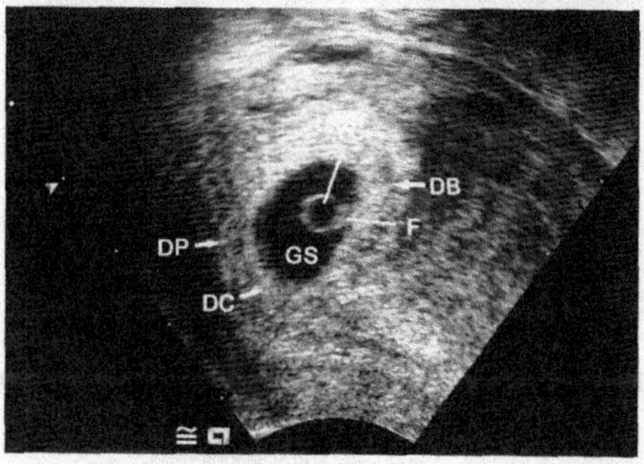


**图18－1　经阴道超声显示“双环”征，宫腔为潜在的腔隙**

DP壁蜕膜，DC包蜕膜，DB底蜕膜，该处增厚，将来发育成为胎盘，GS妊娠囊，YS卵黄囊，F胚芽

妊娠囊与假妊娠囊的鉴别：假妊娠囊多见于宫腔积血、异位妊娠时的宫内蜕膜反应以及分泌期子宫内膜出现的环状回声。其特点：①囊内无胚芽和卵黄囊，有时可见少许点状回声。②囊壁不规则或不清楚，囊壁回声及厚度不均匀，位于宫腔中央（两侧蜕膜之间），形状与宫腔一致或者形态随时间变化较大。③不随孕龄增长而增长。

### 二、卵黄囊

卵黄囊（yolk sac，YS）是妊娠囊内超声能发现的第一个解剖结构。正常妊娠时，卵黄囊呈球形，囊壁薄呈细线状回声，中央为无回声，透声好，在5～10周间，其大小稳步增长，最大不超过5～6mm，此时相当于头臀长30～45mm的胚胎。

## 三、胚芽及心管搏动

一般来说，胚（胚芽，fetal pole）长为 4 ~ 5mm 时，常规能检出心脏的搏动（心管搏动，fetal heart beat），相应孕周为 6 ~ 6.5 周，相应孕囊大小为 13 ~ 18mm。经腹部超声检查，在 8 周时，妊娠囊平均内径为 25mm，应能确认胎心搏动。如果胚长不到 5mm，而未见心脏的搏动，应建议复查。

第 7 ~ 8 周，上、下肢肢芽长出，超声显示为一棒状结构，伴随手和足的早期发育，8 周时胚胎初具人形。

第 9 周，四肢更明显，躯干开始增长和变直，同时可出现明显的生理性中肠疝（midgut herniation）（图 18 – 2）；是由于肠襻生长迅速，腹腔容积相对较小，加上肝脏和中肾的增大，迫使肠襻进入脐带内（脐腔 umbilical coelom），在脐带根部形成一细小包块，通常直径不超过 7mm。超过 7mm 则有可能为真正的脐膨出，应追踪观察。头臀长（CRL）> 40mm 时，不应再有生理性中肠疝。

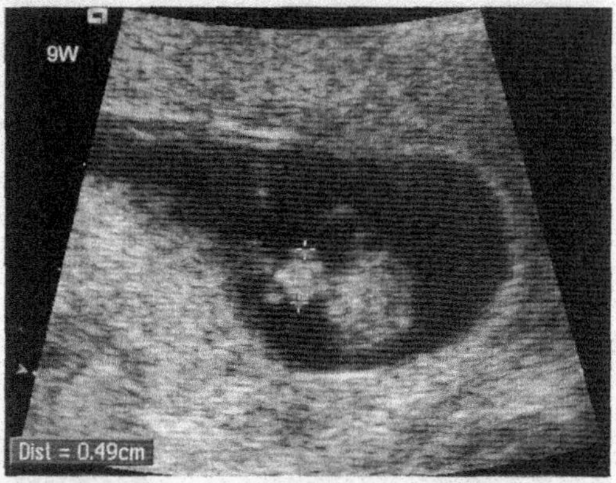


**图 18 – 2　9 周胎儿生理性中肠疝，疝的直径约 0.49cm**

第 10 周，胚长 30 ~ 35mm，胚胎已具人形，超声能显示并区分手与足，尾已退化不再存在。

第 11 ~ 12 周，生理性中肠疝回复到腹腔内。

## 四、羊膜囊

早期羊膜囊（amniotic sac）菲薄，超声常不显示，偶可在胚的一侧显示为膜状结构围成囊状，而另一侧为卵黄囊，两者基本相等，称为“双泡”征。“双泡”征仅为一过性表现，由于胚及羊膜腔的快速发育，孕 7 周后不再出现。孕 7 周以后加大增益或用高频阴道探头检查，可以清楚显示薄层羊膜，在绒毛膜腔内形成一球形囊状结构即为羊膜囊，胚胎则位于羊膜囊内。在头臀长达 7mm 或以上时，正常妊娠常可显示弧形羊膜及羊膜囊，在超声束与羊膜垂直的部分更易显示出羊膜回声。一般在孕 12 ~ 16 周羊膜与绒毛膜全部融合，绒毛膜腔消失，羊膜不再显示。

## 五、头颅

胎儿 7 ~ 8 周，超声可明显区分头部和躯干。第 10 周颅骨开始骨化，第 11 ~ 12 周，颅骨骨化明显，脑内的基本结构在 11 ~12 周已基本形成（图 18 –3），如丘脑、第三脑室、中脑、脑干、小脑半球、侧脑室及其内部的脉络丛等。用高分辨力超声可显示出这些结构。

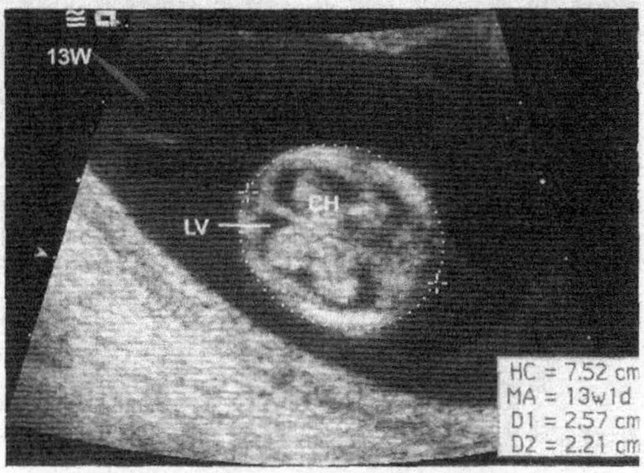


**图 18 –3　13 周胎儿头部横断面**

显示脉络丛呈强回声（CH），几乎充满整个侧脑室（LV），中央大脑镰呈强回声

## 六、脊柱

胎儿脊柱在妊娠 10 周以前表现为低回声平行线，10 周以后脊椎开始骨化，表现为“串珠”状平行强回声线（图 18 –4），但骶尾部的骨化要到 16 ~18 周才能完成。

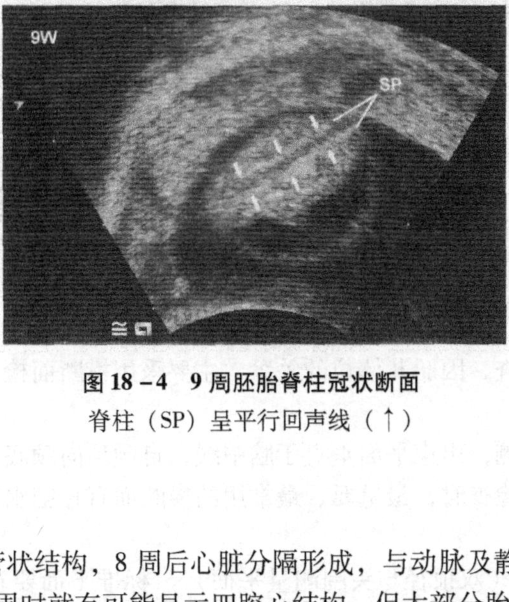


**图 18 –4　9 周胚胎脊柱冠状断面**

脊柱（SP）呈平行回声线（↑）

## 七、心脏

心脏首先为单一的管状结构，8 周后心脏分隔形成，与动脉及静脉连接发育完成。经阴道超声检查时，在第 10 周时就有可能显示四腔心结构。但大部分胎儿要在 12 周后才能显示四腔心结构。早孕期经阴道超声对胎儿心脏进行完全评价很困难。据报道，13 周成功率为 43% ~95%，14 周为 46% ~98%。

## 八、腹部

胎儿胃在早孕期表现为上腹部左侧的小无回声结构（图 18 –5），肝为右上腹部均匀的低回声。在孕早期出现在腹部的一个正常生理现象即中肠疝，不要将其误认为异常。

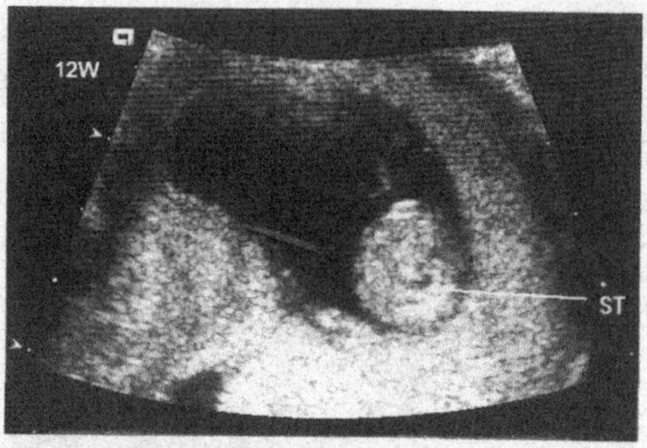


**图 18－5　12 周胎儿上腹部横断面图**
显示左上腹部小无回声区为胃（ST）

## 九、胎儿肢体

在妊娠约第 8 周，超声即可检出肢芽；第 9 周可分辨出肱骨和股骨；第 10 周可显示胫、腓骨和尺、桡骨；第 11 周可显示胎儿手与足，手指和脚趾。早孕期胎儿手指总处于伸开状态而容易显示，与中、晚期胎儿手指常处于握拳状态不同。同样，足也呈自然姿势，膝关节常呈轻曲状态，显示容易。

## 十、胎儿颜面部

孕早期，经腹部常规超声通常难以显示颜面部，采用经阴道高频超声可显示。

（彭于东）

# 第三节　中晚期妊娠超声检查与声像图特征

## 一、胎儿头颅

胎儿头颅的超声检查，因胎儿体位的关系，主要采用横断面检查。冠状断面和矢状断面较少使用。

将探头置于胎头一侧，声束平面垂直于脑中线，自颅顶向颅底横向扫查可获得一系列颅脑横断面。在胎儿颅脑检查时，最重要、最常用的横断面有丘脑水平横断面、侧脑室水平横断面和小脑横断面。

1. 丘脑水平横断面（双顶径与头围测量平面）　标准平面要求清楚显示透明隔腔、两侧丘脑对称及丘脑之间的裂隙样第三脑室，同时，颅骨光环呈椭圆形，左右对称。在此平面内主要可见到以下重要结构：脑中线、透明隔腔（CSP）、丘脑、第三脑室、大脑及大脑外侧裂等结构。

2. 侧脑室水平横断面　在获得丘脑水平横断面后，声束平面平行向胎儿头顶方向稍移动或探头由颅顶部向下方平行移动，即可获此断面，这一断面是测量侧脑室的标准平面。

在此断面上，颅骨环呈椭圆形，较丘脑平面略小。侧脑室后角显示清楚，呈无回声区，内有强回声的脉络丛，但未完全充满后角。图像中央尚可显示两侧部分丘脑，脑中线可见。侧脑室额角内侧壁几乎和大脑镰相平行，枕角向两侧分开离脑中线较远。测量枕角与额角的内径可判断有无脑室扩张及脑积水，整个妊娠期间，胎儿侧脑室枕角内径均应小于10mm。中孕期，由于侧脑室内脉络丛呈强回声，其远侧的大脑皮质回声低或极低，应注意和侧脑室扩张或脑积水相区别。

3. 小脑横断面　在获得丘脑平面后声束略向尾侧旋转，即可获此断面。此断面的标准平面要求同时显示清晰的小脑半球且左右对称以及前方的透明隔腔。小脑半球呈对称的球形结构，最初为低回声，随着妊娠的进展其内部回声逐渐增强，晚孕期显示出一条条排列整齐的强回声线为小脑裂，两侧小脑中间有强回声的蚓部相连。蚓部的前方有第四脑室，后方有后颅窝池。

小脑横径随孕周增长而增长。在孕24周前，小脑横径（以毫米为单位）约等于孕周（如20mm即为孕20周），孕20～38周平均增长速度为1～2mm/周，孕38周后平均增长速度约为0.7mm/周。

## 二、胎儿脊柱

胎儿脊柱超声检查十分重要，要尽可能从矢状断面、横断面及冠状断面三方面观察，从而可以更为准确全面地发现胎儿脊柱及其表面软组织的病变。但是，超声不能发现所有的脊柱畸形。胎儿俯卧位时容易显示胎儿脊柱后部，而仰卧位时难以显示。臀位或羊水较少时胎儿骶尾部较难显示。

1. 脊柱矢状断面检查　孕20周以前，矢状扫查可显示出脊柱的全长及其表面皮肤的覆盖情况。在此断面上脊柱呈两行排列整齐的"串珠"状平行强回声带，从枕骨延续至骶尾部并略向后翘，最后融合在一起（图18－6）。在腰段膨大，两强回声带增宽，两强回声带之间为椎管，其内有脊髓、马尾等。

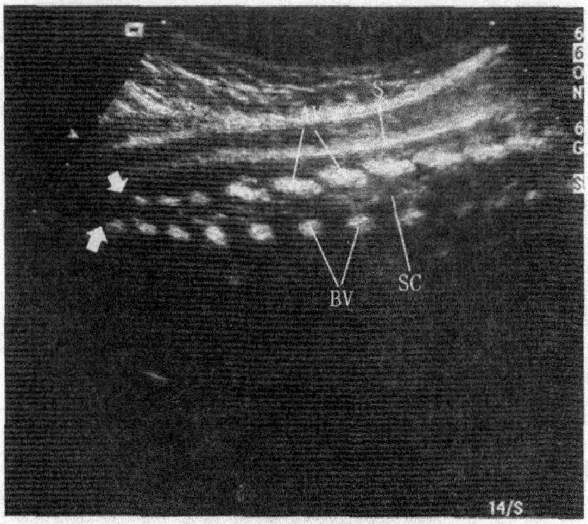


**图18－6　27周胎儿脊柱矢状断面**

脊柱带状强回声光带在骶尾部略向后翘（↑），并逐渐靠拢。AV 椎弓，BV 椎体，SC 脊髓，S 皮肤

2. 脊柱横断面检查　该断面最能显示脊椎的解剖结构。横断面上脊柱呈三个分离的圆形或短棒状强回声，两个后骨化中心较小且向后逐渐靠拢，呈“∧”字形排列，其中较大者为椎体骨化中心（图18－7）。

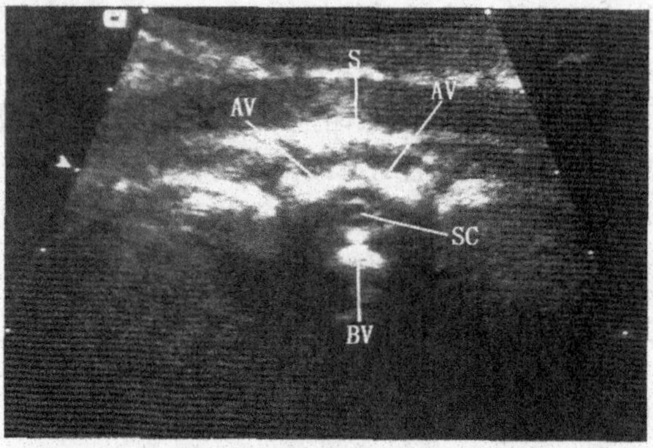


**图18－7　27周胎儿脊柱横断面**

显示脊柱呈“品”字排列。两个后骨化中心呈∧字形排列。AV椎弓，BV椎体，SC脊髓，S皮肤

3. 脊柱冠状断面检查　在近腹侧的冠状断面上可见整齐排列的三条平行强回声带，中间一条反射回声来自椎体，两侧的来自椎弓骨化中心（图18－8）。在近背侧的冠状断面上，脊柱仅表现为由两侧椎弓骨化中心组成的两条平行强回声带，中央的椎体骨化中心不显示。对于半椎体的观察很有效。

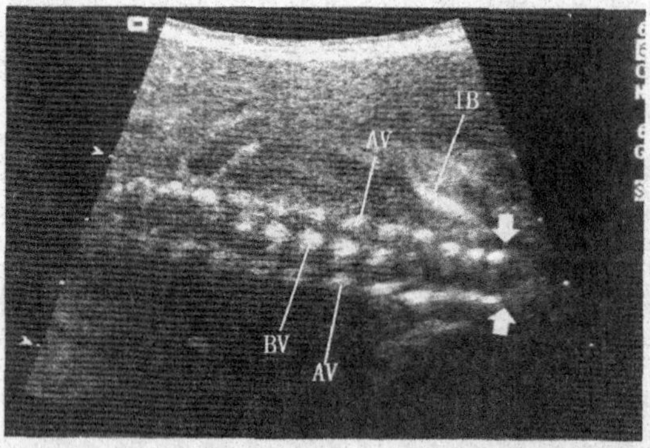


**图18－8　27周胎儿脊柱冠状断面**

显示脊柱呈三条平行线，且两侧强回声光带在骶尾部并逐渐靠拢（↑），两侧为椎弓（AV）骨化中心，中央为椎体（BV）骨化中心。IB髂骨

## 三、胎儿面部检查

胎儿面部可通过矢状断面、冠状断面及横断面来检查，可清楚地显示出胎儿的双眼（图18－9）、鼻、唇、人中、面颊、下颌等。实时动态扫查时，可显示胎儿在宫内的表情（如眨眼）、吸吮等动作。有学者认为，冠状断面可作为常规筛查断面，但确诊面部畸形时，还应在矢状或横断面相互印证。

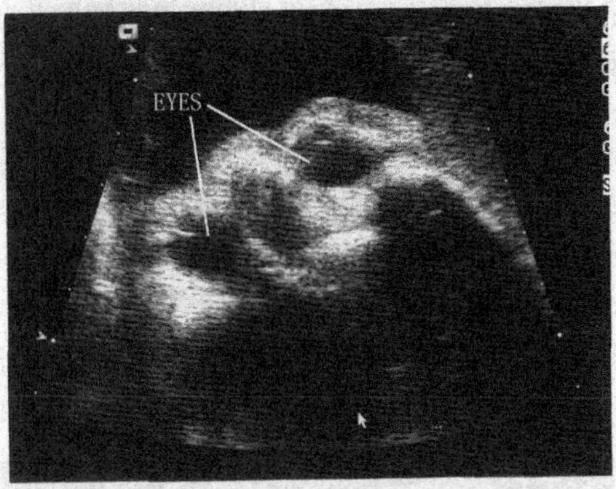


**图 18－9　27 周胎儿双侧眼球横断面**

显示双侧眼球及其内的晶体。EYES 眼

## 四、胎儿肢体骨骼

胎儿骨骼有高对比度，是超声最早能分辨的结构。

一般在孕 8 周后胎儿骨骼开始出现初级骨化中心，如肱骨、桡骨、尺骨、髂骨、胫骨、腓骨等均能被超声所检出；掌骨、趾骨在孕 9 周，指骨在孕 8～11 周，坐骨、耻骨在孕 16 周出现初级骨化中心，距骨在孕 24 周出现初级骨化中心。

超声不但能显示胎儿骨骼的骨化部分，还可显示软骨部分。正常妊娠 32 周后在胎儿的骨骺软骨内陆续出现了次级骨化中心，不同部位的次级骨化中心出现的孕周不同，据此可帮助评估胎儿的孕周和肺成熟度，如股骨远端骨骺的次级骨化中心出现在孕 32～33 周；胫骨远端骨骺的次级骨化中心出现在孕 33～35 周；肱骨头内的次级骨化中心出现在孕 36～40 周。

在超声图像上初级骨化中心表现为低回声的软骨组织中央的强回声区，伴有后方声影。随着孕周的增长而不断增长、增粗。

妊娠中期时羊水适中，胎动较活跃，四肢显像较好，此时是检查胎儿四肢畸形的最好时期。四肢超声检查应遵循一定的检查顺序，有学者采用连续顺序追踪超声扫查法检查胎儿肢体，取得较好结果。该方法的主要内容是：

上肢检测首先横断胸腔，显示背部肩胛骨后，声束平面沿肩胛骨肩峰方向追踪显示胎儿肱骨短轴断面；探头旋转 90°后显示肱骨长轴断面并测量其长度；然后沿着上肢的自然伸展方向追踪显示出前臂尺、桡骨纵断面，在显示前臂后探头再旋转 90°横断前臂，进一步确认前臂有尺、桡两骨；探头此时继续向前臂末端扫查，显示出手腕、手掌及掌骨、手指及指骨回声，并观察手的姿势及其与前臂的位置关系。

下肢检测横断盆腔，显示髂骨，然后髂骨一侧显示胎儿股骨长轴断面并测量其长度；再沿着下肢的自然伸展方向追踪显示小腿胫、腓骨长轴断面，此时探头旋转 90°观察胫、腓两骨的横断面，再将探头转为小腿纵向扫查，并移向足底方向，观察足的形态、趾及其数目、足与小腿的位置关系。

如果系手、足的姿势异常，则应注意扫查手或足的周围有无子宫壁和胎盘或胎体的压迫，且应至少观察手、足的运动2次以上。如果异常姿势不随胎儿肢体包括手、足的运动而改变，且多次扫查均显示同样声像特征，此时才对胎儿手、足姿势异常做出诊断。

## 五、胎儿胸部

胸部最常用的是横断面扫查，胸部纵断面为辅助扫查断面。胎儿胸廓的大小与肺的大小有关，观察和测量胸廓的大小可以间接了解胎儿肺的发育情况。

中孕期超声检查可清楚显示胎肺，在胎儿胸部横断面上（图18－10），肺脏位于心脏两侧，呈中等回声的实性结构，回声均匀。随妊娠进展，肺脏回声渐强，两侧肺大小接近（在四腔心断面上右肺略大于左肺），边缘光滑，回声相等，不挤压心脏。

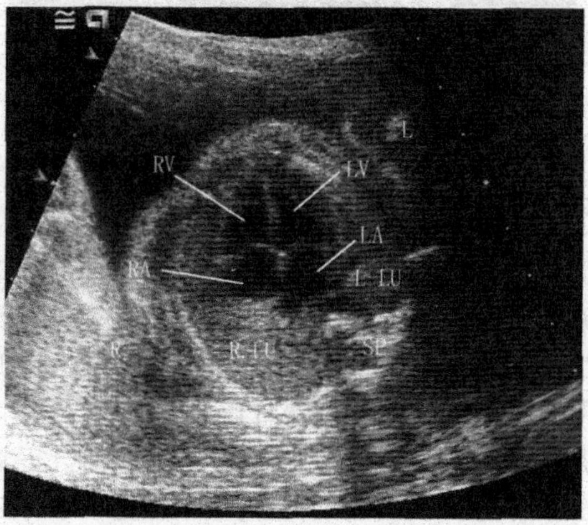


**图18－10　23周胎儿胸腔四腔心水平横断面**

显示心脏位置和肺回声正常。LA左心房，RA右心房，LV左心室，RV右心室，L－LU左肺，R－LU右肺，L左侧，R右侧

## 六、胎儿心脏

超声检查胎儿心脏的重要断面有：四腔心断面、左心室流出道断面、右心室流出道断面和三血管平面及三血管－气管平面。

1. 四腔心断面　在胎儿横膈之上横断胸腔即可获得胎儿四腔心断面。根据胎儿体位的不同，可为心尖四腔心断面（图18－11），也可为胸骨旁长轴四腔心断面。

正常胎儿四腔心断面图像上，可显示以下许多重要内容：

（1）心脏主要位于左胸腔内，约占胸腔的1/3，心尖指向左前方，在此断面上测量心/胸比值（心脏面积/胸腔面积比值），正常值0.25～0.33。

（2）心脏轴的测量：即沿房间隔与室间隔长轴方向的连线与胎儿胸腔前后轴线之间的夹角，正常值偏左45°±20°。

（3）可清楚显示心脏四个腔室：左心房和右心房大小基本相等，左心房靠近脊柱，左心房与脊柱之间可见一圆形搏动性无回声结构即降主动脉的横断面。左、右心房之间为房间隔，房间隔中部可见卵圆孔，超声在该处显示房间隔连续性中断。左心房内可见卵圆孔瓣随心动周期运动。

左、右心室大小亦基本相等，右心室靠前，位于胸骨后方，右心室腔略呈三角形，心内膜面较粗糙，右心室内可见回声稍强的调节束（moderator band），一端附着于室间隔的中下1/3，一端附着于右心室游离壁。左心室腔呈椭圆形，心内膜面较光滑，心尖主要由左心室尖部组成。两心室之间有室间隔，室间隔连续、完整。左、右心室壁及室间隔的厚度基本相同，实时超声下可见心室的收缩与舒张运动。但应注意，孕28周以后，正常胎儿右心室较左心室略大。

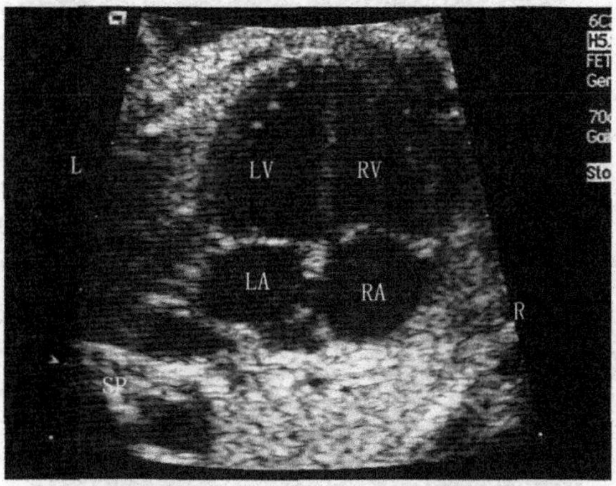


**图18－11　胎儿心尖四腔心断面**

声束从胎儿腹侧进入，胎儿腹侧靠近探头。LV左心室，RV右心室，LA左心房，RA右心房，SP脊柱，L左侧，R右侧

（4）左房室之间为二尖瓣，右房室之间为三尖瓣，实时超声下两组房室瓣同时开放关闭，开放幅度基本相等。

（5）房、室间隔与二、三尖瓣在心脏中央形成“十”交叉，二、三尖瓣关闭时“十”字更为清晰；但二、三尖瓣在室间隔的附着位置不在同一水平，三尖瓣更近心尖，而二尖瓣更近心底。

（6）四腔心断面上可清楚显示左、右房室连接关系及左心房与肺静脉的连接关系。

2. 左心室流出道断面　显示心尖四腔心断面后，探头声束平面向胎儿头侧略倾斜，即可显示出左心室流出道断面（心尖五腔断面）。如从胸骨旁四腔心断面开始，则探头声束平面向胎儿左肩部旋转30°略向心室前壁倾斜，可获得胸骨旁左室长轴断面（图18－12），此时可观察升主动脉前壁与室间隔相连续，后壁与二尖瓣前叶延续。

3. 右心室流出道断面（图18－13）　显示心尖五腔断面后，探头声束平面再向胎儿头侧稍倾斜，即可获得右心室流出道、肺动脉瓣及肺动脉长轴断面。在探头倾斜的过程中，可动态观察到主动脉和肺动脉起始部的交叉以及左、右心室与主、肺动脉的连接关系。

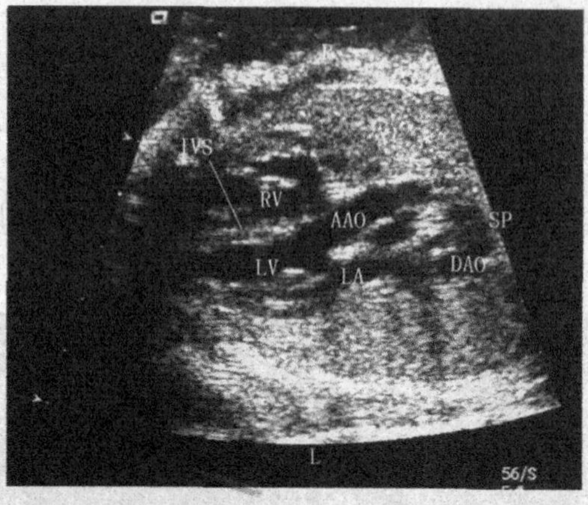


**图 18－12　左室流出道断面，显示左室与主动脉的连接关系**

胸骨旁左心长轴断面显示左室流出道清楚显示左心室与主动脉的连接关系，主动脉前壁与室间隔连续，主动脉后壁与二尖瓣前叶连续。AAO 升主动脉，RV 右心室，LV 左心室，LA 左心房

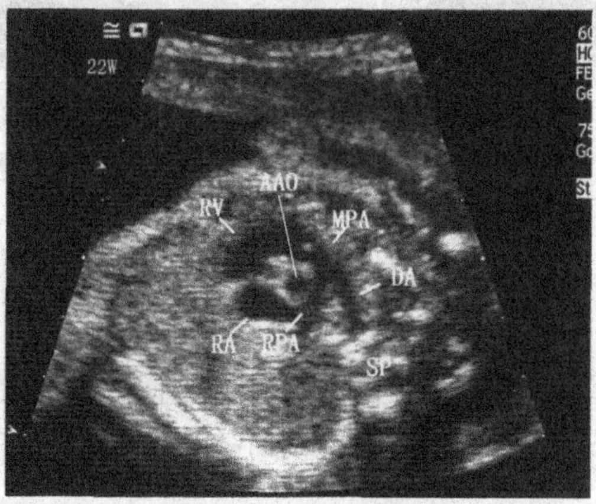


**图 18－13　右室流出道**

可清楚显示右心房（RA）、右心室（RV）、肺动脉（MPA）之间的连接关系，可显示动脉导管（DA）和右肺动脉（RPA）。AAO 升主动脉

4. 三血管平面及三血管－气管平面　显示右心室流出道断面后，声束平面再向胎儿头侧稍倾斜，即可获得三血管平面。在该断面上，从左至右依次为主肺动脉、升主动脉、上腔静脉；三者内径大小关系为：肺动脉 > 升主动脉 > 上腔静脉。在三血管平面基础上，声束平面再向胎儿头侧稍倾斜，即可获得三血管－气管平面。在该断面上，从左至右依次为主肺动脉和动脉导管的延续、主动脉弓的横断面、气管及上腔静脉的横断面，气管位于主动脉弓与上腔静脉之间的后方，且更靠近主动脉弓。主动脉弓与主肺动脉和动脉导管的延续排列关系类似“V”型，动态下主动脉弓和主肺动脉通过动脉导管相互延续，彩色多普勒显示两者血流方向一致，均为蓝色或红色。

## 七、胎儿腹部

膈肌是腹腔与胸腔的分界线。胸腹部矢状面和冠状断面均显示膈肌为一个光滑的薄带状低回声结构，随呼吸而运动，胎儿仰卧位时纵向扫查最清晰；若腹围较小且腹腔内未见胃泡，则要警惕是否存在有膈疝或膈肌发育不良。

使用高分辨力的超声诊断仪器，可准确地评价腹壁的完整性、脐带的附着位置、腹壁及腹腔内脏器异常。中孕期超声检查需要观察的腹腔内重要脏器有：

1. 肝脏　肝脏位于胎儿上腹部偏右侧；在晚期妊娠后几周，回声略低于胎肺回声。

肝脏内实质回声细小均匀，可见肝门静脉、脐静脉、肝静脉，脐静脉正对脊柱，不屈曲，向上向后走行，入肝组织和门静脉窦，在门静脉窦处与静脉导管相连通，静脉导管汇入下腔静脉。

2. 胆囊　胆囊在孕 24 周后即可显示，与脐静脉在同一断面，呈梨形，宽似脐静脉，内透声好。正常情况下，位于中线脐静脉右侧（图 18－14），胆囊底近腹壁但与腹壁不相连，无搏动，囊壁回声较脐静脉的管壁回声强，也较厚。

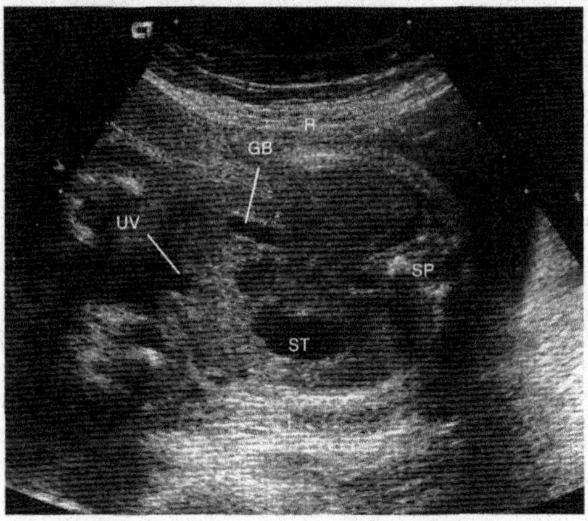


**图 18－14　27 周胎儿上腹部横断面**

显示胆囊（GB）位于脐静脉（UV）的右侧（R），胃泡（ST）位于左侧（L）

3. 脾脏　脾脏位于胃后方的低回声结构，呈半月形（图 18－15），随孕龄而增长。

4. 胃　胃在孕 12 周，95% 的孕妇可显示胎儿胃泡；孕 15 周更清晰，位于左上腹，比心脏稍低处，其大小与形状受吞咽的羊水量而改变。正常情况下，显示为无回声椭圆形或牛角形结构，蠕动活跃，孕 20 周后均能显示（图 18－15）。若胎胃充盈不良或显示不清时，应在 30～45min 后复查。

5. 肠道　中期妊娠时，胎儿腹部横断面显示肠道呈管壁回声略强、内含小无回声区的蜂窝状结构（图 18－16），当肠道回声接近或等同或强于脊柱回声，应进一步追踪观察，若同时出现羊水过多或肠管扩张等情况时，病理意义更大。

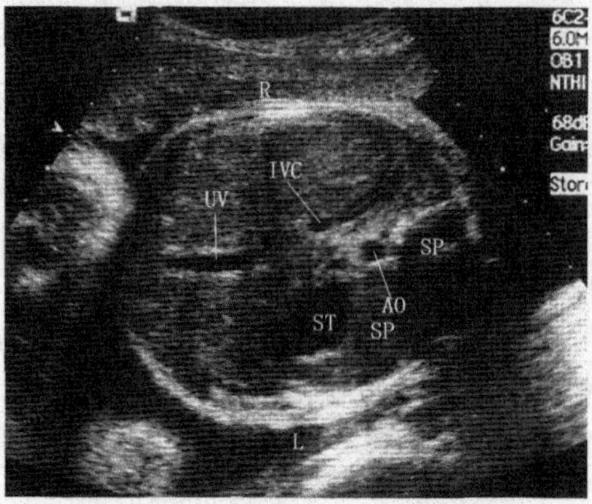


**图 18－15　30 周胎儿上腹部横断面**

显示胃泡（ST）位于脐静脉（UV）的左侧（L），脾脏（SP）位于胃泡的后方，呈半月形。R 右侧，IVC 下腔静脉，AO 腹主动脉

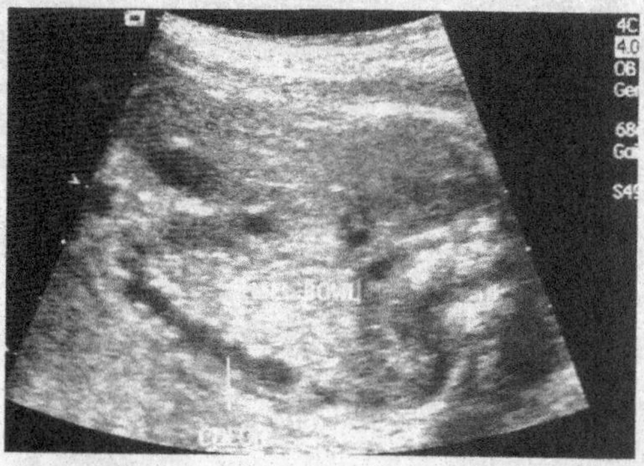

**图 18－16　26 周胎儿腹部横断面**

显示腹腔内片状略强、内含小无回声区的蜂窝状结构为小肠（SMALL BOWL），位于在小肠的一侧的长条形低回声区为结肠（COLON）回声

正常情况下，晚期妊娠时结肠内径小于 20mm，小肠内径不超过 7mm，节段长度不超过 15mm；若超过此径不能排除肠道梗阻可能。

6. 双肾　在孕 14 周时高分辨力超声可显示出双肾，在 18 周后可恒定显示。正常时双肾紧靠脊柱两旁（图 18－17），低于成人肾的位置，在旁矢状面上呈长圆形蚕豆样，横断时呈圆形，右侧稍低于左侧。最初胎儿肾脏为均匀的低回声结构。随着妊娠的进展，可见到更为详细的内部结构。等回声的肾皮质包绕在低回声的锥形髓质周围，中央强回声区为集合系统，肾外周为肾周脂肪囊。

7. 肾上腺　在孕 18 周后，在肾脏内侧的前上方可见一“弯眉”状或“米粒”状的低回声区，其内部中央有一线状强回声，即为肾上腺。在横断肾脏后稍向上方（头侧）平移探头即可显示。

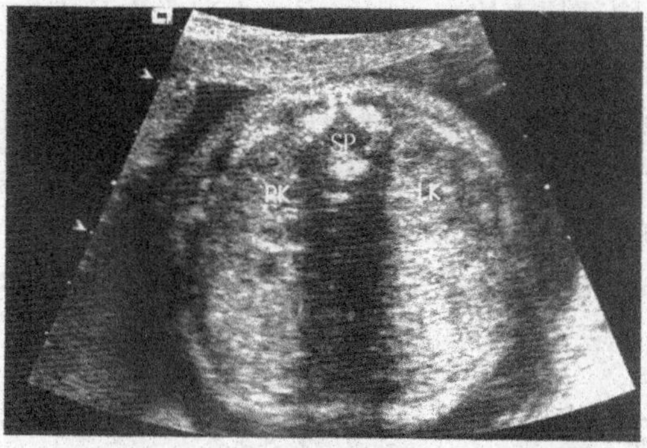


**图 18－17　28 周胎儿腹部肾门水平横断面**

显示，双肾紧靠脊柱（SP）两旁。RK 右肾，LK 左肾

8. 膀胱　膀胱位于盆腔，呈圆形或椭圆形无回声区。孕 15 周可清晰显示。膀胱容量不定或过度充盈时，要在 30～45min 后复查以排除泌尿系异常。

在膀胱两侧壁外侧可见两条脐动脉伸向腹壁与脐静脉共同行走于脐带中（图 18－18），单脐动脉时，只见膀胱一侧有脐动脉显示。

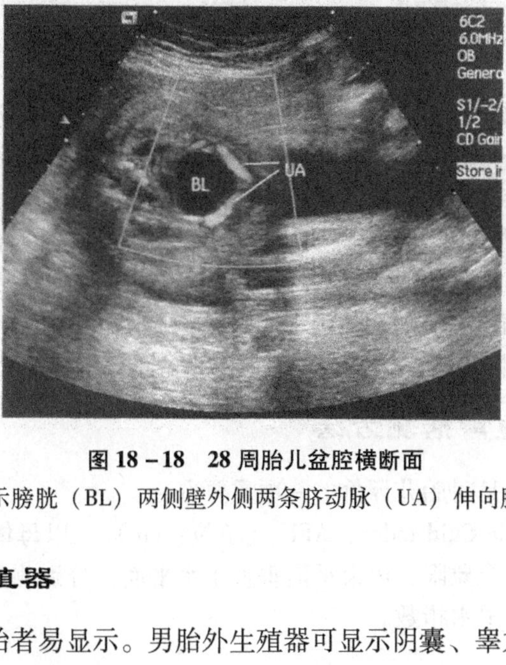


**图 18－18　28 周胎儿盆腔横断面**

显示膀胱（BL）两侧壁外侧两条脐动脉（UA）伸向腹壁

## 八、胎儿外生殖器

男胎外生殖器较女胎者易显示。男胎外生殖器可显示阴囊、睾丸、阴茎。女性外生殖器可显示大阴唇及阴蒂。

孕 18 周后，阴囊和阴茎可清晰显示。

孕 22 周后，大阴唇可清晰显示。

## 九、胎盘

胎盘随胎儿生长发育而变化，其声像图随孕周而不同。观察的内容包括胎盘所在位置、大小、数目、内部回声、成熟度、下缘与宫颈内口关系、胎盘后结构回声以及胎盘内多普勒血流情况等。通常采用经腹部超声检查，即能完成上述内容的观察，在观察胎盘下缘与宫颈内口的关系时，有时需经会阴和经阴道超声检查。

从孕9周开始，胎盘呈“月牙”状的强回声带围绕在孕囊周边。孕12周后胎盘已基本形成，超声可显示清楚胎盘轮廓，胎盘实质呈低回声，均质细点状，胎盘后方由蜕膜、子宫肌层、子宫血管（主要为子宫静脉）形成，呈混合回声。

胎盘分级：临床上通常用胎盘分级来估计胎盘功能和胎儿成熟度。胎盘分级主要根据绒毛膜板、胎盘实质、基底膜三个部分的改变进行判断，见表18－1。

**表18－1　胎盘声像分级**

| 级别 | 绒毛膜板 | 胎盘实质 | 基底膜 |
|---|---|---|---|
| 0级 | 直而清晰，光滑平整 | 均匀分布，光点细微 | 分辨不清 |
| Ⅰ级 | 出现轻微的波状起伏 | 出现散在的增强光点 | 似无回声 |
| Ⅱ级 | 出现切迹并伸入胎盘实质内，未达到基底膜 | 出现逗点状增强光点 | 出现线状排列的增强小光点，其长轴与胎盘长轴平行 |
| Ⅲ级 | 深达基底膜 | 出现有回声光环和不规则的强光点和光团，可伴声影 | 光点增大，可融合相连，能伴有声影 |

## 十、脐带

1. 正常脐带结构的观察　超声于孕8周显示脐带，呈较厚的低回声结构。二维超声难以清楚显示其中的血管——2条脐动脉和1条脐静脉，彩色多普勒超声易于显示。在整个孕期中，脐带长度几乎和胎儿身长一致。超声不能确定脐带长度，一般可不要求。

2. 脐动脉血流动力学评估　在中晚期妊娠，可用脐动脉的多普勒血流速度来评估胎盘循环，发现异常妊娠。脐动脉的搏动指数（PI）、阻力指数（RI）及收缩期最大血流速度S与舒张期血流速度D比值（S/D）均是用来反映“顺流”的胎盘血管阻力的。正常情况下，PI、S/D、RI是随孕周而降低的。通常孕晚期S/D比值低于2.5。

## 十一、羊水的超声估测方法

应用超声评估羊水量是对胎儿评价的一项重要方法。

1. 羊水指数（amniotic fluid index，AFI）（单位：cm）　以母体脐部为中心，划分出左上、左下、右上、右下四个象限，声束平面垂直于水平面，分别测量四个象限内羊水池的最大深度，四个测值之和为羊水指数。

正常范围：8～18cm。

2. 羊水无回声区的最大深度（单位：cm）　寻找宫腔内羊水最大无回声区，内不能有肢体或脐带。声束平面垂直于水平面，测量此无回声区的垂直深度。最大无回声区≤2.0cm为羊水过少。≥8.0cm为羊水过多。

（穆　雨）

## 第四节　异常妊娠

### 一、多胎妊娠

多胎妊娠（multiple pregnancy）指一次妊娠中有多个胎儿在宫内生长，其中以双胎妊娠多见，约占所有妊娠的1%，三胎少见，四胎以上极为罕见。

#### （一）病理

多胎妊娠时并发症较多，其围产儿死亡率高达10%～20%，属于高危妊娠范畴。早期诊断对围产期监护有很大帮助，目前超声诊断是一个重要手段。

多胎妊娠的类型：多胎妊娠可由两个或两个以上卵子同时受精，也可由一个受精卵分裂而形成。以双胎为例，来自一个受精卵的双胎称单卵双胎，来自两个受精卵的双胎称双卵双胎。大约2/3的双胎为双卵双胎，与种族、家族和地区等有一定关系；1/3的双胎为单卵双胎，与遗传、环境等因素无明显关系。

1. 双卵双胎　由两个卵子分别受精而形成。两个胎儿拥有各自的遗传基因，胎儿性别可以相同，也可以不同。两个胎儿各自拥有自己的胎盘，两个胎盘也可融合在一起，形似一个胎盘，但胎盘血液循环完全独立。两个羊膜囊间中隔为四层，包括两层羊膜及两层绒毛膜，为双绒毛膜囊双羊膜囊双胎。

2. 单卵双胎　由一个受精卵分裂后形成两个胎儿。两个胎儿具有相同的基因、相同的性别。只有在胚胎发生的最早阶段才有可能形成单卵双胎，即从卵裂到原条出现这一阶段，具有全能分化潜能的细胞群发生分离，每份发育成一个胚胎。两个全能细胞群分离的时间不同，单卵双胎形成的绒毛膜囊及羊膜囊数目也不同。

（1）受精后第4天前分离：即在胚泡形成前分离，则形成双绒毛膜囊双羊膜囊双胎。此种类型约占单卵双胎的25%左右。

（2）受精后第4～8天分离：即在胚泡已形成而羊膜尚未形成阶段分离，则形成单绒毛膜囊双羊膜囊双胎。此种类型约占单卵双胎的75%左右。

（3）受精后8～12天分离：即在羊膜囊已形成后分离，则形成单绒毛膜囊单羊膜囊双胎。此种类型少见，约占单卵双胎的1%。

（4）受精后第13天胚盘分化不完全，则形成联体双胎。

#### （二）临床表现

早期妊娠时子宫较同期单胎妊娠略大，孕24周后大多数孕妇子宫较单胎妊娠同期为大。由于子宫过度膨胀，妊娠常不能维持至足月，因此早产发生率较高，贫血、妊娠高血压综合征也常出现。

#### （三）超声检查

1. 绒毛膜性和羊膜性的判断

（1）妊娠7周以前，通过计数妊娠囊可判断绒毛膜囊数目，绒毛膜囊数等于妊娠囊数（图18－19，图18－20）。

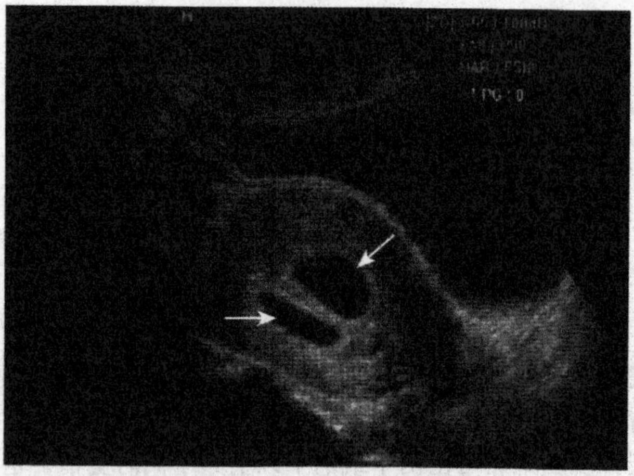

**图 18-19　双绒毛膜囊双胎**

妊娠 7 周，宫腔内见两个妊娠囊（箭头所示），囊内各见一个胚芽

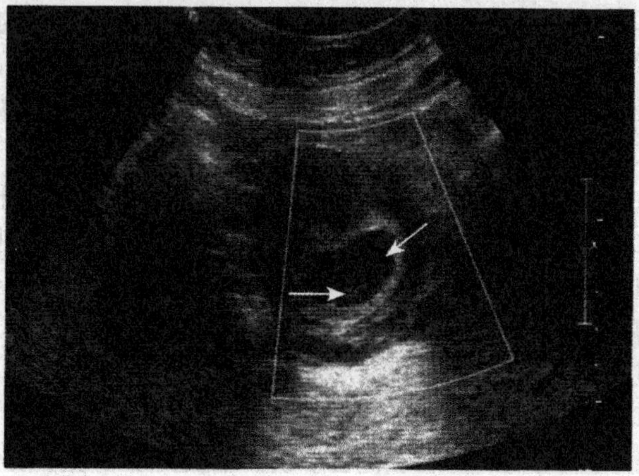

**图 18-20　单绒毛膜囊双胎**

妊娠 7 周，宫腔内见 1 个妊娠囊，囊内可见两个胚芽（箭头所示）

（2）妊娠 8～10 周超声可以准确判断绒毛膜囊数目及羊膜囊数目。

（3）妊娠 11～14 周，如果超声显示两个独立的胎盘则可确定为双绒毛膜囊双胎妊娠。如果在两胎盘的连接处，见一个“A”字形结构向羊膜腔方向突起，并与分隔膜延续，称为“双胎峰”征，提示双绒毛膜囊双羊膜囊双胎；无“双胎峰”征，分隔膜与胎盘连接处显示为“T”字形结构，提示单绒毛膜囊双羊膜囊双胎；两胎儿间无分隔膜，仅有一个胎盘者提示单绒毛膜囊单羊膜囊双胎。

（4）妊娠中、晚期判断绒毛膜性准确性下降：如果两胎儿间有分隔膜且有两个不连接的胎盘或胎儿性别不一致则提示双绒毛膜囊双羊膜囊双胎；单绒毛膜囊双羊膜囊双胎之间的隔膜菲薄，且两胎儿性别相同。

2. 注意可能发生的并发症

（1）双胎输血综合征（twin－twin transfusion syndrome，TTTS）：TTTS 是双胎妊娠的一种严重的并发症，见于单绒毛膜囊双胎。是指两个胎儿循环之间通过胎盘的血管吻合进行血液灌注，从而引起一系列病理生理变化及临床症状。TTTS 两个胎儿的血流量改变很大，供血儿由于循环血量减少而出现贫血、血压低、心脏小和羊水过少等；受血儿血容量增加，出现血压升高、心肌肥厚、心脏扩大、排尿量增加、羊水过多等。如果不予治疗，TTTS 胎儿围产期死亡率高达 80%。

超声诊断 TTTS 主要根据是单绒毛膜囊双胎伴有羊水过少/羊水过多序列。①单绒毛膜囊双胎是诊断 TTTS 的前提。②羊水容量的差异：受血儿羊水过多（羊水最大垂直无回声区＞8cm），供血儿羊水过少（羊水最大垂直无回声区＜2cm），严重时供血儿可贴附于子宫壁或胎盘。③两胎儿可出现生长径线不一致，受血儿可表现为各径线大于正常，腹围增大明显，可出现膀胱过大，心脏增大，心衰时可出现胎儿水肿及胸腹水；供血儿可表现为各径线小于正常，膀胱小甚至空虚。

（2）联体双胎：只发生于单绒毛膜囊单羊膜囊双胎妊娠中，在受精后第 13 天胚盘不完全分离而形成联体双胎。

（3）双胎之一死亡：双胎之一死亡可以发生在任何孕周。

超声声像图表现：①早期妊娠双绒毛膜囊双胎之一死亡表现为宫腔内两个妊娠囊，其中一个妊娠囊内可见胚芽、胎心搏动等，另一个妊娠囊塌陷、无胚芽结构或无胎心搏动。②中、晚期妊娠双胎儿之一死亡者，可以显示出一个无心脏搏动的死亡胎儿图像。如能显示股骨或肱骨，可根据其测量数值来估计胎儿死亡时间。③胎儿已形成，如未骨化则胎儿组织水分与羊水被吸收后，死亡胎体被压扁成“纸样儿”。

单绒毛膜囊双胎之一宫内死亡后，会发生某种程度的急性双胎输血，由于胎儿间的血管吻合，血液快速充盈到胎盘部分和死亡胎儿体内，使幸存胎儿循环血容量减少，立即发生低血压，从而导致存活胎儿相继死亡或缺氧缺血性脑病，预后很差。

## 二、异位妊娠

受精卵在子宫体腔以外着床称为异位妊娠（ectopic pregnancy），习称宫外孕。是妇产科常见急腹症之一。

按照受精卵着床位置的不同可分为输卵管妊娠、卵巢妊娠、腹腔妊娠、阔韧带妊娠、宫颈妊娠、子宫残角妊娠等。

### （一）病理

输卵管妊娠（tubal pregnancy）是指受精卵在输卵管腔内种植并发育。为最常见的异位妊娠，占 95% 左右，壶腹部妊娠最多见，约占 78%，其次为峡部、伞部，间质部较为少见。

输卵管妊娠结局：

1. 流产型　多见于输卵管壶腹部妊娠，发病多在妊娠 8～12 周。妊娠囊在输卵管内生长，受精卵因输卵管壁薄，血供差，而生长不良，受精卵落入输卵管管腔内并进入伞端而被排入腹腔。如完全流产，出血一般不多；如不全流产可反复出血，形成输卵管血肿或输卵管周围血肿。血液积聚在盆腔则形成盆腔血肿。

2. 破裂型　多见于输卵管峡部妊娠，发病多在妊娠6周左右。妊娠囊在输卵管内生长发育时绒毛向管壁方向侵蚀肌层及浆膜层，最终穿破肌层而破裂，输卵管肌层血管丰富，输卵管破裂，短期内可发生大量腹腔内出血，也可反复出血，在盆腹腔内形成血肿。输卵管间质部妊娠少见，因管腔周围肌层较厚，血运较丰富，一旦破裂，症状极为严重。

3. 继发腹腔妊娠　输卵管妊娠流产或破裂后，一般囊胚从输卵管排出到腹腔内或阔韧带内，多数死亡，偶尔存活者，若存活胚胎的绒毛仍附着在原位或附着于腹腔的任何部位后继续生长形成腹腔妊娠（abdominal pregnancy）。

4. 陈旧性宫外孕　输卵管妊娠流产或破裂，长期反复内出血形成的盆腔血肿，血肿机化变硬与周围组织粘连，临床上称为陈旧性宫外孕。

### （二）临床表现

1. 症状

（1）停经史：多有6~8周停经史，约有20%~30%患者无明显停经史。

（2）腹痛：是输卵管妊娠患者的主要症状。

（3）阴道出血：胚胎死亡后，常有不规则阴道流血，一般不超过月经量。

（4）晕厥与休克：由于腹腔急性内出血及剧烈疼痛，轻者出现晕厥，严重者出现失血性休克。

2. 体征

（1）一般情况：腹腔内出血较多时，呈贫血貌。大量出血时，患者出现面色苍白，脉快而细弱、血压下降等休克表现。

（2）腹部检查：下腹部有压痛及反跳痛，随病情发展可遍及全腹，出血较多时，叩诊可有移动性浊音。

（3）盆腔检查：子宫可略大，阴道内常有少量血液，宫颈有时可见紫蓝着色。输卵管妊娠流产或破裂者，阴道后穹隆饱满，有触痛。宫颈可有抬举痛，出血多时子宫有漂浮感，盆腔可以触到包块。后穹隆穿刺抽出暗红色不凝血液，说明有血腹症存在。

（4）血β-hCG测定：异位妊娠时β-hCG水平较宫内妊娠低。

### （三）超声检查

疑诊输卵管妊娠者可经腹部或经阴道超声进行检查，经阴道超声检查准确性更高。输卵管妊娠由于种植部位的差异，又有多种转归，声像图表现也是多种多样的。

（1）子宫稍增大，子宫内膜增厚，回声增强，宫腔内无妊娠囊，有宫腔出血时，宫腔少量积血为液性暗区，周边的蜕膜回声稍高似妊娠囊称“假妊娠囊”，需要与真妊娠囊鉴别。

（2）附件区包块，输卵管妊娠的不同时期有不同图像。

1）附件区见类似妊娠囊的环状回声，经阴道超声可显示环状回声位于子宫旁、卵巢外，如其内见胚芽和胎心搏动，可确诊为输卵管妊娠（图18-21）。

2）输卵管妊娠流产或破裂后出血可在宫旁见形态不规则的、边界模糊的中低混合回声包块（图18-22），有时包块内仍可见类妊娠囊样环状回声，盆腹腔可见积液。

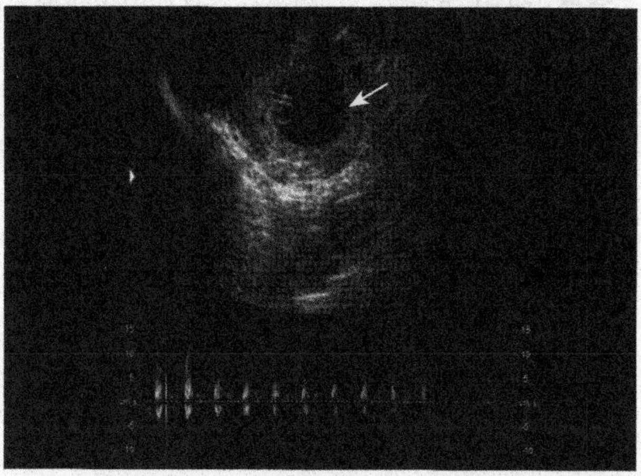

**图 18－21 输卵管妊娠（未破裂型）**

附件区见类似妊娠囊的环状回声（箭头所示），其内见胚芽及胎心搏动

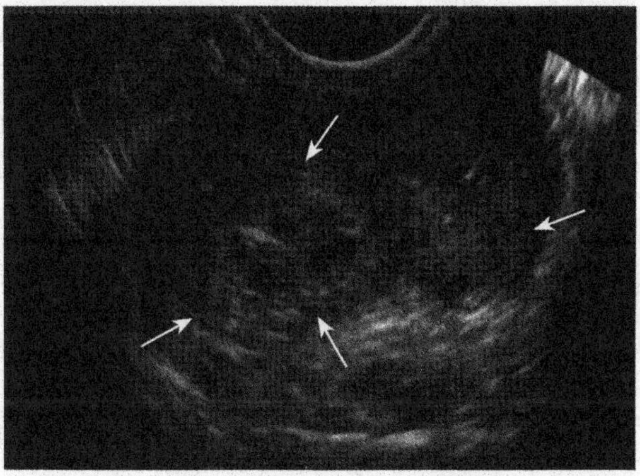

**图 18－22 输卵管妊娠（流产）**

附件区形成中低混合回声包块（箭头所示）

3）陈旧性宫外孕表现为宫旁见边界模糊的不规则实性包块，包块内呈中等或高回声，盆腔可见少量积液。

输卵管间质部妊娠：因输卵管间质部肌层较厚，一旦破裂，症状极为严重。超声表现为：宫腔内无妊娠囊，宫角一侧向外突出包块，内见胚囊，囊内可见胚芽或胎儿，囊周可见薄层子宫肌层组织，囊外上方肌层不完整，也可因反复出血而形成中低混合回声包块。

宫角妊娠是孕卵种植在子宫角部，胚胎向宫腔侧生长可发展为正常妊娠，维持到足月妊娠，分娩后胎盘不易排出。胚胎向输卵管方向生长。则为异位妊娠。声像图上见一侧子宫角部包块，内见妊娠囊、胚芽或胎儿。

输卵管间质部妊娠与宫角妊娠在早期难以鉴别，主要依赖于病理诊断。

（四）鉴别诊断

1. 黄体破裂　多无闭经史，多发生在月经周期的后期，血及尿中 β－hCG 为阴性。声像图见子宫正常大小，宫腔内无特殊改变，一侧附件区见低回声或混合回声包块，子宫直肠窝可见液性暗区。

2. 急性盆腔炎　下腹痛、发热、白细胞增高，无闭经史及早孕反应，血及尿中β－hCG为阴性。声像图见子宫稍大，子宫肌层呈不均质低回声，附件区可有不均质回声包块，有渗出液时子宫直肠窝可见液性暗区。

## 三、流产

流产（abortion）是指妊娠不足28周，胎儿体重不足1 000g而终止者。妊娠12周前终止者，称为早期流产；妊娠12周至不足28周终止者，称为晚期流产。

临床上按照流产发生的不同阶段分为先兆流产、难免流产、不全流产、完全流产及过期流产。

超声主要通过观察妊娠囊、胚胎、胎儿的情况及其位置来判断流产的类型。

胚胎停止发育是妊娠早期胚胎死亡的表现；胎死宫内是指中、晚期妊娠胎儿宫内死亡。

### （一）胚胎停止发育

胚胎停止发育是妊娠早期胚胎死亡的表现，临床常很难做出快速而准确的判断，需要多次复查来明确诊断。

1. 临床表现　停经后曾出现的早孕反应减轻或突然消失，继之可有阴道出血症状，妇科检查：子宫与孕周相符或略小。在随诊中子宫不随孕周增加而增大，反而缩小，妊娠试验转为阴性，表明胚胎已经死亡。

2. 超声检查

（1）妊娠囊可有变形、塌陷、轮廓异常。

（2）经阴道超声检查，如果妊娠囊平均内径≥25mm，而未显示卵黄囊或胚胎回声，则可确认为胚胎停止发育。

（3）经阴道超声检查，如果胚胎头臀长≥7mm，而未显示胎心搏动，则可确认为胚胎停止发育。

（4）经阴道超声检查，如果妊娠囊平均内径16～24mm未显示胚胎回声，或胚胎头臀长<7mm未显示胎心搏动，应于7～10天后复查超声。

### （二）胎死宫内（intrauterine fetal demise）

妊娠中晚期胎儿在宫内死亡称为死胎。胎儿宫内死亡的原因包括：胎儿严重畸形、多胎、宫内感染可造成胎儿宫内死亡；脐带打结、脐带缠绕，使胎儿血运受阻，缺血缺氧可导致胎儿宫内死亡；前置胎盘、胎盘早剥出血多时也可造成胎儿宫内死亡；母体疾病如糖尿病、妊娠高血压综合征、急慢性肾脏病及过期妊娠等可造成胎盘功能不全，使胎儿体内的营养及氧气供应不足而导致胎儿宫内死亡。

1. 临床表现

（1）胎动消失，听诊时听不到胎心。

（2）腹部检查：子宫不随孕周增加而增大。

（3）乳房胀感消失，渐渐变小。

（4）胎儿死亡时间较长，4周以后，孕妇可感乏力，口臭、食欲缺乏、下腹坠痛或有少量阴道出血。

2. 超声检查

(1) 胎儿无胎心搏动和胎动征象。

(2) 胎儿刚死亡时，其形态、结构无明显改变。

(3) 胎死宫内时间较长时可表现为：

1) 超声测量胎儿生长参数小于孕周预测值。

2) 胎儿颅骨重叠、塌陷，颅内结构显示不清。

3) 脊柱失去正常生理弯曲，甚至成角，胸廓塌陷。

4) 胎儿出现水肿表现，胎头、胸腹部以及肢体表面呈双层回声。

5) 胸腹腔内结构显示不清，有时可见胸腹腔积液。

6) 胎盘肿胀、增厚，回声减弱或不均匀。

7) 羊水减少。

(穆 雨)

## 第五节 胎儿生长发育的观测

### 一、早孕期妊娠龄的估计

#### (一) 妊娠囊 (gestation sac，GS)

适度充盈膀胱，完整清晰显示妊娠囊后，测量妊娠囊三条径线的内径，求平均数即获得妊娠囊平均内径，妊娠7周内简易估计妊娠龄的方法：妊娠龄（天）=妊娠囊平均内径（mm）+30。

因妊娠囊形态不规则，测量值变异较大，因此根据妊娠囊大小估计妊娠龄的准确性较差。

#### (二) 头臀长度 (crown－rump length，CRL)

妊娠6~12周，测量CRL估计妊娠龄可信性较高。

测量时取胎体最长的正中矢状切面，测量胚胎的颅顶部至臀部外缘的距离。妊娠龄（周）=CRL（cm）+6.5（表18－2）。

表18－2 胎儿头臀长度正常值与孕周关系表

| 孕周 | －2SD | CRL（cm） | +2SD | 孕周 | －2SD | CRL（cm） | +2SD |
|---|---|---|---|---|---|---|---|
| 7 | 0.5 | 1.1 | 1.7 | 12 | 3.7 | 4.7 | 5.7 |
| 8 | 0.6 | 1.5 | 2.1 | 13 | 4.0 | 5.8 | 7.0 |
| 9 | 1.4 | 2.1 | 2.8 | 14 | 6.2 | 7.4 | 8.6 |
| 10 | 2.0 | 2.6 | 3.6 | 15 | 7.6 | 8.8 | 10.0 |
| 11 | 2.7 | 3.6 | 4.5 | 17 | 8.4 | 9.7 | 11.0 |

## 二、中晚孕期妊娠龄的估计

### （一）双顶径（biparietal diameter，BPD）（表18－3）

**表18－3　胎儿头围（HC）、双顶径（HC）、股骨长（FL）、腹围（AC）正常测值（mm）**

| 孕周 | HC | | | BPD | | | FL | | | AC | | |
|---|---|---|---|---|---|---|---|---|---|---|---|---|
| | 5th | 50th | 95th | 5th | 50th | 95th | 5th | 50th | 95th | 5th | 50th | 95th |
| $14^{+0} \sim 14^{+6}$ | 102 | 110 | 118 | 28 | 31 | 44 | 14 | 17 | 19 | 80 | 90 | 102 |
| $15^{+0} \sim 15^{+6}$ | 111 | 120 | 129 | 31 | 34 | 37 | 17 | 19 | 22 | 88 | 99 | 112 |
| $16^{+0} \sim 16^{+6}$ | 120 | 130 | 140 | 34 | 37 | 40 | 19 | 22 | 25 | 96 | 108 | 122 |
| $17^{+0} \sim 17^{+6}$ | 130 | 141 | 152 | 36 | 40 | 43 | 21 | 24 | 28 | 105 | 118 | 133 |
| $18^{+0} \sim 18^{+6}$ | 141 | 152 | 164 | 39 | 43 | 47 | 24 | 27 | 30 | 114 | 128 | 144 |
| $19^{+0} \sim 19^{+6}$ | 151 | 163 | 176 | 42 | 46 | 50 | 26 | 30 | 33 | 123 | 139 | 156 |
| $20^{+0} \sim 20^{+6}$ | 162 | 175 | 189 | 45 | 49 | 54 | 29 | 32 | 36 | 133 | 149 | 168 |
| $21^{+0} \sim 21^{+6}$ | 173 | 187 | 201 | 48 | 52 | 57 | 32 | 35 | 39 | 143 | 161 | 181 |
| $22^{+0} \sim 22^{+6}$ | 184 | 198 | 214 | 51 | 56 | 61 | 34 | 38 | 42 | 153 | 172 | 193 |
| $23^{+0} \sim 23^{+6}$ | 195 | 210 | 227 | 54 | 59 | 64 | 37 | 41 | 45 | 163 | 183 | 206 |
| $24^{+0} \sim 24^{+6}$ | 206 | 222 | 240 | 57 | 62 | 68 | 39 | 43 | 47 | 174 | 195 | 219 |
| $25^{+0} \sim 25^{+6}$ | 217 | 234 | 252 | 60 | 66 | 71 | 42 | 46 | 50 | 184 | 207 | 233 |
| $26^{+0} \sim 26^{+6}$ | 227 | 245 | 264 | 63 | 69 | 75 | 44 | 48 | 53 | 195 | 219 | 246 |
| $27^{+0} \sim 27^{+6}$ | 238 | 256 | 277 | 66 | 72 | 78 | 47 | 51 | 55 | 205 | 231 | 259 |
| $28^{+0} \sim 28^{+6}$ | 248 | 267 | 288 | 69 | 75 | 81 | 49 | 53 | 58 | 216 | 243 | 272 |
| $29^{+0} \sim 29^{+6}$ | 257 | 277 | 299 | 72 | 78 | 85 | 51 | 56 | 60 | 226 | 254 | 285 |
| $30^{+0} \sim 30^{+6}$ | 266 | 287 | 309 | 74 | 81 | 88 | 53 | 58 | 63 | 237 | 266 | 298 |
| $31^{+0} \sim 31^{+6}$ | 274 | 296 | 319 | 77 | 83 | 90 | 55 | 60 | 65 | 246 | 277 | 310 |
| $32^{+0} \sim 32^{+6}$ | 282 | 304 | 328 | 79 | 86 | 93 | 57 | 62 | 67 | 256 | 287 | 322 |
| $33^{+0} \sim 33^{+6}$ | 288 | 311 | 336 | 81 | 88 | 96 | 59 | 64 | 69 | 265 | 297 | 334 |
| $34^{+0} \sim 34^{+6}$ | 294 | 317 | 342 | 83 | 90 | 98 | 61 | 66 | 71 | 274 | 307 | 345 |
| $35^{+0} \sim 35^{+6}$ | 299 | 323 | 348 | 85 | 92 | 100 | 63 | 68 | 73 | 282 | 316 | 355 |
| $36^{+0} \sim 36^{+6}$ | 303 | 327 | 353 | 86 | 94 | 102 | 64 | 69 | 74 | 289 | 324 | 364 |
| $37^{+0} \sim 37^{+6}$ | 306 | 330 | 356 | 87 | 95 | 103 | 66 | 71 | 76 | 295 | 332 | 372 |
| $38^{+0} \sim 38^{+6}$ | 308 | 332 | 358 | 88 | 96 | 104 | 67 | 72 | 77 | 302 | 339 | 380 |
| $39^{+0} \sim 39^{+6}$ | 309 | 333 | 359 | 89 | 97 | 105 | 68 | 73 | 78 | 307 | 345 | 387 |

注：$5^{th}$，$50^{th}$，$95^{th}$分别表示第5，第50，第95百分位（李胜利．产科超声检查．北京：人民军医出版社，2009）。

双顶径是一项常用指标，测量标准切面为胎头横切时的丘脑平面。测量方法多采用测量近侧颅骨外缘至远侧颅骨内缘间的距离。在妊娠12～28周，应用双顶径估计孕周较准确，孕晚期双顶径测值因受胎儿体位或入盆等因素影响会出现较大偏差。

（二）头围（head circumference，HC）（表18－3）

测量平面为胎头横切时的丘脑平面（同双顶径测量平面），测量方法：沿胎儿颅骨外缘测量头围长度或测量枕额径及双顶径后按公式：头围＝（双顶径＋枕额径）×1.57进行计算。

（三）腹围（abdomen circumference，AC）（表18－3）

测量平面为胎儿腹部横切面，腹部呈圆形或椭圆形，胃泡与胎儿肝内门静脉1/3段同时显示，测量方法：沿腹壁皮肤外缘测量腹围长度或在腹围平面上测量前后径及横径后按公式：腹围＝（前后径＋横径）×1.57进行计算。

（四）股骨长度（femur length，FL）（表18－3）

股骨长度的测量适用于中晚期妊娠龄的评估，测量平面为：从股骨外侧扫查，声束与股骨长径垂直，显示股骨长轴切面，测量方法：股骨两端端点的距离。

（五）其他

1. 肱骨长度　测量方法与股骨长度的测量相似。

2. 小脑横径　在小脑横切面测量小脑最大横径外缘。

小脑横径随孕周而增长，在妊娠24周前，小脑横径（以mm为单位）约等于孕周，妊娠20～38周平均每周增长1～2mm，38周后增长缓慢，平均每周增长0.7mm。

以上各单项参数预测妊娠龄准确性相对于多参数预测的准确性要差，因此全面测量、综合指标更可靠。

胎儿体重的预测：根据超声测量的胎儿一项或多项生物学测量指标如胎儿BPD、HC、AC、FL等，经统计学处理，可计算出胎儿的体重。目前多数超声诊断仪均配有胎儿生长发育评估软件，输入超声生物测量值后即可获得估计胎儿体重。

## 三、胎儿生理功能的观察

1980年Manning和Platt利用胎儿超声和电子监护仪检测胎儿宫内缺氧和酸中毒情况，胎儿生物物理评分满分为10分，10～8分无急慢性缺氧，8～6分可能有急或慢性缺氧，6～4分有急或慢性缺氧，4～2分有急性伴慢性缺氧，0分有急慢性缺氧（表18－4）。

表18－4　胎儿生物物理评分表

| 指标 | 2分（正常） | 0分 |
|---|---|---|
| 肌张力 | ≥1次躯干和肢体伸展复曲；手指摊开合拢 | 无活动；肢体完全伸展；伸展缓慢，部分复曲 |
| 胎动（30分钟） | ≥3次躯干和肢体活动（连续出现计1次） | ≤2次躯干和肢体活动；无活动肢体完全伸展 |
| 胎儿呼吸运动（30分钟） | ≥1次，持续30秒以上 | 无；或持续<30秒 |
| 羊水量 | 羊水池垂直深度≥2cm | 无；或羊水池垂直深度<2cm |
| 无应激实验（20分钟） | ≥2次胎动伴胎心加速≥15bpm，持续≥15秒 | <2次胎动，胎心加速<15bpm，持续<15秒 |

（姚　飞）

# 第六节　胎盘、脐带、羊水异常

## 一、前置胎盘

正常胎盘附着于子宫体上段的前壁、后壁、侧壁或者宫底。前置胎盘（placenta previa）是指妊娠晚期胎盘完全性或者部分性附着于子宫下段，覆盖或者接近子宫颈内口，位置低于胎儿先露部。前置胎盘的发生率约0.3%～0.5%。

### （一）病理生理

孕早期出现前置的胎盘90%会随着妊娠进展而发生向上迁徙至正常位置。前置胎盘的发病机制未明，有宫腔操作史、剖宫产病史、感染、胎盘面积过大（如双胎妊娠）、胎盘异常（如副胎盘）以及胚胎发育迟缓等会增加前置胎盘的发生风险。前置胎盘因子宫下段伸展拉长，宫颈管扩张，而附着的胎盘不能相应伸展，与子宫壁发生错位剥离，导致血窦破裂出血。

### （二）临床表现及分类

妊娠晚期无痛性反复阴道出血是前置胎盘的主要症状，大量出血可出现贫血甚至休克，胎儿窘迫，体检子宫软、无压痛。临床上根据胎盘与宫颈内口的关系分三种类型，中央性或完全性前置胎盘（宫颈内口全部被胎盘覆盖）、部分性前置胎盘（宫颈内口部分被胎盘覆盖）、边缘性前置胎盘（胎盘边缘达子宫颈内口）。前置胎盘的临床分型根据诊断时期不同有所变化，以终止妊娠时胎盘与宫颈内口的关系作为分型标准。

### （三）超声检查

1. 可以选用经腹壁、经阴道和经会阴的方法观察宫颈内口与胎盘的关系

（1）经腹壁扫查：简便安全但准确率有限。若膀胱充盈不够则宫颈显示不清，容易漏诊，若膀胱过度充盈则子宫下段受压易误诊为宫颈导致假阳性诊断，另外妊娠晚期胎儿先露部下降影响后壁胎盘和宫颈的观察，导致漏诊。

（2）经阴道扫查：能清晰显示宫颈内口与胎盘的位置关系，准确率高。超声探头置于阴道外1/3处，尽量不要触到宫颈，有阴道出血时先行外阴消毒。

（3）经会阴扫查：超声探头置于会阴部扫查。扫查深度有限，较少用。

2. 为了便于临床处理，将前置胎盘进行超声分类（图18－23）

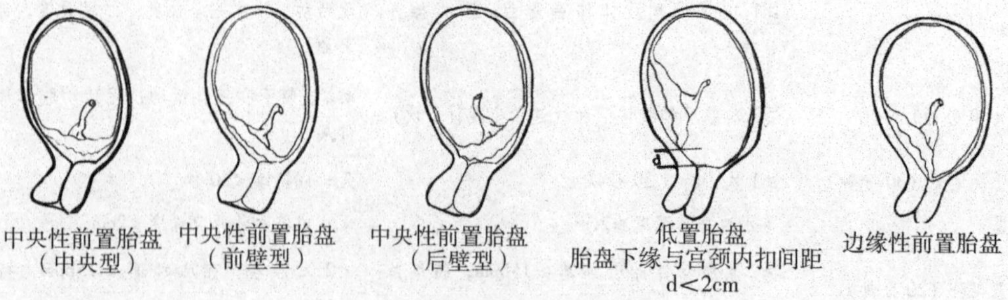


图18－23　前置胎盘分类示意图

（1）中央性前置胎盘：子宫颈内口完全被胎盘覆盖。

1）中央型：胎盘的中心部分覆盖子宫颈内口。

2）前壁型：胎盘大部分附着于子宫前壁，小部分跨过宫颈内口延伸至后壁。

3）后壁型：胎盘大部分附着于子宫后壁，小部分跨过宫颈内口延伸至前壁。

4）侧壁型：胎盘大部分附着于子宫左/右侧壁，下段小部分跨过宫颈内口延伸至对侧。

（2）边缘性前置胎盘：胎盘下缘到达宫颈内口，但未覆盖宫颈内口。

（3）低置胎盘：胎盘下缘距离宫颈内口距离小于2cm。

### （四）临床价值

超声定位胎盘附着处是诊断前置胎盘的首选方法。妊娠28周前一般不下前置胎盘的诊断，超声可以提示胎盘前置状态。孕妇若无阴道出血症状，只需定期观察，但需注意中央性前置胎盘可能合并胎盘植入。

## 二、胎盘早期剥离

妊娠20周后或分娩期，正常位置的胎盘在胎儿娩出前部分或全部从子宫壁剥离，称胎盘早期剥离，简称胎盘早剥（placental abruption），发生率约为1%。胎盘早剥是妊娠晚期的严重并发症，轻型可无任何症状，仅在产后检查胎盘发现局部有凝血块压迹；重型起病急，进展快，可威胁母儿生命。重症妊娠高血压综合征、慢性高血压、腹部外伤、外倒转术纠正胎位、脐带过短或脐带缠绕、宫腔内压骤减、孕妇长时间仰卧位等都可能是胎盘早剥诱因。

### （一）病理生理

胎盘剥离时底蜕膜出血形成血肿，使胎盘自附着处剥离。若剥离面小，血液很快凝固，临床多无症状；若剥离面大，形成胎盘后血肿，当血液冲开胎盘边缘，沿胎膜与宫壁间向外流出，即为显性剥离。若胎盘边缘仍附着于子宫壁上，或胎膜与子宫壁未分离，或胎头已固定于骨盆入口，使胎盘后血液不能外流，而积聚于胎盘与子宫壁之间，即为隐性剥离。当内出血过多时，血液仍可冲开胎盘边缘与胎膜经宫颈管外流，形成混合性出血。偶有出血穿破羊膜而溢入羊水中，使羊水成为血性羊水。胎盘早剥内出血量大时，血液侵入子宫肌层，引起肌纤维分离、断裂、变性，侵及子宫浆膜层时，子宫表面呈蓝紫色瘀斑，称为子宫胎盘卒中（utero - placental apoplexy），致使子宫收缩力减弱导致产后出血。严重的胎盘早剥可能释放大量的组织凝血活酶进入母体循环内激活凝血系统，导致弥漫性血管内凝血（dessiminated intravascular coagulation，DIC）。

### （二）临床表现

胎盘早剥分为轻重两型：轻型者胎盘剥离面不超过胎盘面积的1/3，包括胎盘边缘血窦破裂出血，以阴道出血为主要临床表现，体征不明显。重型以隐性出血为主，胎盘剥离面超过胎盘面积的1/3，同时有较大的胎盘后血肿。主要症状为突发性剧烈腹痛，可无或仅有少量阴道出血，贫血，腰痛，子宫压痛、硬如板状，胎位不清，当胎盘剥离面超过胎盘面积1/2时，多数会发生胎儿严重宫内窘迫或死亡。中晚孕期，发现阴道流血应警惕是否有胎盘早期剥离发生；胎盘早期剥离也可以是隐匿性的，血液局限在胎盘后方，无阴道流血症状。

### （三）超声检查

超声声像随剥离部位、剥离面积大小和检查时间不同而有多种表现。

1. 胎盘剥离早期　胎盘增厚，胎盘与子宫壁间见边界欠清、形态不规则的无回声或低回声区，其内可见散在斑点状高回声、不均质低或杂乱回声，与正常胎盘组织回声不同（图18－24）；有时凝血块突入羊膜腔内，形成羊膜腔内肿块，若范围较大则考虑重型胎盘早剥。此期产后检查胎盘母面有血凝块压迹。

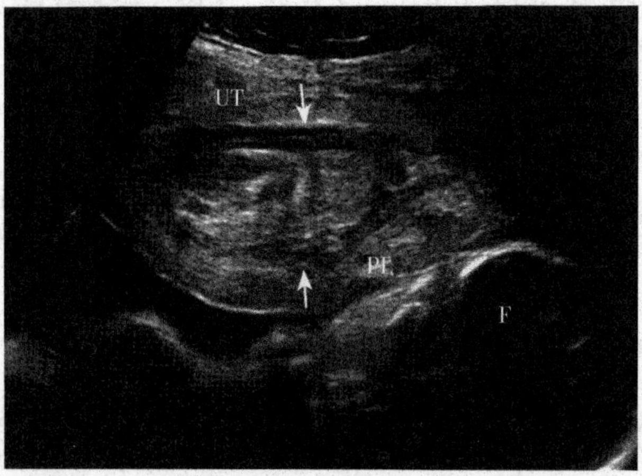


**图18－24　胎盘早剥**

箭头所指为胎盘剥离局部血肿；UT：子宫壁；PL：胎盘：F：胎儿

2. 胎盘剥离后期　胎盘剥离出血量不多自行停止后，血肿数天后逐渐液化，超声表现为无回声区，与子宫壁界限分明；而后血肿逐渐机化，表现为不均质高回声团，产后检查胎盘局部有机化血凝块。

3. 胎盘边缘血窦破裂　胎盘边缘胎膜与子宫壁分离、向羊膜腔隆起，胎膜下见不均质低回声区。

彩超检查上述各类出血性改变形成的血肿内均无血流信号，借此与其他胎盘实质性病变如胎盘绒毛膜血管瘤鉴别。超声检查时应注意胎儿心率变化，当剥离面大，出血量多时，胎儿因缺氧可导致持续性心率减慢甚至心跳停止。有血性羊水时，羊水内可出现密集的点状回声。

## （四）鉴别诊断

1. 胎盘内血池或血窦　位于胎盘实质内，在胎盘切面内呈不规则液性暗区，内有云雾状回声呈沸水状（沸水征）。

2. 子宫肌瘤　位于子宫肌层内，边缘较清，形态规则，回声衰减，向宫腔内或宫外突出。

3. 胎盘囊肿　位于胎盘的羊膜面或母面，边缘清楚，圆形，内为无回声。

4. 胎盘血管瘤　位于胎盘实质内或突向羊膜腔，回声较均匀，边界清。

## （五）临床价值

胎盘早剥早期或剥离面积较小，超声声像表现无特异性，此时超声诊断的关键是重视病史和体征，对突发持续性腹痛和少量阴道流血病例有针对性地仔细扫查胎盘，可以大大提高正确诊断率。后壁胎盘因超声远场分辨力较差，不易诊断。仪器的分辨力及操作者的经验也是影响诊断的重要因素。

## 三、脐带异常

脐带连接胎儿与母体，是两者进行物质交换的重要器官。脐带异常包括脐带长度异常（过长或过短）、脐血管数目异常（单脐动脉）、脐带附着异常（如帆状附着、边缘附着）、机械性病变（如脐带缠绕、脐带打结）和脐带水肿、脐带内静脉瘤样扩张等。脐带异常有时会导致胎儿宫内生长受限，严重者可导致胎死宫内。

### （一）单脐动脉脐带

正常胎儿脐带内有 2 条脐动脉和 1 条脐静脉。单脐动脉（single umbilical artery），是指脐带内只有 1 条脐动脉，另一条脐动脉缺失。发生率约为 0.2% ~1.9%，但在畸形胎儿中为 7.4% ~48%。可以是单发，也可以合并其他畸形，合并畸形时，胎儿染色体异常发生率较高，最常见为 18 - 三体综合征。

1. 超声检查　羊膜腔内正常脐带可显示 3 条血管，2 条脐动脉和 1 条脐静脉。经膀胱盆腔横切面可显示膀胱两旁的脐动脉向前至脐轮。单脐动脉时脐带内仅见 2 条血管，一条为脐动脉，一条为脐静脉，脐带横切面显示一大一小两个圆形暗区，纵切面显示两条管状暗区互相缠绕，彩超有助于判断，经膀胱的盆腔横切面仅显示膀胱一侧的单条脐动脉（图 18 - 25）。

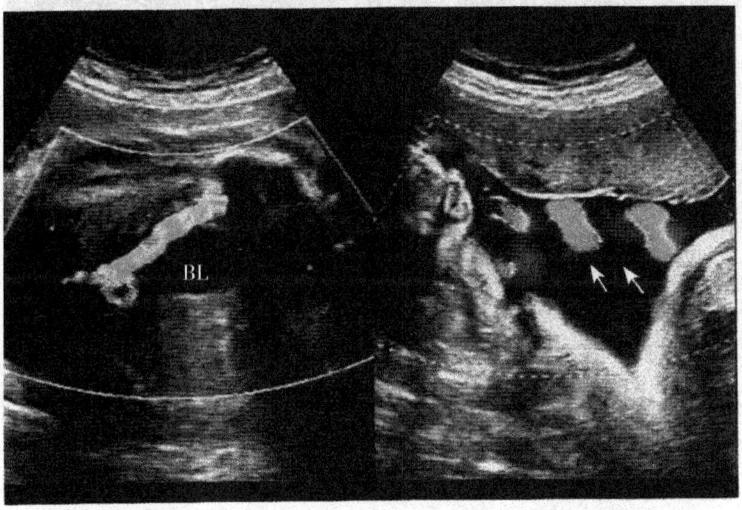


**图 18 - 25　单脐动脉**

箭头所指为脐带内成对的一条脐动脉和一条脐静脉；BL：膀胱

2. 临床价值　由于羊膜腔内脐带互相缠绕，易漏诊单脐动脉，因此观察脐动脉应在膀胱两侧扫查明确有无血流方向朝向脐轮部的 2 条脐动脉。单纯的单脐动脉预后良好，合并有其他畸形的病例应建议行胎儿染色体核型检查。

### （二）脐带附着异常

正常脐带远端附着于胎盘中央实质部，当脐带附着于胎盘边缘 2cm 以内（边缘附着）以及附着于胎盘边缘以外的胎膜（帆状附着，也称帆状胎盘）时属于脐带附着异常。帆状胎盘在单胎妊娠的发生率约为 0.5% ~1.69%，在单绒毛膜囊双胎妊娠中增加 10 倍，易导致宫内生长受限、低体重儿等，由于脐血管分支在胎膜上，容易合并血管前置，在阴道分娩时发生新生儿死亡。胎盘边缘附着母儿结局大多良好，但需注意其也有可能发展成帆状附着。

1. 超声检查

（1）二维超声表现：脐带边缘附着表现为脐带血管从胎盘边缘进入，脐带血管在胎盘附着部分有分叉，平行于子宫壁向胎盘中部走行，形成胎盘子面血管；脐带帆状附着表现为胎盘子面没有相连的脐带，脐带垂直附着在宫壁胎膜上，并显示朝向胎盘的血管分支（图18－26）。

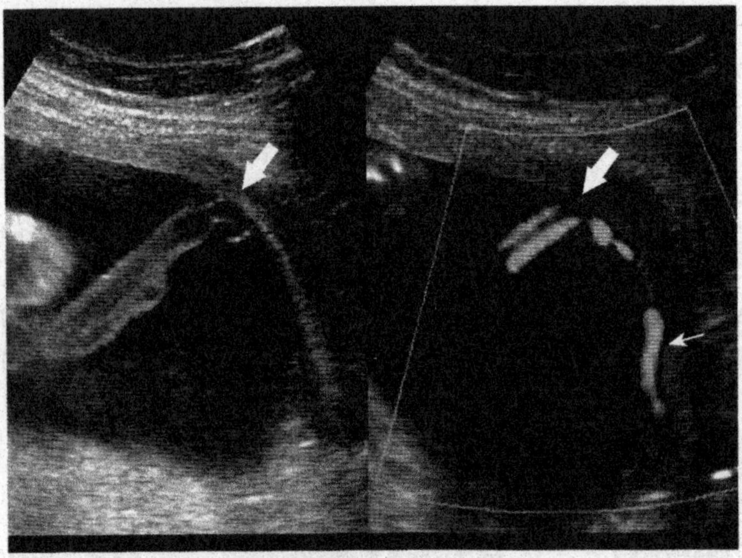

**图 18－26　脐带帆状附着**

粗箭头所指为宫壁胎膜上脐带附着处；细箭头所指为胎膜上脐血管分支

（2）彩超表现：脐带附着点上显示分叉的血流信号。

2. 临床价值　中孕期超声检查诊断脐带附着的敏感性和特异性较高，但随孕周增加脐带附着点扫查难度加大，需进行针对性的扫查方能明确。胎盘帆状附着合并血管前置的发病率约为1/1 200～1/5 000，产前超声难以诊断，前置的血管因为没有保护，很容易受胎儿先露部的挤压、受子宫收缩而破裂或者随胎膜破裂而破裂出血，导致胎儿宫内缺血或失血，产前未诊断者新生儿存活率不足50%。当附着点位于宫腔下段的胎膜时，应高度注意有无血管前置，可采用经阴道彩超辅助诊断。

## （三）脐带缠绕及打结

脐带绕颈、绕身、过度扭曲或真、假结为脐带的机械性异常。脐带绕颈很常见，发生率为15%～25%，与脐带过长和胎动过频有关系，只有当脐带绕颈两圈或两圈以上才有临床意义。脐带过度扭曲可能与脐带血管发育速度不一致、胎儿血流动力学改变以及脐带肌纤维分布不均有关系。

1. 超声检查　脐带绕颈时，在胎儿颈部的水平切面和矢状切面可以见到脐带回声；由于脐带的压迫，胎儿颈部或背部皮肤可呈现脐带的压痕，环绕一周者呈“U”形，内为一小圆形无回声，其内可见小短光条；绕颈两周者呈“W”状；绕颈三周者呈锯齿状。应用彩色多普勒在胎儿颈、背部或肢体可以直接显示环绕的脐带（图 18－27）。脐带缠绕打结表现为脐带走行杂乱，成堆聚集，但判断是真结还是假结较困难。脐带真结可导致脐动脉血流阻力增高，结合彩超血流频谱有助于鉴别。

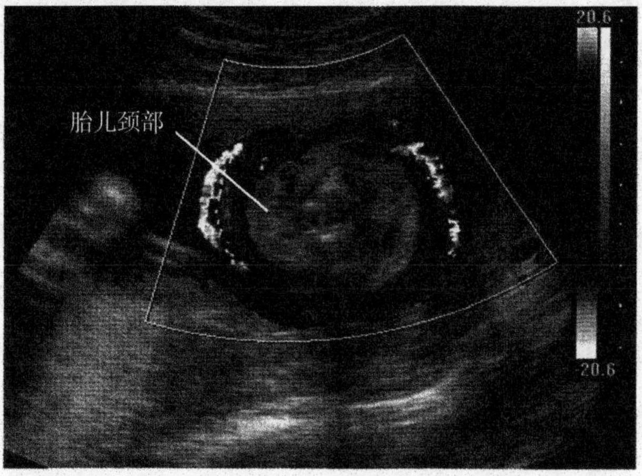


图 18－27 脐带绕颈

2. 临床价值

（1）较松的缠绕不影响胎儿及正常分娩，缠绕紧者可能造成胎头不下降及胎儿宫内缺氧，但导致宫内缺氧的原因很多，应根据胎心率改变及胎心电子监护结果判断。

（2）胎儿颈后“V”或“W”形的声像也可能是颈后皮肤皱折所致，诊断时应结合彩超检查。

（3）脐带绕颈不宜过早做出诊断，诊断太早无临床意义，反而增加孕妇心理负担。

（4）产前胎心监护时发现胎心率异常（尤其是变异减速）或临产后胎头高浮不降时，可行超声检查明确有无脐带绕颈以指导临床处理。

## 四、羊水量异常

妊娠期羊水的量和成分处于一个不断生成和吸收、相对稳定的动态变化过程中。参与羊水生成和吸收的机制主要包括胎儿排尿、吞咽、呼吸等运动，胎儿皮肤和胎膜也参与羊水的代谢。正常妊娠的羊水量随孕周增加而增多，最后 2～4 周开始逐渐减少，妊娠足月时羊水量约为 1 000ml（800～1 200ml）。

### （一）羊水过少

妊娠晚期羊水量少于 300ml 者，称为羊水过少（oligohydramnios）。其发生率为 0.5%～4%。羊水过少多见于胎儿泌尿系统畸形、过期妊娠、胎儿宫内发育迟缓（IUGR）以及羊膜病变等。羊水过少发生越早，胎儿预后越差。

1. 超声检查

（1）超声表现：胎儿躯干及肢体卷曲、相互挤压，扫查时难辨胎儿体表结构。

（2）羊水量估计：

1）单一最大羊水暗区垂直深度（AFV）≤2cm 为羊水过少，≤1cm 为严重羊水过少。要求对子宫全面扫查，寻找羊水最大深度。

2）羊水指数法（AFI）孕妇取头高30°仰卧位，以脐与腹白线为标志点，将腹部分为4个象限，测定各象限最大羊水暗区深度值相加而得。AFI≤8cm 为诊断羊水过少的临界值，≤5cm 为诊断的绝对值。

2. 临床价值　超声检查无法精确测量羊水量，但各种超声测量方法有相同的临床意义，帮助判断羊水量的变化，指导临床处理。测量羊水暗区时，力求前后境界清晰明确，其间不要夹杂胎儿、胎盘及脐带等结构，同时尽量减少探头对孕妇腹壁的压力，以免影响测量结果。

（二）羊水过多

凡在妊娠任何时期内羊水量超过2 000ml 者，称为羊水过多（polyhydramnios），其发生率约为1%。羊水过多与胎儿中枢神经系统和消化系统畸形、多胎妊娠、母体糖尿病、宫内感染羊膜炎等因素有关，另外还有特发性羊水过多，其原因不明。

1. 超声检查

（1）超声声像：

1）胎儿被大片液性暗区包绕，胎儿在大量羊水中活动幅度较大，不动时常沉卧于子宫后壁。因子宫张力大影响超声声束传导，导致胎儿结构显示困难。

2）胎盘受羊水压迫变薄。

3）合并胎儿畸形时可见相应的声像特征。

（2）羊水量估计：与羊水过少的羊水定量估计方法相同。

1）单一最大羊水暗区垂直深度测定 AFV≥8cm 可诊断羊水过多。

2）羊水指数法 AFI≥25cm 为羊水过多。

2. 临床价值　产前超声是首选的诊断方法，可动态观察羊水的变化，同时可发现合并病变；在羊水过多宫内介入性治疗中，超声在引导穿刺和检查胎儿宫内状况方面也起到了十分重要的作用。

（穆　雨）

## 第七节　胎儿先天性心脏畸形

### 一、体静脉异位连接

体静脉异位连接（anomalous systemic venous connection）是指上腔静脉或下腔静脉与右心房以外的体循环静脉途径或左房连接的一组先天畸形。上腔静脉连接异常主要有永存左侧上腔静脉、双侧上腔静脉、右侧上腔静脉缺如、左房主静脉。下腔静脉连接异常主要有下腔静脉离断合并奇静脉连接、下腔静脉引流至左心房。

1. 声像图特点　胎儿腹部横切面仔细检查膈下主动脉和下腔静脉的位置排列关系及显示上腔静脉、下腔静脉及右心房长轴切面，三血管平面（图18－28）等有助于本病的发现与诊断。

下腔静脉与右心房连接中断，奇静脉及上腔静脉增粗，血流增多，可提示下腔静脉离断合并奇静脉连接。

2. 临床意义　单纯此类畸形预后较好，合并其他心内畸形或心外畸形者，其预后与合并畸形严重程度有关。

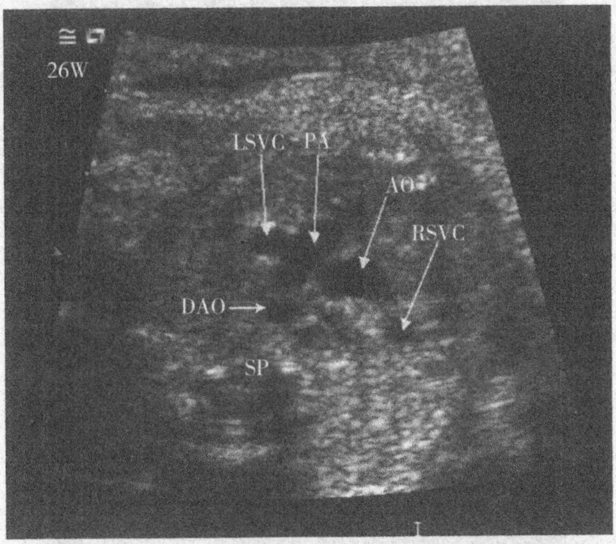


**图 18-28 26 周胎儿永存左上腔静脉，产后超声证实**

三血管平面显示肺动脉（PA）的左侧及主动脉（AO）的右侧分别可见左、右上腔静脉；LSVC. 左上腔静脉；RSVC. 右上腔静脉；DAO. 降主动脉；SP. 脊柱

## 二、肺静脉畸形引流

肺静脉畸形引流（anomalous pulmonary venous drainage）是指部分（1~3 支）或全部（4 支）肺静脉未与左房连接，而与体静脉或右心房相连。肺静脉异常引流的部位有右心房、冠状静脉窦（心内型）、无名静脉或上腔静脉（心上型）、下腔静脉、肝静脉、门静脉（心下型）。完全型肺静脉畸形引流 4 支肺静脉多先汇合成肺总静脉，走行于心房之后，由此再发出垂直静脉回流至上述三大类部位。

1. 声像图特点　产前超声诊断本病较困难，由于胎儿肺静脉较小，产前超声不一定能显示出所有 4 条肺静脉，异常时，其畸形血管的走行方向亦难以追踪显示，加上胎儿血流动力学的特殊性，部分病例并不引起房室的异常增大，因而漏诊较多，对于完全型肺静脉畸形引流（图 18-29），有以下特征者应高度怀疑本病的存在。

（1）由于右心室容量负荷增加，四腔心切面上可显示右心增大，左右心不对称，左心房偏小，左心室大小可正常，也可缩小。

（2）正常肺静脉进入左心房处不能显示肺静脉，左心房壁完整连续，彩色多普勒血流显像不能显示正常进入左心房的肺静脉血流。

（3）有时可显示左心房后方的粗大肺总静脉干，但不进入左心房。

（4）肺静脉异位引流至冠状静脉窦时，可显示冠状静脉窦扩大。

（5）大血管连接正常。

2. 临床意义　出生后可手术纠正，预后较好。产前超声如能提示完全型静脉异位引流，可提高此畸形手术后生存率。

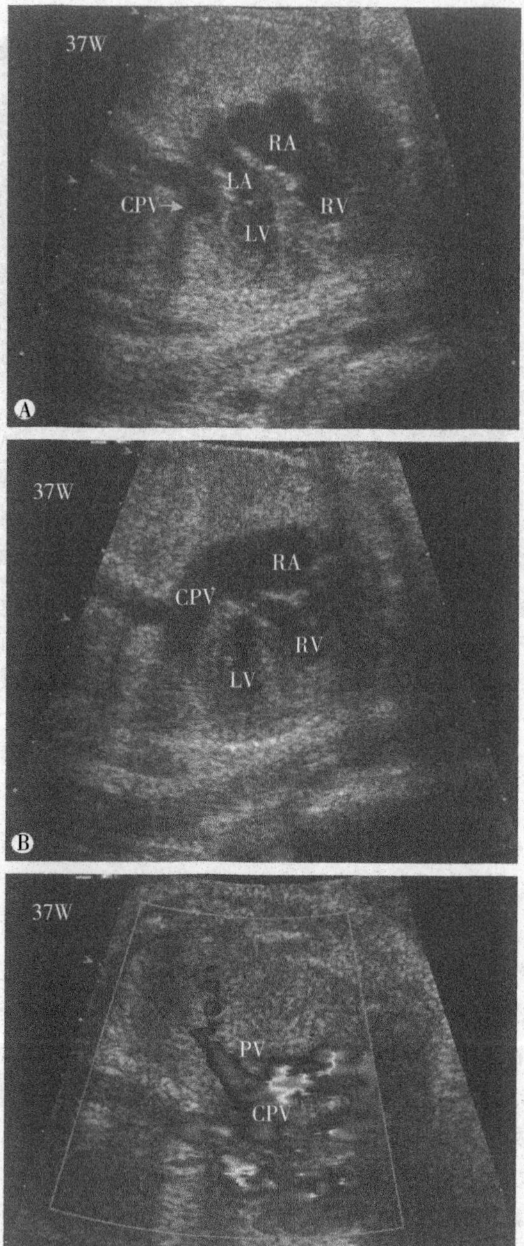


**图 18－29　胎儿完全型肺静脉异位引流**

四腔心切面（图 A）显示左心房（LA）左心室（LV）较小，左房后方可见肺总静脉（CPV），实时超声可见四条肺静脉进入肺总静脉，后者与右心房相连，右心房（RA）、右心室（RV）增大。上述切面声束略偏斜可显示肺总静脉汇入右心房（图 B）。彩色多普勒血流显像显示肺静脉（PV）进入肺总静脉，而不进入左心房（图 C）

## 三、房室共道畸形

房室共道畸形（common atrioventricular canal defects）又称为心内膜垫缺损（endocardial cushion defects）或房室间隔缺损（atrioventricular septal defects），是一组累及房间隔、房室瓣和室间隔的复杂性先天性心脏畸形。

1. 声像图特点

（1）完全型房室共道畸形：胎儿四腔心切面上可显示房间隔下部与室间隔上部连续性中断，仅见一组共同房室瓣在心脏中央启闭运动，共同房室瓣横穿房、室间隔缺损处，不能显示房室瓣在室间隔上的附着点，由房室间隔和房室瓣在心脏中央形成的“十”字交叉图像消失，四个心腔相互交通（图 18－30）。心脏房室大小可正常，也可有心房增大，左、右心室大小一般在正常范围，基本对称。对位不良的完全型房室共道畸形，可出现右心房扩大，左心房发育不良而缩小。彩色多普勒超声更直观地显示 4 个心腔血流交通，正常双流入道血流消失，为一粗大血流束进入两侧心室，收缩期可有明显的瓣膜反流。

（2）部分型房室共道畸形：四腔心切面上房间隔下部连续性中断（即原发孔缺损），二尖瓣和三尖瓣在室间隔的附着点在同一水平上（图 18－31），有瓣膜反流时，彩色和脉冲多普勒有相应表现。

2. 临床意义　胎儿房室共道畸形常与染色体畸形有关，50% 伴发于染色体三体，尤其是 21－三体（占 60%）和 18－三体（占 25%），有染色体畸形者常合并有心外畸形。因此，产前检出本病时应进行胎儿染色体检查。本病还常合并多脾综合征，后者常有多发性心脏畸形、腹部脏器的位置异常及左房异构等。

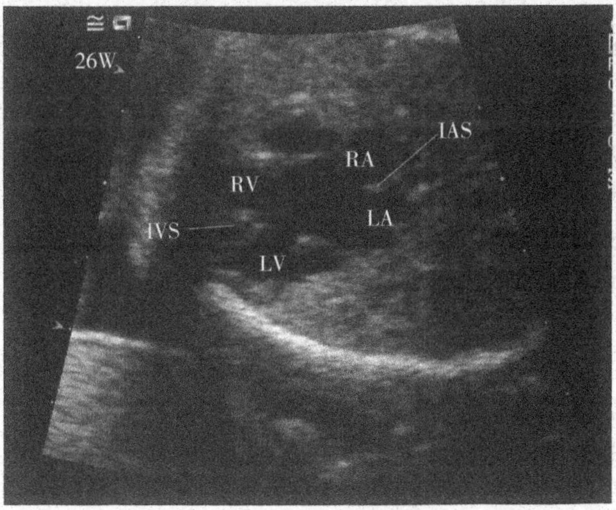


**图 18－30　26 周胎儿完全型心内膜垫缺损，伴右室双出口等复杂先天性心脏畸形，染色体核型为 21－三体**

四腔心切面舒张期显示一组共同房室瓣、房间隔下部和室间隔上部连续性中断，在心脏中央形成一个大缺损，四个心腔均相通；LA. 左心房；LV. 左心室；RA. 右心房；RV. 右心室；IVS. 室间隔；IAS. 房间隔

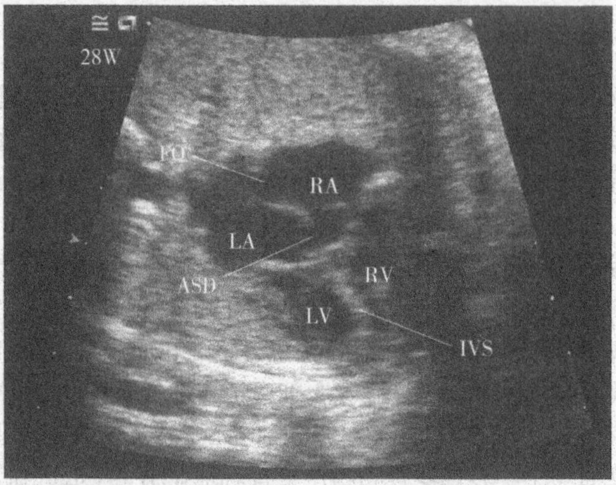


**图 18－31　28 周胎儿部分型心内膜垫缺损，同时合并多发性畸形，经解剖证实**

四腔心切面上房间隔下部连续性中断。二尖瓣和三尖瓣在室间隔的附着点在同一水平上；LA. 左心房；LV. 左心室；RA. 右心房；RV. 右心室；IVS. 室间隔；FO. 卵圆孔；ASD. 原发孔型房间隔缺损

房室共道畸形总的预后并不乐观，未接受手术治疗的婴儿中有 50% 在 1 岁内死于心衰、心律失常、肺动脉高压所致右向左分流。6 个月内接受手术治疗疗效较好，但 10% 的患儿需行第二次房室瓣修补术或置换术。伴有染色体畸形尤其是 21－三体和 18－三体，常有智力低下。

## 四、三尖瓣闭锁

三尖瓣闭锁（tricuspid atresia）的主要特征是右房和右室之间房室连接中断。可分为三尖瓣缺如、三尖瓣无孔两种类型，前者多见，后者少见。三尖瓣缺如时，三尖瓣瓣环、瓣叶、腱索及乳头肌均缺如，三尖瓣所在部位由一肌性组织所代替。三尖瓣无孔时，三尖瓣瓣环、瓣叶和瓣下组织仍然保留，但瓣膜无孔。心房排列正常，形态学左心房与形态学左心室相连。右心室发育不良而明显缩小或仅为一残腔。可伴有室间隔缺损，心室与大动脉连接关系可一致或不一致。

1. 声像图特点　四腔心切面上明显异常，左、右心明显不对称，右心室明显偏小或不显示，仅见左侧房室瓣启闭运动，右侧房室瓣缺如，无启闭运动，在相当于右房室瓣处超声可显示一强回声软组织带。常伴有室间隔缺损，缺损的大小将直接影响右心室的大小，一般来说，缺损越大，右心室越大。不伴有室间隔缺损时，右心室仅为一残腔而几乎不能显示（图 18－32A），彩色与脉冲多普勒不能检出右侧房室瓣血流，仅能检出左侧房室瓣血流（图 18－32B）。在心脏舒张期彩色多普勒只显示一条流入道彩色血流带。不伴有室间隔缺损的三尖瓣闭锁，动脉导管内血流可出现反向血流，即血流方向为降主动脉经动脉导管流向肺动脉。

2. 临床意义　预后不良。

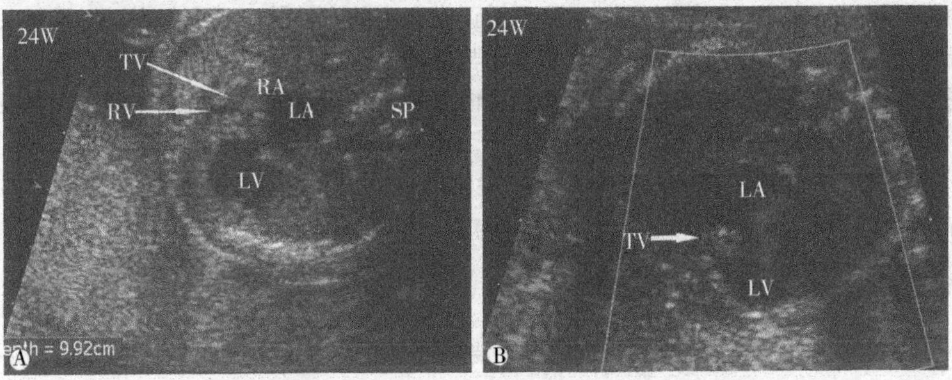


**图 18 - 32 24 周胎儿三尖瓣闭锁不伴室间隔缺损**

A. 四腔心切面显示舒张期三尖瓣不开放，代之为一索带状强回声结构位于右心房和右心室之间，右心室很小，仅为一残腔；B. 彩色血流显像仅显示左侧房室瓣血流，右侧房室瓣无血流显示；LA. 左心房；LV. 左心室；RA. 右心房；RV；右心室；TV. 三尖瓣；SP. 脊柱

## 五、二尖瓣闭锁

二尖瓣闭锁（mitral atresia）的主要特征是左房与左室连接中断，可分为二尖瓣缺如和二尖瓣无孔两种类型。左心室发育不良而缩小或仅为一残腔，位于左后下方。本病可见于主动脉闭锁，左心发育不良综合征。可伴有室间隔缺损。

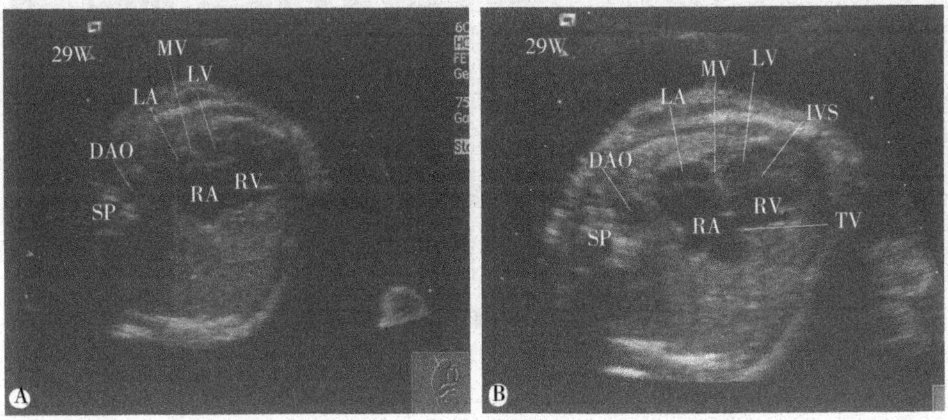


**图 18 - 33 29 周胎儿左心发育不良综合征（二尖瓣闭锁）**

四腔心切面收缩期（图 A）及舒张期（图 B）显示右心室增大，左心室极小，左房室瓣（MV）呈一膜状光带，实时下无启闭运动，可见右房室瓣启闭运动；LA. 左心房；LV. 左心室；RA. 右心房；RV. 右心室；TV. 三尖瓣；MV. 二尖瓣；DAO. 降主动脉；IVS. 室间隔；SP. 脊柱

1. 声像图特点　四腔心切面明显不对称，左心室明显缩小或不显示，左侧房室瓣缺如，实时超声下无启闭运动，仅见右侧房室瓣启闭运动。在相当于左侧房室瓣处可见一强回声索带状结构（图 18 - 33）。伴室间隔缺损者，左心室可正常或缩小，不伴室间隔缺损者，左心室仅为一残腔而几乎不能显示。主动脉可缩小，闭锁时主动脉显示不清，仅显示一条大血管

即肺动脉。伴中等大小室间隔缺损时，可显示正常大小的主动脉。心室与大动脉连接关系可一致或不一致，可有右室双出口。彩色多普勒与脉冲多普勒只显示右侧房室瓣血流，而左侧房室瓣无血流信号。主动脉闭锁时，主动脉弓内可显示反向血流，即血流由降主动脉反流入主动脉弓，供应胎儿头颈部。

2. 临床意义　预后不良。胎儿期检出二尖瓣闭锁，应行胎儿染色体检查，约18%的患儿伴有染色体畸形，主要有18－三体，13号与21号染色体的异位与缺失综合征。

## 六、心室双入口

心室双入口（double inlet ventricle）的主要特征是左、右心房通过两组房室瓣与一个心室相连，或一侧房室瓣的全部与另一侧房室瓣的大部分共同与一个心室相连。与之相连的心室形态有三种类型：左室型、右室型和中间型。

1. 声像图特点　四腔心切面上“十”字交叉失常，室间隔不显示，仅显示一个心室腔，有两组房室瓣且均与这个心室相连（图18－34），心室形态多为左心室。实时超声下两组房室瓣在同一个心室内有规律地开放与关闭。附属腔常难以显示，如能显示，多位于主腔前方。多有大动脉转位特征。彩色多普勒血流可显示左、右心房内血流分别经左、右房室瓣流向一共同心室腔内。

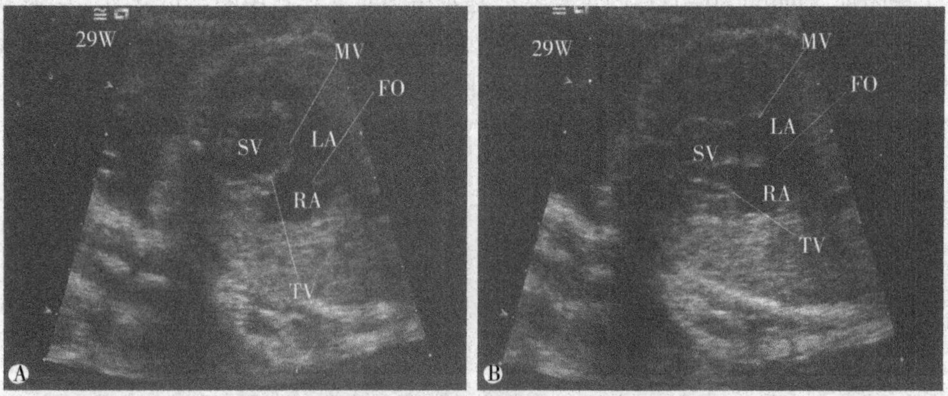


**图18－34　29周胎儿单心室，心室双流入道**

四腔心切面收缩期（图A）及舒张期（图B）显示单一心室和心室双流入道；SV. 单心室；RA. 右心房；LA. 左心房；TV. 三尖瓣；MV. 二尖瓣；FO. 卵圆孔瓣

2. 临床意义　预后不良。

## 七、埃布斯坦畸形与三尖瓣发育不良

埃布斯坦畸形（Ebstein's anomaly）又称三尖瓣下移畸形，它与三尖瓣发育不良（tricuspid dysplasia）在病理解剖上表现相互重叠，难以将两者严格区分开来，在产前超声表现上亦较难区分，且两者的预后相似，因此，严格区分两者并不重要，故本节将两者一并讲述。

埃布斯坦畸形与三尖瓣发育不良都是因三尖瓣发育异常所致的先天性心脏畸形，都可表现为三尖瓣的冗长、增厚或短小及明显增大的右心房等，都可合并心脏其他畸形如室间隔缺损、肺动脉狭窄等，也可合并心外畸形或染色体畸形。埃布斯坦畸形的主要特点在于三尖瓣部分或全部下移至右心室，下移的瓣叶常发育不全，表现为瓣叶短小或缺如，隔叶与室间隔紧密粘连而使瓣叶游离部显著下移，或隔叶起始部虽近于瓣环，但体部与室间隔粘连而使瓣尖下移。房化右室与原有右心房共同构成巨大的右心房，而三尖瓣叶远端的右室腔则变小。三尖瓣发育不良的主要特点是三尖瓣的明显增厚、结节状改变、三尖瓣附着点无明显下移，由于三尖瓣严重关闭不全而导致右房右室明显增大。

1. 声像图特点 四腔心切面上显示心脏明显增大，尤以右心房扩大为甚，三尖瓣下移至右心室（图 18－35），下移的程度可各不相同。三尖瓣发育不良时，三尖瓣附着点无明显下移，仅表现为三尖瓣的明显增厚、结节状、回声增强。彩色多普勒与频谱多普勒常显示出三尖瓣严重反流，反流血流束宽大、明亮，常达右心房底部。心胸比例明显增大，心脏增大可导致严重肺发育不良。常伴发肺动脉闭锁和右室流出道梗阻而出现相应征象。心脏无明显扩大的埃布斯坦畸形产前诊断较困难。

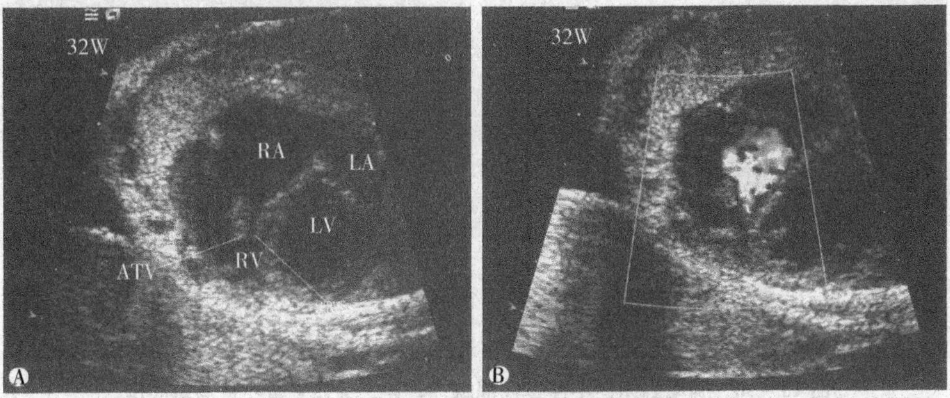


**图 18－35 32 周胎儿三尖瓣下移畸形，经解剖证实**

A. 四腔心切面三尖瓣隔瓣附着点下移，实时下显示隔瓣粘连，瓣膜回声增强增厚，收缩期三尖瓣前瓣和隔瓣结合点明显下移，右心房明显增大；B. 四腔心切面收缩期显示三尖瓣重度反流，反流加速点位置极低；LA. 左心房；LV. 左心室；RA. 右心房；RV. 右心室；ATV. 三尖瓣前瓣；STV. 三尖瓣隔瓣

2. 临床意义 预后极差，产前检出此两种畸形，出生后多数不能存活，死亡的主要原因是因心脏扩大导致肺发育不良。临床上有些病例到成年才被发现，这说明产前检出的这些畸形比儿童期或成人期检出者严重得多。

## 八、肺动脉闭锁不伴室间隔缺损

肺动脉闭锁不伴室间隔缺损（pulmonary atresia with intact ventricular septum）本病的特征性改变是肺动脉瓣闭锁而室间隔完整，右心室与主肺动脉之间无交通，血液不能从右心室腔射入主肺动脉，从右心房经三尖瓣进入右心室的血液，由于室间隔连续完整，唯一出路是再经三尖瓣反流入右心房。右心室壁常肥厚，而右心室腔却偏小，伴有严重三尖瓣反流时，右心室可扩张。回流入右心房的血流则只有经过卵圆孔到左心房，再经左心室到主动脉，最后分布到全身，因此左心系统承担了整个心脏的输出负荷，左心房、左心室增大，主动脉也因此增宽。肺动脉的灌注则来自动脉导管的反流。

1. 声像图特点　四腔心切面上“十”字交叉存在，但左、右心室不对称，右心室壁明显增厚而心腔缩小，左心室增大。伴有明显三尖瓣反流时，右心室腔可扩张，右心房可明显增大（图 18－36）。实时超声下，三尖瓣活动受限，幅度较小，而增厚的右心室壁搏动幅度很小。主动脉与肺动脉不成比例，主动脉较肺动脉为宽，部分病例肺动脉极小而显示不清。本病多为肺动脉瓣闭锁，在右室流出道及肺动脉长轴切面上，可显示肺动脉瓣呈膜状光带，实时超声检查无启闭运动。彩色多普勒与频谱多普勒不能检出右心室至肺动脉的血流信号，但可显示由动脉导管内反流入肺动脉的血流信号。左、右房室瓣血流明显不对称，左侧血流束粗大，右侧则细小。如有三尖瓣反流，则可显示收缩期右心室经三尖瓣反流入右心房，血流束反流速度一般很高。

2. 临床意义　预后不良。

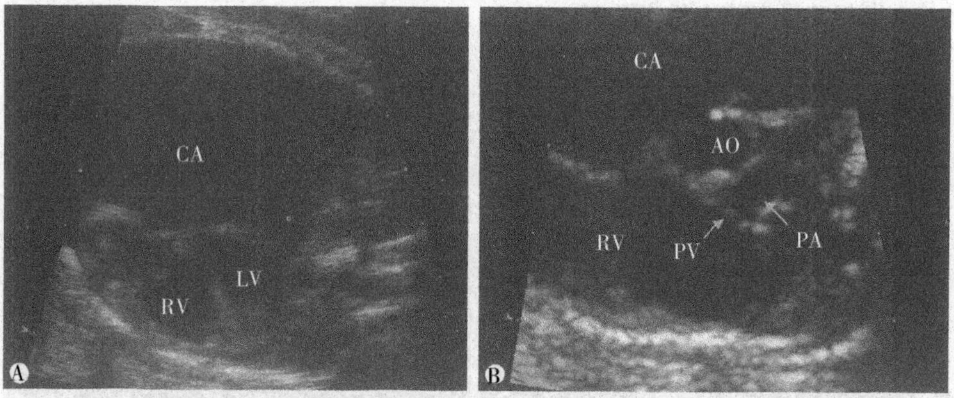


**图 18－36　肺动脉闭锁不伴室间隔缺损，伴三尖瓣发育不良与单心房**

A. 四腔心切面，室间隔连续，三尖瓣回声增强、增厚、关闭有裂；B. 肺动脉长轴切面，示肺动脉瓣呈膜状光带，无启闭运动；LV. 左心室；RV. 右心室；CA. 共同心房；AO. 主动脉；PA. 肺动脉；PV. 肺动脉瓣

## 九、肺动脉闭锁伴室间隔缺损

肺动脉闭锁伴室间隔缺损（pulmonary atresia with ventricular septal defect）本病的特征性改变是主肺动脉干闭锁，室间隔缺损（多为流出道缺损），主动脉前移并骑跨。常有较大分支直接从主动脉分出供应肺，左、右肺动脉可存在。

1. 声像图特点　五腔心切面上可显示主动脉增宽、骑跨、流出道型室间隔缺损（图 18－37）。如能显示胸骨旁左心长轴切面，则上述表现更为清楚。本病在四腔心切面上房室大小可表现正常，伴右心室发育不良者，可表现为右心明显缩小。可伴有三尖瓣闭锁。不能显示主肺动脉，有时可显示出左、右肺动脉。彩色多普勒可显示动脉导管内和肺动脉内反向血流，三血管平面显示肺动脉内与主动脉内血流方向相反。产前超声很难将本病与法洛四联症伴肺动脉闭锁、永存动脉干相区别。

2. 临床意义　本病可伴发于染色体畸形，有报道 22 号染色体长臂缺失时可出现此种心脏畸形。

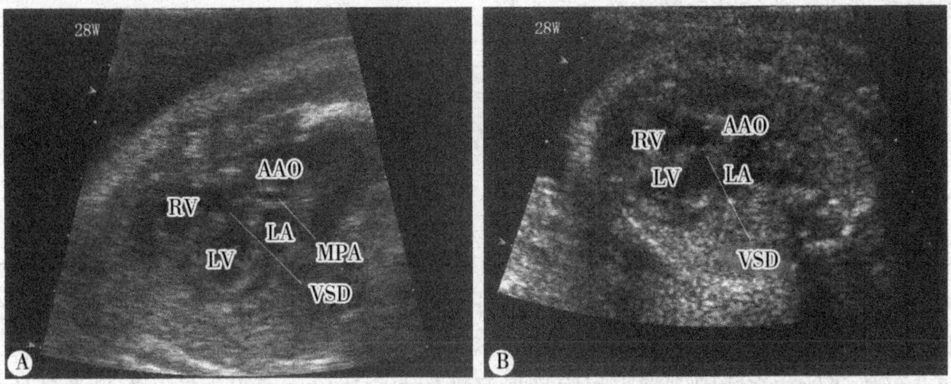


**图 18－37 28 周胎儿肺动脉闭锁，伴室间隔缺损、主动脉骑跨**

A. 非标准右室流出道长轴切面显示右室流出道和肺动脉之间为条索状回声，远端肺动脉内径较主动脉内径明显小；B. 五腔心切面显示主动脉明显增宽并骑跨于室间隔上，主动脉前壁与室间隔连续性回声中断；LA. 左心房；LV. 左心室；RV. 右心室；VSD. 室间隔缺损；MPA. 主肺动脉；AAO. 升主动脉

## 十、肺动脉狭窄

肺动脉狭窄（pulmonary stenosis）本病的主要特点是肺动脉瓣出现不同程度的狭窄，也可以是其他心脏复杂畸形的一个表现。

1. 声像图特点　单纯轻度肺动脉狭窄，产前超声很难检出。由于胎儿时期，肺循环阻力较高，肺动脉轻度狭窄不会出现异常高速血流，因此彩色多普勒亦没有明显异常改变。肺动脉狭窄到一定程度时，产前超声才能发现。严重肺动脉狭窄的超声表现有：肺动脉瓣增厚，开放受限，可见狭窄后局限性肺动脉扩张（图 18－38）。部分病例可有肺动脉瓣环或主肺动脉狭窄。右心室肥厚与三尖瓣反流。彩色多普勒与频谱多普勒可检出肺动脉内五彩血流及湍流频谱。部分病例在发育过程中可由狭窄发展为肺动脉闭锁。

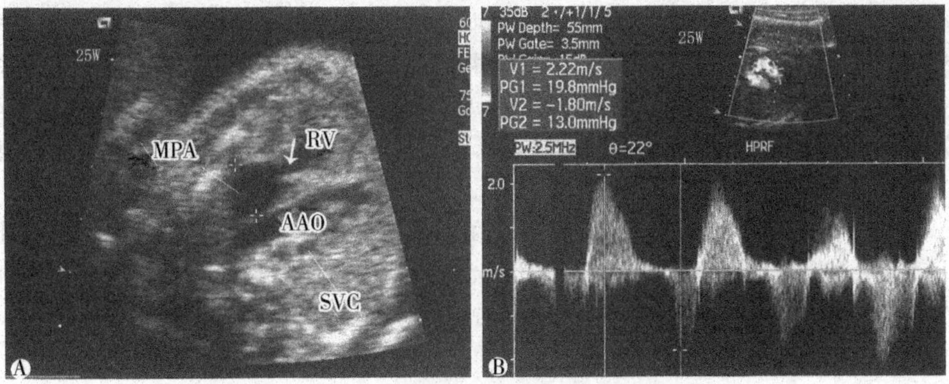


**图 18－38 25 周胎儿，双胎之一肺动脉瓣狭窄**

A. 右室流出道长轴切面显示肺动脉瓣回声增强增厚（箭头所示），并瓣上窄后扩张，达 1.02cm（“＋＋”之间）；B. 彩色多普勒及频谱多普勒表现为收缩期的高速血流，流速峰值超过 2.2m/s，舒张期明显反流；MPA. 主肺动脉；AAO. 升主动脉；SVC. 上腔静脉；RV. 右心室

2. 临床意义　单纯肺动脉狭窄预后尚好。

## 十一、主动脉闭锁

主动脉闭锁（aortic atresia）相关内容见左心发育不良综合征。

## 十二、主动脉狭窄

主动脉狭窄（aortic stenosis）本病的病理类型有三种，即瓣上狭窄、瓣膜狭窄、瓣下狭窄。瓣上狭窄可以是主动脉窦上膜性狭窄、升主动脉局限性狭窄或包括主动脉弓及其分支在内的弥漫性狭窄。瓣膜狭窄主要是主动脉瓣不同程度发育不良、瓣膜增厚或瓣叶融合。瓣下狭窄可为纤维膜性狭窄或因室间隔局限性增厚导致左室流出道梗阻。胎儿期最常见的类型为主动脉瓣狭窄。

1. 声像图特点　与肺动脉瓣狭窄相似，轻中度主动脉瓣狭窄很难在产前做出诊断。严重主动脉瓣狭窄的超声表现有：主动脉瓣回声增强，增厚，开放受限。升主动脉出现狭窄后扩张。左心室大小可正常、缩小或左室壁轻度肥厚，右心室可增大。因严重狭窄导致左心衰时，左心室扩张，舒缩减弱，左心室壁及其内的乳头肌回声增强，二尖瓣开放幅度减少。出现二尖瓣反流时，左心房、左心室进一步扩大。

2. 临床意义　本病预后与狭窄的类型、狭窄程度、心脏缺血程度、左心功能好坏有关。瓣上、瓣下狭窄在新生儿期常无明显表现而瓣膜狭窄常是胎儿或新生儿充血性心力衰竭的重要原因。部分病例在胎儿较早期检出主动脉瓣狭窄后，随着孕周的增大，可发展为重度主动脉瓣狭窄，大部分病例狭窄严重程度不变。如果新生儿期左心功能尚可，可行球囊扩张术，但50%患者在10岁内须行换瓣手术。如果左心功能不适合行球囊扩张术，则可考虑Norwood修补术。

## 十三、主动脉缩窄

胎儿主动脉缩窄（coarctation of the aorta）的主要特征是导管前主动脉缩窄，严重者可出现闭锁。最常发生于左锁骨下动脉起始部和动脉导管之间的主动脉峡部。左房、左室、主动脉相对发育不全，而右房、右室、肺动脉相对增大，导管增粗。儿童及成人主动脉缩窄还可发生于动脉导管的远侧主动脉局限性缩窄。90%病例伴有心脏其他畸形，主要有主动脉狭窄与关闭不全、房室间隔缺损、大动脉转位、永存动脉干、右室双出口等，也可合并有心外畸形，如膈疝、Turner综合征等。

1. 声像图特点　由于产前超声检查对主动脉缩窄处的显示与辨认难度较大，动脉导管弓与主动脉弓相距较近，很难发现狭窄。因此许多病例产前超声诊断受到限制。四腔心切面左、右心室不对称，左心室偏小，右心室相对较大，右心室与左心室横径之比>1.3。出现这种不对称应想到本病的可能。肺动脉较主动脉明显为大。主动脉弓峡部狭窄，但狭窄处的显示常较困难。分段测量主动脉弓的内径，尤其测量主动脉弓峡部内径，有助于本病的诊断。足月胎儿主动脉弓峡部内径应>0.3cm，其他孕周可与左锁骨下动脉起始部内径相比较，如果峡部内径大于或等于左锁骨下动脉内径，主动脉缩窄的可能性很小。主动脉弓形态失常（图18-39），弯曲度变小并僵直。

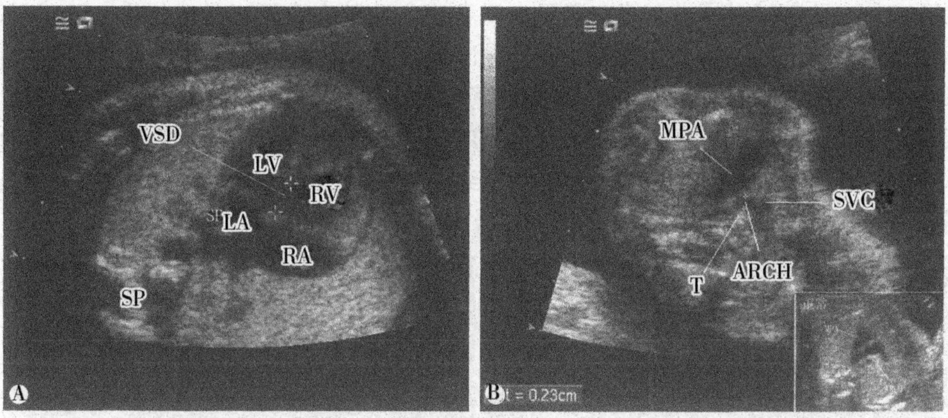


**图 18-39 23 周胎儿主动脉弓缩窄、右室双出口、室间隔缺损**

A. 四腔心切面显示左心室腔较小，左、右心室不对称，室间隔上部连续性回声中断（VSD），并可见断端回声增强；B. 三血管-气管平面显示主动脉弓远端内径明显变窄，左下方小图正常三血管-气管平面；MPA. 主肺动脉；ARCH. 主动脉弓；SVC. 上腔静脉；T. 气管

2. 临床意义　出生后因动脉导管关闭，严重主动脉缩窄，可导致新生儿死亡，因此须给前列腺素治疗，以维持动脉导管开放。手术治疗死亡率约 10%，存活者术后再狭窄发生率约为 15%。

## 十四、主动脉弓离断

主动脉弓离断（interrupted aortic arch）的主要特征是主动脉弓某部位完全缺如或纤维条索状闭锁，主动脉弓和降主动脉之间无直接交通，降主动脉只接收动脉导管来的血液。

1. 声像图特点　四腔心切面左、右心明显不对称，左心室较右心室为小，右心室与左心室横径之比 >1.3。升主动脉较正常更垂直于身体横切面，它与降主动脉的连接关系不能显示，不能显示出完整的主动脉弓切面，只能显示动脉导管弓切面。在三血管气管平面显示升主动脉或主动脉弓与降主动脉间连续中断（图 18-40）。

2. 临床意义　不手术的新生儿平均生存期约 4d。前列腺素 E 治疗维持动脉导管开放很重要。最近文献报道手术后总的生存率可达 70%。

## 十五、左心发育不良综合征

左心发育不良综合征（hypoplastic left heart syndrome）最具特征的改变为左心室很小，伴有二尖瓣和（或）主动脉闭锁或发育不良。头颈部与冠状动脉血流的唯一来源是动脉导管血液反流入主动脉弓与升主动脉。

1. 声像图特点　产前超声根据左心室与升主动脉明显缩小，大部分病例诊断较为容易，但对于左心室腔无明显缩小的少数左心发育不良综合征，产前超声困难较大，此时应仔细观察二尖瓣的运动情况、血流情况、心室收缩情况及心内膜回声，以帮助诊断。本病的主要超声特征有：四腔心切面左右心腔明显不对称，左心室明显小于正常（图 18-41A），部分病例几乎显示不出左心室腔，右心房明显大于正常。肺动脉轻度扩张，比正常胎儿易显示。伴二尖瓣闭锁时，二尖瓣显示为一强回声带状结构，无启闭运动。主动脉明显小于正常，主动脉闭锁时，升主动脉难以显示。伴右室双出口者，主动脉大小可正常或增大，肺动脉狭窄。主动脉弓发育不良，内径小。彩色多普勒与脉冲多普勒可显示动脉导管内血液反流入主动脉弓及升主动脉内（图 18－41B），在三血管气管平面表现为主动脉弓内血流与肺动脉内血流方向相反。左侧房室瓣血流减小或缺如，右侧房室瓣血流增大，血流量明显增多。左心室至主动脉血流很难检出。左室腔较大者，心室舒缩明显减弱，心内膜面因心内膜纤维化而回声明显增强。

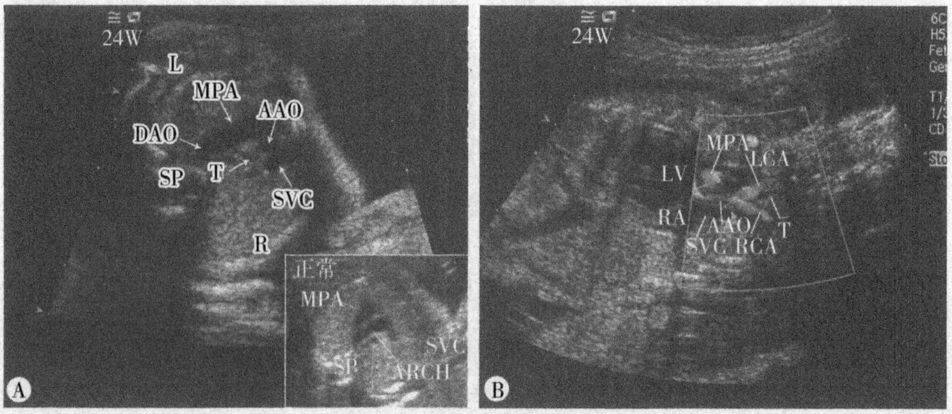


**图 18－40　24 周胎儿主动脉弓离断**

A. 三血管－气管平面显示升主动脉与降主动脉间连续中断，不能显示主动脉弓（左下方小图为正常三血管－气管平面显示主动脉弓与降主动脉相延续）；B. 彩色多普勒显示升主动脉长轴切面在气管两侧发出左、右颈总动脉，呈“Y”字形；RA. 右心房；LV. 左心室；MPA. 主肺动脉；AAO. 主升主动脉；SVC. 上腔静脉；T. 气管；LCA. 左颈总动脉；RCA. 右颈总动脉；DAO. 降主动脉；ARCH. 主动脉弓；SP. 脊柱；L. 胎儿左侧；R. 胎儿右侧

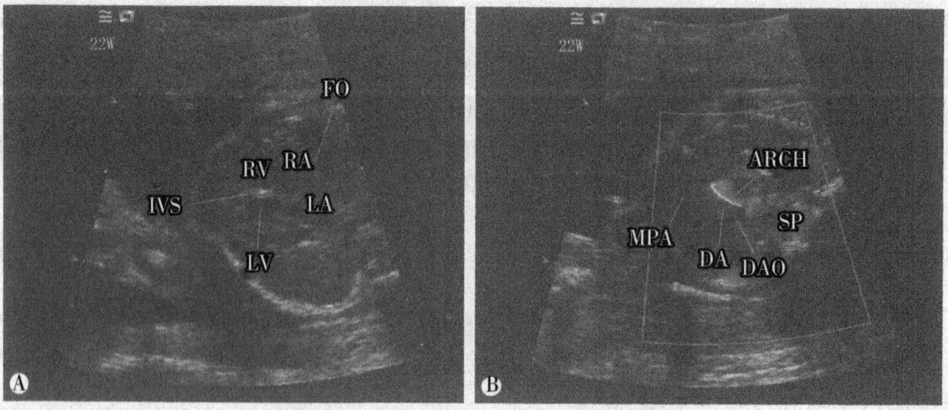


**图 18－41　22 周胎儿左心发育不良综合征**

A. 四腔心切面显示左心室腔明显小，二尖瓣极度狭窄、启闭运动明显受限，右心室增大，实时超声及彩色多普勒血流显像可显示卵圆孔瓣突向右心房面，经卵圆孔的血流与正常血流方向相反；B. 三血管－气管平面彩色多普勒血流显像显示主动脉内反向血流，主动脉内与肺动脉内血流方向相反；LA. 左心房；RA. 右心房；LV. 左心室；RV. 右心室；FO. 卵圆孔瓣；MPA. 主肺动脉；ARCH. 主动脉弓；DA. 动脉导管；DAO. 降主动脉；SP. 脊柱

2. 临床意义 本病胎儿在宫内能存活，血液从动脉导管反向灌入胎儿颈部及冠状动脉而不至于上述部位缺血，宫内生长可以正常，但出生后常常出现明显的症状，患本病的新生儿预后极差，25% 新生儿在出生后 1 周内即死亡。如果不进行有效治疗，几乎所有受累新生儿在出生后 6 周内死亡。出生后给予前列腺素治疗以维持动脉导管的开放，但仍然可在 24h 内出现充血性心力衰竭。因此新生儿期必须手术治疗，包括心脏移植及 Norwood 修补术。前者 5 年生存率约 80%，后者 2 年生存率约 50%，50% 存活者常有神经系统发育迟缓。

## 十六、大动脉转位

1. 大动脉转位（transposition of the great arteries）本病分两种类型

（1）完全型大动脉转位（右型转位）：主动脉起自右心室，肺动脉起自左心室，房室连接正常，心室无转位。

完全型大动脉转位根据有无室间隔缺损和肺动脉狭窄，又可分为以下三种类型。

1）单纯完全型大动脉转位，不伴有室间隔缺损，可伴有或不伴有肺动脉狭窄。

2）完全型大动脉转位伴有室间隔缺损而无肺动脉狭窄。

3）完全型大动脉转位伴有室间隔缺损和肺动脉闭锁。

（2）矫正型大动脉转位（左型转位）：大动脉转位的同时，心室亦转位，即左侧的心室为形态学右心室，接收左心房来的血液，与主动脉相连，执行左心室的功能；右侧的心室为形态学左心室，接收右心房来的血液，与肺动脉相连，执行右心室的功能。因此，矫正型大动脉转位的血流动力学得以完全矫正。

2. 声像图特点 大动脉转位是宫内产前超声最难诊断的心脏畸形之一。多数病例四腔心切面正常，且心脏腔室大小正常、对称，大动脉内径亦可正常。最初出现的异常征象是大动脉根部的平行排列关系。因此诊断本病应对房室连接、心室与大动脉连接关系进行仔细分析后才能做出正确诊断。

（1）完全型大动脉转位：动态观察大动脉根部形成的“十”字交叉消失，而代之以两大动脉平行排列。主动脉起自右心室，主动脉瓣与三尖瓣之间无纤维连接，代之为肌性圆锥；肺动脉起自左心室，肺动脉瓣与二尖瓣前叶相连续。主动脉常位于肺动脉的右前方（图 18－42）。追踪观察两条大动脉，与右心室相连的主动脉行程长，分出头臂动脉后主干乃存在；而与左心室相连的肺动脉行程短，分出左、右肺动脉后主干消失。主动脉弓较正常跨度大，动脉导管自左室流出道自然延伸，导管弓较正常跨度小。伴有室间隔缺损者，缺损常较大，位于后方的肺动脉常骑跨在室间隔上。

（2）矫正型大动脉转位：四腔心切面两心室对称，但房室连接不一致。位于左侧的心室为形态学右心室，心室内壁较粗，心尖部可见调节束，房室瓣附着点更靠近心尖，左心房与之相连。位于右侧的心室为形态学左心室，心室内壁较光滑，房室瓣附着点高于对侧，右心房与之相连。主动脉与左侧心室即形态学右心室相连，肺动脉与右侧心室即形态学左心室相连。两大动脉平行排列，动脉起始部的交叉关系消失，主动脉位于肺动脉的左侧。可伴有室间隔缺损、肺动脉狭窄、三尖瓣下移畸形。

3. 临床意义 由于胎儿血液循环的特殊性，完全型大动脉转位胎儿在官内可继续发育。完全型大动脉转位不伴室间隔缺损时，出生后即刻出现青紫并很快恶化，因严重缺氧而死亡。伴有室间隔缺损者，发绀较轻，临床表现可在出生后 2～4 周才出现，最常出现的表现是心力衰竭。伴有室间隔缺损和严重肺动脉狭窄时，临床与法洛四联症相似。单纯矫正型大动脉转位预后较好，伴发有其他心内畸形时，视伴发畸形的严重程度而定。

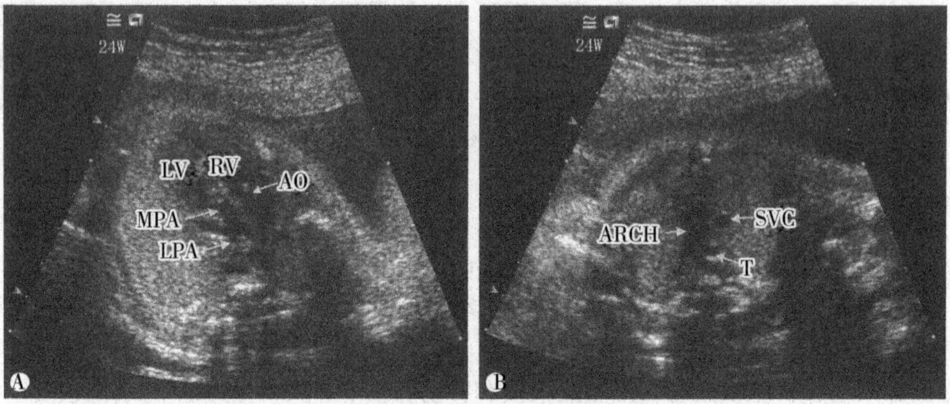


**图 18－42　24 周胎儿完全型大动脉转位，不合并室间隔缺损，出生后手术证实**

A. 心室长轴切面显示主动脉发自右心室，肺动脉发自左心室，两者在起始部呈平行排列；B. 三血管－气管平面显示仅主动脉弓、上腔静脉和气管，肺动脉不能显示，上腔静脉和气管均位于主动脉弓的右侧；LV. 左心室；RV. 右心室；MPA. 主肺动脉；LPA. 左肺动脉；AO. 升主动脉；T. 气管；ARCH. 主动脉弓；SVC. 上腔静脉

## 十七、法洛四联症

法洛四联症（tetralogy of Fallot）主要特征有：肺动脉口狭窄（主要为瓣下狭窄）、主动脉根部增宽右移骑跨、室间隔缺损、右心室壁肥厚。胎儿时期右心室壁肥厚可不明显，出生后右心室壁才逐渐增厚。

1. 声像图特点　在左心长轴切面上可显示较大的室间隔缺损，主动脉增宽并骑跨（图 18－43）。主肺动脉较主动脉小，主肺动脉发育不良的严重程度与肺动脉瓣下流出道梗阻的程度成比例。四腔心切面可正常，右心室常无明显肥厚，左、右心室对称，大小基本相等。彩色多普勒与频谱多普勒在右室流出道和肺动脉内检出高速血流有助于本病的诊断。伴肺动脉瓣缺如时，肺动脉瓣反流，血液大量反流入右心室而导致右心室扩大，继而出现三尖瓣反流和右心房扩大，肺动脉及其分支显著扩张。

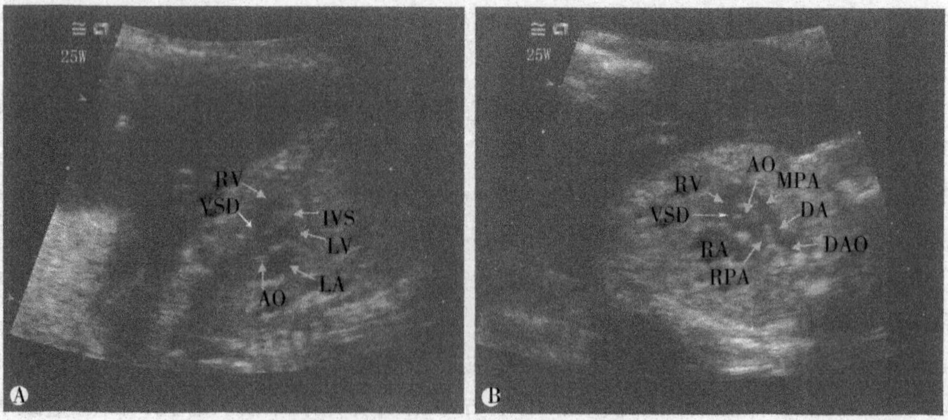

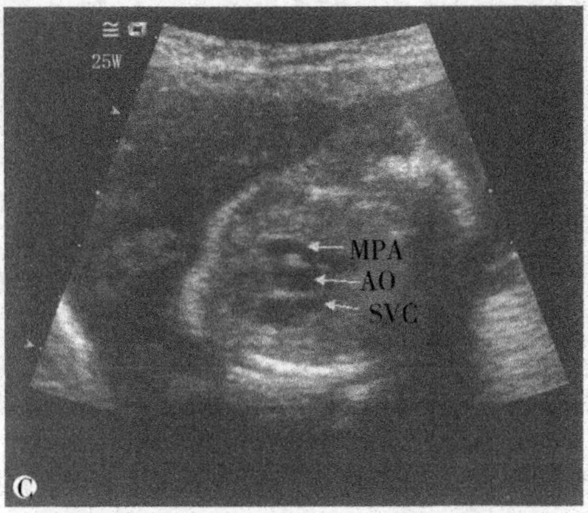


**图 18-43 25 周胎儿法洛四联症**

左室长轴切面（图 A）显示室间隔缺损和主动脉骑跨。心底短轴（图 B）及三血管平面（图 C）均显示明显的肺动脉狭窄；LV. 左心室；RV. 右心室；RA. 右心房；MPA. 主肺动脉；VSD. 室间隔缺损；RPA. 右肺动脉；AO. 主动脉；SVC；上腔静脉；IVS. 室间隔；DA. 动脉导管；DAO. 降主动脉

2. 临床意义　本病在胎儿期和新生儿期均少出现心衰，但伴有肺动脉瓣缺如时，常在胎儿期即可出现心衰。右室流出道有严重梗阻时，出生后可出现发绀，右室流出道梗阻较轻者，发绀可在 1 岁左右才出现。肺动脉闭锁者，随着动脉导管的闭合，病情可突然加重导致新生儿死亡。手术（出生后 3 个月手术）生存率在 90% 以上，约 80% 生存者可以耐受正常体力。

法洛四联症常合并有心外畸形（如脐膨出、膈疝），也可伴发于染色体畸形，如 21－三体、18－三体、13－三体等，产前检出本症者应行染色体核型分析。

## 十八、右心室双出口

左心室双出口（double outlet right ventricle）的主要特征是两条大动脉完全或大部分起源于右心室，几乎所有病例均伴有室间隔缺损。肺动脉狭窄较常见，主动脉狭窄、缩窄、主动脉弓离断相对少见。

1. 声像图特点　右心室双出口产前超声诊断主要根据大动脉的平行排列关系及两大动脉均起源于右心室（图 18－44）而得以诊断，由于本病常合并有其他严重心脏畸形如房室共道、二尖瓣闭锁等，在产前超声检查中常先检出上述合并畸形。此外，主动脉瓣下及肺动脉瓣下均可见肌性圆锥组织，与二尖瓣前叶的纤维连续中断亦是本病的特点。

2. 临床意义　由于胎儿血循环的特殊性，右心室双出口胎儿宫内很少发生心衰。出生后其血流动力学变化取决于右室双出口的类型和伴发畸形的严重程度，预后也与此密切相关。此外，右室双出口常伴有心外畸形和（或）染色体畸形。早期手术死亡率约 10%。

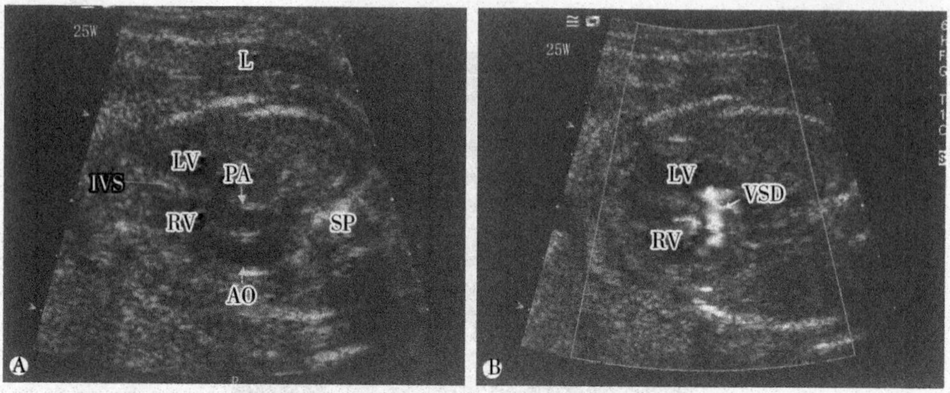


**图18-44　25周胎儿右心室双出口，室间隔缺损**

A. 右心室流出道切面显示主动脉及肺动脉均发自右心室，两大血管在起始部呈平行排列，主动脉位于肺动脉的右前方；B. 彩色多普勒显示室间隔缺损的左向右分流，室间隔缺损是左心室的唯一出口；LV. 左心室；RV. 右心室；PA. 主肺动脉；VSD. 室间隔缺损；AO. 升主动脉；IVS. 室间隔；L. 左；R. 右；SP. 脊柱

## 十九、永存动脉干

根据肺动脉的起源，永存动脉干（persistent arterial trunk）可分为四种类型。

Ⅰ型：短小的主肺动脉在动脉瓣略上方起自动脉干的后侧壁，主肺动脉随即分为左、右肺动脉，约占47%。

Ⅱ型：无肺动脉干，左、右肺动脉分别起自动脉干的后壁或两侧壁，约占28%。

Ⅲ型：一侧肺动脉起自动脉干，另一侧肺动脉缺如（多为左肺动脉），该侧肺血供应来源于体循环侧支血管，此型最为少见，约占2%。

Ⅳ型：动脉干的主动脉成分发育不良，有主动脉缩窄或主动脉弓离断，主肺动脉自主动脉干发出后分为左右肺动脉，粗大的动脉导管支配降主动脉的供血，此型约占23%。

1. 声像图特点　四腔心切面基本正常，心室与大动脉长轴切面可见一条动脉干骑跨在室间隔上，动脉干内径明显增粗。各切面检查均只显示一条动脉干，一组半月瓣，常为多瓣叶（4~6个），瓣叶增厚，多伴有关闭不全而出现反流信号，有时可见瓣膜狭窄。正常肺动脉起自右心室的图像消失，正常的动脉导管弓亦消失，不能显示正常走行的肺动脉。可检出主肺动脉或左右直接起自动脉干或不能显示肺动脉。部分永存动脉干可合并单心室（图18-45）。

2. 临床意义　胎儿期血流动力学不受影响，出生后却影响严重。患儿常呈进行性心衰，多数病儿出生后1~2周即出现明显心衰。外科手术后90%可存活，但患儿需接受第二次手术，本病可伴有染色体畸形。

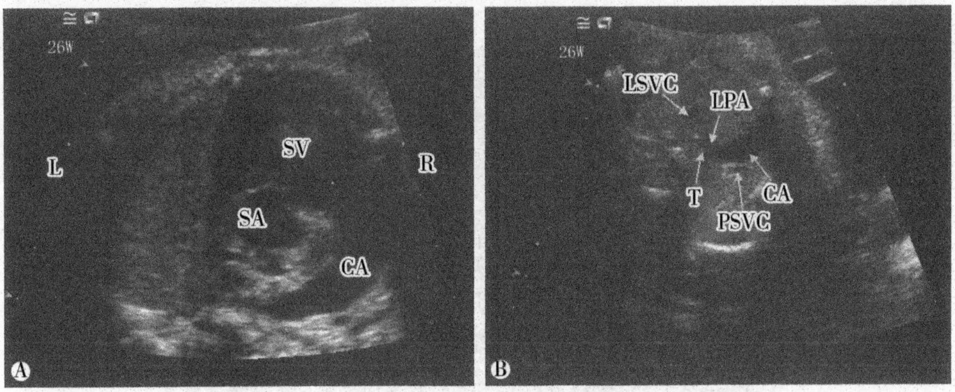


**图 18－45　26 周胎儿永存动脉干合并单心房单心室**

A. 心室流出道长轴切面显示一条大的动脉干起自单一心室；B. 三血管－气管平面仅显示单一动脉干，并可见左肺动脉从其一侧壁发出，动脉干两侧可见左、右上腔静脉，主动脉右弓右降；LPA. 左肺动脉；CA. 永存动脉干；SV. 单心室；SA. 单心房；RSVC. 右上腔静脉；LSVC. 左上腔静脉

## 二十、心脏其他畸形

### （一）室间隔缺损

室间隔缺损（ventricular septal defects）可分为膜周部、流入道部、肌部、流出道部室间隔缺损。

1. 声像图特点　虽然室间隔缺损是最常见的先天性心脏病之一，但胎儿期产前超声检出率明显低于新生儿期。由于胎儿时期动脉导管的交通及肺循环阻力高，左、右心室内压力相近，室间隔缺损处可不产生分流，或分流速度较低，心房、心室大小多无异常，四腔心切面上房室大小对称，因此，单纯小的室间隔缺损不论在膜周部、流入道部、肌部或流出道部，产前超声检查均较困难。又因为在胎儿期多显示心尖四腔心切面，室间隔与声束平行，有时可出现室间隔回声失落的假象而导致假阳性的诊断。因此，室间隔缺损产前超声诊断，可出现假阳性与假阴性诊断，应引起超声医师的注意。

室间隔缺损的特征超声表现是室间隔连续性中断。左心室长轴切面上主动脉下方可显示膜周部或流出道部室间隔缺损（图 18－46）。四腔心切面上可显示流入道部室间隔缺损，三尖瓣附着点位置与二尖瓣附着点平齐。肌部室间隔缺损主要在四腔心切面上观察与显示。彩色多普勒：心室收缩期血流由左向右分流，舒张期则由右向左分流，分流速度均较低，分流色彩显示暗淡。在心脏四腔心切面上，由于分流血流与声束垂直，分流血流显示差或不显示，在胸骨旁长轴四腔心切面上，分流血流显示最佳。

2. 临床意义　单纯室间隔缺损不影响胎儿血流动力学改变，90% 以上的小缺损在出生后 1 岁内逐渐自然闭合。大的缺损在出生后 2～8 周内可出现心衰而需治疗。少数特大室间隔缺损出现巨大左向右分流，出生后即可出现心衰。外科手术生存率在 90% 以上，存活者可正常生存，体力耐受亦正常。

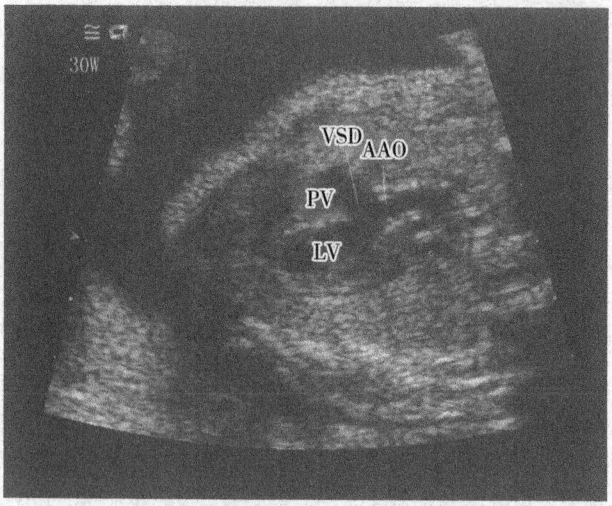


**图 18 -46　30 周胎儿膜周部室间隔缺损合并多发畸形**

左室长轴切面显示室间隔上部回声连续性中断，并可见断端回声增强。引产心脏解剖证实；LV. 左心室；RV. 右心室；VSD. 室间隔缺损；AAO. 升主动脉

### （二）房间隔缺损

房间隔缺损（atrial septal defects）可分为继发孔型、原发孔型及静脉窦型缺损。原发孔型房间隔缺损是心内膜垫缺损的一种简单类型，而继发孔型房间隔缺损最多见，常单独存在，但亦可伴发于其他心内畸形（如二尖瓣、三尖瓣、主动脉、肺动脉闭锁），也可在其他综合征中出现，如 Holt - Oram 综合征。

虽然有宫内诊断继发孔型房间隔缺损的报道，但由于胎儿心内血流动力特点及胎心超声检查的局限性，胎儿超声心动图不是发现这种缺损的可靠方法，一般不做出继发孔型房间隔缺损的诊断。对于原发孔型房间隔缺损及巨大房间隔缺损或房间隔缺失，可在产前做出诊断。前者表现为房间隔下部连续性中断，后者表现为一共同心房，无房间隔回声。

### （三）心脏外翻

心脏外翻（ectopia cordis）主要特征是心脏部分或全部位于胸腔之外，胸前壁缺损，胸骨可部分或完全缺如。心脏结构可正常，也可出现心脏结构异常。

超声诊断胎儿此种畸形较容易，在胎儿胸部横切面及纵切面上均能较好显示胸壁回声缺损，心脏部分或全部经缺损处达胸腔外，合并有皮肤缺损时，心脏可浸泡于羊水中，可清楚显示心脏在羊水中收缩与舒张（图 18 - 47）。三维超声可显示心脏与胸壁的立体空间关系。合并心内畸形时，可有心内结构异常的相应超声表现。可合并腹壁缺损等。

### （四）心包积液

胎儿心包积液（pericardial effusions）是指胎儿心包腔内液体异常增多。心包积液可由感染引起，也可为其他原因（急性重度贫血、双胎输血综合征）导致的胎儿水肿的一个表现。

大量心包积液（图 18 -48）产前超声诊断并不困难，但单纯少量心包积液时，应与正常心脏内少量液体所形成的暗带相区别。前者所形成的暗带可延伸至房室沟，测量深度常在2mm以上，而后者多局限于心室的周围，且不超过2mm。

值得注意的是，单纯心包积液是胎儿染色体异常的线索，尤其是21－三体。

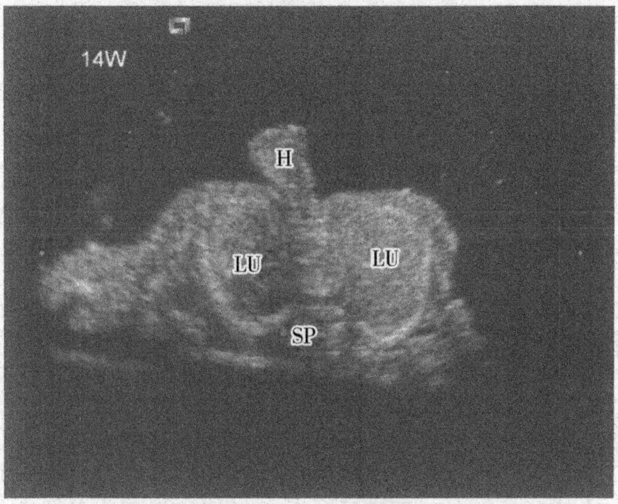


**图18－47 14周胎儿心脏外翻合并无脑畸形、唇腭裂**

二维超声显示心脏位于胸腔外，浸泡于羊水中，实时下可见其舒缩运动，经引产后证实；H. 外翻的心脏；LU. 肺；SP. 脊柱

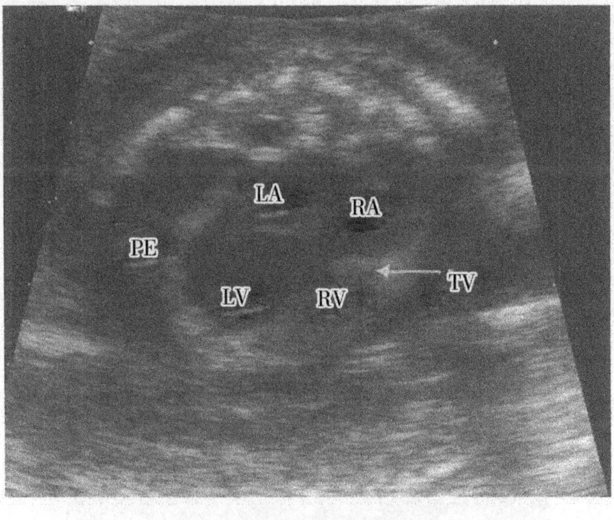


**图18－48 大量心包积液**

PE. 心包积液；LA. 左心房；LV. 左心室；RA. 右心房；RV. 右心室；TV. 三尖瓣

**（屈登雅）**

# 第八节 胎儿神经系统畸形

## 一、无脑畸形

无脑畸形（anence phaly）系前神经孔闭合失败所致，是神经管缺陷的最严重类型，其主要特征是颅骨穹隆缺如（眶上嵴以上额骨、顶骨和枕骨的扁平部缺如），伴大脑、小脑及覆盖颅骨的皮肤缺如，但面部骨、脑干、部分枕骨和中脑常存在。眼球突出呈“蛙样”面容。50%以上病例伴脊柱裂，部分病例可伴畸形足、肺发育不良、唇腭裂、脐膨出、腹裂等。常伴有羊水过多。

无脑畸形分为三类：①完全性无脑畸形，颅骨缺损达枕骨大孔；②不完全性无脑畸形，颅骨缺损局限于枕骨大孔以上；③颅脊柱裂畸形，为完全性无脑畸形伴开放性脊柱裂畸形。

1. 声像图特点（图18－49） 颅盖骨缺如，颅骨强回声环缺失，仅在颅底部显示强回声的骨化结构及脑干与中脑组织，有人称之为“瘤结”。头颅形态严重异常，无法显示双顶径，无大脑半球。面部冠状切面与双眼球横切面均可显示双眼球向前突出，呈蛙状面容，眼眶上方无颅盖骨。实时超声下，有时可显示胎手碰触搔扒暴露在羊水中的脑组织。脑组织破碎，脱落于羊水中，使羊水变“浑浊”，回声增强，大量光点在羊水暗区中漂浮，即“牛奶样羊水”。尤其在孕妇侧动体位或胎动时更为明显。50%经常合并颈段或腰骶段的脊髓脊膜膨出，妊娠后期，吞咽反射缺乏致羊水增多。

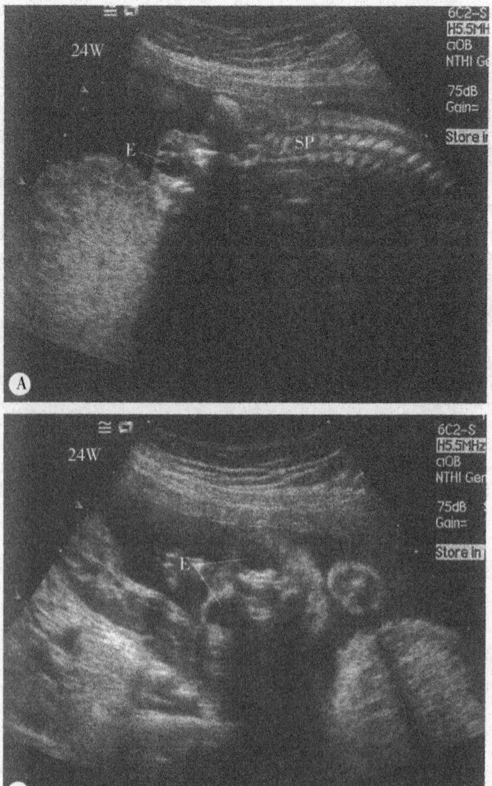

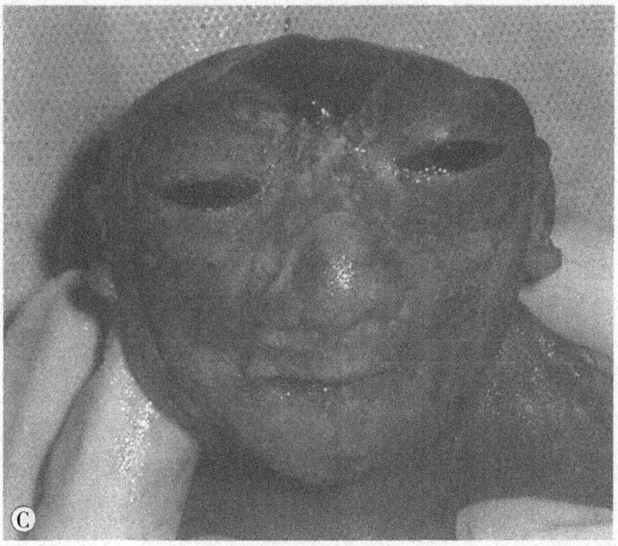


图 18-49 24 周无脑畸形

A. 无脑畸形头颈部矢状切面显示眼眶以上颅盖骨缺失，其表面未见明显脑组织回声；B. 无脑畸形颜面部冠状切面显示眼眶以上颅盖骨缺失，双眼明显外突，呈"蛙眼状"改变；C. 引产后标本；E. 眼；SP. 脊柱

2. 临床意义　无脑畸形预后极差，一般在出生后几小时内死亡。因此，无脑畸形一旦做出诊断，均应终止妊娠。

## 二、露脑畸形

露脑畸形（exencephaly）本病主要特征为颅盖骨部分或完全缺失，脑组织直接暴露、浸泡于羊水中，脑的表面有脑膜覆盖，但无颅盖骨及皮肤，脑组织完全但是发育异常，包括脑组织结构紊乱、变性、变硬，此类畸形较无脑畸形为少。

1. 声像图特点　胎儿颅骨缺如，颅骨强回声环消失，大脑半球被薄薄的一层脑膜包裹，可见丰富但是发育异常的脑组织，脑的表面不规则，脑内结构紊乱，脑组织回声增强，不均匀（图 18-50）。羊水暗区浑浊，大量光点漂浮于羊水中。常伴羊水过多。当脑组织可见但是脑组织看上去较小，可以表现为部分无颅畸形或部分无脑畸形。

2. 临床意义　与无脑畸形一样，露脑畸形预后极差，一般在出生后几小时内死亡。因此，露脑畸形一旦做出诊断，均应终止妊娠。

## 三、脑膨出及脑膜膨出

神经管嘴端在妊娠第 4 周闭合失败。导致颅骨畸形和潜在的脑膜膨出。畸形最轻的是闭合型颅骨裂。脑膜从颅盖骨疝出称为脑膜膨出（meningoceles），脑和脑膜都从颅骨缺损中疝出称为脑膜脑膨出。75% 发生在枕部，枕部脑膨出可以高位，在正中孔之上，也可累及上位颈椎和枕骨。13% ~15% 发生在前额，10% ~12% 发生在顶部，少部分发生在蝶窦，蝶鼻脑膨出临床上常是隐性的。常在青少年期发病。疝囊内不含脑组织，预后最佳。

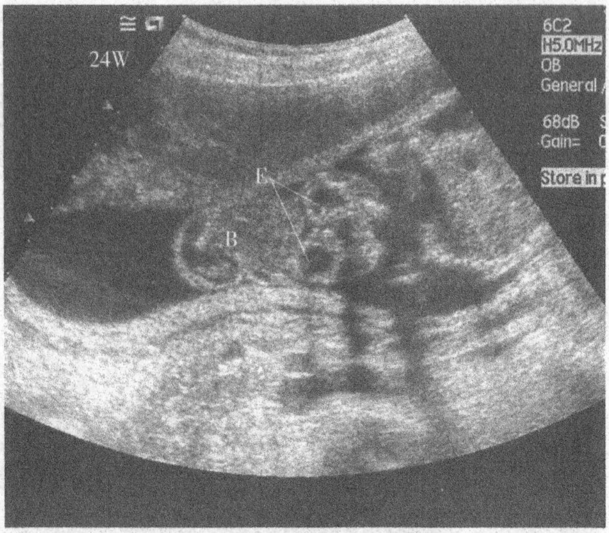


**图 18－50　17 周露脑畸形**

头部冠状切面显示颅骨缺如，脑组织（B）直接暴露羊水中；E. 眼

1. 声像图特点　缺损处颅骨回声光带连续中断。这是诊断脑或脑膜膨出的特征性表现之一。当颅骨缺损处有脑组织和脑膜膨出时，呈不均质低回声（图 18－51），当有大量脑组织膨出时，可导致小头畸形，脑组织疝出得越多，脑内残余得越少。当颅骨缺损处仅有脑膜膨出时，囊内仅含脑脊液而呈无回声区。当膨出的脑组织较少时，超声很难分清是脑膨出还是脑膜膨出。连续追踪观察时偶尔可见脑或脑膜膨出在一段时间内消失，过一段时期后又再出现。囊壁常较薄，一般小于 3mm，内无分隔光带。位于额部脑或脑膜膨出，常有眼距过远、面部畸形、胼胝体发育不良等。经阴道超声可在 13 周诊断本病。可合并脑积水、脊柱裂和 Meckel－Gruber 综合征，羊水增多。

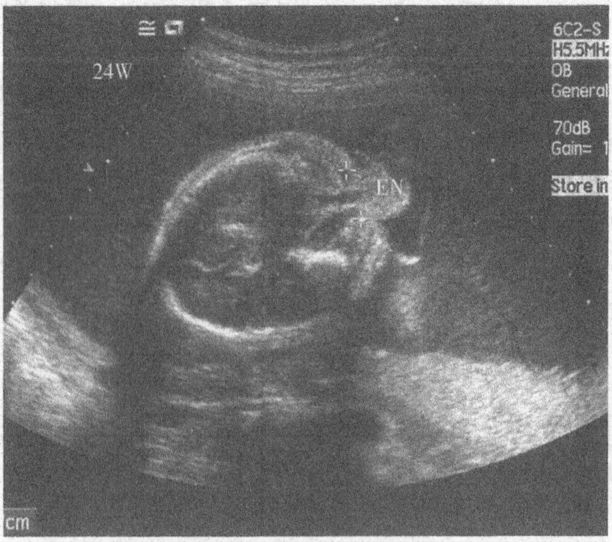


**图 18－51　24 周脑膜脑膨出**

头部横切面显示枕骨连续性回声中断（“＋＋”之间）及脑膨出（EN）

2. 临床意义 该病预后与膨出的部位、大小、膨出的脑组织多少、染色体是否异常、有无合并其他畸形等有关，脑组织膨出越多，合并其他畸形越多或染色体异常者，其预后越差。脑或脑膜膨出新生儿总死亡率约40%，存活者80%以上有智力和神经系统功能障碍。额部小的脑膨出不伴有其他畸形时，其预后较位于其他部位的相同大小脑膨出预后好，但额部膨出可导致语音障碍。

一旦诊断脑膨出，应该彻底检查寻找相关畸形。60% ~80%伴发颅内或颅外畸形。13% ~44%存在染色体异常。

## 四、脊柱裂和脊髓脊膜膨出

胎儿脊柱裂（spinal bifida）是后神经孔闭合失败所致，其主要特征是指背侧的两个椎弓未能融合在一起而引起的脊柱畸形，按照背侧中线部位是否有神经组织（神经基板）通过椎裂暴露于外界分为开放性脊柱裂和闭合性脊柱裂。前者背侧中线病变部位有皮肤缺损、脑脊液外渗，主要类型有脊膜膨出、脊髓脊膜膨出（meningomyelocele）、脊髓外露；后者背侧中线病变部位有完整皮肤，无脑脊液外渗，主要类型有脊膜膨出、脂肪脊髓脊膜膨出、脊髓纵裂、终丝脂肪瘤、终丝紧张、皮毛窦等。

1. 声像图特点 闭合性脊柱裂的裂口处表面皮肤连续完整形成一个密封腔室，没有脑积液外渗到羊膜腔内，椎管压力无明显降低，一般不出现典型颅脑超声特征，受累段脊柱由于病变不明显，产前超声图像常无明显超声表现而难以发现，少部分病例受累段脊柱皮下出现较大脂肪瘤或囊状包块时有可能被产前超声检出。

开放性脊柱裂由于脑积液外渗到羊膜囊内，椎管压力低于颅内压力，导致小脑蚓部疝入枕骨大孔，最终产生颅后窝池消失、“香蕉小脑”、梗阻性脑积水和柠檬征等特征性颅脑异常声像，且开放性脊柱裂受累段脊柱声像改变常较为明显，因此，开放性脊柱裂在中孕期产前超声较易被发现。下面主要介绍开放性脊柱裂超声表现。

（1）脊柱裂的脊柱特征：

1）从胎儿背侧方向对脊柱做矢状扫查，受累脊柱位于后方的强回声线连续性中断，裂口处皮肤光带及其深部软组织回声连续性亦中断（图18－52）。合并有脊髓脊膜膨出时，裂口处可见一囊性包块（图18－53A），内有马尾神经或脊髓组织。较大脊柱裂时，矢状切面上可显示明显的脊柱后凸畸形（图18－54A）。

2）脊柱横切时脊椎三角形骨化中心失去正常形态，位于后方的两个椎弓骨化中心向后开放，呈典型的“V”或“U”字形改变（图18－53B）。

3）脊柱冠状切面亦可显示后方的两个椎弓骨化中心距离增大，此时应注意和腰膨出相区别。

4）脊柱裂部位及病变水平的确定：主要在脊柱矢状切面上来确定。靠近头侧的最上一个受累椎体就是病变水平。一般可以从脊柱最末一个骨化中心（一般中孕期为尾4晚孕期为尾5）开始向头侧计数，如果显示困难，则可以以12肋所连的椎体为$T_{12}$开始向上或向下计数或以髂骨上缘所对应的椎体为$L_5$或$S_1$开始计数，确定病变受累的具体部位和受累平面。

（2）脊柱裂的脑部特征：脊柱裂常伴有一系列的脑部超声特征，详细检查胎儿头部可以提高本病的检出率。这些特征包括有：小脑异常、颅后窝池消失、柠檬头征、脑室扩大等。这些脑部特征对于诊断脊柱裂的敏感性可高达99%。而小脑异常特征几乎无假阳性，但柠檬头征可有1%～2%假阳性。

1）香蕉小脑征（图18－53C）：脊柱裂胎儿常有小脑异常，小脑变小、弯曲呈“香蕉状”，小脑发育不良甚至小脑缺如。形成香蕉征的主要原因是脊柱裂胎儿颅后窝内结构经枕骨大孔不同程度地疝入颈椎管内所致。出现香蕉征，高度提示有脊柱裂的存在。

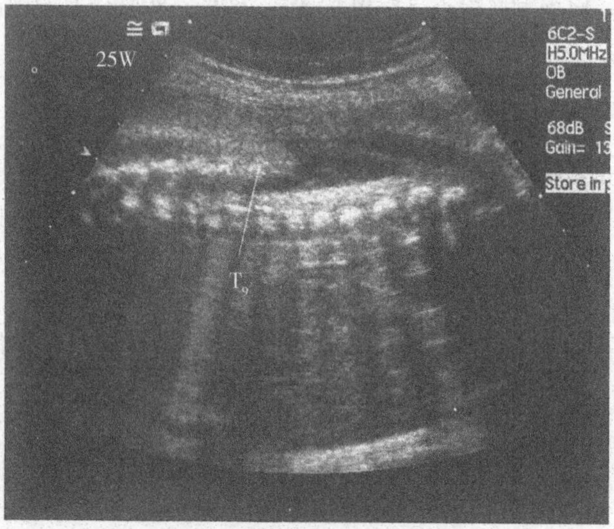


**图18－52　25周胎儿开放性脊柱裂**

脊柱矢状切面显示$T_9$水平以下开放性脊柱裂，裂口处皮肤光带及其深部软组织回声连续性亦中断

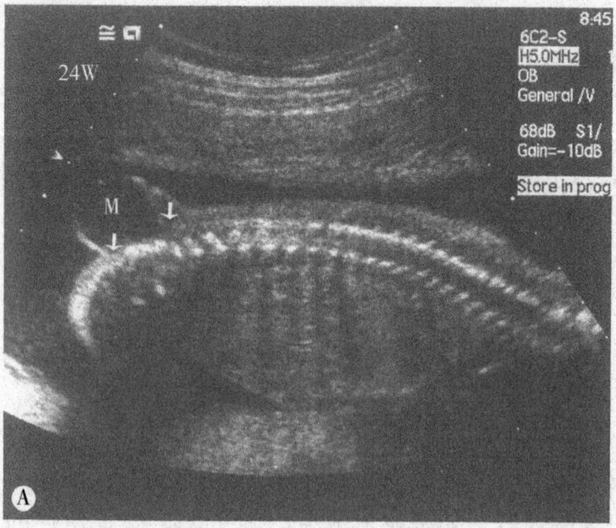

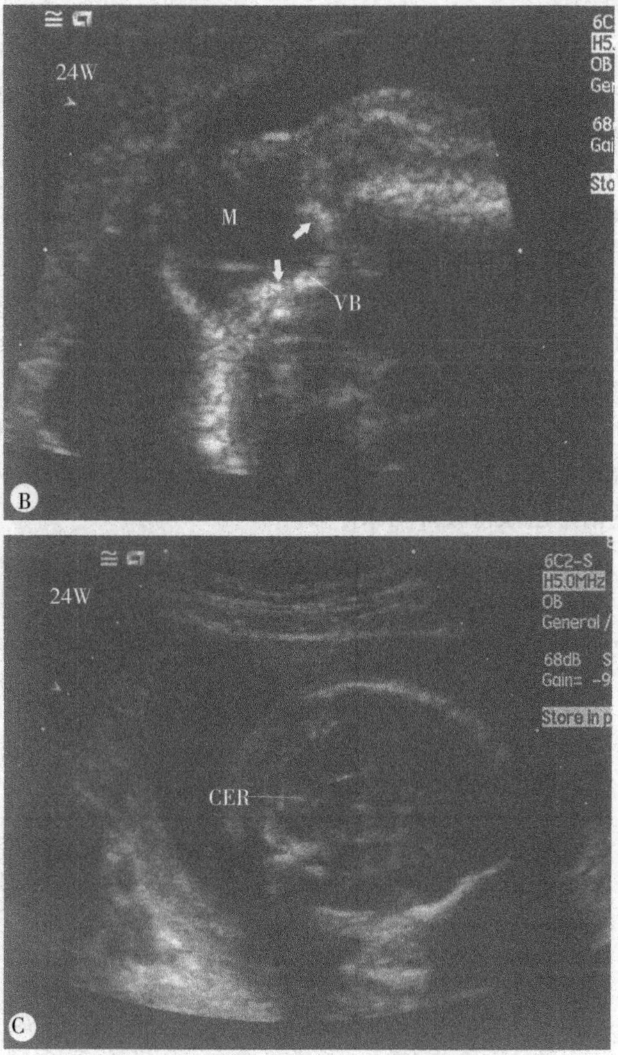


**图 18-53 24 周胎儿囊状脊柱裂，染色体核型为 18-三体**

A. 脊柱矢状切面显示脊柱裂（箭头所示）合并脊膜膨出（M）；B. 脊柱横切面显示椎弓骨化中心（箭头所示）向后开放，呈“V”字改变，并合并脊膜膨出（M）；VB. 柱体骨化中心；C. 小脑平面显示小脑（CER）发育差，明显缩小，呈香蕉状改变，颅后窝池消失

2）柠檬头征（图 18-54B）：横切胎头时出现前额隆起，双侧颞骨塌陷，形似柠檬，称柠檬头征。在 24 孕周以前，98% 的病例有此特征，24 孕周后仅 13% 病例可检出此种征象。1% ~2% 的正常胎儿亦有此征象，但正常胎儿不伴有脑内其他异常征象，如脑室扩大、香蕉小脑等。

3）颅后窝池消失（图 18-53C）。

4）脑室扩大（图 18-54B）：1/3 的脑积水胎儿有脊柱裂，而 3/4 的脊柱裂胎儿到 24 周均可出现脑积水，随着孕周的增大，几乎 100% 均有脑积水。

5）双顶径小于孕周：据报道，61% 胎儿双顶径可低于正常胎儿 5 个百分位，而头围仅有26%低于正常。

（3）常合并羊水过多。

（4）合并畸形：最常见为足内翻畸形（图18－54C），也可有足外翻、膝反屈、先天性髋关节脱位。其他畸形有染色体畸形、肾脏畸形等。

2. 临床意义　开放性脊柱裂病变平面越低，病变内仅含脑积液而无神经组织，其预后越好。约25%为死产胎儿。早期外科手术可以使许多开放性脊柱裂新生儿存活，但成活者常有严重功能障碍，主要有双下肢瘫痪、大小便失禁等。如果不手术，17%的患者可成活至十多岁。智力发育与是否伴有脑积水有关。闭合性脊柱裂受累段脊髓神经损伤常常较轻，新生儿和婴幼儿期症状不明显。由于椎管生长较脊髓快，如果闭合性脊柱裂导致脊髓圆锥及马尾神经丛和椎管后壁的粘连，使脊髓圆锥位置不能随发育而向头侧位移，被粘连部位或者异常神经终丝牵拉缺血，神经功能受损症状可能会越来越明显，可出现脊髓拴系综合征，从而出现大小便失禁等临床表现。但随着诊断水平提高、诊断时间提早及神经外科显微手术发展，闭合性脊柱裂的治疗已取得较好临床疗效。

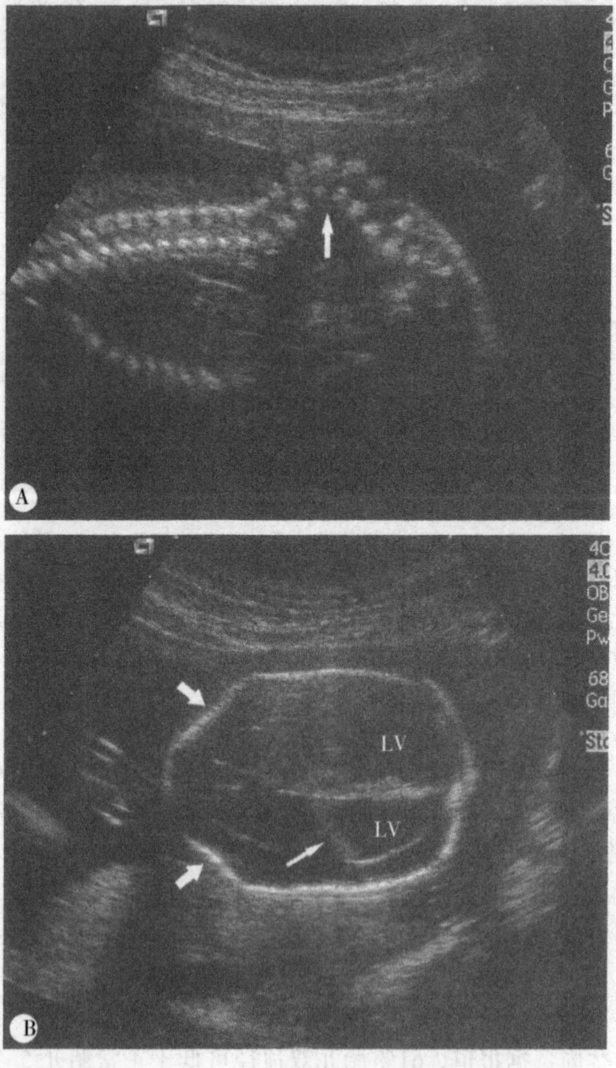

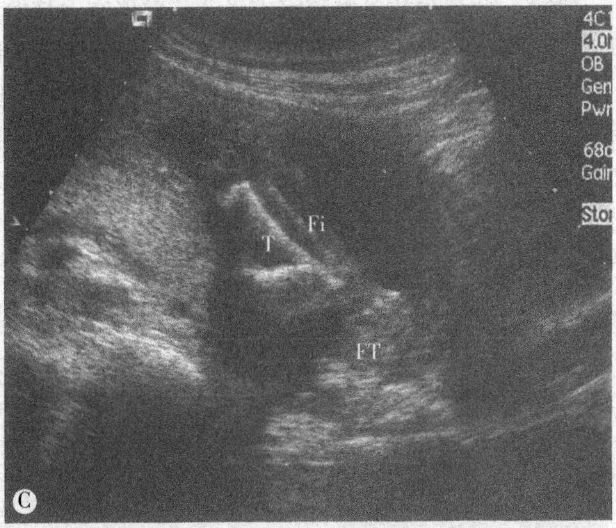


**图 18－54 20 周胎儿脊柱裂合并足内翻畸形**

A. 脊柱裂纵切面图显示脊柱明显后凸畸形（箭头）；B. 头部横切显示双侧额骨塌陷，似柠檬（粗箭头所示），侧脑室（LV）内脉络丛悬挂（细箭头所示）；C. 合并足内翻畸形；T. 胫骨；Fi. 腓骨；FT. 足底

## 五、脑积水和脑室扩张

胎儿脑积水（hydrocephalus）是指脑脊液过多地聚集于脑室系统内，致使脑室系统扩张和压力升高。其发生率在新生儿中约2‰。

侧脑室后角宽度＞10mm，＜15mm 为轻度脑室扩张（ventriculomegaly）。

侧脑室后角宽度＞15mm 为脑积水或明显脑室扩张，第三脑室和第四脑室也可增大，如果没有合并其他脑发育畸形称为孤立性脑积水。

1. 声像图特点　脑室系统扩张，呈无回声区，其中的脉络丛似“悬挂”于脑室内。可为一侧侧脑室扩大，或两侧侧脑室扩大，也可表现为侧脑室、第三脑室、第四脑室均扩大。中脑导水管狭窄导致的脑积水（图 18－55），第四脑室不扩张。根据梗阻程度、扩张的脑室推测梗阻平面。应寻找脑内可能存在的其他畸形、可能引起脑积虑的脑外畸形及其他脏器可能的合并畸形。脑积水严重时，可有脑组织受压变薄。侧脑室比率增大，双顶径较同孕周为大，其增长率亦高于正常。16～32 周胎儿双顶径每周增长 3mm 时应认为增长过速。胎儿头围明显大于腹围。一侧脑积水时，脑中线向健侧偏移。

2. 临床意义　一般来说，胎儿脑积水出生后其预后与其伴发畸形有密切关系。而脑积水对大脑皮质的压迫程度并不能预示其智力的好坏。如果能尽早进行脑室－腹腔分流术，脑积水婴儿的智力将得到很大改善。据报道，其智商测定可达 84±25，10% 的病例可有轻、中度的神经发育迟缓。

近年研究表明，脑积水胎儿围生期死亡率较高，但这些新生儿中除脑积水外，59%～85% 病例常常伴发有其他结构畸形。

轻、中度侧脑室扩张（图 18－56）（≤15mm）一般预后良好，但此类患者染色体异常发生率高（常为21－三体）。此外少数单侧脑室扩张者，常伴有大脑发育不良（如无脑回畸形）或坏死病灶（如脑室周围白质软化）。单纯轻度脑室扩张不伴有其他异常时，大部分不会发展成为脑积水，但少数病例可能为脑损伤或脑发育异常的早期表现。从目前的资料来看，一致的观点是其增加了畸形的可能性。推荐进行TORCH检查和染色体核型检查。产前发现轻度脑室扩张很难向胎儿父母提供合适的咨询。排除非整倍体畸形或形态发育畸形十分重要。即使这样仍然有远期神经发育状况的焦虑。脑室扩大的程度与神经系统的发育状况有关，当脑室后角扩大超过15mm时神经学发育异常增加。

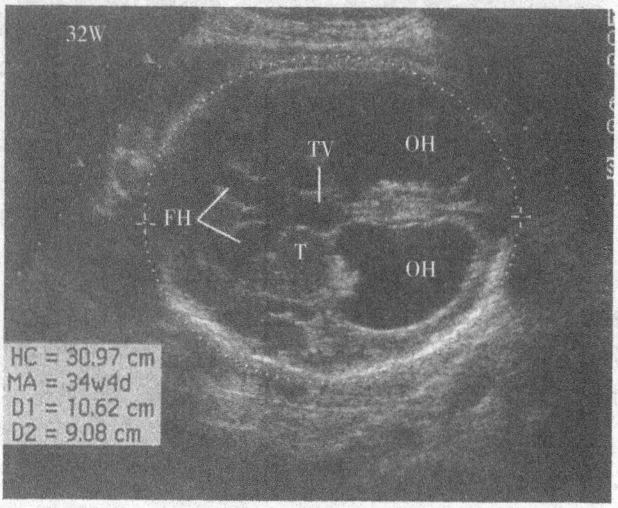


**图18－55　32周胎儿脑积水**

侧脑室2.65cm，第三脑室宽1.06cm，但第四脑室不扩张，头围增大（30.97cm），相当于34周，头围明显大于腹围；TV. 第三脑室；FH. 侧脑室前角；OH. 侧脑室后角；T. 丘脑

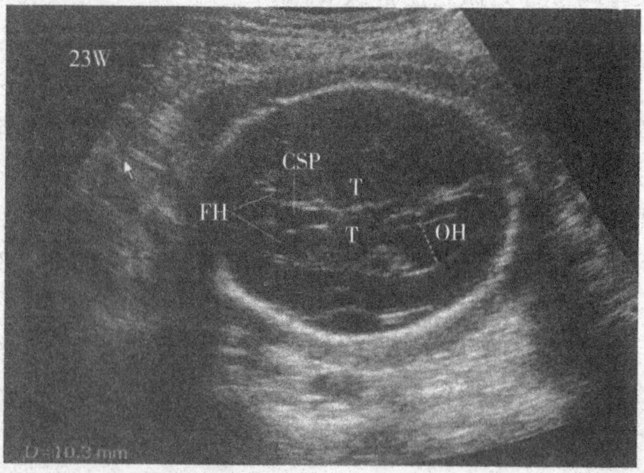


**图18－56　23周胎儿脑室轻度扩张，4周后复查，脑室内径恢复正常**

颅脑横切面显示侧脑室后角稍扩张；OH. 侧室脑后角；FH. 侧脑室前角；T. 丘脑；CSP. 透明隔腔

## 六、胼胝体发育不全

胼胝体的发育在12周从胼胝体头侧开始发育，最后尾侧发育，整个胼胝体完全形成在18～20周，因此，18～20周之前不能诊断胼胝体发育不全（agenesis of the corpus callosum，ACC）。国外文献报道ACC的发生率在新生儿约5‰，可能与胼胝体胚胎发育异常或坏死有关，常与染色体畸形（多为18－三体、8－三体或13－三体）和100种以上基因综合征有关。50%病例伴有其他部位的结构畸形，主要为Dandy－Walker畸形和先天性心脏畸形。

ACC有完全型和部分型两种，前者胼胝体完全不发育（缺如），第三脑室不同程度扩大并向头侧移位，侧脑室前角增大并向外侧移位，透明隔腔消失；后者多为胼胝体尾缺如，尾部是胼胝体胚胎发育最晚的部分，第三脑室和侧脑室前角移位不明显，但侧脑室三角区和侧脑室后角扩张。

1. 声像图特点　侧脑室增大呈“泪滴状”（teardrop appearance）（图18－57）。胎头横切面图上，侧脑室表现为前窄后宽，似“泪滴”，即侧脑室前角窄小，后角及三角区增大。侧脑室体部平行且间距增大。侧脑室前角变窄，角间距增大。室间孔延长。第三脑室不同程度增大，且向上移位，当第三脑室明显增大时，在中线区显示为一囊肿样图像，此时应与脑中线其他囊性病变相鉴别，如中线区蛛网膜囊肿、大脑大静脉畸形（Galen静脉畸形）。胼胝体与透明隔腔消失。彩色多普勒显示胼周动脉走行异常。

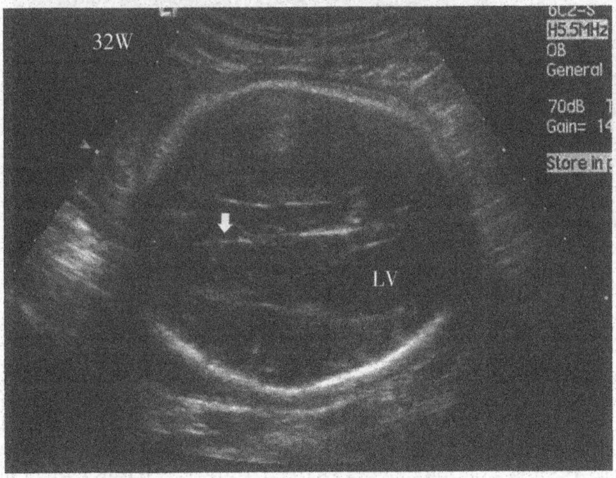


**图18－57　32周胎儿胼胝体发育不全**

颅脑横切面呈侧脑室（LV）扩张，前角外展，呈泪滴状改变，透明隔腔消失（箭头所示）

2. 临床意义　其预后与引起ACC的病因有关。染色体异常如18－三体、13－三体等引起的ACC，预后差；伴发有脑部其他畸形者，预后不良，单纯ACC，预后尚不清楚。有作者报道产前诊断的30例单纯ACC患儿，产后随访数月到11年，结果表明26例（87%）患儿发育正常或基本正常。

## 七、Dandy－Walker 综合征

Dandy－Walker 综合征（Dandy－Walker complex）是一种特殊类型的脑畸形，发生率约 1/30 000。典型的 Dandy－Walker 综合征以小脑蚓部缺失、第四脑室和颅后窝池相通并扩张为特征，约 1/3 伴脑积水。

1. 可将其分为以下三型

（1）典型 Dandy－Walker 畸形：以小脑蚓部完全缺失为特征，此型较少。

（2）Dandy－Walker 变异：以小脑下蚓部发育不全为特征，可伴有或不伴有颅后窝池增大。

（3）单纯颅后窝池增大：颅后窝增大合并完整的小脑蚓部和第四脑室。

2. 声像图特点　典型 Dandy－Walker 畸形表现为两侧小脑半球分开，中间无联系，蚓部完全缺如。颅后窝池明显增大，第四脑室增大，两者相互连通（图 18－58）。部分病例可伴有侧脑室轻度或明显扩张。

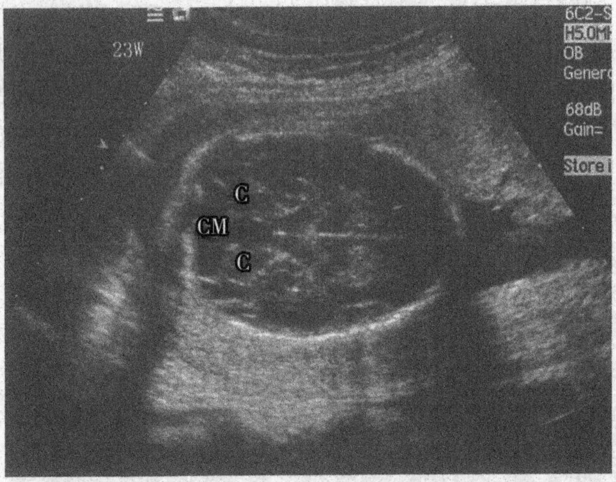


**图 18－58　23 周儿典型 Dandy－Walker 畸形**

小脑（C）蚓部完全缺失，颅后窝池（CM）增大

迄今为止，Dandy－Walker 变异与单纯颅后窝池增大尚没有确切的诊断标准。当颅后窝池 >10mm 时后颅窝增大可疑。当发现第四脑室和颅后窝有窄的交通时 Dandy－Walker 变异可疑。基于目前的证据和经验，产前超声可以检出 Dandy－Walker 综合征中最严重的解剖类型，即典型的 Dandy－Walker 畸形。

3. 临床意义　典型 DandyWalker 畸形产后死亡率高（约 20%），存活者常在 1 岁内出现脑积水或其他神经系统症状，40% ~70% 患者出现智力和神经系统功能发育障碍。Dandy－Walker 畸形越典型，预后不良的可能性越大。Dandy－Walker 变异和单纯颅后窝池增大而不合并其他畸形或脑室扩张者，其预后有待进一步的研究和观察。后者在排除染色体畸形和其他结构畸形后，可能是颅后窝池的一种正常变异。

## 八、前脑无裂畸形（或全前脑）

前脑无裂畸形（holoprosencephaly）为前脑未完全分开成左右两叶，而导致一系列脑畸

形和由此而引起的一系列面部畸形。其发生率约 1/10 000。本病常与染色体畸形如 13 - 三体、18 - 三体、18 号染色体短臂缺失等有关，也与其他类型的染色体异常如不平衡移位或基因突变有关，但仍有许多病例发病原因不清楚。对于非染色体异常所致的全脑无裂畸形多为散发性，其再发风险率约 6% 。

1. 前脑无裂畸形（全前脑）有以下三种类型

（1）无叶全前脑：最严重，大脑半球完全融合未分开，大脑镰及半球裂隙缺失，仅单个原始脑室，丘脑融合成一个。

（2）半叶全前脑：为一种中间类型，介于无叶全前脑和叶状全前脑之间。颞叶及枕叶有更多的大脑组织，大脑半球及侧脑室仅在后侧分开，前方仍相连，仍为单一侧脑室，丘脑常融合或不完全融合。

（3）叶状全前脑：大脑半球及脑室均完全分开，大脑半球的前后裂隙发育尚好，丘脑亦分为左、右各一，但仍有一定程度的结构融合，如透明隔消失。

由于大脑半球不分开，可形成一系列不同程度的面部中线结构畸形。眼畸形可表现为轻度眼距过近，严重者可形成独眼畸形，眼眶融合成一个，甚至眼球亦融合成一个。鼻畸形可表现为单鼻孔畸形、无鼻孔长鼻畸形或象鼻畸形，此种长鼻常位于独眼眶的上方。可伴有正中唇腭裂、两侧唇腭裂、小口或无口畸形等。

2. 声像图特点　无叶全前脑可表现为单一原始脑室（图 18 - 59）、丘脑融合、大脑半球间裂缺如、脑中线结构消失、透明隔腔与第三脑室消失、胼胝体消失、脑组织变薄及一系列面部畸形如长鼻、眼距过近或独眼、正中唇腭裂等。半叶全前脑如能仔细检查、仔细辨认脑内结构及面部畸形，可于产前做出诊断，主要表现为前部为单一脑室腔且明显增大，后部可分开为两个脑室，丘脑融合、枕后叶部分形成、第四脑室或颅后窝池增大，面部畸形可能较轻，眼眶及眼距可正常，扁平鼻；也可合并有严重面部畸形，如猴头畸形、单鼻孔等。叶状全前脑由于脑内结构异常及面部结构异常不明显，胎儿期很难被检出。透明隔腔消失时应想到本病可能，可伴有胼胝体发育不全，冠状切面上侧脑室前角可在中线处相互连通。

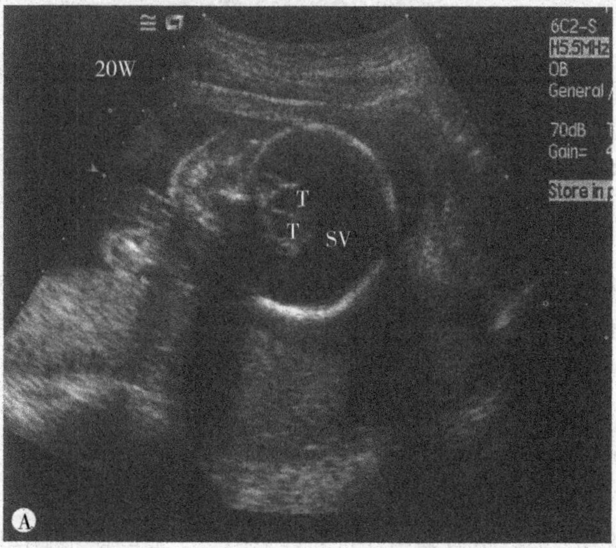

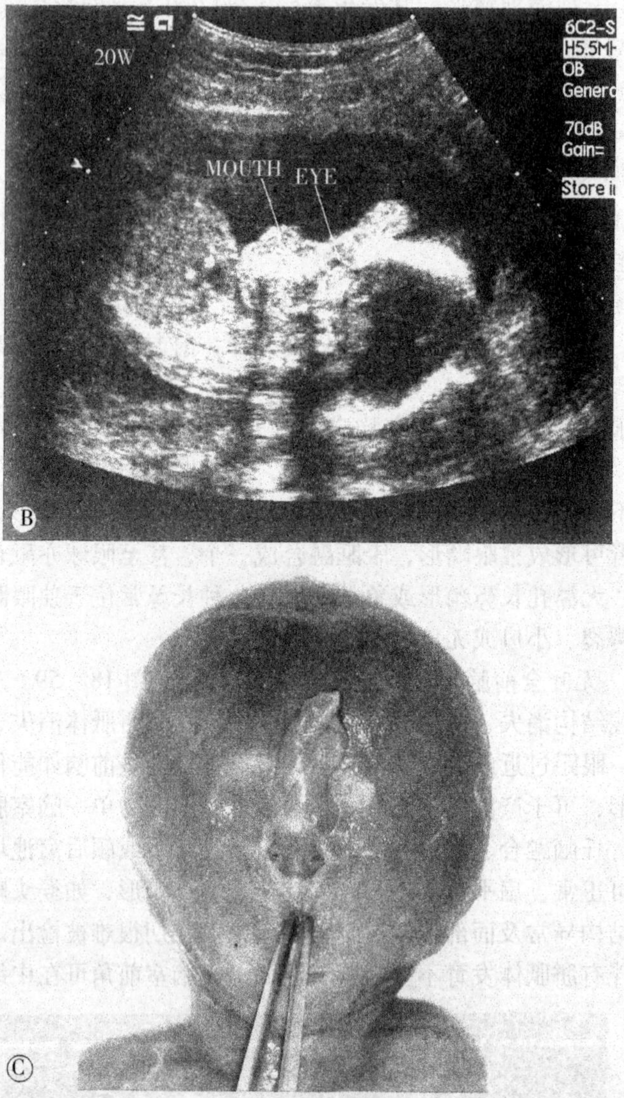


**图 18－59　20 周胎儿无叶全前脑、独眼畸形**

A. 颅脑横切面显示单一脑室（SV）、丘脑（T）融合；B. 颜面部矢状切面显示喙鼻（P）及独眼（EYE）畸形，MOUTH. 口；C. 引产后标本

3. 临床意义　无叶全前脑和半叶全前脑常为致死性，出生后不久即夭折。而叶状全前脑可存活，但常伴有脑发育迟缓，智力低下。

## 九、小头畸形

小头畸形（microcephaly）为头围低于同龄组平均值三个标准差及以上的临床综合征。头颅小而面部正常，因而颅面比例明显失调，前额向后倾斜，脑发育差，脑缩小，且大脑半球受累较间脑和菱脑更明显。常有脑回异常如巨脑回、小脑回或无脑回畸形。可有侧脑室扩大。伴有其他脑畸形时，有相应畸形的特征，如脑穿通畸形、无脑回畸形、全前脑、脑膜膨出等。由于大脑未能正常发育或生长停滞导致头围小于正常，普遍存在神经系统畸形和智力迟钝。

1. 声像图特点　胎儿头围测值低于同龄胎儿的三个标准差以上（图 18－60），头围/腹围、双顶径/腹围、双顶径/股骨长比值明显小于正常。额叶明显减小。双顶径低于同龄胎儿的三个标准差以上，但其假阳性率较高，可达 44%。其他生长参数如胎儿腹围、股骨长、肱骨长等可在正常值范围内。面部正中矢状切面上，前额明显后缩。

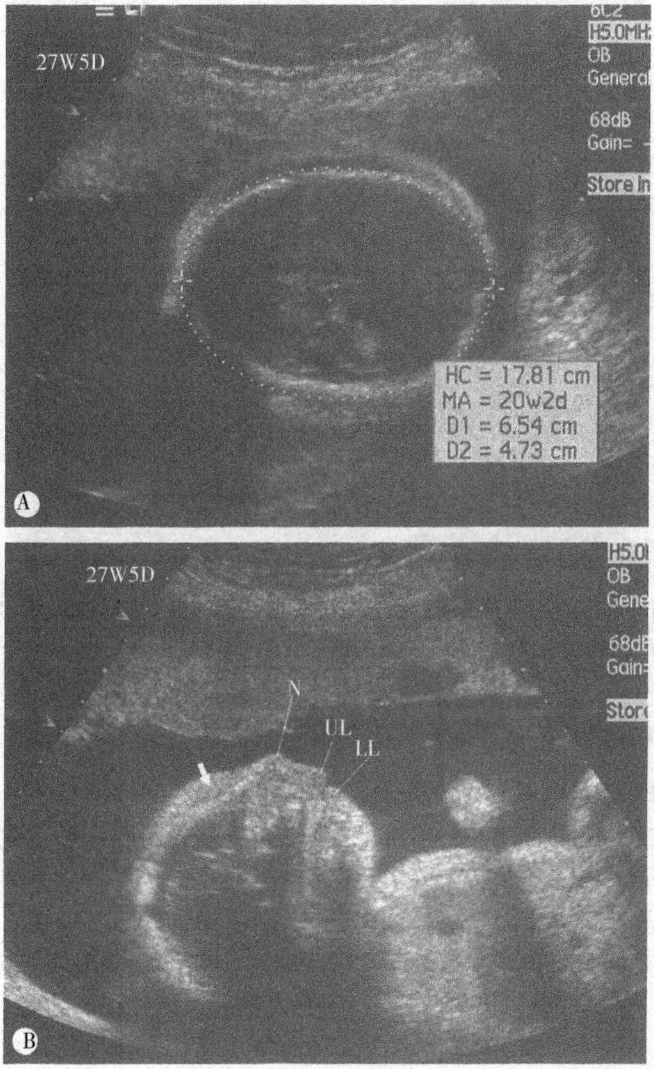


**图 18－60　27 周 5 天胎儿小头畸形，患者为近亲婚配，1996 年生育一畸形儿，1999 年生育一智力正常的女儿**

A. 头部横切显示脑内结构欠清晰，双顶径 4.41cm，相当于 19 周 2 天大小，头围 17.81cm，相当于 20 周 2 天，低于正常孕周的 5 个标准差，透明隔腔消失，小脑发育差；B. 头部矢状切面，显示前额明显后缩（箭头）；N. 鼻；UL. 上唇；LL. 下唇

2. 临床意义　单纯小头畸形而不伴有其他脑畸形时，常伴有中、重度智力障碍。一般

来说，头围越小，智力障碍越严重。95%患儿有神经、内分泌紊乱症状，如肌张力失调、痉挛性脑性麻痹、生长迟缓或精神运动功能缺陷等。

## 十、脉络丛囊肿

脉络丛囊肿（choroid plexus cyst）的声像图特点和临床意义如下。

1. 声像图特点　妊娠10周后超声即可检出脉络丛囊肿。超声表现为脉络丛强回声内见囊性无回声暗区，囊壁薄，边缘光滑、整齐，多呈圆形（图18－61）。囊肿可单发，也可多发；可单侧出现，也可双侧出现；可为单纯囊肿，也可为多房分隔囊肿。

2. 临床意义　单纯脉络丛囊肿常常没有明确的病理意义，预后良好。但胎儿脉络丛囊肿与染色体异常（主要为18－三体）的危险性增加有关。

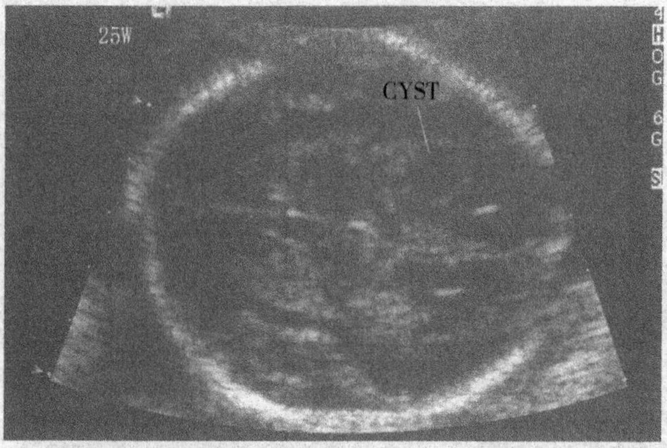


**图18－61　25周多发性畸形胎儿合并脉络丛囊肿，染色体核型为18－三体。颅脑横切面显示右侧脉络丛内囊性暗区（CYST）**

## 十一、Galen静脉血管瘤

Galen静脉（即大脑大静脉）很短，长约1cm，位于胼胝体和丘脑的后下方，由两侧大脑内静脉汇合而成，向后汇入直窦。Galen静脉管壁薄弱，易受损伤。先天性Galen静脉血管瘤（vein of Galen aneurysm）为一种少见的散发性血管畸形。

先天性Galen静脉血管瘤由于动静脉畸形（arteriovenous malformation，AVM）导致Galen静脉呈瘤样扩张，其供血动脉可为一条或多条小动脉，这些小动脉起源于Willis环或椎－基底动脉系统，直接注入Galen静脉内，形成动－静脉瘘或动－静脉畸形，由于这种畸形动脉与静脉之间没有正常的毛细血管网，因此交通处压差较大，血流阻力低，流速大，大量血液经此AVM流入静脉返回心脏，形成无效循环。因此，患儿可出现一系列并发症，包括中枢神经系统、心血管系统、呼吸系统等。中枢神经系统由于大量血流经AVM流回心脏，其周围脑组织血流供应相对减少而引起局部区域梗死和脑室周围脑白质软化。此外，瘤体较大时可压迫中脑导水管而引起脑积水。由于长期高心输出量导致胎儿充血性心力衰竭，心脏扩大，尤其是右心室扩大明显，上腔静脉及肺动脉亦扩张。充血性心力衰竭还可导致胎儿水肿。

1. 声像图特点　本病多在晚孕期（一般在32周以后）才被超声检出，其主要声像特点为：胎儿头部在丘脑平面横切时，近中线区、第三脑室的后方、丘脑的后下方探及一椭圆形无回声囊性结构（图18－62），囊壁薄而光滑，形态规则。彩色多普勒超声可显示囊性无回声区内彩色血流，脉冲多普勒出现高速低阻的频谱。与其他脑内中线或中线旁囊肿（如蛛网膜囊肿、脑穿通囊肿、第三脑室扩张等）的鉴别主要依靠彩色多普勒，单纯从二维特征有时很难将其区分。瘤体较大时可压迫中脑导水管而出现脑积水声像。伴有充血性心力衰竭时，可有心脏扩大、胎儿水肿声像。

2. 临床意义　新生儿期50%患儿可出现新生儿心力衰竭，50%患儿可无临床症状。随着病情的发展，可出现脑积水、颅内出血，早期行导管插管AVM栓塞术，可得到很好的疗效。有并发症或合并其他畸形时，预后不良。

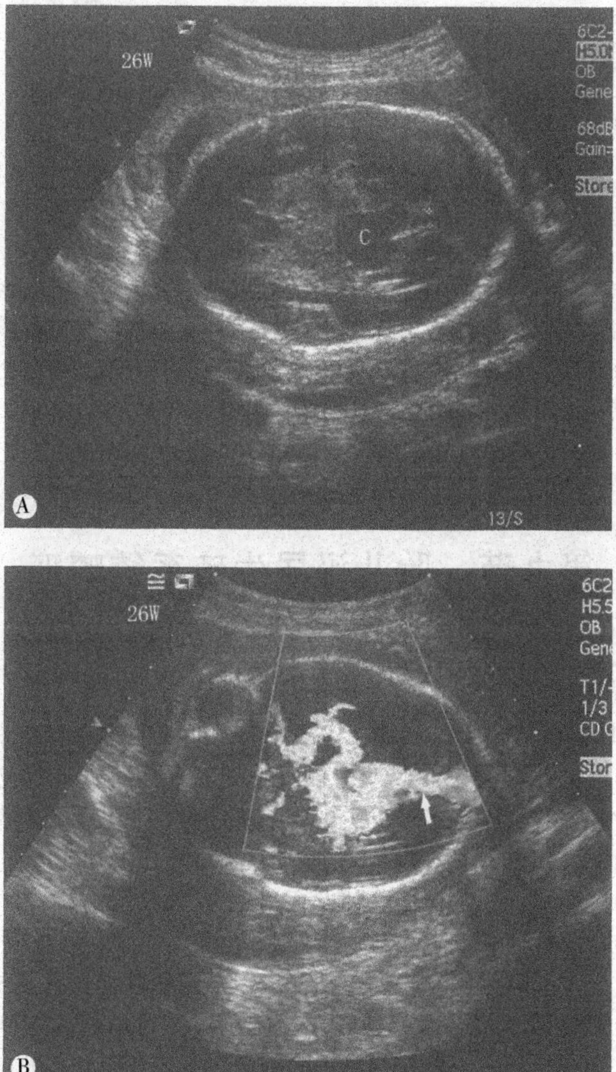

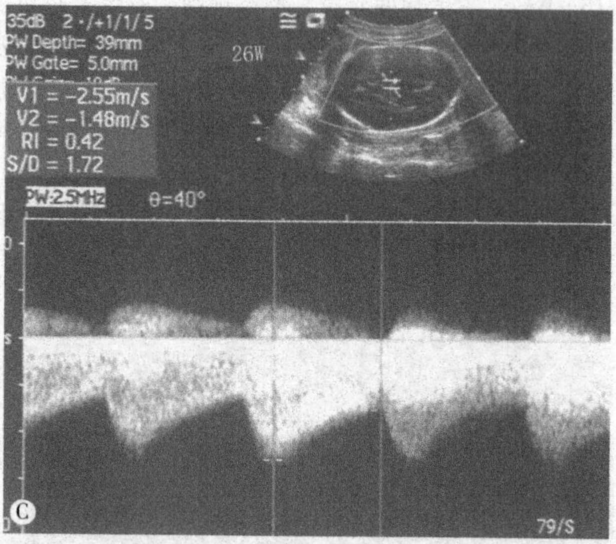


**图 18-62　26 周胎儿 Galen 静脉瘤**

A. 横切面显示中线区、第三脑室的后方、丘脑的后下方探及一椭圆形无回声囊性（C）结构，囊壁薄而光滑，形态规则；B. 彩色多普勒血流显像显示无回声的囊性暗区内充满彩色血流信号；C. 脉冲多普勒取样容积置于瘤内显示高速低阻血流频谱

（屈登雅）

# 第九节　胎儿泌尿生殖系统畸形

## 一、肾不发育

肾不发育（renal agenesis）又称肾缺如。由于一侧或双侧输尿管芽不发育，不能诱导后肾原基使其分化为后肾，从而导致一侧或双侧肾缺如。双侧肾缺如是泌尿系统最严重的畸形，双肾完全缺如，常导致严重羊水过少。由于羊水过少，胎儿受压及活动受限，进一步导致典型的 Potter 综合征，如耳低位、眼距过远、小下颌畸形、扁平鼻、内眦上赘、皮肤皱褶、四肢挛缩、足内翻畸形、短头畸形、肺发育不良等。

单侧肾缺如者，肾血管亦缺如，而对侧肾脏代偿性增大。单侧肾缺如可以是 VACTERL 联合征的一个表现，但大部分单侧肾缺如单独存在，不影响其他器官系统的发育。

1. 声像图特点　使用现代高分辨率实时超声明显提高对单侧或双侧肾缺如诊断的准确性。产前超声在胎儿腰部未显示一侧或两侧肾脏图像时，不能盲目做出一侧或两侧肾缺如的诊断，应考虑有无肾异位存在？胎位是否适合胎儿肾脏检查？有无其他技术上的问题？是肾缺如或严重肾发育不全？在这些情况中，只有双侧肾缺如或双侧严重肾发育不全时才有严重的羊水过少。但不幸的是，严重羊水过少明显影响超声图像，从而影响对胎儿各解剖结构的观察，降低检查者的诊断信心。

（1）双肾缺如：双侧肾床区、盆腔、胎儿腹腔其他部位及胸腔内均不能显示胎儿肾脏图像。肾上腺相对增大，出现肾上腺“平卧”征（“lying down” adrenalsign）。胎儿膀胱长时间不充盈而不显示。严重羊水过少。彩色多普勒血流显像不能显示双侧肾动脉（图 18－63）。

（2）单侧肾缺如：单侧肾缺如由于有对侧发育正常的肾脏而不出现羊水过少，胎儿膀胱亦可显示良好，发育正常的肾脏呈代偿性增大。肾脏缺如的一侧超声不能显示肾脏图像，但可显示肾上腺“平卧”征（图 18－64），彩色多普勒可显示该侧肾动脉缺如，而健侧肾动脉存在。

2. 临床意义　双肾缺如是致死性的，出生后不能存活。新生儿主要死于严重肺发育不良。

不合并其他畸形的单侧肾缺如预后好，可正常生存，预期寿命亦不受影响。

再发肾缺如的危险性约为3%。但有家族史者，再发风险高得多，有报道一对夫妇连续四胎均为双侧肾缺如。

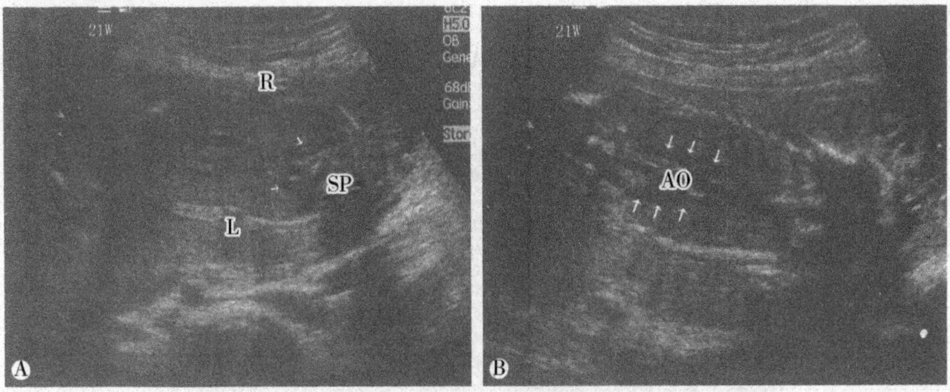


**图 18－63　21 胎儿双肾缺如，无羊水**

A. 腹部横切图，示双侧肾床区未见肾脏图像，仅见双侧肾上腺，在较低水平横切面上仍只见双上肾腺（细箭头）横切图；B. 通过肾床区冠状切面显示双肾上腺（细箭头）呈“平卧征”，无肾脏显示；SP. 脊柱；AO. 主动脉；L. 左；R. 右

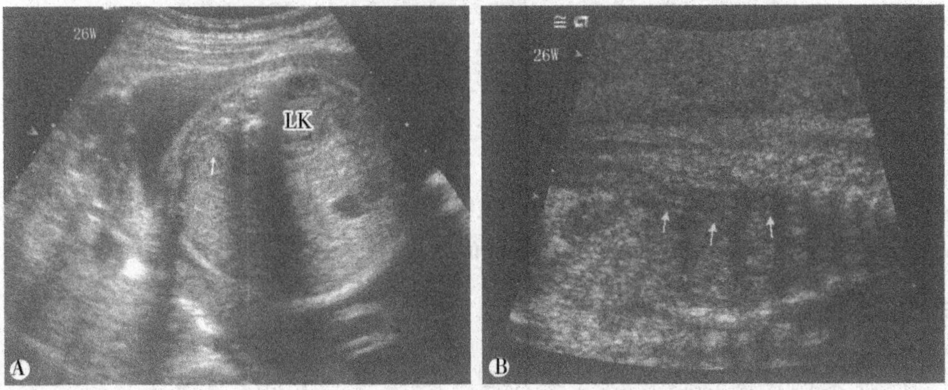


**图 18－64　26 胎儿右肾缺如**

A. 腹部横切面胎儿左侧肾脏（LK）可显示，右侧肾床区无肾脏（箭头所示）结构；B. 右侧腹部矢状切面显示右侧肾上腺呈“平卧”征（箭头所示）

## 二、异位肾

在后肾发育成熟后未达到正常的位置称异位肾（ectopic kidney）。异位肾分盆腔异位肾、交叉异位肾、胸腔异位肾。

1. 声像图特点

（1）盆腔异位肾：盆腔内显示异位肾脏图像或盆腔内一实质性包块。盆腔异位肾发育不良时则超声图像上表现为一各径线均小的肾脏图像或低回声包块，有肾积水或多囊性肾发育不良时，有相应的表现（图 18－65）。在同侧腰部肾床区不能显示肾脏，同侧肾上腺呈“平卧”征，对侧肾脏较大。

（2）交叉异位肾：异位侧肾脏明显增大，常呈分叶状，多为下极融合，也可表现为完全独立的两个肾脏图像。多位于右侧。可显示两组集合系统图像。与盆腔异位肾相似，在一侧肾床区不能显示肾脏且同侧肾上腺表现为“平卧”征。

（3）胸腔异位肾：本病极少见，在胸腔纵隔内检出肾脏图像时而正常腰部肾床区又无肾脏时，应考虑本病的可能。

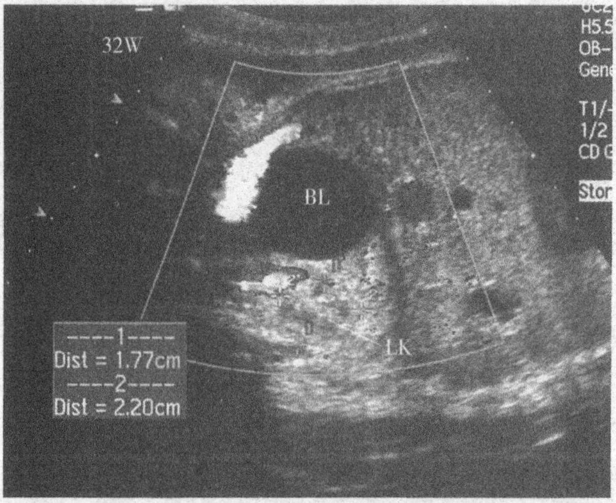


**图 18－65　32 周胎儿左侧盆腔异位肾、多囊性发育不良并多发性畸形**
左侧肾床区未见肾脏回声，在膀胱（BL）左后方可见一较小肾脏（LK），肾实质回声增强，内有囊性结构（“+1 +2”之间）。引产后解剖证实

2. 临床意义　预后较好，多数无症状。但盆腔异位肾和交叉异位肾在出生后泌尿系统感染发生概率明显增加。伴有 VACTERL 联合征者，预后不良。

## 三、多囊肾

### （一）常染色体隐性遗传性（婴儿型）多囊肾（Potter Ⅰ型）

常染色体隐性遗传性多囊肾（autosomal recessive polycystic kidney disease，ARPKD），又称婴儿型多囊肾，是一种常染色体隐性遗传病。该病少见。切面上，在肾实质内集合管囊状扩张呈放射状排列，类似海绵断面。本病除肾脏受累外，常累及肝脏，表现为不同程度的门脉周围纤维化和胆管发育不良，且肾与肝受累程度呈典型反比关系。本病发病基因位于6号染色体短臂。

1. 声像图特点　早期产前超声将肾脏增大伴有回声增强、囊肿、羊水过少者均认为是婴儿型多囊肾。但现在认为，许多其他疾病亦可表现为肾脏增大，回声增强，可伴有或不伴有明显囊肿及羊水过少。有这些表现的肾脏畸形，最后确诊不是ARPKD，实际上ARPKD是极其罕见的，最终确诊目前可通过基因来诊断。

ARPKD产前超声的主要表现有：双侧肾脏对称性、均匀性增大。晚孕期胎儿双侧肾脏常显著增大，可达正常肾脏的3~10倍，充满整个腹腔。双侧肾脏回声增强，且回声增强主要在肾髓质部分，而皮质部分则表现为低回声，羊水过少（图18-66）。

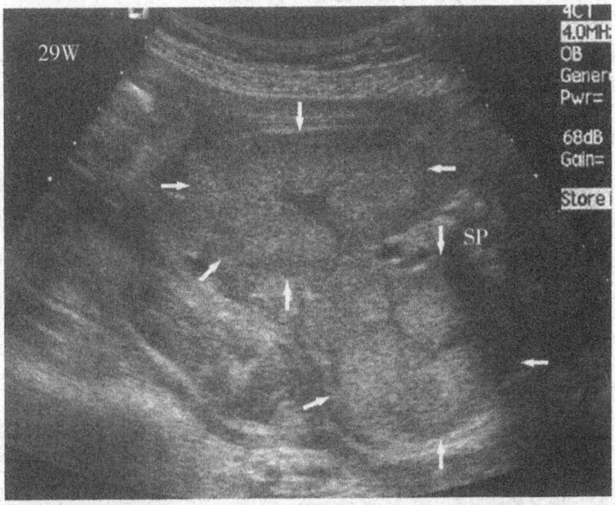


**图18-66　常染色体隐性遗传性多囊肾**

30岁孕妇，29周检查无羊水，膀胱不显示，胎儿腹部横切可见双侧肾脏明显增大，回声增强（箭头所示），出生后外观无异常，3d后死亡；SP. 脊柱

2. 临床意义　本病预后与肾脏病变的严重程度有关。围生期即表现有严重肾脏病变者，预后最差，多数患儿在新生儿期死亡。随着肾脏病变的减轻，其预后也变好。远期并发症有高血压、尿路感染和门静脉高压。本病的复发危险性为25%。

### （二）常染色体显性遗传性（成人型）多囊肾（PotterⅢ型）

常染色体显性遗传性多囊肾（autosomal dominant polycystic kidney disease，ADPKD）又称成人型多囊肾，是一种常染色体显性遗传病。本病的主要病理特征是肾单位的囊状扩张及肾脏增大。但临床上多在成人期才表现出临床症状，临床开始出现症状的平均年龄约为40岁，主要表现为高血压和肾衰竭。但本病亦可在小儿甚至胎儿期表现出来。ADPKD小儿可仅有轻度肾脏疾病表现（明显与ARPKD小儿不同）。同时ADPKD父母有一方常有此病，因此，当怀疑ADPKD时，应对父母双方均进行检查，如果父母一方患有此病，则对本病的诊断很有帮助；如果父母双方均无此病，则ADPKD可能性不大。

目前的研究认为，本病的发病基因有3个，90%与位于16号染色体短臂上的PKDI基因有关，1%~4%与位于4号染色体的PKD2基因有关，此外，PKD3基因的确切部位尚不清楚。因此，产前有可能通过基因检测诊断本病。

1. 声像图特点　本病超声表现与 ARPKD 相似，亦表现肾脏增大，回声增强。但与 ARPKD 相反的是，ADPKD 可较好地显示低回声的肾髓质，且肾髓质无明显增大。由于 ADPKD 不引起胎儿肾功能不全，因此，羊水在正常范围。而 ARPKD 则常在 24 周后出现羊水中度或严重过少。此外，父母一方有多囊肾超声表现是诊断胎儿 ADPKD 有力证据。

2. 临床意义　产前诊断本病者，其预后尚不完全清楚。文献报道的结果亦相差较大。从本病家族研究报告看，产前诊断本病者，约 43% 病例在 1 岁内死亡，存活者中 69% 发生高血压，约 3% 在 3 岁内出现严重肾衰竭。多数本病的成人患者在 40 岁之前可无任何临床症状，50 岁后可出现高血压和肾功能不全。本病多发危险性为 50%。

## 四、多囊性发育不良肾（Potter Ⅱ型）

多囊性发育不良肾（multicystic dysplastic kidney，MCDK）受累肾脏形态明显异常，由大小不等数量不一的囊腔构成，多像一串葡萄粒。肾蒂血管发育不良，多数变细。输尿管发育不良、闭锁、缺如等，肾盂亦发育不良、闭锁等改变。

1. 声像图特点　病变侧无正常形态的肾脏图像，代之为一多房性囊性包块，包块可大可小，位于脊柱的前方，其内的囊肿大小不等，形态各异，囊与囊之间互不相通，随机分布。周边较大的囊可使肾轮廓扭曲变形为葡萄串样。肾脏中央或囊之间常可见团状或小岛样实质性组织，但肾周围无正常的肾皮质及集合系统回声。如为双侧多囊性发育不良肾，则常有羊水过少及膀胱不显示等特征（图 18－67）。彩色多普勒显示肾内肾动脉分支紊乱，主肾动脉难显示，动脉频谱为高阻型频谱。

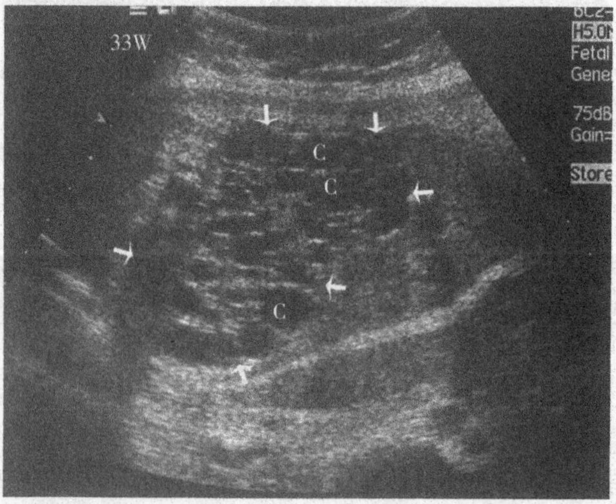


**图 18－67　33 周胎儿多囊性发育不良肾并马蹄肾畸形，经引产后尸体解剖证实**

胎儿腹部横切面显示肾脏正常形态、轮廓、结构消失，肾脏明显增大，内可见多个大小不等的囊性暗区（箭头所示），小囊之间可见部分实质回声，两侧肾脏在中线融合在一起，无羊水

由于肾小球的残余过滤功能，肾脏超声图像及其大小可在各次检查中出现明显的不同。如果肾单位仍有残存功能时，囊内液体可逐渐增加而囊肿增大；如果这些有残余功能的肾单位被破坏或消失，囊内液体不但不增加，反而会被再吸收。因此，大多数病例在肾单位完全

消失之前随孕周的增大而增大，在肾单位完全消失之后，肾脏逐渐缩小甚至完全消失，即使尸解亦可能检不出肾脏、输尿管及肾动脉。

当梗阻发生于妊娠较晚时期（10 周之后，38 周之前），多囊性发育不良肾表现为非典型的肾盂积水形态。虽然病理学上的改变与上述典型者极相似，但肾盂及漏斗部不闭锁，肾盂扩张，并与周围囊相通，肾脏形态较典型者扭曲较少，超声上较难与肾盂积水区分。当梗阻或中断过程局限于某一部分时，则可发生罕见的局部或部分多囊性发育不良肾，尤其在重复肾畸形的上极部分和交叉融合肾中形成部分多囊性发育不良肾。

2. 临床意义　单侧多囊性发育不良肾患者，如果对侧肾脏发育正常，预后好；如果对侧肾脏异常，则预后取决于这个肾脏畸形的严重程度。如果伴有肾外畸形，则预后不良。双侧多囊性发育不良肾预后不良，因常伴羊水过少，引起肺严重发育不良而导致新生儿死亡。

单侧者在出生后应定期随访观察，一般认为 1 岁内每 3 个月一次，然后每半年一次，随访至 3 岁，以后应每年 1 次超声检查随访。

单侧病变者长期随访结果发现 18% 患者在 1 岁内病变消失，13% 在随访后 2 年内，23% 在 5 岁内消失。44% 5 岁后维持不变，估计 20 年后均会消失。

## 五、肾积水

胎儿肾积水（hydrorephrosis）可由泌尿道梗阻性病变和非梗阻性病变（如膀胱输尿管反流）引起。最常见的原因是肾盂输尿管连接处梗阻、膀胱输尿管反流、膀胱输尿管连接处梗阻、后尿道瓣膜以及重复肾中的梗阻。

1. 声像图特点　一般认为，<33 周，肾盂前后径 >4mm；>33 周，肾盂前后径 >7mm，应考虑肾盂扩张。肾盂扩张前后径/肾脏前后径之比 >0.28。可有肾盏扩张（图 18-68）。超声可检出引起肾盂扩张的梗阻性病变并出现相应超声征象。

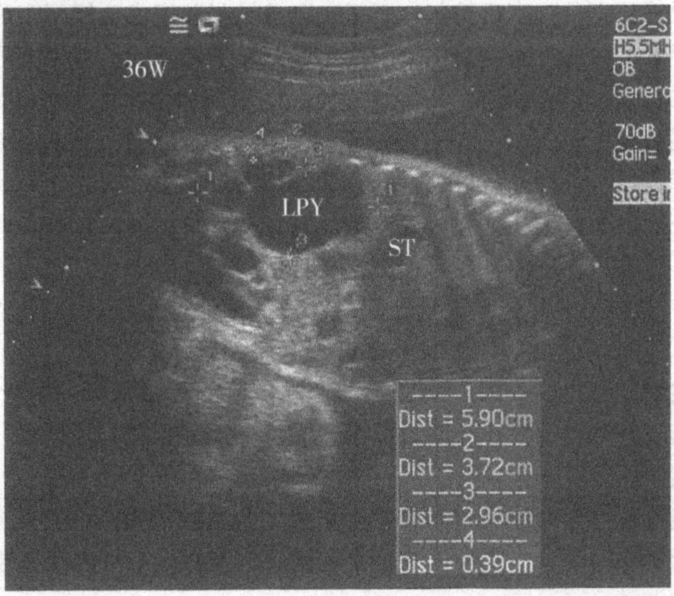


**图 18-68　36 周胎儿左肾积水、左侧输尿管全程扩张合并复杂先天性心脏畸形**

胎儿腹部矢状切面显示左肾盂（LPY）及肾盏均明显扩张，肾皮质明显变薄

2. 临床意义　多数学者认为，肾盂扩张前后径 >15mm，高度提示梗阻性病变可能，产后手术率较高。肾盂扩张前后径在 10 ~ 14mm 者，发生肾脏病理情况者亦较高，多数学者建议产后新生儿期随访检查。

肾盂扩张前后径在 4 ~ 10mm 时，许多情况不是病理性的，可能为正常或是生理性的，但亦有严重的泌尿系梗阻仅表现为轻度肾盂扩张者，例如后尿道瓣膜梗阻，可以引起明显的膀胱扩张和输尿管扩张，而肾盂扩张则轻微。因此对于轻度肾盂扩张时，不能简单作为正常或异常来对待。

孕妇肾积水是妊娠过程中的一种最常见表现，其可能的原因是由于黄体酮类激素作用下泌尿系统平滑肌松弛所引起。胎儿亦暴露于这种高激素状态下，故胎儿轻度肾盂扩张与此可能不无关系。

产后随访原则：最好于产后 5 ~7d 进行，因为此时期新生儿已不再暴露于母体黄体酮类激素影响下的平滑肌松弛状态，由此而引起的轻度肾盂扩张此时已消失，又由于在出生后的头 48h 内，婴儿有轻度脱水，如果出生后立即行肾脏超声检查可出现假阴性结果。

## 六、先天性肾盂输尿管连接处梗阻

先天性肾盂输尿管连接处梗阻（congenital ureteropelvic junction obstruction）是胎儿和新生儿肾积水的最常见的原因。本病的主要特征是尿液从肾盂流入输尿管时出现先天性梗阻。本病的梗阻是不完全梗阻。不完全梗阻发生在妊娠较晚时期者，引起肾盂肾盏不同程度的扩张，而无肾发育不良的组织学证据，不完全梗阻发生在妊娠较早时期者，除肾盂肾盏扩张外，还可出现肾发育不良改变，可伴有或不伴有囊性病变的形成。如果在妊娠 8 ~ 10 周肾盂输尿管连接处完全梗阻，则认为是多囊性发育不良肾的原因。

1. 声像图特点　超声诊断本病主要根据肾盂肾盏扩张但输尿管、膀胱等不扩张，超声不能直接显示输尿管狭窄及狭窄后扩张。肾盂、肾盏扩张程度多为轻至中度，且在宫内积水程度相对稳定。肾盂扩张的形态与其他原因所致的肾盂扩张不同，如果在冠状切面上肾盂尾端表现圆钝或呈“子弹头”状改变（图 18 - 69），则以肾盂输尿管连接处梗阻可能性大；相反，如果肾盂尾端呈“尖嘴状”指向输尿管，则肾盂输尿管连接处梗阻的可能性小得多。羊水量多正常。严重梗阻可导致肾盏破裂，在肾脏周围形成尿性囊肿，而此时肾脏表现为回声增强。此种肾脏已多无肾功能。随访中应更注意对侧肾脏情况。肾脏实质回声增强或肾实质内囊肿的检出，是某种程度的肾发育不良的表现。

2. 临床意义　本病无论单侧或双侧梗阻，预后均较好。虽然胎儿肾盂扩张的程度与产后婴儿肾功能不总是呈相关关系，但一般来说宫内胎儿肾盂扩张越严重，新生儿肾功能越差。因此，当宫内胎儿检出本病时，应在晚孕期随访监测扩张程度的变化，如果为双侧受累，则应更密切监测其程度的变化。同时羊水量亦是一个重要的监测指标。如果双侧梗阻者出现羊水过少时则预后不良。

产后应常规进行超声与肾功能方面的检查。本病手术治疗效果较好。有肾功能受损者，手术后肾功能及肾实质厚度有一定程度的恢复和增长，术后 6 个月内恢复较快。

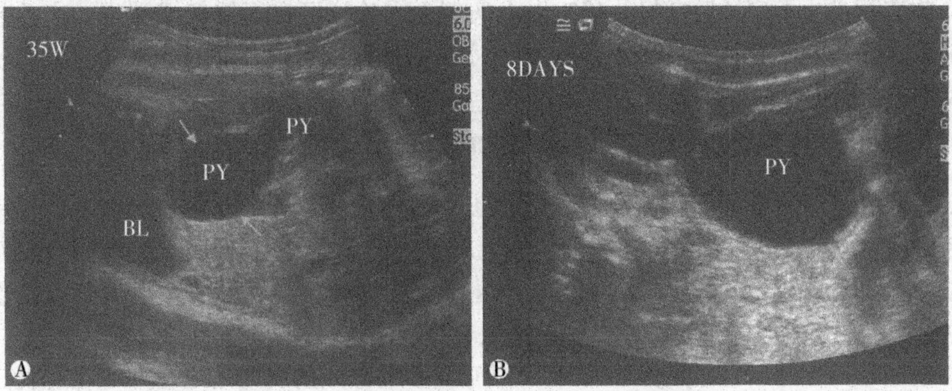


**图 18－69　胎儿重度肾盂肾盏扩张，肾盂尾端圆钝，是肾盂输尿管连接处梗阻的典型形态，产前（图 A）及产后（图 B）8d 冠状切面，手术证实为肾盂输尿管连接处狭窄**

PY. 扩张的肾盂；BL. 膀胱

## 七、膀胱输尿管连接处梗阻

膀胱输尿管连接处梗阻（非反流性输尿管扩张）［vesico－ureteric junction obstruction (non reflusx ureter oxpansion)］的主要病理改变是膀胱输尿管连接处狭窄或远段输尿管功能受损，导致狭窄以上输尿管扩张及肾积水。远端输尿管闭锁者少见。本病多为单侧梗阻，双侧梗阻者约占 25%，常可合并其他异常如膀胱输尿管反流、肾盂输尿管连接处梗阻、多囊性肾发育不良等。

1. 声像图特点　本病的超声表现主要有输尿管呈蛇形弯曲状扩张和肾积水（图 18－70），扩张的输尿管与肾盂相通，而膀胱和羊水表现为正常。本病产前超声检查不能和膀胱输尿管反流引起的输尿管扩张和肾积水相区别。少数情况下，膀胱出口梗阻可表现为一侧输尿管明显扩张及明显肾积水，而对侧扩张相对较轻，应注意区别。另外，输尿管囊肿亦是输尿管扩张的主要原因之一，在膀胱内检出输尿管囊肿可资鉴别。

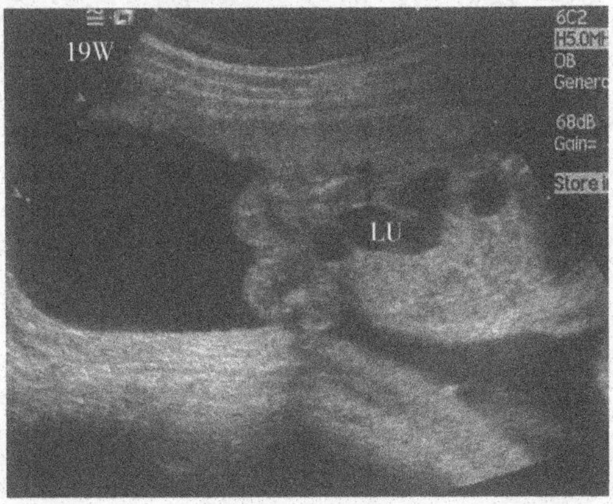


**18－70　19 周胎儿左侧膀胱输尿管连接处狭窄致左侧输尿管全程张、左肾积水**

胎儿腹部斜横切面显示左侧输尿管迂曲扩张（LU）

2. 临床意义　本病预后良好。40%以上病例无需治疗可自行缓解或消失。产前超声检测输尿管内径<6mm者，产后多不需手术治疗。但是输尿管内径超过10mm以上者，预后相对较差，多需手术治疗。

## 八、输尿管囊肿与输尿管异位开口

1. 输尿管囊肿（ureteroeles）　因输尿管开口狭窄，输尿管入膀胱段肌层薄弱，尿液排出不畅，致使输尿管黏膜下段逐渐膨大，突入膀胱内形成囊肿。囊肿远端有一狭窄的小孔，尿液先流入囊肿内，囊肿增大，然后再从小孔排出，囊肿变小。囊壁外层为膀胱黏膜所覆盖，内层为输尿管黏膜，其间为结缔组织，缺乏肌肉结构。

2. 输尿管异位开口（ectopic ureter）　输尿管没有进入膀胱三角区，开口在膀胱三角区外。开口位置在男孩与女孩不同，在男孩，开口可在后尿道、输精管、精囊、射精管、膀胱颈部、直肠等部位，末端有括约肌，无尿淋漓。在女孩，开口可在尿道、阴道、子宫、直肠等部位，末端无括约肌，常出现尿淋漓。

3. 声像图特点

（1）输尿管囊肿（图18-71）：表现为突向膀胱内的囊性结构，偶尔可见其有规律地增大和缩小交替变化。当输尿管囊肿特大时，可引起双侧肾积水，或囊肿疝入尿道引起膀胱出口梗阻，导致双侧肾积水。输尿管囊肿亦可双侧发生，膀胱内出现两个囊肿声像。有时，膀胱排空后可将输尿管囊肿误认为膀胱，而当膀胱过度充盈时，输尿管囊肿可压迫而消失，因此输尿管囊肿显示率不高，据报道仅39%，输尿管不同程度地扩张。

（2）输尿管异位开口：可表现为扩张的输尿管呈蛇形弯曲状从扩张的肾盂达膀胱后方，但不与膀胱相通，于膀胱后方向尿道方向延伸，形成异位开口或为一盲端。

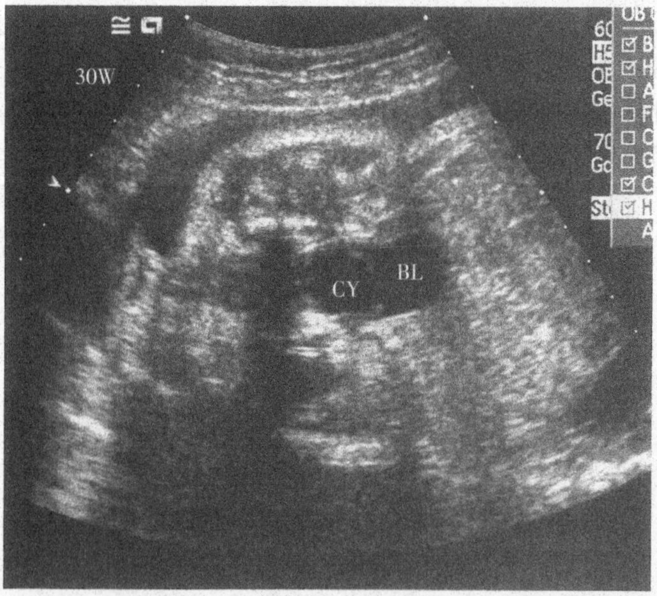


**图18-71　30周胎儿重复肾、重复输尿管及输尿管末端囊肿**

膀胱（BL）内偏左侧可见一囊性结构（CY），实时下可时大时小，追踪观察可显示同侧输尿管扩张，左侧肾脏表现为典型重复肾声像

4. 临床意义　产前诊断本病者预后良好，产后仅35%婴儿出现输尿管囊肿或异位开口的临床症状或体征。手术治疗效果良好。如果肾上部功能良好，输尿管囊肿可经尿道进行穿刺治疗，但此法可增加尿液反流的危险。

## 九、后尿道瓣膜

后尿道瓣膜（posterior urethral valves）是后尿道内一软组织瓣膜导致尿道梗阻，瓣膜可呈双叶状、隔状或仅为黏膜皱襞。仅发生于男性，是先天性下尿路梗阻的最常见原因，约占胎儿尿路梗阻的9%。由于后尿道瓣膜的阻挡，胎儿尿液不能排入羊膜腔而导致羊水过少，从而导致胎儿的一系列严重改变，包括肺发育不良（新生儿期死亡的最常见原因）、Potter面容、四肢挛缩、膀胱极度扩张及膀胱壁增厚、纤维化，膀胱输尿管反流，输尿管扩张、壁增厚及纤维化，最终导致肾积水。

1. 声像图特点　膀胱明显扩张及膀胱壁明显增厚是最常见，也是最恒定出现的超声征象。无此特征的轻型病例，产前及儿童期均难以检出。后尿道明显扩张似“钥匙孔”样与膀胱相通。双侧输尿管扩张及双肾积水，肾积水偶可表现为非对称性。由于本病只发生在男性，因此怀疑本病者检出男性生殖器有助于诊断。肾皮质可有囊肿及肾实质回声增强。当梗阻严重，膀胱内压力较高时，可导致膀胱破裂而引起尿性腹水及腹腔内钙化性强回声灶。肾积水到一定程度后可引起肾盏破裂而形成肾周尿性囊肿。尿性囊肿的形成预示着肾脏严重发育不良。50%以上病例有羊水过少。

2. 临床意义　本病总的死亡率可高达63%，在幸存者中，30%在4岁内即可出现终末期肾衰竭。与预后有关的一个重要因素是诊断时孕周大小。超声在24周以前即能明确诊断者，预后差，围生期死亡的危险性可达53%。24周以后才为超声诊断者，预后较好，出现不良结局的危险性仅7%。

如果中孕期即出现严重羊水过少、肾积水及肾实质回声增强，预后极差，围生期死亡率几乎为100%。相反，如果在整个妊娠期羊水正常，肾积水稳定，则预后良好。

## 十、尿道闭锁

尿道闭锁（urethral atresia）引起尿道完全梗阻，可发生于女性，也可发生于男性。其表现与严重后尿道瓣膜梗阻相似，膀胱极度扩张，可充满整个腹腔。羊水过少在16周后即可发生，由于严重羊水过少或无羊水，胎儿在宫内严重受压。当发生在男性胎儿时，本病很难和后尿道瓣膜区分。

本病预后极差，常为致死性，幸存者多合并有脐尿管瘘或膀胱直肠瘘。

## 十一、巨膀胱－小结肠－肠蠕动过缓综合征

巨膀胱－小结肠－肠蠕动过缓综合征（megacystis－microcolon－intestinal hypoperistalsis syndrome）是一种常染色体隐性遗传病，女性多于男性，女男比例为4：1。其特征性改变是小肠梗阻、小结肠和巨大膀胱。由于本病平滑肌功能异常，因此，肠道梗阻及泌尿道梗阻均是功能性梗阻而非器质性梗阻。

产前超声特征性表现是膀胱明显扩张，双肾积水，胃扩张，小肠不同程度扩张，蠕动少，羊水量可正常或增加。

本病预后差，为致死性。

## 十二、梅干腹综合征

梅干腹综合征（prune - belly syndrome）的主要特征是腹壁肌肉完全缺如或由一层薄而无功能的纤维组织代替，也可有单块肌肉缺如或一侧肌肉缺如者，其发病机制可能与胎儿发育早期腹壁肌肉的极度拉伸有关，最常见的原因是早期胎儿膀胱极度扩张，其次为肝大、卵巢囊肿、大量腹水对腹壁的过度拉伸。

1. 声像图特点　本病产前胎儿超声表现与后尿道瓣膜梗阻表现相似，亦表现为膀胱明显扩张、双侧输尿管扩张及双肾积水等下尿路梗阻征象及羊水过少，因羊水过少而继发 Potter 面容、足内翻、髋关节脱位等。与后尿道瓣膜表现不同的是，本病的尿道扩张可达前尿道，而非后尿道瓣膜的典型“钥匙孔”样扩张。本病与其他下尿路梗阻，超声亦难区分。

2. 临床意义　本病预后不良。持续的、早期即发生羊水过少者常因肺发育不良而死亡。存活患儿 60% 以上在出生后 1 周内死亡。

## 十三、膀胱外翻

膀胱外翻（bladder exstrophy）是一综合性的复杂畸形，由泌尿系统畸形、骨骼肌肉畸形、肛门畸形等构成。其主要特征是下腹壁大面积缺损为膀胱后壁代替，膀胱前壁缺损，后壁膨出，其边缘与腹壁皮肤融合，膀胱黏膜长期暴露而肥厚、水肿。耻骨分离，耻骨联合增宽，脐明显下移，低于两髂嵴连线。生殖系统在男性尿道背侧裂开，阴茎海绵体过度分裂，阴茎变短。在女性可见尿道背裂、阴蒂分离。

1. 声像图特点　如果产前超声检出羊水正常，且显示出正常形态的肾脏回声，但不能显示正常充盈的膀胱时，应高度怀疑本病的可能。仔细探查有时可发现脐下移及下腹壁缺损征象，但由于膀胱后壁膨出与腹壁皮肤融合，超声有时难以检出腹壁缺损。

2. 临床意义　本病可行外科手术治疗。长期随访结果良好。本病为散发性，复发危险性极低。

（郭志英）

# 第五篇 男性生殖系超声

## 第十九章 前列腺和精囊疾病超声

### 第一节 前列腺和精囊超声解剖

#### 一、前列腺和精囊位置与形态

前列腺位于膀胱颈与生殖膈之间，底部与膀胱颈、精囊腺和输精管壶腹部相邻。前方为耻骨联合，后方为直肠壶腹，围绕在尿道前列腺段周围。前列腺基底朝上，尖部朝下，外形似倒置的栗形，上端稍宽称前列腺底，邻接膀胱颈部，下端变窄，称前列腺尖，伸向前下方，向下与尿生殖膈接触，底与尖之间的部分为前列腺体。体的后面平坦，中间有一纵行浅沟，称前列腺沟，直肠指诊时，经直肠前壁可扪及此沟及其后上方的精囊。

精囊是一对比较隐蔽的器官，位于前列腺底的后上方，膀胱底与直肠之间，为左右成对的长椭圆形囊状腺体，其形状受前列腺增大和膀胱的充盈程度影响而有所变化。

#### 二、前列腺和精囊解剖

1. 前列腺　前列腺为不成对的实质性器官，正常前列腺底部左右径约 4cm，上下径约 3cm，前后径约 2cm，重量不超过 20g，由腺组织和平滑肌组织构成，腺组织由 30 ~ 50 个管泡状腺集合而成，有 15 ~ 30 条排泄管开口于精阜的两侧。前列腺大小和重量随年龄而变化，随青春期发育而增长，平均在 24 岁左右达到高峰。前列腺前后扁平，前面稍圆隆，后面较平坦，正中有一浅纵沟，为前列腺沟（中央沟）。前列腺表面有包膜包绕，但在射精管入口处包膜缺失，前列腺癌易于沿此部位向外扩散。

前列腺的血供丰富，血液供应来自 3 支动脉：膀胱下动脉、阴部内动脉和直肠下动脉。膀胱下动脉是最主要的供血动脉，起自髂内动脉前干，沿盆腔侧壁向内下走行，在膀胱两侧、膀胱与前列腺交界处分为两支，即前列腺被膜动脉和尿道前列腺动脉。被膜动脉为前列腺静脉丛缠绕，沿前列腺外侧下行，分支供应前列腺被膜和腺体外侧大部分（相当于外腺）。两侧的尿道前列腺动脉分别在膀胱 4 ~ 5 点和 7 ~ 8 点处进入前列腺内，然后在尿道周围的前列腺组织中向下走行，供应深部和尿道周围的前列腺组织（相当于内腺），前列腺增生时此动脉明显增粗。前列腺的静脉位于前列腺的前面和两侧形成静脉丛，并接受阴茎背深静脉的汇合，丛内无瓣膜，与周围的静脉有广泛的吻合，通过静脉丛回流至髂内静脉，汇入下腔静脉。

前列腺的解剖分区方法不一，主要有3种：

（1）按解剖学分叶：为传统的分叶方法。1921年Lowsley根据胚胎组织学结构，将前列腺分成5叶，即左右侧叶，后叶、中叶和前叶。左右侧叶较大，位于尿道两侧靠前，是前列腺增生的好发部位。前叶甚小，位于尿道前方，无重要临床意义。中叶位于尿道后方、精阜上方、两侧射精管之间，增生时易于压迫尿道。后叶位于前列腺后部、精阜以下的尿道后方，是癌肿好发部位。这种传统的分法虽然对手术定位重要，但是在成人则缺乏组织学依据。

（2）Franks分区法：1954年Franks等根据前列腺对性激素的敏感程度提出以尿道为中心分为内腺（inner gland）和外腺（outer gland），内外腺之间由假包膜即外科包膜分界。内腺位于中央，包绕尿道，主要有尿道周围腺、黏膜下腺，对性激素敏感，是增生的好发部位。外腺包绕在内腺周围，对性激素不敏感，是癌肿和炎症的好发部位。这种分区法对临床有较大的实用价值，至今仍被应用。

（3）McNeal分区法：1986年McNeal提出前列腺分为腺组织和非腺组织两部分，其中腺组织有4个腺区，包括前区（preprostatic tissue）、移行区（transitional zone）、中央区（central zone）、周缘区（peripheral zone）；非腺体组织包括腺体之间的薄层纤维肌肉组织及包膜。前区为腺组织与平滑肌混杂结构，主要为平滑肌，呈圆柱状包绕在后尿道膀胱颈至精阜之间，具有括约肌公共功能，平滑肌内侧有尿道周围腺，腺体占前列腺腺组织的1%；移行区对称地分布于尿道前列腺部精阜以上的四周，以前方和两侧为主，约占腺组织的5%，是增生的好发部位；中央区为位于精阜以上靠后的楔形结构，围绕射精管，尖指向精阜，约占腺组织的25%；周缘区位于前列腺后方、两侧及尖部，包绕移行区、中央区和尿道前列腺部的远端，呈扁平的盘状，是前列腺癌和前列腺炎好发部位，约占腺组织的70%。前纤维基质区为腺体之前的薄层纤维肌肉组织，呈盾形薄板状。

后两种分叶方法比较，Franks分区法的内腺区相当于McNeal分区法的移行区和前区，外腺区相当于中央区和周缘区。这两种分区方法与临床关系密切，内、外腺的分区法已基本为临床和超声所接受，而McNeal的分区与病理及临床关系更密切，逐渐取代过去的分区方法，成为前列腺影像学诊断的解剖基础。

2. 精囊　左右各一，长4～6cm，宽1.0～2.0cm，为一对前后稍扁平的椭圆形囊体，呈“八”字形对称分布于前列腺底部的上方。上端（外侧端）游离，为精囊底部，较粗大，下端（内侧端）为颈部，较细。输精管壶腹部位于精囊内侧，精囊的排泄管与输精管壶腹部末端汇合，形成射精管，射精管长约2cm，向前下穿过前列腺底的后部，开口于前列腺尿道部后壁的精阜。射精管穿过前列腺处是前列腺包膜薄弱之处，当发生前列腺癌时，容易由此处转移到精囊。

（朱冬梅）

## 第二节　超声检查技术

### 一、检查仪器及应用的模式

1. 经腹部检查探头　常用凸阵探头，灵活实用，探头频率（中心频率）为3.5～5MHz。

2. 经直肠检查探头　有单平面和双平面探头，探头频率（中心频率）5～7.5MHz。以端射式直肠探头使用广泛，随着手法转动可获得前列腺任意切面图，对前列腺、精囊与及膀胱、后尿道以及直肠周邻关系显示较清楚。双平面探头是纵断面和横断面的组合。目前认为经直肠检查法是前列腺的标准超声检查方法。

3. 经尿道径向扫查探头　经尿道探头中心频率一般为5～7.5MHz，显示圆周形冠状切面，结构层次分明，但经尿道检查有一定的痛苦。该法极少应用，可在经尿道前列腺电切术中应用，以了解残留前列腺的厚度。

4. 经会阴检查扫查探头　该法一般使用扇形或凸形探头。

### 二、检查方法及注意事项

1. 检查前准备

（1）经腹壁扫查：适度充盈膀胱。

（2）经直肠扫查：排空大便后轻度充盈膀胱。

（3）经尿道膀胱检查：适度充盈膀胱，按无菌原则类似膀胱镜检操作方法。

（4）经会阴部扫查：适度充盈膀胱。

2. 检查体位

（1）经腹壁扫查：检查时取仰卧位。

（2）经直肠扫查：取侧卧位抱膝或截石位检查。

（3）经尿道膀胱检查：取膀胱截石位。

（4）经会阴部扫查：检查时取膀胱截石位或站立弯腰体位。站立弯腰体位时，患者站立于床头，两腿分开，弯腰，上身伏于床上，充分暴露会阴。

3. 检查方法　前列腺的基本断面分为4组，矢状面、横断面、冠状断面和斜冠状断面，每组断面包括了经过前列腺不同区带的多个断面，可由不同的扫查途径和方法获得，其中冠状切面图是经会阴检查法所特有的声像图。膀胱颈部、前列腺尿道部和精阜是确定这些断面的重要解剖标志。

（1）经耻骨联合上腹壁检查：横切面向下后方倾斜扫查，可以观察到前列腺介于横断面或冠状断面之间的图像即斜冠状断面。纵向略向下扫查时获得前列腺的正中矢状断面声像图。

（2）经直肠扫查：检查时在探头前端涂耦合剂后，套上橡胶套（避孕套）。注意排空换能器表面与胶套间的空气。在橡胶套表面涂耦合剂后插入肛门即可检查。

（3）经尿道检查：经尿道环形扫查可获得一系列前列腺横断面图，腺组织和包膜显示清晰，但可能会导致感染，损伤等并发症，且前列腺肥大时插管困难。

（4）经会阴部扫查：可使前列腺的斜冠状断面更清晰。会阴前区扫查时探头置于阴囊背侧，可显示前列腺斜冠状断面及矢状面。从会阴后区扫查时探头靠肛门前缘，显示前列腺冠状断面不如斜冠状断面结构更清楚。

4. 注意事项　经耻骨联合上腹壁检查不要求过分充盈膀胱，膀胱内半量或更少一些尿液已足够，充盈太多反而探测不便，且前列腺增生症患者，过度充盈膀胱会诱发尿潴留。

## 三、正常前列腺和精囊的超声表现及正常值

经腹壁扫查时前列腺横切面呈左右对称的栗形，包膜回声纤细光滑而又平整的高回声带，前列腺内为均匀细小光点回声，内腺的回声略低于外腺，呈圆形；前列腺底部两侧可见精囊无回声区，由此再向上作横切探测，前列腺消失，仅见精囊回声，位于膀胱底后方的两侧。纵切面上前列腺呈椭圆形或蘑菇状，尿道内口稍微内凹，后尿道呈线状回声从正中穿过前列腺；精囊呈条状低回声或无回声区，位于前列腺两侧的后上方，其内见扭曲的条状回声。

经直肠扫查可更清楚地观察前列腺结构特征，分辨前列腺的分叶或分区。内腺的回声略低于外腺，内腺与外腺的比例约为1：1。后尿道呈纤细的带状回声从正中穿过前列腺。中央区与周缘区回声接近，在后尿道后方、精阜以上、两侧射精管之间；移行区在精阜以上的后尿道周围，正常前列腺移行区较小，不容易显示；周缘区在中央区后方、两侧及包绕精阜以下后尿道。横切面，两侧的精囊在膀胱背侧显示两侧对称分布的长条状囊样结构，轮廓清晰，壁光滑，轻度不平，内为均匀无回声或有点状回声，可有条状皱襞。纵切面，精囊位于膀胱底部背侧，前列腺的头侧，呈椭圆形或不规则形。

经尿道扫查显示前列腺的横切面，探头位于后尿道，前列腺环绕四周，前面的腺体较薄，其他三面的较厚。

经会阴扫查的图像与经腹壁扫查图像方向相反。

彩色多普勒超声显示前列腺内有稀疏分散分布的条状或点状动静脉血流，血流平滑柔和，尿道周围可见小树枝状血流分布，动脉频谱为低速高阻力型。前列腺外周有较丰富的静脉丛。

正常前列腺宽径、厚径和上下径分别不超过4cm、2cm和3cm。正常精囊长4～6cm，宽1～2cm。

前列腺体积计算通常用椭球体公式计算，即 $V=0.523d_1d_2d_3$，式中 V 为前列腺体积，$d_1$、$d_2$、$d_3$ 分别为前列腺的三个径线。由于前列腺的比重大约为1.05，所以，可以将前列腺体积的数值作为近似的重量数值。正常成人前列腺重量小于20g。

## 四、报告内容

1. 二维超声

（1）前列腺形态、大小是否有异常，包膜是否光滑，轮廓是否完整，内部回声是否均质，前列腺内外腺比例是否正常。

（2）前列腺内部病变的位置、大小、形态、内部回声、与周围的毗邻关系等。

（3）精囊的大小、形态、包膜，精囊内有否异常回声等。

2. 彩色多普勒　显示前列腺内部血流信号，病变内及周围血流信号，血流信号的性质，频率特征等。

## 五、适应证

（1）前列腺增生症。

（2）前列腺炎、脓肿、囊肿、结石。

（3）前列腺肿瘤。

（4）有尿频、尿急、尿痛等刺激症状或排尿困难。

（5）会阴部、外生殖器等处隐痛，血精。

（6）疑后尿道结石、息肉、狭窄等情况。

（7）前列腺介入性超声诊断与治疗。

（8）精囊疾病，如精囊炎、结石、肿瘤等。

（朱冬梅）

# 第三节　前列腺疾病的超声诊断

## 一、前列腺增生症（benign prostatic hyperplasia，BPH）

1. 病理与临床表现　前列腺增生症又称前列腺肥大，是老年男性的常见病。增生多发生在内腺（或移行区），易于引起后尿道梗阻。内腺增大把外腺或后叶挤压成假包膜（外科包膜），包绕在内腺周围，由于增生的内腺与假包膜很容易分离，前列腺摘除术就是将内腺摘除而保留外腺。在内外腺之间常可见小结石或钙化斑形成。前列腺增生时多见的是肌腺增生，向各个方向发展，呈分叶状或结节状，也有部分患者前列腺增生是以纤维组织增生为主，质地变硬，但腺体增大不明显。前列腺增生时常合并慢性前列腺炎。

临床根据肛门指检将前列腺增生形象地分为3度：Ⅰ度（轻度）如鸡蛋大；Ⅱ度如鸭蛋大；Ⅲ度如鹅蛋大。依前列腺的重量评价增生程度的方法为：①Ⅰ度增生：前列腺估重20～25g；②Ⅱ度增生：估重30～50g；③Ⅲ度增生：估重50～70g；④Ⅳ度增生：估重75g以上。依膀胱残余尿量判断增生程度的方法为：①正常膀胱残余尿量0～10ml；②轻度增生：残余尿量20～40ml；③中度增生：残余尿量40～60ml；④重度增生：残余尿量60ml以上。膀胱残余尿量在60ml以上可作为手术的指征。

前列腺增生症一般多发生在50岁以上的男性患者，主要因为前列腺尿道部受压弯曲、变窄，引起下尿路梗阻。梗阻的严重程度与增生的程度并不完全一致，取决于增生的位置。最初出现夜尿增多、尿频、尿急、尿滴沥、尿不尽、排尿费力、尿流缓慢，直至尿潴留，严重者可引起膀胱结石、肾积水或肾功能损害。

2. 超声表现

（1）前列腺体积增大，各径线超过了正常值，尤以前后径增大明显（图19－1）。

（2）形态由正常的栗形逐步变圆、变胖，形态接近球形，两侧基本对称，边界规则，包膜可增厚，但仍然光滑、无中断现象。

（3）向膀胱内突出：左右侧叶增生为主者向膀胱凸出呈僧帽状，中间略微凹入处为尿道内口。中叶增生为主者，膀胱颈后唇处凸出，呈樱桃状。

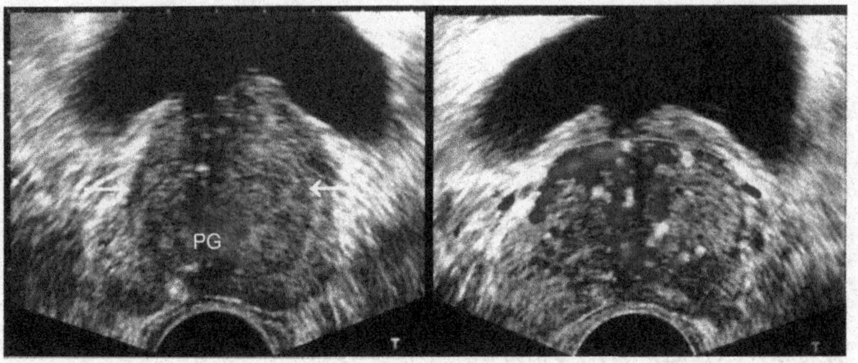


**图 19－1　前列腺增生**

图左：前列腺（PG）形态失常，似类圆形，内腺（箭头所指范围）比例增大

图右：CDFI 显示内腺血流增多，而外腺血流不多

（4）内腺增大明显，外腺受压变薄，使内腺与外腺比例增大，超过 1 ∶ 1。

（5）前列腺内部回声增强、粗糙，增生明显时前列腺内出现增生性结节，呈圆形或类圆形，大小不一，低回声或中等回声，也可为稍强回声，边缘尚清。

（6）内腺与外腺交界处常可见结石形成的点状或斑状强回声，可伴声影。

（7）前列腺滞留性囊肿，常多发，位于内腺（移行区），数毫米大小，边界清楚，边缘不规则，后方回声增强。

（8）引起后尿道梗阻后有继发性改变，例如膀胱壁增厚和小梁小房形成、膀胱憩室、膀胱结石、膀胱残余尿量增多或尿潴留，双侧肾盂积水等。

（9）彩色多普勒检查，内腺血流增多，而外腺血流不多（图 19－1），增生结节周边可见低速低阻力的动脉血流信号，此种增生结节不易与前列腺癌鉴别，需要在超声引导下的穿刺活检鉴别。

3. 诊断要点　前列腺体积增大，形态变圆、变胖，接近球形，内部回声增强、粗糙，出现增生结节，内腺增大明显，外腺受压变薄，内腺与外腺比例增大。

4. 鉴别诊断

（1）前列腺炎：多见于中青年患者，急性炎症临床症状常较明显，有发热、畏寒、乏力、头痛、阴部疼痛并放射至腰骶部、大腿内侧、下腹部等。慢性者症状表现轻重不一。超声表现前列腺体积增大，但内腺不大，内外腺比例正常。前列腺内部回声不均，急性炎症以弥漫低回声为主，慢性炎症回声可不均匀增粗、增强。

（2）前列腺癌：前列腺形态失常、不对称，内出现低回声病灶，边缘模糊不整齐，可有后方回声衰减。病灶多分布在外腺区，使内腺受压变形，内外腺分界不清。彩超显示低回声内及边缘血流信号。

5. 临床评估　超声检查是前列腺增生症的首选检查，其效果优于其他影像学检查。它可准确测量前列腺体积和重量，估计增生的程度，还可观察前列腺增生时有无并发症发生，特别是经直肠超声检查前列腺，可发现 5mm 左右的病变，有助于增生与肿瘤的鉴别诊断，必要时也可以在超声引导下进行穿刺活检。

## 二、前列腺癌（carcinoma of the prostate）

1. 病理与临床表现　前列腺癌是男性生殖系统中发生率最高的恶性肿瘤，95%以上为腺癌，少数为鳞癌、移行细胞癌和肉瘤。多数前列腺癌起源于外腺区，若以 McNeal 分区法 70%以上起源于周缘区，10%～20%起源于移行区，5%～10%起源于中央区。早期前列腺癌大多数位于包膜下，一般发生在近包膜 3mm 以内，单个或多个，尤以多发性病灶多见。前列腺癌的生长方式有 3 种：①结节型（40%）；②结节浸润型（30%）；③浸润型。有部分癌肿生长缓慢，长期处于潜伏状态（潜伏癌），少数可退化消失；部分生长迅速，早期就穿破包膜，向周围组织浸润。由于癌肿质地坚硬，多数在直肠指检时扪及。前列腺包膜是重要屏障，穿过包膜后向邻近组织发展，侵犯射精管、精囊、膀胱颈、输尿管及后尿道，常发生骨转移。

前列腺癌的临床分期多采用 Jewett 等提出的 ABCD 系统：

A 期（Ⅰ期）：为潜伏癌或偶发癌，病灶临床不能检出。

$A_1$ 期：组织学检查小于或等于 3 个高倍视野。

$A_2$ 期：组织学检查大于 3 个高倍视野。

B 期（Ⅱ期）：肿瘤结节局限于前列腺包膜内。

$B_1$ 期：小的孤立瘤结节局限于前列腺一叶内，或肿瘤直径≤1.5cm。

$B_2$ 期：多个瘤结节侵犯超过一叶，或肿瘤直径＞1.5cm。

C 期（Ⅲ期）：肿瘤直接侵犯邻近器官。

$C_1$ 期：肿瘤突破前列腺被膜，但无侵犯精囊。

$C_2$ 期：肿瘤侵犯精囊、膀胱或骨盆。

D 期（Ⅳ期）：肿瘤有局部或远处转移。

$D_1$ 期：肿瘤转移范围在主动脉分叉以下的淋巴结。

$D_2$ 期：肿瘤至主动脉分叉以上的淋巴结和（或）有远处脏器转移。

前列腺癌早期可无任何症状，发展后可引起尿路梗阻、血尿等，晚期出现腰骶部、臀部、髋部等部位疼痛。

2. 超声表现

（1）直接征象：前列腺内回声强弱不均，出现低回声病灶（图 19－2），少数为低回声中央出现高回声的病灶，病灶边缘模糊不整齐，可有后方回声衰减。病灶多分布在外腺区，使内腺受压变形，也可广泛分布于前列腺各叶。

（2）间接征象：前列腺形态失常，呈非对称性增大，局部包膜凹凸不平、表面呈结节状，后方回声衰减。包膜被癌肿侵犯时包膜线显示中断。

（3）向外周侵犯与转移：周邻组织受侵犯时，在精囊、膀胱颈部、直肠、睾丸等组织内形成肿块图像。有转移时，前列腺周围淋巴结以及腹股沟、腹膜后淋巴结肿大，还可出现骨骼、肝脏等转移。

（4）继发征象：膀胱颈部受侵犯、压迫时可造成尿路梗阻，表现为尿潴留、双侧输尿管扩张、肾盂积水等。

（5）彩色多普勒超声检查：前列腺癌的血流较丰富，在肿瘤周围和（或）内部可见斑点状、短线状，甚至丰富的彩色血流，多呈低速的动脉血流（图 19－3）。经积极治疗后前列腺内血流将明显减少。

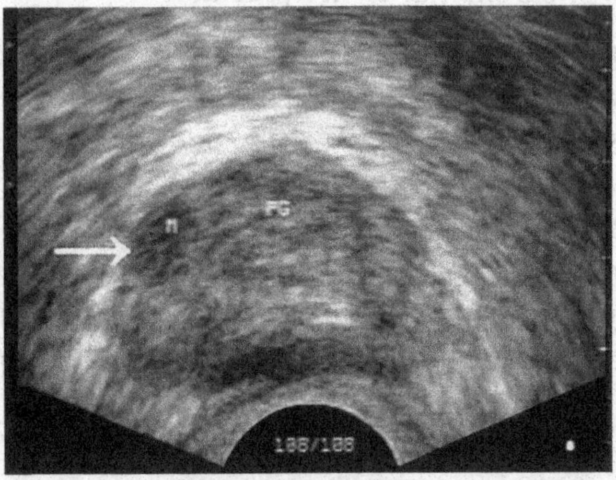

**图 19－2　前列腺癌 B 期**

前列腺左右不对称，外腺区可见低回声病灶（箭头所指）。病理前列腺腺癌

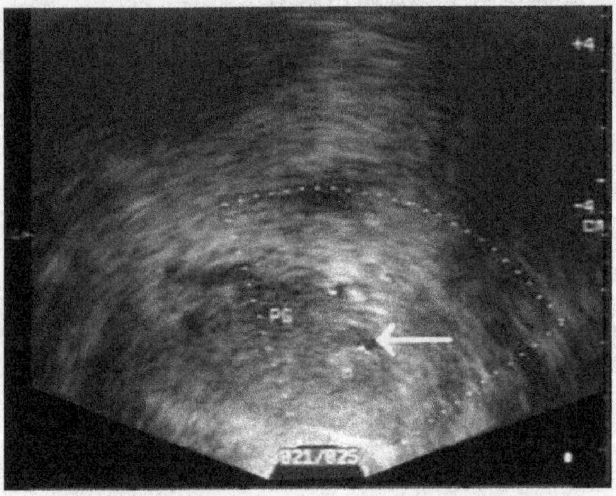

**图 19－3　前列腺癌彩色多普勒血流成像**

肿瘤低回声外周可见丰富的斑点状、短线状彩色血流（箭头所指）

3. 诊断要点　前列腺非对称性肿大，内回声强弱不均，出现低回声病灶，病灶边缘不规则，多分布在外腺区。前列腺包膜局部凹凸不平、表面呈结节状，包膜被癌肿侵犯时包膜线显示中断。彩色多普勒超声显示肿瘤周围和（或）内部有斑点状、短线状，甚至丰富的彩色血流。

4. 鉴别诊断

（1）前列腺增生症：前列腺对称性增大，以内腺增大为主，外腺受压，内外腺分界清晰，增生结节大多位于内腺，边界光滑，形态整齐，常常表现为内部中等回声而周边有一圈细狭的低回声。

（2）急性前列腺炎：出现低回声和丰富血流，与癌结节表现相似。但前列腺硬度并不增加，临床上有感染症状，同时前列腺局部触痛明显。

5. 临床评估　在前列腺癌影像诊断中，超声检查占有最重要的地位，尤其是经直肠超声，其组织分辨力甚至超过 CT 和 MR，经直肠超声引导组织学活检更可为临床可疑早期癌的患者提供病理诊断和鉴别诊断依据。经直肠超声检查癌的敏感性远高于直肠指诊，彩色多普勒尚可进一步提高癌的检出率（增加 5% ~ 10%）。超声还有助于前列腺癌的分期，其正确率（65%）高于 MRI（56%）和 CT（24%），但对盆腔淋巴结转移不及 MR 和 CT，对 D 期诊断尚有赖于核素扫描。

虽然经直肠超声对前列腺癌的敏感性很高，但特异性不高，对小于 1cm 的结节其显示率较低（53%）。而前列腺特异性抗原（PSA）敏感性高而特异性低，直肠指检特异性高而敏感性低，所以前列腺癌人群普查必须结合指诊、PSA 测定和超声检查，必要时可行超声引导下活检术。

## 三、前列腺结石（prostate calculus）

1. 病理与临床表现　是发生在前列腺腺泡内的结石，单一的前列腺结石很少见，大多是多发性结石，散在分布或簇集成团。单一结石很小，圆形或卵圆形，被膜平滑、光洁，呈棕色、灰色或白色。多数结石堆积成团或排列成线。前列腺结石多分布在内腺与外腺交界区或沿尿道分布。合并前列腺增生症的前列腺结石常分布于增生结节与外科包膜之间，即内腺后缘，内腺与外腺之间，呈弧形排列，堆积成团或排列成线。

除前列腺结石很严重，绝大多数无症状，因为前列腺结石常合并前列腺增生症或前列腺炎，其症状表现膀胱刺激症状和排尿障碍等。

2. 超声表现　前列腺内多个散在分布或聚集成团的强回声光点或强回声斑，小的 1 ~ 3mm，一般不伴声影，单个结石较大或许多小结石聚集成密集团状时后方伴声影（图 19 - 4）。有前列腺增生时结石于前列腺内外腺交界处排列成弧形。前列腺内外腺交界处许多小结石聚集成

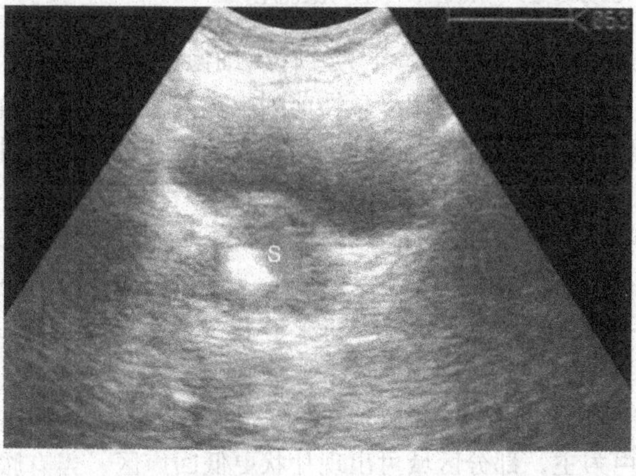

**图 19 - 4　前列腺结石**

密集团（s），后方伴声影

3. 诊断要点　前列腺内外腺交界处强回声光团，散在分布或弧形排列，伴或不伴声影。

4. 鉴别诊断　前列腺结石须与后尿道结石鉴别。后尿道结石体积较大，大于 5mm，为

强回声光团，伴明显声影，纵切面时部分可见结石位于后尿道内，结合患者本身的临床病史，不难做出鉴别。此外，散在小结石须与慢性前列腺炎鉴别，单个大结石须与前列腺癌鉴别。

5. 临床评估　前列腺结石一般不需临床治疗。超声检查的临床意义在于鉴别诊断，超声检查不仅可观察到前列腺结石，还可观察到引起结石的其他伴随症状。

## 四、前列腺囊肿（prostate cyst）

1. 病理与临床表现　有先天性和后天性，以后天性多见。先天性前列腺囊肿为腺管发育异常所致。后天性为继发的滞留性囊肿，由于前列腺腺泡梗阻，分泌物潴留所致，多继发于前列腺增生和前列腺炎。

前列腺囊肿一般不引起临床症状，多为检查时偶然发现。

2. 超声表现　前列腺内显示小圆形或类圆形无回声区，囊肿一般较小，1～2cm 以内，壁薄光滑，边界清楚，后方回声增强，位置不固定。先天性前列腺囊肿多为单个，形态规则，边缘整齐，位于前列腺基底部尿道内口附近。后天性前列腺囊肿常多发，边缘不规则，继发于前列腺增生的滞留性囊肿多位于内腺（移行区）。

3. 诊断要点　前列腺内圆形或类圆形无回声区，边界清楚，后方回声增强。

4. 鉴别诊断

（1）苗勒管囊肿：位置固定，在精阜或精阜以上的正中线，贴近近侧尿道，形态呈水滴状，上部圆钝，下部尖锐，指向精阜。

（2）射精管囊肿：位于前列腺底部的两侧或近中线，位置偏后，形态呈长圆形或水滴形，水滴的尖段指向精阜。

5. 临床评估　前列腺囊肿一般不引起临床症状，多为超声检查时偶然发现。

## 五、急性前列腺炎（acute prostatitis）

1. 病理与临床表现　好发于中、青年男性，由细菌感染引起，可为血源性，也可以由后尿道的前列腺管开口处逆行感染引起。急性前列腺炎主要是腺体充血、水肿、血性或脓性渗出，腺管和周围间质炎性细胞浸润，并可发展成为局限性或多发性脓肿，病变常累及精囊。

急性前列腺炎的临床症状常较明显，全身表现有发热、畏寒、乏力、头痛等。局部症状有会阴部疼痛并放射至腰骶部、大腿内侧、下腹部；刺激直肠出现肛门坠胀、排便疼痛等；由于常合并膀胱尿道炎，有膀胱和尿道刺激症状，甚至排尿困难。直肠指检前列腺有触痛。

2. 超声表现　前列腺体积增大，形态饱满，表面不光滑、包膜较模糊。前列腺内部回声不均，以弥漫低回声为主，部分区域可出现片状更低回声区，当有脓肿时甚至出现无回声区。前列腺周围间隙在炎性渗出明显时，可出现间隙状少量积液。累及精囊时，精囊稍增宽，边缘变模糊。彩色超声检查（经直肠）：可见病变区域脓肿周围以至整个前列腺内血供丰富，出现粗大的点、条状动脉血流，分布杂乱（图 19－5），前列腺周围血管（主要为静脉丛）扩张、迂曲。

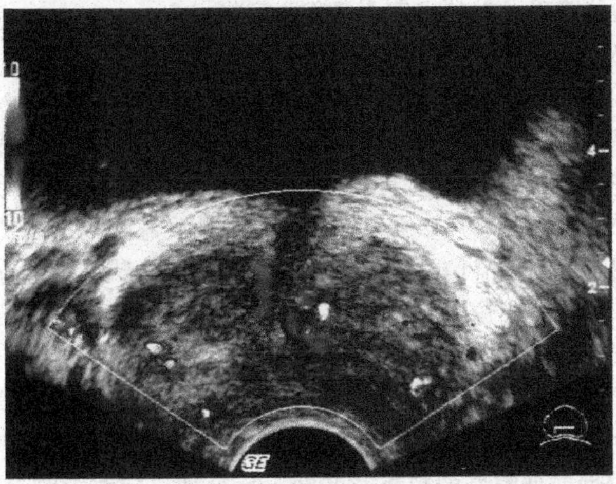

图 19-5　急性前列腺炎

前列腺内血流增多、分布杂乱

3. 诊断要点　临床感染症状，前列腺增大，内见弥漫性低回声，CDFI 示前列腺内血流丰富，粗大、分布杂乱。

4. 鉴别诊断　主要与前列腺增生、前列腺癌和精囊炎等相鉴别。

5. 临床评估　超声特别是经直肠超声是检查前列腺炎的首选方法，可准确判断前列腺形态、大小、内部回声情况，结合临床表现，超声对前列腺炎诊断有较高的准确率。

## 六、前列腺脓肿（prostate abscess）

1. 病理与临床表现　为急性前列腺炎继续发展所致。患者全身和局部感染症状均加重，直肠指检前列腺触痛明显，被膜紧张。脓肿成熟并向直肠、尿道或会阴部穿破时，流出脓液，症状突然缓解。

2. 超声表现　前列腺肿大，左右对称或不对称，脓肿未穿破时包膜完整。前列腺内出现团块，内回声依脓肿液化程度而定，完全液化为低回声或无回声，有流动的光点，未液化或部分液化回声不均匀或混合回声。产气杆菌或大肠杆菌所致的脓肿内有气体反射。液化的脓肿有边缘不整齐的壁。脓肿穿破后，前列腺包膜不完整，前列腺可不肿大。

3. 诊断要点　急性前列腺炎病史，前列腺肿大，腺体内出现团块，为低回声或无回声或混合回声。

4. 鉴别诊断　完全液化的脓肿与前列腺囊肿鉴别，部分液化的与前列腺癌鉴别。

5. 临床评估　经直肠前列腺超声检查具有较高的分辨率，可对前列腺脓肿和其他疾病做鉴别诊断。

## 七、慢性前列腺炎（chronic prostatitis）

1. 病理与临床表现　慢性前列腺炎较多见，好发于中青年，多继发于其他邻近部位感染灶，部分为尿道逆行感染或急性前列腺炎的延续。慢性炎症主要为腺泡及周围组织的慢性炎性改变，最后可导致纤维组织增生，前列腺缩小。慢性前列腺炎常合并有慢性精囊炎。

慢性前列腺炎的临床症状轻重不一。可出现下腹部或腹股沟区隐痛，睾丸或会阴部坠胀，尿道流白，性功能障碍。有的可完全无临床症状。

2. 超声表现　前列腺体积可稍大、正常或缩小，形态基本正常，左右对称。前列腺轮廓和包膜回声清晰、完整，但可有轻度起伏不平，一般无明显隆起，边缘欠光滑。内部回声不均、光点强弱不等，可为低回声与正常回声交错，也可为高回声使前列腺结构模糊不清。部分可见结石强光斑。前列腺外周血管丛扩张、迂曲，呈混杂的管状与圆形无回声。有部分病情轻者前列腺无异常改变。彩色多普勒超声显示，前列腺外周迂曲扩张的血管，内为缓慢的静脉型血流，前列腺内的血流信号增多，呈短棒状、短条状，弥散分布，内外腺血流分布的比例与正常相似，外腺血流较内腺略丰富。邻近器官组织无继发性压迫或侵犯现象。可合并精囊炎，膀胱、肛门括约肌等结构形态无异常。

3. 诊断要点　慢性前列腺炎的诊断应结合患者的年龄、症状和超声表现全面考虑。

4. 鉴别诊断　主要与前列腺癌、前列腺增生和精囊炎相鉴别。

5. 临床评估　慢性前列腺炎的超声改变缺乏特征性，应注意结合临床考虑。但可准确判断前列腺形态、大小、内部回声情况，并与前列腺癌、前列腺增生和精囊炎相鉴别。

（朱冬梅）

## 第四节　精囊疾病的超声诊断

### 一、急性精囊炎（acute seminal vesiculitis）

1. 病理与临床表现　精囊与输尿管、输精管、前列腺和直肠相邻，其排泄管与输精管汇合成射精管穿过前列腺开口于后尿道。由于其解剖位置与生理结构的特点，比较容易产生感染性疾病，且常与前列腺炎或后尿道炎同时存在。细菌感染的途径有三种：①由尿道上行感染：细菌经尿道射精管上行蔓延至精囊；②淋巴感染：尿生殖系或肠道的炎症通过淋巴管而感染到精囊；③血行感染：体内某一感染病灶经血流而至精囊。常见的病原菌有葡萄球菌、链球菌、大肠杆菌和类白喉杆菌。病变早期囊壁黏膜充血、水肿，进而可形成脓肿。

临床症状主要为血精。急性炎症时常见的症状有下腹部疼痛，并引及会阴和两侧腹股沟。患者亦可有发冷、发热、寒战等全身症状。因精囊炎常与前列腺炎、后尿道炎同时存在，故可有尿频、尿急、血尿、排尿疼痛、排尿困难和尿道内有血性分泌物。体格检查：下腹部、会阴部可有轻度压痛，直肠指检在前列腺及其上方和周围有明显触痛。在急性发作时忌做前列腺按摩检查和精道检查。

2. 超声表现　精囊增大较明显，类似椭圆形，囊壁毛糙、增厚、模糊不清，囊腔饱满，内回声减低，并可见粗大或密集细小点状回声，盘旋部分伸直如蚯蚓状。精囊内透声性较差或有沉积物回声。彩色多普勒检查显示精囊壁血流信号显著增多（图 19－6）。

3. 诊断要点　临床有感染表现，超声显示精囊大，囊壁毛糙、增厚，囊腔内透声差或有沉积物回声，囊壁血流信号显著增多。

4. 鉴别诊断　主要与急性前列腺炎鉴别。

5. 临床评估　超声检查结合临床表现、体格检查，可明确诊断。

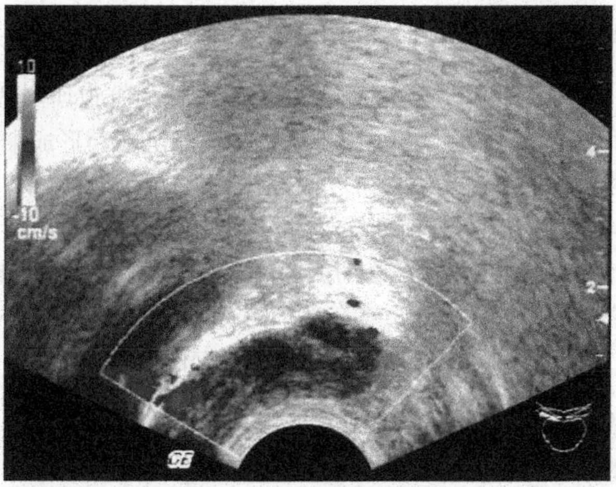


**图 19－6　急性精囊炎**

精囊壁增厚、毛糙，囊腔内见较多光点回声，囊壁有较多血流信号显示

## 二、慢性精囊炎（chronic seminal vesiculitis）

1. 病理与临床表现　由于精囊在解剖上有多数黏膜皱襞及曲折，若有急性精囊炎后，其分泌物容易淤积，引流不畅，炎症不易彻底控制而常转为慢性炎症。临床症状与慢性前列腺炎相仿，不易区别。有排尿不适、灼热感、尿频、尿急、会阴不适。耻骨上区隐痛等，并且有血精的特征。

2. 超声表现　精囊稍增大或接近正常，形态不规整，囊壁粗糙并增厚，囊内有较多的光点回声，可合并精囊结石。有时可见一侧精囊充盈不佳，窄小或不显示，双侧呈不对称性表现。部分患者精囊超声表现无明显异常。

3. 诊断要点　急性精囊炎病史，血精，超声显示双侧精囊不对称性，囊壁粗糙并增厚。

4. 鉴别诊断　主要与慢性前列腺炎、精囊结核鉴别。

5. 临床评估　经直肠超声检查可清晰显示精囊的细微结构，有助于对各种血精病因做出鉴别诊断。

## 三、精囊结核（tuberculosis of seminal vesicula）

1. 病理与临床表现　精囊结核往往继发于肾结核，在生殖系统结核中仅次于前列腺结核和附睾结核，多为双侧受累，结核结节互相融合，发生干酪样变性、纤维化和钙化，致使整个精囊形成较硬的团块状组织。

临床症状一般不明显，严重者可出现血精、精液减少等。

2. 超声表现　精囊明显变形、扭曲，或呈一团块状。内部回声高低不均，分布杂乱，可有纤维钙化的强回声光斑。

3. 诊断要点　精囊变形或呈一团块状，内回声高低不均，可有纤维钙化的强回声光斑，再结合临床病史诊断。

4. 鉴别诊断　与慢性前列腺炎、慢性精囊炎、精囊肿瘤相鉴别。

5. 临床评估　超声诊断精囊结核须注意结合临床病史。

## 四、精囊结石（calculus of seminal vesicula）

1. 病理与临床表现　由于精囊是多数黏膜皱襞及曲折的管道所组成，精囊慢性炎症时，管道黏膜可发生粗糙而引起磷酸钙、碳酸钙等无机盐结晶沉着而形成细小结石。主要为炎症表现，有下腹部、腹股沟部疼痛，性冲动时及射精时疼痛更为明显，并可放射至会阴部及睾丸；此外有血精存在。直肠指检时在前列腺外上方偶可摸到结石的摩擦感。

2. 超声表现　精囊内单个或多个散在分布或聚集成团的强回声点或强回声斑，大小为1～3mm，一般不伴声影，单个结石较大或许多小结石聚集成密集团状时后方伴声影。

3. 诊断要点　精囊内出现一个或多个强回声，后方伴声影。

4. 临床评估　超声易于显示精囊结石。

## 五、精囊囊肿（cyst of seminal vesicula）

1. 病理与临床表现　有先天性和后天性的，先天性精囊囊肿常合并有泌尿生殖系统的其他畸形，如尿道下裂、两性畸形、肾不发育等。后天性多由于射精管炎症所致。囊肿一般不大，最大者数毫升。多为单侧。一般无临床症状，当囊肿发展较大时可出现下腹部或腰部疼痛，可有血精或尿道内的血性分泌物，有时可出现排尿障碍。直肠指检或腹壁双合诊检查时可能摸到精囊的一侧有囊肿存在。

2. 超声表现　单侧精囊出现圆形或椭圆形增大，形态规则，边缘整齐，内部为均匀无回声区。

3. 诊断要点　精囊内形态规则的无回声暗区，边界清晰，囊壁薄，后方回声增强。

4. 临床评估　由于无临床症状，常在超声检查时偶然发现。

## 六、射精管囊肿（cyst of ejaculatory ducts）

1. 病理与临床表现　射精管呈囊状扩张，呈椭圆形或水滴形，囊腔与精囊、输精管、后尿道相通。常发生在一侧，往往合并慢性精囊炎。

临床表现主要为血精。

2. 超声表现　射精管部位出现一囊状结构，位于前列腺底部的两侧或近中线，位置偏后，形态呈椭圆形或水滴形（漏斗状），尖段（下端）指向精阜，壁薄光滑。

3. 诊断要点　前列腺底部一侧出现椭圆形或水滴形无回声区，尖段（下端）指向精阜，壁薄光滑。

4. 鉴别诊断　与前列腺囊肿、苗勒管囊肿相鉴别，参见前列腺囊肿的鉴别诊断。

5. 临床评估　血精是男性生殖系统常见的疾病，病因多，射精管囊肿是其中一种病因，超声检查可明确有无射精管囊肿存在。

## 七、精囊肿瘤（tumors of the seminalvesicula）

1. 病理与临床表现　分原发性和继发性两种。原发性肿瘤少见，多数为来自上皮的乳头状瘤和精囊癌，亦有间质肉瘤。继发性者由前列腺癌、直肠癌及膀胱癌直接蔓延而来。也有其他器官肿瘤转移至精囊。

早期的精囊肿瘤可无任何症状，晚期临床症状主要是血精，此外可有尿频、尿急和血尿，亦可发生排尿不畅、尿流梗阻，并可引起下腹部、腹股沟或睾丸疼痛。晚期症状为贫血、乏力、消瘦。如肿瘤压迫直肠，可使大便变形，引起排便困难。

2. 超声表现　左右精囊大小失去对称性，患侧精囊形状饱满或增大，边缘不平整，内有低回声肿块。继发于前列腺、膀胱的精囊癌则与原发肿瘤分界不清，前列腺或膀胱与精囊之间的间隙消失。彩色多普勒超声在肿块内多可检测到血流信号。

3. 诊断要点　精囊内出现实质性肿块。

4. 鉴别诊断　主要与前列腺肿瘤和盆腔其他实质性肿块鉴别。

5. 临床评估　早期的精囊肿瘤可无任何症状，仅在直肠指检时偶可触及不规则硬结。超声可了解精囊的大小、肿块的情况及精囊肿瘤周围组织的关系。

（朱冬梅）

# 第二十章 阴囊及其内容物疾病超声

## 第一节 概述

阴囊为一皮肤囊袋结构，由外向内分为：皮肤、肉膜、提睾筋膜和提睾肌、睾丸精索鞘膜及睾丸固有鞘膜。阴囊中隔（肉膜）将阴囊分为两个部分。分别容纳左右睾丸、附睾和精索下段。

鞘状突胚胎期腹膜随睾丸下降进入腹股沟管，呈囊状，称为鞘状突。鞘状突的下端包绕着睾丸和附睾，并随睾丸下降进入阴囊内。睾丸在胚胎发育到第 12 ~ 15 孕周时，在睾丸引带的牵引下，降至腹股沟水平，在第 28 ~ 35 周时进入阴囊内。出生后鞘状突与腹腔相通部分关闭而成为鞘膜韧带；若未关闭，即形成交通性鞘膜积液或先天性腹股沟斜疝。

鞘膜腔睾丸固有鞘膜为腹膜的延续，在胚胎期随睾丸下降伸入阴囊，分为壁层和脏层。壁、脏两层之间为鞘膜腔，内有少量浆液。

睾丸左右各一呈卵圆形，成人睾丸长 3 ~ 4cm，宽 2 ~ 3cm，厚 1 ~ 2cm。睾丸的包膜十分光滑，由鞘膜、白膜和血管膜构成。其中白膜厚而坚韧，富有弹性。白膜在睾丸门处增厚形成纵隔，将睾丸分为许多个睾丸小叶，内含许多曲细精管。曲细精管合并成精直小管在睾丸纵隔内构成睾丸网。最后合并成一条附睾管穿过白膜进入附睾头部，蟠曲成为附睾。

睾丸附件为苗勒管的残留，是在睾丸表面的小突起结构。睾丸实质并非完全呈均质性，现代高分辨力超声仪已能显示睾丸纵隔和睾丸网等细微结构。

附睾为一半月形小体，附着于睾丸的后外侧面，分头、体、尾三部。附睾管最后延续为输精管进入精索。

附睾附件为午非管的残留，位于附睾头部，约 3 ~ 5mm 大小。

精索为质软的圆索状结构，内有输精管、睾丸动脉、蔓状静脉丛、淋巴管、神经等；其外有精索内筋膜、提睾肌及筋膜、睾丸精索鞘膜包绕。精索走行于腹股沟管内，经皮下环降入阴囊并终于睾丸后缘。

睾丸血供主要来自：①睾丸动脉（精索内动脉）；②输精管动脉；③提睾肌动脉。

睾丸静脉回流：睾丸静脉在精索内形成蔓状丛，经 3 条路径回流：①在腹股沟管内汇合成精索内静脉，左侧成直角进入左肾静脉；右侧在右肾静脉下方约 5cm 处成锐角进入下腔静脉；②经输精管静脉进入髂内静脉；③经提睾肌静脉至腹壁下静脉，汇入髂外静脉。

睾丸的淋巴回流：睾丸的淋巴管形成浅深二丛。浅丛位于睾丸鞘膜脏层内面，深丛位于睾丸实质内，浅、深二丛汇集成淋巴管后在精索内伴血管上行。经腹股沟管入髂淋巴结、腰淋巴结。值得注意的是睾丸的淋巴管不与腹股沟浅淋巴结相通。当睾丸恶性肿瘤发生转移时，直接从精索向上，至腹主动脉旁淋巴结、肾旁淋巴结。

（姚 飞）

## 第二节　超声检查技术

### 一、适应证

除外阴囊开放性损伤的所有病变。包括：①阴囊血肿、阴囊水肿；②睾丸血肿；③鞘膜积液、腹股沟疝；④隐睾；⑤睾丸肿物；⑥睾丸扭转；⑦睾丸、附睾炎；⑧精索静脉曲张。

### 二、检查方法与要求

#### （一）仪器要求

使用高分辨力的彩色多普勒超声仪。线阵式探头，频率应≥7MHz，或采用5~13MHz超宽频或变频探头。带水囊的高频扇扫式探头也很适用。

#### （二）检查方法

患者取仰卧位，将内裤脱至膝关节处，充分暴露下腹部和外阴部。用纸巾将阴茎上提至前腹壁，嘱患者用左手固定。采用直接探测法将探头直接置于阴囊表面进行纵断面、冠状断面或横断面等多平面多角度连续扫查，双侧对比观察阴囊皮肤和内部结构，包括阴囊壁是否增厚、睾丸和附睾的大小与形态、回声及分布特点，以及睾丸周围鞘膜腔内有无积液，积液量多少及精索静脉有无曲张等声像图特点，当遇阴囊睾丸过分下垂者，需将阴囊适当托起或以左手食指、中指及拇指将睾丸固定，采用“触诊辅助法”检查。必要时，用指尖触及睾丸结节的部位，将探头从对侧对准该病变扫查。隐睾、精索静脉曲张和腹股沟斜疝的探测应增加站立位，使隐睾和疝下降，精索静脉充盈，易于找到和显示病变。

#### （三）检查注意事项

（1）阴囊壁表面皱褶不平，扫查时容易受到气体的干扰，为保证探头与皮肤之间充分接触，应多加耦合剂，以避免气体对图像的影响。

（2）为避免患者之间可能发生的交叉感染，检查时在探头上套一层保鲜膜，每一患者检查后予以更换。

（3）操作时要采取多切面多角度连续扫查，注意观察阴囊及其内容物的结构。

（4）对于附睾的观察，常规探查较难在同一切面将附睾头、体、尾部同时完整显示，探查时可用左手将睾丸固定托起，在睾丸的后外侧做纵向扫查。亦可采取连续横断面扫查，逐层观察附睾的横断面。

（姚　飞）

## 第三节　正常声像图

阴囊壁呈整齐的高回声，厚度3~5mm，双侧对称。

睾丸成人睾丸纵断面呈卵圆形，长径3~4cm，宽径2~3cm，厚径1~2cm，包膜光滑整齐，睾丸内部回声光点细小、密集、呈均匀等回声。睾丸纵隔位于中央靠后外侧，呈线条状或斑片状高回声，属正常结构（图20－1）。部分患者于睾丸上端可见2~3mm大小的结节样回声，为睾丸小体（图 20－2）。

附睾头部呈新月形，位于睾丸上端，与睾丸相贴，呈等回声与睾丸回声相似，厚约 0.5～0.7cm。附睾体尾部较细，位于睾丸背侧和下端，回声较弱，通常低频超声不易显示（图 20－3）。附睾小体常位于附睾头部，呈小结节状突起，回声与附睾头一致。

睾丸小体、附睾小体属正常结构，因其体积较小，回声与周围实质回声相近，通常不易显示，而在一部分睾丸鞘膜积液患者常可显示。

附睾和睾丸上极周围可见少量液性无回声区，深度小于 8mm。

彩色多普勒血流显像可见睾丸周边的包膜动脉、自睾丸门呈放射状分布的睾丸穿动脉及弥漫分布的星点状或条状动脉血流信号（图 20－4）。脉冲多普勒测得血流频谱呈低速高阻型。附睾血流不易显示。

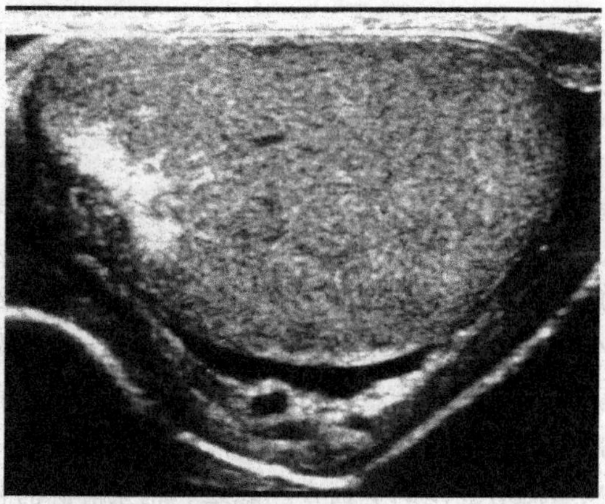

**图 20－1　睾丸**

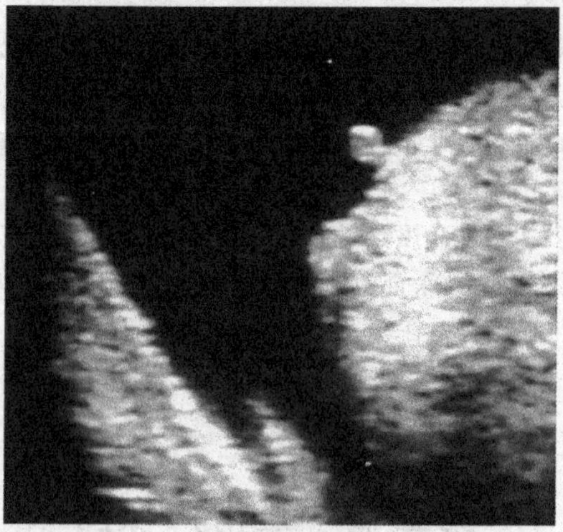

**图 20－2　睾丸小体**

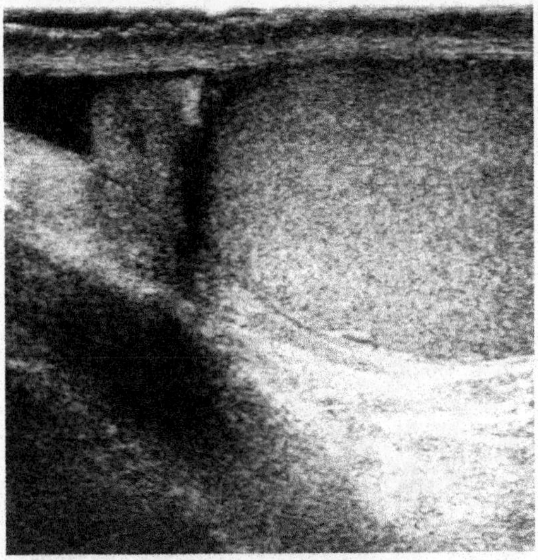

图 20－3　正常附睾

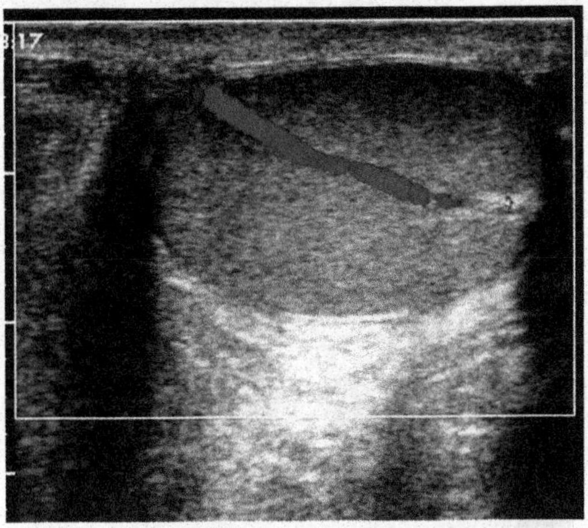

图 20－4　睾丸动脉

（姚　飞）

## 第四节　睾丸常见疾病超声诊断

### 一、阴囊血肿

阴囊皮肤为一层很薄的真皮，下面是一层疏松的网状组织，缺乏脂肪，皮下血管破裂时可形成广泛血肿。分为阴囊壁组织间血肿和阴囊鞘膜内血肿两类。

1. 临床表现　阴囊肿胀、疼痛。

2. 超声表现　阴囊壁组织间血肿是以阴囊壁组织间弥漫渗血为主，表现为阴囊壁和阴囊纵隔不均匀增厚，出现单个或多个大小不等的液性包块，边界清，边缘不规则，其间可有少量光点或光带存在（图 20－5）。

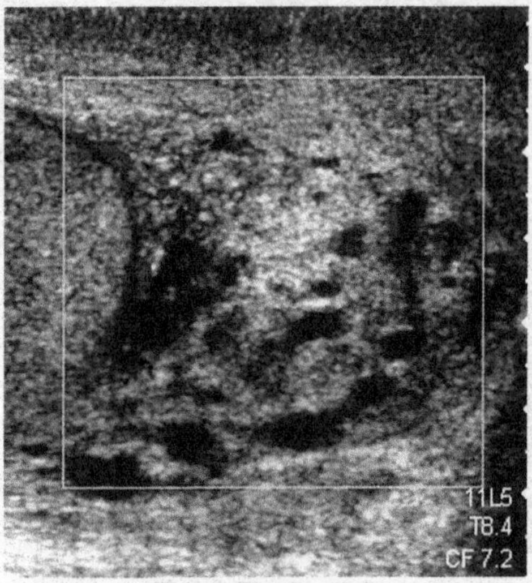


**图 20－5　阴囊血肿**

阴囊鞘膜内血肿表现为睾丸周围出现无回声区，形态不规则，其中常见浮动的细点状回声或云絮状低回声。睾丸被挤压到一边。常继发于睾丸裂伤，单侧多见（图 20－6）。

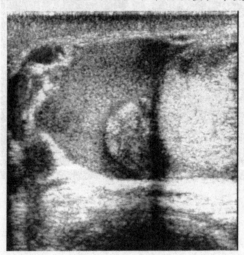

**图 20－6　阴囊裂伤**

陈旧性阴囊血肿偶尔会出现强回声钙化斑。

3. 诊断标准

（1）有外伤病史，体查阴囊肿胀压痛。

（2）超声检查见阴囊壁不均匀增厚，阴囊壁或睾丸周围可见不规则的形态固定的无回声区，内见点状细回声或云絮状回声，睾丸受挤压移位。

4. 临床评价　超声检查有助于正确判断阴囊血肿的大小、位置和病变程度，可引导穿刺抽液或切开引流。

5. 注意事项

（1）阴囊壁血肿应与阴囊水肿相鉴别，两者皆表现为阴囊壁增厚。前者厚薄不均匀，液性暗区呈局灶性分布；后者阴囊壁均匀增厚，且回声增高（图 20－7）。

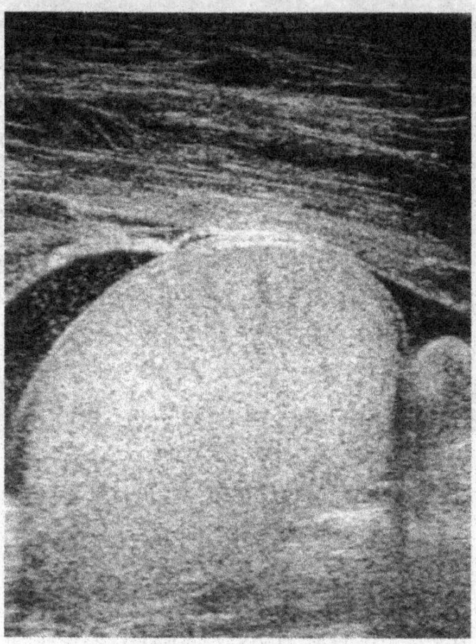

图 20－7　阴囊壁水肿

（2）阴囊血肿应与腹股沟疝鉴别：通常腹股沟疝内容物为高回声，阴囊血肿为无回声，鉴别诊断并不困难。当陈旧血肿回声增高与疝内容物相似时容易混淆，此时陈旧血肿位置是固定的，而疝内容物可以回纳（图 20－8）。

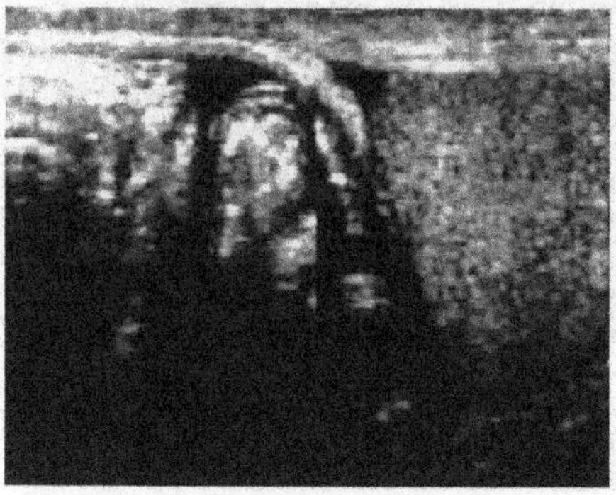

图 20－8　腹股沟疝

## 二、睾丸血肿

外伤是最常见病因，少数可由手术造成，睾丸血肿病变可呈弥漫性或局限性。包括睾丸挫伤和睾丸裂伤。

1. 临床表现　发生在外伤以后，血流积聚在睾丸内疼痛剧烈，重者阴囊表面青紫、肿大。

2. 超声表现　睾丸挫伤表现为白膜回声完整，出血少时睾丸轮廓形态正常，光点回声增高，分布不均匀，此为睾丸内渗血的表现（图 20－9）。当出血多形成血肿时，睾丸出现一个或多个低回声区，形态不整，边界不清。彩色多普勒检查表现为睾丸血流信号增加，血肿处血流减少或消失。

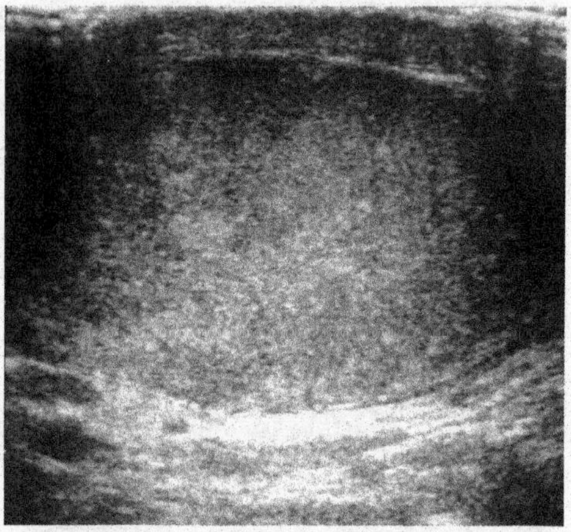

**图 20－9　睾丸挫伤**

睾丸裂伤表现为白膜回声中断，睾丸内部回声不均匀，出现不规则无回声区，内有细小光点，部分患者睾丸轮廓、外形异常，失去卵圆形及完整边缘，内部回声杂乱，分布不均。睾丸裂伤鞘膜腔内常常出现低回声的血肿和不规则高回声的血块。彩色多普勒检查表现为睾丸血流信号增加，血肿处血流减少或消失（图 20－10）。

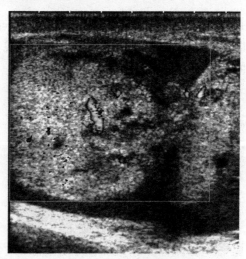

**图 20－10　睾丸裂伤**

3. 诊断标准

（1）外伤后阴囊处剧痛，疼痛放射到腹部或股部。体查阴囊瘀血、肿胀，可扪及肿块。

（2）超声检查表现为睾丸白膜回声完整或中断，睾丸内光点回声稀疏，分布不均匀或出现血肿。彩色多普勒检查表现为睾丸血流信号增加，血肿处血流减少或消失。可合并出现鞘膜腔血肿。

4. 临床评价　超声检查有助于正确判断睾丸血肿的大小、位置和病变程度，明确诊断睾丸外伤的类型，为外科手术探查提供依据。超声检查可以对睾丸破裂、异物存留等疾病做出明确的诊断；超声检查有助于阴囊外伤后随诊观察，判断预后。

5. 注意事项

（1）超声扫查时注意观察睾丸白膜回声是否中断，此为鉴别睾丸挫伤、睾丸裂伤的主要诊断依据。

（2）睾丸破裂为临床最严重的睾丸损伤，需要积极的手术治疗。检查时应特别慎重，避免误、漏诊的发生。

（3）睾丸内血肿的声像图与睾丸肿瘤的声像图极为相似，容易混淆。睾丸血肿低回声区内无彩色血流与睾丸肿瘤内丰富彩色血流现象，对鉴别诊断有帮助。

（4）超声检查无阳性发现时仍不能除外睾丸损伤。

## 三、鞘膜积液

当鞘膜囊内积聚的液体超过正常量而形成囊肿者称鞘膜积液。可分为先天性和后天性（由炎症、外伤、肿瘤所致）。形成的主要原因是精索部分的鞘膜突未完全闭合，当鞘膜分泌过多而吸收过少时产生积液。

1. 临床表现　鞘膜积液是临床上比较常见的疾病，少量鞘膜积液患者常无症状，仅在体检时发现。积液量增加到一定程度时，患者感到阴囊胀痛，有下坠感，多数表现为一侧阴囊肿大。体查时，阴囊肿块表面光滑，有弹性、囊肿样感。透光试验阳性，但当囊壁增厚或积液混浊时，透光试验可为阴性。根据鞘膜突未闭合的部位不同，可分为 4 种类型。

（1）睾丸鞘膜积液：最常见。发生于睾丸固有鞘膜腔内。

（2）精索鞘膜积液（又称精索囊肿）：鞘膜突的中间有部分未闭合，发生积液。积液腔与腹腔和睾丸鞘膜腔都不连通。

（3）睾丸、精索鞘膜积液（婴儿型鞘膜积液）：鞘膜突仅在内环处闭合，积液腔与睾丸鞘膜腔连通。

（4）交通性鞘膜积液（先天性鞘膜积液）：整个鞘膜腔完全未闭合，积液腔与腹膜腔相通，积液量随体位而改变，如果网膜、肠管进入鞘膜腔，即合并先天性腹股沟疝。

2. 超声表现

（1）睾丸鞘膜积液：阴囊增大，囊内圆形或椭圆形无回声区，液体三面包绕睾丸周围，睾丸附着于鞘膜囊的一侧。不随体位改变而移动（图 20－11）。

（2）精索鞘膜积液（又称精索囊肿）：阴囊不大，精索部位显示一囊状无回声区，位于睾丸上方，呈圆形或椭圆形，与睾丸无关（图 20－12）。

（3）睾丸、精索鞘膜积液（婴儿型鞘膜积液）：阴囊增大，无回声区包绕睾丸并延伸到精索，呈“梨形”。

（4）交通性鞘膜积液（先天性鞘膜积液）：阴囊增大，无回声区大小随体位而改变。

（5）当合并感染或出血时，无回声区内可显示有点状或云雾状回声。

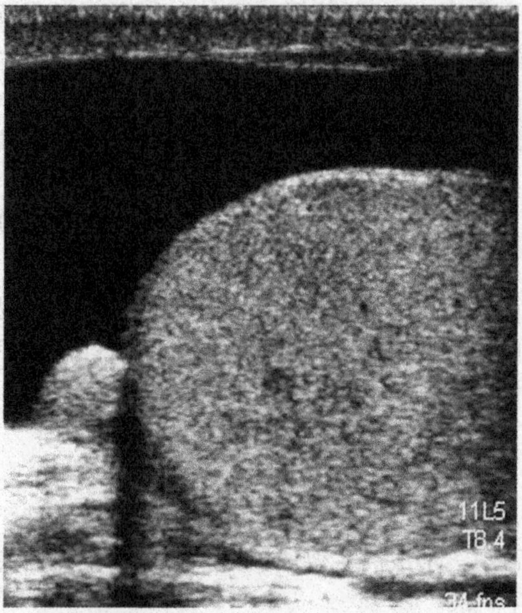


图 20－11 睾丸鞘膜积液

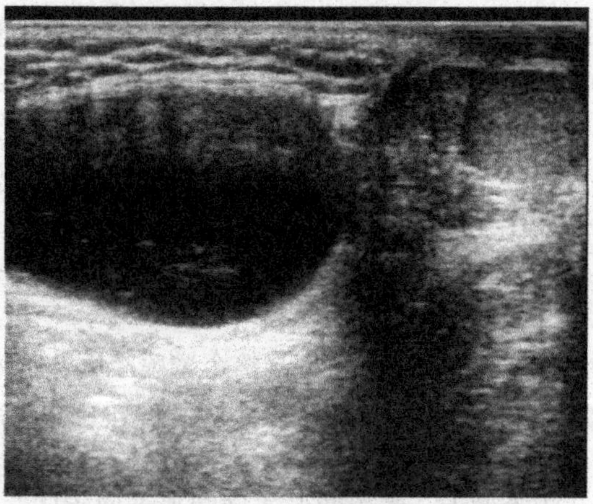

图 20－12 精索囊肿

3. 诊断标准

（1）阴囊呈无痛性、囊性增大，多为一侧。叩诊时肿物有波动感，质软，表面光滑。透光试验阳性。

（2）超声检查特点见声像图表现。

4. 临床评价 超声很容易显示增大的阴囊内的液体，易于区别鞘膜积液、睾丸血肿、睾丸肿瘤、炎症或疝内容物所致的阴囊肿大。对于临床透光试验阴性而诊断有困难的阴囊肿大的患者，超声检查很有帮助。

5. 注意事项

（1）避免将鞘膜腔内正常少量液体诊断为病理性积液。

（2）注意观察鞘膜积液的回声特征，对积液的病因做出初步判断。一般情况下，单纯性睾丸鞘膜积液为无回声，当仪器增益提高时，可见弥散的细点状低回声。而由炎症、外伤、肿瘤所致的鞘膜积液，积液内常出现细线样或分隔状不规则回声。

（3）根据不同类型的鞘膜积液，重点扫查部位、手法应有所区别。睾丸鞘膜积液，精索鞘膜积液，睾丸、精索鞘膜积液的诊断并不困难。当发现睾丸有积液时，应进一步向上追踪扫查至精索部位，以明确积液是单纯的睾丸鞘膜积液还是睾丸、精索鞘膜积液。交通性鞘膜积液易采取仰卧位加站立位；或用手挤压阴囊前后做对比探测，根据积液量的变化而与睾丸、精索鞘膜积液鉴别。

（4）咳嗽动作有助于腹股沟疝的诊断：肠内容物呈片状高回声，咳嗽动作时声像图见肠内容物随着腹压增加对内环处产生冲击，并沿腹股沟管逐渐下滑进入阴囊，腹压减低后肠内容物可回纳。动态观察有助于腹股沟疝与交通性鞘膜积液的鉴别。

## 四、隐睾

睾丸在胎儿期由腹膜后下降入阴囊，若在下降过程中停留在任何不正常的部位称为隐睾。隐睾70%位于腹股沟部，约25%位于腹膜后，5%位于阴囊上部或其他少见部位。分为腹腔型，腹股沟管型（最常见），阴囊上方型和可移动型。睾丸引带在睾丸下降过程中起关键性作用。

1. 临床表现　阴囊内空虚无睾丸为隐睾的主要体征。5% ~10%隐睾可发生恶变。

2. 超声表现

（1）腹股沟型隐睾主要表现为患侧阴囊内未见睾丸图像，而在腹股沟管外环或内环附近探测到位置表浅的椭圆形低回声区，边界清楚、边缘光滑，内部回声均匀。隐睾通常较对侧正常睾丸为小（图20－13）。

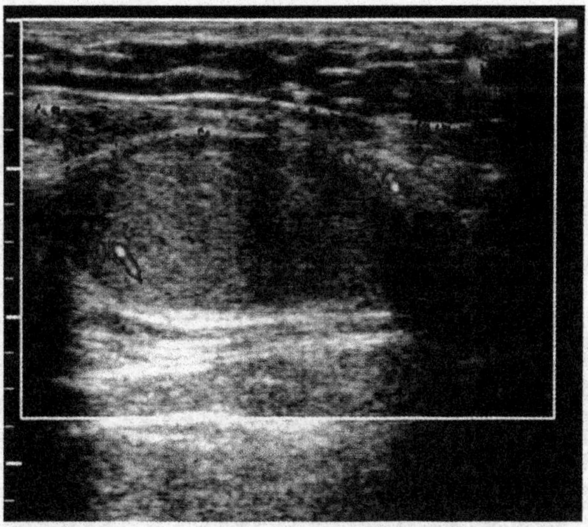

**图20－13　腹股沟隐睾**

（2）腹腔型隐睾通常位于充盈膀胱上角的上方，紧贴前腹壁，呈椭圆形低回声区，边界整齐。位置固定，后方可见凸向腹腔的光滑边界（图20－14）。腹膜后隐睾有时在同侧肾脏下极附近、腰大肌前方等处可找到。

（3）阴囊上方型位于阴囊上方皮下，临床较易发现，表现为实质性低回声团块。

（4）隐睾彩色多普勒血流显像可见稀疏少量的血流信号，比正常睾丸明显减少。

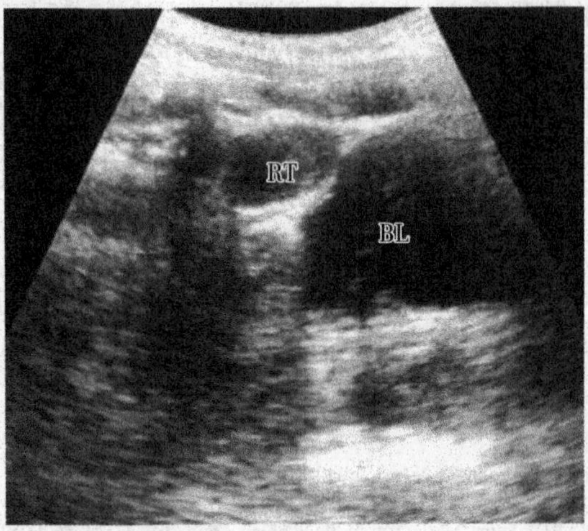


图 20－14　腹腔隐睾

3. 诊断标准

（1）阴囊内一侧或双侧睾丸缺如。

（2）在腹股沟、腹腔内、阴囊上方显示椭圆形实质性低回声团块，轮廓清晰，表面光滑，内部回声分布均匀。

（3）隐睾形态小，未发育，直径约 1cm。

（4）隐睾的血流信号比正常睾丸明显减少。

（5）隐睾恶变时形态增大呈圆形，回声中等均匀，彩色血流丰富，动脉频谱低阻（图 20－15）。

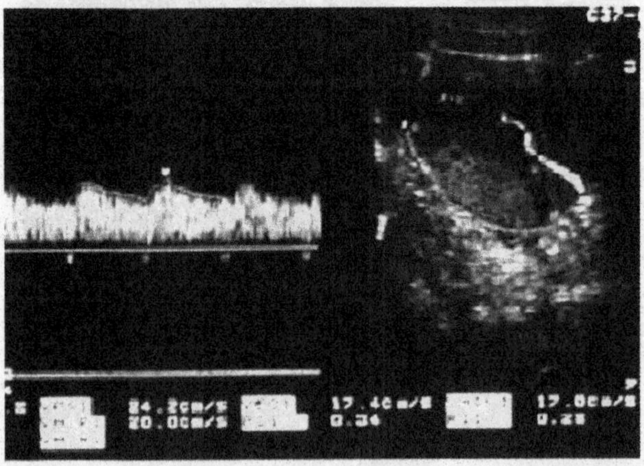

图 20－15　睾丸癌频谱

4. 临床评价　基于隐睾对日后生育、恶变、损伤、扭转的机会及精神因素的影响等原因，早期诊断、早期治疗就显得尤为重要。超声探测隐睾方法简单，费用不高，能很容易显示位置表浅的腹股沟内、阴囊上方型隐睾。但对腹腔内隐睾的检出率很低（不足 20%）。虽然如此，超声仍为常规临床检查的首选方法。

5. 注意事项

（1）操作时重点扫查腹股沟管区，如果在浅表部位未能找到，可转换腹部凸阵探头沿髂动静脉方向向上，经腹壁扫查。再沿腹部大血管向上直至肾门水平寻找。在膀胱上角、肾脏下极附近、腰大肌前方附近仔细观察。

（2）腹股沟浅表位置隐睾容易发现，但要与腹股沟淋巴结鉴别。彩色多普勒血流显像可见血流信号是通过淋巴门进入到淋巴结（图 20－16）。

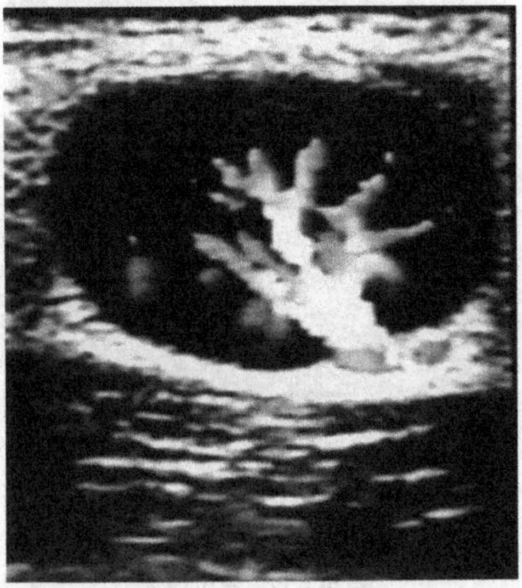

图 20－16　淋巴结肿大

（3）腹腔型隐睾由于其位置较深，图像易受肠腔气体干扰，检查时应中度充盈膀胱，将肠道向上推移，尽量暴露隐睾。如未找到隐睾时，必须对异位睾丸易发部位进行探测。不要轻易下睾丸缺如的诊断。

（4）小儿睾丸在寒冷、恐怖刺激时提睾肌收缩将睾丸自阴囊内上提，不要误诊为隐睾。

（5）腹股沟管内隐睾常合并鞘膜积液或腹股沟疝。探测隐睾时，不要把疝内容物误诊为隐睾。

## 五、睾丸肿瘤

原发性睾丸肿瘤，有生殖细胞肿瘤（95% 为恶性）和非生殖细胞肿瘤之分。前者又以精原细胞瘤最多见（40% ~50%），胚胎癌次之。本病多见于青年男性和隐睾患者。

1. 临床表现　患者的症状多变，初期表现为无痛性睾丸肿大，当肿瘤出血、坏死或血管栓塞时，出现疼痛有寒战、发热与局部红肿，酷似急性附睾炎或睾丸炎。隐睾恶变可能出现睾丸突然增大。晚期患者主要表现为转移癌症状。

体查：睾丸肿大，质地坚实并有沉重感，失去正常弹性，表现光滑或有数个增大的结节。

2. 超声表现

（1）患侧睾丸形态和大小异常；睾丸均衡性增大见于精原细胞瘤、睾丸淋巴瘤、睾丸白血病。不规则增大并呈分叶状见于胚胎瘤、胚胎癌。早期的隐匿性癌由于体积小，除局部回声异常外可无明显睾丸形态和大小变化。

(2) 患侧睾丸回声异常，肿瘤内部回声与病理分型有关。

1）低回声性病变：多见于精原细胞瘤（图 20－17），淋巴瘤回声极低。

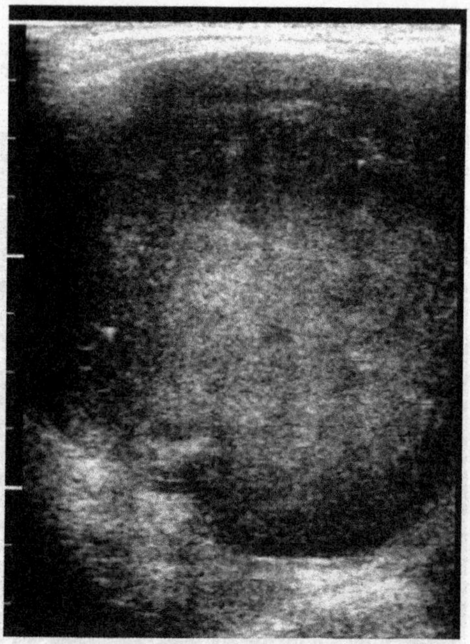

图 20－17　睾丸癌 1

2）混合性回声病变：胚胎癌相对多见，也见于绒癌。当各型肿瘤生长过快，瘤内有出血、坏死、纤维化、钙化时，也可出现混合性回声（图 20－18）。多数微小钙化灶呈多个斑点状强回声。

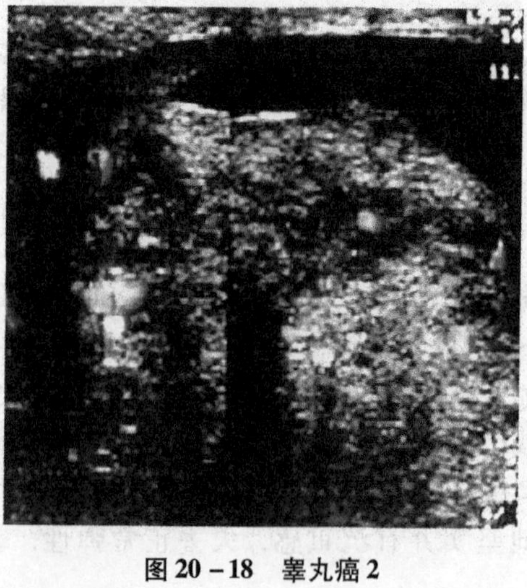

图 20－18　睾丸癌 2

3）复合性病变：多见于畸胎瘤。

（3）彩色多普勒超声检查：可见肿瘤部位彩色血流信号增多和睾丸内血管走行异常，呈斑点状、短线状、分枝状，血管分支多，粗细不均（图 20－19）。频谱多普勒显示肿块周边及内部丰富的血流信号绝大多数为动脉血流频谱，血流速度快。多普勒频谱呈高速低阻型（图 20－15）。

（4）肾门淋巴结和腹膜后淋巴结转移：睾丸恶性肿瘤淋巴沿精索淋巴管向肾门淋巴结和腹膜后淋巴结回流（不经腹股沟淋巴结），转移淋巴结多位于第 1～3 腰椎两侧。有些病例突出表现为腹膜后肿物或主动脉旁淋巴结肿，而原发于睾丸的肿瘤体积很小，或已纤维化和钙化。

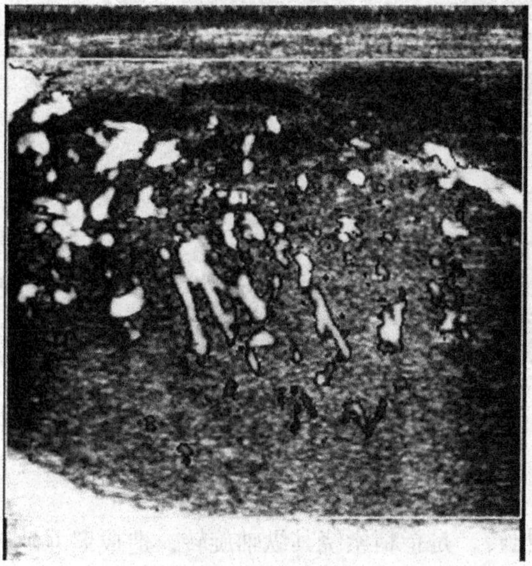

**图 20－19　睾丸癌 CDE**

3. 诊断标准

（1）睾丸肿大，睾丸肿块呈实质性或混合性回声。

（2）睾丸肿块彩色多普勒显示动脉血流丰富，频谱呈高速低阻型。

（3）肾门淋巴结和腹膜后淋巴结转移。

（4）肿瘤标记出现于睾丸生殖细胞瘤，甲胎蛋白（AFP）、绒毛膜促性腺激素亚单位（β－hCG）的特异性较强。

4. 临床评价

（1）超声有利于判断肿块是否来自于睾丸，能准确地判断其位置、大小、形态、质地等物理特性。对于 3～4mm 的小肿瘤亦相当敏感。

（2）睾丸肿瘤患者通过超声检查有无肾门和腹膜后淋巴结转移，作为肿瘤分期及临床治疗提供依据。

（3）彩色多普勒在睾丸肿瘤与某些炎症病变的鉴别上缺乏特异性。

（4）睾丸癌的确诊仍依赖于病理诊断。

5. 注意事项

（1）高度怀疑睾丸肿瘤者，应重点检查有无肾门淋巴结和腹膜后淋巴结转移。特别是第1～3腰椎两侧淋巴结。睾丸肿瘤的淋巴回流不经过腹股沟淋巴结。

(2) 肿瘤较大时，高频超声探头探测深度就显不足，睾丸深部结构不易显示，此时应与腹部低频凸阵探头交替使用，通过低频超声穿透力强的特点，能获得完整的睾丸图像，从而明确肿块的位置、大小、形态结构等物理特性。

(3) 彩色多普勒显示局部血流信号增加，有助于对肿瘤病变的诊断，但它并非是特异性的。如炎性肉芽肿时血流信号也增多，二者很难鉴别（图20－20）。

(4) 虽然肿瘤内部回声与病理分型有关，但缺乏特异性。

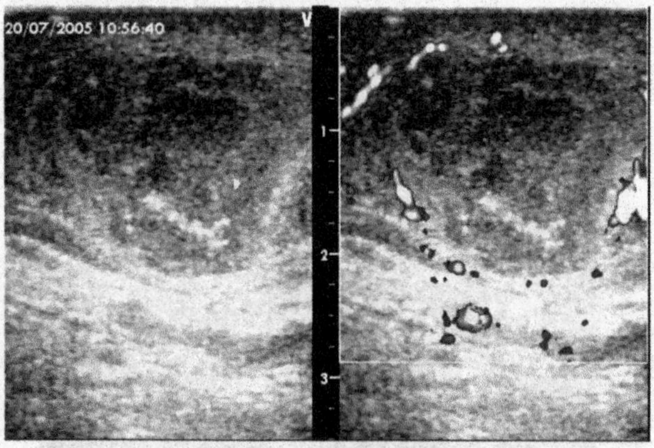


图20－20　睾丸浆细胞肉芽肿

## 六、睾丸扭转

睾丸扭转又叫精索扭转，是指精索绕其纵轴旋转，造成睾丸缺血性病变。当睾丸、附睾失去附壁固定或固定不佳时发生。本病青少年居多数，初期或轻度扭转引起静脉回流障碍、睾丸瘀血肿胀，重则导致动脉供血障碍和睾丸缺血坏死。分为鞘膜内型和鞘膜外型两类。属急诊疾病。

1. 临床表现　睾丸扭转多发生在睡眠中或者睡眠后刚起床时，其典型症状是突然发生一侧阴囊内睾丸持续性疼痛，随之疼痛加剧和放射到腹股沟及下腹部，伴有恶心呕吐，患侧阴囊肿大。逐渐无法区分阴囊内部结构。

2. 超声表现　初期睾丸轻度扭转引起静脉回流障碍、瘀血肿胀，声像图表现为患侧阴囊壁由于水肿而增厚，超过5mm，睾丸增大，回声减低。当病程进一步发展出现动脉供血障碍时，睾丸坏死，声像图表现为患侧睾丸回声增强，分布不均。当进一步坏死液化时，患侧睾丸回声再逐渐减低甚至为无回声。部分患者可伴有反应性少量鞘膜积液。

彩色多普勒表现为睾丸内血流信号减少或消失。轻度扭转时患侧睾丸动脉狭窄，加之静脉回流受阻，睾丸肿胀使动脉受压而出现动脉血流信号减少，同时流速较健侧减慢，频谱阻力指数增高，若未得到及时治疗，以后就出现睾丸内部动脉血流信号消失（图20－21）。

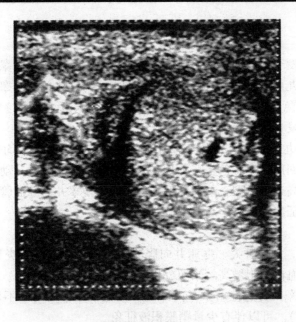

图 20－21　睾丸扭转

3. 诊断标准

（1）突然发生的睾丸剧痛，向腹股沟及下腹部放射。阴囊红肿，睾丸肿大。阴囊抬高试验（Prehn 征）阳性。

（2）睾丸上移或横位，长轴方向异常。

（3）患侧阴囊壁增厚，睾丸、附睾逐渐增大，内部回声减低。

（4）当坏死时，睾丸内高、低回声混杂，分布不均。

（5）彩色多普勒检查显示睾丸内彩色血流信号明显减少或消失。

4. 临床评价　睾丸扭转治疗的目的是挽救睾丸。一般在 5 小时内复位者，睾丸挽救率为 83%，10 小时以内挽救率降至 70%；10 小时以上者则只有 20%。故疑有睾丸扭转时应及早诊断、及时治疗。超声检查结合彩色多普勒超声有助于本病的确诊，通过对睾丸内部回声变化的观察，可以提示睾丸的预后及转归。

5. 注意事项

（1）睾丸扭转起病急剧，临床上与急性睾丸炎较难鉴别，常因误诊而延误了最佳治疗时机，造成患者的终身遗憾。因此要对此病引起足够的重视。彩色多普勒超声可根据睾丸扭转时其血流信号减少或消失；急性睾丸炎则血流信号增加这一特点将其加以鉴别，诊断的准确性极高。

（2）自行缓解后的部分睾丸扭转患者，睾丸、附睾二维图像因瘀血而回声减低，彩色多普勒血流信号则明显增多。易误诊为急性附睾睾丸炎。

（3）睾丸扭转早期若程度较轻，灰阶超声检查回声可以无改变，彩色多普勒仍可显示少量血流信号。故不可因此除外睾丸扭转。应密切随诊。若起病 6 小时以上者，声像图仍显示正常睾丸，则可排除睾丸扭转的诊断。

## 七、睾丸炎

睾丸炎主要是继发于附睾的感染，因此常称为附睾睾丸炎。急性睾丸炎可与病毒性腮腺炎合并发生。由于睾丸血运丰富，对感染有较强的抵抗力，故单纯的睾丸炎很少见。

1. 临床表现　为急性感染症状和体征，患者高热、寒战、睾丸疼痛和触痛明显，化验血白细胞增多。可伴发鞘膜积液。

2. 超声表现　睾丸普遍性增大，内部回声减低，分布均匀或不均匀，形成脓肿时可见小片状低回声区或无回声区。彩色多普勒显示睾丸内彩色血流明亮，动脉血流信号丰富，血流速度增高。频谱呈高速低阻型，阻力减低与炎症毒素使睾丸动脉血管扩张有关。部分患者可伴有少量鞘膜积液征象。

3. 诊断标准

（1）寒战，高热，睾丸肿大、疼痛并向腹股沟放射。急性腮腺炎睾丸炎患者可见腮腺肿大。实验室检查：血白细胞增高。尿液分析可见镜下血尿或白细胞。

（2）超声表现为睾丸普遍性增大，内部回声减低，分布均匀或不均匀，彩色血流信号普遍增加（图 20 - 22）。可以伴有少量鞘膜积液征象。

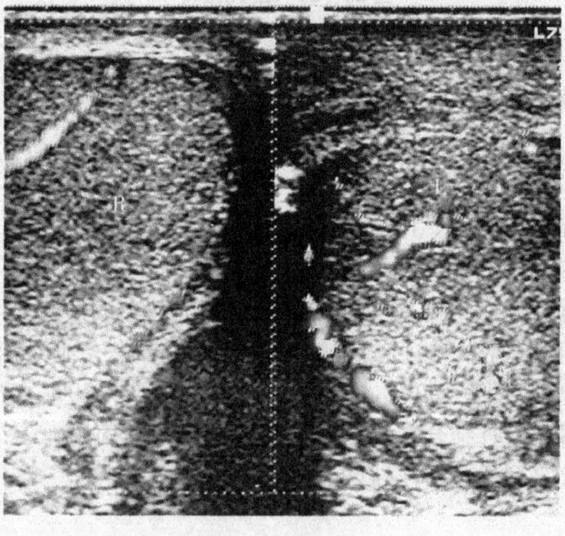

图 20 - 22　睾丸炎

4. 临床评价　灰阶超声诊断急性睾丸炎特异性差，运用彩色多普勒结合临床早期准确诊断急性睾丸炎并不困难。早期应用抗菌药物，可显著降低化脓性睾丸炎或睾丸脓肿的发生。单纯性睾丸炎在抗炎治疗后，上述异常征象可以好转、消失。

5. 注意事项

（1）急性睾丸炎时，患侧睾丸彩色超声显示整个睾丸血流信号普遍增加。脓肿形成时，病变部位血流信号反而减少。

（2）急性睾丸炎需与睾丸恶性肿瘤鉴别，前者血管走行如常，阻力指数减低；后者血管走向扭曲，阻力指数增高。

## 八、附睾炎、附睾结核

附睾炎是阴囊内最常见的一种炎症，多发生于青年人，常继发于后尿道感染。急性附睾炎约有25%累及睾丸，称为附睾睾丸炎。

附睾结核多由前列腺、精囊结核的蔓延所致，病变先侵犯尾部而后发展至体部、头部，附睾结核偶可累及睾丸。

1. 临床表现　急性附睾炎起病急，有阴囊疼痛、附睾肿大，可有尿频、尿急及尿痛等下尿路感染症状。慢性附睾炎与附睾结核发病慢，疼痛轻，有结节。

2. 超声表现

（1）急性附睾炎：表现为附睾体积增大，首先发生于附睾尾部，逐渐蔓延至附睾体和头部肿大，内部回声减低，数小时后就可形成结节（图20－23）。彩色多普勒显示结节周边及内部动脉血流丰富，血流速度加快，频谱呈高速低阻型（图20－24）。当脓肿形成时，表现为局灶性低回声区，病灶区无血流信号，但周边可见血流包绕。

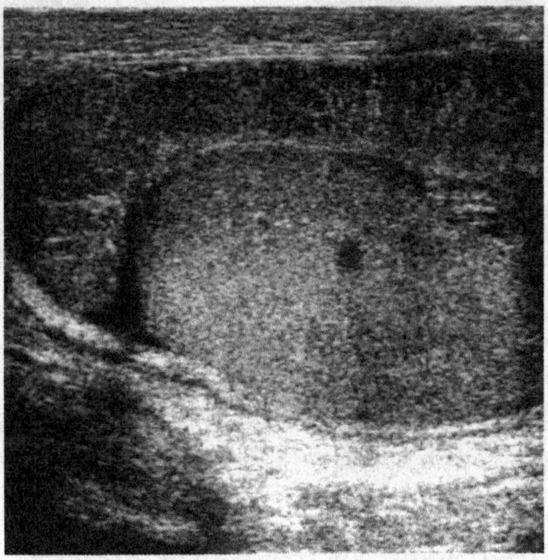

图20－23　附睾炎

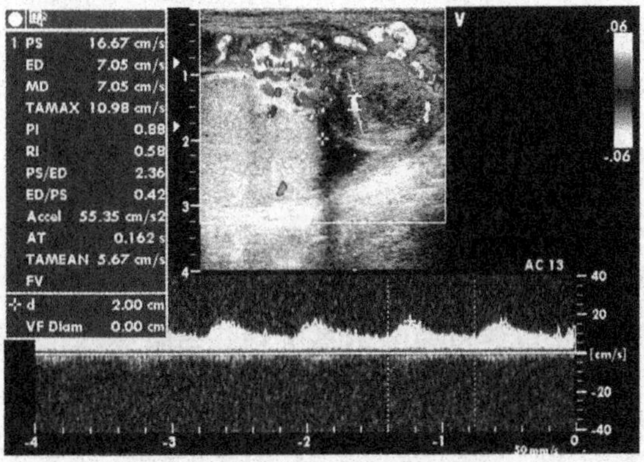


图20－24　附睾炎血流频谱

（2）慢性附睾炎：附睾增大或不大，形态欠规则，以低回声和中等回声为主，回声不均匀，彩色多普勒显示彩色血流信号减少。

（3）附睾结核：附睾体积增大，尾部较明显，形态欠规则，内部回声强弱不均，呈现边缘不规则的局限性结节，局部有钙化形成的强回声光斑，后方伴有声影。彩色多普勒显示彩色血流信号减少（图 20－25）。

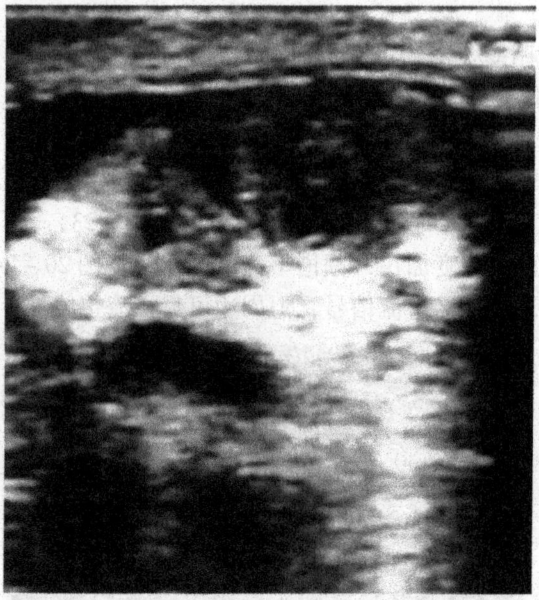

图 20－25　附睾结核

3. 诊断标准

（1）附睾炎：①附睾肿大，疼痛，下尿路感染症状。血象白细胞高度上升，左移；中段尿培养阳性。②超声检查首先表现为附睾尾肿大，回声减低，逐渐蔓延至附睾体和头部。彩色血流信号明显增加。

（2）附睾结核：呈边缘不规则的局限性结节，内部回声增强，分布不均匀。钙化时可出现强回声及声影。

4. 临床评价　彩色多普勒结合临床准确诊断急性附睾炎不难。要对附睾结核作出明确诊断则较为困难，附睾结核在出现强回声钙化灶前，与慢性附睾炎的声像图极为相似，要区别两者则不容易。附睾结核有时也需与罕见的附睾肿瘤相鉴别，超声引导组织学活检具有重要鉴别诊断意义。

5. 注意事项

（1）当附睾扪及结节时应根据临床病程长短、急缓作出判断，急性结节以急性附睾炎多见。慢性结节以附睾结核最多见。

（2）附睾结核与附睾肿瘤单凭声像图不易区别。当附睾结核部分侵犯阴囊皮肤时，超声才易于诊断。

（3）急性附睾炎与睾丸扭转临床症状相似，极易混淆，两者的鉴别诊断有赖于彩色多普勒检查。

## 九、睾丸和附睾囊肿

睾丸囊肿是一种潴留性囊肿，可继发于炎症、外伤或睾丸网细管的退行性变。发病率随年龄增长而增加，分为睾丸白膜囊肿和睾丸内囊肿两类。

附睾囊肿分为单纯性囊肿和精液囊肿，后者以中年男性多见。皆好发于附睾头部。

1. 临床表现　多无症状，部分患者可扪及小结节。

2. 超声表现　睾丸、附睾内出现单个或多个圆形或椭圆形液性无回声区，壁薄光滑，边界清晰，后方回声增强。睾丸囊肿可位于睾丸白膜和睾丸实质内（图 20－26）。附睾囊肿多数位于附睾头部（图 20－27）。合并感染时可见囊壁增厚，囊内云雾样回声（图 20－28）。彩色多普勒检查睾丸、附睾血流无异常，囊性包块内无血流信号。

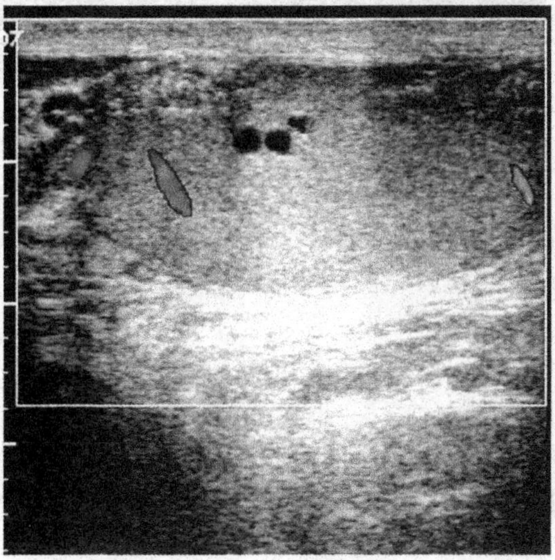

图 20－26　睾丸囊肿

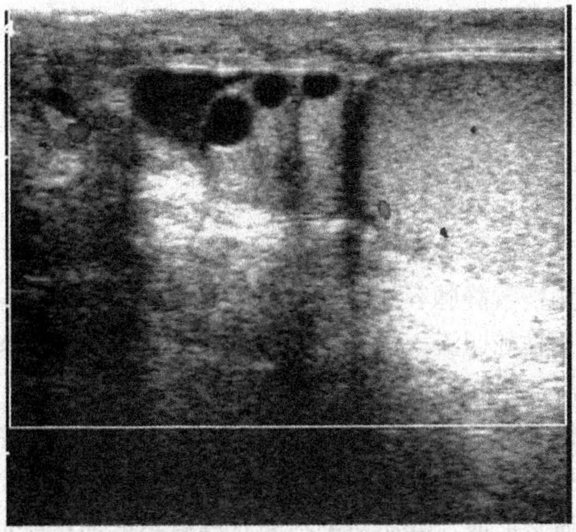

图 20－27　附睾多发囊肿

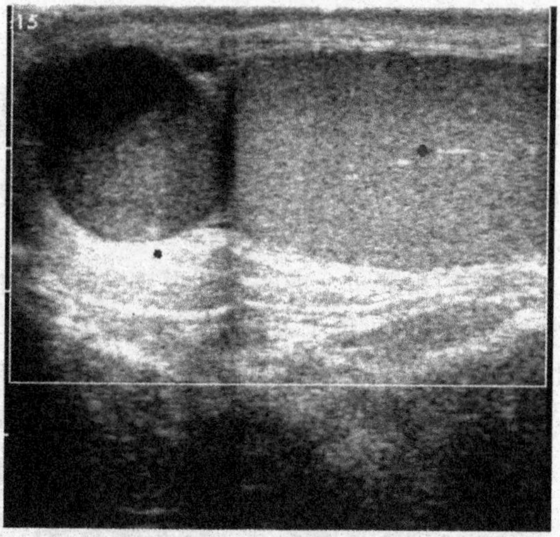


图 20－28　附睾囊肿感染

3. 诊断标准

（1）睾丸或附睾头部出现圆形或椭圆形无回声区。

（2）边界清，边缘规则，包膜完整。

（3）后方回声增强，伴有侧壁声影。

（4）合并感染或出血时，可见弱回声光点。

（5）囊性包块内无血流信号。

4. 临床评价　超声检查可作为本病的首选方法。在临床上，诊断睾丸、附睾有无或确定是不是囊肿的意义，要远比追求明确诊断囊肿的病理类型更大。因其对临床如何治疗没有太大的帮助。

5. 注意事项　切忌将正常睾丸少量鞘膜积液误诊为睾丸、附睾囊肿。检查时应注意变换扫查位置、方向与角度。

## 十、精索静脉曲张

精索静脉曲张系由于精索静脉回流受阻或静脉瓣功能不全，造成血液反流引起血液淤滞，最终导致蔓状静脉丛迂曲扩张所致。精索静脉曲张是男性不育症的常见病因之一，80% ~90%的精索静脉曲张发生在左侧，双侧者 5% ~20%，右侧罕见。

左侧精索静脉曲张发病率高的原因是：①左侧精索静脉行程长并呈直角进入肾静脉，血液回流阻力较大；②左侧精索静脉容易受乙状结肠压迫；③左肾静脉在主动脉与肠系膜上动脉间可能受压，影响精索静脉回流，形成所谓近端钳夹现象；④右髂总动脉可压迫左髂总静脉，使左输精管静脉回流受阻，形成所谓远端钳夹现象。

精索静脉曲张有 3 种类型：①回流型：占大多数，本型主要原因为静脉瓣缺如或关闭不全使血液反流；②分流型：部分反流的血液通过提睾肌静脉至腹壁下静脉，汇入髂外静脉，精索内静脉与外静脉交通支形成；③淤滞型：蔓状静脉丛明显扩张而无反流，可能为精索内静脉受压（如近端钳夹现象），使血液回流受阻。

1. 临床表现　主要不适为阴囊部坠胀不适或疼痛。行走劳动时加重，平卧后可减轻。

临床上分为临床型精索静脉曲张和亚临床型精索静脉曲张两种类型。

2. 超声表现 精索静脉蔓状静脉丛迂曲扩张，呈“蜂窝状”或“蛇头状”，血管内径≥1.8mm。彩色多普勒血流显像显示曲张静脉走行迂曲、血管内径增宽，彩色血流为间断红、蓝色交替的血流信号，站立位和 Valsalva's 动作时反流加重，反流持续时间大于0.8ms，精索外静脉回流血液代偿性增加、流速加快（图20-29～图20-31）。

脉冲多普勒频谱可检出正负双向充填反流频谱。

根据彩色多普勒表现，精索静脉曲张病变程度可分为3级。Ⅰ级：平卧、站立位平静呼吸时无反流，Valsalva's 试验时有反流。Ⅱ级：平卧位时无反流，站立位平静呼吸时有反流。Ⅲ级：平卧位平静呼吸时有反流。彩色多普勒诊断精索静脉曲张程度的标准与临床分级标准的诊断结果基本一致。

亚临床精索静脉曲张是指临床未能诊断而通过超声检查确诊者。

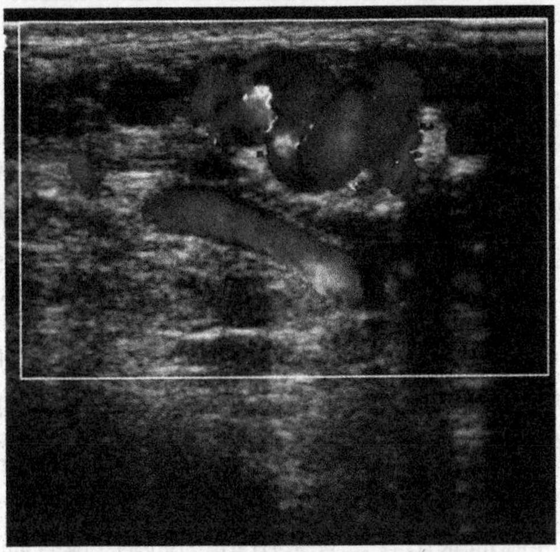

图20-29

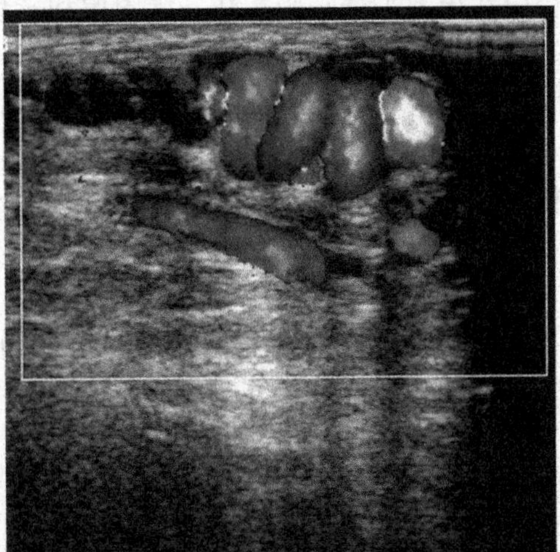

图20-30

图20-29、图20-30 精索静脉曲张

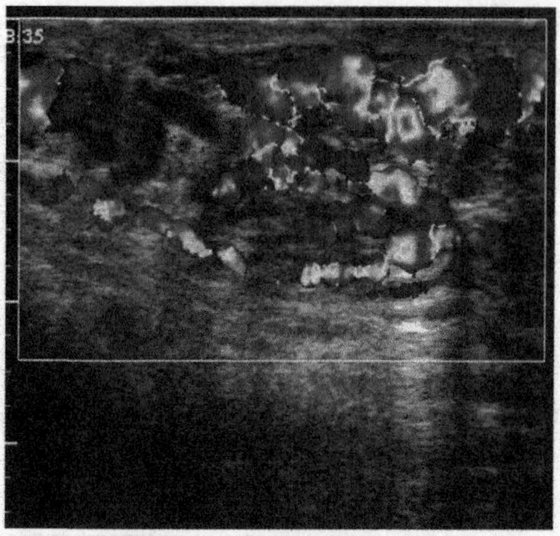


图 20－31　精索外静脉血流

3. 诊断标准

(1) 阴囊坠胀、坠痛，体查精索扪及蚯蚓状软性肿块。Valsalva′s 试验阳性。

(2) 超声检查精索静脉迂曲、扩张，呈“蚯蚓状”或“蛇头状”。精索静脉内径≥0. 18cm。Valsalva′s 试验出现反流，反流时相≥0. 8s。脉冲多普勒频谱可检出反流频谱。

4. 临床评价　精索静脉曲张是男性不育症的常见病因之一，以往该病诊断主要依赖一般性物理学检查及选择性肾静脉造影和逆行性精索内静脉造影。但前者缺乏准确性，而后者有禁忌证。彩色多普勒超声诊断本病敏感而准确，替代了以往的影像学检查方法。彩色多普勒诊断精索静脉曲张程度的标准与临床分级标准的诊断结果基本一致。

5. 注意事项

(1) 轻度或可疑精索静脉曲张患者，宜采用站立位超声检查辅以 Valsalva′s 试验以提高超声检出率。

(2) 测量精索静脉内径应在患者平静呼吸、在二维图像和彩色血流清晰的条件下，关闭彩色血流显像，在二维图像上直接测量。避免彩色血流外溢造成测量误差。

(3) Valsalva′s 试验阳性并不是诊断精索静脉曲张的必备条件，淤滞型精索静脉曲张患者可无反流。

(4) 回流型、分流型精索静脉曲张可行精索内静脉高位结扎术；淤滞型精索静脉曲张多数由于血液回流受阻远端钳夹现象引起，故临床上不宜行精索内静脉高位结扎术，而应改为精索内静脉分流术。

(5) 肾肿瘤、肾积水、肾静脉内癌栓或腹膜后肿瘤压迫引起的症状性或继发性精索静脉曲张，不宜行精索内静脉高位结扎术。

(姚　飞)

# 参考文献


[1] 赵斌，祁吉，郭启勇．医学影像基础诊断学．济南：山东科学技术出版社，2007.

[2] 邢伟，丁乙．临床X线鉴别诊断学．南京：江苏科学技术出版社，2011.

[3] 赵见喜，韩书明，戎雪冰．X线诊断入门与提高．北京：人民军医出版社，2011.

[4] 刘广月，邓新达，徐道民．临床影像技术学．南京：江苏科学技术出版社，2009.

[5] 张武．现代超声诊断学．北京：科学技术文献出版社，2008.

[6] 杨舒萍，沈浩霖．临床心脏超声影像学．北京：人民卫生出版社，2011.

[7] 陆恩祥，任卫东．腹部血管超声诊断图谱．沈阳：辽宁科学技术出版社，2006：160－212.

[8] 王新房．超声心动图学．第4版．北京：人民卫生出版社，2009.

[9] 张优仪，余建群．冠状动脉粥样硬化斑块的影像学评价．医学影像学杂志，2008，18（2）：187.

[10] 李治安．临床医学影像学．北京：人民卫生出版社，2003.

[11] 曹海根，王金锐．实用腹部超声诊断学．北京：人民卫生出版社，2006.

[12] 唐杰，温朝阳．腹部和外周血管多普勒诊断学．第3版．北京：人民卫生出版社，2007：169－180.

[13] 袁光华，张武，简文豪，等．超声诊断基础与临床检查规范．北京：科学技术文献出版社，2005.

[14] 陈敏华．消化系疾病超声学．北京：北京出版社，2003.

[15] Rong H，Yong WS，Zhi YW，et al. Role of 2－dimensional Doppler echocardiography in screening portopulmonary hypertension patients. Hepatobiliary Pancreat Dis Int，2009，8（2）：157－161.

[16] OH JK，Seward JB，Tajik AJ. The echo manual. 3rd ed. Lippincott Williams & Wilkins，2006.

[17] Rumack CM，Wilson SR，Charboneau JW. Diagnostic ultrasound. 3rd ed. Mosby，2005.

[18] 李松年．中华影像医学．北京：人民卫生出版社，2007.

[19] 吴恩惠．医学影像学．第5版．北京：人民卫生出版社，2005.

[20] 祁吉．放射学高级教程．北京：人民军医出版社，2011.

[21] 郭晓山，焦俊．腹部影像诊断学图谱．贵阳：贵州科技出版社，2009.

[22] 李铁一．中华影像医学呼吸系统卷．北京：人民卫生出版社，2002.

[23] 邓又斌，谢明星，张青萍．中华影像医学（超声诊断学卷）．第2版．北京：人民卫生出版社，2011.

[24] 姜玉新，张运．超声医学高级教程．北京：人民军医出版社，2012.

[25] 周永昌，郭万学，等．超声治疗．北京：人民军医出版社，2009.

[26] 严碧歌，牛俊得．医学超声治疗原理及其临床应用研究．现代生物医学进展，2007，7（8）：1246－1248.

[27] 李晓艳，等．低频超声照射兔胚胎后对胎盘组织细胞凋亡的影响．中国超声医学杂志，2006（2）.

[28] 燕铁斌．物理治疗学．北京：人民卫生出版社，2008.

[29] 周永昌，郭万学．超声医学．第5版．北京：科学技文献出版社，2006.

[30] 陈艳清，李世荣．超声促渗技术的研究进展．中国实用美容整形外科杂志，2004，1（1）：38－40.

[31] Gliklich RE, YVhite WM, Slaytin MH, et al. Clinical Pilot Study of Intense Ultraso und Therapy to Deep Dermal Facial Skin and Subcutaneous Tissues. Arch Facial Plast Surg, 2007, 9（2）: 88－95.

[32] White WM, Makin IR, Barthe PG, et al. Selective Creation of Thermal Injury Zones in the Superficial Musculoaponeouotic System Using Intense Ultrasound Therapy. Arch Facial Plast Surg, 2007, 9（1）: 22－29.

[33] 乔岗，周希瑗．高强度聚焦超声在眼科的应用．临床超声医学杂志，2004，6（1）：36－37.

[34] 王智彪，李发琪，冯若，等．治疗超声原理与运用．南京：南京大学出版社，2008：172－173.

[35] Khokhlova VA, Bailey MR, Reed JA, et al. Effects of nonlinea propagation, cavitation, and boiling in lesion formation by high intensity focused ultr asound in a gelphantom. Journal of the Acoustical Society of America, 2006, 119（3）: 1834－1848.

[36] Liu HL, Chen WS, Chen JS, et al. Cavitation enhanced ultrasound thermaltherapy by combined low and high frequencyultrasound expouse. Ultrasound Med Biol, 2006, 32（5）: 759－767.

[37] Holt RG, Roy RA, Thomas CR, et al. Therapeutic bubble: basicpinciples of cavitation in therapeutic ultrasound. Sth International Symposium on Thera－peutic Ultrasound. AIP Conference Proceedings, 2006, 829（1）: 13－17.

[38] Jing XX, Wang ZG, Ran HT, et al. Evaluation of renal ischemia－reperfusion injury in rabbits using microbubbles targeted to activated neutrophils. Clinical Imaging, 2008, 32（3）: 178－182.

[39] Chapuis J C, Schmaltz R M, Tsosie K S, et al. Carbohydrate dependent targeting of cancer cells by bleomycin－microbubble conjugates. J Am Chem Soc. 2009, 131（7）: 2438－2439.

[40] Sega EI, Low PS. Tumor detection using folate receptor－targeted imaging agents. Cancer Metastasis Rev, 2008, 27（4）: 655－664.

[41] Wu X, Wang ZG, Zhang Y, et al. Treatment of xenografted ovarian carcinoma using paclitaxel－loaded ultrasound microbubbles. Acad Radiol, 2008, 15: 1574－1579.

[42] 张勇，王志刚．纳米级超声造影剂的研究进展．临床超声医学杂志，2007，9（2）：105－107.

[43] 郭万学．超声医学．第6版．北京：人民军医出版社，2011.
[44] 陈蓓蕾，黄品同，叶风，等．超声造影对周围型肺癌的鉴别诊断价值．中华超声影像学杂志，2012，21（2）：124－127.
[45] Cao BS，Wu JH，Li XL，et al. Sonographically guided transthoracic biopsy of peripheral lung and mediastinal lesions：role of con－trast－enhanced sonography. J Ultrasound Med，2011，30（11）：1479－1490.
[46] 刘学明．腹部超声诊断学图解．北京：人民军医出版社，2011.